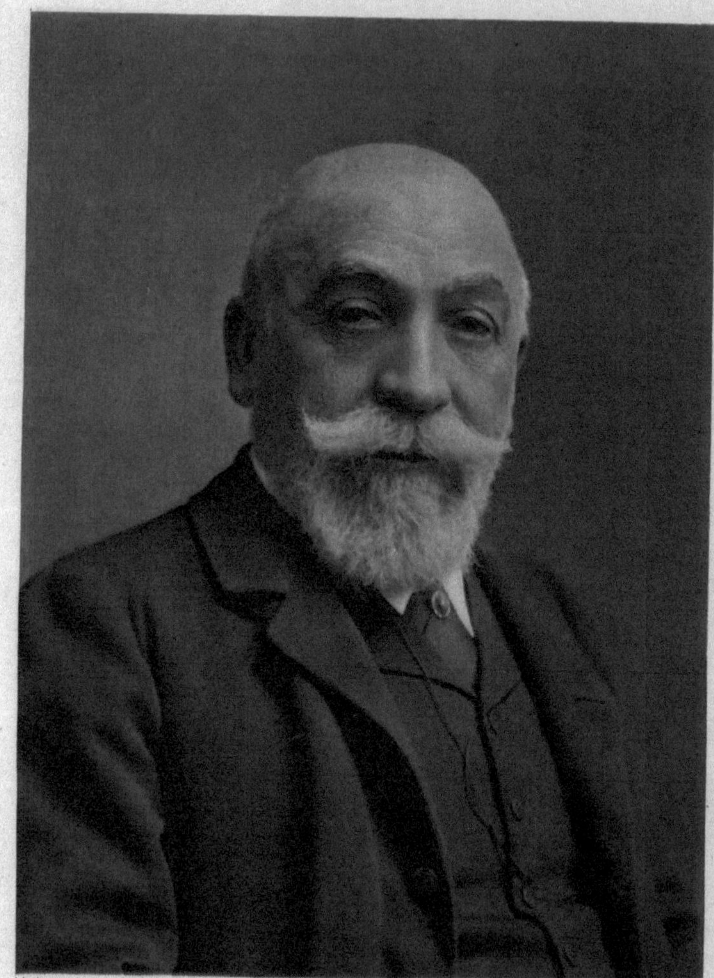

Kaposi

Geb. zu Pressburg 14. August 1842, gest. in Wien 22. Juni 1913.

GESAMMELTE ABHANDLUNGEN

VON

MAX KASSOWITZ

WEIL. A. O. PROFESSOR AN DER UNIVERSITÄT WIEN

IN VERBINDUNG MIT AUGUST BÜTTNER, PRIVAT-DOZENT DR. CARL HOCHSINGER, DR. ARNOLD HOLITSCHER, PROF. DR. JULIUS MAUTHNER ZUSAMMENGESTELLT, MIT BIOGRAPHISCHEN UND ERLÄUTERNDEN ANMERKUNGEN VERSEHEN UND HERAUSGEGEBEN VON DR. JULIE KASSOWITZ-SCHALL

MIT EINEM VOLLSTÄNDIGEN VERZEICHNIS DER ARBEITEN DES VERFASSERS, EINEM PORTRÄT UND 2 FIGUREN IM TEXT

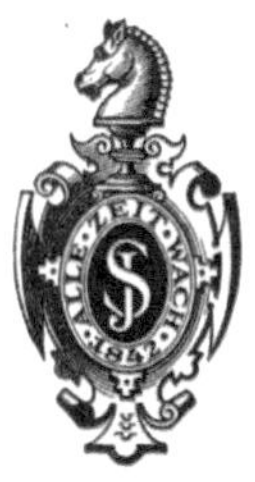

Springer-Verlag Berlin Heidelberg GmbH

1914

ISBN 978-3-662-23644-4 ISBN 978-3-662-25725-8 (eBook)
DOI 10.1007/978-3-662-25725-8

Das wichtigste Resultat des sinnigen physischen Forschers ist daher dieses: in der Mannigfaltigkeit die Einheit zu erkennen; von dem Individuellen alles zu umfassen, was die Entdeckungen der letzten Zeitalter uns darbieten; die Einzelheiten prüfend zu sondern und doch nicht ihrer Masse zu unterliegen; der erhabenen Bestimmung des Menschen eingedenk, den Geist der Natur zu ergreifen, welcher unter der Decke der Erscheinungen verhüllt liegt. Auf diesem Wege reicht unser Bestreben über die enge Grenze der Sinnenwelt hinaus und es kann uns gelingen, die Natur begreifend, den rohen Stoff empirischer Anschauung gleichsam durch Ideen zu beherrschen.

Alexander von Humboldt, Kosmos.

Inhaltsverzeichnis.

I. Theorie und Therapie der Rachitis.

Seite

Die Bildung und Resorption des Knochengewebes und das Wesen der rachitischen Knochenerweichung . . . 1
Syphilis und Rachitis . . . 11
Die Phosphorbehandlung der Rachitis . . . 21
Die Phosphordebatte in der k. k. Gesellschaft der Ärzte in Wien . . . 30
Phosphor bei Rachitis . . . 49
Zur Theorie der Rachitis . . . 57
Die Gegner der Phosphortherapie . . . 75
Ist die Rachitis eine Infektionskrankheit? . . . 78
Zur Pathogenese und Ätiologie der Rachitis . . . 89

II. Zur Heilserumfrage.

Wie steht es mit der Serumbehandlung der Diphtherie? . . . 99
Epilog zur Diphtherieheilserum-Debatte . . . 126
Wirkt das Diphtherieheilserum beim Menschen immunisierend? . . . 142
Ein Beitrag zur Geschichte des Serumenthusiasmus . . . 156
Kritisches über Diphtheriebazillen und Heilserum. I. Ist der Bazillus Löffler dem Menschen gefährlich? II. Mischinfektion. III. Diphtherie ohne Diphtheriebazillen . . . 160

III. Aus verschiedenen Gebieten der Kinderheilkunde.

Über Kinderkrankheiten im Alter der Zahnung . . . 181
Tetanie und Autointoxikation im Kindesalter . . . 192
Über Vererbung der Syphilis . . . 203
Zur künstlichen Säuglingsernährung . . . 213
Der größere Stoffverbrauch des Kindes . . . 215
Die Gesundheit des Kindes. Zur Belehrung für junge Eltern . . . 226

IV. Die Erkenntnis der Lebenserscheinungen im Lichte einer neuen Theorie.

Die Einheit der Lebenserscheinungen . . . 237
Die Reize und das Leben . . . 239
Wozu dient unsere Nahrung? . . . 250
Wissenschaftliche Märchen . . . 257
Der alte und der neue Vitalismus . . . 265
Die Krisis des Darwinismus . . . 277
Gärung . . . 287
Lebende Thermostaten . . . 297
Die Vererbungsubstanz . . . 306
Die Kohlensäureassimilation vom Standpunkt des Metabolismus . . . 322
Knochenwachstum und Teleologie . . . 327
Metabolismus und Immunität . . . 345
Bewußtsein . . . 352
Selektion und Variation . . . 361
Die Lehre Ostwalds von der psychischen Energie . . . 371
Tatsachen und Theorien in ihrer Bedeutung für Naturwissenschaft und Medizin . 384

V. Die neue Lehre im Kampfe gegen das Volksgift.

Seite
Nahrung und Gift 401
Mäßigkeit und Abstinenz 431
Über Giftgewöhnung 444
Kann ein Gift die Stelle einer Nahrung vertreten? 449
Ist Alkohol ein Gift? 454
Zur Klärung der Alkoholfrage 456
Alkohol im Kindesalter 458
Ein wichtiger Faktor 465
Die akademische Trinksitte 467
Tatsachen und Theorien 470
Die Kalorien des Alkohols 483
Aussprüche zur Alkoholfrage 499

VI. Populäre Aufsätze vermischten Inhalts.

Gedanken über die „Naturheilkunde“ 513
Der „aristokratische Zucker“ 516
Die Kinderspitäler 517

Aphorismen 523

Das vollständige Verzeichnis der Arbeiten befindet sich am Beginn jeder Abteilung.

Vorwort.

Mitten im Schaffen, trotz seiner 70 Jahre vom Alter ungebeugt, ward Max Kassowitz aus dem Leben abgerufen. Das stolze Wort „Er war unser", das sonst wohl an der Bahre eines Großen als Trost erklingt, hier konnte es nicht gesprochen werden. Einsam ist die Flamme emporgelodert, die seinen Leib verzehrte, sowie er sein ganzes Leben einsam geforscht und gekämpft hatte, Aug' in Auge mit den tiefsten Geheimnissen der Natur, unverstanden von den Vielen, die ihm auf den neuen, noch unbegangenen Wegen, auf denen er jenen Geheimnissen nachzuspüren wußte, fürs erste nicht folgen wollten. So manche haben ihn, den viel Befehdeten, vor kurzem als Jubilar gefeiert und jetzt mit warmen Worten sein Hinscheiden beklagt, einzelne seiner Verdienste wurden endlich doch anerkannt, — von einer wirklichen Würdigung dessen, was er für die Wissenschaft im allgemeinen bedeutet, waren die Zeitgenossen weit entfernt. Für seine Freunde erhebt sich nun die Sorge um die Weiterführung seines Lebenswerks, und da es ihm selber nicht mehr vergönnt war, jene Biologen-Schule entstehen zu sehen, die sich vielleicht einmal von ihm herleiten und an der Ausgestaltung seines Lehrgebäudes arbeiten wird, erwächst den Wenigen, die heute schon von der überragenden Bedeutung seiner Ideen durchdrungen sind, jetzt um so mehr die gebieterische Pflicht, dafür zu wirken, daß diese Ideen in Zukunft wenigstens gepflegt und gefördert werden, daß jenes „Kastell des Totschweigens", wie Kassowitz selber es nannte, endlich gebrochen werde, das gegen ihn aufgerichtet war und über dessen Bestehen er sich oft genug bitter beklagte.

Wenn bisher das Unbegreifliche geschehen konnte, daß ein Versuch der einheitlichen Ableitung aller Lebenserscheinungen aus einem ebenso einfachen wie großartigen allumfassenden Prinzip, den Kassowitz in seiner „Allgemeinen Biologie" durchgeführt hat, in der wissenschaftlichen Welt so gut wie unbeachtet bleiben konnte — ein Versuch, der sich auf den ganzen ungeheuren Apparat der exakten Wissenschaft und auf das riesige Tatsachenmaterial der modernen Forschung stützt und es in lückenloser Weise verarbeitet —, so kann dieser Zustand der Nichtbeachtung gewiß kein endgültiger sein; vielmehr ist es nicht anders denkbar, als daß sich in dem Verhalten der physiologischen Fachkreise gegenüber dem Werk von Kassowitz doch endlich ein Umschwung vorbereitet. Das Abnorme und Unhaltbare des bisherigen Zustandes glauben wir nicht besser charakterisieren zu können als durch die Wiedergabe der Worte eines der wenigen, die sich ganz unbefangen dem großen Eindruck der Allgemeinen Biologie hingegeben haben und dann auch bereit waren, in diesem Sinne in der Öffentlichkeit ihre Stimme zu erheben. Es ist ein „offener Brief" des niederländischen Militärarztes Dr. Justesen in Fort de Kock bei Batavia an den Herausgeber einer führenden medizinischen Zeitschrift in Deutschland, der dann allerdings diese interessante Kundgebung der Veröffentlichung nicht zugeführt hat. Sie lautet wie folgt:

„Hochgeehrter Herr Professor! Ich erlaube mir, diesen Notruf an Sie zu richten und wäre Ihnen sehr dankbar, wenn Sie denselben in Ihrer Zeitschrift veröffentlichen würden.

Schon seit langem habe ich gehofft, in den medizinischen Zeitschriften, die ich zu lesen Gelegenheit habe, eingehende Besprechungen und Diskussionen über das Werk Prof. Kassowitz' ‚Allgemeine Biologie' zu finden — bis jetzt sind aber meine Hoffnungen nicht erfüllt worden.

Sollte ich denn ganz irregehen mit meiner Auffassung, daß besagtes Werk nichts Alltägliches ist, daß es im Gegenteil eine hervorragend originelle Leistung bildet, daß es sehr viele neue — ich möchte sagen, revolutionäre — Auffassungen darbietet, die einer Diskussion wert sind und die nicht totgeschwiegen werden können oder dürfen, daß endlich der Verfasser des Werkes großen Männern der Wissenschaft ritterlich den Handschuh hingeworfen und sie in die Arena gerufen hat?

Es wird andern so gegangen sein wie mir: es werden sehr viele Kollegen dieses Werk mit Begeisterung gelesen haben, mit dem Gefühl, daß uns hier etwas Ähnliches entgegentritt wie seinerzeit die Darwinschen Hauptwerke und mit der festen Überzeugung, daß aus diesen vier Bänden und über sie eine Literatur entstehen müßte.

Aber wo bleibt diese Literatur? Was wir bis jetzt gesehen und gehört haben, ist wenig, und vor allem haben wir die Gegner, die es wohl auch geben wird, noch nicht ihr Geschütz auffahren gesehen.

Und doch müssen wir — denn ich glaube hier wohl in der Mehrzahl sprechen zu dürfen — doch müssen wir gewöhnlichen Ärzte von den großen Männern unserer Wissenschaft, die wir als unsere Lehrer betrachten, erwarten, daß sie uns immer so viel als möglich im Suchen nach der wissenschaftlichen Wahrheit beistehen, daß sie uns nicht allein lassen, wenn wir in bezug auf die Grundlagen unserer Wissenschaft die Erde unter unseren Füßen wanken fühlen. Und wir müssen von den berühmten Forschern, deren Namen ich hier nicht zu nennen brauche, erwarten, daß sie antworten, wenn ihnen auf diese Weise zugerufen wird, daß sie sich verteidigen, wenn sie mit dem Degen angefallen werden, und daß sie nicht, mit gekreuzten Armen zusehend, ihr Lebenswerk vernichten lassen.

Ist denn die ganze Sache nicht der Rede wert, oder müssen wir glauben, daß die Lehren, die uns auf der Universität eingeimpft wurden, die als Ecksteine der Physiologie dastanden, jetzt aufgegeben, in Schutt gefallen sind, daß sie sich gar nicht mehr verteidigen lassen? Oder was kann die Ursache sein, daß niemand uns da, wo wir Belehrung suchen — in den großen medizinischen Zeitschriften —, ausführlich und gründlich sagt, was wir in dieser Angelegenheit zu glauben haben?

Ich bin überzeugt, daß Sie, Herr Professor, große Kreise ihrer Leser verpflichten würden, wenn Sie veranlassen wollten, daß die Kassowitzschen Lehren in Ihrem Archiv einer gründlichen Erörterung unterzogen würden... In größter Hochachtung Dr. P. Th. Justesen, Officier van Gezondheid. Fort de Kock, 23. XII. 1907."

Diese kräftigen Worte charakterisieren in unübertrefflicher Weise das Verhalten der Fachleute gegenüber den biologischen Theorien von Kassowitz. Freilich, es sind einige Ankündigungen und kurze Besprechungen in medizinischen Zeitschriften erschienen. In einigen von ihnen fehlt es auch nicht an überschwenglichem Lob für die großzügige Durchdringung des Stoffes, das umfassende Wissen, die wertvolle Anregung, die in dem Werke zu holen ist, den glänzenden Stil, in dem es geschrieben. Den eigentlich strittigen Punkten, dem Wesentlichen, worauf das Buch abzielt, den großen Fragen, die es zur Diskussion stellt, wird fast immer ausgewichen. Nur aus einigen wenigen Enuntiationen großer Autoritäten spricht ganz unverhohlen der Ärger darüber, daß ein Außenstehender ihre Kreise störe, wie wenn z. B. ein Professor der Physiologie sich dahin vernehmen läßt: „Selbst wenn die Frage nach der Verwertung der Nahrungstoffe und den Vorgängen im Protoplasma endgültig im Sinne von Kassowitz entschieden werden sollte, so werden wir von einer Lösung des Rätsels, was Leben ist und wie die mannigfachen Erscheinungen des Lebens zustandekommen, dann gerade noch ebenso weit entfernt sein, als wir es vor dem Erscheinen des Kassowitzschen Buches waren und als wir es jetzt nach dem Erscheinen desselben sind." Auf eine meritorische Diskussion, ein eingehendes Erwägen des Für und Wider wird in solchen Kritiken nicht eingegangen. Natürlich ist beides gleich nichtssagend und bedeutungslos, jenes leichtfertige Verwerfen in Bausch und Bogen sowohl, wie jenes billige Lob; denn dies zu erringen war gewiß nicht das Ziel, das Kassowitz mit seinen Arbeiten verfolgte; nicht um persönliche Erfolge war es ihm zu tun, sondern um die Erlangung objektiver Gewißheit, die Aufstellung von widerspruchslosen, als Grundlage für das gesamte Gebiet seiner Wissenschaft geeigneten Theorien, und darin suchte er Mitkämpfer und Gleichstrebende; auch ehrliche Gegner wären ihm willkommen gewesen, die in ebenso strenger Gedankenarbeit, wie sie seinem System zugrunde liegt, ihre Position verteidigt hätten.

Revolutionär sind die Ideen von Kassowitz zweifellos und scheuer Respekt vor großen Autoritäten war gewiß nicht seine Sache. Aber gerade darum ist es doch unvermeidlich, daß früher oder später ein heftiger Kampf um diese Ideen entbrennen, daß aus ihnen und über sie eine ganze Literatur entstehen muß. Und sicher wird jeder, dem an einer gesunden Fortentwicklung der Wissenschaft gelegen ist, es für wünschenswert halten, daß der Beginn jenes Kampfes der Ideen, der hier doch einmal bevorsteht und der ja in jedem Sinne befruchtend und anregend auf die Wissenschaft wirken muß, nicht noch lange hinausgeschoben werde. Er selbst hat die Situation in dieser Weise beurteilt; er wußte, daß seine Zeit einmal kommen würde, und in dieser bestimmten Überzeugung ertrug er das Schicksal des Vorläufers, des Predigers in der Wüste mit stoischer Resignation. Es wäre nicht das erstemal in der

Geschichte des Geisteslebens, daß erst an den Flammen, die das Irdische verzehren, sich jene Leuchte entzündet, welche die Strahlen des unvergänglichen Wesens eines im Leben verkannten und geschmähten Neuerers weithin über die Lande sendet, oder je nachdem auch die Brandfackel, die unabsehbare Kämpfe entfacht und gewaltige geistige Umwälzungen ankündet.

So soll denn auch diese Sammlung von Abhandlungen, die hiermit der Öffentlichkeit übergeben wird — es wurden von beinahe 100 Arbeiten aus dem Gebiete der Kinderheilkunde, nahe an 40 aus dem der allgemeinen Biologie und Naturwissenschaft und ebensovielen aus dem der Alkoholfrage im ganzen 50 Nummern und einige unveröffentlichte Aphorismen in die Sammlung aufgenommen — so soll denn auch dieses Buch, in dem der nun zum Schweigen Verurteilte zum letztenmal das Wort ergreift, dazu beitragen, daß jene Literatur entstehe, in der die Ideen von Kassowitz, jede für sich wie auch in ihrer Gesamtheit, eingehend diskutiert, gewissenhaft und sorgfältig nachgeprüft, auf den verschiedenen Gebieten angewendet, im einzelnen ausgebaut und verarbeitet werden. Zunächst aber mag er noch selber zur Nachwelt sprechen, der er noch so viel zu sagen hat. Er selbst suchte ja mit diesen Aufsätzen, die er neben seinen umfassenden Hauptwerken in so großer Anzahl schrieb, gewissermaßen ein Korrektiv gegen die Nichtbeachtung seines Werkes seitens der berufenen Kritik und der wissenschaftlichen Welt überhaupt, indem er sich selbst immer wieder direkt an das Publikum wandte und immer neue Kreise desselben, die Fachgenossen sowohl wie auch die Gebildeten im weitesten Sinne, auf seine Ideen und Arbeiten aufmerksam zu machen suchte. Es gilt dies besonders von seinen allgemein naturwissenschaftlichen und biologischen Aufsätzen, denen auch in dieser Sammlung der breiteste Raum zugewiesen ist. Sowie er selbst mit jedem einzelnen dieser Aufsätze, so hoffen auch die Herausgeber dieser Sammlung einen kräftigen Anstoß in der Richtung zu geben, daß die wissenschaftliche Welt sich endlich mit dem Lehrgebäude von Kassowitz in jenem Ausmaß und mit jener Gründlichkeit zu befassen beginnt, wie es seiner tatsächlichen Bedeutung entspricht, und sie hoffen dadurch ganz direkt dem wissenschaftlichen Fortschritt zu dienen.

Dennoch ist es in erster Linie ein Werk der Pietät, was hier beabsichtigt wird. Mag immerhin auch dieses posthume Opus — in gewissem Sinne ist alles, was der Biologe Kassowitz geschrieben, posthum, weil es erst von der Nachwelt gehört werden wird — mag immerhin auch diese Generalrevue über sein Lebenswerk in vielem Wesentlichen noch eine Kampfschrift sein: wie sich dieser Kampf dereinst entscheiden mag, ob für die katabolische oder die metabolische Stoffwechsellehre, die Kalorientheorie und die Lehre von der Isodynamie der Nahrungstoffe oder die vom Aufbau und Zerfall des Protoplasmas, die gangliozentrische Hypothese oder die Reflexkettentheorie, dieser Entscheidung irgendwie vorzugreifen, ist keineswegs die Absicht dieser Publikation. Was sie zunächst anstrebt, ist die Errichtung eines Denkmals für eine durchaus originelle und im Leben zu wenig gewürdigte Forscherpersönlichkeit, deren Bild in möglichster Lebenstreue für die Nachwelt festgehalten werden soll, und so trägt denn auch das Buch im wesentlichen biographischen Charakter. Bei der Auswahl leitend war der Gesichtspunkt, alle für ihn charakteristischen Ideen und Ansichten, sowie auch alle bedeutsamen Momente in seinem Leben deutlich hervortreten zu lassen. Die Geschichte seines Lebens ist die Geschichte von Arbeiten und Kämpfen. Wenn schon in seinen Hauptwerken das Polemische eine sehr große Rolle spielt, so tritt es hier in diesen kleineren Arbeiten, die vielfach der Kampf des Tages mit seinen wechselnden Zwischenfällen geboren, naturgemäß noch mehr hervor. Nun haben auch sie das Persönliche abgestreift. Dem gefürchteten schonungslosen Polemiker ist man einst ausgewichen. Jetzt handelt es sich nur mehr um einen Kampf der Ideen, dessen individuelle Ausprägung sich in diesen Aufsätzen spiegelt. Aber gerade die wechselnden Episoden des Kampfes, die hier als historische Dokumente festgehalten sind, und das herzerfreuende Draufgängertum bei aller peinlichen Exaktheit in der Behandlung des Stoffes sowohl wie auch der gegnerischen Argumente verleihen dieser Sammlung wissenschaftlicher Essays einen eigenartigen persönlichen Reiz.

Wir meinen hier zwar immer in erster Linie den Verfasser der Allgemeinen Biologie, den kühnen Umgestalter unseres theoretischen Weltbildes, nicht den erfolgreichen Kinderarzt, als der er allgemein gekannt war. In gewissem Sinne aber gilt fast alles, was in diesen Zeilen gesagt wurde, doch auch von dem Bahnbrecher auf dem Gebiete der Pädiatrie. Auch hier war nicht ruhiges Genießen des Erworbenen, sondern immerwährender Kampf sein Teil. Wenngleich seine großen wissenschaftlichen Leistungen auf diesem Spezialgebiet von der Mitwelt schließlich dankbar gewürdigt waren, wenn namentlich dem Begründer der Phosphortherapie, dem die Einführung eines „wirklichen Spezifikums“ gegen eine der verbreitetsten Krankheiten, „eines wahren Volksheilmittels“ „von geradezu zauberhafter Wirkung“ (so die Urteile angesehener Autoritäten auf diesem Gebiet) zu verdanken ist, von fast allen Fachgenossen Zustimmung und Anerkennung gezollt wurden, so hat es doch auch hier noch bis zu allerletzt niemals an solchen gefehlt, die sich bemühten, sein Verdienst zu verkleinern, den Bau zu erschüttern, der auf breitester experimenteller und theoretischer Grundlage so festgefügt dastand. Unablässig mußte er auch hier sein Werk verteidigen, und er tat es 30 Jahre hindurch neben all den anderen Ideen, die seinen Geist beschäftigten, mit nimmermüdem Eifer und nicht nur mit den Waffen der Logik, die ihm in so seltener Schärfe zu Gebote standen, sondern auch unter fortwährendem Sammeln neuen Tatsachenmaterials. So sind noch aus seinem letzten Lebensjahre 10 neue Publikationen über Rachitis zu verzeichnen, darunter die drei großen systematischen Arbeiten im Jahrbuch für Kinderheilkunde, und eine Artikelserie, von der der Redakteur der betreffenden Zeitschrift schrieb, daß sie einen Rattenkönig von Erwiderungen nach sich ziehen würde, war eben im Erscheinen begriffen als ihn, mitten im Kampfe stehend, der Tod ereilte, der wohl auch hier der weiteren Austragung jener bedeutungsvollen Kontroversen kein Ende setzen dürfte.

Von seinen sonstigen Verdiensten um die Kinderheilkunde, der endgiltigen Vernichtung des zählebigen wissenschaftlichen Ammenmärchens von den Zahnungskrankheiten, der erschöpfenden deskriptiven Grundlegung unserer Kenntnisse von den verschiedenen Formen der kretinoiden Wachstumstörungen, seinen Arbeiten über Vererbung der Syphilis und seinen Beiträgen zur Theorie der Immunität und der Wirkungsweise der Immunkörper usw. usw. braucht hier nicht eigens gesprochen zu werden, weil die Schule von Kinderärzten, die er, obwohl es ihm an der offiziellen Anerkennung durch Berufung an die leitende Stelle einer großen Klinik gefehlt hat, trotz alledem begründete, die Tradition seiner Lehren pflegt und durch das Weiterarbeiten in seinem Sinne ihm auf diesem Gebiete das würdigste Denkmal setzt. — Und was seine Stellung in der Frage des Diphtherieheilserums anlangt, so wird eine spätere Nachwelt möglicherweise auch anders darüber urteilen als die Mitwelt, die er hier geschlossen gegen sich hatte. Jedenfalls war er der Mann dazu, das nach bester Überzeugung für wahr Erkannte unbeirrt auch gegen eine Welt von Gegnern zu behaupten und zu verteidigen. Es war ihm nicht mehr vergönnt, in einer geplanten Arbeit „20 Jahre Diphtherieheilserum — die Geschichte eines wissenschaftlichen Irrtums" das Fazit aus diesen Kämpfen zu ziehen. Vielleicht unterziehen sich andere der Aufgabe, das inzwischen schon wieder bedeutend angewachsene Material zu ungunsten des Serums in diesem Sinne zu verwerten. Im Januar 1913 schrieb Kassowitz an einen Hamburger Arzt, der solches Material veröffentlicht und die entsprechenden Schlußfolgerungen daraus gezogen hatte: „Hoffentlich wird Ihr Beispiel Nachahmung finden und man wird endlich aufhören, sich selbst und andere zu täuschen." Mit dem Abdruck der Diphtherie-Abhandlungen in diesem Buche war nichts anderes beabsichtigt, als ein Bild wissenschaftlicher Überzeugungstreue und Unerschrockenheit zu geben, das junge Adepten zur Nacheiferung anspornen mag.

In der Alkoholfrage zeigte es sich besonders deutlich, wie sehr der Autoritätsglaube der richtigen Würdigung seiner Lehre im Wege war. Hier hatte er geglaubt, daß ein großes praktisches Kultur- und Menschheitsinteresse mit ihm für die Anerkennung seiner neuen, den Tatsachen, besonders auf diesem Gebiete, so viel besser gerecht werdenden Stoffwechsellehre kämpfen würde. Die zum Dogma erhobene Kalorientheorie erwies sich einstweilen als stärker. Unter der stolzen Flagge der hypothesenfreien Darstellung siegte einstweilen die oberflächlichere Auffassung der Stoffwechselvorgänge. Die erhoffte Gemeinde von Bundesgenossen und Verkündern seiner Lehre blieb aus; die Wahrheit wird für sich selber kämpfen müssen. Nicht auf fremdem Boden, nur auf dem eigenen Gebiet der Theorie wird der Kampf entschieden werden, wenngleich das eminente praktische Interesse, das sich hier an eine richtige Theorie der Stoffwechselvorgänge knüpft, sicherlich als Ansporn dienen wird, der Frage immer und immer wieder zu Leibe zu rücken und den Kampf nicht zur Ruhe kommen zu lassen. Von den geistigen Führern der Bewegung enttäuscht, von denen er sagen mußte, daß sie ihn in dem Kampf für seine neue Theorie fast alle im Stich gelassen hatten, freute sich Kassowitz doch an den praktischen Erfolgen und an dem unaufhaltsamen Vordringen der Antialkoholbewegung selbst, in die er auch seinerseits bei allen sich bietenden Anlässen tätig eingriff. Es entsprach seinem Wesen, für das von ihm als richtig Erkannte mit Energie und Leidenschaft einzutreten. So zeigen ihn auch die Alkohol-Aufsätze und -Vorträge, die für diese Sammlung ausgewählt wurden, einerseits als tiefgründigen Theoretiker, andererseits als volkstümlichen Agitator und erbarmungslosen Ankläger sozialer Zustände, die, auf Irrtum und Gedankenlosigkeit begründet, das Elend und Verderben von Tausenden im Gefolge haben müssen. Sein unbedingtes Eintreten für die sittliche Forderung der Abstinenz für den Einzelnen und der Prohibition für das Gesellschaftsganze ist so recht ein Ausdruck seines lebendigen Glaubens an die Herrschermission der Vernunft, die berufen ist, dereinst die Welt zu regieren und die Wunden zu heilen, die Irrtum und Wahn verschulden.

Es ist eine doppelte Mission, die dieses Buch zu erfüllen hat. Als Denkmal der Pietät ist es der stillen Betrachtung geweiht, der liebevollen Versenkung in die Wunder der organischen Welt und in eine geniale Forscherpersönlichkeit, die diese Wunderwelt mit hellseherischem Blick zu durchdringen vermochte, ihre Strahlen in seltener Klarheit wie in einem vollkommenen Spiegel zu sammeln und sie in scharf umrissenem Bild dem Geiste darzustellen. Das Lebensbild, das diese Blätter entrollen, ist das eines in sich Abgeschlossenen, Vollendeten, dem es vergönnt war, seine selbst gesetzte Aufgabe zu erfüllen, seinen innern Reichtum, die Fülle des von ihm Geschauten in großen abgerundeten Werken nach außen darzustellen und sich an der errungenen Klarheit, dem kühnen Aufbau seines vollendeten Lehrgebäudes zu freuen, alle jene zum Mitgenießen auffordernd, die sich den kristallklaren Fluten dieses mächtigen Stromes anvertrauen und in dem erhabenen Rhythmus dieses biologischen Heldenepos mitschwingen wollen. — Und doch soll das Buch auch wieder ein Sammel- und Kampfruf sein, bestimmt, die wissenschaftliche Welt in getrennte Heerlager zu spalten, stets neue Kämpfer auf den Plan zu rufen in dem immer neu von ihm angefachten Streit um die theoretischen Gundlagen der Biologie. Mit seinen überraschenden Fragestellungen, seinen kühnen Versuchen theoretischer Zusammenfassung soll es immer wieder als gärender Sauerteig wirken, als Schutz gegen dogmatische Erstarrung und Ansporn zu stets erneuten Versuchen tieferen Eindringens in die Rätsel der organischen Welt.

Ob da nicht allzu große Erwartungen in die Wirkung eines Buches gesetzt werden, das doch im wesentlichen nur eine Sammlung von zum Teil populär-wissenschaftlichen Aufsätzen darstellt? Soll das, was den vier Bänden der Allgemeinen Biologie, die mit dem berechtigten Anspruche auf ernste Prüfung ihrer Theoreme in der engeren Fachwelt auftreten konnte, bis nun nicht gelungen ist, gerade durch diese Sammlung erreicht werden, die sich doch naturgemäß an einen weiteren Kreis von naturwissenschaftlich Gebildeten wendet und dementsprechend auch von anderem Gesichtspunkt aus beurteilt werden muß? Wir glauben trotzdem nicht, daß dies dem Zweck des Buches schaden wird, denn im Grunde kann es ihm doch nur zustatten kommen, wenn es auch weitere Kreise zieht und weithin gehört wird. Da kann es denn nicht verfehlen, auch dorthin zu dringen, wo man an der Wissenschaft vom Leben unablässig mit emsigem Fleiße baut, zu denen, die da berufen sind, in dem Kampf um die Grundlagen einer künftigen Biologie Partei zu ergreifen, diese Grundlagen durch eigene Arbeit zu überprüfen und auszubauen. Aber nicht an sie allein richtet sich dieses Buch; es wendet sich an Viele und hofft, ihnen auch Vieles bringen zu können. Wißbegierige Laien werden hier reiche Anregung und Belehrung finden; für diese besonders mag es ein naturwissenschaftliches Lese- und Erbauungsbuch werden. Gerade derjenige, der davor zurückschreckt, ein großes systematisches Werk im Zusammenhange durchzustudieren, mag hier, bald der einen, bald der anderen Abhandlung, die sein Interesse an sich zieht, sich zuwendend und sie etwa im Kreise von gleichstrebenden Freunden durchsprechend und interpretierend, allmählich fast in den ganzen Kreis biologischer Streit- und Rätselfragen sich eingeführt finden und wird dann in der Lage sein, auch umfassendere zusammenhängende Darstellungen mit Nutzen und Kritik zu studieren.

In der für eine künftige Geschichte der Wissenschaft äußerst wertvollen Sammlung von Privatbriefen, die sich im Nachlaß von Prof. Kassowitz befindet, ist auch so mancher, der Zeugnis davon gibt, wie selbst Fachkollegen, die von der Existenz der Allgemeinen Biologie nichts gewußt hatten, durch die zufällige Lektüre eines einzigen dieser populären Artikel in irgendeiner Zeitschrift plötzlich auf die weittragende Bedeutung der Kassowitzschen Lehren aufmerksam wurden. Das ist auch nicht zu verwundern, denn in jeder einzelnen dieser Abhandlungen ist gleichsam seine ganze Persönlichkeit, sein tiefdringender Forscherblick, seine seltene Fähigkeit des Zusammenfassens und plastischen Schauens, seine unbeirrbare Logik, mit der er fremde Meinungen zerfasert und die etwa in ihnen vorhandenen Widersprüche unerbittlich aufdeckt, sein unerschrockenes Kämpfen gegen noch so angesehene Irrtümer und seine glänzende Darstellungsgabe, durch die er auch in diesen kleinen Aufsätzen über die darin behandelten Gebiete die erfreulichste Klarheit verbreitet.

„Forschen und Kämpfen“, diese Worte könnte man als Motto über das Buch schreiben; sie standen gleichsam als Leitwort über seinem ganzen Leben. Vielleicht noch treffender wäre: „Schauen und kämpfen“. Sein Forschen war kein unbestimmtes Suchen, sondern ein zielbewußtes und bildnerisches Schauen. Er verstand es wie wenige, die richtigen Fragen an die Natur zu stellen. An der Hand zwingender Schlüsse, mit dem Überblick über ein ungeheures Tatsachenmaterial drang er in die Welt des Allerkleinsten mit hellseherischer Sicherheit ein. Man kann wohl sagen, daß er in die Reihe jener modernen Naturforscher gehört, die zum Ausbau und zur Vollendung der mechanistischen Weltanschauung am allermeisten beigetragen haben.

Allerdings befand er sich gerade mit dieser seiner größten Leistung, der mechanischen Theorie der Elementarvorgänge und -strukturen im Protoplasma, im direkten Gegensatz mit den zurzeit herrschenden und angesehensten philosophisch-methodischen Lehren eines Mach und Ostwald, welche die Hypothese verpönten und sie angeblich aus dem naturwissenschaftlichen Weltbild verbannen zu können glaubten. Ob dies freilich überhaupt möglich ist, wäre eine andere Frage, die durch die bisherige Erkenntnistheorie noch keineswegs entschieden erscheint. Gerade dann, wenn man die Hypothese auf irgendeinem Gebiet endgiltig verbannt zu haben und gar nicht mehr vor ihr auf der Hut sein zu müssen glaubt, schleichen sich willkürliche, oberflächliche Begriffsverbindungen, unbewiesene Annahmen und Hypostasierungen von Begriffen um so leichter ein, und solche unkritisch dogmatisierte Behauptungen sind darum nicht minder gefährlich, wenn sie keine mechanistischen Hypothesen, sondern unanalysierte Begriffe, vage Analogien und Oberflächenmeinungen zum Gegenstande haben. Wenn es sich herausstellen sollte, daß Hypothesen oder ihnen entsprechende Vorstellungsverbindungen in den Naturwissenschaften überhaupt nicht zu vermeiden sind und daß diese nur durch Verknüpfung der Tatsachen mittels richtiger Hypothesen ihrem Ziele sich nähern können: würde man dann nicht weiterkommen, wenn man die Schärfe der Kritik gegen die Qualität der Hypothesen richtete und durch gewissenhafte Ausschließung der untauglichen zu brauchbaren zu gelangen suchte, als mit der vagen Abneigung, der unbestimmten Furcht vor der Hypothese, die heute herrschen und die ja doch in den meisten Fällen ihr Ziel verfehlen? Das biologische Lehrgebäude von Kassowitz ist vielleicht dazu berufen, eine neue Ära in der Wissenschaft zu inaugurieren, die wieder den Mut zur Hypothese hat und bewußt konstruktiv zu Werke geht, um ein geschlossenes mechanisches Weltbild aufzubauen.

Daß wir uns ein solches Weltbild nur durch schwere Arbeit, durch strenge Kritik, die stets bereit ist, niederzureißen, um immer von neuem wieder aufzubauen, erringen können, das lehrt uns das Lebenswerk von Kassowitz. Aber es lehrt uns auch, welch reicher Lohn in dieser Arbeit gelegen ist und daß ein solches mechanistisches Weltbild, bis in alle seine subtilen Einzelheiten konsequent zu Ende gedacht, als erhabenes plastisches Kunstwerk auf uns wirken kann und uns die Schöpferfreude am All, auch wenn wir sie nicht mehr ins All hinausprojizieren, doch untrüglich empfinden und als köstliches inneres Erlebnis zuteil werden läßt.

Die Herausgeberin.

I.

Theorie und Therapie der Rachitis.

„Es gibt nichts Praktischeres als eine richtige Theorie.“ Boltzmann.

„Es gibt immer Menschen, die es nicht verzeihen können, wenn ein andrer der Menschheit etwas Gutes erzeigt, und die es ganz in der Ordnung finden, daß der, welcher es bietet, gestraft, und daß es dem Empfänger verleidet werden muß.“

Liebig, Über die Gärung usw.

„. . . Wenn nicht der unsrem Geschlechte eingeborene Widerspruchsgeist, wo nicht in der Sache, doch wenigstens in Ansicht und Wort, Anlaß zur Verneinung des anerkanntesten Wahren zu finden wüßte.“ Goethe, Morphologie.

Vollständiges Verzeichnis der Arbeiten[1].

I. Teil.

Ossifikation, Rachitis, Phosphortherapie.

1. Über periostale Knorpelbildung und Apophysenwachstum. Centralbl. f. d. med. Wissensch. 1877, Nr. 5.
2. Die Bildung und Resorption des Knochengewebes und das Wesen der rachitischen Knochenerweichung. Centralbl. f. d. med. Wissensch. 1878, Nr. 44.
3. Vortrag über Ossifikation in d. Wiener Gesellsch. d. Ärzte. Anzeiger 1879, Nr. 2, 3.
4. Rachitis und Syphilis. Wiener med. Blätter 1881, Nr. 40—42.
5. *Die normale Ossifikation und die Erkrankungen des Knochensystems bei Rachitis und hereditärer Syphilis.* I. *Normale Ossifikation.* Wien, 1881. Braumüller.
6. *Die normale Ossifikation* usw. II. *Rachitis.* 1. Abteilung. Wien, 1882. Braumüller.
7. Die Syphilis als eine Ursache der Rachitis. Internat. med. Kongreß, London, 1882.
8. Rachitis und Osteomalacie. Jahrb. f. Kinderheilk. N. F. 1882, Bd. 19, S. 430.
9. Die Ursache der Gelenkschlaffheit bei der Rachitis. Centralbl. f. Chir. 1882, Nr. 24.
10. Über das Verhältnis zwischen Rachitis und Osteomalacie. Anzeiger d. k. k. Wiener
11. Gesellsch. d. Ärzte 1883, Nr. 27.
Die Phosphorbehandlung der Rachitis. Verhandl. d. I. Versamml. d. deutsch. Gesellsch. f. Kinderheilk., Freiburg i. B. 1883. Verl. Teubner, Leipzig 1884.
12. *Die Phosphorbehandlung der Rachitis.* Zeitschr. f. klin. Med. 1884, VII, Heft 2.
13. Die Behandlung der Rachitis mit Phosphor. Wiener med. Blätter 1883, Nr. 50, 51, 52; 1884, Nr. 4.
14. Allgemeine pathologische Anatomie der Rachitis. Verhandl. d. deutsch. Gesellsch. f. Kinderheilk. in Magdeburg 1885.
15. Diskussion über die Phosphortherapie. Verhandl. d. deutsch. Gesellsch. f. Kinderheilk. in Magdeburg 1885.
16. *Die normale Ossifikation* usw. II, 2: *Die Pathogenese der Rachitis.* Wien, 1885. Braumüller.
17. Die Symptome der Rachitis auf anatomischer Grundlage bearbeitet. Jahrb. f. Kinderheilk. 1885, Bd. 22, 23 u. 24.
18. Über die Involution der Stirnfontanelle. Versamml. d. Naturf. u. Ärzte, Straßburg 1885.
19. Die Phosphordebatte in der k. k. Gesellschaft der Ärzte in Wien. Wiener med. Blätter 1885, Nr. 18 u. 19.
20. Epilog zur Phosphordebatte, nebst einigen Bemerkungen über die Involution der Fontanelle und über Schädelwachstum. Wiener med. Blätter 1885, Nr. 27—29.
21. Rachitis tarda. Einfluß derselben auf den Durchbruch der Zähne. Erfolg der Phosphorbehandlung. Allg. Wiener med. Zeitung 1885, Nr. 18.

[1] Die im Druck hervorgehobenen Titel betreffen selbständig erschienene größere Arbeiten und solche von grundlegender wissenschaftlicher Bedeutung.

22. Einige Bemerkungen über die Phosphorbehandlung in der Kinderabteilung der Berliner Charité. Jahrb. f. Kinderheilk. 1885, Bd. 23.
23. Die Symptome der Rachitis. I. Verbildungen und Funktionsstörungen der Extremitäten. Leipzig, Vogel, 1886.
24. Offener Brief an die Mitglieder der Gesellschaft für Kinderheilkunde. 1887.
25. Bemerkungen zu der Entgegnung des Herrn Raudnitz. Wiener med. Wochenschr. 1889.
26. Zur Theorie und Behandlung der Rachitis. Beiträge zur Kinderheilkunde aus dem I. öffentl. Kinderkrankeninstitut in Wien. Verlag Perles, Wien 1890.
27. Dei fenomeni convulsivi nel rachitismo. Pediatria 1894, Nr. 9.
28. Professor Zweifel und der Phosphorlebertran. Klin.-therapeut. Wochenschr. 1900, Nr. 47.
29. Phosphor bei Rachitis. Therap. Monatshefte, April 1901.
30. Über Phosphorlebertran. Wiener med. Presse 1901, Nr. 2 u. 3.
31. Die Gegner der Phosphortherapie. Wiener klin. Wochenschr. 1901, Nr. 8.
32. Zur Theorie der Rachitis. Wiener med. Wochenschr. 1901, Nr. 38—40.
33. Nachtrag zu meinem Aufsatze über Phosphorlebertran. Wiener med. Presse 1901, Nr. 5.
34. Eine Methode zur Prüfung phosphorhaltiger Öle. Therap. Monatshefte, Feb. 1901.
35. Wie lange enthält der Phosphorlebertran Phosphor? Pharmazeut. Post 1901, Nr. 11.
36. Erwiderung an Prof. Zweifel. Wiener med. Wochenschr. 1902, Nr. 4.
37. Ist die Rachitis eine Infektionskrankheit? Deutsche Ärzteztg. 1902, H. 3.
38. Zur Ätiologie der Rachitis. Infektion oder Intoxikation? Deutsche Ärzteztg. 1902, H. 13.
39. Über Rachitis. I. Der Begriff der Rachitis. Jahrb. f. Kinderheilk. 1909, Bd. 69.
40. Rachitis. Enzykl. Handbuch d. Kinderschutzes u. d. Jugendfürsorge, Leipzig 1911.
41. Über Rachitis. II. Osteochondritis rachitica. Jahrb. f. Kinderheilk. 1912, Bd. 75, Heft 2 u. f.
42. Über Rachitis. III. Rachitis bei Neugeborenen. Jahrb. f. Kinderheilk. 1912, Bd. 76, Heft 4.
43. Über Rachitis. III. Rachitis bei Neugeborenen. (Fortsetzung). Jahrb. f. Kinderheilk. 1913, Bd. 77, Heft 3.
44. Zur Pathogenese und Ätiologie der Rachitis. Deutsche med. Wochenschr. 1913, Nr. 5.
45. Über chronisches Asthma der Rachitiker. Wiener klin. Wochenschr. 1913, Nr. 10.
46. Krampf der Bronchialmuskeln und Spasmophilie. Wiener klin. Wochenschr. 1913, Nr. 12.
47. Weitere Beiträge zur Rachitisfrage. I. Alimentäre Rachitistheorien. II. Nervöse Übererregbarkeit bei Rachitis. III. Phosphor und Lebertran. Deutsche med. Wochenschr. 1913, Nr. 34—36. (Posthum erschienen.)

(Fortsetzung s. S. 97.)

Die Bildung und Resorption des Knochengewebes und das Wesen der rachitischen Knochenerweichung[1].

Fortgesetzte Untersuchungen über normale und pathologische Ossifikation haben mir nach verschiedenen Richtungen hin Resultate ergeben, welche von den jetzt allgemein oder doch bei der Mehrzahl der Forscher giltigen Ansichten bedeutend abweichen. Ich beschränke mich in folgendem darauf, einige besonders wichtige Punkte zu skizzieren.

I. Ossifikation des Knorpels. Die schmalen Säume junger Knochensubstanz, welche im Beginne der Ossifikation die Bälkchen verkalkten Knorpels allseitig bekleiden, entstehen nicht durch Ossifikation von Markzellen oder Osteoblasten, wie seit H. Müller (1858) allgemein angenommen wird, sondern durch ossifikatorische Umwandlung des verkalkten Knorpels selber. Diese Umwandlung schreitet langsam gegen die Mitte der Balken vor, die Knochensäume werden auf Kosten des Knorpels mächtiger, nähern sich mit ihren allmählich konvexer werdenden Grenzen den von der anderen Seite der Balken anrückenden Knochenbuckeln, bis diese endlich an ihren Kuppen miteinander verschmelzen. Dadurch werden die verschmälerten,

---

[1]) Zentralbl. f. d. med. Wissensch. 1878.

Anmerkung der Herausgeberin: Dieser Aufsatz erscheint neben einer kleinen Publikation ähnlichen Inhalts aus dem Jahre 1877 als erstes Dokument der ausgedehnten histologischen Untersuchungen über das Knochensystem, zu welcher K. „im weiteren Verfolge seiner Studien über hereditäre Syphilis“ und die durch sie hervorgerufenen Knochenerkrankungen gelangt war, wie er in der Einleitung zur „Normalen Ossifikation“ mitteilt. Wir finden hier andeutungsweise seine in dem genannten großen Werke ausgeführte, Stellungnahme gegen die Osteoblasten-Theorie und seine eigene vaskuläre Theorie der Ossifikation, derzufolge die Gestaltung der Knochentextur im weitesten Umfange durch den Einfluß der kapillaren Blutgefäße und die Saftströmung bestimmt ist (vgl. die Abbildungen auf S. 334 der Gesamm. Abhandl.). — Am Schlusse dieses Aufsatzes finden wir auch die erste Andeutung seiner Theorie der Rachitis, wonach dieselbe auf einer krankhaften Blutüberfülle (später ausdrücklich Entzündung) der wachsenden Knochen beruht. Diese an Virchow, Rokitansky, Volkmann anknüpfende Theorie wurde von K. systematisch durchgeführt und zu einem geschlossenen Lehrgebäude erhoben. — Einige Sätze aus dieser Abhandlung vom Jahre 1878 („Der ältere harte Knochen . . . wenig oder gar nicht verkalktes, osteoides Gewebe“, S. 10 d. Gesamm. Abhandl.) zitiert K. noch in einer seiner letzten Arbeiten aus dem Jahre 1912 „Osteochondritis rachitica“ zum Beweise seiner Priorität gegenüber Pommer in bezug auf die Ablehnung der Kalkberaubung als Ursache der Rachitis. Auf die letztgenannte ausführliche Arbeit im Jahrbuch für Kinderheilkunde 1912 verweisen wir überhaupt bezüglich der historischen Entwicklung und des gegenseitigen Verhältnisses der verschiedenen Rachitistheorien.

aber bisher noch in weiten Strecken nach allen Richtungen zusammenhängenden Züge der knorpeligen Reste der Balken an vielen Stellen unterbrochen, diese kürzeren Knorpelreste werden noch schmäler, verwandeln sich in spaltenähnliche Gebilde und schwinden endlich vollständig. Auch die Reste der verkalkten Querscheidewände der Knorpelzellensäulen bekommen nicht etwa eine Auflagerung von Knochensubstanz, sondern erleiden, mit Beibehaltung ihrer äußeren Form, von oben und unten her gegen die Mitte zu eine ossifikatorische Umwandlung, so daß bald nur ein schmaler horizontaler Knorpelstreif übrigbleibt, welcher schließlich ebenfalls verschwindet.

Während dieser Umwandlung entstehen neue zackige Zellenhöhlen auf der Höhe der Knochenbuckeln, häufig am konvexen Rande derselben, so daß sie halb im Knochen, halb im Knorpel liegen, manchmal sind sie sogar schon im nicht ossifizierten Knorpelreste deutlich vorbereitet. Auch können zwei solche neu entstandene Knochenkörperchen in den Kuppen zweier verschmelzender Knochenbuckel durch Knochenkanälchen miteinander in Verbindung treten.

Die medulläre Knochenbildung, d. h. die Auflagerung von Knochensubstanz aus den Markräumen auf die eben geschilderten ossifizierten Knorpelbalken erfolgt erst in ziemlicher Entfernung von der Grenze der beginnenden Knochensaumbildung, und zwar ist diese Entfernung um so größer, je schneller das betreffende Knochenende wächst. Diese Auflagerung hat, mit geringfügigen Ausnahmen, stets den lamellösen Charakter. Eine Grenze zwischen diesen konzentrischen Auflagerungen und den ossifizierten Knorpelbalken *ist häufig als Kittlinie sehr deutlich nachweisbar, besonders auf Horizontalschnitten.* Solange aber die medulläre Auflagerung ausbleibt, werden, trotz ihrer fortschreitenden Umwandlung, die Balken nicht dicker, die Markräume nicht enger.

Die bei der Markraumbildung verschont gebliebenen Knorpelbalken bestehen nicht immer aus Grundsubstanz allein. Schon bei der gewöhnlichen Ossifikation des präformierten Säugetierskeletts bleiben häufig vereinzelte Knorpelhöhlen in den Balken verschont. Bei den periostal gebildeten Knorpeln, insbesondere im Unterkieferast und in den beiden Schlüsselbeinfortsätzen (s. Zbl. 1877, Nr. 5), enthalten die Balken regelmäßig eine bedeutende Lage geschlossener Höhlen. Bei den *Vögeln* aber findet man ganz allgemein auf den Querschnitten ossifizierender Knorpel die kreisrunden Markräume in größeren Distanzen angelegt, so daß sie von mächtigen Balken verkalkten Knorpels mit zahlreichen geschlossenen Knorpelzellenhöhlen umgeben sind. Auch diese Markräume bekommen einen schmalen Knochensaum auf Kosten des Knorpels. Sowie aber die in der Knorpelgrundsubstanz langsam fortschreitende Umwandlung eine Knorpelhöhle erreicht, wird sofort der Inhalt derselben bis auf 1—3 darin enthaltene Zellenkörper ossifiziert, so daß die letzteren in je einer zackigen Knochenzellenhöhle eingeschlossen werden. Die in das Innere des Knorpelbalkens vorschreitende Umwandlungsgrenze bekommt dadurch einen kugelförmigen Auswuchs, von dessen Oberfläche die Umwandlung ebenfalls weitergeht, bis wieder eine geschlossene Knorpelhöhle erreicht und in derselben Weise umgewandelt wird. Endlich bleiben auch hier nur noch Reste von Knorpelgrundsubstanz, welche in der beschriebenen Weise gänzlich verschwinden. Auch bei der Rachitis, wo die unregelmäßige Einschmelzung des Knorpels immer eine große Zahl von Knorpelhöhlen verschont, spielt diese ossifikatorische Umwandlung im Inhalte von Knorpelzellenhöhlen, die mit den Markräumen nicht offen kommunizieren, eine bedeutende Rolle.

II. Periostale Ossifikation. Die Anlagen der periostalen Knochenbälkchen entstehen nicht allein aus Markzellen oder Osteoblasten, sondern vorwiegend aus Fasern und Faserbündeln, welche zwischen den Zellen des Bildungsgewebes und unabhängig von ihnen, in der mucinösen, scheinbar strukturlosen, aber keineswegs flüssigen, sondern sicherlich kompliziert gebauten, lebenden Grundsubstanz gebildet werden. Diese dicken, glänzenden, auf dem Querschnitte meist kreisrunden, oft sehr langgestreckten Faserbündel bilden, durcheinander verflochten, das Gerüste der Knochenbälkchen, und nur die kleineren Zwischenräume des Flechtwerks und die Lücken an der Oberfläche werden von Bildungszellen und Osteoblasten ausgefüllt. So entsteht der sogenannte Wurzelstock (Gegenbauer), das geflechtartige Knochengewebe (v. Ebner), als Umrahmung der periostalen Markräume. Die Verengerung und Ausfüllung dieser Markräume geschieht, genau wie bei der endochondralen Ossifikation, durch konzentrische Auflagerung aus dem eingeschlossenen Bildungsgewebe, vorwiegend durch Ossifikation von Osteoblasten. In derselben Weise erfolgt auch die langsame Auflagerung auf größere Flächen ohne Bälkchenbildung. Die Osteoblasten gehen dabei mit Verlust des Kerns und Bildung von leimgebenden Fibrillen in ihrem Zellenleibe in Knochengrundsubstanz über, und nur eine Minderzahl derselben persistiert mit dem Kerne und einem Teile des Zellenleibes als Knochenzellen.

III. Knochenresorption. Die Ursache der lakunären Form der Knocheneinschmelzung, d. h. die Ursache, warum die Begrenzung des eingeschmolzenen Knochens so häufig von zahlreichen verschieden großen Segmenten einer Kugelfläche oder einer der Kugelgestalt sich nähernden gekrümmten Fläche gebildet wird, liegt nicht etwa in der Struktur des Knochengewebes — denn die verschiedensten organischen Hartgebilde, Zahnbein, verkalkter Knorpel, geflechtartiger und lamellöser Knochen, unterliegen derselben Form der Einschmelzung, und es kann eine und dieselbe Resorptionsgrube gleichzeitig verkalkten Knorpel und Knochen, oder Teile verschiedener Lamellensysteme betreffen —; die Ursache dieser Form der Lakunen liegt vielmehr in dem Saftstrome, welcher von jedem einzelnen kapillaren Blutgefäße nach allen Richtungen hin sich verbreitet. In großen Lakunen findet man regelmäßig gerade im Zentrum den Durchschnitt eines Kapillargefäßes. Auch bei der Einschmelzung der Spongiosa ist es auf Horizontal- und Vertikalschnitten ganz auffallend, daß die arrodierten Enden mehrerer Bälkchen gleich weit von einem und demselben Gefäßlumen entfernt sind. Man kann dies besonders schön bei der Rarefizierung der Spongiosa infolge von hereditärer Syphilis beobachten. Die kleineren Lakunen besitzen allerdings kein zentrales Gefäßlumen, sondern sind häufig von einer vielkernigen Protoplasmamasse ausgefüllt. Wenn man aber den Rand einer großen mit zentralem

Gefäßlumen versehenen Lakune von vielen kleinen Lakunen besetzt findet, so liegt der Gedanke nahe, daß der Saftstrom zwar im großen und ganzen konzentrisch von dem Gefäße fortschreitet, das aber gewisse Stellen der Kapillarwand viel leichter durchgängig sind, als die anderen, daß also von diesen Stellen ein verstärkter Saftstrahl hervordringt, und daß dieser es ist, welcher die sekundären Lakunen als Segmente von kleineren Kugelflächen bildet.

Nach dieser Auffassung erklärt sich die äußere Resorption bei Erhaltung der Form des wachsenden Knochens durch die Annäherung des Periosts mit seiner gefäßreichen inneren Schichte infolge des Druckes der wachsenden Nachbarorgane. Die Erweiterung der Knochenhöhlen und Knochenkanäle erfolgt nicht durch den unmittelbaren Druck ihres wachsenden weichen Inhalts auf den harten Knochen, sondern mittelbar durch die entsprechende Ausdehnung ihrer gefäßreichen periostalen Auskleidung. Geschwülste, Aneurysmen wirken genau in derselben Weise. Sie zerstören durch ihren Druck nicht direkt das Knochengewebe, denn dann müßte ja zuerst das weichere Periost zum Schwinden gebracht werden, sondern sie drängen das Periost mit seiner Gefäßhaut in den Knochen hinein, und so wird dieser eingeschmolzen.

Der Vorgang läßt sich experimentell hervorrufen, wenn man einem Kaninchen um eine Extremität eine dünne elastische Ligatur anlegt. Lange bevor die Integumente durchschnitten werden, bildet sich eine tiefe zirkuläre Furche im Knochen, dicht besetzt mit Lakunen. Das unversehrte Periost ist in die Furche eingestülpt.

Der Saftstrom bewirkt zunächst die Auflösung der Kalksalze, fast gleichzeitig aber die Auflösung oder Erweichung der leimgebenden Fibrillen. Daß bei der Lösung der Kalksalze die im Blute und daher auch im Plasma reichlich vorhandene freie, nicht chemisch gebundene Kohlensäure (vgl. Setschenow, Zentralbl. 1877 Nr. 35) mitwirkt, halte ich für sehr wahrscheinlich, doch ist diese Frage noch nicht ganz spruchreif. Mit der Entkalkung und dem Verschwinden der Fibrillen ist aber das Knochengewebe keineswegs zerstört. Es bleiben die Knochenzellen mit ihren Verzweigungen und das zwischen den Fibrillen vorhandene lebende Kittgewebe, identisch mit der oben erwähnten Grundsubstanz des Bildungsgewebes. In dieser erfolgt eine Vermehrung des körnigen Protoplasma und eine Vermehrung der Kerne, daher die großen vielkernigen Protoplasmamassen an der Stelle des erweichten Knochengewebes. Diese Myeloplaxen[1]) zerfallen im weiteren Verlaufe in Markzellen, Granulationszellen, Spindelzellen usw., an einzelnen Stellen erfolgt auch eine Umwandlung in Blutkörperchen mit der dazu gehörigen Kapillarwand.

Die Knochenresorption ist aber durchaus nicht auf die lakunäre Form beschränkt. Unter besonderen Umständen geht offenbar der verstärkte Saftstrom vorwiegend durch eine Reihe von Knochenkörperchen und die sie verbindenden Knochenkanälchen, welche sich erweitern und einen schmalen durchbohrenden Kanal bilden. Der im Anfange ununterbrochene proto-

[1]) d. s. Riesenzellen.

plasmatische Inhalt des Kanals differenziert sich erst später in Markzellen, dann auch in Blutkörperchen und die umgebende Kapillarwandung. Bei fortgesetzter Ausdehnung des neugebildeten Gefäßchens entstehen wieder Lakunen und Myeloplaxen an der Innenwand des Kanals.

Durch eine enorm vermehrte pathologische Saftströmung können größere Knochenpartien gleichzeitig in dichtgedrängte ein- und vielkernige Protoplasmamassen zerfallen. Ich habe bei der hereditär-syphilitischen Erweichung der Spongiosa wiederholt größere Teile derselben durchaus in zusammenhängende, die Form der früheren Balken noch deutlich bewahrende Myeloplaxenmassen umgewandelt gesehen.

Die Einschmelzung des großzelligen verkalkten Knorpels an der Ossifikationsgrenze und die Bildung der Knorpelmarkkanäle in den noch unverkalkten Knorpeln des präformierten Skeletts beruht auf ganz analogen Vorgängen wie die Einschmelzung des Knochengewebes, indem statt der leimgebenden Fibrillen die Knorpelfibrillen durch die Saftströmung der neugebildeten Gefäße zum Schwinden gebracht werden. Dabei sind nicht gerade die Markzellen die Abkömmlinge der Knorpelzellen, sondern das Mark*gewebe* als Ganzes ist ein Umwandlungsprodukt des Knorpel*gewebes*. Ich werde hoffentlich bald in der Lage sein, diesen Umwandlungsprozeß in seinen Details nachzuweisen.

IV. *Rachitis.* Sowie der Saftstrom eines im Knochen neugebildeten oder demselben sich nähernden Blutgefäßes das Knochengewebe entkalkt und einschmilzt, ebenso verhindert während der Ossifikation die von einem Gefäße ausgehende Strömung in seiner näheren Umgebung in erster Linie die Bildung der fasrigen Grundlage des Knochens, in zweiter Linie der Verkalkung. Daher bildet sich Knochen immer nur in einer gewissen Entfernung von einem kapillaren Gefäße, die Anlage eines neuen Bälkchens erfolgt immer in der Mitte zwischen zwei Gefäßen, ein Lamellensystem bildet sich konzentrisch rings um ein langsam eingehendes Blutgefäß, und erst kurz vor der vollständigen Ausfüllung des Markkanals, wenn das schwindende Gefäß nur mehr eine minimale Saftströmung haben kann, sieht man den Knochen in größerer Nähe des letzteren. Der junge, in der Nähe der Gefäße gebildete Knochen ist nicht nur reicher an Höhlen und ärmer an fasriger Grundsubstanz, sondern auch entschieden kalkärmer, als der fertige Knochen. Das Produkt einer entzündlichen Knochenneubildung, die osteoiden Auflagerungen im Periost und in der Markhöhle, sind, infolge des Gefäßreichtums und der vermehrten Saftströmung in allen Räumen des Knochens, so arm an Grundsubstanz, daß diese an Masse selbst hinter dem Inhalte an Zellenhöhlen zurückbleiben kann. Auch sind sie bekanntlich im Anfang nahezu vollständig frei von Kalksalzen.

Die Untersuchung rachitischer Knochen auf der Höhe der Affektion zeigt nun allseitig einen außerordentlichen Gefäßreichtum. Der Knorpel und das Perichondrium, die Markräume und das Periost besitzen ungewöhnlich zahlreiche und manchmal enorm erweiterte Gefäße. Die Folgen davon sind: im Knorpel eine mangelhafte, oft nahezu gänzlich fehlende Verkalkung, die auch häufig in einer gewissen Entfernung von einem Gefäße oder dem gefäßreichen Perichondrium mit einer scharfen Grenze aufhört; dabei aber infolge des vermehrten Zuflusses der Ernährungssäfte eine übermäßige Wucherung des Knorpels, dessen Resistenz wieder aus demselben Grunde vermindert ist. Der ältere harte Knochen wird durch neugebildete Gefäße von den Markräumen her vielfach eingeschmolzen; da aber die Vaskularisation fortwährend andere Partien ergreift, so füllen sich diese Einschmelzungsräume alsbald wieder mit jungem Knochengewebe. So entsteht ein Gewirre von Kittlinien und Schaltlamellen, wie man es sonst nur in späten Stadien des Knochenwachstums findet. Die Verkalkung bleibt sehr mangelhaft, weil das Knochengewebe, kaum gebildet und im Beginne seiner Verkalkung, wieder größtenteils der Einschmelzung verfällt, und das bleibende Knochengewebe, solange die krankhafte Vaskularisation anhält, nicht gehörig verkalken kann. Auch das Periost liefert ein gefäßreiches, an Grundsubstanz armes, wenig oder gar nicht verkalktes (osteoides) Gewebe.

Um eine vermehrte Saftströmung im Knochen künstlich herbeizuführen, wurde wachsenden Kaninchen der Ischiadicus einer Seite durchschnitten, in der Erwartung, daß die dadurch erweiterten Gefäße einen ähnlichen Effekt hervorbringen würden, wie bei der Rachitis. In der Tat ergab jedesmal schon nach mehreren Wochen der Vergleich der gesunden und der ihrer Innervation beraubten Extremität: erstens eine bedeutende Verringerung des spezifischen Gewichts der Knochen auf der gelähmten Seite, zweitens eine größere Biegsamkeit ihrer Diaphysen und drittens eine mäßige aber zweifellose Vermehrung des Längenwachstums. Also auch hier sind die Kalksalze in den unter dem Einflusse der erweiterten Gefäße neugebildeten Knochenpartien in geringerer Menge abgelagert worden, und hatte eine vermehrte Knorpelzellenwucherung stattgefunden. Die periostale Auflagerung und der krankhaft gesteigerte Wechsel zwischen Anbildung und Resorption fehlte deshalb, weil wohl eine Hyperämie der bestehenden, aber keine vermehrte Bildung von neuen Gefäßen erzielt werden konnte. Die Verbiegung der Diaphysen und die Kompression des wuchernden Knorpels mußte ebenfalls ausbleiben, weil nebst der Gefäßmuskulatur auch die willkürlichen Muskeln gelähmt worden waren.

Der Grund der Erweichung der rachitischen Knochen liegt also darin, daß eine Hyperämie und krankhaft gesteigerte Gefäßbildung im ossifizierenden Knorpel und wachsenden Knochen die gehörige Ablagerung der Kalksalze verhindert.

Bezüglich der Ursachen dieser krankhaften Zustände und ihrer enormen Häufigkeit gerade in den ersten Lebensjahren, muß ich wieder auf eine umfassendere Arbeit verweisen, deren Vollendung in nicht zu langer Zeit bevorsteht.

Wien, den 14. Oktober 1878.

Syphilis und Rachitis[1]).

Das Verhältnis zwischen Rachitis und hereditärer Syphilis ist in der letzten Zeit der Gegenstand lebhafter Erörterungen gewesen. Die nächste Veranlassung hierzu gab wohl der Pariser Kinderarzt Parrot, welcher in zahlreichen Publikationen, sowie in seinen Vorträgen vor verschiedenen ärztlichen Gesellschaften Frankreichs und Englands zu dem überraschenden Resultate gelangt war, „daß die Rachitis konstant durch hereditäre Syphilis veranlaßt sei." Es sollte also mit einem Male die Rachitis aus der Reihe der selbständigen Erkrankungen gestrichen und zu einem bloßen Symptome der hereditären Syphilis degradiert werden. Diese jedenfalls sehr originelle Auffassung hat namentlich in England lebhafte Debatten hervorgerufen, und es haben sich insbesondere in einer gegen das Ende des vorigen Jahres in der Pathological Society durch mehrere Sitzungen fortgeführten Diskussion über Rachitis[2]) die meisten Redner speziell mit dieser Seite der Frage beschäftigt. Wie nicht anders zu erwarten, erfuhr die Anschauung Parrots von den meisten Seiten eine abfällige Beurteilung. Es fanden sich indessen auch in England Vertreter einer ähnlichen, wenn auch etwas abgeänderten Theorie. Lees und Barlow[3]) erklärten nämlich, es sei nicht die Rachitis selbst, wohl aber die Kraniotabes in allen Fällen nur ein Symptom der hereditären Syphilis, und diese beiden Beobachter schreckten auch keineswegs vor der Konsequenz zurück, jedes Kind, welches mit Erweichung der Schädelknochen behaftet

---

[1]) Wiener med. Blätter 1881, Nr. 40—42.

Anm. d. Herausg.: Wir bringen diesen Aufsatz, weil hier zum erstenmal die ausführliche Entwicklung der Theorie der Rachitis als eines entzündlichen Prozesses gegeben ist, ebenso die Darstellung des sozialen Zusammenhangs dieser Erkrankung mit den Wohnungsverhältnissen (der Einfluß der Jahreszeiten, die intrauterine Entstehung). Über die eigentliche Natur der die Entzündung verursachenden Schädlichkeit ist hier noch keine bestimmte Ansicht ausgebildet. (Die Lehre von den respiratorischen Noxen findet sich zum erstenmal ausführlich dargestellt in „Norm. Ossifik. usw." II. 2, 1885 und angedeutet in dem nächsten Aufsatz dieser Sammlung, S. 27, Anmerk.). — Bezüglich der zur Diskussion gestellten Frage des Verhältnisses zwischen Rachitis und Syphilis dürfte eine ältere Formulierung aus dem Buche über Vererbung der Syphilis (1876, S. 136) der in diesem Aufsatz gegebenen vorzuziehen sein. Diese Beziehung wird dort nicht als eine kausale, sondern als eine Ähnlichkeitsbeziehung dargestellt. Es handelt sich um zweierlei Ursachen, einerseits das syphilitische Virus, andrerseits die noch nicht näher präzisierte Ursache der Rachitis, welche die gleiche Wirkung hervorrufen, nämlich die wenigstens in den Anfangsstadien fast identische Form der beiden Knochenerkrankungen.

[2]) Medical Times and Gazette Nr. 1587, 1590 u. 1592.

[3]) Daselbst Nr. 1587.

ist, ohne weiteres auch als hereditär syphilitisch zu erklären, während sie auf der anderen Seite jeden Zusammenhang zwischen Kraniotabes und Rachitis in Abrede stellen wollen. Auch diese Modifikation der neuen Theorie ist begreiflicherweise nicht ohne Widerspruch geblieben, und es haben die meisten Redner in jener Diskussion nicht verabsäumt, auf die Schwäche der Argumentationen des französischen und der beiden englischen Beobachter hinzuweisen. Einen positiven Aufschluß über die Natur des Zusammenhanges zwischen Rachitis und hereditärer Syphilis hat aber auch diese Diskussion nicht geliefert.

In richtiger Würdigung der großen Bedeutung dieser nun einmal aufgeworfenen Frage hat die Sektion für Kinderheilkunde des Londoner medizinischen Kongresses unter die Thesen, welche ihren Verhandlungen zur Grundlage dienen sollten, auch diesen Gegenstand aufgenommen („Syphilis as a cause of rickets"); und da ich mich seit mehreren Jahren in eingehender Weise mit der Rachitis und den krankhaften Veränderungen des Knochengewebes bei der hereditären Syphilis beschäftige, so glaube ich, obwohl ich eben im Begriffe bin, die Resultate meiner Untersuchungen in extenso zu veröffentlichen[1]), dennoch der Einladung, an der Debatte über diesen Gegenstand teilzunehmen, mich nicht entziehen zu sollen und habe daher meinen Standpunkt in dieser Frage vor der pädiatrischen Sektion des Londoner medizinischen Kongresses in folgender Weise präzisiert.

Ein vertiefteres Studium der histologischen Bilder in den rachitisch affizierten Skeletteilen haben mir als gesichertes Resultat ergeben, daß das Wesen des rachitischen Prozesses in einem chronischen, entzündlichen Vorgange zu suchen sei, welcher an den Appositionsstellen der wachsenden fötalen und kindlichen Knochen seinen Ausgang nimmt. Dieser chronische Entzündungsprozeß äußert sich vorwiegend in einer krankhaft gesteigerten Neubildung von Blutgefäßen und in einer höchst auffälligen Blutüberfüllung sämtlicher Gefäße in jenen Teilen des Knochensystems, in welchem eben die Bildung und Auflagerung neuer Knochenteile erfolgt, also vor allem in der Knorpelwucherungsschichte der Chondroepiphysen, dann im Perichondrium und Periost und endlich in der Nahtsubstanz der Schädelknochen.

Daß eine solche übermäßige Vaskularisation und Hyperämie der knochenbildenden Gewebe nicht ohne Rückwirkung auf den Vorgang der Knochenbildung bleiben kann, läßt sich schon von vornherein annehmen. Diese Rückwirkung muß aber um so bedeutender sein, als schon die Untersuchung des normalen Ossifikationsprozesses gezeigt hat, daß die sämtlichen Erscheinungen der Knochenbildung und Verkalkung, sowie anderseits der Knochen-

[1]) Ein Teil dieser Arbeit ist bereits unter dem Titel: „Die normale Ossifikation und die Erkrankungen des Knochensystems bei Rachitis und hereditärer Syphilis; erster Teil: Normale Ossifikation" in den letzten Jahrgängen der Wiener medizinischen Jahrbücher und in einer Separatausgabe (Wien, Braumüller 1881) erschienen. Die Publikation des zweiten Teiles, welcher die Rachitis behandelt, wird in der allernächsten Zeit ihren Anfang nehmen.

einschmelzung und der Resorption der Kalksalze in hohem Grade abhängig sind von den Blutgefäßen des Knochens und der knochenbildenden Gewebe, und zwar sowohl von ihrem Verlaufe und von ihrem räumlichen Verhalten innerhalb des Knochens und an der Oberfläche desselben, als auch von dem Grade ihrer Füllung und von der Spannung der in ihnen zirkulierenden Blutflüssigkeit. Indem ich bezüglich der näheren Details auf meine Abhandlung über die normale Ossifikation verweise, wird es sich doch empfehlen, für unseren speziellen Zweck dieses Abhängigkeitsverhältnis in einigen Sätzen zu rekapitulieren:

1. Die Bildung von Knochengewebe und die Ablagerung von Kalksalzen in dem neugebildeten Knochengewebe findet niemals in der unmittelbarsten Nachbarschaft der Gefäßwände statt, weil die von einem jeden Blutgefäße ausgehende Plasmaströmung in einem bestimmten scharf begrenzten Umkreise die Ablagerung der Kalksalze verhindert. Eine fortschreitende Ossifikation ist überall an eine nachlassende Intensität der Plasmaströmung gebunden, welche entweder auf einem allmählichen Eingehen einzelner Blutgefäße oder auf der zunehmenden räumlichen Entfernung derselben von dem ossifizierenden Gewebe beruht.

2. Eine auf experimentellem Wege (durch Lähmung der vasomatorischen Nerven oder in anderer Weise) hervorgerufene Verstärkung der Blut- und Saftströmung in einem bestimmten Teile des wachsenden Knochensystems, z. B. in einer Extremität eines Kaninchens, beeinträchtigt in deutlich nachweisbarem Grade die Ablagerung der Kalksalze in den neugebildeten Knochen teilen dieser Extremität, und führt zu einem Defizit der anorganischen Bestandteile im Vergleiche zu den entsprechenden Skeletteilen der normalen Seite.

3. Fertiges und bereits verkalktes Knochengewebe verliert seine Kalksalze und wird wieder in weiches Markgewebe umgewandelt, wenn es in die lebhaftere Plasmaströmung eines neugebildeten Blutgefäßes gerät, oder wenn ein bereits vorhandenes Gefäß innerhalb des Knochens aus irgendeinem Grunde eine Steigerung seiner Blutfülle und eine Verstärkung der von ihm ausgehenden Saftströmung erfährt.

Wenn nun infolge eines krankhaften Vorganges die knochenbildenden Gewebe, und weiterhin die Knochen selbst von überaus blutstrotzenden Gefäßen durchzogen werden, so darf es nach alledem nicht überraschen, wenn nicht nur das gesamte neugebildete Knochengewebe eine abnorme Beschaffenheit aufweist und speziell die Ablagerung der Kalksalze in den neuen Knochenlagen verzögert oder gänzlich verhindert wird, sondern auch das bereits verkalkte und erhärtete Gewebe in der Umgebung der zahllosen neugebildeten und hyperämischen Blutgefäße eingeschmolzen und durch weiches Bildungsgewebe ersetzt wird. Die harten resistenten Teile des Knochens werden also in bedeutendem Grade rarefiziert, und wenn auch in den Einschmelzungsräumen wieder vielfach eine Neubildung von Knochengewebe erfolgt, so ist auch dieses, aus demselben Grunde wie die auf der Oberfläche gebildeten jungen Knochenlagen, zumeist nur locker gewebt (osteoid), und insbesondere auch nur mangelhaft verkalkt. Die Konsequenz aller dieser abnormen Vorgänge an der Oberfläche und im Innern der Knochen ist bekannt. Das harte Knochengewebe verliert seine Starrheit und Resistenzfähigkeit, und verfällt der formverändernden Einwirkung äußerer mechanischer Kräfte, des Muskelzugs, der Schwere des Körpers usw. Auch die für die Rachitis so charakteristische übermäßige Knorpelwucherung ist ganz einfach auf die abnorm vermehrte Zufuhr der Ernährungssäfte zu den Wucherungsschichten des Knorpels zurückzuführen.

Wenn nun diese Auffassung des rachitischen Prozesses auf richtiger Basis beruht, und ich glaube, dies in meiner ausführlichen Arbeit bis in die letzten Details beweisen zu können, so liegt es auf der Hand, daß in dieser Weise die gesamten Erscheinungen der Rachitis eine viel befriedigendere Erklärung finden, als durch die bisherigen Theorien, welche fast ohne Ausnahme eine mangelhafte Zufuhr oder eine mangelhafte Assimilation der Kalksalze in dem Organismus zum Ausgangspunkt nehmen. Denn abgesehen davon, daß diese beiden Momente nur für eine sehr geringe Anzahl von Fällen Geltung haben könnten, so wäre in dieser Weise höchstens die mangelhafte Verkalkung der neugebildeten Knochenteile zu erklären. Für alle übrigen so ungemein auffälligen Veränderungen im rachitisch affizierten Knochensystem, für die vermehrte und abnorm beschaffene Knorpelwucherung, für die bedeutend gesteigerten Einschmelzungsprozesse im Knorpel und Knochen, für die vermehrte Vaskularisation sämtlicher Gewebe, vollends für die mit einem etwaigen Kalkmangel so schwer zu vereinbarende Vermehrung der periostalen Knochenbildung sind uns die Kalktheorien jede Aufklärung schuldig geblieben.

Ist nun, wie wir annehmen, ein Entzündungsprozeß die Grundlage aller rachitischen Erscheinungen im Knochensystem, so fragt es sich dann weiter: Wodurch wird jener entzündliche Vorgang in den knochenbildenden Geweben hervorgerufen? Warum kommt ein solcher gerade nur in den letzten Fötalmonaten und in den ersten Lebensjahren zur Entwicklung? Und schließlich, warum ist es gerade das Knochensystem, welches in dieser Lebensperiode in so enormer Häufigkeit einem schleichenden Entzündungsprozesse anheimfällt?

Wir knüpfen gleich an die letzte Frage an, weil wir zur Beantwortung derselben eine schwerwiegende Tatsache heranziehen können, welche die ganze Lehre von dem Knochenwachstum beherrscht. Wir betrachten es nämlich als eine unumstößliche Tatsache, daß das Knochengewebe sich durch seinen Wachstumsmodus in fundamentaler Weise von allen übrigen Geweben des tierischen Körpers unterscheidet. Alle weichen Gewebe wachsen gleichzeitig in allen ihren Teilen. Sie gewinnen dadurch an Volumen, daß ihre sämtlichen Gewebsbestandteile sich vergrößern und vermehren, und daß fortwährend zwischen den bereits vorhandenen sich neue Gewebsteile bilden. Ein solches expansives Wachstum ist aber für das starre und unausdehnbare Knochengewebe schon von vornherein aus rein physikalischen Gründen gänzlich ausgeschlossen und es hat auch eine bis in die letzten Details fortgesetzte Untersuchung der histologischen Erscheinungen des Knochenwachstums eine geschlossene Kette von Beweisen für die Richtigkeit dieser aprioristischen Annahme geliefert. Der Knochen wächst also nicht expansiv, weil er unfähig ist, sich zu expandieren; er wächst vielmehr ausschließlich durch Auflagerung neuer Knochenteile auf die Oberfläche der bereits erhärteten Knochen. Die komplizierten Vorgänge im Innern des Knochens, welche stets mit dem Wachstumsprozesse einhergehen, die fortgesetzten inneren Einschmelzungen und Anbildungen in den Markräumen und Gefäßkanälen, vermögen wohl die innere Architektur des Knochens zu ändern, können aber unmöglich etwas beitragen zur Vergrößerung des Volumens der ganzen Skeletteile.

Vergleicht man nun das Wachstum an den Appositionsstellen der Knochen mit dem Wachstum eines gleich großen Bruchstückes aus irgendeinem in allen seinen Teilen gleichmäßig expansiv wachsenden Organe, so wird man an jenen eine ganz kolossale Steigerung der Wachstumsenergie zu konstatieren haben, insbesondere wenn man die Apposition an einem intensiv wachsenden Knochenende eines langen Extremitätenknochens oder einer Rippe zum Vergleiche heranzieht. Denn dieselbe Leistung, welche ein aus weichen ausdehnungsfähigen Geweben zusammengesetztes Organ in seiner ganzen Ausdehnung übernehmen kann, muß hier ganz allein der räumlich so beschränkten Wucherungsschicht des Knorpels zur Last fallen.

Damit ist aber auch notwendigerweise eine bedeutende Abweichung in der Verteilung der Ernährungssäfte in den Knochen im Vergleiche mit allen übrigen expansiv wachsenden Organen des tierischen Körpers gegeben. Während z. B. die fötale oder kindliche Leber in allen ihren Teilen nahezu gleichmäßig wächst, und daher auch die Ernährungssäfte, welche das Material für das Wachstum liefern, allen Teilen des Organes ganz gleichmäßig zugeführt werden, muß das Ernährungsmaterial der Knochen, soweit es zum Wachstum verwendet werden soll, fast ausschließlich zu den Knorpelwucherungsschichten und in etwas geringerem Maße zu der Wucherungsschichte der Beinhaut hinströmen, während dem ganzen übrigen voluminösen Skeletteil nur jene relativ untergeordnete Menge an Ernährungssäften zugeführt wird, welche für den Lebensunterhalt der bereits erhärteten und daher eines weiteren Wachstums unfähigen Teile des Knochens ausreichend sind.

Setzen wir nun den Fall, es zirkuliere in der Säftemasse des fötalen oder kindlichen Organismus irgendein abnormer Bestandteil, welcher imstande wäre, einen krankhaften Reiz auf die Gefäßwände und das gesamte von der Saftströmung durchtränkte Gewebe auszuüben, so wird sich ein solcher Reiz notwendigerweise gerade an jenen Punkten in sehr bedeutend gesteigertem Maße geltend machen müssen, in denen eben aus physiologischen Gründen in einer bestimmten Zeiteinheit eine um so vieles größere Masse des Säftematerials die Gefäße und Gewebe passiert; mit anderen Worten, es muß ein jeder krankhafte Reiz, welcher den Gesamtorganismus in der Zeit des lebhaftesten Längenwachstums, also in den letzten Fötalmonaten und in den allerersten Lebensjahren trifft, gerade an den Knochen, und insbesondere an den Appositionsstellen jener Knochenenden, welche eine besonders lebhafte Wachstumsenergie aufweisen, in vielfachem Grade potenziert werden und es kann also in dieser Weise sehr leicht Anlaß gegeben werden zu der Entstehung und Erhaltung jenes entzündlichen Zustandes der Gefäße und Gewebe, welchen wir gerade an jenen Stellen bei der Rachitis de facto beobachten.

Wenn wir uns nun weiter fragen, wodurch jene abnormen Bestandteile und krankhaften Reize in der Blut- und Säftemasse der Rachitischen entstehen, so müssen wir zunächst die Umstände erwägen, unter denen die Rachitis überhaupt zustande kommt. Soweit uns nun die klinische Erfahrung hierüber belehren kann, sind diese Umstände hauptsächlich die folgenden:

1. Die Rachitis ist vorwiegend eine Krankheit der Armut. Eine sorgfältige, durch mehrere Jahre fortgesetzte Untersuchung sämtlicher Kinder unter drei Jahren, welche in unser Ambulatorium gebracht wurden, speziell in bezug auf die Rachitis, ergab das überraschende Resultat, daß von 100 solchen Kindern von Arbeitern, Handwerkern usw. mindestens 80 mit ganz zweifelloser Rachitis behaftet waren. Dieses traurige Verhältnis wiederholte sich immer wieder mit nur geringen Schwankungen und jedesmal war auch ein ziemlich großer Bruchteil von schweren Fällen zu verzeichnen[1]). Wenn es nun auch richtig ist, daß die Rachitis auch bei Kindern besser situierter Familien zur Beobachtung kommt, so können doch diese Fälle weder in bezug auf ihre Häufigkeit noch in bezug auf die Schwere der Erkrankung mit der Rachitis der armen Kinder verglichen werden.

2. Die Hauptrolle in der Ätiologie der Rachitis muß nach meinen Erfahrungen sicherlich den elenden Wohnungsverhältnissen des Proletariats zugeschrieben werden. Die Wohnräume der Arbeiter und ärmeren Handwerker, deren Kinder hauptsächlich das Material für die öffentlichen Krankenambulatorien liefern, sind mit seltenen Ausnahmen enge, übervölkert, schlecht oder gar nicht ventiliert, und die Kinder verleben daher ihre ersten Lebensjahre, zum mindesten während der schlechteren Jahreszeit, fast ununterbrochen in einer durch die Ausdünstungen der Bewohner, der Küche, des Waschtroges, der Handwerksstube usw. dauernd verunreinigten Atmosphäre. Damit hängt auch die mitunter recht auffallende Besserung zusammen, welche selbst ziemlich hochgradige Fälle von Rachitis scheinbar ganz spontan im Verlaufe des Sommers erfahren, und ebenso auch meine ziffernmäßig begründete Beobachtung, daß im Frühjahre unter einer gewissen Anzahl von Ambulanten eine bedeutend größere Zahl von schweren Rachitisfällen vorkommt, als in der gleichen Anzahl von Individuen nach Ablauf der Sommermonate.

3. Die schlechte Beschaffenheit der Nahrung rangiert unter den ursächlichen Momenten, wenigstens bei meinem Beobachtungsmateriale, entschieden erst in zweiter Linie, wobei jedoch die große Bedeutung der fehlerhaften Ernährung für die Entstehung der Rachitis keineswegs unterschätzt werden soll. Aber es muß doch konstatiert werden, daß die große Mehrzahl jener Kinder, welche in so erschreckend großen Prozentzahlen mit Rachitis behaftet waren, längere Zeit an der Mutterbrust gestillt wurden und daß viele derselben trotz ihrer rachitischen Affektion einen nicht gerade schlechten Ernährungszustand darboten. Auch der Gesundheitszustand der säugenden

[1]) Die genaueren Zahlen dieser sich über mehrere tausend Individuen erstreckenden Statistik werde ich seinerzeit in meiner ausführlichen Arbeit über Rachitis publizieren.

Mütter rachitischer Kinder war häufig ein ganz befriedigender. Auf der anderen Seite ist es aber zweifellos, daß ohne die gehörige Sorgfalt künstlich ernährte Kinder, sowie auch solche, die von kümmerlich genährten Müttern gesäugt werden, ganz besonders häufig den schwereren Formen der Rachitis verfallen.

4. Eine jede den allgemeinen Ernährungszustand des Kindes beeinträchtigende Erkrankung, insbesondere die chronischen Affektionen der Respirations- und Verdauungsorgane, begünstigen in auffälliger Weise die Entstehung der Rachitis. Noch öfter erfährt eine bereits vorhandene Rachitis durch solche interkurrente Erkrankungen eine sehr bedeutende Steigerung.

5. Die Rachitis beginnt viel häufiger, als man früher angenommen hat, bereits in den letzten Monaten der intrauterinen Entwicklung. Die totgeborenen und frühverstorbenen Kinder der Gebär- und Findelanstalt ergaben mir schon bei der makroskopischen Untersuchung der rasch wachsenden Knochenenden, noch deutlicher aber unter dem Mikroskope, in einem sehr bedeutenden Prozentverhältnisse ganz deutlich nachweisbare Zeichen der rachitischen Erkrankung. Auch bei lebenden Kindern konnte ich ungemein häufig bereits in den ersten Lebenswochen so deutlich greifbare Veränderungen im Knochensystem nachweisen, daß ich den Zeitpunkt ihrer Entstehung unbedingt in die intrauterine Periode zurückverlegen mußte. In allen diesen Fällen wird man also zu der Annahme gedrängt, daß hier die krankhaften Reize aus der Säftemasse der Mutter in jene des Fötus übergegangen sind.

Aus alledem geht mindestens das eine mit voller Sicherheit hervor, daß nicht etwa eine einzige bestimmte Schädlichkeit die Rachitis hervorruft, sondern daß offenbar eine jede wie immer entstandene krankhafte Beschaffenheit der Säftemasse in der Periode des energischesten Längenwachstums imstande ist, an jenen Stellen, an denen die lebhafte Knochenapposition einen vermehrten Affluxus und dadurch auch eine Potenzierung aller krankhaften Reize mit sich bringt, jenen entzündlichen Vorgang hervorzurufen, welcher die rachitischen Veränderungen des Knorpel- und Knochengewebes, und in letzter Instanz die rachitische Erweichung des Skelettes zur Folge hat.

Nun erst wird der gänzliche Mißerfolg begreiflich, welcher den immer von neuem wiederholten Versuchen zuteil geworden ist, die Rachitis auf Grundlage der Kalktheorien durch eine künstlich vermehrte Zufuhr von Kalksalzen zu kurieren. Denn wenn auch diese Salze dem Organismus in noch so großen Mengen zugeführt werden, so werden sie sich doch niemals auf jenem hyperämischen und entzündlich affizierten Boden in der Umgebung der zahlreichen mit Blut überfüllten Gefäße ablagern können. Wohl aber stimmen Empirie und theoretische Schlußfolgerung völlig darin überein, daß die Rachitis am wirksamsten bekämpft wird durch die Entfernung und Bekämpfung aller jener Schädlichkeiten, welche wir als die entfernteren Ursachen des entzündlichen Reizungszustandes an den Appositionstellen hingestellt haben, ferner durch alle jene hygienischen Maßregeln und Heilbehelfe, welche geeignet sind, den allgemeinen Ernährungs- und Gesundheitszustand des Kindes zu verbessern; sowie es nun auch ganz leicht zu begreifen ist, warum die Rachitis am allerhäufigsten auf dem Wege der „Naturselbstheilung" ihr Ende erreicht. Denn sowie einmal nach Ablauf der ersten Lebensjahre das Längenwachstum des Kindes seine Energie verliert — die relative Zunahme, welche im ersten Semester noch 31 Prozent beträgt, ist im vierten Semester schon auf 6 Prozent herabgesunken — nähert sich auch die Art der Verteilung der Säftemasse in den Knochen allmählich wieder derjenigen, welche wir den übrigen Organen des menschlichen Körpers während der ganzen Wachstumsperiode zuschreiben müssen, und damit verschwindet auch der spezifische Grund für eine besondere Reizempfänglichkeit der Appositionstellen der Knochen.

Wenn diese neue Theorie der Rachitis die richtige ist, dann ergibt sich das Verhältnis der Syphilis hereditaria zu der Rachitis ganz von selbst. Hier tritt uns eben eine von jenen supponierten schädlichen Potenzen, welche in der Blut- und Säftemasse des Fötus und des florid rachitischen Kindes zirkulieren sollen, in einer konkreten, um nicht zu sagen greifbaren Form entgegen. Wie immer man sich nämlich das syphilitische Virus vorstellen mag, so kann es doch nicht zweifelhaft sein, daß dasselbe in der Blut- und Säftemasse verteilt ist, und daß es befähigt ist, in den verschiedenen Organen und Geweben Entzündungsprozesse hervorzurufen. Daß dieses Gift auch im Knochensysteme des Fötus und des Neugeborenen Entzündungs- und Zerstörungsprozesse herbeiführt, und daß diese eben insbesondere an jenen Knochenenden hervortreten, welche ein lebhafteres Längenwachstum besitzen, ist durch die Untersuchungen der letzten Jahre hinlänglich bekannt geworden. Nach dem Vorhergegangenen beruht eben die Vorliebe der schweren Knochenaffektionen bei den hereditär Syphilitischen für jene bestimmten Knochenenden gleichfalls auf der Summierung des Giftes an den Stellen des lebhaftesten Appositionswachstums.

Aber auch abgesehen von diesen intensiveren Prozessen, welche zu weitgehenden Zerstörungen des Knorpel- und Knochengewebes und in letzter Instanz zu vollständigen Ablösungen der Chondroepiphysen von den Diaphysen führen — Vorgänge, die übrigens nur in einer gewissen Quote sämtlicher hereditär syphilitischer Individuen zu beobachten sind — vermißt man auch in allen übrigen Fällen bei den hereditär syphilitischen Föten und Kindern fast niemals an den energisch wachsenden Knochenenden die Symptome einer entzündlichen Reizung, also die vermehrte Vaskularisation und die Blutüberfüllung der knochenbildenden Gewebe mit allen ihren Konsequenzen, wie sie eben der Rachitis zukommen; und auch die schon dem unbewaffneten Auge auffälligen Erscheinungen der Rachitis, die Auftreibung der Knochenenden, die Kraniotabes, die charakteristische Veränderung der Schädelform, die Anomalien der Zahnbildung usw. fehlen nur sehr selten bei den hereditär Syphilitischen, ja man findet diese Erscheinungen fast immer auch in jenen Fällen, in welchen die Kinder unter den günstigsten Verhältnissen gehalten werden. Nur in wenigen meiner Beobachtungen, in denen eben die hereditär syphilitische Affektion sehr frühzeitig und sehr konsequent durch längere Zeit mittels Quecksilberkuren bekämpft wurde, ist auch die rachitische Affektion entweder gar nicht oder in einem kaum wahrnehmbaren Grade zur Entwicklung gekommen. Auch dieser Umstand spricht dafür, daß in den früher erwähnten Fällen, in denen andere Schädlichkeiten ausgeschlossen sind, das syphilitische Gift allein den schleichenden entzündlichen Prozeß an den Appositionstellen, mithin auch die rachitische Erkrankung der Knochen hervorruft und unterhält.

Die Syphilis ist also eine der vielen Ursachen der Rachitis, und wir glauben, in dem Vorhergehenden den intimeren Nexus zwischen Ursache und Wirkung aufgedeckt zu haben. Wenn aber Parrot sagt, die Rachitis beruhe immer auf Syphilis, so brauchen wir, um diese Behauptung ad absurdum zu führen, nur zu wiederholen, daß mehr als 80 Prozent sämtlicher jahraus, jahrein bei uns vorgestellter Kinder unter drei Jahren zweifellos rachitisch sind. Glaubt wirklich jemand, daß 80 Prozent unserer jugendlichen Bevölkerung mit hereditärer Syphilis behaftet ist? Ist es noch notwendig hinzuzufügen, daß in allen Fällen auf hereditäre Syphilis genau untersucht und inquiriert wird; daß eine große Zahl der rachitischen Kinder von ihren ersten Lebensmonaten an durch 1—2 Jahre beobachtet werden, daß von vielen dieser Kinder die Geschwister in aufsteigender Linie in bezug auf ihren Gesundheitszustand uns genau bekannt sind, und daß dennoch nur ein sehr geringer Prozentsatz dieser zweifellos rachitischen Kinder sich als hereditär syphilitisch erweist, während bei allen anderen auch nicht der geringste Anhaltspunkt für eine solche Annahme gefunden werden kann?

Genau so verhält es sich mit der Behauptung von Lees und Barlow, welche jede Kraniotabes als ein Zeichen von Syphilis ansehen wollen. Aber wenn es sich auch hier um etwas kleinere Zahlen handelt — weil ja nicht alle Rachitischen auch mit Schädelerweichung behaftet sind —, so erscheint mir doch diese Auffassung noch weniger verständlich, weil ich nicht gut begreifen kann, wie man das Symptom der Knochenerweichung am Kranium von jenem der rachitischen Erweichung der anderen Skeletteile so ganz und gar ablösen will. Wer jemals einen Durchschnitt durch die erweichten Teile eines Schädelknochens mit einem Querschnitte durch eine hochgradig rachitische Rippe unter dem Mikroskope verglichen hat, wird sicher nicht mehr an der Identität beider Prozesse zweifeln. In der Tat ist die Kraniotabes eines der allerhäufigsten Symptome der rachitischen Knochenaffektion im ersten Lebensjahre. Von hundert Kindern unter einem Jahre, welche im April d. J. im Ambulatorium vorgestellt wurden, waren 84 zweifellos rachitisch und nur 16 entweder ganz frei oder wenigstens nicht mit zweifellosen Erscheinungen behaftet. Von den 84 Rachitischen hatten 47 auch deutlich erweichte Schädelknochen. Von denselben 100 Kindern waren aber nur drei hereditär syphilitisch, bei allen anderen ergab weder die Untersuchung, noch die bei vielen durch längere Zeit fortgesetzte Beobachtung, noch die Anamnese, noch auch die häufig mögliche Konfrontation ihrer Geschwister irgendeinen Anhaltspunkt für die Annahme einer syphilitischen Erkrankung. Die drei hereditär syphilitischen waren allerdings auch insgesamt schon deutlich rachitisch, und zwei derselben hatten auch erweichte Schädelknochen.

Diesen gegenüber stehen aber 45 Kinder mit Kraniotabes ohne irgendein Zeichen von hereditärer Syphilis[1]).

Diese Zahlen, welche mit geringen Abweichungen sich immer wiederholen, sprechen also entschieden zu ungunsten der beiden neuen Theorien, welche ja ohnehin, abgesehen von den widersprechenden Tatsachen, an einem hohen Grade von innerer Unwahrscheinlichkeit kranken. Das Verhältnis zwischen hereditärer Syphilis und Rachitis läßt sich vielmehr in ungezwungener Weise dahin zusammenfassen, daß das syphilitische Virus, ebenso wie zahlreiche andere hämatogene Noxen, ganz besonders häufig an den Stellen der lebhaftesten Knochenapposition entzündungerregend wirkt, und daß es daher ebenso wie jene imstande ist, den rachitischen Prozeß einzuleiten und zu unterhalten.

[1]) Die obige Zusammenstellung von 100 Fällen hatte ich im Frühjahre für die Mitteilung an den medizinischen Kongreß gemacht. Ich habe nun wieder der Reihe nach 100 Kinder unter einem Jahre im August und September nach derselben Richtung untersucht und folgende Zahlen gefunden: Rachitisch 81 — nicht rachitisch oder zweifelhaft 19 — mit Rachitis und Kraniotabes behaftet 45 — Rachitis ohne Kraniotabes 36 — hereditär syphilitisch 3 — die letzteren 3 zeigen Kraniotabes und andere rachitische Erscheinungen.

Die Phosphorbehandlung der Rachitis.

Vortrag, gehalten auf der 56. deutschen Naturforscherversammlung in Freiburg 1883.[1])

Im Jahre 1872 hat Georg Wegner eine experimentelle Studie über den Einfluß des Phosphors auf den Organismus veröffentlicht, welche mit Recht allgemeines Interesse erregte. Er hatte nämlich gefunden, daß, wenn man wachsenden Tieren minimale Mengen Phosphors mit der Nahrung einverleibt, an den Stellen der lebhaftesten Knochenapposition, also besonders an den Diaphysenenden der Röhrenknochen, statt der normalen lockeren Spongiosa eine kompaktere Knochenschicht aufgelagert wird.

Es lag nun sehr nahe, diesen merkwürdigen Fund auch therapeutisch zu verwerten, und naturgemäß mußte sich der Gedankengang Wegners auch

---

[1]) Autoreferat in den Verhandlungen der I. Versammlung der Gesellschaft für Kinderheilkunde. (B. G. Teubner, Leipzig 1884). — Ausführliche Publikation (mit 2 Tafeln) in Zeitschrift für klinische Medizin, Bd. VII, H. 2.

Anm. d. Herausg. In dieser kurzen Mitteilung auf der Naturforscherversammlung in Freiburg und in den beiden ausführlichen Abhandlungen, deren Schlußresumé wir hier abdrucken, empfiehlt K. zum erstenmal die Phosphor-Therapie auf Grund seiner erweiterten Wiederholung der Wegnerschen Tierversuche und zahlreicher gelungener Heilungen rachitischer Kinder, die er als erster mit Phosphor zu behandeln unternommen hatte. Es handelt sich hier aber nicht allein um den therapeutischen Erfolg, sondern auch um einen entscheidenden Fortschritt in der Theorie der Rachitis, und wir möchten nicht unterlassen, gerade auf die theoretische Bedeutung dieser Untersuchungen nachdrücklich hinzuweisen. Indem K., über Wegner hinausgehend, nicht allein eine verdichtende Wirkung kleiner Phosphorgaben auf das Knochengewebe, sondern auch umgekehrt bei Anwendung größerer Dosen eine auflockernde, entzündungerregende Wirkung derselben Substanz feststellen konnte, war in seiner Theorie der Rachitis erst eigentlich der Ring geschlossen, und so sind die von ihm eingeführte Heilungsmethode der Rachitis und seine Theorie dieser Erkrankung durch eine eng verschlungene Kette von logischen Beweisen unzertrennlich miteinander verbunden und es ist schlechterdings nicht möglich, die eine ohne die andere zu akzeptieren, wie es vielfach versucht worden ist. — Damit ist aber die große theoretische Tragweite der K.schen Phosphorversuche noch keineswegs erschöpft, und es ist gewiß von besonderem Interesse, darauf hinzuweisen, daß in diesen Publikationen aus den Jahren 1883—1885 schon einige jener bedeutungsvollen Generalisationen formuliert sind, die dann in natürlicher Folge zur „Allgemeinen Biologie" hinüberführten, z. B. die Entzündungstheorie „ubi laesio, ibi affluxus" statt der alten empirischen Regel „ubi stimulus, ibi affluxus" in der Zeitschrift für klinische Medizin VII. 2 (Sep.-Ausg. S. 31), besonders aber die Zerfallstheorie der Reizwirkungen und der Kontraktionserscheinungen (daselbst S. 35, sowie in „Pathogenese der Rachitis", S. 94 f.). Durch die Entdeckung der beiden entgegengesetzten Wirkungen des Phosphors auf das Knochensystem war K. schon damals, gleichzeitig mit seiner therapeutischen Errungenschaft, zu seiner neuen Theorie der Reizwirkung gelangt, und zwar auf Grund der generalisierenden Zusammenfassung der pathologischen und physiologischen Reize unter den gemeinsamen Begriff der Zerstörung von Teilen der lebenden Substanz, worauf er in späteren Jahren sein umfassendes System der Biologie aufbauen konnte (vgl. auch die Einleitung zur Allg. Biol. I und zu „Einheit der Lebenserscheinungen", Gesamm. Abhandl., S. 238). Gewiß ein seltenes Beispiel von Fruchtbarkeit einer wissenschaftlichen Entdeckung, wenn man bedenkt, in welche Weiten und Tiefen dieser Phosphor sein Licht getragen hat.

der Rachitis zuwenden, weil diese ja ganz besonders lockere weitmaschige Auflagerungschichten liefert, und es gewiß nur erwünscht sein konnte, dieselben durch resistentere Knochenlagen zu ersetzen.

Diesem Gedankengange stellten sich aber bei Wegner zwei Momente hemmend entgegen:

Erstens war Wegner noch in den allgemein geltenden Kalktheorien der Rachitis befangen, nach welchen diese entweder auf einer verminderten Aufnahme oder auf einer übermäßigen Ausscheidung der Kalksalze aus dem Organismus beruhen sollte, und es war daher für Wegner von vornherein zweifelhaft, ob dieser Stoff wohl imstande sein werde, eine stärkere Aufnahme dieser Substanzen in das Blut anzuregen oder eine allzureichliche Ausscheidung derselben zu verhindern.

Außerdem hatte Wegner aber auch bei einer Modifikation seiner Experimente, als er den Tieren gleichzeitig auch ein kalkarmes Futter verabreichte, an den Knochenenden die ausgeprägten Zeichen der Rachitis gefunden und auch aus diesem Grunde erklärte er es vom theoretischen Standpunkte für nicht sehr wahrscheinlich, daß in dem Phosphor das Heilmittel für die Rachitis gefunden sei. Gewiß ist es auch diesen wenig ermutigenden Äußerungen Wegners zuzuschreiben, daß die Praktiker es unterlassen haben, den Phosphor in Substanz gegen die Rachitis in Anwendung zu ziehen.

Als ich nun vor mehreren Jahren von den Wegnerschen Versuchen Kenntnis erhielt, machte ich mich sofort daran, dieselben zu wiederholen und ich trachtete insbesondere, durch eine eingehende histologische Untersuchung der Phosphorschicht zu eruieren, ob die letztere einer verminderten Markraumbildung oder einer vermehrten Ablagerung von Knochensubstanz in den normalen Markräumen ihre Entstehung verdankt.

Das Studium von Längs- und Querschnitten durch die kompakteren Schichten an den Diaphysenenden ergab nun zur Evidenz, daß die in den verkalkten Knorpel vordringenden Markräume bei den Phosphortieren nicht nur der Zahl nach vermindert und in größeren Distanzen angeordnet sind, sondern daß sie auch ein viel engeres Lumen aufweisen als bei normalen Tieren, und da es keinem Zweifel unterliegen kann, daß die Zahl, die Gestalt und die Größe der Markräume ganz direkt abhängen von der Zahl und der Mächtigkeit der in den Knorpel vordringenden Blutgefäße, so mußte ich annehmen, daß die kleinen Phosphordosen in irgendeiner Weise hemmend einwirken auf die Bildung und die Ausbreitung der Blutgefäße in den jüngst apponierten Teilen der Knochen.

Auf der andern Seite war ich durch ein eingehendes Studium der histologischen Bilder bei der Rachitis zu dem Resultate gelangt, daß sämtliche Erscheinungen der Rachitis auf einer krankhaft gesteigerten Vaskularisation der knochenbildenden Gewebe beruhen, indem die vermehrten und abnorm ausgedehnten Blutgefäße einerseits die normale Ablagerung der Kalksalze in ihrer Umgebung verhindern und andrerseits eine gesteigerte Einschmelzung der verkalkten Knochenteile vermitteln; und da ich nun annehmen mußte, daß die kleinen Phosphordosen schon die normale Gefäßbildung im verkalkten Knorpel und im jungen Knochen einschränkten, so war es von vornherein ziemlich wahrscheinlich, daß sie diese hemmende Wirkung auch auf die krankhaft gesteigerte Vaskularisation ausüben werden; und in diesem Falle konnte die Phosphormedikation nur in der günstigsten Weise auf den rachitischen Prozeß einwirken.

Meine Annahme, daß der Phosphor direkt auf die jungen wandungslosen Gefäße der osteogenen Gewebe einwirke, wurde aber auch noch durch eine Modifikation, welche ich an den Wegnerschen Versuchen vornahm, bestätigt. Als ich nämlich die Phosphordosen allmählich steigerte, gelangte ich sehr bald an einen Punkt, wo nicht nur keine Verdichtung der neuen Knochenlagen erfolgte, sondern gerade im Gegenteil durch eine enorme Vermehrung und Erweiterung der in den Knochen und Knorpel vordringenden Blutgefäße eine entsprechende Vermehrung und Erweiterung der Markräume herbeigeführt wurde. Außerdem hatte sich in der Markhöhle und unter dem Periost ein ebenfalls enorm blutreiches lockeres spongoides Knochengewebe gebildet — mit einem Worte, die Knochen boten das vollständige Bild der Rachitis dar. Bei Hühnern gelang es sogar, durch eine weitere Vergrößerung der Phosphordosen den entzündlichen Vaskularisationsprozeß an den Diaphysenenden bis zu dem Grade zu steigern, daß durch die vermehrte Einschmelzung des Knochens und Knorpels endlich eine vollständige Ablösung fast sämtlicher Epiphysen von den Diaphysen herbeigeführt wurde, ganz in derselben Weise wie bei den hochgradigen Formen der syphilitischen Osteochondritis. Hier war also durch die Verabreichung des Phosphors allein — ohne Entziehung der Kalksalze — ein der Rachitis analoger Vorgang erzielt worden und es war damit eine willkommene Bestätigung meiner Anschauung über die Entstehung der Rachitis gegeben, nach welcher krankhafte Reize der verschiedensten Art vom Blute aus auf die jüngsten Gefäße der knochenbildenden Gewebe einwirken und eine entzündliche Ausdehnung und Sprossenbildung dieser Gefäße hervorrufen. Bisher konnte ich als ein konkretes Beispiel eines solchen im Blute zirkulierenden entzündlichen Reizes nur das syphilitische Virus bezeichnen; durch diese Experimente ist es aber festgestellt, daß auch der Phosphor in ganz analoger Weise einwirken kann.

Daß die Wirkung des Phosphors tatsächlich vom Blute ausgeht und nicht etwa durch die Vermittlung der Nervenbahnen erfolgt, habe ich in der Weise festgestellt, daß ich den Kaninchen im Beginne des Versuches den Ischiadicus auf einer Seite durchschnitt, wonach es sich zeigte, daß sowohl die verdichtende Wirkung der kleineren Dosen als auch die entzündungerregende Wirkung der größeren Phosphorgaben auch auf der gelähmten Seite in gleicher Weise zustande gekommen war.

Nachdem ich so die Wirkungen des Phosphors auf das Knochensystem wachsender Tiere studiert hatte, schritt ich zu den therapeutischen Versuchen. Zunächst handelte es sich aber darum, jene Dosis ausfindig zu machen, welche beim Kinde nur die verdichtende Wirkung hat und nicht etwa jenen entzündlichen Reizungszustand herbeiführt, den ich bei den größeren Dosen gesehen hatte. Da ich mich nun durch zahlreiche Experimente an Kaninchen überzeugt hatte, daß ich bei einem 500 g schweren Tiere mit einer täglichen Dosis von einem Dezimilligramm jedesmal die reine verdichtende

Wirkung erzielen konnte, so glaubte ich auch bei einem zehnmal schwereren rachitischen Kinde die zehnfache Dosis, also ein Milligramm pro die, ohne die Gefahr einer entzündlichen Reizung versuchen zu können, und in der Tat zeigte sich die Berechtigung dieser Schlußfolgerung in der alsbald nachweisbaren, überaus günstigen Veränderung in den der Untersuchung zugänglichen Teilen des Skelettes. Später überzeugte ich mich, daß auch eine auf die Hälfte herabgesetzte Gabe denselben Effekt erzielte, und ich verwende nun seit mehreren Jahren die Tagesdosis von einem halben Milligramm bei allen rachitischen Kindern ohne Ausnahme. Der Phosphor wird in einer öligen Lösung von 0,01 auf 100,0 oder in einer öligen Emulsion in demselben Verhältnisse verabreicht. Ein Kaffeelöffel einer solchen Lösung, einmal des Tages gegeben, enthält die beabsichtigte Dosis von $^1/_2$ mg.

Ich habe nun vom Jahre 1879 angefangen bis Ende April d. J. (als ich die Resultate für eine größere Abhandlung in der Zeitschrift für klinische Medizin zusammenstellte) 560 Fälle verzeichnet, welche durch mindestens einen Monat, gewöhnlich aber durch mehrere Monate mit Phosphor behandelt und während dieser Zeit genau beobachtet wurden.

Dem Alter nach befanden sich von diesen Kindern:

26 im 1. Semester (bis zu 2 Mon. herab),
115 „ 2. „
207 „ 2. Jahre,
138 „ 3. „
74 „ 4.—8. Jahre.

In den allermeisten Fällen wurde das Medikament selbst von den jüngsten Kindern sehr gut vertragen und hatte niemals eine unangenehme Nebenwirkung. Der therapeutische Erfolg war nun in allen Fällen, in denen das Mittel regelmäßig gegeben wurde, ein so günstiger, daß meine kühnsten Erwartungen noch bedeutend übertroffen wurden und ich befürchten muß, durch die Mitteilung der Details bei manchen von Ihnen eine skeptische Stimmung hervorzurufen. Indessen ist bei der großen Anzahl von Fällen und bei der genauen Kontrolle, die ich selbst und meine Mitarbeiter geführt haben, eine Selbsttäuschung vollkommen ausgeschlossen.

Am auffallendsten, weil am besten kontrollierbar, sind jene Veränderungen, welche die rachitisch erweichten Schädelknochen während der Phosphorbehandlung erfahren. Wir sehen hier mit Staunen, wie die hochgradigste Kraniotabes, welche einen großen Teil der Hinterhauptschuppe und der Seitenwandbeine in weiche membranartige Gebilde umgewandelt hat, regelmäßig im Verlaufe von 4—8 Wochen vollständig schwindet und wie sich in derselben Zeit die übermäßig große Fontanelle, welche ohne Grenze in die weichen Nähte übergegangen war, auf eine scharf begrenzte Lücke von wenigen Zentimetern Durchmesser reduziert. Obwohl wir diese merkwürdige Wirkung schon in Hunderten von Fällen mit der größten Präzision haben eintreten sehen, sind wir doch bei besonders hochgradigen Fällen immer von neuem erstaunt über die Veränderungen, welche im Verlauf von wenigen Wochen gewissermaßen unter unsern tastenden Fingern vor sich gehen.

Eine nicht minder prompte Wirkung beobachten wir selbst bei den schwersten Fällen von Stimmritzenkrampf. Die Anfälle vermindern sich gewöhnlich schon nach einigen Tagen und haben fast immer schon nach wenigen Wochen vollständig aufgehört. Dieser glänzende therapeutische Erfolg bestärkt mich in meiner Ansicht über die Pathogenese des rachitischen Laryngospasmus. Das Endokranium und die Substanz der rachitischen Schädelknochen befinden sich nämlich in einem Zustande der hochgradigsten Hyperämie und diese hat wieder eine Hyperämie der weichen Hirnhäute und der oberflächlichen Teile der Gehirnrinde zur Folge. Der Stimmritzenkrampf beruht nach meiner Ansicht, ebenso wie die andern nervösen Erscheinungen, welche die Schädelrachitis begleiten, die erhöhte Reflexerregbarkeit überhaupt, die Schlaflosigkeit, die psychische Aufregung usw. auf einer fluxionären Reizung der Reflexzentren und der psychischen Zentren; und da es nun im höchsten Grade wahrscheinlich ist, daß die Phosphormedikation den hyperämischen Zustand der Schädelknochen direkt bekämpft, so dürfen wir nicht sehr erstaunt sein, wenn die Symptome, die wir von der konsekutiven Hyperämie der Gehirnrinde herleiten, gleichfalls in kurzer Zeit vollständig verschwinden, wie dies tatsächlich der Fall ist.

Etwas weniger auffallend, aber dennoch mit der größten Bestimmtheit nachweisbar ist der günstige Einfluß auf die Thoraxrachitis und die Rachitis der Wirbelsäule. Bei den hochgradigsten Fällen von Thoraxverbildung beobachten wir schon nach wenigen Wochen eine bedeutende Verbesserung der Atemfunktion, bedingt durch die zunehmende Resistenz der erweichten Rippen. Außerdem lernen die Kinder in der kürzesten Zeit ihren Rumpf aufrecht halten und frei sitzen, und selbst hochgradige kyphotische Verkrümmungen verschwinden im Laufe von wenigen Monaten.

Die größten Triumphe feiert die Phosphorbehandlung aber bei jenen schweren Fällen der Rachitis, in denen mehrjährige Kinder die Fähigkeit aufrecht zu stehen und allein zu gehen entweder niemals erlangt oder wieder eingebüßt haben. Solche Kinder, die bei jedem Versuche, sie auf ihre Beine zu stellen, diese unter den Zeichen der Angst oder Schmerzempfindung an den Leib ziehen, beginnen schon nach wenigen Wochen sich allein aufzustellen und erlangen oft in 1—2 Monaten die volle Stütz- und Lokomotionsfähigkeit ihrer unteren Extremitäten. In demselben Maße sehen wir auch die oft kolossale Schlaffheit der Gelenksbänder nach und nach völlig verschwinden.

Von den andern Wirkungen will ich nur den nachweisbar günstigen Einfluß auf den Zahndruchbruch und auf den allgemeinen Ernährungszustand kurz andeuten und erlaube mir bezüglich aller weiteren Details auf meine ausführliche Publikation zu verweisen.

Ich schließe diese meine Mitteilungen mit der Bitte an die geehrten Herren, diese Versuche recht bald in großem Maßstabe zu wiederholen.

Aus „Die Behandlung der Rachitis mit Phosphor“. Wiener med. Blätter 1883 und 1884, Zeitschr. f. klin. Med. 1884 (mit 2 Tafeln) und Allg. med. Zentralztg. Berlin 1884.

Schluß-Resumé.

Wenn ich nun die Ergebnisse unsrer therapeutischen Erfahrungen zusammenfassen soll, so kann ich nur das wiederholen, was ich in der Einleitung über den Wert des Phosphors als eines direkten Heilmittels gegen die Rachitis gesagt habe. Wir sehen, daß unter der Phosphorbehandlung alle Symptome der Rachitis, und zwar in besonders hervorragender Weise die Rachitis des Schädels mit ihren Konsequenzen, dann in gleichfalls sehr auffälliger und prompter Weise die rachitischen Erscheinungen an den Gelenkenden der Extremitätenknochen und die mit denselben zusammenhängende Behinderung der Stütz- und Lokomotionsfunktionen der letzteren, dann auch die Rachitis des Thorax und der Wirbelsäule einer sicheren und raschen Heilung entgegengeführt werden, und daß endlich auch der so häufig mit der Rachitis einhergehende schlechte Ernährungszustand des Gesamtorganismus, sei er nun primär aufgetreten oder eine Folge des rachitischen Prozesses, unter dem Einflusse des Phosphors eine auffallend günstige Änderung erkennen läßt.

Wenn wir ferner die therapeutischen Erfolge des Phosphors und die Wirkung der anderen bisher üblichen und auch von uns früher in Anwendung gezogenen Heilverfahren gegeneinander abwägen, so neigt sich die Schale entschieden auf die Seite der neuen Behandlungsweise. Einen ganz merkwürdigen Ausdruck hat die größere Wirksamkeit der Phosphorbehandlung gegenüber den anderen Methoden in dem seit den letzten Jahren in kolossalem Maßstabe sich steigernden Andrang speziell hochgradig rachitischer Kinder zu unserem Ambulatorium gefunden. Die Zahl der täglich neu überbrachten rachitischen Kinder, und zwar zumeist solcher, welche mit schweren protrahierten Formen der Krankheit behaftet sind, wächst in einer stetigen Progression. Diese drückt sich schon in den im Eingange der zweiten Abteilung mitgeteilten Zahlen der in Behandlung gezogenen Fälle, wenn auch keineswegs vollständig, aus, da einerseits, um die Mittel der Anstalt zu schonen, in der letzten Zeit nur mehr die hochgradigen Fälle von Rachitis der Phosphorbehandlung unterzogen wurden und andererseits auch eine nicht unbedeutende Anzahl von schweren rachitischen Verkrümmungen der Knochen und Verbildungen der Gelenke, welche nach abgelaufenem rachitischem Prozesse überbracht wurden, nicht mehr für die Phosphorbehandlung geeignet waren und einer chirurgischen oder orthopädischen Behandlung zugewiesen werden mußten. Ein getreueres Bild dieser auffallenden Steigerung zeigt sich hingegen in der hier folgenden Tabelle, in welcher sowohl die absoluten Zahlen der überbrachten rachitischen Kinder, als auch das Verhältnis der letzteren zu der Gesamtzahl der Ambulanten für die letzten 7 Jahre ersichtlich sind.

		Frequenz		Rachitis		Verhältnis in %	
1877	I. Semester	1376	2588	127	191	9,2	7,3
	II. „	1212		64		5,2	
1878	I. „	1610	2912	152	235	9,4	8,7
	II. „	1302		83		6,3	
1879	I. „	1527	2910	177	251	11,5	8,6
	II. „	1383		74		5,3	
1880	I. „	1704	3126	153	236	8,9	7,6
	II. „	1422		83		5,8	
1881	I. „	1698	3289	249	414	14,6	12,6
	II. „	1591		165		10,3	
1882	I. „	2339	3710	356	528	14,9	14,2
	II. „	1371		172		12,5	
1883	I. „	2266	3770	599	879	26,4	23,3
	II. „	1504		280		18,6	

Aus diesen Ziffern ist ersichtlich, daß in den Jahren 1877/78, in welchen der Phosphor noch gar nicht, und in den Jahren 1879/80, in denen er nur in wenigen Fällen von Rachitis angewendet wurde, sowohl die absolute Zahl der wegen Rachitis überbrachten Kinder, als auch das Verhältnis zu der Gesamtzahl der Kranken ziemlich konstant geblieben war, daß aber vom Jahre 1881 angefangen sich bereits nach beiden Richtungen hin eine sehr erhebliche Steigerung geltend zu machen begann, welche insbesondere im abgelaufenen Jahre zu einer ganz respektablen Höhe führte, indem die absolute Zahl der rachitischen Kinder im ersten Semester 1883 schon die Ziffern vom ganzen vorhergehenden Jahre übertraf, während sie gegen das entsprechende Semester der früheren Jahre (vor der Phosphorbehandlung) sogar auf das Vierfache gestiegen ist[1]). Der Ruf der neuen Behandlungsmethode hat sich offenbar — wie auch aus den Äußerungen der Begleiter häufig genug direkt zu entnehmen war — unter den mit dieser Krankheit in wirklich erschreckender Häufigkeit heimgesuchten ärmeren Schichten der Bevölkerung unserer Stadt und der entlegensten Vororte bereits verbreitet und hat diesen manchmal bis ins Unleidliche gesteigerten Andrang rachitischer Kinder herbeigeführt.

Eine große Zahl dieser Kinder, insbesondere die mit den schwereren Formen der Krankheit behafteten, haben bereits früher, gewöhnlich schon durch längere Zeit, in ärztlicher Behandlung, zumeist in den Ambulatorien der Kinderspitäler und Polikliniken gestanden und hatten die bei dieser Krankheit üblichen Kuren, den inneren Gebrauch von Eisen, Lebertran, manchmal auch von Calcaria phosphorica, dann die künstlichen Soolbäder u. dgl. zum Teil schon hinter sich, ohne daß dadurch, wie in den meisten Fällen der pitoyable Zustand der Kinder zeigte, ein nennenswerter Erfolg erzielt worden wäre. Damit soll nun keineswegs der günstige Einfluß der hier aufgezählten therapeutischen Maßnahmen geleugnet oder herabgesetzt werden. Im Gegenteile kann ich nur bestätigen, daß leichtere Formen der Rachitis unter der Anwendung dieser Heilagenzien (von welchen nur die Einführung von Kalk-

[1]) Aus obiger Tabelle ist auch noch eine andere sehr merkwürdige statistische Tatsache zu entnehmen, welche zwar unseren Gegenstand nicht direkt berührt, welche aber für die Ätiologie der Rachitis von der größten Bedeutung ist. Wir sehen nämlich regelmäßig durch alle Jahrgänge ein sehr auffallendes Überwiegen der Rachitiszahlen im ersten Halbjahre, und zwar nicht nur der absoluten Zahlen, sondern auch des prozentualen Verhältnisses zu der Gesamtzahl der Kranken. In diesen Zahlen liegt nun eine eklatante Bestätigung der von mir schon früher vertretenen Ansicht, daß unter den vielfältigen Schädlichkeiten, welche die Rachitis hervorrufen, die elenden Wohnungsverhältnisse der ärmeren Bevölkerung und die mangelhafte Ventilation ihrer Wohnräume in erster Reihe rangiert, und daß die ungeeignete Ernährung und die damit zusammenhängenden Verdauungstörungen erst in zweiter Linie folgen. In den größeren Ziffern des ersten Halbjahres äußert sich nämlich die Wirkung der strengeren Jahreszeit und des monatelangen Aufenthaltes der Kinder in den schlecht oder gar nicht gelüfteten Zimmern, während ja bekanntlich die Kinder der ärmeren städtischen Bevölkerung den Sommer zumeist auf der Straße oder doch wenigstens bei geöffneten Fenstern zubringen. Dadurch wird eben die Zahl der schweren Rachitisfälle für die Sommer- und Herbstmonate so bedeutend herabgedrückt, und selbst der Umstand, daß in den Sommermonaten die Krankheiten des Verdauungstraktes bei den Kindern so sehr prävalieren, ist nicht imstande, eine Änderung in diesem Verhältnisse herbeizuführen.

salzen als gänzlich unwirksam auszuscheiden wäre) eine sichere und unzweideutige Besserung erfahren. Aber sowohl diese Heilmittel, als auch die anderen hygienischen Maßregeln, die Verbesserung der Nahrung, die Erhöhung der Reinlichkeit, die Zufuhr frischer Luft usw., welche meiner Ansicht nach noch wichtiger sind als die bisher üblichen medikamentösen Behandlungsmethoden, wirken ja doch nicht direkt auf den rachitischen Prozeß, sondern sie sind nur imstande, die diesen Prozeß erzeugenden Schädlichkeiten zu bekämpfen oder die abnormen Zustände des Gesamtorganismus, welche in der früher angedeuteten Weise zu den Veränderungen an den Appositionsstellen der Knochen führen, nach und nach zu verbessern. Dies ist aber ein weiter und komplizierter Weg, auf welchem sich schwere Hindernisse in der Armut, der Apathie und dem Unverstande der Eltern und Pflegeeltern entgegenstellen, und so kommt es, daß die angestrebte Verbesserung der hygienischen Verhältnisse in den allermeisten Fällen ein pium desiderium bleibt, und daß diese Behandlungsmethoden bei schweren Fällen nur selten und dann nur äußerst langsam zu dem erwünschten Ziele führen, wobei auch noch die allmähliche spontane Ausheilung der Rachitis infolge der abnehmenden Energie des appositionellen Wachstums der Knochen sehr stark ins Gewicht fällt. Der Phosphor aber wirkt, wie das Experiment gelehrt und die Erfahrung in Hunderten von Fällen bestätigt hat, unmittelbar auf den Sitz der Krankheit und bekämpft diese in ihrer anatomischen Grundlage, er kann daher mit vollem Recht als ein direktes, um nicht zu sagen spezifisches Heilmittel der Rachitis bezeichnet werden.

Dieser glänzende Erfolg der Phosphorbehandlung bei der Rachitis wirft aber seinerseits wieder ein helleres Licht auf das Wesen des rachitischen Prozesses. Denn das eine kann man wohl mit voller Bestimmtheit aussprechen, daß die Wirkung der kleinen Phosphordosen mit keiner einzigen der bisherigen Rachitistheorien irgendwie in Einklang gebracht werden kann. Die tägliche Dosis von einem halben Milligramm Phosphor kann weder die angeblich in der Nahrung fehlenden Kalksalze ersetzen, noch kann sie die Aufnahme der Kalksalze in die Säftemasse befördern und sie wäre auch nicht imstande zu verhindern, daß die dessen beschuldigte Säure die Kalksalze aus den Knochen herauszöge. Dagegen steht unsere auf anatomischer Grundlage aufgebaute Theorie der Rachitis nicht nur nicht im Widerspruche mit den Erfolgen der Phosphortherapie, sondern sie erfährt gerade durch sie eine eklatante Bestätigung. Denn wenn wir erstens nachgewiesen haben:

daß sämtliche Erscheinungen an dem rachitischen Skelette aus einer krankhaft gesteigerten Vaskularisation der osteogenen Gewebe hervorgehen; wenn wir zweitens finden,

daß die kleinsten wirksamen Phosphorgaben an wachsenden Tieren eine Verzögerung der normalen Knochen- und Knorpel-Einschmelzung, also eine Verzögerung der normalen Vaskularisation dieser Gewebe zur Folge haben; und wenn wir endlich drittens beobachten,

daß dieselben kleinen Phosphordosen die rachitische Knochenerweichung in kurzer Zeit beseitigen;

so ist damit der Kreis geschlossen, und die Heilwirkung des Phosphors bei der Rachitis dem wissenschaftlichen Verständnis in einem Grade zugänglich gemacht, wie dies gewiß nur bei wenigen der uns bekannten medikamentösen Wirkungen der Fall ist.

Und nun noch einige Worte über die Indikation der Phosphorbehandlung bei der Rachitis.

Die leichtesten Grade der Rachitis, die sich bei Kindern im ersten Lebensjahre durch eine Anschwellung der vorderen Rippenenden, durch eine Verzögerung der Involution der Fontanelle oder durch eine eben wahrnehmbare Nachgiebigkeit an der Okzipitalnaht kundgeben, erfordern nach meinen Erfahrungen noch nicht die Anwendung des Phosphors, weil diese geringen Grade unter geeigneten hygienischen Maßregeln, insbesondere in guter Landluft und bei konsequenter Anwendung künstlicher Soolbäder in der Regel in kurzer Zeit wieder schwinden. Nimmt aber die Erweichung der Schädelknochen größere Dimensionen an oder gesellen sich die konsekutiven nervösen Störungen, insbesondere Glottiskrampf hinzu, dann ist meiner Ansicht nach der Phosphor strenge indiziert, denn es gibt kein anderes Mittel, durch welches eine so rasche und radikale Heilung dieser Zufälle und damit auch eine Beseitigung der bekanntlich nicht auszuschließenden Gefahr für das Leben erzielt werden könnte. Nur wenn die Anfälle zu der Zeit, in der man die Behandlung übernimmt, sehr schwer und besonders zahlreich sein sollten, wird man wohl daran tun, neben der Phosphorbehandlung durch einige Tage größere Gaben Bromkali (bis zu 5 g pro die) zu verabreichen.

In allen Fällen ferner, in denen wir eine deutliche rachitische Affektion der Extremitätenknochen mit beginnender Verbildung derselben konstatieren können, soll die Phosphorbehandlung neben den allenfalls notwendigen orthopädischen Maßregeln, nicht länger hinausgeschoben werden. Die größten Triumphe wird diese Behandlung aber in jenen schweren Fällen von Rachitis feiern, in denen sich neben den Verkrümmungen und Infraktionen der Knochen auch eine Schmerzhaftigkeit und Schlaffheit der Gelenksbänder geltend macht, und in denen die Fähigkeit, zu sitzen, zu stehen und zu gehen entweder verloren gegangen ist, oder in einer späten Periode des Kindesalters überhaupt noch nicht erlangt wurde. Hier ist aber jedenfalls eine längere Dauer der Behandlung zu empfehlen. Man möge nicht, wenn solche Kinder oft nach überraschend kurzer Zeit frei stehen und mühsam allein gehen können, sofort die Phosphorbehandlung sistieren, weil sonst häufig, oft auch unerwartet spät, Rezidiven beobachtet werden.

Und somit übergebe ich diese therapeutischen Versuche der ärztlichen Welt mit der Bitte, dieselben durch häufige Anwendung des Mittels zu kontrollieren und in der zuversichtlichen Erwartung, daß die Kontrollversuche überall zu denselben erfreulichen Resultaten gelangen werden.

Die Phosphordebatte in der k. k. Gesellschaft der Ärzte in Wien.

Vortrag, gehalten am 24. April und am 1. Mai 1885.[1])

24. April.

Als ich vor nunmehr anderthalb Jahren zum ersten Male mit den Ergebnissen der Phosphortherapie vor die Öffentlichkeit trat, habe ich wahrlich nicht daran gedacht, daß ich jemals in die Lage kommen werde, die Richtigkeit der von mit mitgeteilten Tatsachen gegen irgend jemanden verteidigen zu müssen. Denn ich war bei dieser Publikation mit der größtmöglichen, ja ich möchte sagen, mit einer übertriebenen Vorsicht zu Werke gegangen. Ich begann die Versuche an rachitischen Kindern schon im Jahre 1879, und zwar wählte ich zunächst Fälle von Kraniotabes, weil ich voraussetzte, daß eine günstige Einwirkung des Phosphors auf die Ossifikation sich am sichersten an den der Untersuchung so leicht zugänglichen Schädelknochen werde konstatieren lassen. Schon meine ersten Versuche übertrafen weitaus alle meine Erwartungen. Ich sah zu meinem größten Staunen, wie schon nach ganz kurzer Zeit, in wenigen Wochen, die hochgradig erweichten, membranösen Knochen hart und resistent wurden, wie die enorm ausgedehnte Fontanelle sich rapid verkleinerte und mit scharfen, harten Rändern umgab, und zugleich beobachtete ich auch eine ebenso rapide Besserung der funktionellen Störungen und der rachitischen Erscheinungen an den übrigen Abschnitten des Skelettes. So verfügte ich schon zu Ende des Jahres 1879 über 24 ganz eklatante derartige Beobachtungen, und ich glaube, daß nicht viele an meiner Stelle so viel Selbstbeherrschung gehabt hätten, um mit der Mitteilung dieser hochwichtigen Tatsache zurückzuhalten. Auf der anderen Seite war ich mir aber, durch die Erfahrungen anderer gewitzigt, dessen wohl bewußt, daß man bei der Ver-

---

[1]) Wiener med. Blätter 1885.

Anm. d. Herausg. Diese Diskussion ist zwar keineswegs bezeichnend für die allgemeine Stellungnahme der maßgebenden Fachgenossen zu der K.schen Entdeckung, deren Votum auf der Magdeburger Versammlung der deutschen Kinderärzte außerordentlich günstig ausgefallen war. Wir bringen diese Vorträge, in denen sich K. mit seinen Wiener Gegnern auseinandersetzte, auch nicht wegen der wissenschaftlichen, sondern nur wegen der biographischen Bedeutung dieser Kontroverse. Namentlich die Schlußbemerkungen des 2. Vortrags (s. Gesamm. Abhandl., S. 47) sind in dieser Beziehung entscheidend für das Verhältnis, in dem K. zu einigen seiner tonangebenden Wiener Fachkollegen stand, dessen Gestaltung seiner geraden, zu keinerlei Kompromissen sich herbeilassenden Natur entsprach und das doch immerhin auch auf seine äußerliche Stellung in der wissenschaftlichen Hierarchie, bzw. den sich ihm bietenden Wirkungskreis, nicht ohne Einfluß blieb.

kündigung neuer Heilerfolge nicht vorsichtig genug sein könne, und aus diesem Grunde habe ich meine therapeutischen Versuche noch durch volle vier Jahre fortgesetzt, ohne auch nur eine Andeutung über dieselben in die Öffentlichkeit gelangen zu lassen. Aber auch damit war ich noch nicht zufrieden. Obwohl sich meine Überzeugung von der ausgezeichneten Heilwirkung des Phosphors bei der Rachitis immer mehr befestigt hatte, je größer das Material wurde, mit dem ich arbeitete, habe ich doch noch, bevor ich zur Publikation schritt, die Vorsicht gebraucht, einige Kollegen in mein Geheimnis einzuweihen und sie zu bitten, das Mittel an ihren Kranken zu versuchen. Es waren dies unter anderen Dr. Eisenschitz, Dr. Bettelheim, der damalige Assistent des St.-Annen-Kinderspitales Dr. Frühwald, und natürlich vor allen mein hochgeehrter Freund und Lehrer, Prof. Politzer; und erst als diese Herren mir nach einiger Zeit ganz übereinstimmend versicherten, daß sie analoge Resultate erzielt hatten wie ich, erst dann entschloß ich mich zur Publikation. Sie sehen also, meine Herren, daß mir der Vorwurf der Übereilung sicher nicht gemacht werden kann, und ich kann es mir nicht versagen, im Gegensatze hierzu auf die nervöse Hast meiner Gegner hinzuweisen, welche schon nach einer minimalen Anzahl von Versuchen es gar nicht erwarten können, ihr therapeutisches Mißgeschick triumphierend aller Welt zu verkündigen.

Ich habe, wie Sie vielleicht wissen, die ersten Mitteilungen über diese Versuche vor einer zahlreich besuchten Versammlung deutscher Kinderärzte in Freiburg gemacht, und ich habe natürlich nicht verabsäumt, an die dort Versammelten die Bitte zu richten, sie mögen diese Versuche an ihrem Materiale wiederholen. Dieser Aufforderung ist nun in ausgiebigem Maße Rechnung getragen worden, und es haben sich meines Wissens — bis zu dem Beginne dieser Verhandlungen — bereits 17 Beobachter teils in öffentlichen Versammlungen, teils in Publikationen über dieses Thema geäußert. Von diesen 17 Beobachtern haben nun 13 ihr Votum ganz entschieden und unzweideutig in positivem Sinne abgegeben, und darunter befinden sich mehrere der eminentesten Vertreter unseres Spezialfaches, Professoren der Kinderheilkunde, Vorstände von Kinderspitälern usw. Aber auch die vier übrigen Stimmen lauteten keineswegs negativ, sondern nur schwankend und unbestimmt, und da sie von wenig autoritativer Seite herstammten, war ihre Wirkung gegenüber den zahlreichen und gewichtigen positiven Äußerungen nur eine sehr geringe. Als Beweis dessen will ich anführen, daß in der jüngsten Auflage des ausgezeichneten und weitverbreiteten Handbuches von Niemeyer-Seitz nicht nur meine Theorie der Rachitis ihrem vollen Inhalte nach akzeptiert erscheint, sondern auch bei der Therapie die Phosphorbehandlung in erster Linie empfohlen wird.

Wenn nun bei diesem Stande der Dinge Prof. Monti und — wie wir mit nicht geringem Staunen gehört haben — ganz außer Zusammenhang mit ihm auch sein Assistent Dr. Hryntschak es dennoch unternommen haben, mit einer vollständigen Negation der von so vielen Seiten übereinstimmend gemeldeten Heilerfolge hervorzutreten, so hätte man doch wenigstens erwarten dürfen, daß diese Herren mit einem erdrückenden Beweismateriale ausgestattet in die Schranken treten werden. Und was haben wir dagegen vernommen?

Dr. Hryntschak hat auf der Poliklinik des Prof. Monti alles in allem 24 Fälle mit Phosphor behandelt und gestützt auf dieses imposante Beobachtungsmaterial behauptet Dr. Hryntschak und ganz unabhängig von ihm auch Prof. Monti, daß der Phosphor nicht nur kein Spezifikum gegen die Rachitis sei, wie dies von anderer Seite behauptet worden ist, sondern daß er nicht einmal als ein Heilmittel der Rachitis angesehen werden dürfe.

Hier stehen also Behauptung und Behauptung einander so schroff als möglich gegenüber.

Ich behaupte auf Grund einer enormen Zahl von genau protokollierten Beobachtungen, welche bis zu Ende des vorigen Jahres bereits die Zahl von 1224 erreicht hatten und seitdem bei dem immer mehr sich steigernden Andrange der schweren Rachitisfälle in meinem Ambulatorium und in der Privatpraxis sich wieder um mehrere hundert Fälle vermehrt haben, daß fast jedesmal mit verschwindend geringen Ausnahmen sich sofort nach begonnener Phosphorbehandlung eine auffallende Besserung sämtlicher Symptome der Rachitis geltend mache und diese meine Behauptung ist von einer ganzen Reihe eminenter und zuverlässiger Beobachter ihrem vollen Inhalte nach bestätigt worden. Und auf der anderen Seite behaupten einige vereinzelte Stimmen, daß diese auffallende Besserung nur in einer gewissen Anzahl von Fällen bemerkbar wird; und endlich sind, wie wir gehört haben, Prof. Monti und sein Assistent — ganz unabhängig voneinander — bei der vollständigen Negation der Phosphorbehandlung angelangt.

Auf welcher Seite ist hier nun der Irrtum und auf welcher Seite die Wahrheit?

Nun, meine Herren, der sicherste Weg, in einem solchen Falle der Wahrheit auf den Grund zu kommen, bleibt wohl immer der, die Versuche selber zu wiederholen, und ich weiß ganz gut, daß diejenigen von Ihnen, welche Gelegenheit haben, rachitische Kinder mit Phosphor zu behandeln, in der kürzesten Zeit über den wahren Sachverhalt genau orientiert sein werden. Für diejenigen aber, welche dieser Frage etwas fernestehen, und welche nur ganz im allgemeinen ein Interesse daran haben, die Wahrheit zu erfahren, bleibt nichts anderes übrig, als sich die Gewährsmänner und ihre Kundgebungen genauer anzusehen und sich dann zu entscheiden, welchen von ihnen sie ein größeres Vertrauen entgegenbringen wollen. Da man Ihnen aber nicht zumuten kann, die nicht leicht zugänglichen Quellen selber aufzusuchen und zu prüfen, da ferner diese Quellen von meinen geehrten Gegnern — obgleich sie vollkommen unabhängig voneinander vorgegangen sind — dennoch in merkwürdiger Übereinstimmung zum Teile ignoriert, zum Teile auch, wie ich sofort nachweisen werde, nicht unerheblich getrübt worden sind, so müssen Sie mir schon gestatten, Ihnen einen Einblick in diese Quellen zu verschaffen, und ich werde daher sowohl die positiven als auch die negativen Äußerungen auf Grund von authentischen Publikationen der betreffenden Autoren vor Ihren Augen Revue passieren lassen.

Ich beginne in chronologischer Reihenfolge mit der Publikation von Hagenbach, Professor der Kinderheilkunde in Basel und Vorstand des dortigen Kinderspitals. Hagenbach hat am 31. Mai 1884 in einer Versammlung von Schweizer Ärzten einen Vortrag über diesen Gegenstand gehalten, von welchem mir ein Separatabdruck vorliegt. Hagenbach hatte 20 Fälle von Rachitis, und zwar vorwiegend höhere Grade von Kraniotabes beobachtet und hat von diesen neun Fälle genau beschrieben. Es geht aus diesen Krankengeschichten hervor, daß in allen Fällen die Kraniotabes außerordentlich rasch, zwischen elf Tagen und sechs Wochen, geschwunden ist. Das Schlußresumé Hagenbachs lautet nun wörtlich wie folgt:

„Die günstige Wirkung des Phosphors zunächst auf die Verknöcherung der Schädelknochen, dann auf die Konvulsionen, auf den Spasmus glottidis konnten auch wir in auffallendem Maße beobachten. Auch die Besserung des psychischen Verhaltens, des Allgemeinbefindens war sehr frappant, und namentlich in dieser Richtung sprachen sich die Mütter freudig aus, oft ohne gefragt zu werden. Wenn man annimmt, wie ungünstig sonst die Prognose gerade dieser frühen Stadien der Rachitis ist, so kann man sich über diese rasche Wendung zum Besseren nur wundern. In keinem Falle haben wir eine Besserung vermißt, in jedem Falle sahen wir eine baldige günstige Wendung. Auffallend ist, daß der Phosphor so günstig wirkt, auch wo keine wesentliche Besserung der Ernährung oder Pflege und der ungünstigen Wohnungsverhältnisse eintreten konnte, worauf wir ja bei der poliklinischen Praxis wenig Einfluß haben. Nachteile sind keine mit der Phosphorbehandlung verbunden. Die günstigen Resultate sind aber derart, daß man den Phosphor als ein Spezifikum in der Rachitis bezeichnen kann.“

An diese Äußerungen Hagenbachs erlaube ich mir folgende Bemerkungen zu knüpfen: 1. daß auch Hagenbach die spontanen Äußerungen der Befriedigung von seiten der Mütter hervorhebt, eine Erscheinung, welche, wie wir sehen werden, sich bei verschiedenen anderen Beobachtern in gleicher Weise wiederholt; 2. daß Hagenbach ausdrücklich hervorhebt, daß er in keinem Falle eine rasche und auffallende Besserung vermißt habe; 3. daß Hagenbach den Erfolg auch in solchen Fällen beobachtet hat, wo gar keine anderen Maßregeln durchführbar waren, was gegenüber der von anderer Seite aufgestellten Hypothese, daß die von mir und anderen berichteten Heilresultate nicht dem Phosphor, sondern den zugleich angeordneten hygienischen Maßnahmen zuzuschreiben seien, von Bedeutung erscheint; 4. daß die Charakterisierung des Phosphors als Spezifikum hier zum ersten Male erscheint, während ich selbst mich einer solchen Bezeichnung enthalten habe. Ich möchte nun glauben, daß selbst diese eine Enunziation von seiten eines hochachtbaren und ruhigen Beobachters hätte genügen sollen, um den Gedanken, daß es sich bei meinen therapeutischen Resultaten um einen einzigen kolossalen Irrtum gehandelt habe, der sich durch so viele Jahre in einer so großen Anzahl von Fällen fortgeschleppt hat, fernzuhalten.

Ich gelange nun zu den Verhandlungen der pädiatrischen Sektion der Magdeburger Naturforscherversammlung im Herbste des vorigen Jahres. Infolge meines Vortrages über die Phosphorbehandlung in Freiburg wurde damals beschlossen, im nächsten Jahre die Rachitis als einzigen Gegenstand der Verhandlung für diese Sektion zu bestimmen.

Es wurden die Referate über die einzelnen Kapitel verteilt und zwar wurde mir das Referat über die Anatomie und Pathogenese der Rachitis übertragen, während neben anderen Herr Prof. Bohn aus Königsberg über die Therapie der Rachitis referierte. Die Äußerungen Bohns sind nun für uns deswegen von besonderem Interesse, weil Dr. Hryntschak in seinem Vortrage Bohn als einen solchen Autor hingestellt hat, der sich in zweifelnder oder negativer Weise ausgesprochen habe. Das einzige, worin sich die Äußerung Bohns von den anderen zustimmenden Aussagen unterschied, war nun, daß er im Vorhinein eine große Ängstlichkeit in bezug auf die Toleranz der Verdauungsorgane gegen den Phosphor an den Tag legte, infolge deren er den Phosphor niemals bei solchen Kindern anwandte, welche auch nur mit der leichtesten Dyspepsie behaftet waren, und die Phosphorbehandlung sofort aussetzte, wenn sich Verdauungsbeschwerden geringster Art einstellten, während die übrigen Beobachter fast einstimmig der Ansicht waren, daß solche leichte Dyspepsien absolut kein Hindernis für die Phosphortherapie abgeben. Die Folge dieser Ansicht von Bohn war nun, daß er im ganzen nur eine geringe Zahl von Beobachtungen seinen Aussagen zugrunde legen konnte. Ich mußte dies vorausschicken, und nun urteilen Sie selbst, ob man berechtigt ist, aus den Worten Bohns eine Negation meiner Angaben abzuleiten. Bohn sagt: „Wo der Phosphor einige Wochen ungestört genommen werden konnte, ist mir eine günstige Wirkung in der oft recht erheblichen Krankheit nicht entgangen. Je nach den gerade vorwaltenden Symptomen des Falles besserte sich alsbald die Ernährung sichtbar, es erwachte das Wohlgefühl, die Kinder wurden namentlich des nachts ruhiger, ihre heitere Laune kehrte zurück; hatten sie bis dahin mit gekreuzten Beinen dagesessen, so strebten sie danach oder fingen sogar an, sich auf die Füße zu stellen. Bei anderen Kindern erleichterte sich zuerst und ziemlich rasch die Respiration, es verschwand die schnelle, laute, ächzende Atmung; bei anderen wieder ließen die Glottiskrämpfe und die allgemeinen Konvulsionen schon nach acht bis zehn Tagen sehr erheblich an Stärke und Heftigkeit nach und hörten jedenfalls früher auf als unter der sonst üblichen Behandlung.“ Ich frage nun: Ist das eine negative Äußerung, welche man gegen die Phosphortherapie ins Feld führen kann? Ich muß gestehen, daß ich es absolut nicht begreife, wie Dr. Hryntschak einem solchen Irrtume anheimfallen und andererseits, wie er voraussetzen konnte, daß mir, der ich doch in der Versammlung anwesend war, nicht mehr bekannt sein würde, ob Bohn gegen oder für mich gesprochen hat.

Ich komme nun zu der Aussage des Herrn Dr. Unruh, Vorstandes des Dresdener Kinderspitales. Er sagt: „Die auffallendste Wirkung, die für mich positiv über jeden Zweifel erhaben ist, ist die auf das Nervensystem. Auffallend rasch, nach 8, 10—14 Tagen verschwinden die Anfälle von Spasmus glottidis“. Wir sehen also, daß gerade die Einwirkung auf den Spasmus glottidis, welche von Monti und Hryntschak ganz in Abrede gestellt wird, nicht nur von Hagenbach, Bohn und Unruh einstimmig betont wird, sondern daß Unruh sogar eine bestimmte, sehr kurze Zeit angibt, innerhalb welcher jedesmal der Spasmus glottidis geschwunden ist. Unruh sagt dann weiter: „Hand in Hand mit diesem Einflusse auf das Zentralnervensystem geht die Verminderung der Unruhe der Kinder, sie fangen an ruhig zu schlafen, werfen sich nicht mehr im Bette herum; eine weitere Wirkung ist die auf die Verminderung der Schweißsekretion. Der Einfluß auf das Knochensystem wird zuerst ersichtlich am Hinterhaupte und an den Schädelknochen. Ich will also konstatieren, daß ich von dem Erfolge außerordentlich befriedigt bin." Da in dieser Mitteilung keine Angabe über die Größe des Materiales sich findet, auf welches sich diese Angaben stützen, habe ich mich brieflich an Herrn Dr. Unruh mit der Bitte gewendet, er möge mir diese Daten zur Verfügung stellen. Darauf schrieb mir derselbe vor wenigen Tagen, daß sich diese Angaben auf 90 dauernd fortgesetzte Beobachtungen beziehen, und daß unter denselben 15 Fälle von Spasmus glottidis sich befinden. Auch fügt er hinzu, daß die seitherigen Beobachtungen zu demselben Resultate geführt haben, wie die früheren, daß er daher heute noch seine früher ausgesprochene Meinung über die Wirksamkeit des Phosphors vollständig aufrecht erhalte.

Ich kann nicht umhin, hier noch eine briefliche Äußerung des früheren Direktors des Dresdener Kinderspitales, des in pädiatrischen Kreisen wegen seiner bekannten Arbeiten hochgeschätzten Dr. R. Förster folgen zu lassen, der unter anderem schreibt: „Der Phosphorbehandlung erhoffe ich den schließlichen Sieg trotz der von mancher Seite gemachten Angriffe. Leider ist mein Rachitismaterial nicht mehr so groß, um darüber maßgebende Beobachtungsreihen aufstellen zu können. Die Schnelligkeit jedoch, mit welcher unter dem Gebrauche von Phosphor in meiner Behandlung eine Anzahl von Rachitis- und insbesondere von Kraniotabesfällen heilte, war zu imponierend, als daß ich an einem Zusammenhang zweifeln konnte." Ich glaube, diese schlichten Worte müßten auf jeden Unbefangenen mehr wirken, als alle theoretischen und dialektischen Einwendungen, die gegen die Phosphortherapie erhoben worden sind.

Der nächste Redner war Prof. Heubner in Leipzig, dessen Name, wie Sie wissen, mit einer der glänzendsten Leistungen der modernen Medizin, der Entdeckung der Gehirnarteriensyphilis, verknüpft ist. Auch Heubner hat sich auf Grund seiner Beobachtungen ganz entschieden zugunsten der Phosphortherapie ausgesprochen. Ich entnehme seinen Ausführungen folgende Stelle: „Wenn ich die Mütter der Kinder, die ich behandelt hatte, früher fragte: Wie geht es denn, hat denn das Mittel geholfen, da bekam ich gewöhnlich sehr zweifelhafte Antworten. Jetzt aber heißt es zu meiner Freude meist: Ja, es hat sehr guten Erfolg gehabt, es ist sehr schnell gegangen, das Kind hat mit einem Male wieder Steh- und Gehversuche gemacht usw." Wir hören also wieder genau denselben auffallenden Bericht über die hohe Befriedigung der Mütter, wie bei Hagenbach, eine Tatsache, welche bei uns, da wir das Mittel nun schon durch sechs Jahre anwenden, in einem kolossalen, kaum zu bewältigenden Andrange der schwersten Rachitisformen zu unserem Ambulatorium einen leider nur zu greifbaren Ausdruck gefunden hat.

Eine andere Äußerung von Heubner bezieht sich auf den Glottiskrampf und ich will sie zitieren, weil gerade diese Wirkung hier am meisten angefochten wurde. Heubner bezieht sich dabei auf einen Fall, „wo der exquisite Einfluß des Phosphors auf die Heilung der Glottiskrämpfe zu beobachten war, so daß die Mutter ganz glücklich zu mir kam. Das Kind hatte alle Tage einen oder mehrere Krampfanfälle, die bedrohlich waren, und nach acht- bis zehntägigem Einnehmen des Phosphoröls war der Krampf geschwunden. Als wir aufhörten, kamen, genau so wie es Herr Kassowitz angegeben hat, die Krampfanfälle wieder. Als wir das Mittel wieder gaben, gingen sie wieder weg usw." Ich habe diese Stelle zitiert, weil sie den denkbar schärfsten Gegensatz zu jener von Herrn Dr. Hryntschak mitgeteilten Krankengeschichte bildet, bei welcher gerade umgekehrt die Anfälle während der Phosphorbehandlung sich gesteigert haben, und bei dem Aussetzen derselben geschwunden sein sollen.

Der nächste Redner in jener Sitzung, der durch seine ausgezeichneten Arbeiten über die Kinderernährung bekannte Dr. Biedert betonte ebenfalls, daß er, abgesehen von dem günstigen Einflusse auf die Schädelverknöcherung, ganz besonders das Verschwinden von sehr hartnäckigen Glottiskrämpfen unter dem Phosphorgebrauche beobachtet habe, und erzählte dann jenen merkwürdigen Fall von dem 12jährigen schwer rachitischen Mädchen, das zwei Monate nach dem Beginne der Phosphorbehandlung zum ersten Male allein gehen konnte. Es ist dies derselbe Fall, auf den ich mich vor 14 Tagen bei der Demonstration meines analogen Falles berufen hatte.

1. Mai.

Meine Herren! Ich habe mir erlaubt, in der letzten Sitzung die Äußerungen der Herren Hagenbach in Basel, Bohn in Königsberg, Unruh in Dresden, Heubner in Leipzig und Biedert in Hagenau zu zitieren, welche sämtlich die von mir geschilderten Heilerfolge des Phosphors in den wesentlichsten Punkten bestätigt haben. An diese Äußerungen schlossen sich in der Magdeburger Versammlung noch die Herren Wagner in Leipzig, Dornblüth in Rostock und Sprengel in Dresden an, welche ebenfalls über eklatante Heilerfolge bei rachitischen Kindern berichteten. Der letztere hatte außerdem noch bei einer osteomalazischen Frau einen ausgezeichneten Erfolg mit Phosphor erzielt. Endlich hat in Magdeburg auch noch der Vorstand des Kinderspitales in Frankfurt a. M., Herr Dr. Lorey über seine Resultate mit dieser Behandlungsmethode sich geäußert, und ich sehe mich genötigt, dessen Worte vorzulesen, weil auch dieser Beobachter von den Herren Hryntschak und Monti als ein solcher hingestellt wurde, welcher zu negativen Resultaten gekommen ist. Lorey hat nämlich anfangs neben guten Erfolgen auch Mißerfolge gehabt. Dann sagte er: „Nun habe ich aber doch den Gebrauch des Phosphors fortgesetzt und bin zu der ganz bestimmten Ansicht gekommen, daß die Phosphorbehandlung eine sehr wertvolle Bereicherung in der Behandlung der Rachitis ist. Wir sehen entschieden eine raschere Konsolidierung der Knochen, als wir sie bisher gesehen haben, und ein ganz positiv auffallendes Resultat habe ich gerade in den letzten Monaten in jenen unseligen Formen der Kniegelenksverkrümmung beobachtet, bei denen sonst die Kinder, wenn man keine Schienenapparate anwendet, zu elenden Krüppeln werden. In solchen Fällen habe ich eine entschiedene Besserung ohne Anwendung des Apparates gesehen!"

Nun, meine Herren, hier muß ich wieder fragen, klingt so eine negative Äußerung? Ich für meinen Teil hätte eher geglaubt, daß gerade dieser Beobachter für die Herren hätte als Beispiel dienen sollen, wie wohl man daran tut, nicht nach einigen scheinbaren Mißerfolgen sich gleich in negativem Sinne zu engagieren.

Im Anschlusse an die Magdeburger Verhandlungen werde ich mir erlauben, die Erfahrungen des Herrn Dr. Rauchfuß, Vorstandes eines großen Kinderspitales in St. Petersburg, zu zitieren. Ich entnehme dieselben privaten Mitteilungen, zu deren Publikation ich jedoch ausdrücklich ermächtigt worden und die auch in das Protokoll der Magdeburger Versammlung aufgenommen worden sind. In der ersten Mitteilung vom Juni 1884 heißt es: „Ich kann Ihnen, sowohl was meine als meiner Kollegen Erfahrungen betrifft, schon jetzt mitteilen, daß dieselben vollkommen günstige sind. Nicht selten ist der Erfolg geradezu überraschend. Besonders auffallend ist dies bei den nervösen Erscheinungen der Fall. Aber auch im übrigen stimmen die Resultate wesentlich mit den Ihrigen. Die Phosphorbehandlung ist jetzt in Petersburg schon sehr verbreitet, und das ärztlich-therapeutische Interesse an den Rachitischen hat einen neuen Aufschwung genommen.“

In einem zweiten Schreiben vom September 1884 wurden diese Angaben wiederholt und besonders die überraschende Besserung des Allgemeinbefindens, des Schlafes, der Laune, überhaupt der psychischen Sphäre, dann aber auch der günstige Einfluß auf das Stehen und Gehen, auf den Zahndurchbruch usw. hervorgehoben. Es wird noch hinzugefügt, daß niemals nachteilige Folgen beobachtet wurden und daß der Phosphor in dem Hospitale und unter den zahlreichen Ärzten, die sich demselben anschließen, ein beliebtes und geschätztes Mittel geworden ist.

Weiterhin hat sich die medizinische Gesellschaft in Leipzig in ihrer Sitzung vom 28. Oktober 1884 mit diesem Gegenstande beschäftigt. In dieser Sitzung teilte Herr Professor Benno Schmidt, Vorstand der chirurgischen Poliklinik, mit, daß er 168 rachitische Kinder mit Phosphor behandelt habe. „Die Wirkung schien bei sämtlichen Kindern eine ganz entschieden günstige, namentlich trat äußerst prompt die Lust und das Vermögen zum Laufen ein. Ein Nachteil, eine unerwünschte Nebenwirkung konnte in keinem Falle konstatiert werden.“

Anschließend hieran berichtete Dr. Dippe aus der unter der Leitung Prof. Strümpells stehenden medizinischen Poliklinik in Leipzig, daß ebenfalls in einer ganzen Reihe von Fällen Phosphorlebertran mit zweifellos sehr günstigem Erfolge gegeben worden ist und daß sich insbesondere die Gehverhältnisse überraschend schnell gebessert haben.

Die letzte Publikation über diesen Gegenstand stammt von Herrn Prof. Soltmann in Breslau und ist in dem 37. Jahresberichte des dortigen Kinderspitales enthalten. Soltmann hat 60 Fälle in der Spitals- und 10 Fälle in der Privatpraxis mit Phosphor in einer Emulsion von Oleum olivarum (also ohne Lebertran) behandelt. Die Mütter mußten täglich in das Spital kommen, um das Medikament zu empfangen. „Schon die Regelmäßigkeit und Ausdauer, mit der dieselben dieser Vorschrift genügten, bewies hinlänglich, daß sich für die Mütter sehr bald eine greifbare Besserung in dem Befinden ihrer Kinder bemerklich machte, wie sie auch stets erwähnten, ehe wir noch selbst eine Änderung bemerkten.“ Es hat sich also auch hier jene auffällige Erscheinung wiederholt, welche von Hagenbach, Heubner und anderen angegeben wurde. Weiter berichtet Soltmann, daß sich in allen Fällen zuerst das Allgemeinbefinden der Kinder besserte, daß die Trägheit der Bewegungen, die Unlust am Spiel, die Blässe und Abmagerung, die Schlaffheit der Haut und Muskulatur alsbald nachließen. Die Kinder bekamen unstreitig ein blühenderes Aussehen, ihre ganze Ernährung besserte sich unter steigendem Appetit, so daß auch in verhältnismäßig kurzer Zeit eine merkliche Gewichtszunahme zu konstatieren war. Auch die Darmfunktion regelte sich, und es wird ausdrücklich hervorgehoben, daß niemals durch den Phosphorgebrauch Verdauungstörungen aufgetreten sind. Im Gegenteile, wo die Kranken leichte Dyspepsien hatten, schwanden dieselben. Auch die nervösen Erscheinungen, Schlaflosigkeit, Unruhe, Launenhaftigkeit, Krampferscheinungen, namentlich der Laryngospasmus, verschwanden gewöhnlich sehr rasch, durchschnittlich innerhalb zehn Tagen. Erst dann machten sich Besserungen am Schädel bemerklich, das weiche Hinterhaupt wurde fester und konsolidierte sich, die Fontanelle wurde kleiner. Die keuchende Respiration mit exspirativem Typus nahm mehr und mehr ab; die Kinder richteten sich auf, versuchten zu stehen und zu gehen. Soltmann kommt dann zu dem Schluß, daß er die von mir gerühmten Heilresultate des Phosphors bei der Rachitis im wesentlichen akzeptieren könne.

Nun, meine Herren, ich muß gestehen, daß ich so naiv war, zu glauben, daß Herr Dr. Hryntschak, dessen Absicht, gegen die Phosphortherapie aufzutreten, mir bekannt war, durch diese so entschiedene Enunziation von seiten Soltmanns, welche erst in den letzten Wochen erschienen ist, sich veranlaßt sehen würde, diese seine Absicht aufzugeben oder wenigstens aufzuschieben. Aber weit entfernt davon, ist im Gegenteile Herr Dr. Hryntschak selbst nach dieser Publikation Soltmanns und obwohl ihm auch alle anderen entschieden zustimmenden Äußerungen, die ich hier zitiert habe, bekannt gewesen sind, dennoch zu dem Schlusse gekommen, „daß die bisherigen Erfolge der Phosphorbehandlung entschieden und deutlich gegen eine günstige Einflußnahme des Phosphors auf die englische Krankheit sprechen.“

Ich halte es für überflüssig, diese Art der wissenschaftlichen Polemik näher zu charakterisieren.

Bevor ich nun zu den negativen Aussagen übergehe, will ich mich mit der Äußerung von Baginsky in Berlin beschäftigen, welche gewissermaßen einen Übergang von den positiven zu den negativen Urteilen bildet. Ich muß vorausschicken, daß sich Baginsky in fast allen Punkten entschieden gegnerisch, um nicht zu sagen feindselig gegen die Phosphortherapie gestellt hat. Von um so größerer Bedeutung muß es nun erscheinen, wenn derselbe Beobachter nach einer Richtung hin, und zwar gerade in bezug auf den Stimmritzenkrampf, mit der größten Entschiedenheit über günstige Erfolge berichtet. Er sagt nämlich: „Wenn man den Phosphor bei Kindern anwendet, welche an schweren laryngospastischen Erscheinungen leiden, so sieht man, daß in einzelnen Fällen der Phosphor in verhältnismäßig kurzer Zeit gute Resultate gibt. Selbst allgemeine Konvulsionen lassen zuweilen unter der Behandlung mit Phosphor nach, wenn sie mit laryngospatischen Symptomen Hand in Hand gehen. Hier kommen eklatante Fälle von Heilungen vor und es kommt also bei der Empfehlung des Phosphors vielleicht darauf hinaus, daß Kassowitz uns gegenüber dieser schweren Erkrankungsform ein Mittel empfohlen hat, für welches wir ihm sehr dankbar sein können."

Nun, meine Herren, ist es doch recht auffallend, daß gerade jene Heilwirkung des Phosphors, welche von den Herren Hryntschak und Monti am entschiedensten in Abrede gestellt wird, nämlich die Beseitigung der laryngospastischen Anfälle, selbst von einem ausgesprochenen Gegner der Phosphortherapie mit solcher Bestimmtheit betont worden ist, und ich muß mir auch hier wieder die Frage vorlegen, warum diese beiden Herren, als sie die Aussagen Baginskys gegen die Phosphorbehandlung in so ausgiebigem Maße verwerteten, gerade diesen Teil seiner Äußerung so beharrlich verschwiegen haben.

Bevor ich nun daran gehe, auch die übrigen zweifelhaften und negativen Aussagen zu besprechen, möchte ich zuerst ganz im allgemeinen die Frage erörtern, welchen Wert man in der Wissenschaft überhaupt und speziell in therapeutischen Fragen einzelnen widersprechenden oder zweifelnden Stimmen beimißt, wenn dieselben einer großen Zahl von unzweideutigen und miteinander vollkommen übereinstimmenden positiven Aussagen gegenüberstehen. Ich könnte mich hier einfach auf den vielgebrauchten Satz berufen, daß eine positive Beobachtung mehr beweist als zehn negative, und könnte sagen, wenn dies der Fall ist, um wieviel mehr beweisen zehn positive Beobachtungen gegenüber einer negativen; und in unserem Falle stellt sich das Verhältnis noch viel schroffer; denn wenn ich die Beobachtungszahlen in positivem Sinne addiere, so bekomme ich mehr als 1600 Fälle, wobei ich die großen Materialien von Rauchfuß und anderen, bei denen keine Zahlen angegeben sind, ganz vernachlässige; während die Beobachtungszahlen der Gegner, alles in allem genommen, auch wenn ich ihre günstigen Fälle mitrechne, die Zahl von 110 nicht übersteigen, wobei ich bemerken muß, daß einzelne Gegner, wie Schwechten in Berlin, sogar mehr positive als negative Fälle verzeichnet haben. Ich glaube aber, daß ich diese Frage noch besser durch zwei eklatante Beispiele illustrieren kann.

Meine Herren, ich glaube nicht, daß hier in diesem Saale jemand anwesend ist, welcher daran zweifelt, daß das Quecksilber eine spezifische Heilwirkung gegen die Syphilis ausübt. Es wird dies in allen medizinischen Schulen der Welt tradiert, in allen Pathologien und Syphilidologien gelehrt, und in allen Kliniken und in fast allen Spitälern, sowie von Tausenden von Ärzten wird in diesem Sinne bei der Behandlung der Syphilis vorgegangen. Und doch gibt es nicht nur einzelne, sondern eine ganze geschlossene Sekte von Ärzten, welche sich selbst stolz als Antimerkurialisten bezeichnen, und diese sagen nun: Es ist ein Irrtum, ihr täuscht euch selbst und andere, wenn ihr glaubt, daß das Quecksilber die Syphilis heilt. Das, was ihr für die Heilwirkung des Quecksilbers anseht, das ist der natürliche Verlauf der Syphilis die Selbstheilung, und das Quecksilber, weit entfernt, diesen Heilungsprozeß zu beschleunigen, verschlimmert die Krankheit, und das, was ihr als tertiäre Form der Syphilis bezeichnet, das habt ihr selber durch euer unseliges Mittel künstlich erzeugt. Sie wissen, meine Herren, daß hier in Wien hochachtbare und in angesehener Stellung befindliche Ärzte diese Ansicht vertreten. Nun, meine Herren, was ist der Effekt dieser Negation? Wird dadurch an der wissenschaftlichen Tatsache, daß das Quecksilber ein spezifisches Heilmittel gegen das virulente Stadium der Syphilis ist, irgend etwas geändert? Gewiß nicht. Der ganze Effekt reduziert sich darauf, daß eine gewisse Zahl von Syphiliskranken der Wohltat dieser spezifischen Behandlungsmethode verlustig geht: aber an der Tatsache und an der Überzeugung der überwiegenden Mehrzahl der Ärzte wird dadurch nicht das mindeste geändert.

Ein zweites noch eklatanteres Beispiel bietet uns die Vakzination. Meine Herren, für die Wissenschaft ist die prophylaktische Wirkung der Kuhpockenimpfung eine feststehende Tatsache. Und dennoch wissen Sie ebenso gut wie ich, daß nicht nur unter unwissenden Laien, sondern unter den Ärzten selbst eine ganze Sekte von fanatischen Gegnern der Impfung besteht, und dieselben stützen sich bei ihrer Gegnerschaft nicht etwa auf die wirklichen und eingebildeten Gefahren der Impfung, sondern sie leugnen mit der größten Entschiedenheit die Schutzkraft der Impfung gegen die Variolakrankheit. Nun, meine Herren, auch hier muß ich fragen: Wird durch diese Gegnerschaft, welche sich ja auch auf angebliche Tatsachen gründet, der wissenschaftliche Satz, daß die Kuhpocken für längere Zeit gegen die Blatternkrankheit immun machen, irgendwie alteriert? Ganz gewiß nicht. Der einzige Effekt dieser Gegnerschaft ist auch hier wieder nur der, daß zahlreiche Individuen und, wie wir leider an uns selber erleben müssen, auch ganze Gemeinwesen der großen Wohltat dieser Schutzmaßregel entbehren müssen.

Auch in unserem Falle kann man schon von vornherein sagen, daß angesichts dieser zahlreichen entschiedenen, miteinander genau übereinstimmenden Aussagen von seiten vollkommen vertrauenswürdiger Männer einzelne zweifelnde oder negierende Stimmen, mögen sie sich auf gegenteilige Erfahrungen oder auf theoretische Erwägungen berufen, wirkungslos bleiben müssen. Auch hier wird an der Tatsache, daß die Phosphormedikation bei der Rachitis eine rasche und entschiedene Besserung sämtlicher Symptome der Rachitis herbeiführt, nichts mehr geändert werden und der einzige Effekt, den die Gegner hervorzurufen imstande sind, wird sich darauf beschränken, daß einzelne Individuen oder eine ganze Reihe von rachitischen Kindern, die sich gerade an die Gegner dieser Behandlungsmethode um Hilfe wenden, der großen Wohltat der letzteren entbehren müssen. Ich kann das zwar bedauern, aber ich kann es natürlich nicht ändern.

Wenn ich mich nun zu den einzelnen Gegnern dieser Behandlungsmethode wende, so gelange ich zuerst zu Herrn Dr. M. Weiß in Prag, welcher schon wenige Monate nach meiner ersten Publikation auf Grund von acht Fällen gegen diese Therapie aufgetreten ist. Von diesen acht Fällen hat Herr Dr. Weiß einen Fall niemals gesehen, sondern nur auf schriftlichem Wege behandelt. Ferner ist zu bemerken, daß Weiß, ebenso wie die anderen Gegner der Phosphortherapie, eingestandenermaßen theoretische Bedenken gegen meine Auffassung der Rachitis gehabt hat, indem er sagt, daß diese Theorie in wesentlichen Punkten die Kritik herausfordere. Da aber diese Punkte nicht bezeichnet worden sind, so ist es mir natürlich nicht möglich, dieselben in Schutz zu nehmen, und es beweist diese Äußerung nichts anderes, als daß dieser Beobachter, ebenso wie die anderen, doch nicht ganz objektiv, sondern mit einer theoretischen Voreingenommenheit an die empirische Prüfung der Phosphorwirkung bei rachitischen Kindern gegangen ist.

Ein zweiter Gegner ist mir in Herrn Dr. Schwechten in Berlin erwachsen, der gleichfalls in Magdeburg mitgeteilt hat, daß er unter 41 beobachteten Fällen 23 mal günstige und 18 mal ungünstige Resultate gesehen habe, und der, hierauf gestützt, erstens den Phosphor nicht als ein Spezifikum gelten lassen will, und zweitens sagt, daß derselbe bei Rachitis nicht mehr leiste, als die bisherigen Methoden. Nun, meine Herren, Sie sehen, es ist das etwas ganz anderes als die Schlüsse, zu denen die hiesigen Gegner der Phosphortherapie gelangt sind, da diese ja überhaupt eine jede Heilwirkung dieses Mittels in Abrede stellen. Andererseits hätte man erwarten müssen, daß Schwechten nach diesem Resultate und insbesondere, da er selbst in Magdeburg Zeuge der zahlreichen entschieden positiven Äußerungen war, jedenfalls seine Versuche fortsetzen werde. Schwechten hat dies aber nicht getan, sondern hat sich seitdem darauf beschränkt, von Zeit zu Zeit an verschiedenen Orten Publikationen zu veröffentlichen, in denen er, immer auf diese 41 Fälle gestützt, entschieden gegen die Phosphortherapie auftrat. Schwechten hat außerdem noch eine Hypothese aufgestellt, welche die um so vieles besseren Resultate, die ich und die anderen erzielt haben, erklären sollte; er meint nämlich, diese seien nicht so sehr dem Phosphor, als den zugleich angewandten hygienischen Maßregeln zuzuschreiben. Nun habe ich aber in meiner ersten Arbeit ausführlich hervorgehoben, daß ich mich, um das Experiment rein zu erhalten, Jahre hindurch auf die Verabreichung des Phosphors beschränkt und keinerlei andere hygienische oder therapeutische Maßregeln in Anwendung gezogen habe, und auch andere, wie z. B. Hagenbach, haben sich in ähnlichem Sinne geäußert. Dieser Einwendung sucht nun Schwechten zuvorzukommen, indem er sagt, man werde doch den Müttern nicht untersagt haben, die Kinder zu baden, an die frische Luft zu bringen usw. Schwechten glaubt also ganz ernsthaft, daß man einfach dadurch, daß man den Müttern nicht verbietet, die Kinder zu baden, solche rasche und eklatante Heilerfolge erzielen kann, wie ich und viele andere sie beobachtet haben. Ein solcher Einwand braucht, wie ich glaube, nicht ernst genommen zu werden.

Über die Äußerungen Baginskys habe ich bereits gesprochen. Ich kann also zu den Einwendungen übergehen, welche hier in unseren Verhandlungen gegen die Phosphortherapie erhoben worden sind, und gelange in erster Reihe zu den Ausführungen des Herrn Dr. Hryntschak. Dieser Gegner hat, ebenso wie seine Vorgänger, seine Ausführungen mit einer Polemik gegen meine Theorien und zwar sowohl gegen die Rachitistheorie als gegen die Phosphortheorie begonnen und hat damit ebenfalls zugegeben, daß er mit einem ungünstigen Vorurteile an die Prüfung der Phosphortherapie gegangen ist. Bevor ich nun auf einzelne seiner Ausführungen eingehe, muß ich doch sagen, daß auch ich den Eindruck empfangen habe, wie ein Vorredner und wie gewiß Sie alle, daß den kritischen Ausführungen des Herrn Dr. Hryntschak gar keine eigenen Untersuchungen zugrunde gelegen sind. Er hat weder den normalen, noch den rachitischen Ossifikationsprozeß an mikroskopischen Präparaten studiert, er hat keine Phosphorexperimente gemacht und gewiß auch niemals den Effekt der Phosphorwirkung unter dem Mikroskope beobachtet, sondern Herr Dr. H. hat sich damit begnügt, meine Publikationen zu studieren und hat an einzelnen Stellen derselben und an einzelnen Teilen meiner theoretischen Ausführungen Kritik geübt. Nun meine Herren, ich glaube, wenn jemand gegenüber einer Theorie, die auf jahrelang fortgesetzten mühevollen Untersuchungen basiert, nichts anderes vorzubringen weiß, als einige oberflächliche kritische Bemerkungen, so darf eine solche Kritik von vornherein nicht auf zu große Bedeutung Anspruch machen, um so weniger aber in unserem Falle, wo keine einzige der von H. versuchten Einwendungen das Wesen der Sache und die uns hier beschäftigende Angelegenheit im geringsten tangiert.

Ich will einige Beispiele anführen. Herr Dr. Hryntschak hat es bemängelt, daß ich den anatomisch sichtbaren Vorgang an den rachitisch affizierten Knochen, nämlich die auffallende Blutfülle und die krankhafte Neubildung von Blutgefäßen als einen entzündlichen Prozeß aufgefaßt habe. Ich will davon absehen, daß Herr Dr. Hryntschak zur Stütze seiner Kritik solche Analogien ins Feld geführt hat, welche, wie ich glaube, meiner Anschauung wenig Schaden bringen können, indem er nämlich den Vorgang der Kallusbildung, sowie auch der Granulationsbildung bei der Wundheilung als einen nicht entzündlichen Prozeß hingestellt hat. Aber vor allem muß ich doch fragen, ob denn durch diese Einwendung das Wesen meiner Anschauung über den rachitischen Prozeß irgendwie alteriert wird. Diese meine Anschauung geht ja im wesentlichen dahin, daß der Kalkmangel der rachitischen Knochen nicht, wie man bisher angenommen hat, auf einer verminderten Zufuhr von Kalksalzen zu den wachsenden Knochen beruhe, sondern daß es die krankhaft vermehrte extravaskuläre Plasmaströmung ist, welche einerseits die Ablagerung der Kalksalze verhindert und andererseits bereits abgelagerte Knochensalze wieder in Lösung bringt, und es ist nun klar, daß es für diese Auffassung vollständig gleichgültig ist, ob man die Hyperämie und vermehrte Gefäßbildung als eine entzündliche auffaßt oder nicht, da doch Herr Dr. Hryntschak hoffentlich nicht so weit gehen wird, die Existenz dieser hyperämischen und vermehrten Blutgefäße in Abrede zu stellen.

Eine zweite Einwendung bezog sich darauf, daß ich nach reiflicher Überlegung aller Verhältnisse zu dem Schlusse gekommen bin, daß das Plasma selbst trotz seiner Alkaleszenz es sei, welches die Lösung der Kalksalze besorge, und daß ich aus bestimmten Gründen von der Ansicht, daß die im Plasma suspendierte Kohlensäure jene lösende Wirkung ausübe, abgewichen bin. Nun, ich habe diese meine Ansicht, wie ich glaube, mit gewichtigen Argumenten gestützt und bin natürlich bereit, dieselbe gegen sachliche Argumentation zu vertreten. Herr Dr. Hryntschak hat aber solche sachliche Argumentationen nicht vorgebracht und sich darauf beschränkt, zu behaupten, daß ihm die Kohlensäuretheorie besser zusage. Aber auch hier muß ich fragen, in welcher Weise wird das Wesen der Rachitistheorie und gar das Wesen der Phosphorwirkung durch diesen Einwand tangiert? Es genügt ja für diese Theorie, daß wir annehmen, daß das Blutplasma die Kalksalze wieder in Lösung bringe, und das hat selbst Herr Dr. Hryntschak nicht in Abrede gestellt.

Endlich hat sich Hryntschak gegen meine Auffassung über das Wesen der sogenannten Phosphorschicht gewendet. Wegner, welcher diesen Effekt kleiner Phosphorgaben zum ersten Male gesehen hat, hat sich die Ansicht gebildet, daß die verbreiterte und verdichtete Knochenschicht in der Nähe der Knorpelfuge durch eine vermehrte Knochenbildung oder, wie er sich ausdrückt, durch einen osteoplastischen Reiz, welchen der Phosphor ausübe, zustande komme. Ich habe nun diese Phosphorschicht einem genauen Studium unterzogen und bin zu dem Resultate gekommen, daß diese verbreiterte und verdichtete Knochenschicht nicht so sehr auf einer vermehrten Knochenbildung, als auf einer verminderten Knocheneinschmelzung beruhe, und ich habe diese Ansicht durch mikroskopische Abbildungen und ausführliche Erörterungen gestützt. Nun kommt Herr Dr. Hryntschak und sagt: Wie kann Kassowitz behaupten, daß die Phosphorschicht durch eine verminderte Einschmelzung zustande komme, da ja Wegner gesagt hat, sie beruhe auf einem osteoplastischen Reize? Meine Herren, ich brauche wohl nicht auszuführen, daß dies nicht die richtige Methode ist, um eine wissenschaftliche Anschauung zu bekämpfen, und da Herr Dr. Hryntschak für sein Gefallen oder Mißfallen keine Gründe angibt, so kann ich wohl diesen Einwand als erledigt betrachten.

Ich wende mich nun zu dem klinischen Teile seines Vortrages; derselbe bestand, wie wir gehört haben, darin, daß er 25 Rachitisfälle durch längere Zeit mit Phosphor behandelt und in allen diesen Fällen ganz andere Resultate gesehen hat als ich und die anderen. Nun, meine Herren, Sie erwarten wohl nicht, daß ich mich in Hypothesen und Vermutungen ergehe, wieso es gekommen ist, daß gerade in diesem Materiale des Herrn Dr. Hryntschak so ganz andere Resultate zum Vorschein gekommen sind. Das ist nicht meine Sache und wäre gewiß ein unfruchtbares Beginnen; ich glaube vielmehr, daß Hryntschak verpflichtet gewesen wäre, sich diese Frage vorzulegen, und daß er hätte nachforschen müssen, welche Hindernisse gerade in seinem Materiale und gerade nur in dem Ordinationslokale des Herrn Prof. Monti vorgewaltet und welche Umstände gerade hier die überall so konstant auftretende Wirkung des Phosphors paralysiert haben. Ja, meine Herren, diese Hindernisse erstrecken sich nicht einmal auf die ganze Poliklinik, an welcher diese Beobachtungen von Hryntschak gemacht worden sind, sondern nur auf das Lokal des Herrn Prof. Monti. An dieser Poliklinik ordinieren nämlich auch die Herren Fürth und Herz, und diese beiden Kollegen haben mir zu wiederholten Malen versichert, daß sie mit dem Phosphor bei der Rachitis ganz vortreffliche Resultate erzielen.

Auch Herrn Dr. Hryntschak ist der große Kontrast zwischen seinen Resultaten und denen der anderen nicht entgangen; aber anstatt die Fehlerquellen auf seiner Seite zu suchen, hat er sich alle erdenkliche Mühe gegeben, einen plausiblen Erklärungsgrund dafür zu finden, nach welchem diese günstigen Resultate nicht dem Phosphor, sondern irgendeinem anderen Umstande zuzuschreiben wären, und zwar hat er, um sicher zu gehen, gleich drei Hypothesen aufgestellt.

Die erste Hypothese ging dahin, daß die Kinder nicht durch den Phosphor geheilt wurden, sondern daß man es in diesen Fällen mit der Spontanheilung der Rachitis zu tun habe. Nun, niemand, meine Herren, weiß die Tatsache, daß die Rachitis endlich immer spontan heilt, mehr zu schätzen als ich, der ich erst vor kurzem in einer ausführlichen Publikation eine, wie ich glaube, plausible Theorie dafür aufgestellt habe, warum die Rachitis mit dem Nachlassen der in den ersten Jahren so überaus lebhaften Wachstumsenergie endlich von selbst ihrer Heilung entgegengeht. Daß die Rachitis spontan heilt, sehen wir ja einfach daraus, daß wir im vierten bis sechsten Lebensjahre so außerordentlich selten die Zeichen der floriden Rachitis beobachten, sondern höchstens die durch dieselbe herbeigeführten Verkrümmungen und Verbildungen des Skelettes. Aber gerade diese Residuen zeigen uns ja, wie spät die Rachitis spontan heilt, und welche Verheerungen sie früher anrichtet. Davon wissen die Chirurgen ein Lied zu singen, die fortwährend mit Osteotomien, Redressements usw. an ehemals rachitischen Kindern beschäftigt sind. Es gehört also zu der Ansicht Hryntschaks noch die Annahme, daß diese Selbstheilung, welche sonst Jahre auf sich warten läßt, gerade in meinen und in den Fällen so vieler anderer Beobachter durch einen merkwürdigen Zufall immer in den ersten Wochen nach Einleitung der Phosphorbehandlung begonnen hat, während dieser Zufall bei Hryntschak und Monti ausgeblieben ist. Meine Herren, ich glaube nicht auf Widerspruch zu stoßen, wenn ich sage, daß der Zufall in einem solchen Ausmaße in der Wissenschaft nicht verwertet werden darf.

Der zweite Erklärungsversuch von Hryntschak geht dahin, daß die Kinder nicht durch den Phosphor, sondern durch den günstigen Einfluß der Jahreszeit geheilt worden sind. Auch hier hat Herr Dr. Hryntschak versucht, mich mit meinen eigenen Waffen zu schlagen. Ich glaube, ich kann sagen, daß ich derjenige war, welcher zuerst den hervorragend günstigen Einfluß der besseren Jahreszeit auf den Verlauf der Rachitis betont und durch statistische Daten belegt hat, und nun kommt Herr Dr. Hryntschak und sagt: Von jenen 33 Fällen, welche ich in meiner Publikation ausführlicher geschildert habe, falle die größere Zahl in den Sommer, und diese seien also nicht durch den Phosphor geheilt worden. Dagegen ist nur zu bemerken: erstens, daß diese 33 Fälle auf das Geratewohl aus einer Zahl von mehr als 500 Beobachtungen herausgegriffen wurden, ferner, daß auch diese 33 Fälle, wie jedermann sich leicht überzeugen kann, sich ziemlich gleichmäßig auf alle Jahreszeiten verteilen, und endlich hat Herr Dr. Hryntschak sich bei einem Besuche meines Ambulatoriums Ende Januar oder Anfang Februar dieses Jahres persönlich überzeugt, daß mitten im Winter eine geradezu kolossale Menge von schweren Rachitisfällen bei mir in Behandlung gestanden ist. Alles dies mußte Herr Dr. Hryntschak ignorieren, um zu seiner Hypothese zu gelangen.

Was endlich den Lebertran anlangt, so hätte auch hier Herr Dr. Hryntschak sich beim Lesen meiner Publikation leicht überzeugen können, daß ich in den ersten drei Jahren meiner Versuche ganz ausschließlich den Phosphor in einer Mandelölemulsion gegeben habe, und daß ich erst in der allerletzten Zeit aus finanziellen Gründen die Lösung in Lebertran verwende. Ebenso wäre es ihm leicht zugänglich gewesen, sich zu überzeugen, daß Hagenbach, Soltmann und andere den Phosphor nicht mit Lebertran angewendet haben. Es ist also auch hier nicht gut verständlich, wie trotz alledem Herr Dr. Hryntschak dieses Argument gegen die Phosphorwirkung ausspielen konnte.

Ich komme nun endlich zu dem Vortrage des Herrn Professor Monti. Dieser Gegner der Phosphortherapie hat, wie Sie gehört haben, einen anderen Weg eingeschlagen, als seine Vorgänger. Er war scharfsinnig genug, einzusehen, daß sich an den Tatsachen selber nichts ändern lasse. Eine solche Tatsache war, daß ich selbst an einem kolossalen Materiale ganz zweifellose Heilerfolge mit dem Phosphor erzielt hatte. Eine zweite Tatsache war die, daß die überwiegende Anzahl der Kontrollversuche ganz und gar in meinem Sinne ausgefallen waren. Und zuletzt geht aus den Worten Montis ganz zweifellos hervor, daß er selber unter dem Phosphorgebrauche eine rasche Besserung der rachitischen Erscheinungen beobachtet hat. Und doch ist er zu dem Resultate gekommen, daß der Phosphor bei der Rachitis nichts leistet. Wie war dies möglich? Nun, meine Herren, in der einfachsten Weise der Welt. Herr Prof. Monti hat nämlich damit begonnen, daß er der Phosphortherapie ein Ziel setzte, welches schlechtweg als unerreichbar bezeichnet werden muß. Er begnügt sich nämlich nicht mit der raschen Konsolidierung der erweichten Knochen und dem Verschwinden der von der Rachitis abhängigen funktionellen Störungen, sondern er verlangt von diesem Mittel eine vollkommene restitutio ad integrum. Wenn also z. B., wie Sie sich vor 14 Tagen selber überzeugen konnten, ein 10jähriges, absolut gehunfähiges Kind in wenigen Wochen seine Gelenkschlaffheit und seine Gelenkschmerzen verliert und trotz der hochgradigsten Verbildungen seiner Extremitäten zu gehen anfängt, so ist dies in den Augen Montis absolut kein Erfolg, so lange das Kind nicht auch die Körperlänge eines normalen gleichalterigen Kindes erreicht. Er verlangt also, daß die winkeligen Abknickungen der Röhrenknochen durch den Phosphor in wenigen Wochen oder Monaten ausgeglichen werden, also etwas, was jedermann, außer vielleicht Herr Prof. Monti, für eine absolute Unmöglichkeit erklären wird. Ebensowenig genügt es ihm, daß das in der Ernährung weit zurückgebliebene Kind vom Beginne der Phosphorbehandlung an Gewicht zunimmt, wie dies von mir und anderen wiederholt konstatiert worden ist, sondern das Kind muß, um Montis Zufriedenheit zu erlangen, binnen kurzer Zeit das Normalgewicht eines gleichalterigen Kindes erreichen, es muß also unter Umständen in wenigen Wochen die Hälfte seines Gewichtes ansetzen, und wenn es dies nicht kann, ist wieder die absolute Wirkungslosigkeit des Phosphors klar erwiesen. Endlich ist er nicht damit zufrieden, daß die bis dahin rapid vorgeschrittene Verbildung des Thorax stille steht, daß sich die Atemfunktionen infolge der Konsolidierung der weichen Rippen verbessern und der Brustumfang allmählich zunimmt, wie dies von mir und anderen unzählige Male beobachtet wurde, sondern er verlangt offenbar, daß die rachitische Hühnerbrust sich sofort nach dem Beginne der Phosphorbehandlung in die edle Wölbung eines antiken Torso verwandle.

Nun, meine Herren, hier hat sich gewiß jedem von Ihnen, ebenso wie mir, die Frage aufgedrängt, ob denn Monti auch bei seinen eigenen therapeutischen Vorschlägen dieselbe abschreckende Rigorosität in Anwendung bringt, oder ob er aus unbekannten Gründen nur in diesem speziellen Falle eine solche übertriebene Strenge hervorkehrt. Ich glaube nun, Ihnen einen nicht uninteressanten Beitrag zur Beantwortung dieser Frage liefern zu können. Ich habe nämlich in einer im vorigen Jahre erschienenen Arbeit von Monti über Krupp und Diphtheritis eine Stelle gelesen, welche schon damals einen bedeutenden Eindruck auf mich gemacht hat. Ich muß vorausschicken, daß Monti für die septische Form der Diphtheritis ebenso wie alle anderen eine fast absolut letale Prognose stellt. Und einige Seiten darauf empfiehlt er in einem auffallend gedruckten Satze das Chininum ferro-citricum als jenes Mittel, welches sich für Fälle diphtheritischer Blutvergiftung am besten eignet. Es scheint also, daß es Monti mit diesem Chininpräparate gelingt, auch in solchen Fällen, die er selber als aussichtslos bezeichnet, noch gute Heilerfolge zu erzielen. Vielleicht liegt auch zugleich darin der Schlüssel zu seinem rätselhaften Vorgehen gegen die Phosphortherapie. Denn wenn jemand selber in der Therapie Unmögliches zu leisten glaubt, kann er sich auch für berechtigt halten, von anderen Unmögliches zu verlangen.

Was nun die übrigen Einwände Montis anlangt, so kann ich im allgemeinen nur sagen, daß dieselben sich insgesamt auf irrtümliche Prämissen, unbewiesene Behauptungen und unbeweisbare Lehrsätze gestützt haben. Insbesondere zeigt alles, was Prof. Monti über die Verhältnisse des Schädelwachstums, über die Fontanelle usw. gesagt hat, von einem so gründlichen Verkennen der tatsächlichen Verhältnisse, daß es geradezu unmöglich erscheint, mit ihm in eine Diskussion über diese Gegenstände einzutreten. Ich will dies mit einigen Beispielen beweisen. Prof. Monti sagt unter anderem: Wenn ein Kind einen normalen Schädelumfang hat und an Kraniotabes leidet, so wird diese in der allerkürzesten Zeit von selbst heilen und daher in einem solchen Falle die Heilung nicht dem Phosphor zugeschrieben werden dürfen. Hier könnte man ja zunächst einwenden, daß sowohl in meinem Materiale, als auch in dem so vieler anderer Beobachter sämtliche Kraniotabesfälle unter dem Phosphorgebrauche in verhältnismäßig kurzer Zeit geheilt sind und daß man daher nach Monti annehmen müßte, daß alle unsere schweren Rachitisfälle mit einem normalen Schädelumfang ausgestattet waren; ich könnte ferner sagen, daß Herr Prof. Monti für diesen seinen neuen Lehrsatz auch nicht den Versuch eines Beweises vorgebracht hat. Aber dies ist doch nicht die Hauptsache. Vor allem muß man fragen, wie bestimmt Herr Prof. Monti in einem gegebenen Falle den normalen Schädelumfang eines Individuums? Es gibt hier allerdings Tabellen, welche für jedes Alter eine gewisse Zahl angeben, aber ist denn damit gemeint, daß ein jedes Kind dieses Alters genau diesen Schädelumfang haben müsse? Weiß

Herr Prof. Monti nicht, daß man es hier mit Durchschnittszahlen zu tun hat, welche nichts anderes besagen, als daß man eine gewisse Zahl von Individuen dieses Alters gemessen und dann den mathematischen Durchschnitt berechnet habe?

Meine Herren, ich bin in der Lage, Ihnen aus eigener Erfahrung über diese Angelegenheit ziemlich genaue Auskunft zu geben. Ich habe nämlich vor längerer Zeit nahezu 2000 Messungen an normalen und rachitischen Schädeln von Kindern unter drei Jahren gemacht, und ich kann Ihnen nun beispielsweise die Zahlen für das zweite und dritte Quartal anführen. Die Messungen ergaben im zweiten Quartal — der Ausschluß der Rachitiker geschah hierbei mit der größten Strenge — bei ganz gesunden Kindern eine Durchschnittszahl von 40,4, aber die Werte schwankten zwischen einem Minimum von 33,5 und einem Maximum von 43,5. Im dritten Quartal ergaben 50 Messungen einen Durchschnitt von 43,1 mit einem Minimum von 40,0 und einem Maximum von 47,0. Nun nehmen wir an, wir hätten ein Kind im achten Lebensmonate vor uns, welches einen Schädelumfang von 45 cm hat, so wird Herr Prof. Monti sagen, dieses Kind hat um 2 cm zu viel, und wenn auch seine weichen Schädelkochen rasch hart geworden sind, so beweist dies gar nichts, denn sein Schädel ist abnorm groß. Und doch sehen wir, daß nicht nur eine Zirkumferenz von 45, sondern sogar noch von 47 cm innerhalb der normalen Breite sich bewegt. Sie sehen also ein, welchen Wert ein Einwand hat, der sich auf solche Grundlagen stützt.

Ein weiteres Beispiel wird Ihnen zeigen, wie wenig Herr Prof. Monti, der bei seiner Beurteilung der Heilungsvorgänge ein so großes Gewicht auf die Wachstumsverhältnisse des Schädels legt, gerade mit diesen Verhältnissen vertraut ist. Herr Prof. Monti sagt, der Schädel wächst in den ersten drei Monaten fast gar nicht, und erst später, wenn die Fontanelle größer wird, wächst auch der Schädel. Nun, meine Herren, einen offeneren Widerspruch mit den Tatsachen kann man sich gar nicht vorstellen; denn nicht nur meine eigenen zahlreichen Messungen, sondern auch diejenigen aller Autoren, welche sich mit diesem Gegenstande beschäftigt haben, stimmen darin überein, daß der Schädel, geradeso wie die übrigen Skeletteile, in den ersten Monaten seine größte Wachstumsenergie entfaltet und daß diese in den späteren Monaten allmählich abnimmt. Ich glaube, daß über Einwände, welche auf solchen Prämissen beruhen, die Praxis wie die Wissenschaft in gleicher Weise hinweggehen werden.

Es erübrigt mir nur noch, auf den Vorschlag Montis zurückzukommen, welcher dahin ging, ich möge mit ihm gemeinschaftlich meine Studien über die Phosphorwirkung bei der Rachitis fortsetzen. Darauf muß ich nun folgendes erwidern: Die Versuche über den praktischen Wert der Phosphortherapie betrachte ich für mich als abgeschlossen. Ich glaube dazu nach einer sechsjährigen Beobachtung an mehr als 1000 Kindern berechtigt zu sein. Aber es ist dies nicht der einzige und auch nicht der wichtigste Grund, warum ich auf diesen Vorschlag nicht eingehen kann.

Der Hauptgrund ist in folgendem gelegen. Wenn diese Verhandlungen irgend etwas klargestellt haben, so ist es gewiß die Tatsache, daß die Prinzipien, von denen ich und Prof. Monti bei der Beurteilung des Verlaufes der Rachitis und der Heilwirkung des Phosphors ausgegangen sind, so fundamental als möglich voneinander abweichen. Wie unter solchen Umständen von einem gemeinschaftlichen Vorgehen gesprochen werden kann, ist mir absolut unverständlich. Und schließlich, was sollte dabei herauskommen? Herrn Prof. Monti wird es mit dem ganzen Aufwande seiner Dialektik niemals gelingen, mir das, was ich tausendmal mit eigenen Augen gesehen habe, und was ich täglich von neuem sehe, hinwegzudeuten; und ich hinwiederum halte die Möglichkeit, Herrn Prof. Monti zu überzeugen, nach dem, was ich hier gehört habe, für vollkommen ausgeschlossen und habe darauf ein für allemal verzichtet. Mir genügt das Gefühl der eigenen wissenschaftlichen Befriedigung, der sich täglich wiederholende Erfolg und die freudige Zustimmung einer ganzen Reihe von ausgezeichneten Fachmännern, an deren wissenschaftlichem Rufe auch nicht der leiseste Flecken haftet, und deren absolute Vertrauenswürdigkeit von niemandem in Zweifel gezogen wird. Die Phosphortherapie hat bereits in der medizinischen Praxis feste Wurzeln gefaßt und wird trotz der gegen sie erhobenen Einwendungen ganz sicher zu einer immer allgemeineren Anerkennung und Anwendung gelangen.

Bevor ich aber schließe, kann ich nicht umhin, noch einmal einen Appell an diejenigen Herren zu richten, welche sich im Besitze der großen Rachitismateriale befinden. Mögen Sie es nicht bei vereinzelten Versuchen bewenden lassen, bei denen Zufälligkeiten aller Art ihr Spiel treiben, sondern mögen Sie sich entschließen, große Beobachtungsreihen aufzustellen und wenigstens eine Zeitlang alle Ihre schweren Rachitisfälle in dieser Weise zu behandeln. Dann erst werden Sie gleich uns jenen kolossalen Umschwung beobachten, welchen die Rachitistherapie durch dieses Mittel erfahren hat; Sie werden ebenso wie wir die Dankesworte der Mütter vernehmen und glauben Sie mir, Sie werden niemals daran denken, zu den früheren Methoden der Rachitisbehandlung zurückzukehren.

Phosphor bei Rachitis[1]).

Vor kurzem wurde mir und anderen Wiener Ärzten unter gleichem Kuvert mit einer geschäftsmäßigen Anpreisung des Sanatogens von seiten der Berliner Sanatogenwerke (Bauer & Co.) ein Sonderabdruck einer Abhandlung übersandt, welche kurz zuvor von J. Schwarz in der 5. Nummer der Deutschen medizinischen Wochenschrift unter dem Titel: „Sanatogen bei Rachitis" veröffentlicht worden war. In dieser Abhandlung, welche, wie gesagt, nicht vom Verfasser, sondern von der genannten Firma versendet wurde, findet sich nun auf der letzten Seite die folgende eigentümliche Bemerkung:

„Die Darreichung von Kalk scheint keinen besonderen Nutzen zu haben, vor dem durch Kassowitz in die Praxis eingeführten Phosphor wird heute von den meisten Autoren gewarnt."

Ich nenne diesen Passus aus dem Grunde eigentümlich, weil Herr Schwarz es erstens unterlassen hat, anzugeben, wer seine „meisten" Autoren eigentlich sind, die vor einer seit anderthalb Dezennien ziemlich allgemein geübten Behandlungsmethode warnen, und weil er auch dasselbe tiefe Stillschweigen darüber bewahrt, aus welchem Grunde diese „meisten" Autoren die Anwendung des Phosphors bei der Rachitis widerraten. Dieses Stillschweigen selbst hat aber seine guten Gründe. Denn wenn Herr Schwarz verhalten würde, die Namen seiner Autoren zu nennen und die Gründe ihrer Warnung zu wiederholen, würde er sicher in die bitterste Verlegenheit geraten, weil meines Wissens nur ein Autor, nämlich Raudnitz, auf Grund einer irrtümlichen und alsbald von allen Seiten als irrtümlich hingestellten Beobachtung vor der Anwendung des Phosphors in öligen Lösungen (aber keineswegs vor der Anwendung des Phosphors überhaupt) gewarnt hatte; während die übergroße Mehrzahl aller Autoren, die sich über diesen Gegenstand geäußert haben, die Behandlungs-

---

[1]) Therapeut. Monatshefte 1900.

Anm. d. Herausg.: Der Aufsatz bringt als Fortsetzung des vorigen weitere Urteile der Fachgenossen über die Erfolge der Phosphorbehandlung, ferner interessante statistische Angaben über die steigende Frequenz der Rachitiskranken am I. öffentl. Kinderkrankeninstitut in Wien, schließlich, entsprechend der unmittelbaren Veranlassung des Aufsatzes, einen launigen Exkurs über Heilmittel-Reklame, zugleich einen charakteristischen Zug des Verfassers: seine (wissenschaftlich sehr wohl begründete) temperamentvolle Aversion gegen die modernen Eiweiß-Nährpräparate, gegen die Stellung zu nehmen ihm als Gewissenspflicht des Arztes erschien (vgl. Praktische Kinderheilkunde, 1912, S. 127).

methode in der wärmsten Weise befürworten und selbst von seiten jener kleinen Minorität, die sich unsicher ausgesprochen hat, meines Wissens niemals eine Äußerung gefallen ist, welche als Warnung vor diesem Mittel aufgefaßt werden könnte.

Mit Raudnitz aber hatte es folgende Bewandtnis. Er behauptete im Jahre 1886, daß aus einer Lösung von fünf Milligramm Phosphor in hundert Gramm Lebertran — also nur halb so stark, als die von mir vorgeschlagene Lösung — jedesmal nach 1—3 Tagen ein weißer kleinblättriger Niederschlag herausfalle, der von einem Apotheker (!) als Phosphor erkannt worden sei, und daran wurde die Befürchtung geknüpft, das Kind könne etwa eine Woche hindurch phosphorfreien Lebertran erhalten und zuletzt durch den Bodensatz vergiftet werden. Diese Mitteilung mußte das höchste Staunen hervorrufen, weil Phosphor bis zu einem vollen Prozent in Öl löslich ist und gelöst bleibt, und weil dies bei der hundertmal geringeren Konzentration des nach meiner Angabe verfertigten Phosphorlebertrans und bei der zweihundertmal geringeren Konzentration des Raudnitzschen Phosphoröls um so sicherer der Fall sein muß. Die Behauptung von Raudnitz erfuhr auch alsbald die kräftigsten Dementis durch Escherich, Soltmann und Wichmann, und ich selbst richtete an Raudnitz die Aufforderung, er möge eine Lösung von einem halben oder einem ganzen Zentigramm Phosphor in Lebertran, aus welcher der Phosphor herausgefallen ist, öffentlich demonstrieren und dem Gutachten einer chemischen Autorität unterbreiten. Dieser Aufforderung ist Herr Raudnitz, wie vorauszusehen war, nicht nachgekommen, und seitdem war von einer derartigen Renitenz des Phosphors gegen seine eigenen Löslichkeitsgesetze niemals wieder die Rede[1]).

Obwohl nun die Behauptung von Schwarz, daß vor der Anwendung des Phosphors von den meisten Autoren gewarnt wird, vollständig in der Luft schwebt und nicht die geringste tatsächliche Begründung besitzt, kann ich sie doch unmöglich auf die leichte Achsel nehmen, weil ich nicht voraussetzen kann, daß die Tausende von Ärzten, an welche die Schwarzsche Abhandlung durch die Firma Bauer & Co. versendet wird, so genau mit der Rachitis- und Phosphorliteratur vertraut sind, daß sie ebenso wie ich sofort die Unwahrheit des eingangs zitierten Satzes erkennen. Ich muß vielmehr befürchten, daß so mancher glauben wird, einer mit solcher Sicherheit vorgetragenen Behauptung müsse doch irgend etwas zugrunde liegen, und vielleicht die bisher mit gutem Erfolge angewandte Therapie wieder aufgeben könnte, weil er sich nicht mehr getrauen wird, ein Mittel noch weiter zu verschreiben, „vor welchem heute von den meisten Autoren gewarnt wird".

[1]) Zur Abwechslung behauptet neuerdings Monti, daß sich der Phosphor nach wenigen Tagen aus dem Lebertran verflüchtigt, so daß dann die Kinder Lebertran ohne Phosphor bekommen. Diese Substanz, die nach Raudnitz in festem Aggregatzustande zu Boden fällt, soll also nach Monti in gasförmiger Gestalt durch den Flaschenhals entweichen. Das eine ist aber ebenso falsch wie das andere, weil Untersuchungen, die seinerzeit auf meine Veranlassung im chemischen Laboratorium des Hofrats Ernst Ludwig angestellt wurden, zweifellos ergeben haben, daß der Phosphor noch nach Monaten im Lebertran in gelöster Form enthalten ist.

Ich habe daher beschlossen, wenigstens das Meinige zu tun, um den von Herrn Schwarz in Gemeinschaft mit Bauer & Co. gegen die Phosphorbehandlung der Rachitis geführten Schlag zu parieren, und zwar indem ich erstens die wahren Äußerungen der Autoren über diese Behandlungsmethode Revue passieren lasse, und zweitens indem ich über den außerordentlichen Aufschwung berichte, welchen diese Therapie in den zehn Jahren, die seit meiner letzten Publikation über diesen Gegenstand verflossen sind, an der von mir geleiteten Anstalt neuerdings genommen hat.

Zum ersten Male berichtete ich im Herbst 1883 auf der Naturforscherversammlung zu Freiburg im Breisgau über die Erfolge meiner durch viele Jahre an Hunderten von Kindern fortgesetzten Versuche; bald darauf erschien meine größere Abhandlung in der Zeitschrift für klinische Medizin, und nun folgten Schlag auf Schlag die zustimmenden Äußerungen derjenigen, welche die neue Therapie an ihrem Krankenmateriale angewendet hatten . . .*)

. . . E. Hagenbach ließ sich nochmals zehn Jahre später (1894) im V. Bande des Handbuchs für spezielle Therapie von Penzoldt und Stinzing im Kapitel „Behandlung der Rachitis" folgendermaßen vernehmen. „Wir müssen unsere Ansicht aufrechthalten, daß der Phosphor eine spezifische Wirkung ausübe auf den rachitischen Prozeß. Mit dem Phosphor sind wir instand gesetzt, wie mit keinem der bisher angewandten Medikamente auf den Verlauf der ganzen Krankheit günstig einzuwirken und dies sogar in Fällen, wo wir nicht in der Lage sind, einen wohltätigen Einfluß auf Ernährung, Luftverhältnisse und Pflege auszuüben." . . .

. . . Auch Biedert, der bereits in Magdeburg über seine guten Erfolge berichtet hatte, wiederholte später sein günstiges Urteil in jeder neuen Auflage seines Lehrbuches. So heißt es z. B. in der Auflage von 1894: „Jedenfalls fordert alles dazu auf, sich die Phosphorwirkung bei der Rachitis auch weiter zunutze zu machen. Selbst ohne diätetische Vorschriften glaube ich sie wiederholt glänzend bewährt gefunden zu haben."

In einem andern sehr verbreiteten Lehrbuche, nämlich demjenigen von Unger (2. Auflage 1894), lautet das Urteil über den Phosphor wie folgt: Die Wirkung des Phosphors auf den rachitischen Prozeß, auf die Konsolidierung der erweichten Knochen, auf den Ernährungszustand, die Beschaffenheit des Blutes und der blutbildenden Organe ist auch nach unseren Erfahrungen eine ganz vorzügliche. Sie äußert sich in der raschen, innerhalb weniger Wochen eintretenden Verhärtung des erweichten Hinterhauptes, in der Invo-

*) *Anm. d. Herausg.:* Es folgt nun der auch in der vorigen Abhandlung enthaltene Bericht über die beifällige Aufnahme der Phosphortherapie auf der Magdeburger Versammlung deutscher Kinderärzte (1884) und die Anführung der auch dort (S. 33) bereits zitierten günstigen Urteile von Hagenbach, Soltmann, Unruh, Sprengel, Heubner, Biedert, Dornblüth, B. Wagner, Benno Schmidt unter besondrer Hervorhebung folgender Sätze: „Nachteile sind mit dieser Behandlung keine vorhanden" (Hagenbach), „Nie sahen wir durch den Phosphorgebrauch selbst Verdauungstörungen auftreten" (Soltmann), „Ein Nachteil, eine ungünstige Nebenwirkung konnte in keinem Falle konstatiert werden". (Benno Schmidt.)

lution der Fontanellen und Nähte, in dem Schwinden der nervösen Erscheinungen, dem Wiedereintreten der unterbrochenen Zahnung. Dasselbe ist bei der Thoraxrachitis und der Rachitis der Extremitäten der Fall, wo besonders die gestörte Stütz- und lokomotorische Funktion auf das günstigste beeinflußt wird. Diese günstige Heilwirkung wird auch unter ungünstigen hygienischen Einflüssen beobachtet.

Von den vielen anderen Lehrbüchern, in denen der Phosphor warm empfohlen wird, will ich nur noch dasjenige von Strümpell erwähnen, der sich in der 5. Auflage folgendermaßen äußert: „Der Phosphor wird, wie wir aus eigener Erfahrung bestätigen können, meist sehr gut vertragen und häufig zeigen sich in der Tat schon nach wenigen Wochen die günstigen Wirkungen, indem die Fontanellen sich verkleinern und die Knochen fest werden.“

In einer unter der Leitung von Professor Petersen in Kiel verfaßten Arbeit von W. Meyer (ein Beitrag zur Behandlung der Rachitis mit Phosphor) wird gesagt, daß aus den auf der chirurgischen Universitätspoliklinik angestellten Beobachtungen mit Evidenz hervorging, welch ein sicheres und vorzügliches Heilmittel wir in dem Phosphor gefunden haben. „Nach unseren Erfahrungen können wir keinen Anstand mehr nehmen, den Phosphor als ein Spezifikum gegen die Rachitis zu bezeichnen, welches, wenn es nur richtig angewandt wird, mit positiver Sicherheit Erfolg bringen wird. Hoffen wir, daß mit der Zeit diese Behandlung in der ganzen ärztlichen Welt Eingang finden möge.“

In der Gesellschaft der Ärzte zu Budapest, wo am 18. November 1886 über die Phosphortherapie verhandelt wurde, erklärte der dortige Professor der Kinderheilkunde Bókay, daß der Phosphor als ein bedeutender Fortschritt in der Rachitistherapie zu begrüßen sei. Die Kinder vertragen das Mittel sehr gut und keinerlei nachteiliger Einfluß macht sich geltend. Die Kraniotabes, die Epiphysenschwellung gehen zurück, die Vertiefungen am Thorax wölben sich hervor, die Kinder beginnen zu sitzen und zu gehen. Ein besonders günstiger Einfluß zeigt sich auf die nervösen Erscheinungen, auf den Laryngospasmus und die Eklampsie.

In demselben Jahre berichtete Töplitz in Breslau über 518 mit Phosphor behandelte Fälle (Bresl. ärztl. Zeitschr. 1886, Nr. 28). Auch er hebt hervor, daß er niemals Störungen oder üble Folgen der Phosphorbehandlung beobachtet habe, obwohl er das Mittel den ganzen Sommer hindurch gegeben habe. Niemals habe er Verderben oder Zersetzung des Lebertrans gesehen. Der Erfolg war zumeist schon in den ersten 2—3 Wochen deutlich, die Kinder zeigten ein ganz anderes Bild, so daß die Eltern oft ganz überrascht wiederkamen. Die Kraniotabes war in der Mehrzahl der Fälle schon nach 8 Wochen vollkommen beseitigt, der Stimmritzenkrampf schwand zumeist nach 8—14 Tagen, nachdem er früher monatelang gedauert und jeder Behandlung getrotzt hatte. Ebenso schnell schwanden Konvulsionen und Tetanie, ohne daß es nötig gewesen wäre, daneben Narkotika oder Antispasmodika zu verabreichen. Diese hervorragenden Wirkungen wurden auch bei mangelhafter Ernährung, schlechter Wohnung und unregelmäßiger Aufsicht erzielt.

Auch Canali von der Universität zu Parma (Rivista clinica 1887, Nr. 1) spendet dieser Behandlung enthusiastisches Lob, hebt die staunenswerte Einwirkung auf den Stimmritzenkrampf, die Konvulsionen, auf Schlaflosigkeit und Reflexerregbarkeit hervor, betont aber ausdrücklich, daß die Beseitigung dieser Erscheinungen immer Hand in Hand geht mit der rapiden Verknöcherung der erweichten pergamentartigen Schädelknochen und mit der raschen Verkleinerung der Fontanelle. Das Mittel wurde nicht nur sehr gut vertragen, sondern erhöhte in höchst auffälliger Weise den Appetit.

Im Jahresberichte des Jennerschen Kinderspitals pro 1890 schrieb Professor Demme: Es gereicht mir zur besonderen Freude, hier erklären zu können, daß ich nach einer vieljährigen Prüfung der von K. empfohlenen Phosphorbehandlung zu der Überzeugung gelangt bin, daß gerade bei den schweren und komplizierten Formen der rachitischen Erkrankung die Phosphorbehandlung von großem Werte ist und dabei mehr als die übrigen Behandlungsmethoden leistet. Aber auch bei den leichten Fällen führt dieselbe am schnellsten zum Ziele.

Günstige Berichte liegen ferner vor: von Jacobi (Neuyork), Boas (Berlin), Eisenschitz, Fürth, Herz (Wien), Melichar (Brünn), Blumenfeld (Bruck), Sigel (Stuttgart), Stärker auf der Klinik von Thomas (Freiburg), Guidi (Florenz), Montmollin (Basel), Schlüter (Göttingen), Casati (Rom), Pott (Halle), Schabanowa bei Rauchfuß (Petersburg), Alexander (Kiel), Füth bei Ungar (Bonn), Troitzky, Mandelstamm, Master, Schultz und Pombrak (Rußland), Heckel (Breslau), H. Neumann (Berlin), Guinand (Paris), Hennig (Leipzig), Theodor (Königsberg), Dithmer (Bonn), Schwarz, Engel und Szegö (Budapest), Hoffa (Würzburg), Sayre (Neuyork), Epstein (Prag), Lop (Marseille) und vielen anderen.

Einige Äußerungen aus der jüngsten Zeit mögen hier noch einen Platz finden:

Degle (Ärztl. Zentralanzeiger 1896, Nr. 26) hat gefunden, daß alle Symptome der Rachitis durch Phosphorlebertran auf das prompteste zum Schwinden gebracht werden. Wenn es noch eines Beweises bedürfte, daß der Laryngospasmus eine durch die Rachitis bedingte Erscheinung sei, so würde dies durch die sichere Wirkung des Phospors gegen dieses beängstigende Symptom auf das sicherste entschieden werden.

Hartcop in Barmen erklärt ebenfalls den Phosphor für ein ungemein wertvolles Mittel in der Behandlung der Rachitis, bei welchem er niemals einen Mißerfolg gesehen habe. Selbst bei bestehendem Darmkatarrh braucht man nicht vor der Darreichung des Phosphors zurückzuschrecken. (Münch. med. Wochenschr. 1896, Nr. 17.)

Im Artikel „Rachitis“ der Bibliothek der medizinischen Wissenschaften schrieb Escherich, daß er seit Jahren den Phosphor in der Behandlung der Rachitis verwende und damit gute Erfolge erziele.

Concetti, Vorstand der pädiatrischen Klinik in Rom, äußert sich in seinem 1896 erschienenen Buche (L'insegnamento della pediatria a Roma) in folgender Weise: „Bei der Behandlung der Rachitis bedienen wir uns ausschließlich des Phosphors nach der Formel von K., welche wir in hohem Grade wirksam gefunden haben.“

Schließlich und endlich wäre noch zu erwähnen, daß nach einem Berichte von Finkelstein im 51. Bande des Jahrbuches für Kinderheilkunde über die Verhandlungen der pädiatrischen Sektion der Münchener Naturforscherversammlung vom letzten Herbst ausdrücklich „die allseitige Empfehlung des Phosphors zur Behandlung auch nicht rachitischer eklamptischer Kinder“ erwähnt wird. Also weit entfernt, vor der Anwendung des Phosphors zu warnen, hat man jetzt das Terrain für diese Behandlung sogar noch weiter abgesteckt, als dies von meiner Seite geschehen ist, da ich selbst die Anwendung des Phosphors im Kindesalter auf die Rachitis und die auf dem Boden der Rachitis auftretenden Krankheitserscheinungen beschränke. Jedenfalls scheint aber von jenen unbekannten „meisten“ Autoren, welche heute angeblich vor der Anwendung des Phosphors warnen, auch nicht ein einziger in jener überaus zahlreich besuchten Versammlung, in welcher die Blüte der deutschen Pädiatrie vertreten war, anwesend gewesen zu sein, da niemand gegen die „allseitige“ Empfehlung des Phosphors eine Einwendung erhoben hat.

Ich wende mich nun zum zweiten Teile meines Programms, indem ich über die außerordentliche Steigerung berichten werde, welche die jährlichen Zahlen der im I. öffentlichen Kinderkrankeninstitute in Wien mit Phosphor behandelten Kinder im letzten Dezennium erfahren hat.

Ich habe schon in einer 1889 erschienenen Abhandlung „Zur Theorie und Behandlung der Rachitis“ die bemerkenswerte Tatsache mitgeteilt, daß von dem Augenblicke, wo alle an unsere Anstalt wegen Rachitis überbrachten Kinder mit Phosphor behandelt wurden, sich zuerst eine langsame und nach wenigen Jahren bereits eine rapide Steigerung des Andranges der Rachitiker geltend gemacht hat. Während also 1879 und 1880, wo nur wenige Kinder versuchsweise das Mittel erhielten, nur 251 und 238 Kinder wegen ihrer Rachitis in die Anstalt gebracht worden waren, notierten wir in den nächstfolgenden Jahren bei durchgehender Phosphorbehandlung folgende Zahlen:

1881	414
1882	528
1883	879
1884	1141
1885	2167
1886	3164
1887	3903
1888	4779

In allen diesen Fällen haben die Eltern ausdrücklich wegen der englischen Krankheit ihrer Kinder unsere Hilfe in Anspruch genommen.

Bis Mitte 1888 hatte ich selbst unter Assistenz von Hochsinger die ganze Ambulanz versehen. Jetzt aber mußte infolge der total geänderten Frequenzverhältnisse die Anstalt vergrößert werden und es wurden sieben Abteilungen, darunter zwei interne (unter Hochsinger und v. Genser) errichtet; und nunmehr ergaben sich folgende Zahlen für die mit der Diagnose „Rachitis" protokollierten Kinder:

1889	5909
1890	6141
1891	6699

Wie aus diesen Ziffern hervorgeht, war der Zulauf ein ganz enormer geworden, und wir mußten uns, wenn auch ungern, dazu entschließen, einen Numerus clausus einzuführen, indem wir die Aufnahme für jede Abteilung auf 30 neue Fälle pro Tag beschränkten, während oft ebenso viele zurückgewiesen werden mußten. Infolgedessen zeigten die Ziffern in den nächsten zwei Jahren einen unbedeutenden Rückgang, nämlich

1892	6499
1893	5866

Da aber der Andrang und die Zahl der Abgewiesenen immer größer wurde, entschlossen wir uns, zwei neue interne Abteilungen zu errichten, welche von den Herren Hock und Rie übernommen wurden. Die Beschränkung der Aufnahme wurde wieder aufgehoben, und sofort schnellten die Ziffern ganz gewaltig in die Höhe.

1894	7144
1895	7536
1896	7585
1897	7650
1898	7860
1899	9312

Diese gewiß respektable Rachitisziffer des letzten Jahres verteilte sich, da mittlerweile eine fünfte interne Abteilung errichtet werden mußte, in folgender Weise:

Hochsinger . . .	1729
v. Genser	1568
Hock	2026
Rie	2152
Neurath	1807

Summieren wir die hier verzeichneten Ziffern für die Jahre 1881—1899, so erhalten wir 95 088 Rachitisfälle, welche alle mit Phosphor behandelt worden sind. Damit ist aber unser Phosphormaterial noch keineswegs erschöpft, denn es kommen noch alle jene Fälle hinzu, welche im Protokolle nicht mit der Diagnose „Rachitis" verzeichnet sind, aber dennoch der Phosphorbehandlung unterzogen wurden, also die chronischen Bronchitiden bei Rachitikern, die Pseudoleukämien, Eklampsien, Laryngospasmen und Tetanien der rachitischen Kinder und schließlich die der chirurgischen Abteilung zugewiesenen Skoliosen und die anderen durch Rachitis herbeigeführten Verbildungen des Skelettes. Die Zahl dieser Fälle ließe sich nur schwer genau eruieren, aber es ist ganz gewiß, daß mit Hinzurechnung derselben weit mehr als hunderttausend Kinder an unserer Anstalt mit Phosphor behandelt worden sind. Und dennoch haben wir, ebensowenig wie die früher zitierten Autoren, jemals irgend etwas erlebt, was eine Warnung vor dieser Therapie auch nur im entferntesten verständlich erscheinen ließe. Das einzige Üble, was wir allenfalls dieser Methode nachsagen könnten, wäre die Überschwemmung unserer Anstalt mit Rachitisfällen und die daraus resultierende relative Einförmigkeit unseres Materials, weil jedes zweite Kind ausdrücklich zu dem Zwecke überbracht wird, um „den berühmten Lebertran für die englische Krankheit" zu erhalten. Aber die Abteilungsvorstände und die zahlreichen ihnen beigesellten Hilfskräfte unterziehen sich gerne der Mühe, die ihnen das Aufarbeiten eines so großen Materials verursacht, weil sie sich durch die immer gleichbleibenden vortrefflichen Erfolge dieser Behandlung und durch den Dank der über die rasche Genesung ihrer Kinder hoch erfreuten Mütter reichlich entlohnt sehen.

Nun aber müssen wir hören, daß dieselbe Therapie, durch deren konsequente Anwendung wir uns freiwillig, ohne Aussicht auf irgendeinen wie immer gearteten persönlichen Vorteil, so viel Mühe und Sorge auf den Hals laden, eigentlich eine solche ist, vor der heute von den meisten Autoren gewarnt wird, und zwar hören wir dies von einer Seite, welche im Begriffe steht, ein neues Mittel gegen die Rachitis geschäftsmäßig zu lancieren, der also die Existenz eines bewährten und überdies wohlfeilen Antirachitikums nicht ganz gelegen sein mag. Das, dachte ich, durfte nicht stillschweigend hingenommen werden.

Zum Schlusse kann ich nicht umhin, noch folgendes zu bemerken.

Seit längerer Zeit beobachte ich — und mit mir gewiß auch viele andere — mit wachsendem Befremden die übergroße Geschäftigkeit der Heilmittel- und Nährpräparatenindustrie, die von Tag zu Tag höher anschwellende Flut von Reklamebroschüren, die immer häufigeren Besuche von Geschäftsreisenden der chemischen Branche, zu denen sich neuestens als heitere Varietät die jugendlichen Agentinnen von angenehmem Exterieur und lebhafter Suada gesellen. Auch darin könnte man allenfalls ein heiteres Moment entdecken, daß so ziemlich ein jedes, von seinen Patronen mit den wunderbarsten Fähigkeiten ausgestattete neue Präparat seine Laufbahn damit beginnt, daß es seine Konkurrenzpräparate, die wenige Monate früher mit ähnlichen Lobsprüchen eingeführt worden sind, als wenig wirksam und für den menschlichen Organismus schwer verträglich hinzustellen trachtet. Daß man aber, um seinem Schützling das Terrain zu ebnen, eine längst eingebürgerte, von anerkannten Fachmännern geprüfte und wirksam befundene Therapie mit Berufung auf ungenannt sein wollende Autoren in Mißkredit zu bringen sucht, das geht doch wahrlich schon über den Spaß. Vielleicht wird der Hinweis auf diesen krassen Fall, abgesehen von der defensiven Wirkung, die ich mir davon verspreche, auch noch dazu beitragen, daß weitere Kreise auf die Gefahr aufmerksam werden, welche der wissenschaftlichen Therapie von seiten der Therapie auf Aktien zu erwachsen droht.

Zur Theorie der Rachitis.[1])

Solange man von der Rachitis nicht viel mehr wußte, als daß die Knochen dabei kalkarm und biegsam werden, konnte man noch daran glauben, daß die Krankheit auf einer mangelhaften Zufuhr von Kalksalzen in der Nahrung oder auf einer mangelhaften Resorption dieser Salze in den Verdauungsorganen beruht. Diese naive Auffassung des rachitischen Prozesses ist aber heutzutage nicht mehr annehmbar, weil uns jetzt eine ganze Reihe von Tatsachen bekannt ist, welche durch diese chemische Theorie nicht nur nicht erklärt werden können, sondern derselben zum Teile direkt widersprechen. Diese Tatsachen, die ich in früheren Publikationen ausführlich besprochen habe[2]), lassen sich in folgende Punkte zusammenfassen:

1. An jedem rachitisch affizierten Knochen sind bestimmte, für die Rachitis charakteristische anatomische Veränderungen makroskopisch und mikroskopisch zu erkennnen; und zwar findet man:

a) Eine vermehrte Gefäßbildung und eine abnorme Blutfülle der Gefäße in den knorpelbildenden Geweben, also: im einseitig wachsenden Knorpel und seinem Perichondrium, im Periost, im Knochenmark und in den jüngst apponierten Knochenteilen.

b) Eine krankhaft gesteigerte Knorpelzellenproliferation an der Knochenknorpelgrenze und eine abnorme Weichheit und Nachgiebigkeit der durch dieses krankhafte Wachstum gebildeten Knorpelteile.

c) Eine verstärkte Knochenneubildung im Periost, welche blutreiche, locker gebaute und mangelhaft verkalkte Osteophytenauflagerungen liefert.

d) Der vermehrten Gefäßbildung entspricht eine vermehrte Bildung von Knorpelmarkräumen und Knochengefäßkanälen, welche natürlich eine vermehrte Einschmelzung der Knorpel- und Knochentextur bedingt.

e) Die in diesen Einschmelzungsräumen neugebildeten Knochenteile werden wegen des großen Blutreichtums der benachbarten Gefäße nur mangelhaft oder gar nicht verkalkt.

f) Durch die vermehrte Einschmelzung der harten Knochentextur und ihren Ersatz durch abnorm gebautes (osteoides) und mangelhaft verkalktes

---

[1]) Wiener med. Wochenschr. 1901.

Anm. d. Herausg.: Widerlegung der Theorie der Kalkberaubung und kurze übersichtliche Zusammenfassung der K.schen Rachitistheorie in 15 Punkten; Polemik gegen die Zweifelsche Brot- und Salzhypothese.

[2]) Die Pathogenese der Rachitis. Wien 1885. — Die Phosphorbehandlung der Rachitis. Zeitschr. f. klin. Med. VII. Bd. — Zur Theorie und Behandlung der Rachitis. Beiträge zur Kinderheilkunde, 1. Heft, 1890.

Knochengewebe verlieren die rachitisch affizierten Skeletteile ihre normale Resistenz und sind den mannigfaltigsten Verbiegungen und Infraktionen ausgesetzt.

g) Nach Ablauf des rachitischen Prozesses bilden sich die krankhaft vermehrten und ausgedehnten Blutgefäße zurück und es füllen sich die ihnen entsprechenden Markräume mit konzentrischen, normal verkalkten Knochenlamellen, wodurch die Knochen eine die Norm überschreitende Dichtigkeit und Härte gewinnen (Eburneation).

Es ist nun ohne weiteres klar, daß diese komplizierten Vorgänge in den osteogenen Geweben und in den fertigen Knochen unmöglich durch ein — selbst im schlimmsten Falle doch nur unbedeutendes — Minus von Kalksalzen in den Ernährungsäften herbeigeführt werden können. Namentlich wird man nicht verstehen können, wie infolge eines solchen Minus ein abnorm gesteigertes Wachstum von Geweben bewerkstelligt werden soll, welche, ganz abgesehen von der nachträglichen Verkalkung, schon zu ihrem eigenen Aufbau den Kalk nicht entbehren können[1]); und am allerwenigsten wird man begreifen, warum der Knochen nach dem Aufhören des hypothetischen Kalkmangels noch härter und kalkreicher werden soll als unter normalen Verhältnissen. Es kann also heutzutage nur derjenige an der chemischen Kalktheorie der Rachitis festhalten, welcher die anatomischen Veränderungen in den rachitischen Knochen entweder nicht kennt oder sie absichtlich ignoriert.

2. Eine andere hochwichtige Tatsache, welche durch die anatomische Untersuchung des rachitisch affizierten Skelettes, zum Teile aber auch schon durch den Befund am lebenden Kinde sichergestellt werden kann, besteht darin, daß der rachitische Prozeß fast ausschließlich die rasch wachsenden Knochenenden befällt, während diejenigen, an denen das Appositionswachstum nur träge vonstatten geht, selbst bei intensiver Erkrankung ganz oder nahezu intakt bleiben. Dieses Verhältnis zeigt sich besonders auffällig an den Rippen. Während an diesen der vordere Teil selbst bei den leichteren Affektionen deutlich verändert ist — rosenkranzartige Auftreibung und stark verminderte Resistenz —, kann man selbst bei schweren Fällen an den hinteren Enden der herauspräparierten Rippen eine normale Starrheit der knöchernen Teile und im mikroskopischen Bilde vollkommen normale Verhältnisse ohne abnorme Vaskularisation und ohne vermehrte Knorpelzellenproliferation konstatieren. Auf Grund der Kalktheorie dürfte man aber höchstens erwarten, daß die krankhafte Beschaffenheit und die fehlende Verkalkung an den träge wachsenden Enden in einer geringeren räumlichen Ausdehnung sichtbar werden als an den stärker wachsenden.

3. Die Rachitis findet sich nicht nur bei dyspeptischen und schlecht genährten Kindern, sondern sehr häufig und in bedeutender Ausprägung auch bei normal verdauenden und vortrefflich aussehenden Brustkindern. Diese Tatsache wurde bereits von Elsässer, Friedländer, Ritter, Henoch, Mey u. a. scharf betont, und jedermann kann sich davon überzeugen, wenn

[1]) Die Asche des unverkalkten Knorpels enthält nach Krukenberg (Zeitschr. f. Biol., Bd. 20, S. 307) vorwiegend Kalzium.

er ohne Voreingenommenheit an die Untersuchung der Kinder herangeht und nicht schon von vornherein die Möglichkeit einer Rachitis bei einem gut verdauenden Brustkinde in Abrede stellt. Wenn also behauptet wird, die Muttermilch gewähre den sichersten Schutz gegen die Rachitis (Vierordt), wenn gesagt wird, daß einer jeden Rachitis präkursorische Störungen im Verdauungsapparate vorhergehen (Comby), oder gar, daß die Rachitis konstant von Verdauungsstörungen begleitet ist (Marfan), so sind diese Behauptungen sicher nicht der Beobachtung entnommen, sondern nichts anderes als Deduktionen aus einer a priori konstruierten Theorie. Wie sehr verbreitet und festgewurzelt aber diese irrige Lehre ist, sehe ich am besten an den erstaunten Mienen meiner Hörer, wenn ich ihnen an wahren Prachtexemplaren von Säuglingen, die ausschließlich an der Mutterbrust genährt werden, ausgedehnte Erweichungsstellen am Hinterhaupte, klaffende Nähte, rachitischen Rosenkranz usw. demonstriere. Diese nicht etwa exzeptionelle, sondern ziemlich häufige Kombination ist aber mit der chemischen Kalktheorie schlechterdings unvereinbar; denn abgesehen davon, daß eine Verdauungstörung und eine dadurch bedingte mangelhafte Resorption der Kalksalze in solchen Fällen tatsächlich nicht existieren, schließt das glänzende Gedeihen dieser Kinder und ihre oft mehr als befriedigende Gewichtszunahme eine Kalkarmut der Säfte mit Sicherheit aus, weil alle Weichteile ohne Ausnahme zu ihrem Aufbau Kalksalze benötigen. Haben aber die Weichteile genug Kalksalze, um ein intensives Wachstum zu entwickeln, dann muß die rachitische Knochenaffektion sicher auf einer anderen Ursache als der supponierten Kalkarmut der Säfte beruhen.

4. Ebenso sichergestellt wie die Tatsache, daß glänzend genährte Brustkinder nicht selten rachitisch sind, ist auch das Gegenteil, daß nämlich die elendsten atrophischen Kinder sehr häufig nicht nur vollkommen frei von Rachitis bleiben, sondern oft geradezu ideal verkalkte Schädelknochen mit kleiner Fontanelle und harten, nicht elastischen Nahträndern aufweisen. Auch dieses wichtige Faktum wurde bereits von Friedleben hervorgehoben, welcher bei solchen „respirierenden Skeletten", wie er sich drastisch ausdrückt, harte Knochen mit einem Kalkgehalt wie beim Erwachsenen gefunden zu haben angibt. Wenn man nun irgendwo an eine ungenügende Aufnahme von Kalksalzen denken könnte, so wäre es in diesen Fällen, wo die Verdauungstörung förmlich bis zur Inanition gediehen ist. Und doch ist nicht nur von Rachitis keine Rede, sondern die Knochen haben sogar einen die Norm übersteigenden Kalkgehalt.

5. In guter Übereinstimmung mit dieser Beobachtung an lebenden Kindern steht der von Brubacher bei C. Voit[1]) gelieferte Nachweis, daß bei schwerer Rachitis nur das Skelett kalkärmer ist als bei gesunden Kindern, nicht aber die weichen Gebilde, woraus hervorgeht, daß die Ursache der Kalkarmut des Skeletts nicht in einer Kalkarmut der Säfte, sondern nur in einer krankhaften Beschaffenheit der Knochen gelegen sein kann.

6. Der bedeutende Kalkgehalt der Kuhmilch (dreimal so groß als in der Menschenmilch) verhindert die künstlich genährten Kinder ebensowenig,

[1]) Zeitschr. f. Biol. Bd. IX.

rachitisch zu werden, als der enorme Kalkgehalt der Hundemilch (vierzehnmal so groß als beim Menschen) die Hündchen vor der bei ihnen besonders häufigen Rachitis zu schützen vermag.

7. Die künstliche Zufuhr von Kalksalzen ist nach der übereinstimmenden Aussage der namhaftesten Kinderärzte (Bouchut, Vogel, Steiner, Gerhardt, Henoch u. a.) sowie nach meinen eigenen Beobachtungen gänzlich unwirksam gegen die rachitische Knochenaffektion.

8. Der von mir zum ersten Male ziffernmäßig nachgewiesene und von zahlreichen anderen Beobachtern (Fischl, Quisling, Alexander, Wallach, Cohn, Schukofski, Mey, Callari u. a.) bestätigte Einfluß der Jahreszeiten, welcher sich in der Weise äußert, daß die Häufigkeit und Intensität der Rachitis und ihrer nervösen Begleiterscheinungen im Laufe des Winters gradatim zunimmt und im Frühfrühjahre die höchste Stufe erreicht, um im Sommer ebenso gradatim abzunehmen und im Herbste den Tiefstand zu erreichen, ist nicht nur mit der Kalktheorie in keinen logischen Zusammenhang zu bringen, sondern widerspricht geradezu der vermeintlichen Abhängigkeit der Rachitis von der Dyspepsie, weil die Darmkatarrhe und die anderen Verdauungstörungen gerade im Sommer, wo die Rachitis abnimmt, besonders prävalieren und im Winter, wo die Rachitiskurve ansteigt, weit in den Hintergrund treten.

9. Die große Häufigkeit des intrauterinen Beginnes der Rachitis, auf welchen bereits im vorigen Jahrhunderte Storch (Pelargus) und später Ritter, Förster, Bednar u. a. aufmerksam gemacht haben, die aber dann von mir an dem Material der hiesigen Findelanstalt, von Schwarz bei Breisky, von Feyerabend bei Dohrn und von Michael Cohn bei H. Neumann ziffernmäßig festgestellt wurde, ist ebenfalls mit der Kalktheorie nicht in Einklang zu bringen, weil an eine Kalkarmut der dem Fötus zugeführten Säfte nicht wohl gedacht werden kann[1]).

[1]) Die von mir und den obgenannten Autoren behauptete Häufigkeit der angeborenen Rachitis wurde schon früher von Friedleben und neuerdings von Filatow, Fede und Cacace und besonders von Tschistowitsch bestritten, aber nicht auf Grund von Befunden, welche von den unseren abweichen, sondern einfach in der Weise, daß diese Autoren die auch von ihnen überaus häufig gefundenen Veränderungen an den Schädelknochen und den Rippen der Neugeborenen trotz der aus ihren Beschreibungen hervorgehenden Identität mit unseren Befunden und den rachitischen Veränderungen des Säuglingsalters bloß deshalb für nichtrachitisch erklären, weil sie eben angeboren sind. Man dekretiert also zuerst, daß die Rachitis selten oder niemals angeboren ist, und mit Berufung auf diesen Beschluß beweist man dann hinterher, daß das, was man an den Knochen der Neugeborenen findet, keine Rachitis sein kann. So hat Filatow in seiner Semiotik und Diagnostik der Kinderkrankheiten erklärt, daß die angeborene Erweichung der Schädelknochen nicht pathologisch ist, ohne zu berücksichtigen, daß der anatomische und histologische Befund der kraniotabischen Stellen bei Neugeborenen und bei älteren Kindern in allem und jedem vollkommen übereinstimmen. Noch einfacher wäre es freilich zu sagen: Wenn die Rachitis angeboren ist, dann ist sie keine Rachitis. Wenn ich aber in den Befunden von Tschistowitsch geradezu klassische Schilderungen von Kraniotabes, klaffenden Schädelnähten, Rosenkranz, periostalen Auflagerungen usw. lese, so halte ich mich nicht an die subjektiven Umdeutungen dieser Befunde durch den Beobachter, sondern an die nackten Tatsachen, aus denen klar und deutlich hervorgeht, daß die angeborene Rachitis im Materiale der Petersburger Findel-

10. Die spezifische Wirkung kleiner Phosphorgaben auf den rachitischen Knochenprozeß und die ihn begleitenden Krankheitserscheinungen, welche, außer von mir und meinen Mitarbeitern, auch noch von Hagenbach, Soltmann, Unruh, Biedert, Dornblüth, B. Wagner, Benno Schmidt, Bókay, Strümpell, Petersen, Unger, Töplitz, Canali, Demme, Jacobi, Eisenschitz, Boas, Guidi, Thomas, Pott, Rauchfuß, Troitzki, Mandelstamm, H. Neumann, Hennig, Theodor, Szegö, Hoffa, Sayre, Epstein, Escherich, Concetti, Fischl u. a. beobachtet wurde, ist mit der chemischen Kalktheorie unvereinbar, weil sie auch ohne jede Änderung der Ernährung zur Geltung kommt, und weil es nicht zu verstehen wäre, wie ein halbes Milligramm Phosphor per Tag den Kalkmangel in den Ernährungsäften der Knochen beseitigen soll.

Aber die in diesen zehn Punkten enthaltenen Tatsachen widersprechen nicht nur entschieden einer jeden Theorie, welche die rachitische Knochenerweichung auf eine verminderte Kalkzufuhr zu den wachsenden Knochen zurückführen will, sondern sie gestatten auch, eine einheitliche Theorie der Rachitis aufzustellen, welche keine bekannte Tatsache ignoriert und mit keiner bekannten Tatsache kollidiert; und ich will es nun versuchen, diese Theorie, die ich in meinen früheren Publikationen sehr ausführlich begründet habe, in möglichster Kürze zusammenzufassen:

1. Die Grundlage des rachitischen Knochenprozesses liegt in dem den Knochen eigentümlichen appositionellen Wachstumsmodus, welcher es mit sich bringt, daß das den Knochen zugeführte Ernährungsmaterial, soweit es zum Wachstum, d. h. zur Neubildung der später verknöchernden Gewebe dient, nicht in gleichem Maße allen Teilen zugeführt werden darf, sondern zu den räumlich beschränkten Appositionstellen jedes einzelnen Knochens (Periost, Nahtsubstanz, Knochen-Knorpelgrenze, Epiphysenlinie) dirigiert werden muß.

2. Dieser besondere Wachstumsmodus der Knochen bedingt schon an sich eine physiologische Hyperämie der knochenbildenden Gewebe, weil die vermehrte Zufuhr des Wachstumsmateriales nur durch Vermittlung eines entsprechend erweiterten Gefäßnetzes erfolgen kann.

3. Diese physiologische Hyperämie der osteogenen Gewebe bringt es mit sich, daß in dem Falle, als das Blut ein reizendes oder entzündungerregendes Agens mit sich führen würde, die Wirkung desselben sich am auffallendsten an den Stellen des lebhaften Knochenappositionswachstums geltend machen müßte.

4. Die früher geschilderten Befunde an den rachitisch affizierten Knochenenden bieten alle Zeichen einer vaskularisierenden Knorpel- und Knochen-

anstalt noch viel häufiger ist als in demjenigen der hiesigen Findelanstalt, welches ich seinerzeit zu meinen Untersuchungen verwendete. Daß es sich aber bei meinen Befunden wirklich um Rachitis gehandelt hat, schließe ich nicht nur aus der Identität der anatomischen und histologischen Bilder mit der Rachitis der späteren Monate, sondern auch daraus, daß die betreffenden Veränderungen bei Neugeborenen ebenfalls in der ersten Jahreshälfte viel häufiger vorkommen als in der zweiten, daß sie in ununterbrochener Kontinuität in die Rachitis der späteren Monate übergehen und daß sie endlich durch die Phosphortherapie ebenso günstig beeinflußt werden wie die letzteren.

entzündung mit ihren Folgeerscheinungen, als da sind: krankhaft gesteigerte Knorpelzellenproliferation, gefäßreiche und kalkarme periostale Knochenauflagerungen, rarefizierende Ostitis, Bildung von gitterförmigen Osteophyten in der Markhöhle und von kalkarmen Knochenlamellen in den Ausschmelzungsräumen.

5. Die Osteochondritis rachitica entsteht nur in der Periode des lebhaftesten Knochenwachstums, weil nach dem früher Gesagten nur in dieser Periode die Bedingungen für seine Ausbildung gegeben sind. Deshalb datiert der Beginn der Erkrankung so häufig aus den letzten Fötalmonaten und aus den ersten Monaten des extrauterinen Lebens, weil in dieser Zeit sowohl das absolute als auch besonders das relative Wachstum der einzelnen Skeletteile am lebhaftesten vor sich geht.

6. Aus denselben Gründen findet sich der rachitische Knochenprozeß nur an den lebhaft wachsenden Knochenenden und verschont — mit seltenen Ausnahmen — die träge wachsenden Enden, weil an den letzteren die Grundbedingung für die entzündliche Irritation, nämlich die physiologische Hyperämie, nicht vorhanden ist.

7. Da das Längenwachstum des Körpers und damit auch das Wachstum der langen Röhrenknochen im dritten und vierten Jahre schon bedeutend an Intensität verliert, kommt es um diese Zeit in den meisten Fällen zur Spontanheilung der Rachitis. An den Schädelknochen erfolgt aber diese Spontanheilung schon früher, weil hier die Wachstumsintensität bereits früher nachgelassen hat.

8. Das häufige Vorkommen rachitischer Knochenveränderungen bei vorzüglich gedeihenden und rapid wachsenden Säuglingen und auf der anderen Seite der häufige Befund normal verkalkter Knochen bei hochgradig atrophischen Kindern beruhen auf ähnlichen Verhältnissen, weil im ersteren Falle das lebhafte Wachstum der Knochen das Entstehen des rachitischen Prozesses begünstigt, im letzteren Falle aber durch den nahezu völligen Wachstumsstillstand die ungünstigsten Bedingungen für die Einleitung des irritativen Zustandes an den Appositionstellen der Knochen gegeben sind.

9. Alle krankhaften Zustände des kindlichen Organismus in der Zeit des lebhaftesten Wachstums können, theoretisch genommen, jene irritierenden Stoffe erzeugen, welche nach dieser Voraussetzung den entzündlichen Prozeß an den Stellen des lebhaftesten Knochenwachstums hervorrufen und befördern sollen.

10. Mit dieser theoretischen Möglichkeit stimmt die Erfahrung überein, daß durch manche Infektionskrankheiten, wie Masern, Keuchhusten, Bronchitis, chronische Pneumonie, eine bis dahin nur angedeutete rachitische Affektion in auffallender Weise verschlimmert wird.

11. Die bedeutende Steigerung der Häufigkeit und Intensität der rachitischen Erkrankung im Verlaufe des Winters, auf der anderen Seite das ausschließliche Vorkommen der allerschwersten Fälle in den elenden Proletarierwohnungen und endlich der auffallend günstige Einfluß der besseren Jahreszeit und des Landaufenthaltes auf den Heilungsprozeß der Rachitis stellen diejenigen Schädlichkeiten in den Vordergrund, welche ich als die „respi-

ratorischen Noxen“ bezeichnet habe. Ich denke mir dieselben in der Weise tätig, daß die in der verdorbenen Zimmerluft enthaltenen giftigen Stoffe durch die Respirationsfläche in die Zirkulation gelangen und aus den früher angegebenen Gründen ihre reizende und entzündungerregende Wirkung in hervorragender Weise an den Stellen des lebhaftesten Knochenwachstums entfalten.

12. Der auffallende Rückgang der Rachitis in den Sommermonaten, in denen die Morbiditätskurve der Dyspepsien und Darmkatarrhe ihren Höhepunkt erreicht, und dann wieder der häufige Befund normaler Knochen bei der mit chronischer Dyspepsie einhergehenden Pädatrophie beweisen, daß die aus den kranken Verdauungsorganen stammenden toxischen Produkte in bezug auf ihre Bedeutung für die Entstehung der Rachitis weit hinter die respiratorischen Schädlichkeiten zurücktreten.

13. Die Kalkarmut der rachitischen Knochen beruht ausschließlich auf der entzündlichen Hyperämie derselben, weil diese einerseits eine vermehrte Einschmelzung der normal verkalkten Knochentextur herbeiführt und andererseits die in der Umgebung der vermehrten und krankhaft erweiterten Gefäße neugebildeten Knochenteile, wie bei jeder anderen Knochenentzündung, entweder wenig oder gar keine Kalksalze in sich aufnehmen.

14. Aus diesem Grunde geht die Kalkverarmung des Skelettes mit einem normalen oder selbst etwas vermehrten Kalkgehalt der Weichteile einher (Brubacher) und aus demselben Grunde bleibt auch die künstliche Zufuhr von Kalksalzen bei der Rachitis ohne jede Wirkung.

15. Die von Wegner entdeckte verdichtende Wirkung kleinster Phosphormengen auf die neu apponierten Knochenteile wachsender Tiere und der dadurch bedingte Ersatz der gefäßreichen und lockeren Spongiosa durch eine gefäßarme Kompakta sind nur dann verständlich, wenn man annimmt, daß die in die Zirkulation gelangenden kleinen Phosphormengen eine hemmende Wirkung auf die Gefäßbildung ausüben. In den rachitisch affizierten Knochen mit ihrer krankhaft gesteigerten Gefäßneubildung kann daher diese hemmende Wirkung den Heilungsprozeß herbeiführen oder befördern.

Zieht man nun einen Vergleich zwischen der alten Theorie der Rachitis und derjenigen, welche sie als einen entzündlich-irritativen Vorgang in den knochenbildenden Geweben auffaßt, so wird wohl jeder Unbefangene zugeben müssen, daß die letztere der Aufgabe einer jeden Theorie, die bekannten Tatsachen in eine verständliche kausale Beziehung zueinander zu bringen, in viel befriedigenderer Weise gerecht wird als die andere. Genauer genommen steht aber die Sache so, daß zwar die von mir vertretene Auffassung des rachitischen Knochenprozesses und seiner Genese sicherlich noch vervollkommnet oder vielleicht sogar durch eine andere Theorie, welche die Aufgabe noch besser zu lösen, vermöchte, ersetzt werden kann; aber ein Zurückgreifen auf die alte, von den meisten bereits aufgegebene chemisch-alimentäre Theorie scheint in jedem Falle aussichtslos, weil diese die anatomischen, ätiologischen, klinischen und therapeutischen Tatsachen entweder ignorieren muß oder mit ihnen in unlösbare Widersprüche gerät.

Trotzdem ist dieser von vornherein aussichtslose Versuch neuerdings unternommen worden, und zwar von Zweifel in seiner im vorigen Jahre erschienenen „Ätiologie, Prophylaxe und Therapie der Rachitis", in welchem Buche der Verfasser ganz im Sinne der älteren Hypothese aus dem Umstande, daß die Knochen von florid rachitischen Kindern ärmer an Kalksalzen sind, den Schluß ableitet, „daß die Rachitis wahrscheinlich durch mangelhafte Zufuhr von Kalksalzen entstehe, dementsprechend auch experimentell erzeugt und durch Kalkzufuhr bei den kranken Kindern geheilt werden könne" (S. 7).

Man wäre nun sicherlich berechtigt, zu erwarten, daß jemand, der eine ziemlich allgemein als abgetan angesehene Hypothese rehabilitieren will, vor allem die Tatsachen und Einwendungen, welche den Sturz derselben herbeigeführt haben, Revue passieren läßt und wenigstens den Versuch macht, entweder ihre Unrichtigkeit nachzuweisen oder zu zeigen, daß sie sich auch mit der verlassenen Hypothese in Einklang bringen lassen. Wir werden aber sogleich sehen, wie wenig der Verfasser der genannten Monographie dieser selbstverständlichen Verpflichtung nachgekommen ist.

Was zunächst die anatomischen Tatsachen anlangt, so begnügt sich der Autor damit, auf einer einzigen Seite seines Buches einen kurzen und höchst unvollständigen Auszug aus den Beschreibungen älterer Beobachter zu geben, woraus man wohl schließen darf, daß er über eigene Untersuchungen in dieser Richtung nicht verfügt. Warum er es unterlassen hat, solche Untersuchungen vorzunehmen, zu denen ihm das Material sicherlich im reichsten Maße zur Verfügung gestanden wäre, ist aus seiner Darstellung ebensowenig zu entnehmen, als seine Ansicht darüber, ob man berechtigt ist, eine Krankheit monographisch zu bearbeiten, deren anatomische Grundlage man nur vom Hörensagen kennt[1]). Aber wenn man schon eine solche, mindestens antiquierte Methode befolgt, dann muß man doch wenigstens versuchen, zwischen den anatomischen Befunden der Autoren und der eigenen Theorie einen logischen Zusammenhang herzustellen. Aber von einem solchen Versuche ist bei Zweifel nichts zu bemerken. Wir lesen zwar von dem großen Gefäßreichtum des Periosts, der jüngeren periostalen Knochenschichten, des wachsenden Knorpels und der Knorpelmarkräume, aber nirgends davon, wodurch dieser Gefäßreichtum entstanden ist, und wie eine verringerte Kalkzufuhr zu den wachsenden Knochen imstande sein soll, eine vermehrte Gefäßneubildung und einen abnormen Blutreichtum des ganzen Gefäßnetzes herbeizuführen.

Auch die wichtige Tatsache, daß dieser Gefäßreichtum und die ganze rachitische Veränderung mit Einschluß der mangelhaften Verkalkung an den träge wachsenden Knochenenden vermißt werden, und daher die hier apponierten Schichten selbst bei ausgesprochener Rachitis normale Verkalkungsverhältnisse zeigen, ist von Zweifel mit tiefem Schweigen übergangen worden, wodurch er allerdings der Verlegenheit entgangen ist, zu erklären, wie diese normale Verkalkung mit der supponierten Kalkarmut der Ernährungsäfte in Einklang zu bringen ist.

---

[1]) Wenn Zweifel die normale und die pathologische Osteogenese aus eigener Anschauung kennen würde, hätte er sicher nicht geschrieben, daß die platten Knochen bei der Rachitis mit kalkarmen oder kalklosen Zellen durchbrochen sind, weil er dann wissen würde, daß der Kalk sich nur zwischen den Fibrillen ablagert, daß aber die Knochenzellen weder unter normalen, noch unter pathologischen Verhältnissen kalkhaltig sind.

Dasselbe Schicksal widerfuhr auch der Beobachtung rachitischer Knochenveränderungen bei brillant genährten Brustkindern und des häufigen Fehlens einer jeden Spur dieser Veränderungen bei der Pädatrophie infolge von chronischer Dyspepsie. Auch der wichtige Umstand, daß die unverkalkten Gewebe zu ihrem Aufbau Kalk benötigen, ist in dem ganzen Buche mit keiner Silbe erwähnt und selbstverständlich auch kein Bedacht darauf genommen, daß mit Rücksicht darauf die gute Gewichtszunahme, die so häufig bei florid rachitischen Kindern beobachtet wird, eigentlich einen Kalkhunger mit völliger Sicherheit ausschließt.

Merkwürdig ist auch das Verhalten Zweifels gegenüber den früher zitierten Untersuchungen von Brubacher, welche ergeben haben, daß der Kalkgehalt der Weichteile bei der Rachitis nicht nur keine Verminderung, sondern eher eine Vermehrung aufweist. Obwohl nämlich der erstgenannte Autor in der Kalkliteratur sehr wohl zu Hause ist und die meisten auf die Kalkökonomie bezüglichen Arbeiten in das Literaturverzeichnis aufgenommen hat, ist gerade diese Arbeit, deren Ergebnis ziemlich allgemein als eine direkte Widerlegung der Kalkhungertheorie angesehen wurde, in dem ganzen Buche nirgends erwähnt.

Auch von dem unverhältnismäßig großen Kalkgehalt der Hundemilch und der Häufigkeit der Rachitis bei den mit dieser kalkreichen Milch gesäugten Hündchen ist bei Zweifel nicht die Rede, obwohl ihm diese Tatsachen bei seinen ausgedehnten Literaturstudien unmöglich entgangen sein können. Am auffallendsten ist aber die vollständige Ignorierung des von mir und zahlreichen anderen Beobachtern übereinstimmend geschilderten Einflusses der Jahreszeit auf die Rachitiskurve. Diese Tatsache, deren fundamentale Bedeutung für die Ätiologie, Prophylaxe und Therapie der Rachitis niemand bestreiten kann, ist in dem Buche, welches sich seinem Titel zufolge die Aufgabe gestellt hat, die Ätiologie, Prophylaxis und Therapie der Rachitis zu behandeln, mit peinlicher Sorgfalt verschwiegen und die Arbeiten von Fischl, Quisling, Alexander, Wallach, Mey u. a., die sich mit diesem Gegenstande befaßt haben, fehlen wieder in dem sonst sehr ausführlichen Literaturverzeichnis. Freilich hätte es dem Verfasser nicht geringe Schwierigkeiten bereitet, eine Erklärung dafür zu finden, warum die Knochen im März und April die nötigen Kalksalze soviel schwerer erlangen sollen als im September und Oktober[1]).

Während aber Zweifel bisher gegenüber den unbequemen Tatsachen die Taktik des Totschweigens befolgt hat, begegnet er ihnen ein andermal in der Weise, daß er ihnen in dogmatischer Form eine direkt widersprechende Behauptung entgegenstellt.

[1]) Abgesehen von der so häufigen Spontanheilung der menschlichen Rachitis im Verlaufe des Sommers ist vielleicht für die prophylaktische und therapeutische Bedeutung der unverdorbenen Luft nichts so bezeichnend, wie die Angabe von Haubner in Dresden, daß die Rachitis bei Ziegen und Schweinen oft bei tadellosem Futter entsteht, daß sie aber in der kürzesten Zeit verschwindet, wenn die Tiere aus dem Stalle genommen und im Freien gehalten wurden. Auch die Affen erkranken nach Hansemann niemals im wilden Zustande an Rachitis, wohl aber sehr häufig in den Käfigen der Menagerie.

Dies ist z. B. der Fall in der Frage des intrauterinen Beginnes der Rachitis. Niemand wäre hier besser in der Lage gewesen, auf Grund von eigenen objektiven Untersuchungen an einem großen lebenden und Sektionsmaterial ein entscheidendes Wort in dieser wichtigen Frage zu sprechen, als der Vorstand einer großen geburtshilflichen Klinik; und eine derartige Untersuchung wäre um so mehr am Platze gewesen, als eine solche bereits an anderen Geburtskliniken, wie in Wien (bei Breisky) und in Königsberg (bei Dohrn) angestellt wurde und ein für die Kalkhungertheorie nicht eben günstiges Resultat ergeben hat. Zweifel aber ignoriert diese Untersuchungen, erwähnt die betreffenden Publikationen mit keinem Worte und behauptet frischweg, daß die floride, klinisch erkennbare Rachitis vor dem vierten Monate nur selten vorkommt. Auf welchem Wege er zu dieser Behauptung gelangt ist, erfahren wir freilich nicht, und ebensowenig wird uns etwas darüber gesagt, ob die von mir, Schwarz und Feyerabend an der Mehrzahl der in der Gebäranstalt zur Welt kommenden Kinder gefundenen Knochenanomalien gerade in Leipzig vermißt werden, obwohl nach seiner Angabe die Rachitis in dieser Stadt besonders verbreitet sein soll. In dem benachbarten Dresden hat Unruh, der Vorstand eines großen Kinderspitales, auf Grund seiner Beobachtungen — konform mit meinen Resultaten bei den Kindern der ärmeren Wiener Bevölkerung — behauptet, daß fast jede Rachitis intrauterin beginne und schon bei der Geburt durch die klinische Untersuchung nachweisbar sei, und ich denke, in Leipzig wird es sich in dieser Beziehung kaum anders verhalten. Um so befremdlicher ist es aber, daß Zweifel nicht einmal den Versuch gemacht hat, seine anders lautende Behauptung mit konkreten Daten zu begründen.

Ein ähnliches Verfahren hat Zweifel bezüglich der therapeutischen Wirkung der Kalkpräparate bei der Rachitis eingeschlagen. Wir haben früher gehört, daß erfahrene Kinderärzte sich dahin ausgesprochen haben, daß diese Therapie völlig unwirksam ist, und man sollte nun glauben, daß, wenn jemand die gegenteilige Ansicht vertritt, er dies nur auf Grund von zahlreichen, unter allen möglichen Kautelen angestellten Versuchen und Beobachtungen tun dürfte. Nirgends findet sich aber eine Andeutung darüber, daß Zweifel ein rachitisches Kind mit Kalk behandelt oder gar geheilt hat, sondern er schließt nur aus der Kalkarmut der rachitischen Knochen, daß die Rachitis durch Zufuhr von Kalksalzen geheilt werden könne. Ich denke aber, der wissenschaftlichen Methode entspricht es jedenfalls besser, wenn wir, die wir uns in zahlreichen Beobachtungen von der Unwirksamkeit der Kalktherapie überzeugt haben, aus diesen unseren Beobachtungen schließen, daß die Theorie des Kalkhungers, abgesehen von allen anderen gegen sie sprechenden Tatsachen, schon allein deshalb als unhaltbar erklärt werden muß.

Auch bezüglich der Phosphorbehandlung der Rachitis hat Zweifel es strenge vermieden, sich durch eigene Beobachtung von dem wahren Sachverhalt zu überzeugen[1]). Er sagt nur, daß der Phosphorlebertran den

[1]) Auch von der eklatanten Wirkung des Phosphors bei der Osteomalazie, welche von so vielen Autoren angegeben wird, ist bei Zweifel keine Erwähnung getan, wie denn auch die Namen der betreffenden Autoren, wie Sternberg, Latzko, Strümpell, Matterstock, v. Weiss, Kosminski, Rissmann usw. in dem Literaturverzeichnisse der Osteomalazie übergangen sind.

Beifall der Praktiker in hohem Maße genießt (S. 26), daß er in hohem Ansehen steht und fast von allen Kinderärzten angenommen wurde (S. 158), er spricht von den überzeugten und lobsprudelnden Zustimmungen einer großen Zahl von berühmten Ärzten, welche die ausgezeichneten Erfahrungen mit dieser Therapie bestätigen (S. 163) usw. Aber diese so sehr gerühmte Therapie hatte für Zweifel den unverzeihlichen Fehler, daß sie der Theorie des Kalkhungers widerspricht, und da er ihr nicht durch eigene Versuche, die er eben nicht gemacht hat, beikommen konnte, mußte ein anderer Angriffspunkt gesucht werden, und dieser fand sich auch in der Weise, daß Zweifel behauptete, der Phosphorlebertran enthalte gar keinen Phosphor, die „berühmten Ärzte" wären also zu ihren „lobsprudelnden Zustimmungen" durch eine Art von Suggestion gelangt, und wir alle hätten unsere Rachitiker nur mit einem Löffelchen Lebertran ohne Phosphor behandelt.

Diese etwas starke Zumutung hat Zweifel damit begründet, daß er in einem Lebertran, der nach seiner Verschreibung in 100 Gramm ein und ein halbes Milligramm Phosphor (statt der von mir angegebenen zehn Milligramm) enthalten sollte, einige Male kein Leuchten nachweisen konnte. Warum er zu dieser Prüfung nicht die volle Dosis, sondern nur ein Siebentel derselben verschrieben hat, darüber hat sich Zweifel trotz wiederholter Anfragen noch immer nicht geäußert. Aber abgesehen von dieser Unbegreiflichkeit ist der gegen den Phosphorlebertran versuchte Sturmangriff bereits vollständig mißglückt. Denn erstens haben die Kontrolluntersuchungen von Latzko, Pfaundler, Schlossmann und Stich ergeben, daß der Phosphor im Lebertran weit über die für die Praxis in Frage kommende Zeit hinaus in unveränderter Form enthalten ist, und überdies befinde ich mich durch einen glücklichen Zufall im Besitze einer ganzen Reihe von Phosphorlebertranen und Phosphorölen aus dem Jahre 1886, in denen ich jetzt nach 14 Jahren sowohl durch die Leuchtprobe als auch durch die von Glücksmann angegebene Azetonsilberprobe die Gegenwart von „metallischem Phosphor" nachweisen konnte. Außerdem habe ich gezeigt, daß der Phosphor auch im Lipanin, welches wenigstens sechsmal soviel freie Fettsäuren enthält als der Lebertran, noch nach vielen Wochen leuchtet und das Silbersalz reduziert[1]), womit auch die von Zweifel ohne den Versuch eines Beweises aufgestellte Behauptung widerlegt ist, daß der Phosphor durch die Fettsäuren oxydiert wird. Damit fällt aber die Zumutung, daß wir die Kinder nur mit Lebertran behandelt haben, in nichts zusammen, und der rasche Heilerfolg des Phosphors bei der Rachitis trotz unveränderter Nahrung hat als Argument gegen die Theorie des Kalkhungers nicht das mindeste von seinem Gewichte verloren.

Was hat nun Zweifel an Positivem zugunsten seiner Theorie vorgebracht?

Er beruft sich vor allem darauf, daß es einigen Experimentatoren gelungen ist, durch kalkarmes Futter bei Tieren Rachitis hervorzurufen, und gibt sich die größte Mühe, die negativen Resultate anderer Beobachter zu bemängeln. Dabei hat er aber den Mißgriff begangen, auch mich zu den Experimentatoren zu zählen, welche durch kalkarmes Futter bei Tieren

[1]) Wiener med. Presse 1901, Nr. 2, 3, 5 und Therapeut. Monatshefte, Febr. 1901.

Rachitis erzeugt haben, obwohl ich niemals ein derartiges Experiment gemacht und ein solches selbstverständlich auch niemals veröffentlicht habe.

In meiner Arbeit über die Phosphorbehandlung der Rachitis habe ich Versuche geschildert, in denen es mir gelungen ist, durch Verabreichung größerer Phosphordosen bei wachsenden Tieren entzündliche Erscheinungen an den Appositionstellen der Knochen hervorzurufen, welche durch die vermehrte Gefäßbildung, die krankhaft gesteigerte Markraumbildung und die Auflagerung von Osteophyten im Periost und in der Markhöhle eine gewisse Ähnlichkeit mit den Befunden bei schwerer Rachitis dargeboten haben; und ich benützte diese bemerkenswerten Befunde, um an ihnen zu demonstrieren, wie hier nicht eine hypothetische, sondern eine genau bekannte toxische Substanz in dem Blute zirkuliert und ihre entzündungerregende Wirkung in besonders auffallender Weise an den Appositionstellen der Knochen entfaltet. Solche Experimente habe ich sowohl an Kaninchen als auch an Hühnern angestellt. Weil ich nun bei der Schilderung derjenigen Versuche, welche ich mit den kleinen Phosphordosen nach Wegner zur Erzielung der von ihm angegebenen Verdichtungserscheinungen gemacht habe, die Angabe machte, daß ich die Tiere genau nach den Angaben von Wegner behandelt habe, schließt Zweifel daraus, daß ich ihnen neben dem Phosphor auch ein kalkarmes Futter gegeben habe, und beruft sich bei dieser überraschenden Schlußfolgerung darauf, daß Wegner ebenfalls die Verabreichung von Phosphor mit kalkarmem Futter kombiniert habe. Hätte Zweifel die Arbeit von Wegner nur etwas genauer gelesen, so hätte er leicht aus derselben entnehmen können, daß auch Wegner niemals Kaninchen mit kalkarmer Nahrung gefüttert hat, daß also nicht einmal dieser so überaus gezwungene Vorwand gegeben war, mir etwas zu insinuieren, woran ich niemals auch nur im entferntesten gedacht habe. Erst am Schlusse der Wegnerschen Arbeit findet sich die Mitteilung, daß er Hühnern Phosphor zugleich mit kalkarmem Futter gegeben habe. Bei meinen Versuchen mit Hühnern sage ich aber wörtlich, „daß man auch ohne diese Komplikation (also ohne kalkarmes Futter) einzig und allein durch größere Dosen von Phosphor sowohl bei Kaninchen (!) als auch ganz besonders leicht bei Hühnern imstande ist, einen entzündlichen Prozeß im Knochen, im ossifizierenden Knorpel, im Periost und im Knochenmark hervorzurufen“. Der Behauptung von Zweifel, daß ich den entzündlichen Prozeß nicht durch den Phosphor allein, sondern durch eine Kombination von Phosphor mit kalkfreiem Futter hervorgerufen habe, steht also der klare und unzweideutige Wortlaut meiner eigenen Angaben gegenüber, und ich muß daher in entschiedener Weise Protest dagegen erheben, daß Zweifel meine ganz bestimmt lautende Aussage gewaltsam und willkürlich zu entstellen versucht[1]).

[1]) Eine andere gänzlich unbegründete Behauptung von Zweifel geht dahin, daß Pommer, „gestützt auf eigene ausgedehnte Untersuchungen“, dargetan hat, daß eine Ähnlichkeit zwischen der durch größere Phosphordosen hervorgerufenen Osteochondritis und dem rachitischen Entzündungsprozeß nicht besteht. In Wahrheit hat Pommer niemals von eigenen Versuchen mit Phosphor gesprochen.

Nach dieser wenig erfreulichen Episode kehre ich zu den wirklich ausgeführten Fütterungsversuchen mit kalkarmer Nahrung zurück. Hier steht nun die Sache so, daß Zalesky, Weiske und Wildt, Papillon, Baxter u. a. vollkommen negative, Friedleben, Milne Edwards und Förster zweifelhafte, dagegen Roloff, Dusart, Lehmann, E. Voit, Baginsky und Korsakow zweifellos positive Erfolge erzielt haben, indem es ihnen gelungen ist, durch Fütterung mit kalkarmer Nahrung wirklich rachitische Veränderungen bei verschiedenen Tierspezies hervorzurufen[1]). Namentlich die Versuche von Erwin Voit sind aus dem Grunde von Bedeutung, weil eine starke Injektion der Knochen, eine Verbreiterung der Knorpelwucherungsschicht, Unregelmäßigkeit der Knorpelzellensäulen, Auftreibung der Rippen an der Knorpelinsertionstelle, ja selbst vielfache Frakturierung derselben zum Vorschein gekommen sind. Ich kann aber bei bestem Willen nicht finden, daß diese Ergebnisse für die Theorie des Kalkhungers als Ursache der menschlichen Rachitis zu verwerten sind. Denn die Versuche haben ja keineswegs bloß ergeben, daß die während des Kalkhungers neu apponierten Teile kalkfrei geblieben sind, sondern es haben sich, genau wie bei der spontan entstandenen Rachitis, die wesentlichen Zeichen der rachitischen Entzündung herausgebildet, und die in diesen Fällen erzielte Kalkarmut der Knochen war auch hier erst durch die entzündlichen Vorgänge herbeigeführt worden. Für dieses Endresultat ist es aber gleichgiltig, ob der irritative Prozeß durch eine Kombination der verschiedenen, auf den wachsenden Organismus einwirkenden Schädlichkeiten, oder durch einen künstlich herbeigeführten Kalkmangel der Nahrung, oder durch eine anders geartete Mißhandlung wachsender Tiere, z. B. durch Milchsäureinjektionen (Heitzmann), herbeigeführt wird.

Bei dieser, wie mir scheint, einzig möglichen Auffassung verstehen wir aber auch, warum die Experimente nicht in allen Fällen gelungen sind. Wenn die Knochen wirklich bloß aus dem Grunde kalkarm würden, weil ihnen zu wenig Kalksalze zugeführt werden, dann müßte ja die Kalkentziehung in allen Fällen ohne Ausnahme zu dem gleichen Resultate führen, nämlich zu der Kalkarmut der neu apponierten Teile. Dies ist aber in zahlreichen Fällen trotz der durch längere Zeit verabreichten kalkarmen Nahrung nicht eingetreten, und wir lernen gerade aus diesen Mißerfolgen, daß die Knochen auch bei äußerst reduzierter Kalkzufuhr, wie sie unter natürlichen Verhältnissen sicherlich niemals vorkommt, ihre normale Zusammensetzung behalten können, wenn sich nur nicht jener Entzündungsprozeß entwickelt, welcher eine vermehrte Einschmelzung der normal verkalkten Knochenteile und eine Bildung kalkarmer Knochensubstanz zur Folge hat. So wie wir also beobachten, daß nicht alle Kinder, welche den gleichen Schädlichkeiten ausgesetzt sind, in gleicher Weise rachitisch werden, und daraus schließen müssen, daß nicht alle Individuen in derselben Weise auf die Entzündungsreize reagieren, so müssen wir auch bei den Tieren verschiedene Empfindlichkeit gegen diese spezielle Schädigung, welche durch die kalkarme Nahrung gegeben ist, supponieren. In der Tat zeigt sich auch,

[1]) Die genauen Literaturnachweise finden sich in meiner „Pathogenese der Rachitis“.

daß die positiven Resultate mit dem Kalkhunger zumeist bei solchen Tieren gewonnen wurden, welche auch sonst leicht rachitisch werden, nämlich bei Hunden (E. Voit, Korsakow) und bei Schweinen (Roloff), während die Versuche mit Ratten (Papillon), Katzen, Kaninchen und Mäusen (Baxter) und mit Tauben (Voit) meistens ohne Resultat verlaufen sind. Da aber der Kalkhunger allen Tieren gemeinsam war, so hat eben bei den negativen Fällen das notwendige Zwischenglied, nämlich der entzündliche Prozeß an den Appositionstellen der Knochen, gefehlt, und wir müssen daher annehmen, daß die Gewebe der jungen Tiere bei manchen Spezies eine größere Widerstandsfähigkeit gegen Schädlichkeiten allerart (mit Einschluß der Kalkarmut des Futters) besitzen, als die Gewebe jener Tiere, welche auch bei normaler Ernährung so leicht von dem rachitischen Entzündungsprozesse befallen werden.

Nach dieser Darstellung ist es auch nicht zu verwundern, daß in allen jenen Fällen, wo der irritative Prozeß an den Appositionstellen der Knochen durch die Entziehung des allen tierischen Geweben unentbehrlichen Kalkes herbeigeführt wurde, ein Zusatz von Kalk zum Futter wieder eine Restitution zur Norm herbeiführen kann. Cessante causa cessat effectus. Hier ist die Schädlichkeit das kalkarme Futter, in anderen Fällen (siehe oben bei Haubner) liegt sie in dem protrahierten Aufenthalt in der verpesteten Luft des Stalles. So wie in den letzteren Fällen die Heilung ohne jede Änderung des Futters eintritt, wenn die Tiere im Freien leben, so tritt dort wieder die Heilung ein, wenn die abnorme Fütterung durch die Verabreichung einer normalen Nahrung abgelöst wird. So wenig wir aber die in ihren übelriechenden Ställen rachitisch gewordenen Ziegen oder Schweine durch Zusatz von Kalk zu ihrer Nahrung heilen können, so wenig ist dies erfahrungsmäßig bei den rachitischen Kindern möglich, welche ihre Rachitis niemals infolge von Kalkarmut ihrer Nahrung akquirieren.

Zweifel allerdings ist, wie wir wissen, anderer Meinung. Für ihn existieren die anderen Rachitis erzeugenden Schädlichkeiten nicht, und er will durchaus beweisen, daß die Rachitis sowohl bei Brustkindern als auch bei künstlicher Ernährung durch eine verminderte Zufuhr von Kalk zu den Knochen zustande kommt. Aber der Liebe Mühe blieb umsonst, weil es selbst der scharfsinnigsten Dialektik nicht gelingen kann, eine von Haus aus irrige Lehrmeinung zu beweisen; und daß sie irrig ist, das wurde, wie ich glaube, in diesen Ausführungen zur Genüge dargetan. Wenn also Zweifel dennoch den von vornherein aussichtslosen Versuch unternommen hat, diese unhaltbare Lehre zu beweisen, so konnte er dies selbstverständlich wieder nur mit fehlerhaften Beweismitteln tun, und daß seine Beweismittel fehlerhaft sind, haben bereits Soxhlet[1]) und Pfaundler[2]) in eingehender Kritik gezeigt. Ich kann es mir daher, indem ich auf diese Kritiken verweise, ersparen, noch einmal auf die Details in dem Hypothesengebäude von Zweifel einzugehen, weil die genannten Kritiker kaum einen Stein desselben auf dem anderen

[1]) Münch. med. Wochenschr. 1900, Nr. 48 u. 49.

[2]) Jahrbuch für Kinderheilkunde, 53. Bd., S. 239.

gelassen haben. Nur einige besonders markante Stellen verdienen, auch hier etwas näher ins Auge gefaßt zu werden.

Zunächst will ich von der Entdeckung Zweifels sprechen, von welcher nach seiner Darstellung seine ganze Rachitisarbeit ihren Ausgang genommen hat. Diese Entdeckung gipfelt nämlich in dem Satze: daß das Schwarzbrot in Leipzig von den Bäckern zu wenig gesalzen wird. Damit aber der Leser eine Vorstellung davon bekomme, welche Bedeutung Zweifel diesem seinem Funde beilegt, will ich einige darauf bezügliche Sätze aus seinem Buche wörtlich zitieren:

„Eine aufmerksame Prüfung durch den Geschmacksinn ergibt bald, daß das Brot einen Mangel an Salz aufweist. Wenn dies einmal ausgesprochen ist, wird es viele Menschen, besonders Gelehrte, geben, die das schon lange gewußt haben. Im voraus kann diesen Weisen vorgehalten werden, warum sie dies dann nicht gesagt und geltend gemacht haben“ (S. 29).

Dieses zunächst durch den Geschmacksinn entdeckte Minus von Kochsalz in dem Leipziger Schwarzbrot brachte nun Zweifel in eine kausale Beziehung zu der Häufigkeit der Rachitis in Leipzig, die er aber nicht so sehr aus der Beobachtung an Kindern, als aus dem häufigen Befunde rachitisch verengter Becken auf seiner Klinik erschlossen zu haben scheint. Wenn nämlich — so kalkulierte er — die Mütter zu wenig Salz in sich aufnehmen, müssen sie eine chlorarme Milch produzieren; bekommen aber die Säuglinge in der Milch zu wenig Chlor, dann können sie nicht genügend Magensäure absondern, sie können also die Kalksalze, welche nach Zweifel durch die Labgerinnung herausgefällt werden, nicht wieder lösen, sie bekommen also zu wenig Kalk für ihre Knochen und müssen daher — wie Zweifel annimmt — notwendigerweise rachitisch werden.

Hier frägt man sich natürlich vor allem, ob denn die Leipziger Frauen ausschließlich von Schwarzbrot leben, ob sie keine gesalzenen Suppen, kein gesalzenes Butterbrot, keine gesalzenen Gemüse, kurz, keine gesalzenen Speisen zu sich nehmen, und jeder Unbefangene wird sich natürlich diese Frage dahin beantworten, daß dies einfach undenkbar erscheint. Zweifel selbst muß notgedrungen zugeben, „daß dem Kochsalz auch andere Wege in das Blut offen stehen, als durch gut gesalzenes Brot“, und er hat dies zu seiner Überraschung erfahren müssen, als er auf seiner Klinik säugende Mütter mit kochsalzarmer Kost nähren wollte, und es sich herausstellte, daß schon das Kochen des Gemüses mit Salzwasser ausreichte, um den ganzen Effekt zu verderben. Aber selbst bei der strengsten Einhaltung der vorgeschriebenen salzarmen Kost sank der Chlorgehalt der Milch niemals unter ein bestimmtes Maß, und, was die Hauptsache ist, keines der Kinder, deren Müttern man das Salz entzogen hatte, wurde rachitisch. Aber dieser total mißlungene Versuch einer Verifikation seiner hypothetischen Voraussetzungen hinderte Zweifel nicht, in den „Schlußfolgerungen für die Prophylaxe und Therapie der Rachitis“ zu behaupten, daß die Gewohnheit, Schwarzbrot wenig zu salzen, zur Folge habe, daß die Glieder verkrümmt und das Knochengerüst der Kinder für die ganze Lebenszeit verkümmert werde“ (S. 155), und gleich darauf mit fettester Schrift als erstes Gebot zur Verhütung der Rachitis zu verkünden, „daß man mit allen Mitteln dahin wirken soll, daß Schwarzbrot mit Salz zu den gleichen Preisen käuflich sei, wie ungesalzenes.“

Nehmen wir aber, trotz des negativen Ausfalles der Zweifelschen Salzhungerversuche, dennoch einen Augenblick an, daß die Leipziger Kinder, die von ihren Müttern oder Ammen gestillt werden, aus dem Grunde rachitisch werden, weil die Leipziger Bäcker die üble Gewohnheit haben, das Schwarzbrot wenig zu salzen[1]), so wäre die logische Folge davon, daß überall dort, wo das Schwarzbrot genügend oder gar reichlich gesalzen wird, die Rachitis der an der Brust genährten Kinder entweder ausbleibt, oder doch auffallend seltener auftritt. Nun hat sich Zweifel nicht etwa damit begnügt, bei den Leipziger Bäckern Umfrage zu halten, wieviel Salz sie zum Brotbacken verwenden, sondern er hat sich die Mühe und die Kosten nicht verdrießen lassen, sich aus allen Großstädten Europas und außerdem aus zahlreichen Mittel- und Kleinstädten Brote zu verschaffen, und dann hat er, wie er selbst angibt, die Arbeit vieler Jahre darauf verwendet, an den getrockneten und veraschten Broten mehrere Hunderte von Chlorbestimmungen zu machen, um zu sehen, ob die Brote viel oder wenig gesalzen sind. Die Resultate dieser mühevollen Analysen sind nun in Tabellen geordnet, und man kann aus ihnen genau entnehmen, wieviel Chlor in den Broten von Leipzig, Nürnberg, Wien, Paris, London, Rom, Christiania, aber auch von Höngg, Werdau, Pegau, Eilenburg, Cadolzburg und anderen mir bisher nicht einmal dem Namen nach bekannten Orten enthalten ist. Wozu sich Zweifel diese unglaublich mühevolle Arbeit aufgeladen hat, geht aus seinem Buche nicht hervor, weil er von der Rachitis in den anderen Orten außer Leipzig, aus denen er das Schwarzbrot, Weißbrot und selbst das Soldatenbrot (!) untersucht hat, nichts sagt und offenbar auch nichts weiß. Aber uns ist es nicht verwehrt, ein wenig Umschau unter diesen Ziffern zu halten und z. B. nachzusehen, wie sich der Chlorgehalt des Wiener Brotes zu dem des Leipziger verhält. Hier finden wir nun für Wien die Ziffern 1371, 1368, 1540 und 1564, also im Durchschnitt 1436, für Leipzig dagegen 51, 19, 18, 35, also im Durchschnitt 36, das heißt also, das Wiener Brot enthält 40mal so viel Salz als das Leipziger. Und wie steht es nun mit der Rachitis in Wien? Die Antwort darauf findet sich in den Ziffern, welche ich vor 16 Jahren in meiner „Pathogenese der Rachitis“ über die Häufigkeit dieser Krankheit bei den an der Brust genährten Kindern meines Ambulatoriums mitgeteilt habe (S. 57). Denn von 1362 Kindern, welche mehr als drei Monate von ihrer Mutter gestillt wurden, waren 1120 (78,8%) rachitisch, und von diesen waren 753, also mehr als die Hälfte, mit den schweren Formen der Krankheit behaftet. Also auf der einen Seite hat Zweifel selbst gefunden, daß ein solcher Salzmangel in der Nahrung der Mütter, wie er im gewöhnlichen Leben gänzlich ausgeschlossen ist, noch immer keine rachitische Erkrankung des Säuglings zur Folge hat; auf der anderen Seite sehen wir die häufige und schwere Erkrankung der Kinder,

[1]) Das Weißbrot ist in Leipzig — wieder zur Überraschung von Zweifel — sehr gut gesalzen.

deren Mütter das 40 mal salzreichere Wiener Brot verzehren; und nun kann man sich lebhaft ausmalen, welche riesige Wirkung man in der Prophylaxe der Rachitis erzielen würde, wenn wirklich die von Zweifel mit solcher Emphase empfohlene Maßregel zur Ausführung käme, daß von nun an ein gesalzenes Brot für dasselbe Geld zu kaufen wäre, wie ein ungesalzenes.

Man müßte ein Buch mindestens von dem Umfange des Zweifelschen schreiben, wollte man alle Widersprüche aufzählen, die sich zwischen den hypothetischen Vorstellungen dieses Autors und den sichergestellten Tatsachen ergeben. Ich will mich aber darauf beschränken, nur noch ein Beispiel vorzuführen, aus welchem der Leser neuerdings ersehen mag, wie dieser Forscher mit unbequemen Tatsachen fertig zu werden versteht.

Die Brot- und Salzhypothese geht, wie Zweifel selbst (S. 91) zugeben muß, von der Voraussetzung aus, daß die Kalksalze im wesentlichen im Magen gelöst werden, denn nur dann, wenn eine Resorption im Dünndarm ausgeschlossen wäre, hätte der Chlormangel eine Bedeutung für den Kalkstoffwechsel des Kindes. Gäbe es im Dünndarm Säuren, welche die angeblich ausgefällten Kalksalze wieder lösen können, dann könnte ja der im Magen nicht gelöste und nicht resorbierte Kalk im Dünndarm gelöst und auf der ausgedehnten Resorptionsfläche desselben leicht in die Säftemasse aufgenommen werden. Ein saurer Dünndarminhalt ist also für die Hypothese von Zweifel in hohem Grade unbequem und muß, wenn diese Hypothese nicht zusammenbrechen soll, um jeden Preis vermieden werden. Hören wir nun, in welcher Weise sich Zweifel dieser Aufgabe entledigt hat.

Auf Seite 92 seines Buches heißt es wörtlich:

„Für die Kinder soll nach der Angabe von Biedert, welche von Heubner bestätigt wird, weit hinab in den Dünndarm, beim Brustkinde selbst bis zum Ende, saure Reaktion des Dünndarms vorherrschen. Da Biedert nur davon spricht, daß er sich davon wiederholt überzeugt habe, ist die Sache nicht dahin zu verstehen, daß die saure Reaktion im ganzen Darmrohr als normale Erscheinung aufzufassen ist."

Ich glaube, jeder unbefangene Leser wird mit mir darin übereinstimmen, daß, wenn jemand sagt, er habe sich von etwas zu wiederholten Malen überzeugt, und er nicht ausdrücklich hinzufügt, er habe sich noch öfter von dem Gegenteile überzeugt, er damit gesagt haben will, daß er das, wovon er sich zu wiederholten Malen überzeugt hat, für den normalen Befund ansieht. Zweifel aber ist, wie aus den obigen Sätzen hervorgeht, der gegenteiligen Ansicht, aber nicht etwa auf Grund von eigenen Forschungen, für die es ihm wahrlich nicht an Gelegenheit gefehlt hätte, sondern auf Grund einer gewaltsamen dialektischen Aus- und Umdeutung der Worte von Biedert.

Obwohl ich nun im vorhinein genau wußte, wie Biedert seine Aussage gemeint hat, hielt ich es dennoch für das richtigste, mich an ihn direkt zu wenden, und habe nun von ihm die folgende Antwort erhalten:

„Meine Darstellung bezweckt natürlich, die saure Reaktion des Darminhaltes bis weit hinab in den Dünndarm, beim Brustkinde selbst bis ans Ende, als den normalen Zustand darzutun."

Wie steht es nun nach alledem mit dem Salzmangel als Ursache der Rachitis und mit der Prophylaxe und Therapie dieser Krankheit, welche nach Zweifel auf der Beseitigung dieses Salzmangels beruht? Es steht damit so, daß dieser Salzmangel, wenn er auch bestünde, was tatsächlich nicht der Fall ist, die Aufnahme der Kalksalze im Darmtrakte nicht zu hindern vermöchte, und daß daher die ganze Hypothese von Zweifel mit allen aus ihr abgeleiteten theoretischen und praktischen Deduktionen jeder tatsächlichen Grundlage entbehrt.

Nehmen wir aber dennoch einen Augenblick an, die gewaltsame Deutung des Biedertschen Ausspruches wäre richtig, und dieser Forscher hätte wirklich den sauren Darminhalt des Säuglings für pathologisch gehalten, was würde daraus hervorgehen? Es würde sich daraus die interessante Konstellation ergeben, daß nur das Kind mit saurem (also nach Zweifel mit pathologischem) Darminhalte die Kalksalze auch im Dünndarm resorbieren und daher unter allen Bedingungen von der Rachitis verschont bleiben könnte, während das Kind mit alkalischem (also nach Zweifel mit normalem) Darminhalte auf jeden in irgendeiner Weise eintretenden Chlormangel mit der Ausbildung der rachitischen Knochenaffektion antworten müßte. Folglich wäre das gesunde Kind das pathologische und das rachitische Kind das normale, und die Prophylaxis und Therapie der Rachitis bestünde darin, daß man den normalen Darminhalt in einen pathologischen verwandelt.

Nach alledem glaube ich, die Kritik des Zweifelschen Buches nicht besser abschließen zu können, als mit dem Resümee von Pfaundler, welches dahin geht, daß die Forschungen von Zweifel nur dazu beitragen, die Haltlosigkeit der längst zu Grabe getragenen Hypothese einer verminderten Kalkzufuhr zum rachitischen Knochen in neues Licht zu stellen.

Die Gegner der Phosphortherapie[1]).

Infolge der Einwendungen, welche im Laufe des Jahres 1900 von Monti und Zweifel gegen die Haltbarkeit des Phosphor-Lebertrans erhoben wurden, habe ich folgende Tatsachen als die Ergebnisse der von mir und anderen vorgenommenen Untersuchungen mitgeteilt:

1. Die Mitscherlichsche Leuchtprobe mit den von mir angegebenen Phosphorölen ist nach zwei Monaten positiv ausgefallen (Mauthner und Kobler im Laboratorium des Hofrates Ludwig).

2. Die Reaktion mit Silbernitrat nach der Glücksmannschen Modifikation (in Azetonlösungen) gibt nicht nur nach Wochen dieselbe Fällung von Phosphorsilber wie die frisch bereitete Lösung, sondern die Fällung ist auch bei 14 Jahre alten Lösungen ebenso stark wie bei der frischen Lösung. Wenigstens konnte bei Benützung gleicher Volumina des Öles und der Reagenzien in der graduierten Eprouvette ein Unterschied in der Nuance der Verfärbung nicht wahrgenommen werden.

---

1) Wiener klin. Wochenschr. 1901, Nr. 8.

Anm. d. Herausg.: Eine ausführliche Widerlegung der chemischen Einwände gegen die Wirksamkeit des Phosphors findet sich in einem Vortrag aus der Gesellschaft der Ärzte „Über Phosphorlebertran" (erschienen in der Wiener Med. Presse 1901, Nr. 2, 3 u. 5), der sich auf zahlreiche, eigens vorgenommene Untersuchungen der Chemiker Jolles, Kolbe, Prof. Mauthner, Hofr. Ludwig stützt und dessen Studium jedem empfohlen werden mag, der sich über die Bedeutung jener immer wieder auftauchenden Einwände — K. nennt sie „im Dunkel geschmiedete Waffen" — gegen ein Heilmittel, das nach dem Zeugnis der angesehensten Ärzte seit Jahrzehnten ungezählte Tausende von Kindern von den rachitischen Krankheitserscheinungen befreit hat, informieren will. „Derselbe Körper kann sich unmöglich in demselben Vehikel zu Boden schlagen, allmählich durch den Flaschenhals entweichen und sich, wie Zweifel behauptet, gleich von vornherein in Oxydationsprodukte verwandeln. Ist eine dieser Behauptungen richtig, dann sind die beiden anderen ganz sicher falsch. Nun wissen wir aber bereits, daß alle drei Behauptungen durch die Leuchtproben und durch die quantitative Analyse widerlegt sind. Es kann uns also höchstens noch interessieren, auf welchem Wege der neueste Gegner des Phosphorlebertrans zu seiner falschen Behauptung gelangt ist, und es ist in der Tat von nicht geringem psychologischen Interesse, ihn auf seinem Irrwege zu begleiten." — Wir konnten den Aufsatz, der zahlreiche Proben der glänzenden K.schen Polemik enthält, wegen seines großen Umfanges leider nicht aufnehmen und erwähnen nur noch, daß er nach der eingehenden Verfolgung jener chemischen Argumente „bis in ihre zum Teil trivialen Einzelheiten" im Anhang auch einige praktische Winke über die Indikation des Phosphors bei den verschiedenen Formen und Graden der Rachitis bringt, die in dieser übersichtlichen Zusammenstellung dem Praktiker willkommen sein dürften.

3. Die von Dr. A. Jolles vorgenommene quantitative Bestimmung des Phosphors in einem frisch bereiteten und einem zwei Monate alten Phosphor-Lebertran hat nur ein minimales, innerhalb der Fehlergrenzen fallendes Minus ergeben.

4. Leuchtproben, die ich nach Latzko (Erwärmen kleiner Mengen der Phosphoröle in der Eprouvette) vorgenommen habe, ergaben, daß nicht nur der 14 Jahre alte Phosphor-Lebertran ebenso intensiv leuchtet wie der frische, sondern daß auch kleine Proben desselben Lebertrans, in offener Eprouvette in nächster Nähe des Fensters dem Licht und der Luft ausgesetzt, noch nach mehreren Wochen das Leuchten in unverminderter Stärke zeigten. Viele Kollegen haben dies bei mir mit ihren eigenen Augen gesehen.

5. Entgegen der Annahme von Zweifel, daß der Phosphor durch die im Lebertran enthaltenen Fettsäuren oxydiert wird, habe ich gezeigt, daß er auch in Lipanin, welches 6% freie Fettsäuren enthält, nach mehreren Wochen sowohl durch die Silberfällung, als durch die Leuchtprobe ebenso deutlich wie im Lebertran nachgewiesen werden kann. Da also die Oxydation nicht einmal durch den hohen Fettsäuregehalt des Lipanins erfolgt, so kann von einer solchen durch den viel geringeren Fettsäuregehalt des Lebertrans unmöglich die Rede sein.

Damit schien mir, und, soviel ich hörte, auch den meisten anderen die Sache in dem Sinne entschieden zu sein, daß die Phosphoröle weit über die für die Praxis in Frage kommende Zeit die wirksame Substanz in unveränderter Form als „metallischen" Phosphor enthalten. Aber durch die im Laufe der letzten Wochen von seiten der Herren Zweifel, Monti und Hryntschak erfolgten Publikationen wurde ich bald eines Besseren oder, richtiger gesagt, eines Schlimmeren belehrt.

Zunächst kam Zweifel mit einem in sehr erregtem Tone gehaltenen Artikel (Nr. 2 dieser Wochenschrift), welchem ich bloß einen Passus behufs näherer Beleuchtung entnehmen will. Er schreibt nämlich:

„Natürlich ist jetzt, nachdem ich ausgesprochen habe, daß es auf Vermeidung von Fettsäuren in den Ölen ankommt, recht leicht, daß die Apotheker Hunderte von Proben liefern, in denen der Phosphor tadellos erhalten blieb, wenn sie darum wissen und die Destillation wenige Stunden nach der Herstellung der Mischung erfolgt."

Hier muß ich zur Orientierung des Lesers ausdrücklich betonen, daß der Artikel, aus dem diese Sätze entnommen sind, direkt als Antwort auf meinen in Nr. 51 dieser Wochenschrift veröffentlichten Vortrag geschrieben wurde, in welchem ich die obigen Daten über den Nachweis des metallischen Phosphors in Lipaninlösungen und in 14 Jahre altem Phosphor-Lebertran mitgeteilt hatte. Herr Zweifel weiß also bereits, daß die 6% Fettsäuren im Lipanin den Phosphor nicht oxydieren, und dennoch schreibt er, daß es auf die Vermeidung von Fettsäuren in den Ölen ankommt; und ebenso weiß er, daß der Phosphor noch nach 14 Jahren im Lebertran unverändert ist, und trotzdem nimmt er keinen Anstand zu schreiben,, daß der Phosphor tadellos erhalten bleibt, wenn die Destillation einige Stunden nach der Herstellung der Mischung erfolgt. Er wird aber wahrscheinlich wieder sehr gekränkt sein, wenn ich es für eine unwissenschaftliche Methode erkläre, zu tun, als ob man die von dem Gegner vorgebrachten unbequemen Tatsachen gar nicht vernommen hätte.

Ich gelange nun zu den Herren Monti und Hryntschak. Auch hier will ich mich damit begnügen, je einen Passus aus den neuesten Äußerungen dieser beiden Gegner zu reproduzieren, muß aber den Leser bitten, beide Stellen recht aufmerksam zu lesen und miteinander zu vergleichen.

Monti schreibt in Nr. 3 dieser Wochenschrift auf S. 72 wörtlich, wie folgt:

„Die eigentümliche schwere Löslichkeit des Phosphors, sein Verhalten bei längerem Aufbewahren in öligen Lösungen hat mich schon vor 14 Jahren veranlaßt, mit meinem damaligen Assistenten, Dr. Hryntschak, diesbezügliche Untersuchungen anzustellen. Hryntschak hat sich dieser Mühe in objektiver Weise durch mehrere Monate unterzogen und die gewonnenen Resultate seinerzeit in der Gesellschaft der Ärzte mitgeteilt."

Diese Mitteilung ist, wie aus den Protokollen der Gesellschaft hervorgeht und von zahlreichen Ohrenzeugen der damaligen Diskussion bestätigt wird, niemals erfolgt. Hryntschak selbst stellt sie entschieden in Abrede und beschreibt den Hergang in folgender Weise (Autoreferat seines Vortrages in Nr. 7 dieser Wochenschrift):

„Schon während meiner Beobachtungen, über welche ich im April 1885 in der Gesellschaft der Ärzte referierte, fiel mir des öfteren auf, daß die letzten Reste des Phosphor-Lebertrans im Vergleiche mit den frischen Fläschchen nicht mehr nach Phosphor rochen. Im Sommer 1885 ging ich nun der Frage nach, ob der Phosphor aus dem Phosphor-Lebertran und Phosphoröl bei gewöhnlicher Temperatur schwinde ... Ich veröffentlichte diese Versuche, sowie deren Ergebnisse weiter nicht, teilte sie aber gelegentlich Prof. Monti mit, und so kam die Mitteilung in der ‚Wiener Klinik' zur Welt."

Während also Monti behauptet, er habe die Untersuchungen über die Beständigkeit der Phosphoröle gemeinschaftlich mit Hryntschak gemacht, dieser habe sie sodann fortgesetzt und in der vor 15 Jahren in der Gesellschaft der Ärzte gepflogenen Diskussion veröffentlicht, stellt Hryntschak die Sache so dar, als ob er in der damaligen Diskussion noch nichts anderes gewußt habe, als daß die letzten Reste des Öles nicht so nach Phosphor riechen, wie der Inhalt der ganzen Flasche, daß er dann im Sommer, also einige Monate nach Abschluß der damaligen Debatte, die Versuche allein gemacht habe, und daß er dann die Resultate derselben „gelegentlich" Prof. Monti mitgeteilt habe. Diese beiden Darstellungen differieren aber so bedeutend, daß zum mindesten die eine auf einem Irrtum beruhen muß; und der Leser wird es daher begreifen, daß ich, bevor diese sonderbaren Widersprüche nicht in befriedigender Weise aufgeklärt sind, es ablehnen muß, in eine sachliche Diskussion über die strittigen Versuche mit diesen beiden Gegnern der Phosphortherapie einzutreten.

Ist die Rachitis eine Infektionskrankheit?[1]

In einem Aufsatze, den Professor Edlefsen in einer der letzten Nummern dieser Zeitschrift veröffentlicht hat[2], kam dieser Autor zu folgendem Resultat:

„Alles in allem genommen scheinen also recht viele Tatsachen für die infektiöse Natur der Rachitis zu sprechen.“ ...

... Ich muß nun gleich von vornherein erklären, daß mir diese Hypothese nicht haltbar zu sein scheint, und zwar erstens, weil die für sie angeführten Argumente nicht stichhaltig sind, und zweitens, weil bei der Aufstellung der Hypothese eine ganze Reihe von Tatsachen nicht berücksichtigt wurde, welche dieser hypothetischen Voraussetzung widersprechen ...

... Als Argument für den infektiösen Charakter der Rachitis wurde das angeblich häufige Vorkommen einer Milzschwellung angeführt. Von einer Häufigkeit kann aber nach meinen Beobachtungen an einem großen Material unmöglich die Rede sein, wenn ich auch keineswegs in Abrede stellen will, daß bei besonders schweren Fällen und namentlich bei solchen, bei denen pseudoleukämische Blutveränderungen vorhanden sind, die Milz vergrößert sein und mitunter enorme Dimensionen annehmen kann. Aber diese Anomalie der Blutbildung und die sie begleitende Milzschwellung besteht nicht einmal bei allen schweren Rachitisfällen; bei den unzähligen leichten und mittelschweren Fällen aber und auch bei solchen, die bereits ziemlich ausgeprägte Deformitäten des Skeletts darbieten, ist von alledem fast niemals die Rede. Überhaupt ist es ein weitverbreiteter, aber deshalb um so bedauerlicherer Irrtum, daß die Rachitis immer mit Anämie und schlechtem Ernährungszustand einhergeht. Das ist eben so falsch, als das noch immer in manchen Lehrbüchern und selbst in neueren monographischen Darstellungen der Rachitis kursierende Schlagwort, daß diese Affektion stets mit Durchfall oder anderen Verdauungstörungen einhergeht. Wer seine Kenntnis dieser Krankheit nicht aus den Büchern, sondern aus einer systematischen Beobachtung eines größeren Kindermaterials geschöpft hat, der weiß ganz genau, daß solche Aussprüche nur das Produkt theoretischer Konstruktionen sind und mit den Tatsachen in schreiendem Widerspruche stehen. Namentlich das genauere Studium der Ossifikationsverhältnisse an den Kindern der wohl-

---

[1]) Deutsche Ärzte-Ztg. 1902, Heft 3 und 13 (im Auszug).

[2]) Zur Ätiologie der Rachitis. Deutsche Ärzte-Ztg. 1901, Heft 22.

habenderen Bevölkerungsklassen belehrt uns, daß ziemlich weitgehende Knochenveränderungen, stärkere Kraniotabes, gut ausgeprägter Rosenkranz und namentlich die charakteristische Verbiegung der Schienbeine gar nicht selten bei blühenden und vortrefflich gedeihenden Kindern vorkommen. Daß man unter den rachitischen Proletarierkindern viele schwächliche, anämische, dyspeptische und mit Durchfall behaftete Kinder vorfindet, ist ja doch gar nicht zu verwundern, weil die schlechten Wohnungsverhältnisse, die Unreinlichkeit und die verkehrte oder kümmerliche Ernährung selbstverständlich zu den verschiedensten Gesundheitstörungen führen müssen; und an einem solchen Material wird man sicherlich auch hin und wieder Milzvergrößerungen konstatieren können, während von einer solchen bei den oben geschilderten blühenden und pausbackigen Kindern der wohlhabenderen Klassen trotz der häufigen rachitischen Knochenveränderungen fast niemals die Rede ist.

Leider muß man sagen, daß eine jede Verständigung über Rachitis und über alles, was mit dieser Krankheit zusammenhängt, dadurch in hohem Maße erschwert ist, daß manche den Begriff der Krankheit in völlig willkürlicher Weise begrenzen oder beschränken. Wenn ich bei einer Obduktion die anatomischen Charaktere der rachitischen Knochenveränderungen (Hyperämie der knochenbildenden Gewebe, Einschmelzung der harten Knochentextur im Umkreise der hyperämischen und krankhaft vermehrten Blutgefäße und Neubildung schlecht verkalkten osteoiden Gewebes an Stelle des eingeschmolzenen normalen Knochens) oder in vivo die diesen anatomischen Veränderungen entsprechenden klinischen Charaktere (Kraniotabes, Auftreibung der Diaphysenenden, Rosenkranz, abnorme Biegsamkeit der Rippen und Röhrenknochen usw.) vorfinde, so sage ich: das Kind hat Rachitis, und lasse mich davon durch keinerlei Rücksichten abhalten. Wenn es aber Ärzte gibt — die Namen tun ja nichts zur Sache —, welche sagen: wenn ein gut aussehendes und normal verdauendes Kind weiche Stellen am Hinterhaupt oder aufgetriebene Rippenenden hat, so kann dies nicht rachitisch sein, weil Rachitis nur bei anämischen und dyspeptischen Kindern vorkommt, so ist das ungefähr ebenso berechtigt, als wenn jemand sagen würde: für mich ist niemand tuberkulös, an dem ich keine Kaverne nachweisen kann, oder: ich kenne keinen Typhus ohne Darmblutung. Während aber in diesen letztgenannten Fällen jedermann weiß, daß er sich mit einer solchen Behauptung lächerlich machen würde, kann man sich bei der Rachitis derartige Velleitäten ungestraft gestatten, weil man die doktrinäre Lehrmeinung für sich hat, daß diese Krankheit nur durch eine fehlerhafte Ernährung zustande kommen kann.

Nur so sind auch die ungeheuerlichen Differenzen in den Angaben der Beobachter über die Häufigkeit der Rachitis zu erklären. So findet man z. B. bei Koennen das Verhältnis der rachitischen zu der Gesamtzahl der kranken Kinder auf der Rankeschen Kinderpoliklinik in München mit 4,6% angegeben, während Seitz in derselben Stadt für die Universitätspoliklinik 42 und für die Kinder unter einem Jahr sogar 74% berechnet[1]). Für die Poli-

[1]) Nach Feer, Zur geographischen Verbreitung und Ätiologie der Rachitis. Separatabdruck aus der Festschrift für Hagenbach-Burckhardt, 1897, S. 90.

klinik in Kiel, also für kranke Kinder, gibt Alexander in einer unter Edlefsen verfaßten Habilitationsschrift 3,3% Rachitiker unter drei Jahren an[1]), während Falkenheim in Königsberg, wo die Verhältnisse kaum wesentlich andere sein dürften als in Kiel, unter 800 Impflingen, also bei vorwiegend als gesund geltenden Kindern, nur einen kleinen Prozentsatz frei von Rachitis gefunden hat. Diese letztere Angabe stimmt mit meinen Erfahrungen ziemlich überein, denn auch ich habe unter 400 Impflingen meines Anbulatoriums nur 26,2% frei von Rachitis gefunden, während ich in meiner wohlhabenden Klientel nur 41,9%, im Kranken-Ambulatorium dagegen nur 10,5% ohne deutliche und sicher nachweisbare Zeichen rachitischer Knochenveränderung auffinden konnte. Wenn also Alexander und Edlefsen in Kiel in der Poliklinik nur 3,3% der Kinder für rachitisch erklären, und wenn der letztere Autor in dieser Zeitschrift berichtet hat, daß in 230 poliklinischen Wohnungen (also in den Wohnungen armer Leute) im Laufe von 23 Jahren nur je ein Fall von Rachitis vorgekommen ist, so ist dies nicht anders zu verstehen, als daß er nur die schweren Fälle von Rachitis als solche gelten läßt, und dann mag es wohl möglich sein, daß man in einem solchen künstlich eingeengten Material verhältnismäßig öfter Milzschwellungen findet, als wir, die wir alle Kinder als rachitisch bezeichnen, bei denen wir die charakteristischen Zeichen dieser Affektion in einem eben deutlich nachweisbaren Grade vorfinden. In der Wirklichkeit scheinen die Milzschwellungen aber nicht einmal in dem ausgesuchten Rachitismaterial von Edlefsen gefunden worden zu sein, weil dieser Autor sich in dieser Beziehung nur auf fremde Erfahrungen beruft.

Ich gelange nun zu der Behauptung, daß bei vollkommen gut gedeihenden Kindern die Rachitis plötzlich unter Fiebererscheinungen einsetzen könne und daß zuweilen im Verlaufe der Rachitis wiederholte Fieberanfälle auftreten, die sich nicht aus einer nachweisbaren Komplikation erklären lassen. Diese Behauptung muß ich nun auf Grund einer 30jährigen Erfahrung in der Familienpraxis, wo ich alles auf die Rachitis Bezügliche stets auf das sorgfältigste beobachtet habe, als durchaus unzutreffend bezeichnen. Die Rachitis an sich, von ihren Komplikationen abgesehen, ist eine afebrile Krankheit kat' exochen, die niemals plötzlich auftritt, sondern sich entweder im extrauterinen Leben sehr allmählich herausbildet oder, wie wir sogleich hören werden, sehr häufig schon in utero beginnt und nach der Geburt sich allmählich verschlimmert. Es gibt ferner nach meinen Erfahrungen ebensowenig ein rachitisches Fieber, als es ein Dentitionsfieber gibt, wie sich jedermann durch fortlaufende Temperaturmessungen bei zahnenden oder mit unkomplizierter Rachitis behafteten Kindern sehr leicht überzeugen kann. Wenn ein zahnendes oder rachitisches Kind fiebert, dann ist es sicher mit einer von dem Zahnen und von der Rachitis unabhängigen fieberhaften Krankheit behaftet. Was andererseits die sogenannte „akute Rachitis", recte: Barlowsche Krankheit betrifft, auf welche sich Edlefsen ebenfalls beruft, so ist dieselbe, wie wir jetzt schon bestimmt wissen, überhaupt keine Rachitis, sondern eine der Gruppe der hämorrhagischen Krankheiten zugehörige spezifische Affektion, welche allerdings mit Vor-

[1]) Statistik der Rachitis und des Spasmus glottidis usw. Inaug.-Diss. Breslau 1888.

liebe rachitische Kinder befällt. Es kann also auch das Fieber, welches diese relativ seltene Komplikation der Rachitis begleitet, unmöglich für die infektiöse Natur der letzteren angeführt werden.

Was endlich die Beobachtung von Edlefsen anlangt, daß sich die Erkrankungen an Rachitis in einigen Häusern im Laufe der Jahre wiederholt haben, so kann ich nur sagen, daß es mir nach meinen Erfahrungen über die außerordentliche Häufigkeit der Rachitis unbegreiflich wäre, wenn es sich in einem städtischen oder gar in einem von Proletarierfamilien bewohnten Hause anders verhielte. Wenn von 100 ambulatorisch behandelten Kindern ungefähr 90, von 100 zur Impfung überbrachten 74 und von 100 Kindern wohlhabender oder reicher Eltern 59 deutliche Zeichen von Rachitis dargeboten haben, dann könnte ich mir höchstens vorstellen, daß einmal in einem von einer einzigen Familie bewohnten Palais durch mehrere Jahrzehnte keine Rachitis vorkommt — wenn nicht etwa die Portierskinder einen Strich durch die Rechnung machen —, aber in einem von Proletariern bewohnten Hause, und um solche handelt es sich bei Edlefsen, muß sich immer eine ganze Schar rachitischer Kinder zu gleicher Zeit vorfinden; und wenn nun in einem solchen Hause gelegentlich auch Pneumonie oder akuter Gelenkrheumatismus auftritt, dann wäre es auch ein leichtes, die Koinzidenz dieser Krankheiten mit der Rachitis in demselben Hause nachzuweisen, ohne daß man berechtigt wäre, aus einem so selbstverständlichen Zusammentreffen einen Schluß auf die infektiöse Natur der Rachitis abzuleiten. Wenn aber gar Chaumier aus dem wiederholten Vorkommen der Rachitis in demselben Hause oder in derselben Wohnung eine Erklärung für die „vermeintlich" erblichen Fälle dieser Krankheit finden will, wobei er sich offenbar vorstellt, daß die Kinder durch die in der Wohnung zurückgebliebenen Keime der elterlichen Rachitis angesteckt werden, so möchte ich vor allem bemerken, daß mir von der Seßhaftigkeit der Proletarierfamilien, wie sie dieser Erklärungsversuch voraussetzt, bisher nichts bekannt geworden ist.

Der gewöhnliche Fall ist vielmehr der, daß der Arbeiter oder der kleine Handwerker in einer anderen Wohnung oder gar in einem anderen Orte aufgewachsen ist, als seine Kinder; und wenn wir nun trotzdem beobachten, daß in manchen derartigen Familien, wo die Eltern noch deutliche Spuren ihrer ehemaligen Rachitis an sich tragen, auch alle Kinder schwer rachitisch werden, während vielleicht ein Kostkind, das mit diesen Kindern dasselbe Zimmer bewohnt, entweder frei bleibt oder nur sehr leicht erkrankt — beides wurde von Ritter beobachtet —, so kann ich daraus zwar die Vererbbarkeit der Rachitis oder wenigstens der Disposition zu derselben, aber sicher nicht die infektiöse Natur dieser Krankheit erschließen.

Nachdem sich also gezeigt hat, daß die von Edlefsen für seine Hypothese vorgebrachten Beweisstücke versagen, will ich der Vollständigkeit halber noch auf eine Reihe von Tatsachen hinweisen, welche von diesem Autor nicht berücksichtigt worden sind, die aber meiner Ansicht nach mit seiner Hypothese nicht in Einklang gebracht werden können.

Die wichtigste dieser Tatsachen ist die große Häufigkeit des intrauterinen Beginnes der Rachitis, wie sie zuerst von mir an dem Material der Wiener

Findelanstalt nachgewiesen und dann von Feyerabend auf der Gebärklinik von Dohrn in Königsberg, von Schwarz auf der Klinik Breisky in Wien, von Unruh in Dresden, von Cohn bei H. Neumann in Berlin, von Feer in Basel u. a. bestätigt worden ist[1]). Ich weiß nun allerdings, daß diese Resultate nicht ohne Widerspruch geblieben sind. Wenn man sich aber die Einwendungen genauer ansieht, so überzeugt man sich sofort, daß dieser Widerspruch nicht den Tatsachen selber gilt, welche auch von den Gegnern zumeist ihrem vollen Inhalte nach bestätigt werden, sondern daß sich hier ungefähr dasselbe wiederholt, was ich oben als die Ursachen der großen Differenzen in bezug auf die Häufigkeit der Rachitis dargelegt habe. Sowie es hier Beobachter gibt, welche sagen: da die Rachitis nur bei schlecht genährten Kindern vorkommt, so erkläre ich alle Knochenveränderungen bei gut genährten Kindern für nicht rachitisch, so statuieren manche Autoren aus eigener Machtvollkommenheit das Gesetz, daß die Rachitis sich erst in den späteren Lebensmonaten oder gar erst im zweiten Jahre entwickelt, und wenn sie nun selber bei neugeborenen Kindern Kraniotabes oder rachitischen Rosenkranz oder selbst Verkrümmung der Diaphysen beobachten, so kann es für sie natürlich keine Rachitis sein, und sie kreieren daher eine „physiologische Kraniotabes" oder eine „physiologische Anschwellung der vorderen Rippenenden" oder eine „Wachstumshemmung innerhalb der physiologischen Breite" und dergleichen, ohne sich darum zu kümmern, daß diese angeblich physiologischen Knochenveränderungen mit denjenigen bei der zweifellosen Rachitis der späteren Zeit vollkommen identisch sind, daß sie kontinuierlich in die späteren, stärker ausgesprochenen Erscheinungen der Rachitis übergehen, daß sie häufig genug mit den bekannten Begleiterscheinungen der Rachitis, wie Kopfschweiße, Schlaflosigkeit, ja selbst mit deutlichem Laryngospasmus einhergehen und daß sie endlich auf die Phosphormedikation mit derselben Promptheit reagieren, wie die identische Affektion in den späteren Monaten. Es handelt sich also bei der ganzen Kontroverse mehr um einen Wortstreit, als um strittige Tatsachen, und man könnte über den ersteren ruhig zur Tagesordnung übergehen, wenn sich nicht aus der willkürlichen Bezeichnung der Frühsymptome der Rachitis als bloß physiologische Abweichungen wichtige Konsequenzen für die Beurteilung des ätiologischen Zusammenhanges ergeben würden.

Die wahre Ursache, warum sich manche so sehr gegen die Häufigkeit des intrauterinen Beginnes der Rachitis auflehnen, ist nämlich die noch sehr verbreitete Anhänglichkeit an die Kalktheorien, welche die Krankheit entweder von dem Mangel an Kalksalzen in der Nahrung oder von einer unvollständigen Resorption derselben ableiten wollen. Natürlich kommen dann denjenigen, die sich zu einer solchen Lehrmeinung bekennen, die häufigen Fälle von in-

[1]) Einige Sätze des letztgenannten Autors mögen hier ihren Platz finden. In der früher zitierten Arbeit heißt es: „Die Häufigkeit der intrauterinen Entwicklung der Rachitis ist, trotzdem Kassowitz sie schon vor zwölf Jahren bewiesen hat, vielfach unbeachtet geblieben oder hat keinen Anklang gefunden ... Ich bin überzeugt, daß sich jeder von der Richtigkeit der Auffassung von Kassowitz vergewissern wird, der regelmäßig Neugeborene nach dieser Seite hin untersucht ... Die außerordentliche Häufigkeit der angeborenen Rachitis läßt es als wahrscheinlich erscheinen, daß überhaupt fast alle Fälle angeboren sind."

trauterin entstandener Rachitis ziemlich ungelegen, weil man nicht verstehen kann, wie die dem wachsenden Fötus zugeführten Ernährungsäfte an Kalksalzen verarmen sollen.

Ähnlich verhält es sich aber auch mit der neuen Theorie der rachitischen Infektion, denn es erschiene doch recht schwer verständlich, daß das hypothetische Virus den mütterlichen Organismus passiert, ohne in demselben sichtbare Veränderungen hervorzurufen und erst in dem Fötus seine krankmachende Wirkung entfaltet; während wir ganz gut verstehen können, wie die flüchtigen organischen Riechstoffe, welche wir als das hauptsächlichste Irritament für die Entwicklung und Unterhaltung des rachitischen Prozesses ansehen müssen, in dem ausgewachsenen mütterlichen Organismus vielleicht nur geringe Störungen des Allgemeinbefindens hervorrufen, während sie an den ein besonders lebhaftes Appositionswachstum unterhaltenden Knochen des Fötus infolge der besonderen, durch das appositionelle Knochenwachstum geschaffenen Verhältnisse (physiologische Hyperämie, lebhafte Neubildung junger, zartwandiger Gefäßsprossen usw.) eine entzündliche Reizung mit den daraus resultierenden Störungen der Knochenbildung und Verkalkung hervorrufen können.

So sicher es aber auf der einen Seite ist, daß in den meisten, wenn nicht in allen Fällen von Rachitis der Beginn der Erkrankung in die letzten Fötalmonate fällt, wo durch das überaus energische Wachstum des Skelettes die günstigsten Bedingungen für die Entwicklung der rachitischen Knochenaffektion gegeben sind, so wenig kann man sich der Tatsache verschließen, daß in der Regel erst die auf das geborene Kind einstürmenden Schädlichkeiten die Krankheit zu ihrer vollen Entwicklung bringen, und daß es von dem Grade dieser Schädlichkeiten abhängt, bis zu welcher Höhe diese Entwicklung vorschreiten kann. Wird das Kind im Frühjahr oder im Sommer geboren, ist es in großen und luftigen Wohnräumen untergebracht, oder kann es gar den größten Teil des Tages in einem Garten oder einem Parke zubringen, dann wird seine angeborene Affektion entweder stationär bleiben oder auch in kurzem verschwinden. Kommt das Kind aber am Anfang des Winters zur Welt und muß es gar seine ersten Monate oder selbst Jahre in einer überfüllten und übelriechenden Proletarierbehausung[1]) verleben, dann hat es eine nahezu sichere Anwartschaft auf eine schwere oder allerschwerste Form seiner Krankheit. Das widerspricht aber durchaus unseren Erfahrungen bei den zweifellosen Infektionskrankheiten, weil uns keine derartige Krankheit bekannt ist, deren Verlauf in solchem Maße von den äußeren Verhältnissen beeinflußt werden könnte. Am nächsten läge ja der Vergleich mit der vererbten Syphilis und dieser Vergleich ist auch tatsächlich von Hagenbach herangezogen worden, einerseits wegen des ebenfalls häufigen intrauterinen Beginnes dieser Affektion und weil auch sie nicht selten sich in den wachsenden Knochen lokalisiert. Aber abgesehen davon, daß sich diese beiden Krankheiten in dem einen fundamentalen Punkte unterscheiden, daß wenigstens

[1]) Nach Wolfhügel (Arch. f. Hygiene 18. Bd.) beruht die schädigende Wirkung der verunreinigten Luft in schlecht ventilierten und überfüllten Räumen nicht so sehr auf dem vermehrten Kohlensäuregehalt als auf den in ihr verteilten organischen „Riech- und Ekelstoffen“.

einer der Eltern des syphilitischen Kindes bei der Zeugung mit derselben Krankheit behaftet sein muß, während die Eltern des rachitischen Kindes bei der Zeugung niemals rachitisch sind, hängt der Verlauf der angeerbten Syphilis, was die spezifischen Erscheinungen dieser Krankheit anlangt, nur von der Schwere der Infektion, in keiner Weise aber von den Bedingungen ab, unter denen das Kind heranwächst. Natürlich kann auch das syphilitische Kind durch ein ungünstiges Milieu in schwerstem Maße geschädigt werden, aber seine Syphilis wird darum nicht milder und nicht schwerer verlaufen, ob sie im Sommer oder im Winter, in einem Palast oder in einer Spelunke zur Entwicklung gelangt. Der große Unterschied ist eben der, daß es sich bei der Syphilis um eine Infektion, bei der Rachitis dagegen geradezu um eine Intoxikation handelt. Eine Infektion findet in einem Momente statt und zwar in demjenigen, in welchem die pathogenen Organismen in den Körper eindringen, und weiterhin nimmt dann die Krankheit ihren typischen Verlauf. Die Intoxikation dagegen kann sich — siehe Alkohol und Nikotin — über Jahre erstrecken, sie kann sich summieren, sie kann in stärkerem oder schwächerem Maße erfolgen, sie kann eine Zeitlang sistieren und dann wieder von neuem beginnen, und alle diese Möglichkeiten sehen wir tatsächlich bei der Rachitis effektuiert.

Freilich hat hier außer der verschiedenen Intensität der toxischen Einwirkung auch noch ein anderes Moment ein gewichtiges Wort zu sprechen und das ist die Energie, mit welcher das Wachstum der Knochen vor sich geht. Je schneller das Wachstum erfolgt, desto günstiger sind die Bedingungen für die Entstehung und die Weiterentwicklung der Rachitis. Ein energisches Wachstum bedingt eine reichliche Zufuhr von Ernährungsäften zu den räumlich eingeengten Wachstumstellen der Knochen (Knochenknorpelgrenzen der Rippen und Diaphysen, Periost, Perikranium, Fontanell- und Nahtränder usw.) und außerdem eine fortwährende Neubildung von jungen, zartwandigen Gefäßsprossen; und wenn nun in diesen Säften reizende und krankmachende Stoffe enthalten sind, also z. B. die Ammoniakdämpfe der stinkenden Windeln oder andere organische Verunreinigungen der Atemluft, dann werden diese Irritamente selbstverständlich ihre deletäre Wirkung in besonders energischer Weise entfalten können. Erfolgt aber das Wachstum aus irgendeinem Grunde nur träge, dann ist einerseits die Zufuhr von Ernährungsäften nur eine geringe und dann gibt es nur wenig junge Gefäßsprossen an der Knochenknorpelgrenze und im Periost, die reizenden und krankmachenden Stoffe können also ihre Wirkung in den knochenbildenden Geweben nicht viel stärker entfalten, als in den übrigen Geweben oder in den Knochen der ausgewachsenen Individuen und die Folge davon wird sein, daß es entweder überhaupt nicht zur Entwicklung des rachitischen Entzündungsprozesses kommen kann oder daß der bereits entwickelte Prozeß sich wieder zurückbildet.

Mit diesen theoretischen Folgerungen stimmen auch die Tatsachen vortrefflich überein.

Vor allem kommt es niemals zur Entwicklung des rachitischen Prozesses an den träge wachsenden Knochenenden, z. B. an den hinteren Enden der Rippen, welche daher selbst bei den schwersten Affektionen eine normale Beschaffenheit darbieten können. Dasselbe Verhältnis kann sich aber an dem ganzen Skelett eines selbst unter den ungünstigsten Bedingungen lebenden mehrmonatlichen Kindes vorfinden, wenn sich infolge einer hartnäckigen chronischen Dyspepsie oder einer anderen abzehrenden Krankheit, z. B. einer Phthise, das bekannte Bild der Pädatrophie oder Athrepsie entwickelt hat. Solche „atmende Skelette“ wachsen überhaupt nicht und es bleiben daher die Knochen auch dann von der Rachitis verschont, wenn das Kind in einem Milieu aufwächst, welches sonst eine Brutstätte der schwersten Rachitisformen geworden wäre und vielleicht bei den älteren Geschwistern auch wirklich die ausgedehntesten Skelettveränderungen hervorgerufen hat. Diese hochwichtige Tatsache, welche zuerst von Friedleben und dann von Heubner nachdrücklich betont und auch von mir in zahlreichen Fällen verifiziert worden ist, besitzt eine nicht hoch genug anzuschlagende Bedeutung für die richtige Beurteilung der Ätiologie der Rachitis. Denn auf der einen Seite ist das auffällige Verschontbleiben des Skeletts bei den allerschwersten, zur Atrophie führenden Dyspepsien im Zusammenhalte mit dem steilen Absinken der Rachitiskurve im unmittelbaren Anschluß an die Sommerdiarrhöen und Sommerdyspepsien geradezu vernichtend für die nutritiven und Kalktheorien der Rachitis, die noch immer in manchen Lehrbüchern und selbst in neueren monographischen Darstellungen dieser Krankheit ihr atavistisches Unwesen treiben; dann aber bildet diese auffallende Immunität der atrophischen Kinder gegen die Rachitis eines der schlagendsten Argumente gegen die Infektionstheorie, weil wohl niemand glauben wird, daß ein so schweres Siechtum, anstatt die Disposition für die Ansteckung mit den hypothetischen Rachitis-Organismen zu erhöhen, wie dies z. B. für die Tuberkelinfektion in so hohem Maße der Fall ist, geradezu einen Schutz gegen diese Ansteckung gewähren soll. Ich denke, schon mit Rücksicht auf diese eine Tatsache sollte man den Gedanken an eine Infektion der Rachitis wieder fahren lassen.

Das enge Gebundensein der rachitischen Knochenaffektion an das intensive Appositionswachstum des Skelettes hat aber weiterhin zur Folge, daß in den meisten Fällen der Prozeß im zweiten Jahr zum Stillstande kommt und im dritten oder vierten spontan ausheilt, weil nunmehr das Wachstum sowohl absolut als namentlich relativ ein ziemlich geringfügiges geworden ist. Während nämlich das relative Wachstum des Kindes im ersten Jahre (nach Zeising) noch 56,1% beträgt, sinkt es im zweiten und dritten Jahr auf 14,1 und 10,0% herab und beträgt im 5. bis 7. Jahr nur noch ungefähr ein halbes Prozent. Noch bedeutsamer für unsere Frage ist aber eine andere Folge der abnehmenden Wachstumsenergie, nämlich der Umstand, daß ein Kind, das im ersten Jahre von der Rachitis vollständig verschont geblieben ist, diese Krankheit auch später nicht mehr akquiriert. Wäre die Rachitis eine Infektionskrankheit, dann könnten wir unmöglich verstehen, warum ein dreijähriges Kind, das in eine mit Rachitiskeimen infizierte Wohnung gelangt oder mit rachitischen Kindern in engste Berührung kommt, nicht ebenfalls infiziert werden soll. Auf der anderen Seite ist es aber in hohem Grade bemerkenswert, daß das rapidere Skelettwachstum der Adoleszenten wieder eine ganze Reihe von Knochenveränderungen zeitigt, welche, wie die Skoliose, das Genu valgum und der entzündliche Plattfuß, sowohl in ihrer anatomischen Grundlage als in ihren Folgen eine weitgehende Analogie, um nicht zu sagen Identität, mit dem rachitischen Prozesse des ersten Lebensalters aufweisen. Am eklatantesten zeigt sich aber dieser Einfluß des beschleunigten Wachstums beim Myxödem, wenn das bis dahin stagnierende Skelettwachstum durch die Schilddrüsenbehandlung plötzlich einen kräftigen Anstoß erhält. Ich selbst habe in zwei derartigen Fällen, bei einem dreizehnjährigen und einem zwanzigjährigen Kretin, neben dem rapiden Längenwachstum im Laufe eines Jahres die Ausbildung einer hochgradigen Skoliose beobachtet, so daß ich beschlossen habe, in solchen Fällen die Schilddrüsenbehandlung immer mit der Verabreichung von Phosphorlebertran zu kombinieren[1]). Auch diese interessante Beobachtung läßt sich ohne Schwierigkeit mit unserer Auffassung des rachitischen Prozesses als einer krankhaften Outrierung der physiologischen Wachstumshyperämie der Knochen in Einklang bringen, während zwischen dieser Tatsache und der Infektionstheorie der Rachitis kein logischer Zusammenhang herzustellen ist.

Zum Schlusse noch einige Worte über die Phosphortherapie . . .

. . . Bei der Rachitis und der Osteomalacie handelt es sich um eine pathologische Vaskularisation der Knochen und der knochenbildenden Gewebe, und die Heilwirkung des Phosphors bei diesen beiden Krankheiten beruht meiner Ansicht nach auf der Einschränkung dieser krankhaft gesteigerten Vaskularisation. Für eine bakterizide oder antitoxische Wirkung des Phosphors ist also in dieser Erklärung kein Raum übrig gelassen . . .

. . . Fassen wir zusammen, so hat eine Revision der auf die Rachitis bezüglichen anatomischen, klinischen und therapeutischen Tatsachen mit ziemlicher Evidenz ergeben, daß dieselben für die Infektionstheorie der Rachitis nicht zu verwerten sind und daß ein recht erheblicher Teil dieser Tatsachen mit einer solchen Auffassung nicht in Einklang gebracht werden kann. Trotzdem halte ich es nicht für ausgemacht, daß diese so wenig begründete Theorie nicht noch weitere Anhänger gewinnen wird. Der Zug der Zeit ist einer solchen Auffassung günstig, denn heutzutage sind die Bakterien Trumpf. Eine weitere Etappe wäre dann die Serumtherapie der Rachitis und in der Ferne winkt auch bereits der Nobel-Preis für den glücklichen Erfinder dieser Therapie.

Zweiter Artikel[2]).

Am Schlusse einer längeren Auseinandersetzung, in welcher Edlefsen meine Einwände gegen die von ihm verteidigte Infektionstheorie der Rachitis zu widerlegen sucht (diese Zeitschrift, 15. April 1902), finde ich eine Bemerkung, welche der weiteren Diskussion über diese Frage jeden Boden entzieht.

[1]) Telford Smith und Carpenter haben ebenfalls unter solchen Umständen die Ausbildung von Knochendeformitäten (bending of the bones) beobachtet, und der letztgenannte Autor spricht geradezu von der Entwicklung von Rachitis unter dem Einflusse der Schilddrüsenbehandlung.

[2]) Zur Ätiologie der Rachitis. Infektion oder Intoxikation. Deutsche Ärztezeitung. 1902. Heft 13.

Dort heißt es nämlich, daß das Krankheitsgift, welches nach Edlefsen die Rachitis erzeugt, „nicht nach Art der Bakterien nach einmaliger Aufnahme in das Blut sich unbegrenzt im Körper vermehrt, sondern immer von neuem aus der Wohnungsluft in denselben eindringt". Was ich aber vor kurzem hier bekämpft habe, lautete ganz anders; denn in seinem ersten Artikel kam Edlefsen zu dem Schlusse, daß recht viele Tatsachen für „die infektiöse Natur der Rachitis" zu sprechen scheinen. Unter Infektion versteht man aber ganz allgemein das Eindringen von Bakterien oder anderen pathogenen Mikroorganismen in einen lebenden Organismus und ihre Vermehrung auf Kosten dieses Organismus. Daß die Rachitis durch eine solche Invasion von Mikroorganismen zustande kommt, das habe ich bestritten, und zwar, wie ich glaube, mit triftigen Argumenten, welche auch bei Edlefsen, trotz seines heftigsten Widerstrebens, ihre Wirkung nicht verfehlt zu haben scheinen. Denn seine jetzige Anschauung, die aus den eingangs zitierten Worten hervorgeht, ist durchaus verschieden von der von mir bekämpften Infektionstheorie und weicht kaum mehr von derjenigen ab, die ich von jeher, und erst kürzlich Edlefsen gegenüber an dieser Stelle, vertreten habe. Denn wenn die Rachitis nicht mehr durch ein Gift hervorgerufen werden soll, welches sich im Körper unbegrenzt vermehrt, sondern von einem solchen, welches immer von neuem „aus der Wohnungsluft" in denselben eindringt, dann handelt es sich nicht mehr um eine Infektion, sondern um eine Intoxikation, und der ganze Unterschied zwischen meiner Anschauung und derjenigen, welche Edlefsen jetzt vertritt, besteht nur mehr darin, daß ich „die aus der Wohnungsluft immer wieder von neuem eindringenden" giftigen Stoffe genauer definiere und konkreter auffasse, während Edlefsen nur ganz allgemein von giftigen Stoffen spricht, ohne sich darüber zu äußern, was er unter denselben versteht. Immerhin freue ich mich der nunmehr erzielten Übereinstimmung und begrüße es mit besonderer Genugtuung, daß sich Edlefsen auch dem wichtigsten Teil meiner Rachitistheorie angeschlossen hat, welcher darin besteht, daß das appositionelle Knochenwachstum die Bedingungen schafft, unter denen erst die Rachitis erzeugenden Schädlichkeiten ihre Wirksamkeit entfalten können.

Nachdem also das eigentliche Streitobjekt, nämlich die „infektiöse Natur der Rachitis", beseitigt ist, halte ich es für überflüssig, auf die Einzelheiten der Polemik von Edlefsen einzugehen, und möchte mich nur auf einige Worte über die ammoniakalisch riechenden Windeln beschränken.

Die einem jeden Kinderarzt nur allzugut bekannte Tatsache, daß die Windeln und manchmal auch das Bettzeug noch nicht kontinenter Kinder einen penetranten Ammoniakgeruch verbreiten, scheint Edlefsen nicht bekannt gewesen zu sein, da er es für notwendig gehalten hat, mich darauf aufmerksam zu machen, daß man den ammoniakalischen Geruch nicht mit dem „urinösen" verwechseln dürfe. Diese Belehrung erscheint um so überflüssiger, als ich auch ausdrücklich betont habe, daß man diesen Übelstand sicher beseitigen könne, wenn man die Mütter anweist, die Windeln mit kochendem Wasser zu behandeln, weil durch das Kochen der Erreger der ammoniakalischen Harnstoffgärung, der Micrococcus ureae, abgetötet wird.

Das Ganze bekommt aber nur darum eine Bedeutung für die Rachitisätiologie, weil ich beobachtet habe, daß die Kinder, welche dauernd gezwungen sind, in dieser ammoniakalischen Atmosphäre zu atmen, von besonders schweren Graden der Rachitis heimgesucht sind. Diese Tatsache, von deren Richtigkeit sich jeder leicht überzeugen kann, wenn er seine Aufmerksamkeit diesem Umstande zuwendet, habe ich in der Weise erklären zu können geglaubt, daß diese Kinder nicht nur die verunreinigte Luft ihres Wohnraumes, sondern außerdem auch die Ammoniakdämpfe einatmen müssen, welche sich aus ihren mit Harn imprägnierten Hüllen entwickeln, und daß diese Dämpfe besonders reizend und entzündungerregend auf die Appositionstellen der Knochen einwirken. Edlefsen hat nun dagegen eingewendet, daß der Ammoniak nach seiner Aufnahme ins Blut sich sehr rasch in Harnstoff verwandelt und als solcher im Harn ausgeschieden wird, daß er daher schwerlich eine entzündungerregende Wirkung auf irgendein Gewebe ausüben könne.

Dieser Einwand ist aber aus dem Grunde nicht zutreffend, weil er von der irrigen Anschauung ausgeht, daß ein giftiger Stoff, welcher im Organismus in eine ungiftige oder weniger giftige Verbindung umgesetzt wird, deshalb seine giftige Wirkung in diesem Organismus nicht entfalten kann. Diese Anschauung ist deshalb irrig, weil es kaum zweifelhaft sein kann, daß jeder giftige Stoff während seiner Giftwirkung derartige Umwandlungen erfährt, und weil er offenbar nur dadurch giftig wirkt, daß seine Moleküle bei ihrem Zusammenstoße mit den labilen Molekülen der reizbaren lebenden Substanz infolge ihrer Affinität zu gewissen Atomgruppen dieser Moleküle jene Umsetzungen hervorrufen, denen sowohl die eigene chemische Integrität als auch diejenige der labilen Moleküle des Protoplasmas zum Opfer fällt. Dafür haben wir den besten Beweis an der Giftwirkung des Alkohols. Dieser wird bekanntlich im Organismus verbrannt und in Kohlensäure und Wasser verwandelt, also in Verbrennungsprodukte, welche sicherlich nicht jene spezifischen Giftwirkungen des Alkohols hervorrufen, welche den meisten nur allzu genau bekannt sind. Ähnlich verhält es sich wahrscheinlich auch mit dem Ammoniak. Denn auch seine Umwandlung in Harnstoff erfolgt wahrscheinlich nur in molekularer Nähe und unter dem Einflusse des lebenden Protoplasmas und während dieser gegenseitigen chemischen Beeinflussung kommt auch das Protoplasma selber zu Schaden. Die entzündungerregende Wirkung einer giftigen Substanz beruht aber ohne Zweifel darauf, daß diese imstande ist, protoplasmatische Teile zu schädigen und zu zerstören.

Nach alledem glaube ich also sagen zu können, daß der Einwand Edlefsens gegen den von mir vermuteten kausalen Zusammenhang zwischen den ammoniakalisch riechenden Hüllen und der schwereren rachitischen Erkrankung der mit ihnen bekleideten Kinder keine Berechtigung besitzt.

Zur Pathogenese und Ätiologie der Rachitis[1]).

In einem „Beitrage zur Rachitis" (in der ersten Januarnummer dieser Wochenschrift) hat Ribbert eine Veränderung an den vergrößerten Knorpelzellen in der Nähe der vordringenden Markräume rachitischer Knochen beschrieben und hat an diesen Befund weitgehende Folgerungen über die Entstehungsweise der Rachitis und über die Ursachen der mangelhaften Kalkaufnahme geknüpft, die mir einer kritischen Beleuchtung bedürftig zu sein scheinen.

Ein verändertes Verhalten des Inhaltes der vergrößerten Knorpelhöhlen gegen Farbstoffe ist bereits vor langer Zeit von verschiedenen Autoren (Ranvier, Heitzmann, E. Neumann u. a.) beschrieben worden, und ich selbst habe mich in meiner 1881 erschienenen „Normalen Ossifikation" (S. 150ff.) mit diesem Gegenstand ziemlich eingehend beschäftigt. Es ist also nicht ganz richtig, wenn Ribbert sagt, daß die Zellen bei der Rachitis bisher zu wenig beachtet worden sind. Ich habe damals, in Übereinstimmung mit Heitzmann, diese Veränderungen als eine Vorbereitung für die Umwandlung des Knorpelhöhleninhaltes in Mark- und Blutzellen angesehen, während Ribbert annimmt, daß die von ihm bei gewissen tinktorischen Maßnahmen beobachtete Gelbfärbung der von diesen Höhlen umschlossenen Zellen als ein Zeichen ihres Untergangs durch Nekrose anzusehen sei. Die zerstörende Wirkung soll von einer toxisch wirkenden Substanz ausgehen, die zugleich die Kalkablagerung im Knorpel und im Knochen verhindert und außerdem durch eine nicht überall gleich schnell erfolgende Einwirkung das ungleichmäßige Eindringen der Markräume mit sich bringt. Für die Herkunft dieser toxisch wirkenden Substanzen bliebe, nachdem ihre bakterielle Abstammung abgelehnt wurde, nach Ribbert nur die durch falsche Ernährung bedingte Stoffwechselstörung übrig. Diese soll durch „abnorme Verabreichung von Milch" zustande kommen, und in der Tat habe er in einem charakteristischen Falle von sogenanntem Milchschaden eine „mäßig hochgradige Rachitis" mit vielfacher Zellnekrose wahrnehmen können.

Wie man sieht, stellt sich auch Ribbert an die Seite jener Forscher, welche die Ursache der Kalkarmut der rachitischen Knochen nicht in einer

---

[1]) Deutsche med. Wochenschr. 1913.

Kalkarmut der Nahrung oder in einer mangelhaften Resorption der Kalksalze oder überhaupt in einer gestörten Kalkökonomie des ganzen Organismus erblicken, sondern in einer Veränderung der osteogenen Gewebe, die einer Ablagerung der — in genügender Menge vorhandenen — Kalksalze in die erkrankten Gewebe hinderlich sind. Auch ich habe diese Ansicht schon in meinen ersten Publikationen über Rachitis, speziell in der 1885 erschienenen „Pathogenese der Rachitis“, vertreten und neuerdings wieder auf Grund eingehender histologischer Untersuchungen und ausgedehnter klinischer Beobachtungen begründet[1]). Ich habe aber den histologischen Beweis für die irritative Natur des rachitischen Knorpel- und Knochenprozesses nicht wie Ribbert in dem abgeänderten tinktoriellen Verhalten der Knorpelzellen erblickt (dem ja für die nicht knorpelig präformierten Knochen jede Beweiskraft fehlt), sondern mit Virchow, Rokitansky, Volkmann und vielen anderen alten und neueren Autoren in der krankhaft gesteigerten Gefäß- und Markraumbildung, die einerseits eine stärkere Einschmelzung der bereits verkalkten Texturen zur Folge hat und anderseits in den von vermehrten und erweiterten Gefäßen durchzogenen osteogenen Geweben eine Ablagerung der Kalksalze in ähnlicher Weise verhindert oder erschwert wie in den osteophytischen Auflagerungen bei einer traumatischen oder aus anderen Gründen entstandenen Ostitis oder Periostitis, wo auch niemand daran denkt, die Kalkarmut der Knochenneubildung auf einen verminderten Kalkgehalt der Nahrung oder der Säfte zu beziehen. Aber auch von einer direkten Behinderung der Kalkablagerung durch etwa im Blute zirkulierende Reizstoffe kann bei den Osteophyten nicht gut die Rede sein, weil erstens bei einer durch ein Trauma hervorgerufenen Hyperostose an solche Reizstoffe nicht zu denken ist und weil dort, wo solche wirklich vorhanden sein mögen, die Art und Weise, wie die Kalkverarmung durch eine direkte Einwirkung der Reize auf die zur Verkalkung bestimmten Gewebe zustande kommen soll, vollständig im Dunkeln bliebe. Ich wenigstens könnte nicht begreifen, wie die von Ribbert supponierte, aber keineswegs bewiesene Nekrose der in den Knorpelhöhlen eingeschlossenen Zellen daran schuld sein soll, daß die Ablagerung der Kalksalze in der umgebenden Grundsubstanz unterbleibt; und noch weniger einleuchtend scheint mir diese Hypothese bei den periostalen Auflagerungen der rachitischen Röhren- und Schädelknochen, bei den ebenso kalkarm bleibenden Randappositionen an den Fontanell- und Nahträndern und bei der kraniotabischen Erweichung früher normal verkalkter Partien des Schädeldaches, wo keinerlei Anzeichen für die supponierte Zellnekrose vorhanden sind. In allen diesen Fällen aber sind vermehrte und krankhaft erweiterte Blutgefäße in den zur Verkalkung und Verknöcherung bestimmten Geweben und im Inneren der früher normal verkalkten und später erweichten Knochen in auffälliger Weise entwickelt, und wir brauchen daher nach keiner anderen Ursache für das Kalkarmwerden der älteren und das Kalkarmbleiben der neu apponierten Teile zu suchen.

Während wir aber für die ausbleibende Verkalkung der periostal ge-

[1]) 69. u. 75. Band des Jahrbuches für Kinderheilkunde.

bildeten Knochen in der krankhaft vermehrten Saftströmung in der Umgebung der abnorm zahlreichen und abnorm weiten Gefäße einen völlig zureichenden Grund erblicken können, ist die Sache bei der provisorischen Knorpelverkalkung etwas komplizierter. Auch hier sind zwar lokale Beziehungen zwischen den kalklos bleibenden Knorpelpartien und den sich im Knorpel verteilenden Gefäßen nicht zu verkennen, und zwar in der Weise, daß, solange der rachitische Prozeß noch im Fortschreiten begriffen ist, die Verkalkung in der unmittelbaren Nähe der Gefäßkanäle ausbleibt und in schweren Fällen sich auf wenige, von der Vaskularisation verschont gebliebene Inseln beschränkt. Wenn man aber die Zone der vergrößerten Knorpelzellen bei der Rachitis genauer studiert, so findet man, daß das Ausbleiben der Verkalkung nicht direkt durch die Nähe der Gefäßkanäle bedingt ist, sondern dadurch, daß die Knorpelzellen in der Nähe dieser Gefäße ihre Teilungen ungebührlich lange fortsetzen. Unter normalen Verhältnissen findet man nämlich in den den Markräumen zunächst gelegenen untersten Zellen keinerlei Anzeichen von Zellteilung. Man sieht in diesen untersten Kapseln immer nur einen Zellkörper mit einem Kern, und diese völlig ausgewachsenen und sich nicht mehr teilenden Zellhöhlen umgeben sich dann auch sofort mit Kalkringen, die mit den benachbarten zur zusammenhängenden Verkalkung der Grundsubstanz verschmelzen. In der Umgebung der krankhaft erweiterten Knorpelgefäße hört aber die Zellteilung auch in den untersten Anteilen der (infolge der abnorm gesteigerten Proliferation ungebührlich verlängerten) Zellsäulen nicht auf; man findet auch in den den Markräumen zunächst gelegenen Kapseln häufig noch zwei gesonderte, mit je einem Kern versehene Zellkörper und — was besonders charakteristisch ist — die Zellteilung erfolgt nicht, wie sonst, nur in der Richtung der Achse mit übereinander gelagerten Teilungsprodukten, sondern auch der Quere nach, so daß man in den noch nicht eröffneten Kapseln nicht zwei flache Zellen übereinander, sondern oft auch zwei oder mehrere plumpe Zellen nebeneinander erblicken kann. Dadurch verlieren die Zellreihen auch ihre normale Konfiguration, indem sie statt der schlanken Säulen mit einzeln übereinandergeschichteten Zellen plumpe Spindeln bilden, die auf manchen Querschnitten selbst fünf bis sechs und auch mehr junge Knorpelzellen enthalten. Solange aber die abnormen Zellteilungen vor sich gehen, bleibt auch die Verkalkung in der umgebenden Grundsubstanz aus und sie erscheint erst dann wieder, wenn der irritative Prozeß und mit ihm die abnorme Gefäßbildung und die abnorm gesteigerte Proliferation der Knorpelzellen zum Stillstande kommt. Dann verschwinden die kalklosen Inseln und die Unterbrechungen der Kalkzone, und deren obere Grenze steigt sogar an den in der Involution begriffenen Knorpelkanälen und am Perichondrium in die Höhe, wodurch die bekannte Guirlandenform dieser Grenze entsteht.

Wenn ich aber auch seit jeher denselben prinzipiellen Standpunkt eingenommen habe, den Ribbert neuerdings verteidigen will, daß die Kalkarmut der rachitischen Knochen nicht in einem fehlerhaften Kalkstoffwechsel, sondern in krankhaften Vorgängen an den Orten der Knochenanbildung begründet ist, und wenn ich auch immer meine Meinung dahin abgegeben habe, daß es sich dabei nur um die Wirkung reizender Stoffe handeln kann, die im Blut und in den Säften zirkulieren und ihre krankmachende Wirkung besonders an den Stellen der lebhaften Knochenapposition entfalten müssen, wo schon normalmäßig wegen der an begrenzten Stellen zusammengedrängten Gewebsneubildung eine Art physiologischer Hyperämie bestehen muß und allen Anzeichen nach auch wirklich besteht, so kann ich doch wieder nicht mit ihm übereinstimmen, wenn er diese reizenden Stoffe von Digestionstörungen infolge abnormer Verabreichung von Milch oder von dem sogenannten Milchschaden herleiten will. Diese Anschauung, die Ribbert nur flüchtig mit dem Befunde seiner „Zellnekrose“ bei einem einzelnen Falle von Milchschaden begründet, steht mit einer ganzen Reihe sicherer Tatsachen in Widerspruch, die ich, auf meine früher zitierten ausführlichen Darstellungen verweisend, hier nur ganz kurz und prägnant vorlegen will.

1. Von allen erfahrenen Kinderärzten wird ausdrücklich betont, daß man nicht selten ausgeprägte Rachitis und namentlich hochgradige rachitische Erweichung der Schädelknochen bei normal verdauenden und glänzend gedeihenden Brustkindern findet.

2. In den heißen Sommermonaten, in denen Dyspepsien und Darmkatarrhe in außerordentlichem Maße grassieren, sinkt die Rachitiskurve alljährlich sowohl bezüglich der Zahl als auch namentlich in bezug auf die Schwere der Fälle auf einen Tiefpunkt herab, um im Verlaufe des Winters, wo die Digestionstörungen relativ selten und milde sind, mit jedem Monate immer höher und höher anzusteigen. Dasselbe gilt auch von den nervösen Störungen der Rachitiker (Stimmritzenkrampf, Tetanie, galvanische Übererregbarkeit usw.), die in jedem Sommer nahezu vollständig verschwinden.

3. In den tropischen Gegenden fehlt die Rachitis entweder ganz, oder sie kommt nur in wenigen leichten Fällen vor, z. B. (nach Commentz) in St. Jago de Chile nur in 0,4% des poliklinischen Materials (gegen 90 und mehr in den Städten von Mittel- und Nordeuropa); während derselbe Beobachter über große Kindersterblichkeit infolge von Enterokatarrhen und Kindercholera in dieser Stadt berichtet[1]).

Diese Tatsachen sind aber nicht nur nicht mit der Annahme in Einklang zu bringen, daß das Agens für den irritativen Prozeß an den Appositionstellen der Knochen aus den kranken Verdauungsorganen stammt, sondern sie geben uns auch einen deutlichen Fingerzeig für den wahren Ursprung dieser krankmachenden Stoffe. Wenn wir daran denken, daß in unserem Klima „mit der Regelmäßigkeit eines Gesetzes“ (M. Cohn) die Rachitis in jenen Monaten an Häufigkeit und an Schwere zunimmt, wo viele Säuglinge und junge Kinder oft wochenlang ihre Behausung nicht verlassen; daß die Rachitis vorwiegend eine Krankheit des städtischen Proletariats ist, dessen Wohnungselend zum Himmel schreit; wenn statistisch nachgewiesen wurde, daß die Häufigkeit und Schwere der rachitischen Affektionen mit der Zahl der in einem Wohnraum untergebrachten Personen ansteigt; wenn Hansemann bei seinen Obduktionen alle Kinder, die im Herbst geboren waren und im Frühjahr

[1]) Jahrbuch für Kinderheilkunde, Bd. 74.

starben, schwer rachitisch gefunden hat, während die im Frühling geborenen und im Herbst gestorbenen verschont geblieben waren[1]); wenn derselbe Beobachter unter 1480 untersuchten Affenschädeln bei den Tieren, die direkt aus der Freiheit stammten, nicht die Spur von Rachitis nachweisen konnte, während alle jung in die Gefangenschaft geratenen sich als rachitisch erwiesen haben[2]); wenn nach Haubner junge Ziegen und Schweine, die monatelang im Stall behalten wurden, bei tadellosem Futter schwer rachitisch werden und wenn dieselben Tiere, ins Freie gelassen, ihre Krankheit bei derselben Nahrung binnen kurzem verlieren, so kann man sich dabei doch kaum etwas anderes denken, als daß jene Verunreinigungen der Atemluft, die unser Geruchsinn als den „Armeleutegeruch" der Proletarierwohnungen oder als die „kloakige Luft" mancher Viehställe verspürt, durch die Lungen in den Kreislauf gelangen und in den Blutgefäßen der osteogenen Gewebe, die wegen ihres lebhaften appositionellen Wachstums besonders reichlich mit Blut versehen werden, jene Veränderungen hervorrufen, die als krankhaft gesteigerte Gefäßneubildung mit ihrem Gefolge von pathologischer Knorpel- und Knocheneinschmelzung und von mangelhafter Verkalkung der neu apponierten Gewebe in die Erscheinung treten.

Für die Richtigkeit meiner Charakterisierung der Rachitis erzeugenden Reizstoffe als „respiratorische Noxen" und gegen ihren Ursprung aus den Verdauungsorganen spricht endlich auch die große Häufigkeit des angeborenen Rosenkranzes und der angeborenen Schädelweichheit, die nicht nur histologisch alle Charaktere der rachitischen Knorpel- und Knochenstörung, mit Einschluß der krankhaft gesteigerten Gefäß- und Markraumbildung, an sich tragen, sondern sich auch insofern der später entstehenden Rachitis an die Seite stellen, als sie, wie ich an einem großen Material (1376 Neugeborene der Schautaschen Gebärklinik) gefunden habe, viel häufiger bei den im Winter und im Frühjahr, als bei den im Sommer und im Herbst geborenen Kindern gefunden werden und auch viel häufiger bei den Kindern, deren Mütter die letzten Schwangerschaftsmonate in Wien verbracht hatten, als bei jenen, deren Mütter nur zur Entbindung vom Lande hereingekommen waren[3]). Diese Beobachtungen sind für die uns hier beschäftigende Frage von zweifacher Bedeutung. Erstens zeigen sie uns, daß die rachitische Knorpel- und Knochenstörung schon zu einer Zeit zur Entwicklung gelangt, wo weder von einer Verdauung noch von einer Verdauungsstörung die Rede sein kann; und dann wird uns durch diese Beobachtungen, von deren Richtigkeit sich jeder Nachprüfende überzeugen wird, die Vorstellung förmlich aufgedrängt, daß jene Verunreinigungen der Atemluft, die bei Kindern und bei jungen Tieren durch direktes Eindringen in den Kreislauf die rachitische Skeletterkrankung herbeiführen, auch durch Vermittlung der schwangeren Mutter in den Kreislauf des heranwachsenden Fötus gelangen und daselbst in dem besonders energischen Appositionswachstum der Knochen in den letzten

[1]) Berl. klin. Wochenschr. 1906, Nr. 3.

[2]) Die Rachitis des Schädels. 1901, S. 18.

[3]) Vgl. meine Abhandlung über „Rachitis bei Neugeborenen" im 77. Bande des Jahrbuches für Kinderheilkunde und die demnächst erscheinende Fortsetzung.

Fötalmonaten die günstigsten Bedingungen zu ihrer pathogenen Wirkung vorfinden.

Indem ich für die ausführlichere Begründung dieser Auffassung der Pathogenese und Ätiologie der Rachitis nochmals auf die früher zitierten Publikationen verweise, möchte ich am Schluß dieser flüchtigen Skizze meine Meinung noch dahin aussprechen, daß das Problem der Rachitis nicht einseitig durch den Histologen oder den Chemiker oder den Kliniker gelöst werden kann. Nur die Zusammenfassung aller, auf den verschiedensten Wegen zu eruierenden Tatsachen kann zu einem gedeihlichen theoretischen und praktischen Resultate führen.

II.

Zur Heilserumfrage.

„Es gibt keine andre Linderung für die Leiden der Menschheit als Wahrhaftigkeit im Denken und Handeln und ein beherztes Anschauen der Welt, wie sie tatsächlich ist."

Huxley, Selbstbiographie.

Vollständiges Verzeichnis der Arbeiten.

(Fortsetzung).

Infektionskrankheiten.

Zur Heilserumfrage.

1. Wie steht es mit der Serumbehandlung der Diphtherie? Vortrag in der k. k. Gesellsch. der Ärzte. Wien 1895, M. Perles (auch Wiener med. Wochenschr.).
2. Epilog zur Heilserumdebatte. Gesellsch. der Ärzte, 1. Febr. 1895. Wiener med. Presse und sep. bei Urban & Schwarzenberg, Wien u. Leipzig 1895.
3. Wirkt das Diphtherieheilserum beim Menschen immunisierend? Eine kritische Studie aus Anlaß des Falles Langerhans. I. u. II. Aufl. Wien 1896, Perles.
4. Zur Diphtherieserumstatistik. Wiener klin. Wochenschr. 1896, Nr. 7.
5. Zur Heilserumfrage. Berl. klin. Wochenschr. 1898, Nr. 37.
6. Heilserumtherapie und Diphtherietod. 2 Vorträge in der Gesellsch. der Ärzte am 27. V. und 3. VI. und Diskussion am 24. VI. 1898. Klin. therap. Wochenschr. 1898, Nr. 24, 27, 28.
   Ausführlichere Bearbeitung: „Diphtheriebazillen und Heilserum." 1898 (?), Manuskript.
7. Die Erfolge des Diphtherieheilserums. Therap. Monatshefte Juni 1898.
8. Antwort auf die Bemerkungen Tavels. Therap. Monatshefte August 1898.
9. v. Körösi über die Serumstatistik. Eine Entgegnung. Therap. Monatshefte Oktober 1898.
10. Kritisches über Diphtheriebazillen und Heilserum. I. Ist der Bacillus Löffler dem Menschen gefährlich? Wiener med. Wochenschr. 1899, Nr. 38.
11. Kritisches über Diphtheriebazillen usw. II. Mischinfektion. Wiener med. Wochenschr. 1899, Nr. 49.
12. Ein Beitrag zur Geschichte des Serumenthusiasmus. Centralbl. f. Kinderheilk. 1899, Nr. 9.
13. Kritisches über Diphtheriebazillen und Heilserum. III. Diphtherie ohne Diphtheriebazillen. Wiener med. Wochenschr. 1900, Nr. 8, 9.
14. Audiatur et altera pars. Bemerkungen zu der Serumstatistik des Herrn Dozenten Siegert. Jahrb. f. Kinderheilk. 1900, Bd. 42, S. 844.
15. Die Erfolge des Diphtherieheilserums. Zweiter Artikel. Therapeut. Monatsh. Mai 1902.
16. Die Erfolge des Diphtherieheilserums. Dritter Artikel. Therap. Monatshefte Oktober 1902.
17. Bemerkung zu den Bemerkungen von Heiberg. Therapeut. Monatshefte Januar 1903.
18. Les succès du sérum antidiphthérique. Le médecin, Bruxelles 1904, Nr. 6.

Metabolismus und Immunität. Ein Vorschlag zur Reform der Ehrlichschen Seitenkettentheorie. Wien 1907, Perles.

Syphilis und andere Infektionskrankheiten s. III. Abteilung, S. 179.

Wie steht es mit der Serumbehandlung der Diphtherie?

Vortrag, gehalten am 18. Januar 1895 in der k. k. Gesellschaft der Ärzte in Wien[1]).

„Mein Diphtherie-Heil- und Schutzmittel hat kein Analogon in der Geschichte der Medizin."

Behring (1894).

Meine Herren! Seitdem es Behring gelungen war, Tiere durch Einspritzung steigender Dosen des aus den Diphtheriebazillenkulturen gewonnenen Giftes gegen sonst tödliche Dosen dieses letzteren unempfänglich zu machen, seitdem er ferner imstande war, durch Einspritzung des Blutserums dieser immunisierten Tiere dieselbe Unempfänglichkeit auch auf andere sonst hochempfängliche Tiere zu übertragen, und seitdem er verkündet hatte, daß es ihm möglich sei, nicht präventiv immunisierte Tiere vor den tödlichen Folgen der Giftinjektion auch dann noch zu schützen, wenn er einige Zeit nach der Einführung des Giftes genügende Dosen des immunisierenden Serums in ihre Säftemasse einverleibte, war man sicherlich zu der Hoffnung berechtigt, daß man auf diesem Wege auch einmal dahin gelangen werde, ein wirksames Heilverfahren für die Diphtheriekrank-

---

[1]) Wiener med. Wochenschr. 1895 und sep. b. M. Perles, Wien.

Anm. d. Herausg.: Die Sensation, welche sich gerade in Wien an die wissenschaftliche Debatte über das Diphtherieheilserum knüpfte, die sogar in erregten Auseinandersetzungen in der Tagespresse zum Ausdruck kam und in die Sphäre der Parteipolitik hineingezogen wurde, — während die liberalen Blätter für die „großartige Errungenschaft" alsbald mit Eifer die Reklametrommel rührten, wurde in der antisemitischen Presse gegen den „jüdischen Schwindel" zu Felde gezogen und mit Genugtuung konstatiert, daß ihm von dem eigenen Stammesgenossen jener begeisterten Herolde, „dem sie zwar sonst auch keinen Glauben schenken würde", der Garaus gemacht worden sei — diese sensationelle Färbung der ganzen Kontroverse war nicht zum mindesten auch auf die großen rednerischen Erfolge zurückzuführen, die K. mit seinen Vorträgen in der Gesellschaft der Ärzte (1895 und 1898) erzielte. Obwohl schon damals die allgemeine Stimmung gegen ihn war, machten seine Ausführungen doch auf alle Zuhörer einen außerordentlich tiefen Eindruck und ihre Form riß selbst die Gegner zur Bewunderung hin. Wenn K., der ursprünglich selber die enthusiastischesten Erwartungen in das neue Heilmittel gesetzt, diese äußerst undankbare Kassandrarolle auf sich genommen und sich gerade dadurch vielleicht im vulgären Sinne am meisten „geschadet" hat, so möchte man doch in der Erinnerung an jene denkwürdigen Debatten auch diesen Zug von rücksichtslosem Bekennermut in seinem Charakterbilde nicht missen und heute noch wird man sich der zwingenden Argumentation dieser ersten Antiserum-Vorträge kaum entziehen können.

heit des Menschen zu gewinnen, und ich selber habe seither, so oft sich mir die Gelegenheit bot, das Thema der Diphtheriebehandlung vor meinen Schülern zu besprechen, dieser Hoffnung in der entschiedensten Weise Ausdruck gegeben.

Im September des abgelaufenen Jahres schien es nun, als sollte sich diese Hoffnung wirklich erfüllen, und zwar gleich mit einem Male in einem Umfange, wie es sich wohl nur wenige hatten träumen lassen. Denn wir haben ja hier in Wien aus Behrings eigenem Munde vernommen, daß wir es nunmehr in der Hand haben, die Mortalität der Diphtherie bis auf ein Zehntel der jetzigen Todesfälle herabzudrücken und durch die Vereinigung der Serumtherapie mit der schützenden Vorbehandlung zahllose Menschenleben ihrer Familie und dem Staate zu erhalten; ja es wurde uns sogar mit der größten Bestimmtheit und, wie Behring sich ausdrückte, „ohne jede Einschränkung" in Aussicht gestellt, daß es gelingen werde, die Diphtherie zu einer ebenso unschädlichen Krankheit zu machen, wie es die Pocken überall dort geworden sind, wo die Schutzimpfung gegen dieselben eingeführt ist.

Seitdem sind nun etwas mehr als drei Monate ins Land gegangen, Tausende und Abertausende von Kindern sind mit diesem Mittel behandelt worden, die Fabrik in Höchst hat mehr als 50 000 Fläschchen des Heilserums in alle Weltgegenden versandt, zahllose Berichte aus Krankenhäusern und von praktischen Ärzten wurden veröffentlicht, fast sämtliche ärztliche Gesellschaften haben über die Serumtherapie verhandelt, ich selbst und viele von uns haben Gelegenheit gehabt, das Mittel in Anwendung zu ziehen, und es muß nun wohl gestattet sein, uns jetzt schon die Frage vorzulegen, wieviel von den uns gemachten Versprechungen sich erfüllt hat, und ob wir uns wirklich auf dem Wege zu jenem verheißungsvollen Ziele befinden, das uns Behring in so sichere Aussicht stellen zu können glaubte.

Nun, meine Herren, ich stehe nicht an, frei und offen zu bekennen, daß ich im Laufe dieser drei Monate den harten und dornenvollen Weg von der festesten Zuversicht bis zu der tiefsten Entmutigung zurückgelegt habe, daß ich bereits zu der Überzeugung gelangt bin, daß die wichtigsten Teile der uns gemachten Versprechungen nicht in Erfüllung gegangen sind, und daß ich mich nur noch an einige wenige, vorderhand scheinbar günstige Momente anklammere, um nicht jede Hoffnung auf die Wirksamkeit des neuen Mittels, wenigstens in seiner jetzigen Gestalt, aufgeben zu müssen.

Diese meine Auffassung kontrastiert nun so sehr mit den optimistischen Äußerungen, welche wir in dieser Diskussion vernommen haben, daß Sie mir wohl gestatten werden, dieselbe in ausführlicherer Weise zu begründen.

Da das ganze kühne Gebäude der antitoxischen Diphtheriebehandlung beim Menschen auf den Tierversuchen von Behring ruht, so ist es, wenn man sich ein zutreffendes Urteil über die theoretische Begründung dieses Heilverfahrens verschaffen will, unbedingt geboten, einen Einblick in die speziellen Resultate dieser Experimente zu gewinnen. Ich habe nun in der Literatur eifrig nach solchen eingehenderen Mitteilungen gesucht und zu meinem Staunen gefunden, daß solche, trotz der großen literarischen Fruchtbarkeit, die dieser Forscher in den letzten Jahren entwickelt hat, dennoch in einem nur irgendwie nennenswerten Ausmaße bloß in einer einzigen Abhandlung enthalten sind, und zwar in derjenigen, welche unter dem Titel: „Über Immunisierung und Heilung von Versuchstieren bei der Diphtherie, von Behring und Wernicke“ im zwölften Bande der Zeitschrift für Hygiene vom Jahre 1892 veröffentlicht wurde. Es ist dies dieselbe Arbeit, auf welche sich Behring in seinen zahlreichen späteren Publikationen immer wieder beruft, und in diesem Aufsatze hat er auch bereits angekündigt, daß es nunmehr an der Zeit sei, die Heilversuche mit der von ihm gewonnenen antitoxischen Flüssigkeit auch beim Menschen zu beginnen.

In diesem Aufsatze sind nun 60 Versuchsprotokolle enthalten, von denen sich jedoch die ersten noch nicht auf das Heilserum beziehen, sondern sich nur mit der immunisierenden Wirkung anorganischer Substanzen beschäftigen. Die eigentlichen 44 Heilserumversuche, die dann folgen, teilen sich naturgemäß in drei Gruppen, nämlich

1. in solche, bei denen die antitoxische Flüssigkeit vor der Infektion oder Intoxikation des Tieres eingespritzt wurde;

2. Versuche, in denen Gift und Gegengift gleichzeitig oder unmittelbar nacheinander zur Verwendung kamen, und

3. jene Versuche, in denen das Heilserum bei schon früher infizierten oder vergifteten Tieren zur Anwendung kam, also die eigentlichen Heilungsversuche.

Wenden wir uns nun zunächst zu den Versuchen, bei denen das Heilserum eine gewisse Zeit vor dem Diphtheritisgifte eingespritzt wurde, also zu den Immunisierungsversuchen im eigentlichen Sinne des Wortes. Dieselben betrafen alles in allem zwölf Meerschweinchen, und von diesen sind trotz der vorausgegangenen Immunisierung nicht weniger als acht zugrunde gegangen, während nur vier die sonst tödliche Dosis des Giftes ohne Schaden ertrugen. Wie lange aber die Unempfänglichkeit dieser wenigen nicht zugrunde gegangenen Tiere angedauert hat, das erfahren wir leider nicht und wir können uns auch unmöglich darüber ein Urteil bilden, weil andere Immunisierungsversuche von Behring nicht veröffentlicht worden sind. In einer vor kurzem erschienenen, populär gehaltenen Broschüre meint Behring allerdings, daß die Immunität der Meerschweinchen „zum mindesten einige Wochen“ anhalte. An derselben Stelle heißt es aber auch, daß es sich zunächst auf Grund der bei Tieren gewonnenen Erfahrungen empfehlen werde, die präventiven Impfungen beim Menschen von 10 zu 10 Wochen zu erneuern, während Behrings Mitarbeiter Kossel (im 17. Bd. der Zeitschrift für Hygiene) sogar behauptet, daß die immunisierenden Antitoxine wahrscheinlich nach 8 bis 14 Tagen aus dem Körper wieder ausgeschieden werden.

Sie sehen also, meine Herren, wie mangelhaft und unbestimmt die Grundlagen sind, auf denen selbst die bloße Immunisierung der Tiere und Menschen gegen die Diphtherie beruht; und dennoch hat Behring auf diese schmale und schwankende Basis die Hoffnung gebaut, daß es uns gelingen werde, die Menschheit vor der Diphtherie ebenso zu schützen, wie vor den Blattern.

Man müßte also, um dieses Ziel zu erreichen, nach Behring allen Menschen von 10 zu 10 Wochen, nach seinem Interpreten Kossel dagegen alle 8 bis 14 Tage das „immunisierende" Serum unter die Haut einspritzen. Da aber dies in der Praxis einfach unausführbar ist, so kann auch von einem Schutze der Menschheit vor der Diphtherie auf diesem Wege unmöglich die Rede sein, und man ist daher wohl berechtigt, ohne Umschweife zu sagen, daß kaum jemals von einem Manne der Wissenschaft ein so schwerwiegendes Versprechen mit weniger Berechtigung und geringerer Überlegung abgegeben worden ist.

Wir wenden uns nun zu der zweiten Gruppe, nämlich zu jenen Tieren, bei denen Gift und Gegengift gleichzeitig oder unmittelbar nacheinander eingespritzt wurden. Auch hier sind von 21 Tieren 12, also mehr als die Hälfte, trotz der sofortigen Anwendung des Gegengiftes zugrunde gegangen. Trotzdem sind diese Versuche gewiß von großem Interesse, indem sie die antitoxische Wirkung des Serums immunisierter Tiere demonstrieren. In hohem Grade befremden muß es aber, wenn Behring bei den günstig verlaufenden Fällen dieser Kategorie von einer „glatten Heilung" der Diphtherievergiftung sprechen zu dürfen glaubt. Wie kann man denn etwas heilen, was noch gar nicht existiert? Höchstens könnte man in diesen Fällen von einer Neutralisierung des Giftes oder von einer Verhinderung der Krankheit sprechen, aber heilen kann man doch wohl nur eine Krankheit, die bereits irgendein Stadium ihrer Entwicklung erreicht hat. Für die Heilung der menschlichen Diphtherie besitzen aber diese angeblichen glatten Heilungen schon aus dem Grunde keine Bedeutung, weil wir nicht in der Lage sind, die Behandlung bereits im Augenblicke der Infektion zu beginnen.

Die dritte und kleinste Gruppe, welche im ganzen nur sieben Versuchstiere umfaßt, enthält die eigentlichen Heilungsversuche, indem nämlich hier den Tieren zuerst das Gift eingespritzt wurde und das Antitoxin erst nach einiger Zeit nachfolgte. Wie war nun das Resultat dieser für die ganze Frage ausschlaggebenden Versuche? Nun, meine Herren, ich kann wohl sagen, daß ich kaum in meinem Leben eine größere Überraschung erfahren habe, als in dem Augenblicke, wo ich nach genauem und gewissenhaftem Studium der Versuchsprotokolle zur Kenntnis dieses Resultates gelangte. Denn von diesen sieben Tieren sind nicht weniger als sechs der vorausgegangenen Vergiftung erlegen und ein einziges, sage ein Meerschweinchen hat die bereits sichtbar gewordene Wirkung des Giftes überstanden. Dieses eine gerettete Meerschweinchen aber ist zugleich das sechzigste und letzte der ganzen Versuchsreihe und, sobald diese eine Rettung gelungen war, wurden die Versuche abgebrochen und der Öffentlichkeit übergeben.

Es ist nun jedenfalls in hohem Grade bemerkenswert, daß in einer Abhandlung, welche ihrem Titel nach nicht nur von der Immunisierung, sondern auch von der Heilung von Versuchstieren bei der Diphtherie handeln soll, nur ein einziger Fall einer solchen Heilung enthalten ist. Und in der Tat lautet auch das Resumé Behrings über diese Versuche ziemlich kleinlaut wie folgt:

„Die Heilresultate, soweit sie aus der Zahl der am Leben gebliebenen Tiere beurteilt werden können, sind nicht so gut geworden, wie wir sie haben wollten.“

Soweit **Behring**.

Ich aber meine, daß diese Heilungsresultate jedenfalls nicht so gut geworden sind, daß man berechtigt war, auf Grund derselben bereits an die Heilungsversuche beim Menschen heranzutreten.

Leider sind dies aber die einzigen, der kritischen Kontrolle des wißbegierigen Lesers zugänglichen Versuche von Behring in bezug auf die Immunisierung und Heilung der Diphtherievergiftung bei Tieren, und wir sind daher, so unzulänglich dieselben auch erscheinen mögen, dennoch auf sie angewiesen, wenn wir in Erwägung ziehen wollen, wie weit dieselben für die Therapie der menschlichen Diphtherie verwertet werden können.

Hier sind vor allem zwei fundamentale Fragen zu beantworten.

Zunächst handelt es sich darum, ob sich der Mensch dem immunisierenden Serum gegenüber ähnlich verhält wie das Meerschweinchen, ob es also möglich ist, denselben für kürzere oder längere Zeit gegen die Toxine des Diphtheriebazillus unempfindlich zu machen.

Zweitens aber frägt es sich, ob sich beim Menschen die antitoxische Wirkung des Serums auch noch nach einem größeren Intervalle zwischen Infektion und Seruminjektion geltend machen wird, als beim Meerschweinchen. Denn es liegt ja auf der Hand, daß der Wert des Mittels für die Praxis nahezu illusorisch wäre, wenn, wie Wernicke im Auftrage von Behring in der Berliner physiologischen Gesellschaft (vom 3. Februar 1892) für das Meerschweinchen angegeben hat, die neutralisierende Wirkung des Gegengiftes nur 8 bis 24 Stunden nach der Infektion zur Geltung gelangen könnte.

Es ist nun vollkommen klar, daß eine strikte durchaus einwurfsfreie Beantwortung dieser beiden Fragen nur in einem, allerdings von vornherein illusorischen Falle möglich wäre, nämlich wenn es anginge, beim Menschen nicht bloß die immunisierende Flüssigkeit in Anwendung zu ziehen, sondern auch die Krankheit oder die Krankheitserscheinungen auf experimentellem Wege zu erzeugen. Da dies aber ein für allemal ausgeschlossen ist, so sind wir darauf angewiesen, die heilende und die präventive Wirkung des Mittels an spontan erkrankten Menschen und an den mit ihnen in Berührung kommenden gesunden Individuen zu erproben, und dies ist nun die große und schwierige Aufgabe, welche gegenwärtig die ärztliche Welt in Atem hält. Aber es muß noch einmal und mit Nachdruck betont werden, daß wir keineswegs berechtigt sind, diese beiden Fragen gleich von vornherein im bejahenden Sinne zu beantworten, wie es z. B. Prof. Paltauf in seinem, von warmem Enthusiasmus für die neue Heilmethode erfüllten Vortrage getan hat. Paltauf hat nämlich gemeint, wenn man einmal zu der Überzeugung gelangt sei, daß die Diphtherie durch den Löfflerschen Bazillus hervorgerufen werde und daß dieser im menschlichen Organismus seine spezifischen Toxine erzeugt, dann müsse die Behringsche Therapie von Erfolg begleitet sein, weil sie dem Körper jene immunisierenden Substanzen zuführt, welche er während der Erkrankung selbst erzeugt und die ihn vor der schädlichen Wirkung der Toxine schützen. Aber diese Argumentation leidet an dem Fehler, daß sie dasjenige voraussetzt, was eben erst durch die Beobachtung entschieden werden soll. Denn wenn man auch die Ansicht teilt, daß der Bazillus Löfflers der Erreger der Diphtheriekrankheit beim Menschen ist — und ich stehe nicht an, mich zu dieser Ansicht zu bekennen — dann ist es doch von vornherein noch keineswegs ausgemacht, daß das Serum der gegen die Diphtherietoxine immunisierten Tiere beim Menschen dieselbe Wirkung entfalten müsse, wie beim Meerschweinchen. Wie sehr man sich in einer solchen aprioristischen Voraussetzung irren kann, wie groß die Kluft zwischen den Ergebnissen des Tierexperimentes und der auf ihnen basierenden Heilversuche beim Menschen sein kann, das haben wir erst vor kurzem zu unserem großen Leidwesen beim Tetanus erfahren. Auch bei dieser Krankheit ist es nicht mehr zweifelhaft, daß sie durch den Tetanusbazillus hervorgerufen wird und daß die charakteristischen Krampferscheinungen auf der Wirkung der von diesem Parasiten produzierten Giftstoffe beruhen; auch hier ist es gelungen, mit allmählich gesteigerten Dosen des Toxins sonst hochempfängliche Tiere gegen die Wirkungen dieses Giftstoffes unempfänglich zu machen, und diese Unempfänglichkeit mit dem Blutserum dieser immunisierten Tiere auf andere, sonst ebenfalls empfängliche Tiere zu übertragen. Auch die schon beginnende und durch Krampferscheinungen charakterisierte Erkrankung hat man bei Tieren auf diese Weise in mehreren Fällen wieder beseitigen können. Hier hat man nun gleichfalls gesagt: da der Tetanusbazillus auch die Ursache des Starrkrampfes beim Menschen ist und da auch bei ihm die krankhaften Erscheinungen durch seine Toxine hervorgerufen werden, müsse das Serum hochimmunisierter Tiere diese Erscheinungen wieder beseitigen und die sonst dem Tode verfallenen Kranken am Leben erhalten. Und dennoch ist man bereits vollkommen sicher und wird dies auch von Behring selbst und seinen Mitarbeitern offen eingestanden, daß die Versuche mit dem Tetanusheilserum bis jetzt den gehegten Erwartungen nicht entsprochen haben; und Bergmann hat erst vor wenigen Wochen in der großen Diskussion über das Diphtherieheilserum in der Berliner medizinischen Gesellschaft, ohne irgendwie auf Widerspruch zu stoßen, von einem Fiasko der Heilserumtherapie beim menschlichen Tetanus gesprochen.

Bei der Diphtherie kommt aber noch ein anderes sehr wichtiges Moment hinzu, welches von vornherein es durchaus nicht ausgemacht erscheinen läßt, daß die bei der experimentellen Erkrankung der Tiere gewonnenen Resultate sich einfach auf die Krankheit des Menschen übertragen lassen. Es wird nämlich jetzt schon allseitig anerkannt, daß bisher eine spontane, ohne Eingreifen des Experimentators durch Ansteckung entstandene Diphtherie mit Sicherheit nur beim Menschen beobachtet ist, daß speziell diejenigen Tiere, die man zur Erzeugung des Heilserums und zur Erprobung desselben benützt, selbst unter den günstigsten Bedingungen niemals an Diphtheritis erkranken, und daß dies nicht einmal geschieht, wenn man zum Beispiel ein Meerschweinchen längere Zeit in dem Bette eines diphtheriekranken Kindes beläßt. Damit ist aber dargetan, daß der Mensch diesen Krankheitserregern gegenüber ein ganz anderes Verhalten zeigt als die Tiere, und daß wir daher gewiß nicht das Recht haben, von vornherein anzunehmen, daß die bei den künstlich erzeugten Tierkrankheiten gewonnenen Antitoxine bei den für die Diphtherieinfektion so außerordentlich empfänglichen Menschen dieselbe Wirkung hervorrufen müssen, wie wir sie bei jenen Tieren beobachten, bei denen man auf künstlichem Wege und gewaltsam einen nicht identischen, sondern höchstens verwandten Krankheitszustand hervorgerufen hat.

Verlassen wir nun aber die Theorie und betreten wir endlich das Gebiet der Tatsachen, so erleben wir sofort die erste und meiner Ansicht nach zugleich die schwerste Enttäuschung, wenn wir erfahren, daß die präventive Immunisierung noch nicht erkrankter Kinder in zahlreichen Fällen nicht verhindern konnte, daß dieselben Kinder in den nächsten Tagen oder Wochen an Diphtherie erkrankten. Solche Fälle sind von Sonnenburg, Strahlmann, Hager, Bókai, Schüler, Hilbert u. a. berichtet worden, und in der letzten Diskussion der Berliner medizinischen Gesellschaft hat Hansemann eine ganze Reihe ähnlicher Fälle, die ihm von praktischen Ärzten mitgeteilt worden waren, mit Berufung auf diese Gewährsmänner zitiert[1]).

Man wird nun vielleicht einwenden, es seien doch immer nur einzelne aus einer größeren Zahl von präventiv behandelten Kindern erkrankt und die anderen seien gesund geblieben, obwohl sie mit Diphtheriekranken in Berührung gewesen sind. Aber einem jeden praktischen Arzte ist es bekannt, daß mehrfache Erkrankungen an Diphtherie in einer und derselben Familie zwar vorkommen, daß sie aber glücklicherweise keineswegs die Regel bilden, indem in der Mehrzahl der Fälle die Geschwister und die anderen Hausgenossen verschont bleiben. Es ist also, sobald einmal festgestellt ist, daß Kinder trotz der immunisierenden Einspritzung tatsächlich von der Krankheit ergriffen worden sind, nicht der Schatten eines Beweises dafür vorhanden, daß auch nur eines der nicht erkrankten Kinder bloß aus dem Grunde verschont geblieben ist, weil es die immunisierende Einspritzung erhalten hat.

Wenn aber jemand trotz der positiven Beobachtungen, die dagegen sprechen, dennoch an der immunisierenden Wirkung des Behringschen Serums beim Menschen festhalten wollte, müßte er in seinem Glauben erschüttert werden, seitdem von mehreren Seiten übereinstimmend gemeldet wird, daß Kinder, welche wegen ihrer diphtheritischen Erkrankung mit großen Serumdosen behandelt wurden und ihre Krankheit überstanden haben, nach kurzer Zeit neuerdings an echter, bakteriologisch sichergestellter Diphtherie erkrankt sind. Solche Fälle sind von Kossel und von Wolff-Lewin in Berlin und von Goebel in Hamburg mitgeteilt worden, und wir haben in der vorletzten Sitzung aus dem Munde des Herrn Hofrates Widerhofer und des Herrn Primarius Gnändinger Berichte über ähnliche Fälle erhalten. Bei dem Falle von Wolff-Lewin ist noch besonders hervorzuheben, daß das Kind zuerst mit 60 Einheiten präventiv immunisiert worden war, daß es gleichwohl einige Wochen später an Diphtherie erkrankte, wegen deren

[1]) Bezirksarzt Dr. Perl in Sereth (Bukowina) meldet amtlich, daß von 67 präventiv immunisierten Personen nachträglich 13 erkrankten und 2 starben. (Wiener klin. Wochenschrift 1895, Nr. 3.)

es ausgiebige Dosen des Serums erhielt, daß es aber trotz alledem zwölf Tage später eine neuerliche Erkrankung durchmachte, die sich durch den Bazillenbefund als echte Diphtherie dokumentierte. Auch der Fall Widerhofers ist von besonderem Interesse, weil die Rezidive noch im Spitale erfolgte, das Kind also sofort zum zweiten Male mit Serum behandelt werden konnte und dennoch seiner Rezidive erlegen ist.

Ich glaube, meine Herren, diese Fälle und ganz besonders der letzterwähnte müssen uns sehr viel zu denken geben. Denn hier wurde nicht nur die ursprüngliche Dosis von 60 Einheiten, die Behring noch vor kurzem für ausreichend ansah, und auch nicht die neuerdings erhöhte Immunisierungsdosis von 150 Einheiten angewendet, sondern es wurden 600, 1000 oder noch mehr Einheiten verwendet, wie sie von Behring für die Heilung der Diphtherie für notwendig angesehen werden. Außerdem hat aber das Kind auch noch seine eigene Diphtherie durchgemacht, welche ja nach Behrings Ansicht ebenfalls die immunisierenden Antitoxine in größerer Menge entwickeln soll; und dennoch ist das Kind nicht nur von neuem erkrankt, sondern trotz der neuerlichen Anwendung der entsprechenden Serummenge seiner Krankheit erlegen. Damit ist aber meiner Ansicht nach unwiderleglich dargetan, daß wir selbst mit den größten anwendbaren Dosen des Antitoxins nicht imstande sind, beim Menschen eine Immunisierung gegen die Diphtherie, sei es auch nur für wenige Wochen zu erzielen.

Man sollte nun glauben, daß diese Beobachtungen von Rezidiven kurz nach der Einführung großer Heilserumportionen auch bei den enthusiastischen Anhängern der Serumtherapie einiges Bedenken erregen müssen. Aber der Enthusiasmus für das neue Mittel ist derzeit noch immer so groß, daß man sich leichten Herzens über so schwerwiegende Tatsachen hinwegsetzt. Ja man hat sich sogar nicht gescheut, die paradoxe Behauptung auszusprechen, daß man eigentlich solche Rezidiven vom Standpunkte der Serumtherapie als etwas Selbstverständliches ansehen müsse, und zwar rührt diese merkwürdige Äußerung von Kossel, dem Mitarbeiter Behrings und Assistenten an dem unter Kochs Leitung stehenden Institute für Infektionskrankheiten, her. Kossel meint nämlich, es sei leicht zu begreifen, daß nach der Serumbehandlung Rezidiven auftreten, ja man müsse sich sogar wundern, daß sie bei früh behandelten Kindern nicht noch häufiger auftreten, „da man“ — ich zitiere wörtlich — „durch die Seruminjektion allerdings die Krankheit, damit aber auch den Selbstimmunisierungsprozeß bei dem Kranken künstlich abbricht“.

Sie sehen also, meine Herren, wir sind bereits in jenem kritischen Stadium angelangt, wo sich die Anhänger einer ins Wanken geratenden Lehre über unbequeme Tatsachen mittels einer waghalsigen Dialektik hinwegzusetzen suchen, und ich kann mir nicht versagen, einen geistreichen Satz Pasteurs zu zitieren, den er einmal vor längerer Zeit in einem ähnlichen Falle niedergeschrieben hat:

„Rien n'est plus subtil, que l'argumentation d'une théorie, qui succombe.“

Nichts ist in der Tat spitzfindiger, als die Beweisführung einer unterliegenden Lehre. Aber nichts ist zugleich widerspruchsvoller und inkonsequenter, als eine solche Beweisführung. Bis jetzt wurde uns immer gesagt, daß wir durch das Heilserum die Selbstimmunisierung des erkrankten Organismus unterstützen, indem wir zu dem Antitoxin, das dieser sich selber erzeugt, auch noch dasjenige hinzufügen, welches außerhalb des kranken Organismus auf künstlichem Wege gewonnen wurde. Jetzt aber hören wir auf einmal, daß wir durch die Einspriztung des Heilserums die Selbstimmunisierung nicht nur nicht unterstützen, sondern im Gegenteile sogar verhindern, daß wir also nicht immunisierend, sondern sogar entimmunisierend wirken.

Ich weiß nun nicht, wie viele von den Anhängern Behrings geneigt sein werden, diese merkwürdige Interpretation zu akzeptieren. Wer aber die Tatsachen nicht mit der Brille der Voreingenommenheit, sondern mit objektivem Blicke betrachtet, muß in dem Fehlschlagen der präventiven Immunisierung beim Menschen und in der relativen Häufigkeit der Rezidiven kurz nach der Verwendung größerer Heilserumdosen Erscheinungen sehen, wie sie ungünstiger für die Serumbehandlung der menschlichen Diphtherie kaum gedacht werden können. Ich kann mich daher unmöglich der Ansicht derjenigen anschließen, welche es zwar bedauern, daß wir nicht imstande sind, wie uns bestimmt versprochen wurde, unsere Kinder vor der Diphtherie ebenso zu schützen, wie vor der Variola, welche aber die Hauptsache, nämlich die Heilung der bereits ausgebrochenen Krankheit mit Hilfe des antitoxischen Serums dadurch nicht tangiert sehen. So steht die Sache in keinem Falle. Die Immunisierung ist kein bloßes Anhängsel der Serumtherapie, sondern sie ist die Basis, auf welcher sie beruht. So wenig jemals in den Tierversuchen eine Heilung ohne Immunisierung stattgefunden hat, so wenig dürfen wir erwarten, diphtheriekranke Menschen mit dem Serum zu heilen, wenn dieses nicht einmal imstande ist, sie für eine kurze Zeit unempfänglich gegen die Diphtherievergiftung zu machen. Ich berufe mich in dieser Beziehung ganz direkt auf Behring selbst, der noch in der letzten Zeit ausdrücklich betont hat, daß uns nur der Immunisierungswert einen sicheren Maßstab für den Heilwert seines Mittels abgeben kann. Wenn also der Immunisierungswert des Mittels für den Menschen gering oder gleich Null ist, dann kann der Heilungswert desselben unmöglich ein größerer sein; und es bedeutet daher das Fehlschlagen der präventiven Immunisierung, selbst nach den größten Heildosen, zum mindesten eine schwere Erschütterung, im Grunde aber einen förmlichen Zusammenbruch des Fundamentes, auf welches die spezifische Therapie der menschlichen Diphtherie aufgebaut worden ist.

Wenn wir nun das Gesagte resümieren, so hat sich gezeigt, daß wir die erste Kardinalfrage, welche dahin geht, ob wir mit dem antitoxischen Serum auch den Menschen für irgendeine bestimmbare Zeit gegen das Diphtheriegift unempfänglich machen können, fast mit Bestimmtheit verneinen dürfen. Diese Verneinung involviert aber bereits eine nahezu minimale Wahrscheinlichkeit für die günstige Beantwortung der zweiten Frage, ob es nämlich möglich sein wird, die bereits beginnende Giftwirkung nach Ablauf von einem oder mehreren Tagen durch die nachträgliche Einführung des Antitoxins zu paralysieren.

Wenn es nach Behring ginge, wäre allerdings diese zweite Frage trotz alledem durch die Erfahrung am Menschen mit voller Bestimmtheit zu bejahen, denn in seiner bereits mehrfach erwähnten populären Broschüre, die vor wenigen Monaten erschienen ist, behauptet er steif und fest, es sei eine „allgemein bestätigte Beobachtung", daß bei einer genügenden Dosierung seines Mittels die Diphtherie-Erkrankungsfälle vom ersten Krankheitstage alle gerettet werden und die vom zweiten Tage fast alle.

Wie steht es nun aber in der Wirklichkeit mit dieser angeblich allgemein bestätigten Beobachtung?

Hören wir darüber zwei der wärmsten Anhänger der Behringschen Serumtherapie, nämlich Körte und Baginsky in Berlin. Von diesen beiden Beobachtern hat der erste nachdrücklich betont, daß in mehreren Fällen trotz frühzeitiger Behandlung und großer Serumdosen der tödliche Ausgang nicht abgewendet werden konnte; und auch Baginsky mußte zugestehen, daß unzweifelhaft Fälle zur Beobachtung kommen, in denen das Serum nicht wirksam ist und selbst früh behandelte Fälle trotz kolossaler Dosen von Antitoxin erlagen. Es hat ferner Hansemann eine ganze Reihe von Fällen aus der Praxis verschiedener Berliner Ärzte zitiert, in denen Kinder sofort bei Beginn der Krankheit in Behandlung gezogen wurden und dennoch erlagen. Auch hier in Wien ist Ähnliches vorgekommen. Ich will Sie nur noch einmal an den hochwichtigen Fall erinnern, den wir der Mitteilung des Herrn Hofrates Widerhofer verdanken, in welchem das im Spitale zurückgehaltene Kind zum zweiten Male an Diphtherie erkrankte und dieser zweiten Erkrankung erlag. Hier ist der Beginn der zweiten Krankheit gewiß nicht übersehen und demgemäß auch die Behandlung sicherlich sofort in Angriff genommen worden. Auch Herr Primarius Gnändinger hat uns über einen Fall berichtet, der sofort am ersten Tage der Erkrankung in Behandlung gezogen wurde, bei dem aber dennoch der lokale Prozeß unaufhaltsam fortgeschritten ist und schließlich zum Tode geführt hat.

Wenn wir also sehen, daß in direktem Widerspruche mit der Behauptung Behrings selbst eine so frühzeitige Behandlung mit Serum so häufig im Stiche läßt, wie sollen wir uns vorstellen, daß dasselbe Mittel, welches selbst bei den Versuchstieren in den ersten 24 Stunden so häufig versagt, nach dieser Zeit aber eine Wirkung nicht erzielt, wie sollen wir, sage ich, erwarten, daß dasselbe Mittel gerade beim Menschen auch noch am dritten, vierten oder fünften Tage eine Wirksamkeit entfalten soll? Wir können es also unter solchen Umständen den Skeptikern durchaus nicht verdenken, wenn sie an die Wirkungen in vorgeschritteneren Stadien der Krankheit nicht recht glauben wollen und wenn sie sich gegenüber den Angaben über wunderbare Heilungen in diesen späteren Stadien darauf berufen, daß auch vor der Serumbehandlung häufig genug selbst in schweren Fällen unerwartete günstige Ausgänge beobachtet worden sind.

Bekanntlich hat nun Behring für die trotz früher Behandlung letal verlaufenden Fälle eine Erklärung bereit, welche allerdings, wenn sie zutreffend wäre, in prinzipieller Beziehung seiner Theorie zu Hilfe käme, ohne daß sie aber an dem praktischen Mißerfolge in den betreffenden Fällen irgend etwas zu ändern vermöchte. Er behauptet nämlich, die trotz früh eingeleiteter Behandlung dem Tode verfallenden Diphtheriekranken erliegen gar nicht der Diphtherie, sondern der Mischinfektion mit anderen pathogenen Organismen und ganz speziell derjenigen mit Streptokokken. Da aber sein durch Immunisierung mit den Toxinen der Diphtheriebazillen gewonnenes Antitoxin naturgemäß nur gegen die Gifte dieses Bazillus wirksam sein kann, so könne man eigentlich der Serumtherapie keine Schuld an diesen Todesfällen zuschreiben.

Nehmen wir vorläufig die Richtigkeit dieser Lehre an — obwohl ich später zeigen werde, daß gewichtige Einwände gegen dieselbe erhoben worden sind —, so ginge daraus für alle Anhänger der Serumtherapie und überhaupt für alle diejenigen, welche das Heilserum in der Praxis verwenden, die Lehre hervor, daß man keineswegs dazu berechtigt ist, sich nach Behrings Vorschrift bei der Behandlung der Diphtheriekranken einfach auf die Injektion der immunisierenden Flüssigkeit zu beschränken und der Invasion der gefährlichen Streptokokken mit verschränkten Armen entgegenzusehen. Da nämlich das Diphtherieheilserum gegen diese verderblichen Organismen eo ipso machtlos ist und da wir noch kein Streptokokkenheilserum besitzen, um es gleichzeitig mit dem Diphtherieserum präventiv oder kurativ in Anwendung zu ziehen, so sind wir, wie ich glaube, unbedingt dazu verpflichtet, diesen Mischinfektionen direkt an den Leib zu rücken und dieselben mit bakteriziden Mitteln zu bekämpfen. Daß eine solche lokale Antiseptik nicht aussichtslos ist, dafür besitzen wir eine gewichtige Autorität in dem Entdecker des Diphtheriebazillus, also in Löffler selbst, welcher erst vor kurzem auf Grund von eingehenden Untersuchungen mehrere solche bakterizide Mischungen für die Diphtheriebehandlung angegeben und auch in der Praxis mit sehr zufriedenstellendem Erfolge erprobt hat. Ich selber habe es in keinem einzigen meiner Fälle, in denen ich das Diphtherieheilserum in Anwendung zog, unterlassen, lokal antiseptisch vorzugehen. Ich habe mehrere Male täglich nach der Vorschrift Löfflers die kranken Teile mit einer der neuen Löfflerschen Mischungen (Creolin, Toluol, Menthol, Alkohol) betupft, ältere Kinder mußten jede Stunde mit einer Sublimatlösung von 1 : 10 000 gurgeln und bei Nasendiphtheritis wurden fleißig Ausspülungen und Einblasungen vorgenommen. Man möge nur nicht einwenden, daß dadurch die Reinheit des Experimentes gestört werde. Denn abgesehen davon, daß ich es nicht für zulässig halte, dieser Reinheit zuliebe eine Maßregel zu unterlassen, von der ich mir einen Nutzen für die Heilung des Kranken versprechen darf, müßte die Wirkung der spezifischen Diphtheriebehandlung, wenn dieselbe wirklich dasjenige leistet, was man ihr nachrühmt, auch neben der Lokalbehandlung in unzweideutiger Weise hervortreten.

Kehren wir nach dieser kurzen Abschweifung zu der Frage zurück, ob nämlich wirklich, wie Behring behauptet, die trotz der Serumbehandlung dem

Tode verfallenden Diphtheriekranken nicht eigentlich der direkten Wirkung des Diphtheriegiftes, sondern derjenigen der Streptokokken und anderer sekundär hinzutretender Bakterien erliegen, so muß allerdings konstatiert werden, daß diese Theorie von zahlreichen Beobachtern akzeptiert wird. Es darf aber nicht verschwiegen werden, daß gerade in der letzten Zeit mehrere Tatsachen bekannt wurden, welche dieser Auffassung ganz direkt widersprechen. So hat Baginsky, welcher sonst zu den entschiedenen Anhängern der Behringschen Methode gezählt werden muß, in der letzten Zeit mit großem Nachdruck betont, daß es gerade der Löfflersche Bazillus sei, welcher an und für sich alle möglichen Abstufungen des diphtheritischen Prozesses von der einfachen katarrhalischen Entzündung bis zu der schwersten Nekrose herbeiführt. Zu diesem Resultate ist auch Genersich gelangt, welcher nachgewiesen hat, daß sich bei der Diphtherie die klinischen Erscheinungen der Sepsis keineswegs mit dem Streptokokkenbefunde decken; indem einerseits die Erscheinungen der Sepsis ohne Streptokokken und umgekehrt wieder Streptokokkenbefunde ohne klinische Sepsis vorgekommen sind. Außerdem aber behauptet Baginsky, was jedenfalls noch wichtiger ist, daß von denjenigen Kindern, die trotz der Serumbehandlung hingerafft wurden, der bei weitem größere Teil unter den Erscheinungen der Herzparalyse zugrunde gegangen ist.

Diese Angaben Baginskys über den Herztod der mit Serum Behandelten stehen aber keineswegs vereinzelt da. Auch Körte beobachtete bei frühzeitiger Behandlung Lähmung mit tödlichem Ausgange, und zwar sollen von 40 Gestorbenen nicht weniger als 19 der Herzlähmung erlegen sein. Außerdem wurden Todesfälle durch Herzlähmung — trotz Serumbehandlung — auch noch von Roux und seinen Mitarbeitern Martin und Chaillon, von Kossel, Canon, Sonnenburg, Grützner und Gnändinger berichtet. Diese erschreckende Anzahl von Todesfällen unter den Symptomen der spezifisch diphtherischen Herzlähmung dürfen also gewiß nicht den Mischinfektionen in die Schuhe geschoben werden, von denen allein nach Behring die Gefahr für die mit Serum Behandelten herrühren soll, sondern sie müssen direkt dem Diphtheriebazillus mit seinen giftigen Produkten zugeschrieben werden, deren Bekämpfung und Unschädlichmachung eben die Serumbehandlung anstrebt.

Mit diesen überraschenden, jedenfalls aber hochwichtigen Tatsachen stimmen auch die Angaben von Washbourn in London überein, der in einer kürzlich erschienenen Publikation auf Grund von zahlreichen und, wie es scheint, sehr sorgfältigen Untersuchungen zu dem Schlusse gelangt, daß diejenigen Fälle, bei denen er reine Diphtheriebazillenkulturen erzielte, auch unter der Serumbehandlung viel schwerer verliefen, und daß von diesen sogar ein Drittel zugrunde ging, während diejenigen Fälle, wo neben den Bazillen auch andere Organismen gefunden wurden, eine viel geringere Mortalität aufwiesen, und daß speziell dem Auftreten der Streptokokken in prognostischer Beziehung keineswegs eine ungünstige Bedeutung zukommt.

Weitere Untersuchungen werden jedenfalls darüber entscheiden müssen, welche von den beiden Anschauungen richtig ist, ob nämlich die septischen

Erscheinungen durch die Mischinfektionen oder durch den Diphtheriebazillus allein hervorgerufen werden. Wie immer sich dies aber auch verhalten möge, das eine steht fest, daß durch die Mitteilung Baginskys und anderer, nach welcher bei der größeren Zahl der Serumtodesfälle der Tod unter den Erscheinungen der diphtheritischen Herzparalyse erfolgt, der Serumtherapie Behrings ein furchtbarer Schlag versetzt wird. Wenn man nämlich die wichtigsten Todesarten, die bei der Diphtheritis beobachtet werden, ins Auge faßt und im vorhinein die Chancen abwägt, welche eine spezifisch antitoxische Behandlung für sich hat, so müßte man sich sagen, daß die Todesfälle an Sepsis schwer zu verhindern sein werden, besonders wenn sie nach der Annahme Behrings durch sekundäre Infektion der bereits diphtheritisch affizierten Schleimhaut zustande käme. Ebenso müßte man sich eingestehen, daß man von vornherein nicht wissen könne, inwieweit das Fortschreiten des Prozesses auf den Larynx und die Bronchien werde vermieden oder seltener gemacht werden können. Aber diejenigen Zufälle, welche nicht nur ganz bestimmt dem Diphtheriegifte selber zugeschrieben werden können, sondern die noch außerdem die Eigentümlichkeit besitzen, daß sie gewöhnlich erst in einer späteren Periode der Krankheit aufzutreten pflegen, bei denen also das Antitoxin immer noch genügend Zeit haben kann, seine neutralisierende und giftzerstörende Wirkung zu entfalten, also gerade die spezifisch diphtherischen Lähmungserscheinungen dürften, wenn das Serum wirklich eine spezifische Wirkung besäße, entweder gar nicht oder doch nur selten und in einer auffallend abgeschwächten Form auftreten. Und nun hören wir zu unserer größten Bestürzung, daß gerade der spezifisch diphtherische Herztod bei den meisten Serumtodesfällen als die Todesursache angesehen werden muß, und diese sensationelle Nachricht erfährt noch eine überaus charakteristische Ergänzung durch die weitere Angabe von Baginsky, daß auch bei den überlebenden Serumfällen Galopprhythmus, Tachykardie und Arhythmie als Zeichen der spezifisch diphtherischen Herzaffektion sehr häufig zu beobachten sind.

Auch die Mitteilung über Lähmungen der Augen- und Extremitätenmuskeln bei mit Serum behandelten Diphtheriekranken werden immer häufiger, und es haben unter anderen Kossel, Roux und seine Mitarbeiter, ferner Treymann, Rembold, Hilbert, Bókai, Washbourn und Legendre über solche Fälle berichtet. Ich selber habe in meiner Anstalt zwei Kinder in Beobachtung, die in hiesigen Kinderspitälern mit Serum behandelt wurden und die dennoch ausgebreitete Lähmungen von nicht ganz gewöhnlicher Hartnäckigkeit dargeboten haben. Auch Herr Hofrat Widerhofer hat, wie Sie sich erinnern, schon bei seinen allerersten Serumversuchen eine postdiphtherische Lähmung beobachtet, und er hat uns auch erzählt, wie groß die Verwunderung Behrings gewesen ist, als er ihm diese Tatsache zur Kenntnis brachte. In der Tat, vom Standpunkte Behrings ist diese Überraschung nur allzu begreiflich. Wenn aber schon dieser eine Fall das Staunen Behrings hervorgerufen hat, dann sind wir doch gewiß berechtigt, das gehäufte Auftreten dieser Paralysen und die Tatsache, daß die Mehrzahl der Serumtodesfälle dieser Spätwirkung des Diphtheriegiftes zugeschrieben werden muß, als ein überaus ominöses Moment für die Beurteilung dieser spezifischen Therapie anzusehen.

Ich wende mich nun zu den Angaben von Behring über die auffallende Beeinflussung des Fieberverlaufes durch das Heilserum. Noch in der allerletzten Zeit — ich zitiere wieder die Broschüre Behrings über das neue Diphtheriemittel — behauptet dieser Forscher, daß in weniger als 24 Stunden nach der Serumeinspritzung bei den Diphtheriekranken „definitiv eine der Krisis ähnliche Umwandlung des Krankheitsbildes“ erfolgt, und nach Behrings Mitarbeiter Kossel wäre das Serum bei der Diphtherie sogar „ein Antipyretikum ersten Grades“.

Nun, meine Herren, Sie erinnern sich noch, daß selbst ein so warmer Anhänger der Serumtherapie wie Hofrat Widerhofer ausdrücklich betonte, daß er einen auffallenden Temperaturabfall nur in vereinzelten Fällen beobachtet habe, und dasselbe melden, mit Ausnahme Roux', welcher die Ansicht Behrings teilt, sämtliche Autoren, die sich über diesen Punkt haben vernehmen lassen, wie Bókai, Körte, Méry, Weibgen, Voswinkel u. a. Die meisten dieser Beobachter behaupten sogar, daß sehr häufig oder sogar regelmäßig (Méry) am ersten Tage nach der Injektion ein Ansteigen der Temperatur zu beobachten sei. Dagegen gehen die Angaben der Beobachter über das Verhalten des Pulses ziemlich weit auseinander. Während Widerhofer und Washbourn ein rasches Absinken der Pulsfrequenz beobachtet haben, sah Roux eine Verminderung der Pulszahl erst viel später, nach dem Absinken der Temperatur; und Méry will sogar in den meisten Fällen zuerst eine Steigerung der Pulsfrequenz beobachtet haben.

Meine eigenen Beobachtungen erstrecken sich — da ich über kein Spitalsmaterial verfüge und eine Diphtheriebehandlung im Ambulatorium sich von selber ausschließt — auf 8 Fälle teils in der eigenen, teils in der Konsiliarpraxis und auch diese haben in bezug auf Puls und Temperatur absolut nichts ergeben, was von dem gewöhnlichen Verhalten abgewichen wäre. Freilich handelte es sich teils um leichtere, teils um mittelschwere Fälle, die aber ohne Ausnahme das klinische Bild der Diphtherie darboten: rasches Ausbreiten der Auflagerungen über die ganze oder den größten Teil der Mandeloberfläche, in einem Falle auch ein Übergreifen auf die hintere Rachenwand, in einem anderen Falle auf die Nase. Alle diese Fälle gingen unter Kombination der lokalen und der Serumbehandlung der Genesung entgegen; aber in keinem einzigen derselben konnte ich irgendeine Erscheinung beobachten, die ich nicht auch ohne Serumbehandlung zu sehen gewohnt war. Speziell das Verhalten der Temperatur und der übrigen Fiebererscheinungen ließen nach keiner Richtung etwas für die Serumbehandlung Charakteristisches wahrnehmen.

Wie soll man sich nun den Widerspruch zwischen den so bestimmt lautenden Angaben Behrings über den sicher eintretenden kritischen Fieberabfall und den gegenteiligen Beobachtungen aller oder fast aller übrigen erklären? Ich denke, wohl kaum in einer anderen Weise, als daß Behring in seinem Entdeckerenthusiasmus den Fieberabfall, den er in einigen seiner

Fälle zufällig in den ersten 24 Stunden nach der Injektion beobachtete, ohne weiteres auf die Gesamtheit seiner Fälle übertrug. Daß diesem Forscher ein mächtiger Drang zur Generalisierung innewohnt, hat er schon dadurch deutlich genug bewiesen, daß er in einer Abhandlung, die einen einzigen gelungenen Tierversuch mit nachträglicher Injektion des Serums enthielt, dennoch ohne weiteres von einer Heilung der diphtherisch gemachten Tiere als von einer ausgemachten Sache sprechen konnte und auch bereits die Zeit für gekommen hielt, diese Heilungsversuche auf den Menschen zu übertragen. Wir dürfen uns daher nicht wundern, wenn er dieser Neigung zu generalisieren auch bei der Beschreibung des Fieberverlaufes der mit Serum behandelten diphtheriekranken Menschen nachgegeben hat.

Nicht viel besser steht es mit der Behauptung, daß der lokale Prozeß nach der Einspritzung stille stehe, daß nach der Anwendung des Serums niemals ein deszendierender Prozeß zu beobachten sei (Kossel), daß bald nach der Einspritzung eine Lösung der Membranen erfolge, ohne daß sich jemals neue Membranen bilden usw. Denn im Gegensatze hierzu hat Körte, sonst ein Anhänger der Serumtherapie, an einem größeren Material bei den meisten Fällen keinen Einfluß auf den lokalen Prozeß beobachtet, auch Hilbert sah keinerlei Unterschied gegen sonst, Galatti sah die Abstoßung ganz wie gewöhnlich vor sich gehen, und auch bei den Obduktionen konnte Benda in Berlin keine Anzeichen eines spezifischen Heilungsvorganges auffinden. Aber auch Fortschreiten und augenscheinliche Verschlimmerung des lokalen Prozesses wird von mehreren Seiten gemeldet. So beobachtete Rumpf in mehreren Fällen zunächst eine Ausbreitung des Lokalprozesses, Sigel sah nach 3 Tagen trotz der Injektion eine Erneuerung des bereits abgestoßenen Belages, Mendel und Katz berichten über Verschlimmerung des Rachenprozesses während der Behandlung; Weibgen sah, wie nach der Einspritzung die zweite, vorher noch freigebliebene Tonsille sich mit einer Auflagerung bedeckte, und auch Herr Primarius Gnändinger hat uns erzählt, daß sich in einem Falle der bereits abgestoßene Belag wieder erneuert habe, und daß in einem anderen Falle der lokale Prozeß trotz der Einspritzung sich fort und fort verschlimmerte. Auch in meinen Fällen konnte ich mit dem besten Willen nichts Charakteristisches beobachten. Die Abstoßung der Auflagerungen und die Besserung der Nasenaffektion erfolgte ganz allmählich, genau so, wie ich es auch sonst in günstig verlaufenden Fällen beobachtet hatte.

Ich will nun hier einstweilen innehalten und einen Rückblick auf die bisherigen Ergebnisse werfen. Dieselben lassen sich in folgenden Punkten zusammenfassen:

1. Zahlreiche, mit den kleineren und größeren Immunisierungsdosen von Behring präventiv behandelte Kinder sind innerhalb der nächsten Wochen an Diphtheritis erkrankt und einzelne derselben sind ihrer Krankheit erlegen. Dagegen besitzen wir keinen einzigen wissenschaftlich verwertbaren Beweis dafür, daß jemals durch die präventive Immunisierung die Erkrankung eines Menschen an Diphtherie verhindert worden wäre.

2. Kinder, welche bei einer ersten Erkrankung mit großen Dosen von Heilserum behandelt wurden, sind einige Wochen später neuerdings an Diphtherie erkrankt; sie waren also weder durch ihre Krankheit, noch durch die größten, bis jetzt angewendeten Dosen des Antitoxins immun gemacht worden.

3. In zahlreichen Fällen sind Kinder, die am ersten oder zweiten Tage der Erkrankung mit ausreichenden Dosen des Heilserums behandelt wurden, ihrer Krankheit erlegen.

4. Es ist sicher, daß ein großer Teil der trotz der Serumbehandlung an Diphtherie Verstorbenen nicht an den Folgen einer Mischinfektion, sondern direkt durch die spezifische Wirkung des Diphtherie-Erregers getötet worden sind.

5. Herzparalysen und andere postdiphtherische Lähmungen sind auch bei früh und ausreichend mit Serum behandelten Kindern in größerer Anzahl beobachtet worden, und wir besitzen keinen Anhaltspunkt für die Annahme, daß diese spezifischen Folgen der Diphtherie-Intoxikation bei den mit Serum Behandelten seltener oder schwächer aufgetreten sind.

6. Von einem kritischen Fieberabfalle in den ersten 24 Stunden und von der eminent antipyretischen Wirkung, die das Serum bei der Diphtherie entwickeln soll, haben die meisten Beobachter nichts oder fast nichts entdecken können.

7. Die Abstoßung der Membranen erfolgt in den günstig verlaufenden Fällen in der gewöhnlichen Weise. Vielfach ist aber auch eine Ausbreitung des lokalen Prozesses und eine Erneuerung der bereits abgestoßenen Membranen während und nach der Serumbehandlung beobachtet worden.

Diese sieben Sätze scheinen mir, da sie sich auf die Erfahrungen der übergroßen Mehrheit der Beobachter stützen, vollkommen festzustehen, und damit ist meiner Ansicht nach der größte und wichtigste Teil des von Behring aufgeführten Gebäudes zusammengestürzt. Nun aber wende ich mich zu jenen Momenten, welche vorderhand noch zweifelhaft sind und aus denen jemand, der zum Optimismus neigt, auch jetzt noch eine relativ günstige Auffassung ableiten könnte.

Das erste dieser Momente beruht darauf, daß von zahlreichen Beobachtern ziemlich übereinstimmend angegeben wird, daß sich das Allgemeinbefinden der Kinder, speziell in den schwereren Fällen, in auffallender Weise gebessert habe, und zwar nicht nur bei den Genesenen, sondern auch bei denen, die später dennoch ihrer Krankheit erlegen sind. Dies wurde nicht nur von Roux, sondern auch von Körte, Sonnenburg, Bäumler, Sigel, Langenbuch u. a. behauptet. Auch Baginsky hat mit großem Nachdrucke von dem günstigen subjektiven Eindrucke gesprochen, den er in vielen Fällen erhalten hat, und, wie Sie sich erinnern, hat sich auch Hofrat Widerhofer in einem ähnlichen Sinne ausgesprochen. Es darf aber auch nicht verschwiegen werden, daß einzelne dieser Beobachter, wie z. B. Sonnenburg, das Gewicht ihrer Aussage dadurch wieder abgeschwächt haben, daß sie ausdrücklich betonten, sie hätten Ähnliches wohl auch früher ohne Serumbehandlung gesehen.

Auch ich kann mir nicht versagen, aus meinen Erfahrungen vor der Serumperiode einen Fall mit wenigen Worten zu skizzieren, um Ihnen zu zeigen, wie leicht man durch solche subjektive Eindrücke in seinem Urteile über den Wert eines therapeutischen Verfahrens irregeführt werden kann.

Es ist nun gerade ein Jahr, daß in meiner eigenen Praxis ein Knabe von 9 Jahren an Diphtherie unter den allerschwersten allgemeinen Erscheinungen erkrankte. Unstillbares, durch mehr als 12 Stunden anhaltendes Erbrechen, fahler Teint, verfallener Gesichtsausdruck, schwacher Puls und kalte Extremitäten; dabei rapide Ausbreitung des diphtherischen Prozesses in den Rachengebilden. Ich hatte nun damals in mehreren Fällen das Antidiphtherin von Klebs mit anscheinend günstigem Erfolge verwendet, und beeilte mich, dasselbe auch hier, wenn auch mit geringer Hoffnung, in Anwendung zu ziehen. Der Knabe wurde also innerhalb 24 Stunden dreimal mit der Klebsschen Flüssigkeit gepinselt, und siehe da, er war am nächsten Tage wie ausgewechselt. Das Erbrechen hatte aufgehört, der Kranke saß aufrecht im Bette, gurgelte gewissenhaft, so oft man es von ihm verlangte, der Gesichtsausdruck war wieder normal geworden, und auch die Rachenaffektion besserte sich allmählich, so daß die Auflagerungen in wenigen Tagen beseitigt waren. Später trat noch Albuminurie und Gaumensegellähmung auf, aber das Kind ist schließlich genesen. Dieser überraschend günstige Verlauf schien mir nun damals ziemlich deutlich für eine spezifische Wirkung des Antidiphtherin, welches Klebs bekanntlich aus abgeschwächten Diphtheriekulturen gewinnt, zu sprechen, und ich wendete das Mittel auch später noch einige Male mit anscheinend gutem Erfolge an. Leider haben aber die Beobachtungen von Zappert im Karolinen-Kinderspital ergeben, daß in vielen Fällen der Erfolg dieses Mittels vollständig ausgeblieben ist, und jetzt bin ich ebenfalls zu der Ansicht gekommen, daß in dem geschilderten Falle die auffallend günstige Wendung wahrscheinlich auch bei jeder anderen Behandlung eingetreten wäre.

Immerhin dürfen aber die Aussagen so zahlreicher Beobachter, unter denen sich Kinderärzte von großem Rufe und ausgedehnter Erfahrung befinden, vorläufig nicht außer acht gelassen werden.

Als zweites günstiges Moment wären die von mehreren Beobachtern gemeldeten besseren Heilungsverhältnisse bei den an Kehlkopfstenose erkrankten Kindern anzuführen. Es wird nämlich einerseits von mehreren Beobachtern eine geringere Mortalität der Tracheotomierten (Roux, Sonnenburg, Körte) und der Intubierten (Bókai) gemeldet, andererseits soll das Aushusten der Membranen leichter vonstatten gehen, das Dekanülement nach der Tracheotomie soll früher möglich sein als sonst, und außerdem soll es häufiger als sonst vorkommen, daß die Stenose ohne operativen Eingriff wieder verschwindet.

Freilich wird von anderer Seite, wie von Möller in Magdeburg und von Gnändinger in Wien, nur eine Besserung der Mortalität bei den Tracheotomierten um wenige Prozente zugestanden (Moeller von 55,8 auf 48,7% und Gnändinger von 58,7 auf 53,8%), eine Besserung, wie sie ja auch sonst nicht selten in zwei aufeinanderfolgenden Perioden beobachtet wird. So ist z. B. nach den Angaben von Weibgen die Mortalität der Tracheotomierten auch ohne Serum von 79 auf 57% herabgegangen und erwies sich die Mortalität der Operierten mit Serum sogar weniger günstig als ohne Serum. Außerdem läßt sich nicht übersehen, daß auch bei der Serumbehandlung die Sterblichkeitsverhältnisse der Tracheotomierten im allgemeinen recht hoch geblieben sind (meist um 50% herum); aber immerhin ist auch hier ein Moment gegeben, an welches vorläufig jemand, der sich über die früher erhobenen schweren Bedenken hinwegsetzen kann, noch einige Hoffnungen knüpfen könnte.

Und nun gelange ich zu dem dritten und wichtigsten Momente, welches von Behring selbst und von seinen Anhängern als die stärkste Stütze des neuen Heilverfahrens angesehen wird, nämlich zu der Herabsetzung des Mortalitätsverhältnisses der in den Spitälern behandelten Diphtheriekranken. In der Tat wurden von Kossel, Baginsky und Körte in Berlin, von Roux und seinen Mitarbeitern in Paris, von Bókai in Budapest, von Costantini in Triest, von Washbourn in London und auch noch von anderen solche Herabsetzungen der prozentualen Mortalitätsziffern um die Hälfte und mehr im Vergleiche mit den Vorperioden gemeldet und auch Herr Hofrat Widerhofer hat uns über ein ähnliches Herabgehen der Sterblichkeitsziffer (bis auf 24%) in dem unter seiner Leitung stehenden Spitale berichtet. Freilich haben wir auch gleichzeitig aus einem anderen Wiener Kinderspitale durch Herrn Primarius Gnändinger gehört, daß diese Erscheinung nahezu vollständig ausgeblieben ist. Auch sonst ist es jedenfalls bemerkenswert, daß bei den übrigen Beobachtern die verbesserten Mortalitätsprozente untereinander ganz kolossale Differenzen aufweisen. So betrugen dieselben z. B. bei

Baginsky	13%
Bókai	14%
Washbourn	14%

dagegen bei

Costantini	22%
Kossel	23%
Widerhofer	24%
Körte (I. Serie)	30%
„ (II. „)	36%
Gnändinger	40%

Es zeigt sich also ein allmähliches Ansteigen der Klimax von den 13% Baginskys (die sich übrigens nach den zuletzt veröffentlichten Ziffern im November 1894 bereits wieder auf 22,5% erhöht haben) bis zu den 40% Gnändingers, so daß von einer Übereinstimmung trotz der Identität des Mittels nicht einmal im entferntesten die Rede sein kann.

Wenn wir uns nun fragen, welche Folgerungen wir aus diesen Ziffern ableiten können, und ob durch dieselben wirklich der Beweis erbracht ist, daß die Sterblichkeit in diesen Anstalten nicht nur relativ, sondern auch absolut herabgemindert wurde, oder, um noch deutlicher zu sprechen, ob wir wirklich das Recht haben, anzunehmen, daß in einem Spitale, in welchem jetzt statt 50 von 100 Diphtheriekranken nur 25 sterben, wirklich 25 von 100 aufgenommenen Kranken durch das Mittel vor dem Tode bewahrt wurden, so müssen wir vor allem prinzipiell aussprechen, daß wir zu einer solchen Schlußfolgerung nur in dem Falle berechtigt wären, wenn wir wüßten, daß in den Diphtheriespitälern während der Serumbehandlung und infolge derselben keinerlei Änderung der Verhältnisse Platz gegriffen hat. Nur wenn wir sicher wüßten, daß speziell die Aufnahme der Fälle genau in derselben Weise vor sich gegangen ist, wie sonst, wären wir berechtigt, aus diesen verminderten Zahlen zu schließen, daß durch die Serumbehandlung tatsächlich eine Rettung sonst dem Tode verfallener Kinder stattgefunden hat.

Wenn wir uns nun die Sache genau überlegen, so müssen wir eigentlich schon von vornherein zu dem Resultate gelangen, daß in der Periode des allgemeinen Serumenthusiasmus die Verhältnisse bezüglich der Aufnahme der Diphtheriekranken in die öffentlichen Krankenanstalten unmöglich dieselben geblieben sein können, wie früher. Bedenken Sie nur, meine Herren, daß, seitdem überhaupt von der Wunderwirkung des Diphtherieheilserums die Rede ist, den Ärzten und Laien fort und fort eingeschärft wird, daß das Mittel nur dann sicher wirke, wenn es in den allerersten Tagen der Krankheit angewendet wird, daß man also ja nicht zu lange zögern dürfe und die Kranken möglichst frühzeitig der Behandlung zuführen müsse. Wird aber dieser Rat befolgt, dann muß dies notwendigerweise zur Folge haben, daß Fälle leichter und leichtester Art in die Spitäler gebracht werden, weil man ja in den ersten Tagen auch bei den leichten Fällen nicht vorhersagen kann, wie sich der weitere Verlauf der Krankheit gestalten wird. Vor der Serumbehandlung war aber das Diphtheriematerial der Spitäler ausschließlich oder nahezu ausschließlich aus schweren und schwersten Fällen zusammengesetzt. Die Kinder wurden ins Spital gebracht, wenn die bereits ausgebildete Stenose einen chirurgischen Eingriff verlangte, oder wenn die Erscheinungen so schwere geworden waren, daß man an einem günstigen Ausgange verzweifelte. Höchstens wurde hin und wieder ein leichterer Fall aus dem Grunde dem Spitale überwiesen, weil die Sanitätsorgane das Verbleiben des Kranken in seiner Behausung nicht gestatteten. Dementsprechend mußte auch früher in den meisten Spitälern die Diphtheriemortalität eine so erschreckend hohe sein und bleiben. Werden aber auch mittlere und selbst leichte Fälle in größerer Zahl dem Spitale zugeführt, so muß das Mortalitätsverhältnis unbedingt ein besseres werden und wir haben dann keinen Anhaltspunkt mehr, zu entscheiden, wieweit die Besserung des Sterblichkeitsverhältnisses auf diese indirekte Wirkung des Heilserums zurückzuführen ist, und ob daneben für die direkte, d. h. für die heilende Wirkung desselben noch irgend etwas übrigbleibt.

Dieser Einwand gegen die Beweiskraft der verminderten prozentuellen Spitalsmortalität, der auch von anderen Seiten bereits vielfach erhoben worden ist, ist aber nicht bloß theoretisch erdacht, sondern er ist auch wirklich und tatsächlich zu begründen.

So hat z. B. Gottstein in Berlin auf Grund von statistischen Daten, deren Richtigkeit bis jetzt von niemandem angezweifelt oder widerlegt wurde, den Nachweis erbracht, daß die Aufnahme von Diphtheriekranken in die Berliner Krankenhäuser im Jahre 1894, in welchem das Serum bereits in großer Ausdehnung verwendet wurde, fast doppelt so groß war als in den früheren Jahren. Es wurden z. B. im Oktober und November 1894 712 Diphtheriekranke aufgenommen gegen 328 in den entsprechenden Monaten 1890 und gegen 320 im Jahre 1891. Gestorben sind aber in den Spitälern 131, d. i. ebensoviel als im Jahre 1891 und sogar etwas mehr als im Jahre 1890, wo in diesen Monaten nur 124 Todesfälle verzeichnet sind. Die wirkliche Sterblichkeit ist also nicht geringer geworden, sondern ungefähr dieselbe geblieben wie früher. Was sich in außerordentlicher Weise verändert hat, das ist die Zahl der in die Spitäler aufgenommenen Kranken.

Damit stimmen auch die Angaben von Körte über die im städtischen Krankenhause in Berlin mit Serum behandelten Diphtheriekranken vortrefflich überein. Hier wurden nämlich in einer ersten Serie von Januar bis März 1894 60 Fälle behandelt, von denen 30, also gerade die Hälfte, als schwere, ebensoviele aber, nämlich 16 + 14, als mittlere und leichte Fälle bezeichnet wurden. In einer zweiten Serie, bis Oktober desselben Jahres, in welcher 61 Fälle aufgenommen wurden, figurieren gar nur 13 als schwere (gegen 30 in der ersten Serie), dagegen 31 als mittelschwere und 17 als leichte, also zusammen 48 der beiden leichteren Kategorien gegen 30 in der früheren Serie. Wir sehen also nicht nur, daß die Zahl der leichten und mittelschweren Fälle in jeder der beiden Serien eine sehr beträchtliche ist, sondern wir beobachten auch noch die überaus charakteristische Erscheinung, daß das Verhältnis der weniger schweren Fälle zu der Gesamtzahl im Laufe des Jahres, während dessen überall so viel von der Wunderwirkung des neuen Mittels gesprochen wurde, noch erheblich gestiegen ist, indem dieselben nicht mehr, wie in der ersten Serie bloß die Hälfte, sondern sogar mehr als drei Viertel (78,8%) aller Fälle betrugen.

Betrachten wir nun aber in der Statistik Körtes die Zahl der Toten und ihr Verhältnis zu den Krankheitsfällen der verschiedenen Kategorien, so ergibt sich, daß von den 43 schweren Fällen zusammen 25, d. i. 58,1%, einen tödlichen Ausgang genommen haben, während die Sterblichkeit der schweren Fälle in der zweiten Serie trotz der Serumbehandlung sich sogar auf die enorme Höhe von 76,9% erhoben hat. Aber auch von den 47 Fällen mittlerer Intensität sind 14, also 29,8%, trotz Serum zugrunde gegangen. Das sind aber Zahlen, meine Herren, von denen wohl jedermann zugeben muß, daß sie so ziemlich demjenigen entsprechen, was wir auch sonst zu sehen gewohnt waren. Denn auch ohne Serum starb von den schweren Fällen die Mehrzahl, von den mittelschweren ging ebenfalls noch ein erheblicher Prozentsatz verloren, während bei den leichten Fällen auch früher nur vereinzelte Todesfälle vorgekommen sind. In dieser Beziehung ist also kaum eine nennenswerte Veränderung zu verzeichnen. Neu ist dagegen der immer größere Zufluß von leichten und mittleren Diphtheriefällen zu den Spitälern, und das hat allerdings einzig und allein die Serumtherapie Behrings herbeigeführt.

Daß auch in anderen Städten ähnliche Verhältnisse obwalten, ist nicht nur von vornherein in hohem Grade wahrscheinlich, sondern es ist zum Teile auch tatsächlich zu erweisen. So hat z. B. in der Sitzung der Triester medizinischen Gesellschaft am 18. Dezember des abgelaufenen Jahres, in welcher sonst eine überaus günstige Stimmung für das neue Mittel herrschte, der Prosektor desselben Spitals, in welchem die Mortalität von 43 auf 22% herabgegangen war, ausdrücklich darauf aufmerksam gemacht, daß in früheren Epidemien die ins Spital aufgenommenen Fälle entweder alle oder fast alle sehr schwer gewesen sind, daß aber während der jetzigen Epidemie dadurch, daß man den Leuten sagt, daß ihre Kinder nur dann gerettet werden können, wenn man sie sofort zur Behandlung bringt, ein sehr großer Zufluß von leichten Fällen stattfindet, und daß daher große Vorsicht in der Beurteilung der statistischen Zahlen geboten sei.

Daß auch in Wien sich dieselben Umstände geltend machen, kann für jemanden, der den tatsächlichen Verhältnissen seine Aufmerksamkeit zuwendet, nicht einen Augenblick zweifelhaft sein. Es sind mir z. B. aus den Mitteilungen von Kollegen ganz konkrete Fälle bekannt, wo Diphtheriekranke leichteren und mittleren Grades, die sonst ruhig zu Hause behandelt worden wären, ins Spital geschickt wurden, und zwar einfach aus dem Grunde, weil das Serum in den Apotheken nur schwer zu beschaffen und der dafür geforderte Preis für die Verhältnisse der betroffenen Familien zu hoch war. Wir haben ja aus dem Munde des Herrn Hofrates Widerhofer vernommen, daß unter 100 in sein Spital Aufgenommenen 22 als leichte Fälle bezeichnet werden mußten, so daß bei ihnen von vornherein eine günstige Prognose gestellt wurde, während die nächste Kategorie, in welche die von Anfang an weniger günstig beurteilten Fälle eingereiht wurden, auch noch 36 Fälle umfaßte. Die dritte und vierte Kategorie hingegen, welche die schweren und allerschwersten Fälle umfaßte, enthielten zusammen nur 42 von 100. Dies ist aber sicherlich nicht das gewöhnliche Material des Kinderspitales in normalen Zeitläuften und durch diese Veränderung muß auch die Spitalsmortalität in entsprechender Weise geändert werden.

Darin liegt auch meiner Ansicht nach die einzige Erklärung für den sonst absolut unverständlichen Unterschied zwischen den Ergebnissen der Serumbehandlung in zwei Kinderspitälern einer und derselben Stadt; in unserem Falle zwischen denen des St.-Annen- und des Rudolf-Kinderspitals. In dem letzteren sind eben, einerseits wegen des geringeren Belegraumes für Diphtheriekranke, möglicherweise aber auch wegen der mehr exzentrischen Lage des Spitals die Aufnahmeverhältnisse ungefähr dieselben geblieben, es sind also im großen und ganzen nur solche Fälle aufgenommen worden, wie sie auch in anderen Zeiten aufgenommen worden wären, während das Universitätskinderspital mit seinem neuen geräumigen Diphtheriepavillon und gewiß auch der Name seines Vorstandes, der von der Publizistik in so enge Verbindung mit der neuen Heilmethode gebracht wurde, unter den jetzt herrschenden exzeptionellen Verhältnissen eine größere Attraktionskraft auch auf die leichteren und mittelschweren Fälle ausüben mußte.

Aber auch ein zweiter Umstand darf nicht vernachlässigt werden, wenn er auch nicht so schwer ins Gewicht fallen mag, wie derjenige, den wir soeben besprochen haben. Wenn man nämlich, wie dies in der neueren Zeit der Fall ist, nicht das klinische Bild der Diphtherie, sondern den Befund der Löfflerschen Bazillen als maßgebend für die Diphtheriediagnose ansieht, so ist es bei dem von allen Seiten anerkannten Umstande, daß diese Bazillen auch bei geringfügigen lokalen und allgemeinen Krankheitserscheinungen gefunden werden, ganz unausweichlich, daß mehr leichte Fälle der Serumbehandlung unterzogen und zu diesem Zwecke auch in größerer Anzahl in die Spitäler aufgenommen werden, als sonst. So finden wir z. B. bei Kossel ausdrücklich erwähnt, daß sich unter 22 im Spitale mit Serum behandelten Fällen 3 mit bloß stecknadelkopfgroßen Auflagerungen und 4 mit Auflagerungen, die nur einen Teil der Tonsillen bedeckten, befunden haben. Auch von einem hiesigen Kinderspitale ist mir durch die Mitteilung der an demselben tätigen Ärzte bekannt geworden, daß sie Fälle mit nicht sehr ausgebreiteten Auflagerungen auf den Tonsillen aus ihrer Ambulanz bloß aus dem Grunde ins Spital aufgenommen haben, weil sie bei ihnen die charakteristischen Bazillen gefunden hatten. Dabei betonten die Herren ausdrücklich, daß es ihnen sonst niemals eingefallen wäre, solche Fälle der Spitalsbehandlung zuzuführen und daß sie sich früher begnügt hätten, den Kindern die gewöhnlichen Gurgelwässer zu verordnen. Daß aber durch diese veränderten Prinzipien in der Krankenaufnahme auch das Mortalitätsprozent in einem gewissen Grade alteriert werden muß, liegt klar auf der Hand.

Eine dritte Fehlerquelle, welche die Spitalsstatistik in hohem Grade beeinflussen und das Urteil über die Wirkung des Serums beirren kann, hat darin ihren Ursprung, daß man in gewissen Spitälern gleichzeitig einen Teil der Fälle mit und einen anderen ohne Serum behandelt hat. Dies war z. B. der Fall im Leopoldstädter Kinderspitale, über welches uns Herr Kollega Unterholzner berichtet hat. Wie ich nämlich aus dem offiziellen Sitzungsberichte entnehme, wurden in diesem Spitale im Oktober 12 Fälle mit und 8 Fälle ohne Serum behandelt, im November 10 mit und 19 ohne, im Dezember 5 mit, 9 aber ohne Serum, und nur in den ersten Tagen des Januar wurden alle 5 Fälle mit Serum behandelt. Wie stand es nun bei dieser gemischten Behandlung mit der Mortalität? Darüber haben wir erfahren, daß von den Serumfällen nur 25,8%, von den serumlosen Fällen dagegen die enorme Ziffer von 66,6% gestorben sind; und diese kolossale Differenz scheint auf den ersten Blick ganz entschieden zugunsten der Serumbehandlung zu sprechen. Allerdings müssen wir uns fragen, wie man sich denn die ganz enorme Mortalität der ohne Serum Behandelten erklären kann, eine Mortalität, die alles, was wir in dieser Beziehung von den Wiener Kinderspitälern wissen, um ein sehr Erhebliches übersteigt. Was das Leopoldstädter Spital anlangt, so variierte daselbst die Sterblichkeit der Diphtheriekranken in den Jahren 1888 bis 1893 zwischen 32 und 44,5%, und es muß daher die Frage gestattet sein, wie es denn möglich sei, daß diese Ziffer plötzlich auf 66,6% hinaufschnellen konnte, und zwar gerade nur in einer Zeit, in welcher parallel mit diesen serumlosen Fällen auch eine gewisse Zahl von Kindern mit Serum behandelt wurde. Die Serumbehandlung der einen Reihe kann doch unmöglich, wenn die Verhältnisse sonst die gleichen geblieben sind, den Krankheitsverlauf in der anderen Reihe in so ungünstigem Sinne influenzieren. Dieses Rätsel löst sich aber in ganz einfacher Weise, wenn man beide Reihen miteinander vereinigt und dann ausrechnet, wie viele Kinder überhaupt in diesem Spitale während dieser Zeit an Diphtherie behandelt und wie viele von ihnen gestorben sind. Von vornherein müßte man natürlich erwarten, daß, wenn das Serum wirklich so Außerordentliches leistet, daß die Sterblichkeit statt 66,6% nur 25,8% beträgt, die Gesamtmortalität auch dann in auffälliger Weise herabgedrückt werden müßte, wenn nur etwa die Hälfte der Fälle mit diesem Mittel behandelt wurde. In der Wirklichkeit sind aber von allen 67 Fällen zusammengenommen 32, d. i. 47,7% gestorben, die Mortalität ist also höher gewesen als in den vier zum Vergleiche herangezogenen Jahren, und es geht aus den von Herrn Primarius Unterholzner mitgeteilten Zahlen ganz unwiderleglich hervor, daß die Serumbehandlung eines großen Teiles aller Fälle an der Diphtheriemortalität dieses Spitals ohne jede sichtbare Spur vorübergegangen ist.

Aus alledem folgt aber klar genug, daß es nicht angeht, aus der nackten Tatsache, daß seit der Serumbehandlung in vielen, wenn auch keineswegs in allen Spitälern die prozentuelle Sterblichkeitsziffer herabgegangen ist, den Schluß abzuleiten, daß die Verkleinerung dieser Ziffer tatsächlich durch die lebensrettende Wirkung des Serums zustande gebracht wurde. Wir müssen vielmehr als Ergänzung und Kontrolle unbedingt verlangen, daß in jenen Städten, in denen die Serumbehandlung in größerer Ausdehnung geübt wird, entsprechend der herabgeminderten prozentuellen Spitalsmortalität auch die allgemeine Diphtheriesterblichkeit eine unzweideutige Wendung zum Besseren wahrnehmen lasse.

Ich habe nun bereits erwähnt, daß Gottstein für Berlin aus den offiziellen Daten berechnet hat, daß die absolute Mortalität auch in den Spitälern trotz der fast allgemein geübten Serumbehandlung nicht vermindert worden ist. Außerdem behauptet er aber auch unter Berufung auf Zahlen, daß die allgemeine Mortalität an Diphtherie im Serumjahre 1894 größer war, als in den Jahren 1890 und 1891, und er zögerte auch nicht, gestützt auf diese Ziffern, den wenig erfreulichen Satz auszusprechen, daß an der allgemeinen Diphtheriemortalität in Berlin die Serumbehandlung spurlos vorübergegangen sei.

Wie steht es nun in dieser Hinsicht in Wien? Hier begann, wie Ihnen wohlbekannt ist, die eigentliche Serumperiode nach der Naturforscherversammlung, also anfangs Oktober, während früher nur vereinzelte Versuche gemacht worden sind. Seit dieser Zeit werden aber nicht nur in den fünf Kinderspitälern und an der Poliklinik die meisten Diphtheriekranken mit Serum behandelt, sondern es wurde diese Behandlung auch außerhalb der

Spitäler in außerordentlich großem Umfange geübt. Wenigstens ist es notorisch, daß von den meisten Apotheken große Mengen von Serum aus der Fabrik bezogen wurden (von drei Apotheken allein ist es mir bekannt, daß sie zusammen mehr als 250 Fläschchen zumeist in Wien verkauft haben) und dieselben wurden ihnen von den Ärzten zum Behufe praktischer Verwendung geradezu aus den Händen gerissen. Wenn es nun wahr wäre, daß das Serum in einer größeren Zahl von Fällen lebensrettend gewirkt hat, so müßte dieses Resultat bei der extensiven Anwendung des Mittels doch auch in der allgemeinen Statistik ziffermäßig zum Ausdruck kommen.

Wir besitzen nun infolge der allgemein und strenge durchgeführten Anzeigepflicht für die Erkrankungen an Krupp und Diphtheritis und andererseits in der amtlichen Statistik der in jeder Woche an diesen Affektionen Verstorbenen ein vortreffliches Material, um das Verhältnis der Gestorbenen zu den Erkrankten wenigstens approximativ zu schätzen. Freilich deckt sich wahrscheinlich die Ziffer der Angezeigten nicht vollständig mit derjenigen der Erkrankten, weil auf der einen Seite leichtere Fälle öfter nicht angezeigt werden und weil möglicherweise auch gelegentlich einmal ein Fall von sogenannter Pseudodiphtherie angezeigt wird, also eine Affektion, welche zwar das klinische und anatomische Bild der Rachendiphtherie darbietet, aber nicht durch den spezifischen Diphtheriebazillus hervorgerufen wird. Es ist auch nicht ganz ausgeschlossen, daß selbst diese Zahlen in geringem Maße indirekt durch die Serumtherapie beeinflußt werden, und zwar in dem Sinne, daß leichtere Fälle in größerer Zahl als sonst zur Anzeige gebracht werden, weil der Arzt in dem Augenblicke, wo er einen solchen Fall der Serumbehandlung unterzieht, gewissermaßen die diphtherische Natur der Krankheit anerkennt. Da aber die letztgenannte Fehlerquelle, wenn sie überhaupt in nennenswerter Ausdehnung vorhanden wäre, nur eine scheinbare Verbesserung des Mortalitätsverhältnisses der angezeigten Diphtheriefälle herbeiführen könnte, so darf man wohl behaupten, daß, wenn trotzdem das Verhältnis der Verstorbenen zu den Angezeigten in der Serumperiode dasselbe geblieben ist, wie in den serumfreien Perioden, damit der untrügliche Beweis geliefert ist, daß das Serum gegenüber der faktischen Diphtheriemortalität ohne jede Wirkung geblieben ist.

Um nun ein Urteil über diese Verhältnisse zu gewinnen, habe ich die Zahlen, wie sie in dem offiziellen Sanitätsberichte des Stadtphysikates allwöchentlich enthalten sind, für die Jahre 1892, 1893 und 1894 tabellarisch zusammengestellt, und zwar habe ich mit Vernachlässigung der letzten Jahreswoche je 50 Wochen dieser 3 Jahre in 10 fünfwöchentliche Perioden eingeteilt. Die beiden letzten Perioden, welche die 40. bis 50. Woche umfassen und sich im Jahre 1894 vom 7. Oktober bis zum 15. Dezember erstreckt haben, habe ich als die Serumperiode angesehen, welche mit den früheren serumlosen Perioden verglichen werden soll. (Siehe Tabelle I.)

Betrachten wir nun die Tabelle I, so enthält dieselbe in 3 Kolumnen die in diesen 10 Perioden zur Anzeige gebrachten Fälle von Diphtherie und Krupp; und Sie ersehen aus diesen Ziffern, daß wir es in den letzten Monaten des abgelaufenen Jahres keineswegs mit einer besonders extensiven Epidemie zu tun gehabt haben. Speziell im Vergleiche mit den entsprechenden Perioden des Jahres 1893 und der ersten Perioden 1894 ergibt sich eine sehr bedeutende Herabminderung der Morbidität, indem z. B. 439 Fällen der 10. Periode des Jahres 1894 704 des Vorjahres gegenüberstehen.

I. Tabelle.

Angezeigte Diphtheriefälle.

Woche	1892	1893	1894	
1.—5.	461	345	593	
6.—10.	433	468	647	
11.—15.	469	442	517	
16.—20.	516	460	506	
21.—25.	422	490	417	
26.—30.	363	394	342	
31.—35.	281	*269*	283	
36.—40.	362	342	374	
41.—45.	460	563	**453**	Serum
46.—50.	411	*704*	**439**	Serum
	4178	4477	4571	

II. Tabelle.

Todesfälle an Diphtherie.

Woche	1892	1893	1894	
1.—5.	171	122	206	
6.—10.	163	144	223	
11.—15.	166	148	208	
16.—20.	157	171	176	
21.—25.	159	161	141	
26.—30.	121	118	114	
31.—35.	111	104	101	
36.—40.	122	*110*	122	
41.—45.	161	191	**125**	Serum
46.—50.	148	268	**153**	Serum
	1479	1537	1569	

Dementsprechend sind auch die absoluten Zahlen der an Krupp und Diphtherie verstorbenen Individuen in den zwei fünfwöchentlichen Serumperioden bedeutend geringer als in den entsprechenden Perioden des Vorjahres und in den ersten Perioden desselben Jahres. Sie sind aber erheblich höher, als die Ziffern der unmittelbar vorhergegangenen Perioden und außerdem ergibt sich, daß in der Hälfte aller in dieser Tabelle verzeichneten serumlosen Perioden weniger Menschen an dieser Krankheit gestorben sind als in der letzten der beiden fünfwöchentlichen Serumperioden (mit 153 Todesfällen). Obwohl wir uns also zweifellos in einer relativ schwachen Diphtherie-Epidemie bewegen, wie alle Kollegen bezeugen werden, die in der Praxis tätig sind, sehen wir doch trotz des Serums absolute Mortalitätszahlen, die in keiner Weise aus dem Rahmen des Gewöhnlichen heraustreten.

III. Tabelle.
Mortalitätsprozent.

Woche	1892	1893	1894
1.—5.	37,0	35,3	34,7
6.—10.	37,6	*30,7*	34,4
11.—15.	35,4	33,2	40,2
16.—20.	34,2	33,1	34,7
21.—25.	37,6	32,8	33,8
26.—30.	33,3	*29,9*	33,3
31.—35.	39,4	38,6	35,6
36.—40.	33,7	32,1	32,6
41.—45.	35,0	33,9	**27,6** } Serum
46.—50.	36,0	37,9	**34,8** } Serum
	35,4	34,3	34,3

Betrachten wir nun aber die dritte Tabelle, in welcher die Zahlen der zweiten durch die der ersten dividiert sind, welche also eine Übersicht über das Verhältnis zwischen den Verstorbenen und den angezeigten Krankheitsfällen enthält, so zeigt sich vor allem, daß dieses Verhältnis, wenn wir die Durchschnitte der ganzen Jahre miteinander vergleichen, eine merkwürdige und vielsagende Konstanz aufweist, denn die Zahlen: 35,4, 34,3 und 34,3 differieren untereinander nur um etwas mehr als ein Prozent, so daß man fast verleitet wäre, von einem ehernen Mortalitätsgesetze für die Diphtherie zu sprechen. Jedenfalls geht aber aus dieser merkwürdigen Übereinstimmung hervor, daß die auf diese Weise berechneten Verhältnisse einen gewissen Wert für die Beurteilung der tatsächlichen Verhältnisse für sich in Anspruch nehmen kann.

Was lehren uns aber diese Zahlen für die Serumtherapie? Sie zeigen uns allerdings für die erste der beiden fünfwöchentlichen Perioden eine niedrige Zahl, aber wir finden ähnlich niedere Zahlen auch in zwei anderen Perioden nämlich in der zweiten Periode 1893 mit 30,7% und in der sechsten Periode desselben Jahres mit 29,9%. Wichtiger ist aber die zweite der beiden fünfwöchentlichen Serumperioden mit einem Verhältnisse von 34,8%. Auch diese Periode ist ohne Zweifel voll und ganz unter dem Einflusse des Serums gestanden, und dennoch ergibt sie ein Verhältnis, welches nicht nur das Jahresmittel noch um ein Geringes überschreitet, sondern auch höher ist als die Zahlen in der Mehrzahl der serumlosen Perioden, da 16 von den 28 serumfreien Perioden ein noch niedrigeres Mortalitätsverhältnis zeigten.

Hier darf man wohl billig fragen, wo denn nach alledem der Effekt der Serumbehandlung geblieben ist. In den Kinderspitälern allein und an der Poliklinik sind zirka 230 Kinder dieser Behandlung unterzogen worden. Die Zahl der außerhalb der Spitäler behandelten Fälle ist allerdings nicht bekannt; aber bei dem enormen Verbrauche von Serum und bei dem notorischen Umstande, daß die große Mehrzahl der Eltern diphtheriekranker Kinder die Serumbehandlung fast stürmisch verlangt, ist es gewiß nicht übertrieben, wenn man diese Zahl mindestens ebenso hoch schätzt. Aber selbst wenn die Zahl geringer wäre, würde die Gesamtzahl der mit Serum Behandelten doch immerhin eine sehr erhebliche Quote der in dieser Zeit Erkrankten ausmachen, da im ganzen 992 Fälle von Diphtherie angezeigt worden sind. Ist es nun denkbar, daß, wenn das Heilserum wirklich, wie behauptet wird, in so vielen Fällen lebensrettend wirkt, ist es, frage ich, denkbar, daß diese vielen geretteten Kinder keinerlei sichtbaren Eindruck in diesen Zahlen hinterlassen haben? Müßten wir nicht vielmehr mit aller Bestimmtheit Prozentziffern erwarten, wie sie bisher noch niemals dagewesen sind? Und statt dessen sehen wir, daß die Zahlen kaum von den gewöhnlichen abweichen und daß sie einmal sogar höher sind, als in der Mehrzahl der serumlosen Zeiträume. Wir können also den Satz Gottsteins leider auch auf unsere Stadt ausdehnen und sagen, daß auch in Wien die ausgedehnte Anwendung des Diphtherieheilserums an der allgemeinen Diphtheritismortalität ohne jede sichtbare Spur vorübergegangen ist.

Erinnern wir uns aber noch einmal, daß uns der Erfinder der Serumtherapie noch vor wenigen Monaten versprochen hat, daß die Sterblichkeit an Diphtherie auf ein Zehntel der bisherigen Todesfälle herabgehen werde, was nach unseren Wiener Verhältnissen etwa 3,4% der angezeigten Fälle bedeuten würde, und daß er uns ausdrücklich die Erhaltung zahlloser, sonst verlorener Menschenleben in Aussicht gestellt hat, so müssen wir uns traurigen Herzens eingestehen, daß wir bis jetzt auch nicht einmal den schüchternsten Anfang zu einer solchen Wendung beobachten. Es hat sich also dieses Versprechen ebensowenig erfüllt, wie die präventive Schutzimpfung, wie die Verhütung der Rezidiven, wie die sichere Heilung der am ersten Tage Behandelten usw. usw.

Mit dieser pessimistischen Auffassung stehe ich aber keineswegs allein. Die Berliner Ärzte zum Beispiel, welche nicht, wie wir, erst seit einigen Monaten, sondern bereits über Jahr und Tag Gelegenheit hatten, die Wirkungen des Serums zu studieren, haben sich in der Diskussion, die gegen Schluß des Jahres in der Medizinischen Gesellschaft stattgefunden hat, mit vereinzelten Ausnahmen skeptisch, die meisten aber geradezu ablehnend geäußert. Noch auffallender aber ist es, daß diese skeptische Auffassung auch bereits in den Äußerungen solcher Beobachter zum Ausdrucke gelangt, die sich aus anderen Gründen noch zu den Anhängern der Serumtherapie zählen. Zu diesen gehört zum Beispiel Baginsky, dessen scheinbar so günstige Statistik selbst einen Virchow in seinem prinzipiellen Mißtrauen gegen diese Methode wankend gemacht hat. Man sollte nun sicherlich erwarten, daß jemand, der solche Ziffern aufzuweisen vermochte, sich überhaupt einem weitgehenden Optimismus hingeben wird. Statt dessen lesen wir aber aus der Feder dieses selben Autors (in Nr. 52 der Berliner klinischen Wochenschrift) folgende Sätze voll schmerzlicher Resignation:

„Leider ist die Mortalitätsziffer noch immer so hoch, daß die Krankheit als eine sehr verderbliche bezeichnet werden muß, und die stürmischen Erwartungen der Erfinder gehen nicht völlig (?) in Erfüllung.“

So, meine Herren, spricht jetzt schon einer der ersten Bewunderer und Vorkämpfer der Behringschen Therapie!

Wenn ich nun zum Schlusse noch meine Meinung über das weitere Vorgehen in dieser Frage aussprechen soll, so muß ich bei der Entwicklung, die dieselbe einmal genommen hat, trotz der schweren und, wie ich glaube, nur zu wohl begründeten Zweifel dennoch dafür plädieren, daß die Versuche in möglichst großer Ausdehnung fortgesetzt werden. Durch die Fortsetzung dieser Versuche in großem Stile wird die Wahrheit über kurz oder lang vollkommen klar zutage treten, und es wird sich deutlich genug herausstellen, ob die Bewunderer oder die Zweifler im Rechte sind. Obwohl ich mich nun bei der jetzigen Lage der Dinge mit aller Entschiedenheit auf die Seite der letzteren stellen muß, würde ich dennoch den vollständigen Sieg der Gegenpartei mit der größten Freude begrüßen.

Epilog zur Diphtherieheilserumdebatte.

Vortrag, gehalten in der k. k. Gesellschaft der Ärzte am 1. Februar 1895.[1])

Meine Herren! Ich werde mir erlauben, auf die Ausführungen der Herren Vorredner, soweit sie meinen ersten Vortrag tangiert haben, der Reihe nach zu antworten.

Herr Hofrat Drasche hat sich als ein noch entschiedenerer Gegner der Serumtherapie bei der Diphtherie bekannt als ich selber. Denn während ich einstweilen noch auf mildernde Umstände plädierte, hat er über dieselbe ein Todesurteil sans phrase ausgesprochen.

Zum Unterschiede von mir hat aber Drasche den Schwerpunkt auf die mannigfachen Schädigungen gelegt, welche immer häufiger als Folgen der Seruminjektionen beobachtet werden. Auch mir ist selbstverständlich diese Seite der Frage nicht entgangen und es waren mir sämtliche von Drasche zitierten Beobachtungen ganz genau bekannt. Ich weiß auch, daß von mehreren Seiten selbst Todesfälle auf die Wirkung des Serums zurückgeführt werden. Jedenfalls hat sich die von Behring behauptete absolute Unschädlichkeit des Mittels ebensowenig bewahrheitet, wie so viele seiner anderen Behauptungen. Dennoch habe ich es in meinem ersten Vortrage absichtlich vermieden, auf die Nachteile einzugehen, um die Frage nicht noch mehr zu komplizieren. Denn meiner Ansicht nach muß vor allem die Hauptfrage entschieden werden, ob nämlich das Serum bei der menschlichen Diphtherie eine Heilwirkung entfaltet oder nicht. Würde diese Frage im positiven Sinne entschieden, dann müßten wir uns eben mit den nachteiligen Folgen der Behandlungsmethode, so gut es geht, abzufinden trachten. Wird es sich aber, wie ich fürchte, herausstellen, daß man diese Frage verneinen muß, dann wird man die Serumbehandlung auch ohnedies wieder aufgeben.

Mit Rücksicht auf diesen meinen, wie ich glaube, durchaus korrekten Standpunkt, hat mich in der Rede Drasches hauptsächlich derjenige Teil interessiert, in welchem er uns mitteilte, daß er an den Beobachtungen des

[1]) Wien. Med. Presse und sep. b. Urban & Schwarzenberg, Wien u. Leipzig, 1895.

Herrn Prim. Gnändinger im Rudolfs-Kinderspitale teilgenommen habe, welche, wie Sie wissen, ein so wenig günstiges Resultat für die Serumbehandlung der Diphtherie ergeben haben. Die Mitteilung dieser ungünstigen Ergebnisse der Serumbehandlung folgte, wie Sie sich wohl erinnern, unmittelbar auf die dithyrambische Verherrlichung der neuen Therapie durch Hofrat Widerhofer und sie wäre wohl geeignet gewesen, selbst bei den enthusiastischesten Bewunderern derselben Bedenken zu erregen. Denn es war ein ehemaliger Schüler und langjähriger Assistent Widerhofers, ein Mann, der seit Jahren einem großen Kinderspitale vorsteht und in diesem, sowie in seiner ausgebreiteten Praxis gewiß ausreichende Gelegenheit gehabt hat, den gewöhnlichen Verlauf der Diphtherie zu studieren; und dieser Mann trat nun vor uns hin und berichtete, gewiß nicht in der Absicht, seinen ehemaligen Lehrer zu kränken, sondern einzig und allein, um der Wahrheit die Ehre zu geben, daß in seinem Spitale die Mortalität durch die Serumbehandlung fast gar nicht herabgesetzt worden sei, daß frühzeitig behandelte Kinder sterben, daß der Prozeß im Rachen fortschreite, daß sich trotz der Behandlung absteigender Krupp entwickle, daß die Kinder an der spezifisch diphtheritischen Herzlähmung zugrunde gehen, daß trotz reichlicher Seruminjektionen binnen kurzer Zeit Rezidiven auftreten, mit einem Worte, daß eine Menge von Erscheinungen zur Beobachtung kommen, die mit der antitoxischen Wirkung des Serums durchaus nicht in Einklang zu bringen sind.

Das Gewicht dieser Aussage wird aber noch dadurch um ein Erhebliches vermehrt, daß sie auch von anderer sehr maßgebender Seite ihrem vollen Inhalte nach bestätigt wurde. Es geschah dies nämlich in einem Berichte, den vor wenigen Tagen Professor Soltmann, Vorstand der Universitäts-Kinderklinik in Leipzig, an die Öffentlichkeit gebracht hat und in welchem er auf Grund von 89 mit Serum behandelten Diphtheriefällen folgende wichtige Tatsachen konstatieren konnte:

In der Mehrzahl der Fälle erfolgte ganz gewiß keine raschere Ablösung der Belege und Membranen in Nase, Rachen und Kehlkopf.

Nicht weniger als 13mal entwickelte sich deszendierender diphtheritischer Krupp bis in die feinsten Bronchien und bis in die Alveolen hinein unter Bildung ausgedehnter pulmonaler Entzündungsherde.

Die Temperatur sank sehr selten rasch ab, in der Mehrzahl der Fälle wurde vielmehr ein allmähliches, lytisches Abklingen in 6—14 Tagen beobachtet.

Der Puls blieb — im direkten Gegensatze zu Widerhofer, der ein rasches Absinken der Frequenz bald nach der Injektion beobachtet zu haben glaubt — fast in allen Fällen auch nach der Einspritzung schnell und schwach.

Von einem tonisierenden Einfluß auf das Herz war keine Rede. In vier Fällen kam es unerwartet bald nach der Einspritzung zu tödlichem Kollaps.

Es wurden multiple und ernste postdiphtheritische Lähmungen bei seruminjizierten Kindern beobachtet.

Unter den Serumtodesfällen gehörten fast die Hälfte solchen Kindern an, die mit annähernder Sicherheit in den ersten vier Tagen injiziert wurden. Dagegen wurde eine Reihe von Kindern am Leben erhalten, die erst am 6. bis 10. Tage mit Serum behandelt wurden.

Bei den Obduktionen fand man so häufige und hochgradige Degenerationen an Herz, Leber und Nieren, wie man sie sonst niemals zu Gesichte bekommt.

Diese Degenerationen, sowie die häufigen postdiphtheritischen Lähmungen lassen aber — nach Soltmann — die supponierte Antitoxinwirkung zum mindesten sehr zweifelhaft erscheinen.

Ich frage nun, meine Herren, was fangen die Bewunderer und Enthusiasten des Heilserums mit diesen Tatsachen von Gnändinger und Soltmann an, die sich ja doch nur wieder an die bereits in meinem ersten Vortrage erwähnten Beobachtungen vieler anderer anreihen? Günstige Beobachtungen, besonders in Einzelfällen, können immer auch so gedeutet werden, daß die Krankheit auch ohne Serum einen guten Verlauf genommen hätte. Die schlechten Resultate hingegen, wenn sie sich in der geschilderten Weise häufen, lassen absolut keine andere Deutung zu, als daß die Serumtherapie eben unwirksam geblieben ist, und es bleibt daher für die Enthusiasten kein anderer Ausweg übrig, als diese unbequemen Tatsachen, solange es eben geht, zu ignorieren. Von diesem Auskunftsmittel wird nun in der Tat, wenigstens vorläufig, der ausgiebigste Gebrauch gemacht. Aber, meine Herren, wie viele solche Soltmanns wird der Heilserum-Enthusiasmus noch auszuhalten vermögen?

Ich gelange nun zu den Ausführungen des Herrn Professor Gruber und kann nicht umhin, ihm für die vornehme und sympathische Form, in die er seine gegen mich gerichtete Polemik gekleidet hat, meine Anerkennung auszudrücken. Mit einem so ritterlichen Gegner ist es eine Ehre und ein Vergnügen, die Waffen zu kreuzen, und dies um so mehr, wenn es sich herausstellt, daß es sich eigentlich nur um einen Kampf mit Salondegen gehandelt hat. Denn im Grunde genommen waren die Differenzen zwischen unseren beiderseitigen Anschauungen ganz minimale. Auch Gruber schließt sich nämlich durchaus der von mir vertretenen Anschauung an, daß sich die bei den Versuchstieren gefundenen Verhältnisse nicht ohne weiteres auf den Menschen übertragen lassen und ebenso stimmt er mit mir darin überein, daß die Besserung der Spitalsmortalität nur in dem Falle als Beweis für die Wirksamkeit der Serumbehandlung herangezogen werden dürfte, wenn parallel mit derselben auch eine unzweideutige Besserung in der allgemeinen Mortalität zum Vorschein kommen würde. Allerdings hat er gemeint, ich hätte zu früh aus dem Ausbleiben dieser Besserung in Wien auf das Fehlschlagen der Serumtherapie geschlossen. Dieser Vorwurf ist aber aus dem Grunde nicht gerecht, weil es ja nicht meine Schuld war, daß wir schon so kurze Zeit nach dem Beginne der Heilversuche in Wien eine Diskussion über die neue Therapie zu führen genötigt waren und weil ich andererseits nur gezeigt habe, daß in diesen wenigen Monaten in Wien dasselbe negative Resultat sich ergeben hat, wie in Berlin im ganzen abgelaufenen Jahre.

Sehr wichtig scheint es mir auch, daß ein so ausgezeichneter Bakteriologe, wie Herr Professor Gruber, ausdrücklich die geringere Diphtherieempfänglichkeit des Meerschweinchens im Vergleiche mit dem

Menschen hervorgehoben hat. Sie werden nun vielleicht fragen, warum ich diesem Ausspruche eine so große Bedeutung beilege, obwohl er ja doch nur dasjenige bestätigt, was jetzt allgemein anerkannt ist, daß nämlich an keiner anderen Spezies als am Menschen eine spontan auftretende, also durch Ansteckung akquirierte Diphtherieerkrankung beobachtet worden ist. Dieser Satz ist aber deshalb von ganz besonderer Wichtigkeit für unsere spezielle Frage, weil gerade Behring die entgegengesetzte Anschauung vertritt. Denn in seiner 1893 erschienenen „Geschichte der Diphtherie" behauptet er (S. 187), der Mensch könne nicht in gleichem Maße wie die Meerschweinchen als diphtherieempfänglich angesehen werden und wir seien daher berechtigt, vorauszusetzen, daß die Heilung beim Menschen leichter gelingen werde, als bei den Versuchstieren. Daß Behring diesen Satz, der der allgemein verbreiteten Annahme und dem nackten Tatbestande diametral widerspricht, niederschreiben konnte, ist psychologisch nur allzugut verständlich. Denn da die Rettung eines künstlich krank gemachten Tieres niemals durch eine später als 24 Stunden nach der Infektion angewandte Einspritzung gelungen ist, da aber andererseits bei der menschlichen Diphtherie das ärztliche Handeln immer erst in einer viel späteren Periode beginnen kann, so wäre ja eigentlich die Serumbehandlung der menschlichen Diphtherie von vornherein aussichtslos, wenn man sich nicht der Illusion hingäbe, daß die Verhältnisse beim Menschen günstiger stehen, als bei den Versuchstieren. Nehmen wir aber, trotz besserem Wissen, einen Augenblick an, daß wirklich der Mensch noch weniger diphtherieempfänglich wäre, als das Meerschweinchen, das niemals spontan an der Diphtherie erkrankt, was wäre dann die Folge? Es würde auch der Mensch niemals spontan an Diphtherie erkranken, wir hätten also, da der Mensch die einzige bekannte Fundstätte für Diphtheriebazillen abgibt, auch keine solchen Bazillen zu unserer Verfügung, wir könnten also auch die Versuchstiere weder vergiften, noch immunisieren, es gäbe demnach kein Heilserum und folgerichtig auch keine Heilserumdebatte und wir könnten unsere Zeit in ersprießlicherer und angenehmerer Weise verwenden.

Ich wende mich nun zu den pathologisch-anatomischen Befunden, über welche uns Herr Prof. Kolisko auf Grund seines reichen Obduktionsmaterials berichtet hat. Kolisko glaubt, wenn auch nicht qualitative, so doch quantitative Unterschiede in dem Ablösungsprozeß der Membranen konstatiert zu haben, im Gegensatz zu Benda in Berlin, der keine Änderung gegen sonst beobachten konnte. Wichtiger aber als diese zunächst noch strittige Frage scheint mir die nackte Tatsache, daß es Herrn Prof. Kolisko schon in so kurzer Zeit möglich geworden ist, so viele Erfahrungen bei den Obduktionen mit Serum behandelter Kinder zu sammeln. Fürwahr, der Tod hält reiche Beute unter den Objekten der neuen Behandlungsmethode, und Baginsky ist nur zu sehr im Rechte, wenn er darüber klagt, daß die Krankheit noch immer als eine sehr verderbliche bezeichnet werden müsse.

Kolisko hat ferner mit einem gewissen Nachdruck betont, daß er in den Leichen der mit Serum behandelten Kinder die krankhaften Veränderungen der Niere nicht öfter gefunden habe, als dies vor der Serumbehandlung der Fall war. Wir sind in der Tat schon recht genügsam geworden! Von Rechts wegen dürften wir ja doch verlangen, daß die spezifischen Veränderungen der Niere, welche ja zweifellos von den Toxinen der Diphtherieerreger herrühren, wenn diese Giftstoffe wirklich durch die im Heilserum supponierten Antitoxine unschädlich gemacht oder doch wenigstens abgeschwächt werden, wie man uns versprochen hat, durch die Serumbehandlung entweder gänzlich hintangehalten werden oder doch in geringerer Häufigkeit und Stärke zum Vorschein kommen sollen. Aber davon ist keine Rede mehr, und wir sind schon zufrieden, wenn auch in dieser Beziehung alles beim alten geblieben ist.

Herr Prof. Paltauf hat mir zweierlei vorgeworfen: Erstens soll ich in Abrede gestellt haben, daß man Tiere mit Hilfe des Diphtherieheilserums immunisieren und die bereits vorhandenen künstlich erzeugten Krankheitserscheinungen wieder beseitigen kann; und zweitens soll ich verschwiegen haben, daß Behring auch nach seiner ersten Publikation (im zwölften Bande der Zeitschrift für Hygiene) noch weitere Immunisierungs- und Heilversuche an Tieren ausgeführt hat.

Der eine dieser Vorwürfe ist aber ebensowenig berechtigt wie der andere. Denn vor allem ist es nicht richtig, daß ich die Immunisierung und Heilung der Tiere in Abrede gestellt habe. Ich habe z. B. ausdrücklich gesagt, es sei gewiß von großem Interesse, daß man bei Tieren sonst tödliche Giftdosen durch vorhergehende oder gleichzeitige Einführung der nötigen Antitoxineinheiten unwirksam machen könne. Beanstandet habe ich nur, und, wie ich glaube, mit vollem Recht, daß Behring, obwohl ihm eine so große Zahl der Immunisierungs- und Neutralisierungsversuche mißlungen war und er bloß ein einziges schon erkranktes Meerschweinchen am Leben erhalten konnte, dennoch bereits die Zeit für gekommen hielt, an die Heilversuche bei der menschlichen Diphtherie heranzutreten. Ebenso habe ich davon Akt genommen, daß Wernicke im Auftrage von Behring mitgeteilt hat, daß es noch 8 bis 24 Stunden nach der experimentell herbeigeführten Infektion gelungen sei, die Folgen dieser Infektion durch entsprechende Dosen des Heilserums zu beseitigen. Darum bleibt es aber nicht weniger richtig und nicht weniger befremdend, daß spätere Versuchsprotokolle weder von Behring selbst, noch von seinen Mitarbeitern veröffentlicht worden sind, und daß Behring und seine Mitarbeiter sich immer wieder auf diese ersten Versuche berufen, obwohl gerade die für die Diphtheriebehandlung allein maßgebenden Versuche mit nachträglicher Anwendung des Serums in dieser ersten Versuchsreihe so überaus kläglich ausgefallen sind.

So lesen wir z. B. in einer Abhandlung, die Behring in Gemeinschaft mit Boer herausgegeben hat, daß zur Prüfung der Wirksamkeit des Serums einerseits die Prüfung des Immunisierungswertes gegen Infektion und Intoxikation, und andererseits die Prüfung des Heilungswertes gegenüber der Infektion oder Intoxikation offensteht. Dann wird aber hinzugefügt, daß nur der erstere, also der Immunisierungswert, wirklich bestimmt, der andere dagegen, also der eigentliche Heilungswert, der uns bei der Diphtheriebehandlung doch hauptsächlich interessiert, aus dem ersteren berechnet wurde. (Gesammelte Abhandlungen, 1893, S. 335.)

Auch Kossel, ein Mitarbeiter Behrings, beruft sich in seiner 1894 erschienenen Abhandlung (im 17. Bande der Zeitschrift für Hygiene) nicht etwa auf spätere Versuche, sondern auf den von Behring und Wernicke im 12. Bande derselben Zeitschrift veröffentlichten Aufsatz; und obwohl wir wissen, daß in dieser Versuchsreihe nur ein einziges nachträglich mit Serum behandeltes Tier am Leben erhalten werden konnte, behauptet Kossel dennoch, daß an dieser Stelle der Nachweis erbracht worden sei, daß auch kranke Tiere (im Plural!) geheilt werden können.

Endlich sagt auch Behring selbst in seiner vielbesprochenen Broschüre über das neue Diphtheriemittel (S. 17), daß die Eigenschaften des Diphtherieheilserums von ihm in Gemeinschaft mit Wernicke im Jahre 1891 so genau studiert waren, daß die in ihrer gemeinschaftlichen Arbeit im 12. Band der Zeitschrift für Hygiene — wo das eine gerettete Meerschweinchen vorkommt — hierüber gemachten Angaben seither durch keine einzige Tatsache von prinzipieller Bedeutung eine Ergänzung zu erfahren brauchten. Aber auf eine Ergänzung hätten wir doch unbedingt Anspruch machen können, nämlich in bezug auf die Zahl der mit dem Heilserum von ihren bereits entwickelten Krankheitserscheinungen befreiten Versuchstiere. Wir hätten erwarten müssen, daß Behring sich beeilen müßte, die Scharte auszuwetzen, die er zweifellos in seiner ersten Versuchsreihe erlitten hat, und daß er uns durch Veröffentlichung der Ergebnisse seiner weiteren Versuche in die Lage versetze, uns ein Urteil zu bilden über das nunmehrige Verhältnis zwischen den gelungenen und mißlungenen Versuchen und über etwaige Fortschritte, die seine in der ersten Reihe jedenfalls noch überaus mangelhafte Methode gemacht hat. Von solchen Veröffentlichungen ist aber niemals und nirgends etwas zu finden gewesen; auch Herr Prof. Paltauf war nicht in der Lage, auf solche spätere und besser gelungene Versuchsreihen in der Literatur hinzuweisen und er war daher gewiß nicht berechtigt, mir die Verheimlichung von Versuchen vorzuwerfen, die von ihrem Urheber niemals an die Öffentlichkeit gebracht worden sind.

Das große ärztliche Publikum, welches weder Zeit, noch Gelegenheit hat, auf die bakteriologischen und experimentellen Einzelheiten einzugehen, ist offenbar in einer groben Täuschung befangen, indem es aus dem siegesbewußten Auftreten Behrings und seiner literarischen Fruchtbarkeit auf eine ebenso große Fülle von tatsächlichen experimentellen Belegen für seine neue Heilmethode schließen zu dürfen glaubt. Aber selbst Männer, die in dieser Frage literarisch tätig waren, haben mir gegenüber aus der Überraschung kein Hehl gemacht, welche ihnen meine Analyse der Behringschen Fundamentalversuche und die nachträgliche Bestätigung derselben durch die eigene Lektüre bereitet hat. Ich zweifle auch keinen Augenblick daran, daß alle diejenigen, welche derzeit noch für die Serumbehandlung der Diphtherie schwärmen, recht bald in eine kühlere Stimmung versetzt werden würden, wenn sie sich entschlössen, die Behringschen Schriften der beiden letzten Jahre im Originale zu studieren, weil sie gleich mir erfahren würden, daß in denselben das Tatsächliche weit in den Hintergrund tritt gegenüber den Konjekturen, Voraussetzungen und Prophezeiungen, aus denen der größte Teil dieser Emanationen zusammengesetzt ist.

Indessen will ich nicht versäumen, einen konkreter lautenden Ausspruch Behrings aus der allerletzten Zeit (Bekämpfung der Infektionskrankheiten, 1894, S. 240) zu zitieren, weil mir derselbe für die praktische Ausführung der Serumtherapie von Bedeutung zu sein scheint. Behring sagt nämlich, er glaube, daß auch bei Menschen eine 24 Stunden nach der ersten Injektion injizierte gleich große Dosis nicht den zehnten Teil von dem leisten könne, was durch die erste therapeutisch erzielt wird; und er fügt ausdrücklich hinzu, er habe bei der Antitoxinbehandlung von kranken Kindern nur mit Widerstreben gestattet, daß bei einer Exazerbation von neuem eingespritzt werde. Da aber die meisten, die nach Behring behandeln, die Schriften von Behring nicht gelesen haben, so hat sich ziemlich allgemein der Usus eingebürgert, bei einem und demselben Kinde ohne weiteres 2—3 Injektionen aufeinander folgen zu lassen, ja wir haben sogar gehört, wie in dieser Diskussion einer der Redner sich gerühmt hat, daß er öfter auch 4 und 5 Injektionen bei einem Kinde gemacht habe, was angesichts der theoretischen Nutzlosigkeit dieser kumulierten Antitoxindosen und im Hinblick auf die sicher nachgewiesenen Schädigungen als ein schwer zu verantwortendes Beginnen bezeichnet werden muß.

In bezug auf die Einwendungen, welche Herr Primarius Unterholzner gegen meine Kritik seiner Spitalstatistik erhoben hat, kann ich nur wiederholen, daß es meiner Ansicht nach in allen Fällen, wo nur ein Teil der Diphtheriekranken eines Spitals mit dem Serum behandelt wird und ein anderer Teil des Materials, aus welchem Grunde immer, dieser Behandlung entzogen bleibt, nicht gestattet sein kann, aus den Mortalitätsverhältnissen der mit Serum Behandelten allein irgendeinen Schluß auf die Wirksamkeit der Serumbehandlung abzuleiten, weil bei der Auswahl der Serumfälle und bei der Ausscheidung der nicht mit Serum Behandelten der Zufall oder das subjektive Ermessen zu entscheiden hat. Dagegen ist es gewiß durchaus korrekt, wenn man in einem solchen Falle, wie ich vorgeschlagen habe, die Gesamtmortalität dieses Spitals während der Serumbehandlung ins Auge faßt und zu eruieren trachtet, ob die Serumbehandlung eines Teiles der Diphtheriekranken eine sichtbare Besserung in der prozentualen Mortalität der Diphtheriekranken überhaupt herbeigeführt hat. Im Leopoldstädter Kinderspitale ist aber trotz der Serumbehandlung eines ansehnlichen Teiles der Fälle die Mortalität eine so hohe geblieben, daß man aus diesen statistischen Zahlen unmöglich einen Schluß auf die positive Wirkung der Serumbehandlung ableiten kann.

Ich gelange nun zu der Rede des Herrn Hofrats Widerhofer. Während bis zu derselben die Diskussion in ruhiger und sachlicher Weise geführt wurde, ist es dem Herrn Hofrate vorbehalten geblieben, ohne jeden Anlaß von meiner Seite einen persönlich gereizten, hochfahrenden Ton anzuschlagen, wie er in einer Versammlung, die dem Meinungsaustausche gleichberechtigter Mitglieder dienen soll, kaum jemals vernommen worden sein dürfte. Freilich, in seinen Augen habe ich ein schweres Verbrechen begangen, denn ich habe es gewagt, mich zu einer anderen Ansicht zu bekennen, als zu derjenigen, die er hier vertreten hat. Anstatt aber meinen Beweisen mit Gegenbeweisen zu begegnen, hat er es für gut befunden, mich mit ungerechten Vorwürfen zu überhäufen; anstatt mich zu widerlegen, hat er es versucht, mich einzuschüchtern und zu terrorisieren. Wäre er aber meiner wissenschaftlichen Vergangenheit nur mit ein wenig Aufmerksamkeit gefolgt, so hätte er wissen müssen, daß diese Methode gerade bei mir am allerwenigsten verfängt. Denn, meine Herren, ich befinde mich nicht zum ersten Male in einer solchen Situation. Vor zehn Jahren, kurz nachdem ich meine durch volle fünf Jahre in aller Stille gesammelten Erfahrungen über den Einfluß des Phosphors auf die rachitische Knochenaffektion vor die Öffentlichkeit gebracht hatte, wurde ein ähnlicher Feldzug gegen mich in Szene gesetzt. Die Rollen waren gut verteilt, es wurden Scharen von Kindern vorgeführt, die man früher nie gesehen hatte, an denen aber dennoch die Wirkungslosigkeit der Behandlung demonstriert werden sollte; man berechnete mir mit mathematischer Schärfe aus Ziffern des Kopfumfanges und der Thoraxweite, daß die Phosphorbehandlung vollkommen wertlos sei; diese merkwürdigen Beweise wurden auch damals von einem Teile des Auditoriums mit frenetischem Beifalle begleitet, mit einem Worte, meine Niederlage schien eine vollkommene zu sein. Und was hat die Folge ergeben? Die Phosphorbehandlung der Rachitis ist zu einem unveräußerlichen Inventarstücke des ärztlichen Heilschatzes geworden; diese Behandlungsmethode wird von den Lehrstühlen gelehrt, in den Lehrbüchern propagiert; Tausende von Kindern werden jährlich durch diese einfache Methode vor Siechtum und Verunstaltung bewahrt, und nicht ein Titelchen von dem, was ich damals behauptet habe, hat sich als unhaltbar erwiesen. Im Gegenteil, auch dasjenige, was ich damals bloß theoretisch vorhergesagt habe, daß nämlich der Phosphor seine spezifische Wirkung auch bei der Osteomalazie der Erwachsenen entfalten werde, auch das hat sich bereits zweifellos erfüllt.

Leider muß ich befürchten, daß ich auch diesmal trotz des großen Lärms, der sich gegen mich erhebt, zum Schlusse recht behalten werde. Wie dem aber auch immer sei, in keinem Falle werde ich es dulden, daß mir das Recht der freien Meinungsäußerung eingeschränkt werde, und ich will daher auch ohne Zögern daran gehen, die gegen mich erhobenen Vorwürfe der Reihe nach zu entkräften.

Wie Sie sich wohl erinnern, habe ich eine Reihe von Beobachtern namentlich angeführt, welche berichtet haben, daß präventiv immunisierte Kinder in den nächsten Tagen oder Wochen nach der Einspritzung der immunisierenden Flüssigkeit an zweifelloser Diphtherie erkrankt und einige von ihnen auch gestorben sind; und ich habe gemeint, daß dieses häufige Fehlschlagen der Präventiveinspritzung zugleich als ein ungünstiges Omen für die Heilwirkung des Serums beim Menschen angesehen werden müsse, weil nach Behring der Heilwert des Serums auf seinem Immunisierungswerte beruhe.

Widerhofer wirft mir nun vor, ich habe die Immunisierung „verdächtigt", er frägt mich, ob mir denn schon ein Kind infolge der Immunisierung gestorben sei, und beruft sich triumphierend auf eine Depesche von Professor Bókai in Budapest — den ich ebenfalls unter denjenigen zitiert hatte, welche Erkrankungen immunisierter Kinder gemeldet haben — weil Bókai in dieser Depesche ankündigt, daß er die Immunisierungsversuche fortsetzen werde.

Aus diesen Vorwürfen und Einwendungen geht für mich nur das eine zweifellos hervor, daß Herr Hofrat Widerhofer mir entweder nicht zugehört hat oder daß er den von mir in der Immunisierungsfrage eingenommenen Standpunkt nicht erfaßt. Denn ich habe auch hier wieder mit keiner Silbe von den etwaigen Schäden gesprochen, die durch die immunisierenden Einspritzungen herbeigeführt werden könnten; ich habe auch nicht einmal von ferne die Frage berührt, ob man die Immunisierungsversuche fortsetzen solle oder nicht, sondern ich habe ganz einfach das häufige Mißlingen der Immunisierungsversuche konstatiert und daraus nur allzu berechtigte Schlüsse auf die Heilwirkung des Serums gezogen. Ob und wie lange man trotz dieser gehäuften Mißerfolge die Immunisierungsversuche fortsetzen soll, das bleibt natürlich dem Ermessen jedes einzelnen überlassen.

Man hat mir freilich auf der anderen Seite auch eingewendet, daß es gar nicht zu verwundern sei, daß die präventiv immunisierten Kinder bald an Diphtherie erkranken, weil ja die durch das Serum erzeugten Schutzstoffe den Körper in verschiedenen Absonderungen, besonders im Harne wieder verlassen. Ich bin also eigentlich auf beiden Seiten geschlagen; denn auf der einen Seite wirft man mir vor, ich habe die Immunisierung verdächtigt, weil ich die das Mißlingen derselben beweisenden Tatsachen zitiert habe, und auf der anderen Seite beweist man mir wieder haarscharf, daß die Immunisierung gar nicht gelingen könne, weil die immunisierenden Stoffe den Körper nach kurzer Zeit wieder verlassen.

Herr Hofrat Widerhofer hat mich ferner gefragt, wie man denn überhaupt beweisen könne, daß die Immunisierung in einem speziellen Falle geholfen habe, da man ja immer werde sagen können, das betreffende Individuum wäre auch ohne die Immunisierung gesund geblieben. Nun, meine Herren, für einen speziellen Fall kann man dies allerdings niemals mit Sicherheit beweisen; und dennoch fehlt es nicht an sicheren Anhaltspunkten, um zu beurteilen, ob ein Immunisierungsverfahren wirksam ist oder nicht.

Nehmen wir z. B. den Fall, es würde jemand behaupten, er habe, was ja theoretisch denkbar wäre, nach dem Prinzipe des Diphtherieschutzserums ein Variolaschutzserum bereitet, welches nun an die Stelle der Vakzine zu treten hätte. Denken wir uns weiter, es würden mit diesem Serum Kinder in größerer Anzahl immunisiert und es würde sich herausstellen, daß von 67 auf diese Weise immunisierten Kindern in den nächsten Wochen 13 oder gar, wie neuerdings Pavlik von der Diphtherie-Immunisierung meldet, von sechs angeblich immunisierten Kindern bald darauf drei an Variola erkrankt sind. Nicht wahr, meine Herren, es würde sich ein Hohngelächter erheben und wir würden sagen, wir bleiben lieber bei unserer bewährten Vakzination, von welcher wir zwar niemals in einem bestimmten Falle mathematisch beweisen können, daß sie das betreffende Individuum vor den Blattern beschützt hat, von welcher wir aber dennoch ganz bestimmt wissen, daß sie einen außerordentlich hohen Schutz gegen die Blatternkrankheit gewährt, weil wir ein geimpftes Kind niemals in den nächsten Jahren nach der Impfung an den Blattern erkranken sehen, und weil wir, nicht ohne ein gewisses Gefühl von Neid, beobachten, wie in einem Nachbarstaate, in welchem die obligatorische Impfung und Wiederimpfung strenge durchgeführt ist, die Blatternkrankheit bis zu dem Grade unterdrückt wurde, daß sie der jüngeren Generation der Ärzte fast durchweg unbekannt geblieben ist. Das, meine Herren, ist eine Schutzimpfung, die ihren Namen mit Recht verdient, und ich muß es geradezu für eine Blasphemie erklären, wenn man die angebliche Immunisierung der Menschen gegen die Diphtherie in einem Atem nennt mit der Schutzimpfung gegen die Blattern. Man denke nur, welche mächtige Waffe man den fanatischen Gegnern der Blatternimpfung in die Hand drückt, wenn man diese letztere auf gleiche Stufe stellt mit der Präventivimpfung gegen die Diphtherie, welche beim Menschen theoretisch und, wie sich zeigt, auch empirisch als nutzlos angesehen werden muß.

Ich habe ferner, wie Sie wissen, in meinem ersten Vortrage die Ansicht vertreten, daß man gerade vom Standpunkte Behrings, welcher die Todesfälle bei der Serumbehandlung den Mischinfektionen mit Staphylokokken und Streptokokken zuschreibt, verpflichtet sei, der gefürchteten Invasion dieser Mikroorganismen, gegen welche das Diphtherieserum von vornherein machtlos ist, durch eine energische Lokalbehandlung mit bakteriziden Substanzen entgegenzuwirken, und ich habe dementsprechend auch gesagt, daß ich in meiner Praxis in allen Fällen neben der Serumeinspritzung auch die von Löffler empfohlenen antiseptischen Lösungen in Anwendung gezogen habe. Auch dieser Teil meines Vortrages, der sich wegen seiner zwingenden Logik, wie ich zu wissen glaube, auch den Beifall derjenigen errungen hat, die im übrigen meinen Standpunkt in dieser Frage noch nicht teilen wollen, hat unbegreiflicherweise den Zorn des Herrn Hofrates erregt. Er warf mir vor, ich habe meine Fälle nicht nach den Angaben von Behring, sondern Behringisch-Löfflerisch behandelt, und ich müßte logischerweise die Genesungen auf das Konto Löfflers und die Gestorbenen auf das Konto von Behring buchen. Sie sehen also, meine Herren, auch hier ist von einer Widerlegung meiner Argumente nicht die Rede, sondern es wurden dieselben mit einem Witze von nicht ganz tadellosem Geschmacke abgetan. Sachlich wäre nur noch zu bemerken, daß es einfach undenkbar ist, daß die Applikation der Löfflerschen Flüssigkeiten an den diphtheritisch affizierten Stellen die Heilwirkung des Serums, wenn dieselbe wirklich vorhanden wäre, verhindern oder abschwächen soll; daß Löffler, dem wir doch auch eine gewisse Kenntnis des Diphtherieprozesses zuschreiben dürfen, mit seiner lokalen Behandlungsmethode ohne Mithilfe des Serums vorzügliche Heilerfolge erzielt hat und daß Widerhofer in demselben Vortrage, in welchem er mich wegen der gemischten Behandlungsmethode abkanzelte, an einer anderen Stelle ausrief: „Mir ist die Hauptsache, daß schließlich das Kind genest! Damit bin ich zufrieden!“ Was aber für den einen recht ist, muß auch für den anderen billig sein.

Zum Überflusse will ich noch erwähnen, daß Professor Soltmann in seinem eingangs erwähnten Vortrage, in welchem er seine so wenig günstigen Erfahrungen über das Heilserum mitgeteilt hat, ebenfalls zu dem Schlusse gelangt ist, daß er die Versuche mit dem Serum zwar fortsetzen werde, daß er aber sowohl vom praktischen als vom theoretischen Standpunkte sich für verpflichtet halte, die Serumbehandlung nur in Verbindung mit der Lokalbehandlung in Anwendung zu ziehen. Ich kann mich also damit trösten, daß ich auch in diesem Punkte nicht der alleinige Übeltäter bin.

Ich habe in meinem ersten Vortrage auf die große Zahl von peripheren Lähmungen und auf die zahlreichen Todesfälle an Herzparalyse hingewiesen, welche von vielen Beobachtern trotz der Serumbehandlung gesehen worden sind und habe zugleich, mit vielen anderen, die Meinung ausgesprochen, daß diese Tatsachen nur schwer mit der angeblichen giftzerstörenden Wirkung des Serums in Einklang zu bringen sind. Widerhofer sagt nun darauf, ich hätte beweisen müssen, daß diese Lähmungserscheinungen jetzt häufiger als vor der Serumtherapie auftreten. Dann erst wäre mein Einwurf begründet gewesen. Damit hat aber Widerhofer nur neuerdings bewiesen, daß er meinen Standpunkt in dieser Frage durchaus nicht begriffen hat und daß er sich immer wieder von neuem in die Fiktion hineinredet, als würde ich die Serumtherapie wegen ihrer nachteiligen Folgen bekämpfen, während ich tatsächlich diese Seite der Frage mit Absicht beiseite geschoben und mich ausdrücklich darauf beschränkt habe, die Wirksamkeit oder Unwirksamkeit des Mittels in Erwägung zu ziehen. Daß aber die Häufigkeit der spezifisch diphtherischen Lähmungen bei den mit Serum Behandelten mehr für die Unwirksamkeit als für die Wirksamkeit spricht, das liegt für jeden objektiv Denkenden klar auf der Hand.

Ich gelange nun zu der wichtigen Frage, ob man berechtigt ist, aus der von vielen Seiten gemeldeten Verminderung der Spitalsmortalität auf eine Lebensrettung diphtheriekranker Kinder durch das Heilserum zu schließen. Ich habe in meinem ersten Vortrage darauf hingewiesen, daß trotz reichlicher Verwendung des Serums die allgemeine Diphtheriemortalität in Berlin, Wien und, wie neuerdings von Adams für einen Londoner Stadtbezirk nachgewiesen wurde, auch in London keine wahrnehmbare Veränderung zum Besseren gezeigt hat, und ich habe, gleich vielen anderen, den Verdacht ausgesprochen, daß die Verbesserung der Spitalsmortalität nur eine scheinbare sein könnte und darin ihre Erklärung finden möchte, daß infolge der in den Zeitungen so vielfach wiederkehrenden Mahnung, die diphtheriekranken Kinder möglichst frühzeitig der neuen Behandlungsmethode zuzuführen, seit der Popularisierung der Serumtherapie notwendigerweise viel mehr leichte Diphtheriefälle als sonst in die Spitäler gebracht werden. Auf diesen Einwand antwortet nun Widerhofer mit der Frage, woher ich denn wisse, daß in seinem Spitale leichte Fälle aufgenommen werden. Er habe ja ausdrücklich gesagt, daß bei ihm nur schwere und schwerste Fälle mit Serum behandelt werden.

Ich besitze nun trotzdem einen sehr zuverlässigen Gewährsmann dafür, daß im Annenspital auch leichte Fälle in nicht geringer Anzahl mit Serum behandelt werden, und dieser Gewährsmann ist niemand anderer als der Direktor dieses Spitals, Herr Hofrat Widerhofer selbst. Denn er hat uns ja hier an dieser Stelle mitgeteilt und es selber in den Reproduktionen seines Vortrages niedergeschrieben, daß er seine Serumfälle je nach der Schwere der Affektion und der bei der Aufnahme gestellten Prognose in vier Kategorien eingeteilt habe. Die erste Kategorie nun, in welche nach Widerhofers eigener Angabe „leichte“ Fälle mit einer günstigen Prognose eingereiht wurden, umfaßte 22 von 100 Fällen, und von diesen 22 Fällen mit günstiger Prognose sind, nebenbei gesagt, trotz der eingeleiteten Serumbehandlung zwei gestorben, was gewiß nicht für eine großartige Wirkung der Serumtherapie spricht; denn zwei Todesfälle unter 22 leichten Fällen, bei denen man von vornherein eine günstige Prognose stellen zu dürfen glaubte, würden auch bei jeder anderen Behandlung als ein beklagenswertes und unerwartet schlechtes Resultat bezeichnet werden müssen. Die zweite, etwas weniger günstige Kategorie umfaßte gar 36 Fälle, während die schwersten und allerschwersten Fälle zusammen nur 42 von 100 Fällen betrugen. Außerdem hat Widerhofer aber noch ausdrücklich angegeben, daß die Kinder unter einem Jahre und solche, deren Geschwister an Diphtherie gestorben waren, auch mit leichten Lokalerscheinungen gespritzt worden sind. Es kann also nach diesen ganz unzweideutigen Angaben von Widerhofer keinem Zweifel unterliegen, daß in seinem Spital nicht nur schwere und schwerste, sondern auch leichte Fälle in nicht unerheblicher Zahl mit dem Serum behandelt worden sind.

Aber noch eine andere Erwägung führt mich genau zu demselben Resultat. Es kann nämlich bestimmt behauptet werden, und alle Kollegen, die in der Praxis tätig sind, werden es mir gewiß bestätigen, daß wir jetzt in Wien eine der leichtesten und gutartigsten Diphtherieepidemien haben, die wir seit vielen Jahren verzeichnen konnten. Ein mir befreundeter, sehr beschäftigter Kinderarzt, der in unserer Mitte weilt, hat mir erst vor wenigen Tagen erzählt, er habe seit Anfang Oktober, also seit Beginn der Serumkampagne, keinen einzigen Diphtherietodesfall in seiner Praxis gehabt, er habe aber auch noch nicht ein einziges Mal das Heilserum verwendet, weil die Fälle einen so milden Charakter zeigten, daß er mit seinen gewöhnlichen Behandlungsmethoden auszukommen hoffte. Auch mehrere sehr beschäftigte Praktiker aus den Vorstädten teilten mir mit, daß sie seit Monaten keinen schweren Diphtheriefall in ihrer Praxis gehabt haben, sie fügten aber hinzu, daß sie überhaupt jetzt nur selten in die Lage kommen, Diphtherie zu behandeln, weil selbst sehr wohlhabende Leute, sobald von Seite des Arztes das Wort Diphtherie ausgesprochen wird, ihr krankes Kind sofort zu Hofrat Widerhofer ins Spital schicken, von wo es gewöhnlich nach kurzer Zeit wieder als geheilt entlassen wird. Besonders im Vergleiche zum vorigen Winter, wo jeder beschäftigte Arzt immer gleichzeitig mehrere schwere Diphtheriefälle aufzuweisen hatte, ist der jetzige Charakter der Diphtherie als ein ungemein milder zu bezeichnen. Und nun frage ich, woher nimmt das Annenspital bei einer so milden Epidemie in den wenigen Wochen, seit Widerhofer seine erste Beobachtungsreihe abgeschlossen hat, schon wieder 130 schwere und schwerste Fälle von Diphtherie?

Aber auch aus einem anderen Grunde besitzt die Verbesserung der Mortalität bei den im Annenspital mit Serum Behandelten keinerlei Beweiskraft für die Heilwirkung des Serums. Es sind nämlich auch in diesem Spital während der Serumperiode ziemlich viele Fälle ohne Serum behandelt worden, und zwar nach Widerhofers eigenen Worten, schon bei der Aufnahme als verloren betrachtete und arg verschleppte Fälle. Wird aber das Versuchsmaterial von den desperaten Fällen entlastet, so muß schon dadurch allein, auch ohne jede lebensrettende Wirkung des Serums, die Mortalität bei den gespritzten Fällen eine geringere werden. Trotzdem betrug dieselbe auch in diesem gesichteten Material 25%, und da nun nach Widerhofer die Mortalität in demselben Spitale in den entsprechenden Monaten des Jahres 1891 nur 34,8% ausmachte, so würde sich selbst in dem gesiebten Versuchsmaterial nur eine Differenz von 9,2% ergeben, nicht aber, wie Widerhofer, um seine Resultate nur ja recht glänzend darzustellen, behauptet hat, eine Differenz von 28%. Hält man sich aber nicht an die Mortalität der Serumfälle allein, welche ja aus dem oben angeführten Grunde keinerlei Bedeutung besitzt, sondern an diejenige des gesamten Diphtheriematerials während der Serumperiode, so erhält man, nach Widerhofers eigenen Zahlen, 96 Serumfälle mit 24 Toten und 50 ohne Serum Behandelte mit 21 Toten, also zusammen 146 Diphtheriefälle mit 45 Todesfällen. Es ergibt sich also für die Serumperiode eine Gesamtmortalität von 30,8%, und diese unterscheidet sich nur so wenig von den 34,2% in der korrespondierenden Periode des Jahres 1891, daß man diese geringe Differenz wohl ohne weiteres auf den größeren Zufluß von leichteren Krankheitsfällen beziehen kann.

Auch derjenige Teil meiner Ausführungen, in denen ich mit namentlicher Anführung der betreffenden Autoren konstatierte, daß in den ersten Tagen ihrer Krankheit mit Serum behandelte Kinder der Diphtherie erlegen sind, hat Widerhofer in eine außerordentliche Erregung versetzt, so daß er sich hinreißen ließ, mich deswegen der „Irreführung" zu beschuldigen. Ich halte es für überflüssig, darauf irgend etwas zu erwidern; denn eine solche Form der Diskussion einer wissenschaftlichen Frage richtet sich von selbst.

Hofrat Widerhofer hat dann ferner gefragt, wie ich denn behaupten könne, daß sich in der Diskussion der Berliner medizinischen Gesellschaft die große Majorität der Redner skeptisch oder ablehnend über das Heilserum geäußert habe. Nun, meine Herren, die Antwort auf diese Frage ist ganz einfach die, daß ich dies aus den Berichten der medizinischen Zeitungen entnommen habe, welche Widerhofer ebensogut zur Verfügung gestanden haben wie mir. Aus diesen Berichten war nun zu ersehen, daß sich in dieser Diskussion nur Körte und Baginsky auf Grund ihrer eigenen Beobachtungen günstig über das Heilserum ausgesprochen haben; daß Virchow zwar schwere theoretische Bedenken gegen die Serumtherapie geäußert hat, daß er aber sagte, er müsse sich der brutalen Gewalt der Zahlen — die ihm Baginsky aus dem von ihm geleiteten Spitale vorgelegt hatte — beugen; daß aber Baginsky selbst einige Wochen später darüber Klage geführt hat, daß die Krankheit noch immer eine sehr verderbliche geblieben sei, woraus man schließen darf, daß die Zahlen seither manches von ihrer Brutalität eingebüßt haben dürften; daß Bergmann sich dahin geäußert hat, daß ihm die von Behring vorgeführten Tierversuche so wenig Vertrauen eingeflößt hätten, daß er die Versuche am Menschen wieder aufgegeben habe, daß er sie jetzt aber auf die Erklärung Virchows hin wieder aufnehmen wolle; daß aber Hansemann, Benda, Gottstein, Ritter, Scheinmann und Liebreich sich im ungünstigen Sinne ausgesprochen haben. Überhaupt scheint der Enthusiasmus in Berlin bereits sehr in der Abnahme begriffen zu sein, obwohl er offenbar dort niemals eine solche Höhe erreicht hat wie bei uns. Wenigstens hat das Komitee, welches die Geldsammlungen zur unentgeltlichen Beschaffung des Heilserums übernommen hatte, wie ich einem Privatschreiben entnehme, öffentlich erklärt, daß es einstweilen kein Geld mehr übernehme, weil es 12 000 Mark übrig hat, und daß von 2000 zur Verfügung gestellten Fläschchen 1100 bis Mitte Januar nicht requiriert worden sind. Diesmal weht also der kühle kritische Wind nicht in Wien, sondern in Berlin, während wir hier noch den heißen Samum des kritiklosen Enthusiasmus verspüren.

Ich gehe nun zu denjenigen Sätzen in der Rede Widerhofers über, welche gar nicht mehr die Sache selbst betrafen, sondern direkt gegen meine Person gerichtete Vorwürfe enthielten. Er hat z. B. gemeint, der von mir vertretene Standpunkt sei dem Ernste und der Bedeutung der deutschen Wissenschaft gegenüber ein nicht zu billigender; es gehe nicht an, in so absprechender Weise die ernsten und kritischen Bemühungen der deutschen Forschung und Therapie zu behandeln.

Um die ganze Ungeheuerlichkeit dieses Vorwurfes in das rechte Licht zu stellen, bitte ich Sie, meine Herren, sich an die vor vier Jahren von uns erlebte Tuberkulinperiode zu erinnern. Auch die Tuberkulintherapie war das Produkt der ernsten Bemühungen eines deutschen Forschers, den wir alle trotz seines damaligen therapeutischen Mißerfolges hochachten und verehren. Dieses Produkt deutscher Forschung wurde aber damals von Virchow, Henoch, Niemeyer, Naunyn und anderen guten deutschen Männern mit Eifer und Erfolg angefochten und heutzutage ist wohl jedermann davon überzeugt, daß sie in ihrem Rechte waren — vielleicht mit alleiniger Ausnahme Behrings, welcher noch Ende 1894 in seiner Bekämpfung der Infektionskrankheiten (S. 232) behauptet, Koch habe mit seinem Tuberkulin unsere therapeutische Machtlosigkeit gegenüber der Tuberkulose gebrochen. Nach Widerhofer haben sich also diese Forscher an der deutschen Wissenschaft versündigt und derselbe harte Vorwurf wäre auch an alle jene zahlreichen deutschen Gelehrten zu richten, welche es gewagt haben, ihren Zweifeln an der Wunderwirkung des Diphtherieheilserums Ausdruck zu geben.

Herr Hofrat Widerhofer hat aber noch einen zweiten, spitzeren Pfeil in seinem Köcher und er hat nicht einen Augenblick gezögert, auch diesen gegen mich abzuschnellen. Er wirft mir nämlich vor, ich habe mit meinem Vortrag in unverantwortlicher Weise Beunruhigung in die Bevölkerung getragen und das Vertrauen derselben in das Heilserum zu erschüttern gesucht.

Wenn also jemand in einer Diskussion, in der er vermöge seiner Stellung genötigt ist, das Wort zu ergreifen, seiner durch nüchternes und eingehendes Studium der Frage gewonnenen Überzeugung in ruhiger und objektiver Weise Ausdruck verleiht, wird er dafür mit dem schärfsten Tadel überhäuft, und zwar ausdrücklich aus dem Grunde, weil er sich nur darum gekümmert hat, ob sein Resultat richtig oder unrichtig ist und nicht zugleich auch darum, ob dasselbe angenehm oder unangenehm sein werde. Würde Herr Hofrat Widerhofer an meiner Stelle anders gehandelt haben und hätte er seine Überzeugung unterdrückt oder gar verleugnet, um das Publikum nicht zu beunruhigen? Oder nehmen wir einen anderen Fall, der ja ganz gut denkbar ist; nehmen wir an, er würde im Laufe dieses Jahres schlechte Erfahrungen mit dem Heilserum machen, wie sie ja bereits von anderer Seite gemacht worden sind; würde er mit diesen schlechteren Resultaten hinter dem Berge halten, nur um keine Beunruhigung in die Bevölkerung zu tragen? Nein, meine Herren, er würde dies ganz gewiß nicht tun und ich bin weit entfernt davon, ihm etwas so Schimpfliches zu insinuieren. Wer gibt ihm aber dann das Recht, Derartiges gerade von mir zu verlangen?

Wenn jemand in dieser Sache unverantwortlich gehandelt hat, so sind es diejenigen, welche diese Frage frühzeitig, bevor eine wissenschaftliche Entscheidung derselben möglich war, vor das große Publikum gebracht haben, welche mittels einer bisher noch nie erlebten raffinierten Ausnützung der nicht fachmännischen Tagespresse, mittels Tag für Tag, im Morgen- und im Abendblatte wiederholter Notizen und einseitiger Berichte, mit völliger Mißachtung und Vorenthaltung aller negativen oder warnenden Äußerungen, den Enthusiasmus des Publikums bis zu einer Höhe gesteigert haben, von der es selbst im besten Falle in einen Abgrund von Enttäuschung herabstürzen wird. Glaubt man vielleicht, daß sich die Welt damit zufrieden geben wird, wenn man mit Mühe und Not einige Prozente verringerter Spitalsmortalität herausrechnen wird, oder wenn der Prosektor auch ferner bei den Obduktionen günstige Veränderungen zu sehen glaubt und nicht mehr Nierenentzündungen findet als früher, oder wenn jemand, wie dies tatsächlich geschehen ist, behauptet, daß die tracheotomierten Kinder um einige Tage später sterben als sonst, oder gar, wie ebenfalls einer der Enthusiasten gemeint hat, daß die Kinder eines schmerzloseren Todes sterben als früher? Nein, meine Herren, die Enttäuschung wird in allen Fällen eine bittere sein, und die Schuld an derselben werden nicht diejenigen tragen, welche frühzeitig ihre warnende Stimme erhoben haben, sondern diejenigen, welche in ihrem blinden Eifer ihnen dafür die bittersten Vorwürfe machen zu müssen glauben.

Meine Herren! Genau an demselben Tage, an welchem Herr Hofrat Widerhofer uns seinen enthusiastischen Bericht erstattet hat, hat sich auch ein anderer österreichischer Professor der Kinderheilkunde, nämlich Ganghofner in Prag, über denselben Gegenstand öffentlich ausgesprochen. Er sagte:

„Ich stehe der neuen Behandlungsmethode nicht ablehnend gegenüber. Ich habe vielmehr einen im ganzen günstigen Eindruck empfangen.

Dennoch muß ich sagen: 110 behandelte Fälle und ein Zeitraum von einigen Monaten genügen nicht zu einem alle Fragen umfassenden Urteil, wenn dasselbe abgegeben werden soll über den Wert der Behandlung der Diphtherie."

So spricht ein Mann, der sich der großen Verantwortung wohl bewußt ist, die er bei der Abgabe eines solchen Urteils übernimmt. Auch ich habe mein anders lautendes Urteil in die vorsichtigste Form gekleidet und Pro und Kontra genau gegeneinander abgewogen. Für Hofrat Widerhofer bestand aber schon nach $2^1/_2$ Monaten nicht mehr der geringste Zweifel, und er hat dies in seiner bekannten These mit lapidaren Worten verkündet. Wer weiß, ob er es nicht bald genug bedauern wird, sich ohne jede Nötigung den Rückzug für immer abgeschnitten zu haben.

Wirkt das Diphtherieheilserum beim Menschen immunisierend?

Eine kritische Studie aus Anlaß des Falles Langerhans[1]).

Der stolze Siegeszug des Diphtherieantitoxins ist durch den Fall Langerhans in unsanfter Weise unterbrochen worden. Bis dahin schien alles vortrefflich zu gehen. Die anfangs noch etwas störrige Opposition war nahezu verstummt und ihre vereinzelten schüchternen Regungen wurden gänzlich ignoriert. Ihre Einwände hatte man allerdings nicht widerlegt. Im Gegenteil! Fast eine jede neue Publikation hatte neue und immer kräftigere Beweise für deren Berechtigung erbracht. Denn nicht nur die Zweifler und Gegner, sondern auch die Anhänger und Bewunderer mußten wahrheitsgemäß berichten, daß bei den schweren Fällen weder das Fieber noch die anderen toxischen Erscheinungen durch die Injektionen in sichtbarer Weise alteriert werden; selbst enthusiastische Verehrer des neuen Heilmittels waren aufrichtig genug, zu gestehen, daß sie im Ablaufe des lokalen Prozesses keine Veränderungen gegen früher beobachten; es wurde zweifellos festgestellt, daß die postdiphtherischen Lähmungen in großer Anzahl und in schweren Formen auftreten und daß auch die Fälle von plötzlichem Herztod nicht ausgeblieben sind; es wurde nahezu einstimmig angegeben, daß Nierenreizung und Albuminurie gewiß nicht seltener auftreten als sonst; es konnte nicht in Abrede gestellt werden, daß auch in den allerersten Tagen mit großen Serumdosen behandelte Fälle häufig genug einen ungünstigen Ausgang nehmen; und schließlich wurde durch die Sammelforschung des deutschen Reichsgesundheitsamtes in unanfechtbarer Weise bewiesen, daß auch bei der Serumbehandlung die Mehrzahl der Todesfälle durch absteigenden Krupp herbeigeführt wird[2]), daß also in allen diesen zahlreichen Fällen dem Fortschreiten des Prozesses nicht haltgeboten werden konnte.

Diesen schwerwiegenden Tatsachen gegenüber, welche sicher nicht zugunsten der Serumtherapie aussagten, berief man sich immer wieder auf die Statistik und wies triumphierend daraufhin, daß die Sterblichkeit in den Spitälern von 60 oder 50% auf 25, 15, 10, ja selbst auf 5% und noch tiefer

---

[1]) Wiener med. Wochenschr. u. sep. b. Perles, 1896, II. Aufl.

[2]) Ergebnisse der Sammelforschung über das Diphtherieheilserum für das erste Quartal 1895, S. 11.

herabgesunken sei. Vergeblich hatte man von vielen Seiten darauf aufmerksam gemacht, daß diese Zahlen infolge der total geänderten Verhältnisse bei der Aufnahme der Diphtheriekranken jeder Beweiskraft entbehren, daß früher in der Regel nur die schwersten Fälle ins Spital gebracht wurden, während jetzt leichte und mittelschwere Fälle in nie erlebter Anzahl die Diphtheriespitäler bevölkern; und daß endlich die kolossalen Differenzen in der relativen Mortalität bei den verschiedenen Beobachtern[1]) ganz ungezwungen in der Weise erklärt werden können, daß eben dieses rein äußerliche Moment in den verschiedenen Spitälern in ungleicher Stärke zur Geltung gelangt. Alles umsonst! Denn nachdem man anfangs versucht hatte, dieses vermehrte Zuströmen der leichten Fälle in Abrede zu stellen, half man sich später, als die Sache doch gar zu auffällig geworden war, einfach damit, daß man den ganzen Einwand ignorierte; und so redete man sich immer mehr und mehr in einen Enthusiasmus hinein, welcher in einem grellen Gegensatze stand zu den wirklichen, einer objektiven Beurteilung zugänglichen Tatsachen.

Einen kräftigen Sukkurs erhielten die Bewunderer des Heilserums durch die stetige Abnahme in der In- und Extensität der Epidemie, welche in einem großen Teile Europas, zum Teile schon vor der Einführung des Serums, zum Teile aber erst im Laufe des Jahres 1895 Platz gegriffen hatte. Aber nur ausnahmsweise findet sich in den zahllosen Serumpublikationen ein deutlicher und unumwundener Hinweis auf diese, für jeden Unbefangenen überaus auffällige Tatsache. Zu diesen wenigen Ausnahmen gehört auch Professor Sörensen in Kopenhagen, welcher in einem hochwichtigen Aufsatze, den er in der Märznummer 1896 der therapeutischen Monatshefte erscheinen ließ, ausdrücklich hervorhob, daß die Gutartigkeit der Epidemie im Jahre 1895 eine bis dahin unbekannte Höhe erreicht hat, und als Beweis dafür unter anderem auch die stupende Tatsache mitteilte, daß von 13 operierten Kruppfällen, die notabene alle ohne Serum behandelt worden waren, nur ein einziger einen letalen Ausgang genommen hat, ein Resultat, wie es meines Wissens noch niemals in einer Serumreihe erreicht worden ist. Derselbe Beobachter hatte auch unter 246 in seinem Spitale ohne Serum behandelten leichten und mittelschweren Diphtheriefällen nicht einen einzigen Todesfall zu verzeichnen. Dagegen zeigten die mit Serum behandelten schweren Fälle nicht nur dieselbe Mortalität, sondern auch denselben Verlauf und dieselbe Dauer, wie die Fälle derselben Kategorie, die ohne Serum geblieben waren. Daraus geht also klar hervor, daß die auch in Kopenhagen beobachtete Abnahme der absoluten Mortalität unmöglich dem Serum zugeschrieben werden darf.

Daß aber nicht in allen Städten eine solche Abnahme stattgefunden hat, davon kann sich jeder leicht überzeugen, wenn er sich die geringe Mühe nicht verdrießen läßt, die allwöchentlich in den Veröffentlichungen des deutschen Reichsgesundheitsamtes erscheinenden Ziffern in Augenschein zu neh-

[1]) Wir nennen nur: Gnändinger (Wien) und Müller (Halle) mit 40%, Papkow (Odessa) mit 38%, Rauchfuss (Petersburg) mit 36%, dagegen v. Muralt (Zürich) mit 3,4% und Stein (Saaz) mit 0%.

men und mit denen der früheren Jahrgänge zu vergleichen. Er wird dann finden, daß in London, in Leipzig, in Mailand die schon vor der Einführung des Serums ziemlich hohen Ziffern keine merkliche Abminderung erfahren haben; er wird aber auch erfahren, daß diese Zahlen in anderen Städten, wie in Triest, Moskau und Petersburg gerade seit der Einführung des Serums bedeutend in die Höhe gegangen sind. Da aber in diesen Städten das Serum mit demselben Eifer angewendet wird, wie anderwärts, so geht daraus mit aller Bestimmtheit hervor, daß es bei einer schwereren Epidemie keine nachweisbare Wirkung hervorzubringen vermag.

Aber weit entfernt davon, sich durch diese wenig befriedigenden Tatsachen in ihrem Enthusiasmus herabstimmen zu lassen, glaubten die Bewunderer des Heilserums ihrer Sache schon so sicher zu sein, daß sie sich bereits anschickten, die Skeptiker und Zurückhaltenden mit Gewalt zu ihrer Ansicht zu bekehren.

„Kein gebildeter Arzt (!) wird die Wirksamkeit der Serumtherapie jetzt noch in Abrede stellen“[1]).

„Es ist ein Kunstfehler, von diesem Mittel keinen Gebrauch zu machen“[2]).

„Es soll in Zukunft jedem Arzte zur Pflicht gemacht werden, daß er bei jedem ausgesprochenen Falle von Diphtherie die Serumtherapie anwende“[3]).

Es fehlt also nur noch, daß — abgesehen von der Einreihung unter die Ungebildeten — auch die Art und die Höhe der Strafe bestimmt werde, mit welcher in Zukunft der Zweifel an der Wirksamkeit des Serums geahndet werden wird.

Ernsthafter aber als diese Ausbrüche eines wenig gezügelten Übereifers muß es genommen werden, wenn in der Eröffnungsrede des Wiesbadener Kongresses ohne jede Einschränkung behauptet wurde, daß wir in der Serumbehandlung ein ungemein wirksames Mittel zur Heilung der Diphtherie besitzen und daß das Diphtherieheilserum in den sicheren Besitzstand unseres Heilmittelschatzes aufgenommen worden sei. Da diese Worte gesprochen wurden, nachdem eben die niederschmetternden Resultate Sörensens in einer der gelesensten deutschen Zeitschriften erschienen waren, so gewinnt man den Eindruck, als ob infolge der von allen Seiten erschallenden Siegeshymnen bereits die Fähigkeit verloren gegangen wäre, die trockene Sprache der Tatsachen zu vernehmen.

Aber mitten in diese Jubelsymfonie drang plötzlich wie ein schriller Mißton die Kunde des Falles Langerhans. Das Kind eines bekannten Arztes erhielt, weil in seiner Nähe eine vermeintliche Diphtherieerkrankung vorgekommen war, eine Einspritzung mit einer mäßigen Dosis des Serums und war kurze Zeit darauf eine Leiche. Das Peinliche des Falles für die Enthusiasten lag aber nicht so sehr in dem Ereignisse selbst, weil ja vereinzelte Fälle von plötzlichem Tode im Anschlusse an die Anwendung des Heilserums auch

[1]) Janowski (Warschau), Archiv f. Kinderheilkunde, 20. Bd., S. 90.
[2]) Kobler, Wiener klin. Wochenschr. 1896, Nr. 5.
[3]) Blumenfeld, Wiener klin. Wochenschr. 1896, Nr. 13.

früher schon vorgekommen waren. Während aber die Kenntnis dieser Fälle auf die Leser der Fachpresse beschränkt geblieben ist, war das traurige Ereignis in der Familie Langerhans zu einem Sensationsartikel in sämtlichen politischen Zeitungen der zivilisierten Welt geworden, und nun mußte dasselbe Publikum, in welchem man mit virtuoser Ausnützung des großen publizistischen Apparates den Glauben an die wundertätige Wirkung und die völlige Harmlosigkeit des Mittels zu erhalten verstanden hatte und von welchem man bis dahin jede skeptische oder kritische Äußerung mit der peinlichsten Sorgfalt fernzuhalten wußte, mit einem Male vernehmen, daß gegen dieses selbe Mittel aus ärztlichem Munde die schwere Beschuldigung erhoben wurde, daß es den Tod eines gesunden Kindes herbeigeführt habe.

Die Bestürzung war anfangs nicht gering. Aber bald gewann man die nötige Fassung wieder und nach der bewährten Fechterregel, daß der Stoß die beste Parade sei, überhäufte man den unglücklichen Vater mit Vorwürfen, weil er sich so weit vergessen hatte, zu behaupten, daß sein Kind infolge der Serumeinspritzung gestorben sei. Es sei doch allgemein bekannt, wie häufig scheinbar gesunde Kinder plötzlich sterben und daß man dann bei der Obduktion entweder gar keine oder nur ganz geringe Veränderungen auffinden könne. Warum soll es sich also nicht auch hier um einen solchen Todesfall gehandelt haben, der nur zufällig kurze Zeit nach der Seruminjektion erfolgt ist? Freilich wurden auch Stimmen laut, welche an die früheren Todesfälle nach der Serumanwendung erinnerten. Man rekapitulierte auch alle schweren Krankheitserscheinungen, das hohe mehrtägige Fieber, die schmerzhaften Gelenkschwellungen, die häufig rezidivierenden Exantheme, welche so oft nach Heildosen, gelegentlich aber auch nach Immunisierungsdosen hervorgetreten sind, man berief sich darauf, daß man bei gesunden Menschen und Tieren durch die Serumeinspritzung Albuminurie hervorgerufen habe, und fragte dann, ob es denn gar so undenkbar sei, daß eine Substanz, die sicher Krankheitserscheinungen hervorzurufen imstande ist, auch einmal den Tod eines jugendlichen und weniger widerstandsfähigen Organismus herbeiführen könne. Dann kam aber wieder die Duplik. Die früheren Todesfälle seien gar nicht auf Rechnung des Serums zu setzen, der Fall Alföldi (in welchem ebenfalls ein Kind nach einer präventiven Serumeinspritzung gestorben war) sei — par distance und hinterher — als ein nicht zum Ausbruche gekommener Scharlach oder als eine Diphtheria fulminans diagnostiziert worden und es sei überhaupt ganz unverantwortlich, ein so unschuldiges und unentbehrliches Mittel in dieser Weise zu verdächtigen.

So wogte der unfruchtbare Streit ohne Möglichkeit einer Entscheidung hin und her und niemand verfiel auf die Idee, den traurigen Fall auch von der anderen Seite zu beleuchten und endlich einmal die Frage aufzuwerfen, ob man denn nach dem jetzigen Stande der Dinge überhaupt noch berechtigt sei, ein gesundes Kind zum Zwecke der Immunisierung den sicher konstatierten, wenn auch nicht gerade das Leben bedrohenden, Giftwirkungen des Diphtherieserums auszusetzen; oder, um noch deutlicher zu sprechen, ob eine wissenschaftliche Berechtigung für die Annahme gegeben sei, daß dieses Serum beim Menschen eine immunisierende Wirkung gegenüber der Diphtheriekrankheit entfalte.

Die Antwort auf diese Frage wollen wir nun trachten, an der Hand der bisher vorliegenden Tatsachen zu ermitteln.

* * *

Das eine steht vollkommen fest, daß man in dem Diphtherieheilserum eine Substanz besitzt, welche bei präventiver Anwendung imstande ist, Tiere gegen die sonst tödlichen Folgen der künstlich erzeugten „Injektionsdiphtherie“ zu schützen. Es war also immerhin denkbar, daß diese selbe Substanz auch die Fähigkeit besitzen werde, gesunde Menschen für kürzere oder längere Zeit für die Diphtherieinfektion unempfänglich zu machen. Aber zwei Umstände waren schon von vornherein von übler Vorbedeutung. Erstens war nämlich die Dauer der Immunität bei den Tieren nur auf wenige Wochen beschränkt, so daß an eine allgemeine und dauernde Immunisierung der ganzen Bevölkerung nach dem Muster der Schutzpockenimpfung gar nicht zu denken war. Noch wichtiger war aber ein zweites Bedenken und dieses mußte sich einem jeden aufdrängen, der nur irgendwie mit den Eigentümlichkeiten der menschlichen Diphtheriekrankheit vertraut war. Während nämlich das Überstehen der meisten akuten Infektionskrankheiten bei dem Genesenen einen hohen Grad von Unempfänglichkeit gegen diese Krankheit zurückläßt, so daß zweimalige Erkrankungen an Blattern, Scharlach, Keuchhusten usw. zu den allergrößten Seltenheiten gehören und diejenigen Individuen, die die Krankheit vor kurzem durchgemacht haben, sich ungestraft der Infektionsgefahr aussetzen dürfen, existiert eine solche natürliche Immunisierung ganz sicher nicht für die menschliche Diphtherie, da sowohl Rezidiven in den nächsten Tagen und Wochen, als auch neuerliche Erkrankungen zu irgendeiner beliebigen Zeit recht häufig zu beobachten sind. Man kann sogar weiter gehen und behaupten, daß die bereits überstandene Krankheit eher eine gewisse Neigung zu einer neuerlichen Erkrankung hinterläßt, oder wenigstens, daß es Individuen gibt, die infolge einer besonders großen Disposition nicht nur zweimal, sondern auch noch öfter von dieser Krankheit befallen werden[1]). Da also selbst das Überstehen der Krankheit in diesem Falle keine Schutzkörper erzeugt, welche genügend kräftig sind, um eine neuerliche Erkrankung zu verhindern, war es auch nicht besonders wahrscheinlich, daß es gelingen werde, solche beim Menschen wirksame Schutzkörper durch Erzeugung der Injektionsdiphtherie bei Tieren zu gewinnen. Aber die theoretische Möglichkeit war dennoch vorhanden, und deshalb mußte man, um darüber ins Reine zu kommen, an die empirische Erfahrung als die letzte und entscheidende Instanz appellieren.

Wenn nun wirklich das Diphtherieheilserum die so sehr erwünschte Fähigkeit besäße, jene Immunität herbeizuführen, welche das Überstehen der

[1]) Ich selbst sah vor längerer Zeit ein einziges Kind an einer foudroyant verlaufenden Diphtherie zugrunde gehen, welches in den letzten zwei Jahren drei mittelschwere Rachendiphtherien durchgemacht hatte.

Krankheit nicht zu verschaffen vermag, so hätte man vor allem erwarten müssen, daß die Rezidiven bei denjenigen Individuen ausbleiben werden, welche große Dosen des Serums behufs Bekämpfung ihrer Diphtheriekrankheit erhalten haben. Dies ist aber keineswegs der Fall; vielmehr sind die Rezidiven nach der Serumbehandlung gerade so aufgetreten, wie sonst, und häufig genug in solcher Intensität, daß die Kranken trotz neuerlicher Anwendung des Serums derselben erlegen sind. Ein solcher Fall wurde z. B. von Widerhofer in seinem Wiener Vortrage über das Heilserum erwähnt und in der Deutschen medizinischen Wochenschrift (Nr. 2, 1895) mit folgendem Wortlaute beschrieben:

Ein Mädchen, 5 Jahre alt, war vor vier Wochen mit Löfflerbefund, Rachendiphtherie Larynxkrupp und Albuminurie durch Serum behandelt; verblieb wegen lobulärer Pneumonie noch weiter im Spitale und erhielt am 25. Tage nach der ersten Injektion als vollkommen rekonvaleszent wieder eine Rachendiphtherie mit hohem Fieber, mit exquisitem Löfflerbefund. Prognose schlimm. Das Kind starb bereits am 21. Dezember.

Dieser Fall ist nach zwei Richtungen von besonderem Interesse. Denn erstens zeigt er uns, daß das Überstehen einer schweren Diphtherie und die Injektion von großen Heilserumdosen keine Immunität zu verschaffen vermocht hat, da schon nach wenigen Wochen eine zweite schwere und tödliche Erkrankung erfolgt ist; und zweitens lehrt er uns, daß auch die sofortige Anwendung des Heilserums im Beginne der zweiten Erkrankung, wie sie bei einem im Spitale erkrankten Kinde vorausgesetzt werden darf, den letalen Ausgang nicht hintangehalten hat.

Ein zweiter Fall aus dem Landeshospitale in Sarajevo wurde von Kobler in der Wiener klinischen Wochenschrift (Nr. 4, 1896) in folgender Weise beschrieben:

Ein fünfjähriges Mädchen wird am 31. Oktober 1894 mit einem dichten, weißgelben Belag an beiden Tonsillen, starker Dyspnoe und Heiserkeit aufgenommen. Im Belag Löfflersche Bazillen und Streptokokken. Es wird sofort eine Injektion Behring Nr. 2 vorgenommen. Am nächsten Tage waren die Erscheinungen nicht zurückgegangen, das Fieber sogar höher und die Tracheostenose heftiger. Neuerliche Injektion von Serum Nr. 1. Die Stenose nahm indessen immer mehr zu, so daß noch denselben Nachmittag die Tracheotomie vorgenommen werden mußte. Dieselbe brachte große Erleichterung, ohne daß indessen der Prozeß selber wesentlich beeinflußt erschienen wäre. Fieber und Rachenbelag schwanden erst, als am 5. November eine neuerliche Injektion von Serum Nr. 1 verabfolgt worden war. In der Zwischenzeit war eine leichte Urticaria aufgetreten, auch hatte sich nach 8 Tagen Albuminurie gezeigt. Nach 14 Tagen konnte die Kanüle entfernt werden. Am 2. Dezember, also vier Wochen nach der letzten Seruminjektion, erkrankte die Patientin neuerdings. Es zeigte sich ein starker Belag auf der linken Tonsille, Atemnot und Erstickungsanfälle. Diesmal wurde, da die Kranke schon bei der ersten Attacke die große Menge Antitoxineinheiten erhalten hatte und auch eine sehr schwere Albuminurie aufgetreten war, von einer Serumbehandlung bei der Rezidive abgesehen. Die Kanüle mußte wieder eingeführt werden. Eine rasch fortschreitende katarrhalische Pneumonie veranlaßte indessen den Exitus letalis.

Was lehrt uns nun dieser traurige Fall? Er zeigt uns vor allem die Machtlosigkeit des Serums gegenüber dem Fieber und dem Fortschreiten des Lokalprozesses; er zeigt uns, daß acht Tage nach der ersten Injektion eine früher nicht vorhandene Nephritis sich einstellte, welche, wie der Berichterstatter glaubt, auch bei dem tödlichen Ausgange eine Rolle gespielt hat; er führt uns aber endlich mit der größten Deutlichkeit vor Augen, daß die überstandene schwere Diphtherie und die wiederholten Seruminjektionen in diesem Falle ebensowenig wie in dem vorigen imstande waren, eine Immunisierung des betroffenen Kindes herbeizuführen, da dasselbe nach wenigen Wochen neuerdings an Diphtherie erkrankte und derselben auch erlag.

Dies sind aber nicht etwa die einzigen Fälle, bei denen die Rezidiven nach ausgiebiger Serumbehandlung den Tod der Kinder herbeigeführt haben. Auch Müller von der Bramannschen Klinik in Halle erzählt von einem Fall, wo die Rezidive 18 Tage nach der ersten Injektion eintrat und durch Ausfüllung der Luftröhre, Bronchien und Bronchiolen den Tod herbeiführte[1]); Wesener in Aachen sah in drei Fällen nach reichlicher Serumeinspritzung Rezidiven, welche in allen drei Fällen zur Tracheotomie führten, von denen ein Fall tödlich endete[2]); Germonig in Triest[3]) beschrieb nicht weniger als sechs Fälle, in denen trotz Serumbehandlung eine zweite Diphtherieerkrankung stattgefunden hatte und auch hier erfolgte zweimal der tödliche Ausgang, obwohl in einem Falle 600, in dem anderen aber nicht weniger als 4000 „Immunisierungseinheiten" zur Anwendung gekommen waren. Schwere Rezidiven beobachtete außerdem Kohts in Straßburg[4]), indem z. B. bei einem Kinde, das unter Serumbehandlung eine Tracheotomie und eine diphtherische Lähmung durchgemacht hatte, zwei Monate später wegen diphtherischer Larynxstenose abermals tracheotomiert werden mußte. Schröder in Altona[5]) mußte 14 Tage nach der Einspritzung von 1000 „Immunisierungseinheiten" eine Tracheotomie vornehmen; in der Sammelforschung des deutschen Reichsgesundheitsamtes für das erste Quartal 1895 wird von einem Falle erzählt, in welchem 16 Tage nach der ersten Seruminjektion und der ersten Tracheotomie infolge einer schweren Rezidive eine zweite Tracheotomie notwendig geworden ist; auch Martin und Smith[6]) waren genötigt, ein reichlich mit Serum behandeltes Kind nach 5 Wochen wegen diphtherischen Krupps zum zweiten Male zu tracheotomieren usw. usw.

Die Rezidiven nach reichlicher Serumbehandlung sind übrigens so außerordentlich häufig, daß kaum einer von den Autoren, welche über eine größere Erfahrung in puncto Serumbehandlung verfügen, nicht über mehrere derartige Fälle berichtet hätte; siehe: Baginsky, Soltmann, Kossel, Vierordt, Engel, van Nees, Kuskoff und Newjeskin, Seitz, Fürth Goebel, Variot, Knöpfelmacher, Sörensen, Lenhartz usw.

Wenn wir nun sehen, daß weder die überstandene Krankheit, noch die zu ihrer Bekämpfung in Anwendung gezogenen großen Dosen des Serums die Immunität auch nur für die kürzeste Zeit prokurieren können, da ja die zweite Erkrankung sich auch nach wenigen Tagen einstellen kann, so kann

---

[1]) Berl. klin. Wochenschr. 1895, Nr. 37.
[2]) Münch. med. Wochenschr. 1895, Nr. 38.
[3]) Wiener klin. Wochenschr. 1895, Nr. 21.
[4]) Therapeut. Monatshefte, April 1895.
[5]) Münch. med. Wochenschr. 1895, Nr. 15.
[6]) British Med. Journ. 1896, Nr. 1830.

man wohl schon von vornherein behaupten, daß die von Behring zu Immunisierungszwecken — offenbar wegen der sich immer wieder erneuernden Mißerfolge — crescendo vorgeschlagenen Dosen von 60, 120, 150 und 300 Immunisierungseinheiten unmöglich den gewünschten Zweck erreichen können, es wäre denn, daß diese Substanz die wunderbare Eigenschaft besäße, in kleinen Dosen wirksamer zu sein als in großen.

In der Tat hat die Erfahrung die ausgedehntesten Beweise für die Richtigkeit dieser logischen Folgerung erbracht, denn es gibt kaum einen einzigen Beobachter, der sich nicht bei seinen Immunisierungsversuchen am Menschen über Mißerfolge zu beklagen gehabt hätte. Über die relative Häufigkeit derselben gibt die folgende Tabelle Aufschluß, deren erste Kolumne die Zahl der vorgenommenen Immunisierungen angibt, während die Ziffern der zweiten Kolumne die Zahl der trotz der Immunisierung nachträglich an Diphtherie Erkrankten bezeichnen:

Baginsky	163	10
Heubner	64	2
Hilbert	46	7
Escherich	67	3
Leuch	41	2
v. Muralt	10	1
Pawlik	6	3
Perl	67	13
Risel	57	1
Strahlmann	94	5
Vučetić	3	1
Paltauf	248	17
	866	65

Es sind also von 866 zum Zwecke der Immunisierung mit Heilserum injizierten Individuen nicht weniger als 65, d. i. ungefähr eines von 13, ganz sicher im Laufe der nächsten Tage oder Wochen an Diphtherie erkrankt, während man natürlich nichts darüber weiß, wie viele von ihnen noch nachträglich, als die Kontrolle aufgehört hatte, von der Krankheit befallen worden sind.

Merkwürdigerweise gibt es aber Leute, welche ihre Ansprüche in bezug auf das Diphtherieheilserum bereits so weit herabgestimmt haben, daß sie selbst in diesen kläglichen Resultaten noch einen Erfolg der Immunisierung bemerken wollen, indem sie nämlich von der willkürlichen, durch nichts begründeten Ansicht ausgehen, daß bei den nicht Immunisierten, wenn sie der Ansteckungsgefahr ausgesetzt sind, die Erkrankungen in noch größerer Anzahl vorkommen. Aber ein jeder, der in dieser Beziehung über eigene Erfahrungen verfügt, wird gewiß mit mir übereinstimmen, wenn ich behaupte, daß eine nachherige Erkrankung der Geschwister und übrigen Hausgenossen eines Diphtheriekranken nicht nur nicht in der Regel, sondern im Gegenteile relativ selten beobachtet wird und daß jedenfalls die überwiegende Zahl derselben auch ohne Immunisierung von der Krankheit verschont bleibt.

So hat z. B. Kohts hervorgehoben, daß unter 50 Fällen, über die er Aufzeichnungen besitzt, nicht ein einziges Mal eine nachträgliche Erkrankung eines Hausgenossen vorgekommen sei. Besonders interessant in dieser Beziehung ist aber eine Mitteilung, welche Widerhofer auf der Wiener Naturforscherversammlung am Schlusse seines Vortrages „Über die Diphtherie in Wien" gemacht hat, und die ich hier wörtlich reproduzieren will.

„Ein weiterer Umstand ist die in unserem Spitale außerordentlich selten auftretende Kontagiosität der Diphtherie. Erst seit einem Jahre haben wir für die Diphtherie ein eigenes Haus. Bis dahin war dieselbe eigentlich von den übrigen Krankenzimmern im alten Hause nur durch einen Korridor, in den alle Türen einmünden, getrennt, oder besser, verbunden. Wenn wir nun erwägen, daß wir bei diesen Verhältnissen seit dem Jahre 1862 noch nie unter allen übrigen Kranken in der Anzahl von ungefähr jährlich 800 eine Endemie beobachteten, ja kaum zwei bis drei Kinder im Jahre an Diphtherie erkranken sahen, so ist dies sicher ein höchst auffälliges und unaufgeklärtes Moment."

Dies alles gilt natürlich von der Zeit vor der Einführung des Serums, und wir besitzen in diesem Ausspruche jedenfalls ein klassisches Zeugnis für die relativ geringe Empfänglichkeit gegen das Diphtheriekontagium; übrigens eine Tatsache, die gerade in den letzten Jahren von zahlreichen Autoren, wie Feer[1]), Flügge[2]), Wassermann[3]) und Gottstein[4]) ausdrücklich betont worden ist.

Eine ungemein wirksame Illustration für die Leistungsfähigkeit der Immunisierung besitzen wir aber in einem hübschen Experimente, welches K. Müller auf der Klinik Bramann in Halle angestellt hat[5]). Es wurden nämlich einerseits 125 Geschwister der auf die Klinik mit Diphtherie aufgenommenen Kinder mit je 120 Antitoxineinheiten immunisiert, und es hat sich dabei, wie überall, herausgestellt, daß ein Teil der angeblich Immunisierten in der nächsten Zeit an Diphtherie erkrankt ist; und zwar waren von 121 kontrollierten Kindern drei ganz sicher von der Diphtherie ergriffen worden, während bei zweien die diphtheritische Natur der Krankheit zweifelhaft geblieben war. Außerdem wurden aber 50 Geschwister, welche unter denselben Verhältnissen lebten, nicht immunisiert und von diesen erkrankte nur eines an Diphtherie. Wenn also Kohts in 50 Familien diphtheriekranker Kinder ohne Immunisierung gar keine und K. Müller bei 50 nichtimmunisierten Geschwistern eine einzige Erkrankung gesehen hat, wenn endlich in dem Spitale Widerhofers vor der Immunisierung in 32 Jahren trotz mangelhafter Isolierung immer nur seltene und vereinzelte Erkrankungen, niemals aber eine Endemie vorgekommen ist, so hat man gewiß nicht das Recht, bei einem Verhältnisse von einem Er-

[1]) „Sehr häufig sind die Fälle, wo in einer kinderreichen Familie nur ein Glied trotz fehlender Absperrung erkrankt; es ist überhaupt die Regel, daß von einer Familie nur wenige Mitglieder erkranken." (Ätiologie und klinische Beiträge zur Diphtherie. Basel 1894.)

[2]) Zeitschr. f. Hygiene Bd. XVII.

[3]) Daselbst Bd. XIX.

[4]) Berl. klin. Wochenschr. 1896, Nr. 16.

[5]) l. c.

krankten zu 13 „Immunisierten“ (s. obige Tabelle) auf eine immunisierende Wirkung dieses Mittels zu schließen.

Aus den Angaben der Autoren, welche über ihre Immunisierungsversuche beim Menschen berichtet haben, geht ferner hervor, daß ebenso wie die Rezidiven zu jeder Zeit nach den Injektionen der Heildosen auftreten können, dies auch, wie übrigens leicht vorauszusehen war, bei den Erkrankungen nach der Anwendung der kleineren Immunisierungsdosen der Fall ist. Es vergingen nämlich zwischen der immunisierenden Einspritzung und der Erkrankung:

2 Tage bei Kossel, Leuch, Nolen;
3 Tage bei Hilbert und Müller (Halle);
4 Tage bei Nolen;
6 Tage bei Risel;
7 Tage bei Schüler;
9 Tage bei Vučetić und Robinson;
10 Tage bei Grippius;
12 Tage bei Hilbert;
14 Tage bei Hilbert und Müller (Halle);
18 Tage bei v. Muralt;
27 Tage bei Müller (Zürich);
4 Wochen bei Müller (Halle) und Leuch;
6 Wochen bei Heubner und Strahlmann;
7 Wochen bei Heubner;
16 Wochen bei Strahlmann und Filatoff usw.[1]).

Aus alledem geht also hervor, daß man nicht einmal die Ausflucht gebrauchen kann, daß nur diejenigen erkranken, die zur Zeit der Injektion bereits infiziert waren, eine Annahme übrigens, die man schon mit Rücksicht auf die Rezidiven der mit Serum Behandelten als haltlos bezeichnen kann.

Wie steht es nun aber mit der Intensität der Erkrankung bei den Immunisierten? Wirkt vielleicht die Immunisierung in dem Sinne, daß die Krankheit, wenn sie auch nicht verhindert werden kann, wenigstens milder verläuft als sonst? Auch diese Frage kann man eigentlich schon nach den Erfahrungen, die man in bezug auf die Rezidiven gemacht hat, im negativen Sinne beantworten. Aber auch die direkte Beobachtung bei den präventiv Immunisierten lautet so ungünstig als nur möglich. Wir wollen aufs Geratewohl einige der darauf bezüglichen Mitteilungen herausgreifen.

Heubner: Ein immunisiertes Kind erkrankt in der 8. Woche an Diphtherie und Larynxstenose und stirbt am 9. Tage der Erkrankung[2]).

Baginsky: Von 11 immunisierten Kindern erkranken zwei mit tödlichem Ausgange[3]).

---

[1]) Bei den behördlichen Immunisierungen in der Bukowina wurden nachträgliche Erkrankungen beobachtet am 1., 2., 6., 7., 8., 13. und 15. Tage. (Jahrb. f. Kinderheilk. Bd. 41, S. 77.)

[2]) Klinische Studien über die Behandlung der Diphtherie mit dem Behringschen Heilserum. 1895, S. 45.

[3]) Verhandlungen des Kongresses für innere Medizin in München, S. 51.

Schokarew: Drei immunisierte Kinder erkranken in den nächsten Wochen und sterben sämtlich[1]).

Sanitätsbericht aus der Bukowina: Von 67 immunisierten Kindern erkrankten 13 und starben zwei[2]).

Müller (Halle): Ein masernkrankes Kind wird mit 600 Einheiten immunisiert, erkrankt drei Tage später an Rachendiphtherie, der es trotz weiterer 1800 Einheiten nach wenigen Tagen erliegt[3]).

Filatoff: Tod an diphtheritischer Herzparalyse nach vorausgegangener Immunisierung[4]) usw.

So steht es in Wirklichkeit mit der Schutzwirkung, welche die präventive Anwendung des Heilserums gegenüber dem Diphtheriekontagium entfaltet.

* * *

Rekapitulieren wir die hier vorgeführten Tatsachen, so lassen sich dieselben in folgender Weise zusammenfassen:

1. Weder das Überstehen einer schweren Diphtherie, noch die Applikation einer großen Menge von „Immunisierungseinheiten" zum Zwecke der Heilung derselben ist imstande, beim Menschen eine Unempfänglichkeit gegen die diphtheritische Infektion herbeizuführen.

2. Nach größeren oder kleineren Immunisierungsdosen sind die Erkrankungen an Diphtherie geradeso häufig wie ohne dieselben.

3. Die Erkrankung der „immunisierten" Individuen kann zu jeder Zeit, sowohl nach wenigen Tagen, als auch nach Wochen und Monaten erfolgen.

4. Die diphtheritische Erkrankung der angeblich Immunisierten ist sehr häufig eine schwere und hat in vielen Fällen trotz neuerlicher Anwendung größerer Serummengen zum Tode geführt.

5. Es muß also der Versuch, den Menschen auf künstlichem Wege gegen die Diphtheriekrankheit immun zu machen, wenigstens vorläufig als gescheitert angesehen werden.

Nach diesem Stande der Dinge liegt aber meines Erachtens für jeden gewissenhaften Arzt die Verpflichtung vor, genau zu überlegen, ob er noch das Recht hat, einer bloßen theoretischen Voraussetzung zuliebe, die durch die Tatsachen in keiner Weise bestätigt worden ist, ein gesundes Kind — ganz abgesehen von der von manchen behaupteten Möglichkeit einer tödlichen Vergiftung — auch nur den von niemandem geleugneten und selbst bei den kleineren Dosen recht häufig beobachteten Gesundheitstörungen auszusetzen; ob es sich also verlohnt, für einen durchaus problematischen Vorteil die nicht

[1]) Allg. Wiener med. Ztg. 1895, Nr. 46.

[2]) l. c.

[3]) Die Serumtherapie bei Diphtherie in Theorie und Praxis. 1896, S. 17.

[4]) Therapeut. Monatshefte, Februar 1896, S. 102.

geringe Wahrscheinlichkeit eines Serumexanthems, eines Serumfiebers, einer Nierenreizung, einer schmerzhaften Polyarthritis u. dgl. einzutauschen. Was aber den Fall Langerhans betrifft, so scheint mir die eigentliche Tragik desselben darin zu liegen, daß diejenige Wirkung, die man bei der Einspritzung beabsichtigt hatte, nach den vorliegenden Erfahrungen selbst im günstigen Falle nicht zu erzielen gewesen wäre.

Der völlige Mißerfolg der immunisierenden Seruminjektionen hat aber noch eine andere, weit über die Immunisierungsfrage hinausreichende Bedeutung. Denn nach Behrings eigener Aussage beruht der Heilungswert seines Serums ausschließlich auf seinem Immunisierungswerte; und wenn nun die Beobachtung in unzweideutiger Weise ergeben hat, daß dieser Immunisierungswert für den Menschen gleich null ist, so läßt sich leicht berechnen, wie groß der Heilungswert sein wird, den man beim Menschen von diesem Mittel zu erwarten hat. Bringen wir uns aber in Erinnerung,

1. daß in einem Spitale, in welchem die leichten, bei jeder Therapie günstig verlaufenden Fälle von der Serumbehandlung ausgeschlossen wurden, die noch übrigbleibenden unter der Serumbehandlung dieselbe Mortalität, denselben Verlauf und dieselbe Dauer zeigten wie diejenigen, welche der Serumbehandlung nicht unterzogen worden sind; und

2. daß in einer Reihe von Städten, die von schwereren Epidemien heimgesucht sind, die Zahl der Diphtherietodesfälle trotz reichlicher Anwendung des Serums entweder gleich geblieben ist oder eine nicht unerhebliche Steigerung erfahren hat; so können wir nur sagen, daß die Rechnung geradezu auffallend stimmt.

* * *

Und nun noch einige Reminiszenzen aus der Münchener und Lübecker Versammlung.

In der Münchener Rede Heubners findet sich folgende Stelle:

„War es erlaubt, weil eine Methode beim Meerschweinchen eklatant war, gleich große Hoffnungen zu hegen auf einen erheblichen Erfolg beim Menschen? — Nun, meine Herren, die großen Entdeckungen werden nicht nur mit dem Verstande, sondern auch mit der Phantasie gemacht. Und wenn das Genie seine Phantasie zeitweilig den Tatsachen vorauseilen läßt, so darf man deshalb mit ihm nicht allzu hart ins Gericht gehen.“

An einer anderen Stelle desselben Vortrages aber heißt es im Anschlusse an die Mißerfolge der Immunisierung:

„Aus diesen beiden Fällen ist der Schluß zu ziehen, der sich auch anderen Beobachtern aus ihren Erfahrungen ergeben hat, daß die Dauer der Schutzwirkung des Diphtherieheilserums, wenn sie überhaupt vorhanden ist (!!), nur eine kurze, auf wenige Wochen sich erstreckende sein kann.“

Aus diesen Worten geht also hervor, daß selbst Heubner, einer der eifervollsten Apostel des Diphtherieheilserums, schon vor einem Jahre die ernsthaftesten Zweifel an der immunisierenden Wirkung dieses Serums laut werden ließ. Und nun hören wir, wie Behring ein halbes Jahr später seine Rede in Lübeck beschlossen hat:

„Wir sind jetzt genügend vorbereitet, um ebenso energisch für die allgemeine Immunisierung zu wirken, wie wir es bisher taten für die Therapie. Wenn dann in einem oder in zwei Jahren über die Immunisierungsresultate in allen Ländern ausreichende Erfahrungen vorliegen, dann wird auch die medizinisch-prophylaktische Statistik zu ihrem Rechte kommen, und der vereinigten Wirkung von Prophylaxis und Therapie wird schließlich es gelingen müssen, die Furcht vor der Diphtherie zu einer aus früheren Zeiten überkommenen Legende zu machen."

Zu derselben Zeit aber, als diese stolzen Worte vor den versammelten deutschen Naturforschern und Ärzten gesprochen wurden, war der größte Teil der hier angeführten Tatsachen mit Einschluß derjenigen Heubners bereits bekannt und damit die Erfolglosigkeit der immunisierenden Einspritzungen nahezu bis zur Evidenz erwiesen. Und nun wollen wir uns eine bescheidene Frage erlauben:

Ist die Nachsicht, welche Heubner für die den Tatsachen vorauseilende Phantasie in Anspruch genommen hat, auch dann noch am Platze, wenn diese Phantasie sich in ihrem Fluge über ein Heer von sicher erwiesenen Tatsachen hinwegsetzt?

Um Antwort wird gebeten[1]).

Ergänzende Literaturangaben:

Hilbert, Deutsche med. Wochenschr. 1895, 21.
Escherich, Diphtherie, Croup, Serumtherapie. 1895.
Leuch, Correspondenzbl. f. Schweizer Ärzte 1895, Nr. 5.
v. Muralt, daselbst.
Pavlik, Wiener med. Presse 1895, 1.
Perl, Wiener klin. Wochenschr. 1895, Nr. 3.
Risel, Deutsche med. Wochenschr. 1895, Nr. 10.
Strahlmann, Allg. med. Centralztg. 1894, Nr. 89.
Vučetić, Allg. Wiener med. Ztg. 1895, Nr. 14.

[1]) Nach Abschluß dieser Schrift erschien im Centralblatt für innere Medizin (Nr. 18) eine kasuistische Mitteilung von Auerbach, welche in hohem Grade bemerkenswert ist. Eine 22jährige Patientin erhielt nämlich wegen einer mittelschweren Rachendiphtherie eine Einspritzung des neuen hochwertigen Serums, welches in bloß zwei Kubikzentimetern Flüssigkeit 1000 Antitoxineinheiten enthalten soll. Der erwartete Effekt blieb aber aus, da der Belag im Rachen, die Schwellung der seitlichen Halsregion und die Schmerzhaftigkeit bis zum vierten Tage nach der Injektion fortwährend zunahmen. Wohl aber entwickelte sich an diesem Tage unter Temperatursteigerung ein Erythem in Form von mandel- bis dattelgroßen blauroten druckempfindlichen Infiltraten in der Umgebung der meisten Gelenke mit schmerzhafter Anschwellung der letzteren, so daß die Patientin kaum eine Bewegung der Glieder ohne Schmerzen ausführen konnte. Erst zwischen dem 19. und 23. Tage gingen die Infiltrate, die Gelenksschwellungen und das Fieber allmählich zurück, aber am 24. Tage entwickelten sich neue Infiltrate, welche den Eindruck von periostitischen Schwellungen machten und erst nach weiteren 7 Tagen verschwanden. Die Einspritzung hatte also keinen Einfluß auf den Krankheitsverlauf geübt, dafür aber eine schwere, durch viele Wochen andauernde Gesundheitsstörung herbeigeführt. Das sind aber alles bereits sattsam bekannte Dinge, wegen deren ich den Fall nicht weiter berücksichtigt haben würde. Was ihn interessant macht, ist bloß der Umstand, daß hier das hochwertige Serum zur Anwendung kam, von welchem Behring in der bereits erwähnten Lübecker Rede vorhergesagt hatte, „daß es Nebenwirkungen überhaupt nicht mehr haben werde". Man sieht also, die Tatsachen weigern sich hartnäckig, dem Fluge der Behringschen Phantasie zu folgen.

Paltauf, Wiener klin. Wochenschr. 1896, Nr. 16.
Soltmann, Deutsche med. Wochenschr. 1895, 4.
Müller, Correspondenzbl. f. Schweizer Ärzte 1895, 5.
van Nees, Deutsche med. Wochenschr. 1895, 23.
Kuskoff und Newjeskin, Therapeut. Wochenschr. 1895, S. 630.
Nolen, Deutsche med. Wochenschr. 1895, 23.
Knöpfelmacher, Wiener klin. Wochenschr. 1895, 50.
Seitz, Münch. med. Wochenschr. 1895, 29.
Fürth, daselbst Nr. 30.
Göbel, Deutsche med. Wochenschr. 1895, 2.
Variot, Journ. de clin. et thérap. infantile 1895, 21. März.
Robinson, zitiert bei Hansemann, Berl. klin. Wochenschr. 1894, 50.
Grippius, Therapeut. Monatshefte 1896, Februar.
Lenhartz, Centralbl. f. Kinderheilk. 1896, S. 8.
Rauchfuss, Wratsch 1895, Nr. 3.
Papkow, Wiener med. Blätter 1895, Nr. 45.
Stein, Prager med. Wochenschr. 1895, 13.

Ein Beitrag zur Geschichte des Serumenthusiasmus[1]).

In einer der letzten Nummern dieser Zeitschrift (Nr. 7) findet sich an erster Stelle ein Referat über einen Aufsatz von E. W. Goodall, betitelt: „Der Wert der Antitoxinbehandlung bei Diphtherie", in welchem unter

[1]) Centralbl. f. Kinderheilk. 1899, Heft 9.

Anm. d. Herausg.: Wir übergehen die interessanten Publikationen aus dem Jahre 1896 über die Diphtheriestatistik der Stadt Triest, wo in den letzten drei Monaten des Jahres 1894 unter Serumwirkung mehr Menschen an Diphtherie gestorben waren als 1888—1890 in einem ganzen Jahr und wo trotz rigorosester Durchführung der Serumbehandlung — es wurden statt 78 Diphtheriefällen im Jahre 1892 infolge der Einführung des neuen Mittels 1283 im Jahre 1895 ins Spital aufgenommen — die größte Diphtheriemortalität unter allen Städten Europas (16,9 auf 10000 Einwohner) verzeichnet werden mußte: Tatsachen, die freilich in der übrigen Serumliteratur konsequent ignoriert wurden. Ebenso verbot uns der Raummangel die Aufnahme der Publikationen über die furchtbare Diphtherieepidemie in St. Petersburg, der gegenüber sich das Serum als vollkommen ohnmächtig erwies; im 3. Quartal des Serumjahres 1897 starben 12 mal so viel Personen an Diphtherie als im gleichen Quartal des serumfreien Jahres 1892. Die graphische Darstellung dieser Verhältnisse (siehe den ersten Artikel in den Therapeut. Monatsheften) ergab jenen merkwürdigen „Turm von Petersburg", der durch K.s Vortrag vom Jahre 1898 in der Wiener Gesellschaft der Ärzte zu so sensationeller Berühmtheit gelangt ist. Obwohl ein vollinhaltlicher Abdruck dieses sensationellen Vortrags, von dem ein ausführliches Manuskript vorhanden ist, bisher überhaupt nicht stattgefunden hat (betr. d. Auszuges s. Nr. 6 unsres Verzeichnisses) und er nebst sehr scharfen Auseinandersetzungen mit den Anwälten des Serums auch eine Überfülle von wichtigem und schlagendem Material enthält, wurde doch von seiner Publikation hier Abstand genommen, ebenso auch von der Wiedergabe einer Serie von Artikeln aus dieser Zeit, in denen eine besonders scharfe polemische Tonart angeschlagen ist. Wenn auch das Festhalten jener Dokumente von großem historisch-psychologischem Interesse gewesen wäre, so dürfte doch eine ruhige Auseinandersetzung der endlichen Klärung der Frage förderlicher sein. — Wir gehen daher nunmehr zu jenen späteren Diphtherie-Arbeiten von K. über, in welchen das Hauptgewicht nicht wie in den früheren auf die klinische und statistische, sondern auf die bakteriologische Argumentation gelegt und die Bedeutung des Löffler-Bazillus für die Diphtherie in Zweifel gezogen wird. „Auf diesem Punkt des Schlachtfeldes wird ja die schließliche Entscheidung fallen." (Zur Heilserumfrage. Berl. klin. Wochenschr. 1898). Wir zitieren noch die Schlußworte der Wiener Serumdiskussion vom Jahre 1898: „Ich erwarte und hoffe, daß man aufhören wird, die Serum- und Bazillenfrage als eine Res judicata zu betrachten, deren nochmalige Erörterung als wissenschaftlicher Hochverrat anzusehen ist. Ich denke also keinen Augenblick daran, daß das vorzeitig gefällte Urteil demnächst kassiert werden wird. Es sind dabei zu viele Empfindlichkeiten tangiert und es ginge das wider die menschliche Natur, welche sich nach Goethe noch eher zum Eingeständnis eines moralischen als eines intellektuellen Vergehens herbeiläßt. Was ich erwarte und verlange, das ist eine Wiederaufnahme des Beweisverfahrens und eine objektive, unbefangene und gerechte Revision."

Berufung auf die Herabsetzung der prozentuellen Diphtheriemortalität bei den Kindern unter fünf Jahren in den Londoner Spitälern (von 51,5% des Jahres 1892 auf 25,9% des Jahres 1897) in der üblichen Weise das Lob des Heilserums verkündet wird. Daß die bloße Verminderung der relativen Mortalität nicht das mindeste beweist, weil einerseits infolge der dringenden Aufforderung, alle diphtherieverdächtigen Kinder möglichst frühzeitig der Serumbehandlung zuzuführen, und andererseits wegen des Ersatzes der klinischen Diphtheriediagnose durch die bakteriologische das Material der Spitäler ein total verändertes und unvergleichlich günstigeres geworden ist, das wurde von mir und anderen wiederholt hervorgehoben, ohne daß wir damit bei den Verehrern des Serums einen merkbaren Eindruck hervorgerufen hätten. Aber auch der Nachweis, daß in vielen Städten, wo die relative Mortalität in der Serumperiode bedeutend gesunken ist, dennoch die absolute Zahl der an Diphtherie Verstorbenen entweder gleich geblieben oder gar bedeutend in die Höhe gegangen ist, so daß beispielsweise in Petersburg 1892 und 1893 nur 333 und 378, dagegen 1897 unter dem vollen Einflusse des Serums die erschreckende Zahl von 1949 Diphtherietoten verzeichnet worden ist, hat die Enthusiasten nicht merklich abgekühlt. Denn jetzt will man wieder an der Herabsetzung der relativen Sterblichkeit in London die Heilwirkung des Serums demonstrieren, ohne sich darum zu kümmern, daß auch hier die absolute Diphtheriemortalität in der Serumperiode nicht nur nicht herabgegangen, sondern sogar höher geworden ist. Nach einer statistischen Zusammenstellung von Cobbett (Lancet 1898 II, S. 1457) starben nämlich in London in jedem einzelnen der drei Serumjahre 1895—97 mehr Menschen an Diphtherie als in irgendeinem der sieben Jahre, welche 1893 vorangegangen sind.

Aber auch dieser grelle Kontrast zwischen der rosigen Auffassung der relativen Spitalmortalität und der finsteren Sprache der absoluten Todesziffern hätte mich noch nicht dazu vermocht, von neuem die undankbare Rolle des Kritikers zu übernehmen, wenn nicht in den Angaben von Goodall ein Novum zum Vorschein gekommen wäre. Dort heißt es nämlich, daß von den im Spitale an „postskarlatinöser Diphtherie" erkrankten Kindern früher etwas über 50% gestorben sind, daß aber seit der Einführung des Serums die Mortalität dieser Fälle nur 5% und im Jahre 1897 gar nur 4,1% betrug. Während also die relative Mortalität bei der Diphtherie im allgemeinen nur um die Hälfte vermindert erscheint, soll sie bei den Scharlachkranken, die nachträglich mit echter Diphtherie infiziert wurden, gar bis auf ein Zehntel und noch tiefer gesunken sein. Nun ist aber bekannt, daß die sogenannte sekundäre Diphtherie, d. h. diejenige, die sich zu anderen Infektionskrankheiten, also namentlich zu Scharlach und Masern hinzugesellt, im allgemeinen viel verderblicher ist als die primäre, und speziell in den letzten Jahren konnte man von überzeugten Anhängern des Heilserums die Klage vernehmen, daß die Wirkung des Serums gerade bei diesen sekundären Diphtherien nicht deutlich hervorgetreten sei. Und nun hören wir plötzlich, daß das Serum bei den mit Scharlach komplizierten Diphtherien ein fünfmal besseres Resultat ergeben habe als bei den einfachen unkomplizierten Erkrankungen, und zwar soll sich dieses Wunder just in jener Stadt zugetragen haben, in der auch nicht die geringste Verminderung der absoluten Diphtheriemortalität seit der Einführung des Serums verzeichnet werden konnte. Wir stehen also vor folgendem Dilemma. Ist das Serum in London wirksam, dann begreifen wir nicht, warum dort jetzt ebensoviel oder noch mehr Menschen der Diphtherie erliegen als früher. Ist es aber unwirksam, dann muß irgendein geheimer Grund vorhanden sein, warum gerade in London die anderwärts gegen das Serum refraktär gebliebenen sekundären Diphtherien eine so außerordentliche Verminderung der prozentuellen Mortalität erfahren haben.

Nach dem bisher bekannt Gewordenen ist es nun gar nicht besonders schwer, diesen geheimen Grund zu erraten. Da es sich nämlich hier um Kinder handelt, die nicht wegen der Diphtherie ins Spital gebracht wurden, so entfällt für diesen Fall das eine Moment, welches sonst überall zur Verbesserung der relativen Spitalmortalität beiträgt, nämlich das vermehrte Zuströmen leichterer Fälle mit von Haus aus günstiger Prognose. Es kann sich also hier nur um die andere Fehlerquelle handeln, nämlich um die Stellung der Diphtheriediagnose auf Grund des Befundes von „Diphtheriebazillen" bei Individuen, bei denen man sonst an Diphtherie vielleicht gar nicht gedacht hätte. Wissen wir doch durch wiederholte Mitteilungen von Sörensen (Zeitschr. f. Hygiene 29. und 31. Band), daß man diese Bazillen überaus häufig bei Scharlachkranken und Rekonvaleszenten findet, ohne daß klinisch von Diphtherie die Rede ist, und Todd (Lancet 1898, I, S. 1458) hat sogar bei 51 Scharlachrekonvaleszenten vollvirulente Löfflerbazillen gefunden, ohne daß, abgesehen von einer unschuldigen nicht exsudativen Rhinitis, auch nur die geringste Krankheitserscheinung, geschweige denn eine klinisch ausgesprochene Diphtherie zum Vorschein gekommen wäre. Für jemanden also, dem, wie dem Verfasser dieses, der Respekt vor den „Diphtheriebazillen" nachgerade verloren gegangen ist, enthält die geringe Mortalität dieser postskarlatinösen „Diphtherien" keine besondere Überraschung.

Diese naheliegende Deutung des sonst völlig unverständlichen Widerspruches zwischen der unverminderten absoluten Mortalität und der zehnfach verminderten Letalität der postskarlatinösen Diphtherien schwebte aber, trotz ihrer hohen Wahrscheinlichkeit, so lange in der Luft, als nichts Authentisches über den Grad dieser Erkrankungen vorlag, und bei denjenigen, welche alles, was zugunsten des Serums gesagt und geschrieben wird, ohne jede Kritik hinzunehmen gewohnt sind, wird die emphatische Versicherung, daß es mittels des Serums gelungen sei, die Mortalität der postskarlatinösen Diphtherien von über 50% auf 5 und 4% herabzusetzen, immer noch mehr Wirkung erzielen, als die Bemängelungen eines unverbesserlichen Skeptikers.

Durch einen Zufall ist aber einiges Licht über das Dunkel dieser „postskarlatinösen Diphtherien" verbreitet worden. Es findet sich nämlich in der bereits zitierten Arbeit von Cobbett die interessante Angabe, daß, während in den Londoner Spitälern 1890 bis 1894 im Durchschnitte jährlich nur etwas über 96 solcher Fälle vorkamen, seither infolge der bakteriologischen Untersuchung die Zahl der milden Fälle dieser Affektion ganz enorm angewachsen ist (that the bacteriological test has enormously increased the number of mild cases, which are now recognised as postscarlatinal diphtheria), so daß in den Jahren 1896 und 1897 statt der früheren 96 jährlichen Fälle die wirklich enormen Ziffern 695 und 796 verzeichnet worden sind.

Hier haben wir es also schwarz auf weiß, was ja von vornherein gar nicht zweifelhaft sein konnte, daß die enorme Herabsetzung der relativen Mortalität der postskarlatinösen Diphtherien, welche weder zu der unveränderten absoluten Mortalität in London, noch zu den sonstigen Erfahrungen über das Versagen der Serumwirkung bei den sekundären Diphtherien stimmte, nur durch äußerliche Umstände und nicht durch eine spezifische Heilwirkung des Serums hervorgerufen worden ist. Hatte nämlich die bakteriologische Untersuchung bei einem Scharlachrekonvaleszenten die Anwesenheit von „Diphtheriebazillen" konstatiert, dann wurde das Kind für diphtheriekrank erklärt und mit Serum gerettet, während früher niemand daran gedacht hätte, diese Fälle mit Diphtherie in irgendeine Beziehung zu bringen. Außerdem sehen wir aber hier an einem besonders eklatanten Beispiele, welche unsägliche Verwirrung durch den neuen Begriff der „bakteriologisch definierten Diphtherie" Platz gegriffen hat. Es erscheint geradezu alles auf den Kopf gestellt. Was früher eine große Seltenheit war, nämlich die Komplikation des Scharlachs mit der wahren Bretonneauschen Diphtherie, das ist auf einmal außerordentlich häufig geworden, und was früher als einer der gefährlichsten Zufälle mit Recht gefürchtet war, das soll jetzt — ganz gleich, ob mit oder ohne Serum — beinahe unschädlich geworden sein. Aber die bakteriologische Diagnose der Diphtherie hat auch eine gute Seite. Sie verhilft dem Heilserum zu immer neuen Triumphen. Und das ist mit ein bißchen Konfusion nicht zu teuer erkauft.

Kritisches über Diphtheriebazillen und Heilserum.

1. Ist der Bazillus Löffler dem Menschen gefährlich?[1])

Den Anlaß zu einer neuerlichen Aufwerfung dieser hochnotpeinlichen Frage geben mir einige Untersuchungen über den „Diphtheriebazillus", welche vor kurzem bekannt geworden sind.

Die eine derselben stammt aus einem Londoner Infektionsspitale und wurde von Todd unter Kontrolle und Mitwirkung des bekannten Bakteriologen Washbourn ausgeführt[2]). In diesem Spitale herrschte auf den Scharlachzimmern durch längere Zeit unter den Rekonvaleszenten eine endemische Rhinitis ohne Membranbildung, ohne Drüsenschwellung, ohne Fieber und ohne Störung des Allgemeinbefindens, aber in allen 51 Fällen ohne Ausnahme mit einem positiven Befunde von echten Löffler-Bazillen. Daß es sich dabei wirklich um den besagten Organismus handelte, geht aus folgenden Umständen in unzweifelhafter Weise hervor:

1. Der Bazillus selbst zeigte die bekannten morphologischen Charaktere des Löffler-Bazillus.

2. Er säuerte bei seiner Kultur den alkalischen Nährboden.

3. Er wuchs auf erstarrtem Blutserum, auf Löfflerschem Serum, auf Gelatine, Agar und Kartoffeln in so charakteristischer Weise, daß die Kulturen unmöglich von jenen zu unterscheiden waren, welche man auf denselben Nährböden von einem Material gewonnen hatte, welches einem sicheren, von Lähmungen begleiteten Diphtheriefalle entnommen worden war.

4. In sechs Fällen wurde auch die Virulenz der Kulturen für Meerschweinchen geprüft, in allen Fällen unterlagen die Tiere unter den bekannten Erscheinungen und zeigten den für die „Injektionsdiphtherie" dieser Tiere charakteristischen Obduktionsbefund.

5. In zwei Fällen wurde auch die entscheidende Serumprüfung vorgenommen und es ergab sich, wie nach dem Vorausgehenden zu erwarten war, daß die gleichzeitige Einspritzung des Antitoxins den Tod des Tieres verhinderte.

Es kann also nach alledem kein Zweifel darüber herrschen, daß man hier den echten und leibhaftigen Löffler-Bazillus vor sich hatte, welcher von der jetzt herrschenden Lehre als der Erreger der Diphtherie proklamiert

[1]) Wiener med. Wochenschr. 1899, Nr. 38.

[2]) Lancet 1898, I. Bd., S. 1458.

wird und obwohl es sich in allen Fällen um Kinder handelte, also um Individuen, welche erfahrungsgemäß in hohem Grade für diese Krankheit disponiert sind, erkrankte doch kein einziges derselben an Nasen- oder Rachendiphtherie, es kam kein einziger Fall von Krupp und niemals eine diphtheritische Lähmung zur Beobachtung. Der angebliche Erreger der Diphtherie war also nicht nur außerstande, auch nur ein einziges Mal das Gesamtbild der Diphtherie zu erzeugen, sondern er brachte es nicht einmal zu der Andeutung eines Einzelsymptoms dieser Krankheit, und auch davon war keine Rede, daß bei den zahlreichen Kindern, die mit den Trägern dieser Bazillen verkehrten, auch nur einmal eine diphtheritische Erkrankung hervorgerufen worden wäre. Mit einem Worte, der so gefürchtete Bazillus erwies sich während der ganzen 18 Monate, während deren die Rhinitis auf diesen Krankenzimmern endemisch herrschte, soweit es sich um Menschen und nicht um Meerschweinchen handelte, als jener harmlose Saprophyt, für den er bereits seit einiger Zeit von einer, vorläufig allerdings noch kleinen Minorität der Bakteriologen angesehen wird.

Eine ähnliche Erfahrung machte Sörensen in Kopenhagen bei den Insassen seiner Scharlachpavillons[1]). Er fand nämlich im Verlaufe von drei Jahren bei nicht weniger als 326 Scharlachkranken oder Scharlachrekonvaleszenten den Löffler-Bazillus, und als er in den letzten Jahren regelmäßige Virulenzprüfungen an Meerschweinchen vornehmen ließ, ergab sich überaus häufig die volle Virulenz dieser Bazillen (z. B. unter 79 Fällen 58 mal). Trotzdem kam es in keinem einzigen Falle zur Entwicklung einer klassischen Diphtherie. In der überwiegenden Mehrzahl der Fälle (85%) zeigte sich überhaupt gar keine Krankheitserscheinung. In den übrigbleibenden 15% fanden sich Beläge im Rachen, welche für die meisten Fälle ausdrücklich als leicht bezeichnet wurden; daß aber diese Beläge durch die Bazillen hervorgerufen wurden, dafür haben wir auch nicht den Schatten eines Beweises. Sicher ist nur, daß von diesen Hunderten von fast ausschließlich kindlichen Individuen, welche das angebliche Diphtheriekontagium in seiner virulenten Form in sich aufgenommen hatten, kein einziges an Krupp erkrankte und kein einziges jemals eine Lähmungserscheinung darbot, und, was das Allerwichtigste ist: Wenn man von einem zweijährigen schwächlichen Mädchen absieht, das von einer Pneumonie (ohne Krupp!) dahingerafft wurde, ist unter 326 Bazillenfällen kein einziger Todesfall vorgekommen, obwohl Serum im ganzen nur zweimal angewendet worden war. Und doch wissen wir, daß die im Kindesalter ohnedies in hohem Grade vorhandene Disposition für die Diphtherie durch eine vorhandene Scharlach- oder Masernerkrankung in ganz außerordentlicher Weise erhöht wird, und daß die „sekundäre“ Diphtherie, d. h. diejenige, die sich zu Scharlach oder Masern gesellt, in den meisten Fällen tödlich verläuft. Haben doch selbst die enthusiastischesten Verehrer des Heilserums zugeben müssen, daß bei den sekundären Diphtherien die Mortalität trotz Serum eine erschreckend hohe geblieben ist. Und von allen diesen Greueln ist auf einmal gar nichts zu entdecken. Auf der einen Seite einige hundert scharlachkranke Kinder — in

[1]) Zeitschr. f. Hygiene, 29. u. 31. Bd.

20 Fällen sogar Scharlach und Masern kombiniert — auf der anderen Seite der vollvirulente „Diphtheriebazillus", der sich bei ihnen Eingang verschafft hat, und dennoch hat keines der Kinder auch nur den geringsten Schaden genommen. Das wahre Paradies, wo Wolf und Lamm ein idyllisches Leben miteinander führen!

Aber sprechen wir doch lieber ernsthaft. Steht denn das Dogma, daß die Diphtherie des Menschen durch den Löffler-Bazillus hervorgerufen wird, wirklich so felsenfest, daß es durch nichts, aber auch durch gar nichts mehr erschüttert werden kann? Ist denn die famose Logik der Tatsachen bereits gänzlich außer Kurs gekommen? Es war doch schon bedenklich genug, daß man diesen Bazillus bei 24% der nicht diphtheriekranken Pfleglinge einer Kinderklinik (Charité) und bei 40% der ambulanten Besucher eines Kinderspitales (Hôpital Trousseau) gefunden hat, ohne daß derselbe irgendeine schädliche Wirkung hervorgerufen hätte. Aber da konnte man sich noch dahin ausreden, daß die Bazillen auf den intakten Schleimhäuten keine Wirkung entfalten. Dann zeigte sich wieder, daß die virulenten Bazillen bei Anginen, auf Tonsillotomiewunden, nach der Operation von adenoiden Vegetationen, bei Aphthen, bei Noma, auf syphilitischen Geschwüren, ja selbst in den Kavernen von Phthisikern, also auf lauter kranken und wunden Schleimhäuten, gefunden werden, ohne daß irgendeine charakteristische Erscheinung der Diphtherie hervorgetreten war. Da hieß es dann wieder, diese Individuen sind nicht disponiert, sie sind — Gott weiß wieso — in den Besitz von immunisierenden Substanzen gelangt. Aber hier sind nicht einmal diese so überaus gezwungenen Ausflüchte zu gebrauchen. Denn die Scharlach- und Masernkranken sind notorisch für die wirkliche Diphtherie in erschreckendem Maße empfänglich, und auch die Schleimhäute waren nichts weniger als intakt, denn in dem Londoner Spitale litten alle Bazillenträger an Rhinitis, und auch von Sörensen hören wir, daß die Bazillen besonders bei skrofulösen, mit Schlund- und Nasenkatarrh behafteten Kindern einen günstigen Boden zu finden schienen. Aber auf diesem günstigen Boden bildeten sie zwar „eine schmarotzende Flora", sonst aber richteten sie bei ihren Wirten keinerlei Schaden an; und doch sind diese vollkommen unschädlichen Bazillen das „Diphtherievirus", denn so wird es von allen Kathedern verkündet, so wird es in allen Lehrbüchern gelehrt, und wehe dem Kandidaten, der nicht auf die Frage: Wodurch wird die Diphtherie erzeugt? ohne mit der Wimper zu zucken, antworten würde: Die Diphtherie wird durch den Löffler-Bazillus erzeugt!

Und dennoch zeigt diese scheinbar in ihrer Vollkraft befindliche Lehre bereits deutlich einen hippokratischen Zug. Hat doch, um nur ein einziges Beispiel anzuführen, der ex offo bestellte Referent über Diphtherie auf dem im Oktober 1898 in Turin tagenden Kongresse der italienischen Kinderärzte dem Löffler-Bazillus eine noch zweifelhafte Bedeutung (un significato ancora dubbio) zugeschrieben und hinzugefügt, daß die außerordentliche Verwirrung (il confusionismo straordinario), welche in der Diagnose und Prognose der Diphtherie Platz gegriffen hat, dazu zwingen werde, wieder zu den klinischen Kennzeichen dieser Krankheit zurückzukehren[1]). Dieser

[1]) Pediatria, Nov. 1898, S. 344.

selbe Referent hat aber, ohne einen Entrüstungssturm hervorzurufen, gesagt, man könne in der großen Majorität der Fälle mit der Lokalbehandlung allein, also ohne Serum, zum Ziele gelangen, und ein erleuchtetes Jahrhundert werde überhaupt das Serum nur für die ganz desperaten Fälle reservieren. Es knistert also bereits hörbar in dem stolzen, für die Ewigkeit berechneten Bau der Löffler-Behringschen Doktrinen, und der Zusammenbruch desselben, den ich in etwa zwanzig Jahren erwartet hätte, wird uns vielleicht noch alle durch sein antizipiertes Datum überraschen.

2. Mischinfektion[1]).

Die in meinem ersten Artikel mitgeteilten Tatsachen lassen meiner Ansicht nach keine andere Schlußfolgerung zu, als daß das Vorhandensein und Wuchern virulenter Löffler-Bazillen auf der gesunden oder kranken menschlichen Schleimhaut für die betreffenden Individuen keinerlei Nachteil mit sich bringt, geschweige denn, daß diese Bazillen imstande wären, die mörderische Diphtheriekrankheit zu erzeugen. Ob die subkutane Injektion von Kulturen oder Toxinen der Bazillen beim Menschen ähnliche Folgen nach sich ziehen würde, wie beim Meerschweinchen oder Kaninchen, oder ob der Mensch auch gegen diese Form der Applikation sich refraktär erweisen würde, wie dies bei einigen anderen Säugetieren der Fall ist, darüber besitzen wir keinerlei Kenntnis und werden sie auch schwerlich jemals erlangen, weil niemand die Verantwortung für ein so nutzloses und möglicherweise gefährliches Experiment auf sich laden wird. Denn selbst der positive Ausfall desselben würde nicht im entferntesten beweisen, daß den Löffler-Bazillen irgendeine Rolle bei der Erzeugung der menschlichen Diphtherie zukommt, weil selbst die für Löffler-Kulturen und Löffler-Toxine hoch empfänglichen Tierspezies durch diese Bazillen niemals gefährdet werden, wenn sie ihnen nicht absichtlich unter die Haut eingeführt oder auf ihre wundgemachten Schleimhäute eingerieben werden. Wenn es sich also auch herausstellen würde, daß die subkutane Injektion von Löffler-Kulturen beim Menschen dieselben oder ähnliche Folgen nach sich zieht, wie beim Meerschweinchen — Erscheinungen, in denen der Unbefangene nicht die entfernteste Ähnlichkeit mit denen der menschlichen Diphtherie herausfinden kann[2]) — so würde dies dennoch an der feststehenden Tatsache nichts ändern können, daß diese Bazillen nicht etwa in vereinzelten Fällen, sondern in ganzen langen Beobachtungsreihen die gesunde oder kranke Rachen- und Nasenschleimhaut jugendlicher und daher für die Diphtherie im allgemeinen hochempfänglicher

[1]) Wiener med. Wochenschr. 1899, Nr. 49.

[2]) Allmählich beginnt man sich doch der mächtigen Suggestionswirkung zu entziehen, mittels deren man den Glauben verbreitet hat, die durch subkutane Einspritzung virulenter Löffler-Kulturen bei Tieren, die niemals vom Menschen mit Diphtherie angesteckt werden können, hervorgerufenen Veränderungen seien identisch mit dem toto coelo verschiedenen Krankheitsbilde der menschlichen Diphtherie. So heißt es z. B in einem auch sonst bemerkenswerten Aufsatze von Henke im 154. Bande von Virchows Archiv: „Die Meerschweinchendiphtherie hat, wie selbst die enthusiastischesten Anhänger des Diphtheriebazillus zugeben müssen, bekanntlich (sic!) gar keine Ähnlichkeit mit der menschlichen Erkrankung.“

Individuen bevölkern, ohne bei den Gesunden irgendeine Gesundheitstörung oder bei den Kranken irgendeine für die Diphtherie charakteristische Modifikation des bestehenden Krankheitsbildes hervorzurufen. Hier kann von einem Zufalle oder einer zufällig mangelnden Disposition unmöglich die Rede sein und so peinlich es auch für viele sein mag, so wird doch schließlich nichts anderes übrig bleiben, als zuzugeben, daß ein Mikroorganismus, der von dem Locus praedilectionis der Diphtherie in einer ganzen Reihe jugendlicher Individuen Besitz ergreifen kann, ohne diese in irgendeiner Weise zu schädigen, unmöglich als der Erreger dieser mörderischen Krankheit angesehen werden kann.

Zu diesen, meiner Ansicht nach ausschlaggebenden Beobachtungsreihen zähle ich auch diejenige, welche Prof. Stooß in Bern im 31. Berichte des Jennerschen Kinderspitals unter dem Titel: „Über das regelmäßige Vorkommen von Diphtherie- und Pseudodiphtheriebazillen bei gewöhnlichem Schnupfen der Kinder“ mitgeteilt hat. Hier spricht eigentlich schon der Titel deutlich genug. In der Tat handelte es sich um mit gewöhnlichem Nasenkatarrh behaftete Kranke des Berner Kinderspitales, der Ambulanz, der Privatpraxis, sowie endlich um Kinder aus einer anderen Schweizer Ortschaft, in welcher seit mehreren Jahren keine Diphtherie geherrscht hat; und dennoch wurden bei diesen Kindern im Sekrete der katarrhalisch affizierten Nasenschleimhaut fast ausnahmslos schon im Deckglaspräparate sicher zu erkennende Löffler-Bazillen nachgewiesen. Freilich ergab die Virulenzprüfung an Meerschweinchen nur bei einem kleineren Teile der Fälle die bekannte Giftwirkung der Kulturen, aber Stooß bemerkt dazu ausdrücklich, daß sich in diesen virulenten Fällen der Schnupfen und die begleitenden Erscheinungen in gar nichts von den anderen unterschieden haben, in denen die Bazillen sich als avirulent herausgestellt hatten. Wir haben also hier genau so, wie in den Beobachtungsreihen von Todd und von Sörensen, eine große Reihe von Kindern vor uns, in deren kranken und daher nach der herrschenden Auffassung für die Diphtherieinfektion besonders empfänglichen Schleimhäuten sich der Löffler-Bazillus zum Teile in virulenter Form angesiedelt und vermehrt hat, ohne auch nur ein einziges Mal eine für die Diphtherie charakteristische Erscheinung, geschweige denn eine lebensgefährliche oder tödliche Erkrankung hervorzurufen. Aber auch für die zahlreichen Kinder, die mit den Bazillenträgern in engste Berührung gekommen waren, erwiesen sich die Bazillen als vollkommen unschädlich, denn wir haben ja gehört, daß an einem Orte, an welchem zahlreiche mit Schnupfen behaftete Kinder avirulente und virulente Löffler-Bazillen in ihrer Nase beherbergten und mit dem Nasensekret von sich gaben, dennoch seit Jahren kein einziger Diphtheriefall vorgekommen ist.

Aber die Mitteilung von Stooß gewährt noch dadurch ein besonderes Interesse, daß sie sich auch über die anderen, mit den Löffler-Bazillen assoziierten Bakterien verbreitet und dadurch unsere Kenntnis der vielbesprochenen „Mischinfektion“ bereichert, welche in der herrschenden Lehre von der Entstehung der Diphtherie zu einer so großen Bedeutung gelangt ist.

Nachdem bereits Löffler in seinen ersten Publikationen auf das Vorkommen von Streptokokken neben den Löffler-Bazillen aufmerksam gemacht hatte, wurde dieser Assoziation von den späteren Beobachtern eine immer größere Bedeutung zugeschrieben, und als gar Roux und Yersin durch das Tierexperiment nachgewiesen zu haben glaubten, daß man abgeschwächte „Diphtheriekulturen" durch gleichzeitige Züchtung mit Streptokokken zu neuer Virulenz anfachen könne, befestigte sich unter den Bakteriologen immer mehr die Ansicht, daß der ominöse Charakter gewisser Formen der Diphtheriekrankheit, welche man auch schon vor der bakteriologischen Ära als „septische" Diphtherien zu bezeichnen gewohnt war, nicht durch das eigentliche Diphtheriegift, welches man im Klebs-Löfflerschen Bazillus gefunden zu haben glaubte, sondern durch die Assoziation des letzteren mit Streptokokken und anderen gelegentlich neben den Löffler-Bazillen auf den Membranen schmarotzenden Mikroben (Staphylokokken, Kolibazillen usw.) bedingt sei.

Mit besonderem Eifer bemächtigte sich aber Behring dieser Auffassung, und in einem Artikel, welcher ausdrücklich und eingestandenermaßen zu dem Zwecke verfaßt war, „um Zweifel oder Bedenken betreffend die Leistungsfähigkeit des Heilserums zu bekämpfen," vertrat er mit der größten Schärfe die Ansicht, daß Fäulnis, Gangrän und pyämischer Charakter der Diphtherie nicht durch die Diphtheriebazillen zustande kommen, sondern fast ausnahmslos durch die Streptokokken. Da aber das Diphtherieheilserum nur die durch das Diphtheriegift hervorgerufenen krankhaften Störungen zu heilen vermag, so habe es gegen die durch andere Mikroorganismen bedingten Komplikationen nicht die geringste Wirkung. Nun könne zwar das Diphtheriegift auch an und für sich einen schweren Krankheitsverlauf verschulden, z. B. durch die Ausbreitung des membranbildenden Prozesses auf die kleinsten Bronchien; aber solche Fälle, deren Schwere und „bisherige" Unheilbarkeit durch den spezifisch diphtheritischen Krankheitsprozeß bedingt sind, können durch die im Blute diphtherieimmunisierter Tiere zirkulierenden Heilkörper gerettet werden, und zwar sicher und ausnahmslos, wenn nur das Mittel in hinreichender Wirksamkeit und Dosis zur Anwendung kommt[1]).

Heute, nach fünf Jahren, wissen wir aber bereits, daß alle diese mit so großer Sicherheit vorgetragenen Sätze ohne Ausnahme unrichtig sind, daß sie also nicht der objektiven und gewissenhaften Beobachtung am Krankenbette entnommen, sondern rein willkürlich und a priori konstruiert wurden. Wir wissen vor allem, daß bei schweren, dem Kliniker als septisch erscheinenden Fällen zwar gelegentlich eine Streptokokkeninfektion vorkommen kann, daß diese aber in der Majorität der „septischen" Diphtheriefälle durchaus vermißt wird (Heubner und Genersich, Ranke, Riese u. a.). Dann wissen wir, daß Mischinfektion von Diphtheriebazillen und Streptokokken, d. h. Fälle, bei denen beiderlei Mikroorganismen auf der kranken Schleimhaut gewachsen sind, in zahllosen Fällen einen durchaus leichten und gutartigen Verlauf nehmen können (Variot, Bernheim, Mya, Richardière u. a.). Die deutsche Sammelforschung hat ferner ergeben, daß der Fieberverlauf bei „reinen Diphtheriefällen", bei mit Streptokokken komplizierter Diphtherieinfektion und bei reinen Streptokokkeninfektionen keinerlei charak-

[1]) Deutsche med. Wochenschr. 1894, Nr. 23.

teristischen Unterschied wahrnehmen läßt[1]); und endlich haben wir sogar gehört, daß die Sterblichkeit bei den Mischinfektionen — natürlich zufällig — um ein Bedeutendes geringer sein kann, als bei der „reinen Diphtherie" und bei der „reinen Streptokokkendiphtherie"[2]). Wir wissen jetzt aber auch, daß von den zahlreichen Diphtheriekranken, die trotz frühzeitiger und reichlicher Anwendung des Serums ihrem Leiden erliegen, die große Mehrzahl an absteigendem Krupp, also an jener Affektion zugrunde geht, von welcher Behring behauptet hat, daß sie durch das Diphtheriegift für sich allein hervorgerufen wird, daß sie also „sicher und ausnahmlos" geheilt werden kann[3]). Von dieser Sicherheit habe ich mich selber vor einigen Monaten überzeugt, als ich bei einem sechsjährigen Mädchen (welches seit seiner Geburt unter meiner ärztlichen Obhut stand), trotzdem ich ihm in den ersten Stunden seiner Krankheit (also wohl rechtzeitig) und dann noch am folgenden Tage reichliche Serumdosen injiziert hatte, das unaufhaltsame Fortschreiten der Exsudation auf den Kehlkopf und nach der notwendig gewordenen Tracheotomie auf die Trachea und die Bronchien beobachten mußte, und der letale Ausgang ohne das geringste Anzeichen von Sepsis, ohne Fötor, ohne Drüsenschwellung, einzig und allein durch den absteigenden Krupp am Ende des dritten Krankheitstages herbeigeführt wurde. So sieht, in der Nähe betrachtet, jene vielgepriesene sichere Heilwirkung aus, welche ein voreiliger Enthusiasmus als den Stolz unseres scheidenden Jahrhunderts ausgerufen hat.

Kehren wir nun wieder zu unserem Ausgangspunkte, nämlich zu den Mitteilungen von Stooß über das regelmäßige Vorkommen von Diphtheriebazillen bei gewöhnlichem Schnupfen der Kinder zurück, so hören wir zugleich, daß neben den virulenten und avirulenten Löffler-Bazillen sich immer auch andere Bakterien, und zwar insbesondere der große Diplostreptokokkus und daneben wechselnd Staphylokokkus und Streptococcus pyogenes vorgefunden haben. Trotzdem erkrankte keines der Kinder an Diphtherie und selbstverständlich auch keines an septischer Diphtherie; dort, wo die Bazillen schwach virulent oder avirulent waren, wurde ihre Virulenz durch die Mitwirkung der Kokken niemals „angefacht", und ebensowenig gelang es jemals den „Diphtheriebazillen", den schützenden Wall der Leukozyten zu durchbrechen und den Streptokokken den Eingang in die Blutbahn zu erleichtern. Das alles mag sich auf dem Papier und allenfalls „in vitro" ganz gut ausnehmen (obwohl Bernheim behauptet, er habe Mischgifte von Streptokokken und Löffler-Bazillen vor sich gehabt, welche im Tierexperiment weniger giftig waren, als das reine „Diphtheriegift"), aber beim Menschen und bei der wahren Diphtheriekrankheit hat es keinerlei Giltigkeit; und wenn angesichts so unerträglicher Widersprüche zwischen Laboratoriumsforschung und Krankenbeobachtung selbst ein so eifriger Partisan des „Diphtherie-

[1]) Dieudonné, Ergebnisse der Sammelforschung über das Diphtherieheilserum 1897, S. 23.

[2]) Zuppinger, Wiener klin. Wochenschr. 1896, S. 461.

[3]) „Die weitaus häufigste Todesursache war der absteigende Krupp". (Ergebnisse der Sammelforschung über das Diphtherieheilserum von Dieudonné 1897, S. 32.) Also doch nicht sicher und ausnahmslos geheilt.

bazillus", wie Escherich es dermalen noch zu sein scheint, zugestehen muß, daß es noch nicht gelungen sei, den klinischen und bakteriellen Befund miteinander in Einklang zu bringen, so möchte ich getrost die Prophezeiung riskieren, daß das niemals gelingen wird und niemals gelingen kann, wenn man nicht vor allem den „Diphtheriebazillus" von seinem Piedestal herabsteigen läßt und ihn an den ihm von Rechts wegen gebührenden Rang eines unschädlichen Schmarotzers der gesunden und kranken menschlichen Schleimhäute verweist.

3. Diphtherie ohne Diphtheriebazillen[1]).

Wenn es wahr wäre, daß die Diphtherie des Menschen durch den Bazillus Löffler hervorgerufen wird, dann müßte dieser Bazillus in jedem Falle dieser Krankheit zugegen sein, und wenn er zugegen wäre, dann müßte man ihn auch leicht nachweisen können, weil dieser Mikroorganismus nicht wie die Erreger bei anderen Infektionskrankheiten im Inneren der Organe, sondern auf der Oberfläche der erkrankten Teile gefunden wird. Diese hier gesperrt gedruckten Worte rühren von niemand anderem her als von Löffler, dem Entdecker des „Diphtheriebazillus", und sie finden sich in einem Aufsatze, welcher geschrieben wurde, um die durch diese etwas verdächtige Eigentümlichkeit seines Bazillus hervorgerufenen Zweifel an dessen ätiologischer Dignität zu beschwichtigen[2]). In der Tat fehlt es an Beispielen dafür, daß eine Infektionskrankheit, welche noch dazu mit schweren Allgemeinerscheinungen verläuft, durch einen Mikroorganismus hervorgerufen wird, welcher — von ganz seltenen Ausnahmen abgesehen — weder in den Kreislauf, noch in die Gewebe eindringt, sondern sich nur auf der Oberfläche der Schleimhaut oder in den oberflächlichsten Schichten der Krankheitsprodukte vermehrt. Diese Lokalität galt bis jetzt immer als der Tummelplatz eines ganzen Heeres von schmarotzenden Sproß- und Spaltpilzen, welche auf den gesunden und namentlich auf den kranken Schleimhäuten die günstigsten Bedingungen für ihre Fortpflanzung finden. Wenn man trotzdem nachgerade diese gewiß berechtigten Bedenken unterdrückt hat, so ist dies nur durch den gewaltigen Sturm von Begeisterung zu erklären, welchen die Ankündigung eines mit Hilfe dieser Bazillen gewonnenen spezifischen und angeblich sicher wirkenden Mittels gegen die Diphtherie heraufbeschworen hat. Denn wenn das von diesen Bazillen erzeugte Antitoxin wirklich die Fähigkeit besitzt, die Diphtherie des Menschen prompt und sicher zu heilen, dann mußte man die Bazillen als die Erreger dieser Krankheit anerkennen; und wenn es einmal ausgemacht war, daß die Bazillen Löfflers die Diphtherie hervorrufen, dann mußte man sich auch mit der etwas störenden Tatsache befreunden, daß sie sich in bezug auf ihren Aufenthaltsort im menschlichen Körper nicht wie die anderen gut beglaubigten Krankheitserreger verhalten, sondern eher wie die akzidentellen, auf den Schleimhäuten schmarotzenden Lebewesen.

---

[1]) Wiener med. Wochenschr. 1900, Nr. 8 u. 9.

[2]) Deutsche med. Wochenschr. 1894, Nr. 47.

Diese Sonderbarkeit hat aber auf der anderen Seite wieder das Gute, daß sie das Auffinden der Bazillen in außerordentlichem Maße erleichtert. Denn, wenn diese stets auf der Oberfläche und in den oberflächlichsten Schichten der diphtheritischen Auflagerungen ihr Unwesen treiben, dann muß ihre Auffindung ein wahres Kinderspiel sein, natürlich vorausgesetzt, daß sie wirklich zugegen sind. Namentlich dort, wo die Membranbildung noch im Fortschreiten begriffen ist, müßte man die Bazillen unbedingt, und zwar in reichlicher Menge, erwarten; denn da man doch wenigstens die lokalen Krankheitserscheinungen der unmittelbaren Wirkung der Krankheitserreger zuschreiben müßte und da diese ihren legitimen Wohnort auf der Oberfläche oder in den oberflächlichsten Schichten der Pseudomembranen angewiesen haben, könnten sie unmöglich dem nach ihnen fahndenden Schwämmchen oder Wattebausch entgehen — wenn sie überhaupt in dem untersuchten Falle vorhanden sind.

Aber schon Löffler mußte in der allerersten Mitteilung angeben, daß seine Stäbchen „in einer Reihe typischer Diphtheriefälle" vermißt wurden; und diese hochwichtige Tatsache, zusammen mit dem Befunde virulenter Bazillen auf der Rachenschleimhaut eines völlig gesunden Kindes, hatte auch zur Folge, daß Löffler sich in dieser ersten Publikation über die Bedeutung seiner Bazillen noch ungemein zurückhaltend äußerte[1]). Seitdem haben aber die fortgesetzten, nach Tausenden zählenden Untersuchungen mit voller Bestimmtheit ergeben, daß der negative Befund Löfflers bei seinen „typischen Diphtheriefällen" keineswegs auf einem Zufall beruhte, sondern daß diese Bazillen nahezu regelmäßig in zirka 25—30%, manchmal aber in einer noch viel größeren Quote der untersuchten Fälle von klinisch diagnostizierter Diphtherie vermißt werden und trotz sorgfältiger und wiederholt vorgenommener Untersuchung auch mit Zuhilfenahme des empfindlichen Kulturverfahrens einfach nicht aufzufinden sind.

Dies beweist schon eine Zusammenstellung, welche von Löffler selbst herrührt und in seiner oben zitierten Arbeit aus dem Jahre 1894 enthalten ist.

Name der Beobachter	Zahl der Fälle	Negative Befunde in Prozenten
Roux und Yersin	80	36,2
Martin	200	36,0
Morel	86	23,2
Baginsky	154	23,3
Park	159	66,0
Chailou und Martin	99	29,3
Löffler und Strübing	100	25,0
		im Durchschnitt
Zusammen	878	35,9

Also in mehr als einem Drittel der hier zusammengestellten Fälle von klinischer Diphtherie gab es keine Bazillen, und wenn man selbst die ganz ungünstige Reihe von Park mit 66% negativer Befunde vernachlässigen wollte,

[1]) Mitteilungen aus dem kaiserl. Gesundheitsamte 1884.

blieben immer noch 719 Fälle mit 27,9% Diphtherien ohne Bazillen, also jedenfalls eine Zahl, die man unmöglich auf Untersuchungsfehler zurückführen kann. Dies letztere folgt auch daraus, daß sich die Verhältniszahlen auch später, trotz der zunehmenden Übung und der Vervollkommnung der Methoden, kaum merklich gebessert haben. So berichtet Dräer aus dem hygienischen Institut in Königsberg über 40,5% negativer Befunde bei 115 Fällen von klinischer Diphtherie[1]; Shuttleworth vom bakteriologischen Institute in Toronto 24,5% bei den Spitalsfällen, 28,8% in der Privatpraxis[2]; Riese bei 82 Fällen von unzweifelhafter klinischer Diphtherie (meistens Tracheotomiefälle mit Aushusten langer Trachealmembranen) 18,4%[3]; Mayer im Allerheiligenspitale in Breslau bei 85 Spitalsfällen, ebenfalls zumeist Larynxdiphtherien, 18%[4]; Cuno in Christs Kinderspital in Frankfurt bei 363 Spitalsfällen 19,9%[5]; Straßburger in Bonn bei 72 Diphtheriefällen 36,4%[6]; Hammer von der Kinderklinik in Heidelberg bei 177 Fällen 24% bazillenfrei, darunter schwere Kruppfälle[7]; Gerlóczy in Budapest bei 331 Spitalsfällen, alles klinisch zweifellose Diphtherien, 25%[8] usw. usw. Kurz und gut, es ist durch zahllose Untersuchungen in übereinstimmender Weise festgestellt, daß ungefähr bei jedem dritten oder vierten Falle derjenigen Erkrankungen, die man von jeher nach dem klinischen Befunde und dem Krankheitsverlaufe als Diphtherie zu bezeichnen gewohnt ist, auch bei sorgfältigster fachmännischer Untersuchung die vermeintlichen Erreger der Krankheit absolut nicht aufzufinden sind.

Am einfachsten und natürlichsten wäre es nun sicherlich gewesen, aus dieser unzweifelhaften und von niemandem mehr angezweifelten Tatsache den Schluß zu ziehen, daß die Bazillen Löfflers nicht die Erreger der Diphtherie, sondern bloß häufig vorkommende akzessorische Begleiter der durch diese Krankheit hervorgerufenen Schleimhautaffektionen sein können. Daß diese Bazillen, die bei so vielen gesunden und an den verschiedensten nichtdiphtherischen Schleimhautaffektionen leidenden Individuen zugegen sind, sich auch bei sehr vielen Diphtheriefällen finden, kann uns doch unmöglich mehr überraschen, seitdem sich herausgestellt hat, daß die Streptokokken fast in keinem einzigen Falle von Diphtherie vermißt werden. Trotzdem schließt man nicht etwa daraus, daß diese letztgenannten Bakterien die Diphtherie hervorrufen, und tut dies um so weniger, als sie nicht nur bei der Diphtherie, sondern auch bei jedem gesunden oder irgendwie erkrankten Individuum nachzuweisen sind[9]. Wenn aber das regelmäßige Vorkommen der Streptokokken bei der Diphtherie keinen genügenden Grund dafür ab-

[1] Zentralbl. f. Bakt., Bd. 20, S. 334.
[2] Daselbst Bd. 19, S. 616.
[3] Archiv f. klin. Chir. Bd. 57, S. 787.
[4] Münch. med. Wochenschr. 1897, Nr. 26.
[5] Deutsche med. Wochenschr. 1896, Nr. 52.
[6] Zeitschr. f. Hygiene Bd. 28, S. 391.
[7] Deutsche med. Wochenschr. 1896, Nr. 51.
[8] Wiener med. Presse 1897, Nr. 33.
[9] Vgl. hierüber: Hilbert, Zeitschr. f. Hygiene, Bd. 31.

geben kann, um sie in eine kausale Beziehung zu dieser Krankheit zu bringen, so kann doch das nur häufige Vorkommen der Löffler-Bazillen bei derselben Krankheit neben dem sicheren Fehlen derselben bei einer sehr erheblichen Quote der Diphtheriekranken noch weniger zu einem analogen Schlusse berechtigen. Die in jeder gesunden und in jeder irgendwie erkrankten Rachen- und Nasenschleimhaut des Menschen vorhandenen Streptokokken kommen eben auch in jeder diphtherisch erkrankten Schleimhaut vor, während die nur in einer großen Anzahl von gesunden oder verschiedenartig affizierten Schleimhäuten aufzufindenden „Diphtheriebazillen" nur in jenen Fällen von Diphtherie in größerer oder geringerer Zahl gefunden werden können, wo sie schon vor der Krankheit zugegen waren und nun auf den durch das unbekannte Diphtheriegift hervorgerufenen Krankheitsprodukten einen besonders geeigneten Nährboden finden. War der Bazillus aber vor der Krankheit nicht vorhanden und ist er auch nicht während der Krankheit zufällig auf die kranken Teile übertragen worden, dann konnte er selbstverständlich auf den diphtherischen Pseudomembranen nicht wuchern, und dann hat man eben eine Diphtherie ohne Diphtheriebazillen vor sich.

So hätte man nach der Konstatierung der hier mitgeteilten Tatsachen sicher auch allgemein geurteilt, wenn nicht unterdessen unglückseligerweise die ätiologische Beziehung der Löffler-Bazillen zu der Diphtherie infolge der sensationellen Veröffentlichungen von Behring als wissenschaftliches Dogma proklamiert worden wäre. Ein Bazillus, dessen Antitoxin den Menschen gegen die Diphtherie immun macht, wie Behring, allerdings bloß auf Grund von Tierexperimenten verkündet hatte, und dessen Antitoxin zugleich die Fähigkeit besitzt, eine bereits ausgebrochene Diphtherie in den ersten zwei oder drei Krankheitstagen sicher zu heilen, wie man schon nach einer überraschend kurzen Experimentierzeit steif und fest behauptete, ein solcher Bazillus konnte nicht mehr für etwas anderes gelten als für den Erreger der Diphtherie; und wenn es nun dennoch zahlreiche Diphtheriefälle gab, bei denen dieser Erreger nicht aufgefunden werden konnte, dann um so schlimmer für diese Fälle. Sie wurden eben ihres Charakters entkleidet und hörten auf, Diphtheriefälle zu sein.

„Da es Erkrankungen der Luftwege gibt, welche klinisch als Diphtherie erscheinen, bei denen aber die Bazillen vermißt werden, so müssen fortan alle jene Erkrankungen als etwas ganz Heterogenes von der Diphtherie angesehen werden."

Mit diesen Worten von Löffler[1]) war die Degradierung der nichtbazillären Diphtherien vorerst auf theoretischem Wege vollzogen und nun handelte es sich darum, dieses a priori ausgesprochene Urteil auch durch die Beobachtung zu bestätigen. Dies geschah denn auch mit der größten Beschleunigung durch Kossel in einem Aufsatze über Diphtherie und Pseudodiphtherie im XX. Jahrgange der Charitéannalen. Hier wurde nämlich mitgeteilt, daß in 16, sage sechzehn Fällen von klinischer Diphtherie, bei denen keine Bazillen nachweisbar waren, niemals die der Diphtherie eigentümlichen

[1]) Deutsche med. Wochenschr. 1894, Nr. 47.

Nachkrankheiten gefunden wurden. „Die Prognose war in allen diesen Fällen eine gute, die Mortalität derselben gleich Null.“

In der Tat ein imponierendes Beweismaterial! Man denke nur: 16 an leichter oder mittelschwerer Diphtherie erkrankte Kinder sind weder gestorben, noch haben sie während ihres Spitalsaufenthaltes — nur eines wurde auch später ein einziges Mal vorgestellt — die Zeichen der postdiphtherischen Lähmung dargeboten. Und wie lange währte dieser Spitalsaufenthalt? Man höre und staune. Acht dieser Kinder blieben 2—9 Tage im Spital, also eine Zeit, innerhalb deren bei leichten und mittelschweren Diphtherien niemals Lähmungen aufzutreten pflegen; von den anderen acht Fällen blieben fünf zwischen 2 und 3 Wochen und nur drei wenige Tage über die dritte Woche. Und darauf hin wurde mit Pathos verkündet, daß in keinem einzigen Falle die der Diphtherie eigentümlichen Nachkrankheiten beobachtet wurden; und damit war die Lehre von der Pseudodiphtherie und von der Unschädlichkeit der bazillenfreien Diphtherien, wenigstens für Kossel, felsenfest begründet.

Als der eigentliche Kronzeuge für diese Lehre kann aber Baginsky angesehen werden. Für diesen Autor gibt es zwei Krankheitsformen, welche eine für das bloße Auge des Beobachters gleichartige Veränderung der Pharynxschleimhaut und der Tonsillen bedingen. Das Charakteristische dieser Veränderung ist das Erscheinen pseudomembranöser schmutziggrauweißer bis grünlicher Einlagerungen in das erkrankte Gewebe. Da beide Krankheitsformen in gleicher Weise mit Fieber, Prostration der Kräfte und Schwellung der submaxillaren Lymphdrüsen einhergehen, so ist eine klinische Scheidung derselben von Haus aus nicht möglich. Und doch sind beide Krankheitsformen toto coelo voneinander verschieden. Die eine durch den Diphtheriebazillus erzeugte ist hoch lebensgefährlich, in fast 50% der Fälle todbringend, die andere ist unschuldig und verläuft ohne Lebensbedrohung. Beide Krankheitsformen sind nur durch die bakteriologische Kultur, durch diese aber mit absoluter Sicherheit voneinander zu trennen[1]).

In demselben Artikel heißt es dann weiter:

„Das Fehlen des Diphtheriebazillus wird die Prognose des Falles ebenso günstig gestalten, wie es die Therapie und die weiteren prophylaktischen Maßnahmen für die Umgebung vereinfachen, respektive entbehrlich machen wird ... Bei Fehlen der Diphtheriebazillen kann der Kranke der nicht ansteckenden Abteilung des Krankenhauses (ipsissima verba!) ohne Notwendigkeit der Isolierung überwiesen werden.“

In einer anderen Publikation desselben Autors finden sich aber noch folgende Sätze:

Der Löffler-Bazillus ist bei den von vornherein als echte Diphtherie angesprochenen Fällen konstant zu finden.

Ein gefahrdrohender Verlauf einer Erkrankung, die sich als diphtherischer Prozeß darstellt, ist nur zu konstatieren, sobald der Löffler-Bazillus anwesend ist.

[1]) Archiv f. Kinderheilk. Bd. 13, S. 421.

Das Fehlen des Löffler-Bazillus bei echt diphtherischen Erkrankungen kann nach unseren Erfahrungen mit voller Sicherheit abgelehnt werden[1]).

Seitdem diese Sätze niedergeschrieben wurden, sind nur wenige Jahre verstrichen und dennoch hat sich bereits Satz für Satz als völlig irrtümlich herausgestellt. Bevor aber die Belege hiefür vorgeführt werden, möchte ich noch darauf aufmerksam machen, daß einige dieser Sätze einen vollständigen Widerspruch enthalten. Denn zuerst hören wir, daß beide Krankheitsformen für das bloße Auge des Beobachters gleichartige Veränderungen der Rachengebilde hervorrufen, daß sie in gleicher Weise mit Fieber, Prostration und Drüsenschwellung einhergehen und daß daher eine klinische Scheidung derselben von Haus aus unmöglich ist. Dann aber heißt es wieder, daß der Löffler-Bazillus bei den von vornherein als echte Diphtherie anzusprechenden Fällen konstant zu finden ist. Wenn aber eine klinische Scheidung der echten und der falschen Diphtherien von Haus aus unmöglich ist, dann ist es auch nicht möglich, einen Fall von vornherein als echte Diphtherie anzusprechen, es wäre denn, daß Baginsky eine für den nicht Eingeweihten unverständliche Unterscheidung zwischen „von Haus aus" und „von vornherein" gemacht wissen wollte. Ist dies aber nicht der Fall, ist es also sowohl von Haus aus, als von vornherein unmöglich, eine Pseudodiphtherie von einer echten Diphtherie zu unterscheiden, und ist es weiterhin richtig, daß beide Krankheitsformen nur auf bakteriologischem Wege voneinander getrennt werden können, dann hat es absolut keinen Sinn, zu behaupten, bei jedem Falle von echter Diphtherie sei der Löffler-Bazillus konstant zu finden, weil Baginsky doch ausdrücklich nur jenen Fall für echt erklärt, bei dem dieser Bazillus gefunden worden ist. Daß man aber den Bazillus konstant in allen jenen Fällen findet, wo man ihn eben findet, das braucht doch nicht erst in Form einer wissenschaftlichen These verkündet zu werden.

Logischerweise kann es sich also nur darum handeln, ob es wahr ist, daß bei den bazillenfreien Fällen jene Erscheinungen oder Vorkommnisse regelmäßig ausbleiben, welche man bis dato nur den echten Diphtherien zugeschrieben hat. Als solche kann man aber füglich bezeichnen:

1. den tödlichen Ausgang;
2. das Übergreifen des exsudativen Prozesses auf die Luftwege;
3. die postdiphtherischen Lähmungen.

Was nun den ersten Punkt anlangt, so behauptet Baginsky, wie wir gehört haben, ganz bestimmt: Die durch die Bazillen erzeugte Krankheit ist hoch lebensgefährlich, die andere aber, die ohne bakteriologische Untersuchung von ihr nicht abzutrennen ist, ist unschuldig und verläuft immer ohne Lebensbedrohung. Wir aber wissen bereits ganz bestimmt, daß die eine Behauptung ebenso wenig den Tatsachen entspricht wie die andere.

Wahr ist es allerdings, daß unter jenen Diphtherien, bei denen auf der Oberfläche der Membranen Bazillen zu finden sind, schwere Erkrankungen vorkommen, welche das Leben bedrohen und häufig genug, trotz Anwendung des Serums, wirklich vernichten. Aber ebenso wahr ist es, daß dieselben

[1]) Die Serumtherapie. 1895, S. 27.

Bazillen ungemein häufig bei diphtherieartigen Erkrankungen zu finden sind, welche auch ohne Therapie einen ganz harmlosen Verlauf nehmen und bei denen von einer Bedrohung des Lebens nicht im entferntesten die Rede ist. Denn daß man bei punktförmigen oder disseminierten fleckigen Exsudationen, ja selbst bei Angina lacunaris und Angina simplex häufig genug Bazillen findet, die sich in gar keiner Beziehung, auch nicht betreffs ihrer giftigen Wirkung auf Meerschweinchen, von jenen Bazillen unterscheiden, die man den schweren Diphtheriefällen entnommen hat, das ist eine Tatsache, die jetzt ganz allgemein anerkannt ist, weil sie von Hunderten von Beobachtern in völlig übereinstimmender Weise bestätigt worden ist. Die „bazilläre Diphtherie" ist also nur in einer gewissen Zahl von Fällen lebensgefährlich; unvergleichlich häufiger gilt aber von ihr, was Baginsky nur der „Pseudodiphtherie" zuerkennen will: daß sie nämlich unschuldig ist und ohne jede Lebensbedrohung verläuft.

Wie steht es nun mit der Unschuldigkeit und Gefahrlosigkeit der bazillenfreien Diphtherien? Darüber wollen wir einige ganz unverdächtige Zeugen vernehmen, nämlich lauter überzeugte Anhänger der herrschenden Lehre von der ätiologischen Bedeutung des Bazillus Löffler.

In einer 1898 erschienenen Arbeit schildert Bernheim drei Fälle aus dem Annenspitale in Wien, bei denen weder durch die mikroskopische, noch durch die bakteriologische Untersuchung Diphtheriebazillen nachgewiesen werden konnten, in folgender Weise: „Unbegrenzt sich ausdehnende Exsudate, Lymphdrüsenschwellung mit Ödem, schwere Störung des Allgemeinbefindens mit Blässe und subikterischem Kolorit, in einem Falle kleinste Hauthämorrhagien und Störung der Herztätigkeit." Sind dies wirklich gar so unschuldige Fälle?

Sehr bezeichnend ist ferner ein Satz, den ich dem Berichte der Diphtherieuntersuchungstation zu Breslau von Neisser und Heymann entnehme. Dort heißt es nämlich wörtlich: „Es gibt eine große Anzahl leichter echter Diphtherien und nicht selten schwere ‚Nichtdiphtherien'." Unter den leichten echten Diphtherien sind nämlich die Bazillenfälle gemeint, welche nach Baginsky hoch lebensgefährlich sein müssen, und unter den schweren Nichtdiphtherien sind die bazillenlosen Fälle verstanden, welche nach Baginsky immer unschuldig verlaufen.

In einem Artikel in den „Annales de l'Institut Pasteur" vom Jahre 1895 schreibt Lemoine: die klinische Beobachtung habe ihn gelehrt, daß reine Streptokokkendiphtherien einen sehr schweren Verlauf nehmen, der dem einer schweren Diphtherie mit Löfflerschen Bazillen in keiner Weise nachsteht; in „La Diphthérie et la Serumthérapie" von Variot heißt es auf S. 88: Die Streptokokkendiphtherien haben denselben klinischen Charakter, dieselbe Topographie und denselben schweren Verlauf, wie die bazillären Diphtherien; und nach Caillé ist die „falsche Diphtherie" eine sehr gefährliche Krankheit, welche nicht selten mit dem Tode endet[1]).

Daß letzteres wörtlich zu nehmen ist, erfahren wir mit erschreckender Bestimmtheit aus den Ergebnissen der deutschen Sammelforschung über das

[1]) The modern treatment of diphtheria 1897.

Diphtherieheilserum. Es starben nämlich von 1009 Fällen ohne Bazillen 159, d. i. 15,7%, während die Sterblichkeit bei den reinen Bazillenfällen nur 14,1% betrug. Es endeten also zufällig von den bazillenfreien Diphtherien, welche nach Baginsky unschuldig sind und ohne Lebensbedrohung verlaufen, noch etwas mehr Fälle mit dem Tode als bei der sogenannten „echten Diphtherie“[1]).

Diesem ganz unzweideutigen Resultate der Sammelforschung, welches den voreiligen Thesen Baginskys diametral gegenübersteht, entsprechen natürlich auch die Einzelberichte der Beobachter. So meldet Rauchfuß aus seinem Kinderspitale in Petersburg unter den „nicht diphtherischen Anginen“, d. h. unter den Diphtherien, bei denen keine Bazillen gefunden wurden, fünf Fälle von echter fibrinöser Laryngitis, alle intubiert und tracheotomiert, darunter drei Todesfälle[2]); Concetti in Rom hat eine kleine Epidemie von „Streptokokkendiphtherie“ mit zwei Todesfällen beobachtet[3]). Variot hatte unter seinen schweren Fällen, bei denen trotz wiederholter Untersuchung keine Bazillen gefunden wurden, mehrere Todesfälle; Zuppinger vom Rudolfs-Kinderspitale in Wien berechnet die Mortalität seiner bazillenfreien Diphtherien auf 21%, während er die angeblich so gefährliche Beimengung von Streptokokken zu den Löffler-Bazillen ausdrücklich als harmlos bezeichnet[4]); Timmer hat in relativ vielen Fällen von klinischer Diphtherie die Diphtheriebazillen nicht auffinden können, und dennoch entwickelte sich einige Male Larynxstenose mit tödlichem Ausgang[5]); Pulley in New-York hatte unter 18 Fällen ohne Bazillen nicht weniger als 5 Todesfälle[6]); Vedel sah zwei tödliche Fälle von Diphtherie, bei denen nur Pneumokokken gefunden werden konnten[7]) usw. usw.

Wir sehen also, der tödliche Ausgang ist bei den bazillenfreien Fällen keineswegs eine Seltenheit und die Gefahrlosigkeit derselben ist nichts als eine von jenen Fabeln, mit denen die neue Lehre von der Diphtherie in so verschwenderischem Maße ausgestattet ist.

Die echte Diphtherie ist ferner charakterisiert durch die große Neigung des Krankheitsprozesses, auf den Kehlkopf und die tieferen Luftwege überzugreifen, und diese Tendenz bildet eine nur allzu reichliche Quelle der Lebensgefahr bei dieser mit Recht so sehr gefürchteten Krankheit. Auch in dieser Beziehung haben wir schon oben die ganz bestimmt lautenden Angaben von Riese, Mayer, Hammer, Rauchfuß, Variot und Timmer vernommen, nach welchen sich bei bazillenfreien Diphtherien häufig genug kruppöse Laryngitis, zum Teile mit tödlichem Verlaufe entwickelt hat. In demselben Sinne werden Prudden, Hullock, Park, Feer, Martin und Booker vielfach zitiert. Auch bei Escherich findet man mehrere bazillenfreie

[1]) Ergebnisse der Sammelforschung über das Diphtherieheilserum, herausgegeben von Dieudonné, Tab. XI, S. 13.

[2]) Jahrb. f. Kinderheilk. Bd. 44, S. 418.

[3]) Insegnamento della pediatria in Roma, 1898.

[4]) Wiener klin. Wochenschr. 1896, Nr. 22.

[5]) Deutsche med. Wochenschr. 1896, Nr. 35.

[6]) Therapeut. Wochenschr. 1897, S. 262.

[7]) Zentralbl. f. Kinderheilk. 1899, S. 60.

Kruppfälle mit Tracheotomie und zum Teile mit tödlichem Ausgange verzeichnet[1]). Wieland in Basel hat bei einigen Fällen von Krupp, die intubiert werden mußten, die Bazillen trotz mehrfacher Untersuchung der frischen Präparate und trotz Impfung auf den gebräuchlichen Nährböden nicht auffinden können[2]); im Berichte des Baseler Kinderspitals pro 1897 finden sich zwei Fälle von hochgradiger Stenose, bei denen zuerst intubiert und dann tracheotomiert werden mußte und dennoch bei wiederholter Untersuchung keine Bazillen gefunden wurden; Caillé hat überhaupt bei 20% aller Fälle von diphtheritischem Krupp die Löffler-Bazillen vermißt[3]); Lesser konnte auch bei wiederholter Untersuchung des Tubeninhaltes bei einem operierten Falle die Bazillen nicht nachweisen[4]) usw. usw.

Bleiben also nur noch die postdiphtherischen Lähmungen, welche der herrschenden Lehre zuliebe, die diese Lähmungen den Toxinen der Löffler-Bazillen zuschreiben will, bei den bazillenlosen Fällen nicht vorkommen sollten. Sie sind aber bei solchen ganz sicher und gar nicht so selten beobachtet worden. Baginsky berichtet selbst im 18. Bande des Archivs für Kinderheilkunde über einen solchen Fall, wo ein Kind an typischer Diphtherielähmung zugrunde ging, obwohl auf der erkrankten Schleimhaut nur Kokken und keine Bazillen gefunden wurden. Natürlich hat sich Baginsky bemüht, diesem für seine Theorie höchst unbequemen Falle eine andere Deutung zu geben, indem er meinte, die eigentliche Diphtherieattacke sei bei der Aufnahme des Kindes schon vorüber gewesen. Da es aber seitdem bekannt geworden ist, daß die Bazillen auch nach völligem Abheilen der Rachenaffektion selbst Wochen und Monate lang in großer Zahl und in voller Virulenz gefunden werden — eine Tatsache übrigens, die viel eher auf Schmarotzer als auf Krankheitserreger schließen läßt — so ist nicht gut einzusehen, warum sie bei 2—3 Tage alten Belägen schon geschwunden sein sollen; und da wir wenigstens keinen Grund haben, das Vorkommen von Lähmungen ohne Löffler-Bazillen von vornherein für unmöglich zu halten, so werden wir uns jedenfalls eher an die Tatsachen, als an Baginskys so überaus gezwungene Auslegung halten. Mir selber fällt dies um so leichter, als ich eine eigene Beobachtung von tödlich endender Herzlähmung bei einem Kinde zu verzeichnen hatte, in dessen frischen Rachenbelägen keine Bazillen zu finden waren. Mittlerweile sind auch von anderen Beobachtern genug Fälle von postdiphtherischer Lähmung nach bazillenfreien Diphtherien bekanntgegeben worden, z. B. von Concetti[5]), Zielenziger[6]) und namentlich von Hennig[7]). Dieser letztere Beobachter beschreibt nämlich nicht weniger als acht solche Fälle, bei denen die im hygienischen Institute in Königsberg vorgenommene Untersuchung auf Diphtheriebazillen negativ ausgefallen ist und dennoch

[1]) Diphtherie, Krupp und Serumtherapie. 1895, S. 65.
[2]) Über Intubation bei Kehlkopfkrupp. Festschrift für Prof. Hagenbach, 1897.
[3]) Pediatrics 1898, I, S. 169.
[4]) Medical Record, 9. Januar 1897.
[5]) Archiv f. Kinderheilk., Bd. 21, S. 226.
[6]) Deutsche med. Wochenschr. 1895, Nr. 35.
[7]) Volkmanns Vorträge Nr. 157, S. 692.

mehr oder weniger schwere Lähmungen des Gaumensegels, des Akkommodationsapparates und der Extremitätenmuskeln aufgetreten sind.

Aus alledem geht also hervor, wie sehr wir im Rechte waren, als wir die ganze Lehre von der Pseudodiphtherie und die darauf bezüglichen Thesen von Baginsky für vollkommen irrtümlich erklärt haben; es ist nicht wahr, daß das Fehlen der „Diphtheriebazillen" die Prognose günstig gestaltet; es widerspricht den Tatsachen, daß ein gefahrdrohender Verlauf nur dann zu konstatieren ist, wenn die Löffler-Bazillen anwesend sind; es ist vollkommen unrichtig, daß das Fehlen der Bazillen bei echt diphtherischen Erkrankungen mit voller Sicherheit abzulehnen ist, und keinem vernünftig denkenden Arzte wird es nach allem, was uns jetzt über den Charakter der bazillenlosen Diphtherien bekannt ist, in den Sinn kommen, ein diphtheriekrankes Kind bloß deshalb zwischen gesunde oder anderweitig kranke Kinder zu legen, weil es keine Bazillen beherbergt, und aus demselben Grunde alle anderen prophylaktischen Maßregeln absichtlich zu vernachlässigen. Eines solchen gefährlichen Doktrinarismus halte ich trotz allem, was wir in den letzten Jahren in der Diphtheriefrage erlebt haben, niemanden, nicht einmal Baginsky mehr für fähig. Hat doch selbst ein so eifriger Anwalt des Diphtheriebazillus wie Paltauf in der Wiener Serumdebatte 1898 erklärt, man müsse klinisch und anatomisch sichere Diphtherien als solche auch dann anerkennen, wenn keine Bazillen bei ihnen nachgewiesen werden können. Aber die damit implicite zugestandene Tatsache, daß klinisch und anatomisch sichere Diphtherien die „Diphtheriebazillen" vermissen lassen, ist ebensowenig mit ihrer Stellung als Erreger der Diphtherie zu vereinbaren, als die andere ebenso sichere Tatsache, daß virulente Bazillen in ganzen Reihen gesunder oder nicht diphtheriekranker Kinder vorgefunden werden. Vielmehr sind beide Tatsachen meiner Ansicht nach vollkommen ausreichend, um den Satz zu begründen, daß die sogenannten Diphtheriebazillen nicht als die Erreger der Diphtherie angesehen werden können.

Anm. d. Herausg.: Wir beschließen diese Abteilung mit einem Zitat aus dem Wiener Diphtherievortrag vom Jahre 1898: „Zum Schlusse möchte ich mich noch ausdrücklich dagegen verwahren, daß ich etwa mit meiner strengen, aber, wie ich glaube, begründeten Kritik der Diphtheriefrage der bakteriologischen Wissenschaft im allgemeinen feindlich entgegentreten wollte. Niemand, glaube ich, ist mehr als ich davon durchdrungen, wieviel wir bereits dieser neuen Wissenschaft verdanken. Ich hege auch die feste Zuversicht, daß wir von der Bakteriologie noch glänzendere Resultate als bisher zu erwarten haben. Eine der schönsten und hoffentlich auch lohnendsten Aufgaben dieser Wissenschaft wird aber darin bestehen, den wahren Erreger der Diphtherie zu entdecken."

III.

Aus verschiedenen Gebieten der Kinderheilkunde.

> Man gehorcht den Gesetzen der Natur, auch wenn man ihnen widerstrebt. Man wirkt mit ihr, auch wenn man gegen sie wirken will.
>
> Goethe, Die Natur.

Vollständiges Verzeichnis der Arbeiten.

(Fortsetzung.)

Syphilis und andre Infektionskrankheiten.

1. Die Unität der Variola und Varicella. Jahrb. f. Kinderheilk. 1873, N. F. Bd. 6.
2. Über einige seltenere Vorkommnisse bei Masern. Österr. Jahrb. f. Pädiatrik 1874.
3. Die Vererbung der Syphilis. Wien 1876, Braumüller.
4. Über den gegenwärtigen Stand der Lehre von der Vererbung der Syphilis. Wiener med. Blätter 1880, Nr. 2—4.
5. Die Syphilis als eine Ursache der Rachitis. Internat. med. Kongreß, London 1882 und Wiener med. Blätter 1881, Nr. 40—42.
6. Über das Verhältnis zwischen Röteln und Masern. Wiener med. Blätter 1882, Nr. 4—6.
7. Vererbung und Übertragung der Syphilis. Verhandl. der I. Versamml. der deutschen Gesellsch. f. Kinderheilk. in Freiburg i. B. 1883.
8. Vererbung und Übertragung des Syphilis. Jahrb. f. Kinderheilk. 1884, Bd. 21.
9. Über Vererbung der Syphilis. Vortrag in d. k. k. Gesellsch. d. Ärzte, 13. II. 1903, Wiener klin. Wochenschr. 1903, Nr. 8.
10. Diskussion hierüber am 6. u. 13. März. Wiener klin. Wochenschr. 1903, Nr. 11, 12.
11. Vererbung der Syphilis und plazentare Übertragung der Variola. Wiener med. Wochenschr. 1903, Nr. 33.

Dentition, Tetanie, Myxödem usw. und andere pädiatrische Arbeiten.

1. Vorlesungen über Kinderkrankheiten im Alter der Zahnung. Wien 1892, Deuticke.
2. Über Kinderkrankheiten im Alter der Zahnung. 65. Versamml. d. Naturf. u. Ärzte in Nürnberg u. Beiträge z. Kinderheilk. 1893, N. F. Bd. 4.
3. Lezioni delle malattie dei bambini durante il periodo della dentizione. Übersetzt von Pagliari. Napoli 1893.
4. Über Stimmritzenkrampf und Tetanie im Kindesalter. Wiener med. Wochenschr. Nr. 13ff. und Beiträge z. Kinderheilk. 1893, N. F. Bd. 4, S. 43.
5. Tetanie und Autointoxikation im Kindesalter. Vortr. im Wiener med. Club 9. XII. 1896. — Wiener med. Presse, 1897, Nr. 4—5.
6. Infantiles Myxödem, Mongolismus und Mikromelie. Wien 1902, Perles.
7. Infantiles Myxödem, Mongolismus und Mikromelie. Wiener med. Presse, Nr. 43 u. Verhandl. d. deutschen Gesellsch. f. Kinderheilk. in Karlsbad 1902.
8. Gesundheitslehre des Kindesalters. Volkstümliche Vorträge. Das Wissen für Alle, 3. Jahrg. 1903, Nr. 5—8, 4. Jahrg. 1904, Nr. 7—9.
9. Diskussion über Barlowsche Krankheit in d. Gesellsch. f. inn. Med. u. Kinderheilk. Wiener med. Wochenschr. 1904, Nr. 4.
10. Diskussion über künstliche Säulingsernährung in Gesellsch. f. inn. Med. u. Kinderheilk. Wiener med. Wochenschr. 1904, Nr. 5.
11. Diskussion über Tetanie in d. Gesellsch. d. Ärzte. (Wiener klin. Wochenschr. 1906, S. 782.
12. Die Ursachen des größeren Stoffverbrauches im Kindesalter. Jahrb. f. Kinderheilk. 1908, N. F. Bd. 67, Heft 5.
13. Praktische Kinderheilkunde. 36 Vorlesungen für Studierende und Ärzte. Berlin 1910, J. Springer.
14. Der größere Stoffverbrauch im Kindesalter. Zeitschr. f. Kinderheilk. 1913, Bd. 6, Heft 1—3.
15. Micromelia endemica a Bergamo. Pediatria, Februar 1913.
16. Die Gesundheit des Kindes. Zur Belehrung für junge Eltern. (Ersch. posthum auf Grund d. volkstüml. Vorträge v. J. 1903—4.) Wien b. Perles 1914.

(Fortsetzung s. S. 232.)

Über Kinderkrankheiten im Alter der Zahnung[1]).

Meine Herren! Es dürfte der Mehrzahl von Ihnen bekannt sein, daß ich vor nicht ganz einem Jahre eine größere Arbeit veröffentlicht habe, in der ich die Frage, ob es Krankheitserscheinungen gebe, welche durch den Zahnungsprozeß hervorgerufen werden, einer kritischen Prüfung unterzog und in welcher ich auf Grund sehr zahlreicher und, wie ich glaube, sorgfältiger Beobachtungen zu dem Resultate gelangt bin, daß der Dentitionsprozeß, wenn man von sehr seltenen und ganz unschuldigen lokalen Abnormitäten, von punktförmigen Hämorrhagien, Zahnfleischzysten u. dergl. absieht, keinerlei wie immer geartete örtliche oder allgemeine Störungen herbeiführt und daß alle jene zahlreichen Krankheitsvorgänge, welche die Kinder tatsächlich im Alter der Zahnung befallen, zu der Zahnung in keiner anderen Beziehung stehen, als daß sie beide, nämlich die Krankheiten einerseits und der physiologische Dentitionsprozeß auf der anderen Seite an einem und demselben Individuum verlaufen.

Es ist nun von Seite des Vorstandes der Gesellschaft für Kinderheilkunde die Aufforderung an mich ergangen, über diese selbe Frage in unserer diesjährigen Versammlung zu referieren, und ich bin diesem ehrenvollen Auftrage gerne nachgekommen, nicht etwa deshalb, weil ich in dieser Frage noch etwas vorzubringen hätte, was nicht bereits in meiner vorjährigen Publikation enthalten wäre, sondern vielmehr aus dem Grunde, weil ich glaube, daß eine streng wissenschaftliche Diskussion dieser hochwichtigen Frage in jedem Falle zur Klärung derselben beitragen dürfte, und weil ich für den Fall, als diese Diskussion sich vorwiegend in der von mir vertretenen Richtung bewegen würde, davon eine sehr bedeutende und wohltätige Wirkung auf weitere ärztliche Kreise und in zweiter Linie auch auf das nicht medizinisch gebildete Publikum erwarten zu dürfen glaube.

Bevor ich aber auf das Meritorische der Sache und speziell auf das von mir gesammelte Tatsachenmaterial eingehe, muß ich zuerst eine Vorfrage erledigen. Es haben nämlich infolge meiner Publikation einige kritische Stimmen die Sache so darzustellen versucht, als ob der Glaube an die krankmachende Wirkung des Zahndurchbruches nur noch von den Laien und

[1]) Vortrag, gehalten in der pädiatrischen Sektion der 65. Versammlung deutscher Naturforscher und Ärzte in Nürnberg 1893.

höchstens von einigen älteren, hinter den Fortschritten unserer Wissenschaft weit zurückgebliebenen Praktikern aufrecht erhalten würde, während die modern gebildeten Ärzte „den Wahn der Zahndiarrhoe, der Zahnkrämpfe, des Zahnhustens usw." bereits längst abgestreift hätten.

Sie begreifen nun wohl, meine Herren, daß, wenn diese Darstellung der Wahrheit entsprechen würde, es nichts Überflüssigeres auf der Welt geben könnte, als die Frage der Dentitionskrankheiten an dieser Stelle zu verhandeln; und ich für meine Person müßte füglich Anstand nehmen, Ihre Zeit und Geduld für die Widerlegung einer Lehre in Anspruch zu nehmen, welche unter den neueren Ärzten keine Anhänger mehr zählt. Ich bin also infolge dieses überraschenden Einwandes in die Notwendigkeit versetzt, gewissermaßen einen Kampf mit zwei Fronten aufzunehmen: ich muß nämlich zuerst den Nachweis führen, *daß die Lehre von den Dentitionskrankheiten nicht nur bei den Laien und einigen antiquierten Landärzten, sondern bei der großen Majorität der ärztlichen Welt in allerdings sehr variabler Ausdehnung in Geltung ist*; und dann erst kann ich daran gehen, meine eigentliche These zu verteidigen, welche dahin geht, *daß diese Lehre einer strengeren wissenschaftlichen Prüfung nicht standzuhalten vermag* und daß meine direkt auf diesen Punkt gerichtete Beobachtung eines großen Materiales gesunder und kranker Kinder von Krankheiten, die durch den Zahnungsprozeß hervorgerufen werden, nicht das geringste ausfindig zu machen imstande gewesen ist.

Der erste Teil dieser Aufgabe ist nun ohne irgendwelche Schwierigkeit zu lösen, weil ich hier in der Lage bin, mich zum größten Teil auf unanfechtbare dokumentarische Beweise zu stützen. Die wertvollsten dieser Beweisstücke finden sich in den Lehr- und Handbüchern der Kinderheilkunde und der Klinik überhaupt; denn es existiert meines Wissens kein einziges in deutscher Sprache abgefaßtes Werk dieser Art, in welchem nicht die Dentitionskrankheiten *im positiven Sinne*, d. h. als wirklich existierend behandelt werden. In meiner Monographie sind die darauf bezüglichen Stellen der besten, anerkanntesten und verbreitetsten Bücher zum Teile wörtlich zitiert und es ergibt sich aus diesen Zitaten, daß nahezu in sämtlichen der Bestand von mehr oder minder schweren lokalen und allgemeinen Störungen, welche direkt durch den Zahnungsprozeß hervorgerufen werden sollen, also der sogenannten Stomatitis dentalis, der Zahndiarrhöe, des Zahnfiebers und der Zahnkrämpfe, in einigen derselben aber auch die Existenz von Zahnhusten, von Zahnexanthemen, ja sogar von Tetanie, Nickkrampf, Chorea minor und selbst von spinaler Kinderlähmung als Folgen der Dentition mit der größten Bestimmtheit behauptet und gelehrt wird. Selbstverständlich sind hier nicht etwa veraltete Lehrbücher aus den vierziger oder fünfziger Jahren gemeint, sondern solche, die in den beiden letzten Dezennien verfaßt und zum Teile in den allerletzten Jahren in neuen Auflagen erschienen sind. Wie nun jemand angesichts dieser unleugbaren und jeden Augenblick durch den Augenschein sicherzustellenden Tatsachen den Mut haben kann, zu behaupten, daß die jetzigen Ärzte den Wahn der Zahnungskrankheiten schon größtenteils aufgegeben haben, ist einfach unverständlich. Aber die Unbegreiflichkeit dieser

Behauptung wird noch dadurch überboten, daß der eine dieser Kritiker wenige Monate früher an dieser Stelle, in der Versammlung deutscher Kinderärzte, den Nachweis zu führen gesucht hat, daß die Kinder während des Durchbrechens der Zähne an Gewicht verlieren und diesen Gewichtsverlust auf die angeblich „bekannte" Tatsache zurückführen wollte, daß die Kinder infolge des Zahndurchbruches an Katarrhen des Respirations- und des Darmtraktus leiden; während der andere in demselben Jahre unter seiner Ägide eine Dissertation veröffentlichen ließ, in welcher mit Berufung auf wörtlich zitierte Stellen aus den neuesten Werken über Kinderheilkunde der übliche Symptomenkomplex der Dentitio difficilis aufrechterhalten wurde. Während man also bisher gegenüber von Neuerungen, die der herrschenden Lehre widersprechen, nach dem bekannten Ausspruche von Huxley nur zuerst gesagt hat: „Es ist falsch" und später erst: „Das haben wir schon lange gesagt"; haben wir hier ein völliges Novum vor uns, indem dieselben Leute, welche eben selber für die Existenz der Dentitionskrankheiten eingetreten sind, gleichzeitig und in demselben Atem behaupten, daß die neue Anschauung, welche die Dentitionskrankheiten in Abrede stellt, schon allgemein angenommen oder gar selbstverständlich sei, und daß daher die Bekämpfung der Dentitionslehre, welche sie ja selber verteidigen, eigentlich eine ganz überflüssige Anstrengung involviere.

Die Tatsache also, daß die deutschen Lehrbücher der Kinderheilkunde und der speziellen Pathologie bis auf den heutigen Tag die Lehre von den Dentitionskrankheiten propagieren, ist unmöglich wegzuleugnen, und die ganz natürliche Konsequenz davon ist, daß diejenigen, welche aus diesen Büchern ihre Belehrung schöpfen, diese Anschauungen, die sie überdies gewissermaßen mit der Muttermilch aufgenommen haben und die bei den meisten Menschen zu dem Fundus instructus ihres medizinischen Wissensschatzes gehören, auch in ihrer praktischen Tätigkeit den Laien gegenüber zur Anwendung bringen. Wer sich darüber instruieren will, wie die Ansicht der jetzigen Ärzte über diesen Gegenstand lautet, möge einmal Umschau halten unter den zahllosen populären Büchlein über Kinderpflege und über Kindererziehung, wie sie jahraus jahrein zur Belehrung der Mütter auf dem deutschen Büchermarkte erscheinen. Mit ganz wenigen Ausnahmen, zu denen auch das merkwürdige posthume Buch von Brücke gehört, schildern sie alle die bekannten Erscheinungen des erschwerten Zahndurchbruches. In einem vor wenigen Wochen in Homburg erschienenen, von einem Sanitätsrate verfaßten Werkchen dieser Art heißt es z. B. wie folgt: „Es unterliegt keinem Zweifel, daß der Zahnungsprozeß nicht ganz selten die Neigung zu bestimmten Krankheiten begünstigt, ja sie in einzelnen Fällen direkt hervorruft." Und an einer anderen Stelle: „Unter Zahndiarrhöe leidet das Kind nicht; es behält seinen Appetit und sein blühendes Aussehen." Sie sehen also, meine Herren, das verhängnisvolle Axiom von der Unschädlichkeit der Zahndiarrhöe, welchem alljährlich, besonders zur Sommerszeit, zahllose Kinder zum Opfer fallen, wird den Müttern heute noch gerade so, wie vor 50 und vor 100 Jahren von autoritativer Seite gepredigt, und da will man behaupten, daß es überflüssig sei, die Dentitionstheorie zu bekämpfen.

Ich habe bis jetzt nur von den in deutscher Sprache geschriebenen Büchern und den in deutscher Sprache unterrichteten Ärzten gesprochen und wende mich nun zu den fremdsprachigen. Hier tritt uns ein neuer Gradmesser für die Verbreitung der Dentitionslehre entgegen, nämlich die Skarifikation des Zahnfleisches als therapeutischer Behelf gegen die angeblichen Beschwerden der Dentitio difficilis. In Deutschland und in Österreich ist dieses früher allgemein geübte Verfahren seit einigen Dezennien vollständig außer Gebrauch gekommen, und selbst bei den überzeugten Anhängern der Dentitionskrankheiten ist fast niemals mehr von dieser blutrünstigen Behandlungsmethode die Rede. Höchstens daß man einmal in einem großen Handbuche der Kinderheilkunde ganz unvermutet auf eine Stelle stoßen kann, wo ernsthaft erwogen wird, ob man nicht im Beginne der spinalen Kinderlähmung versuchsweise das Zahnfleisch einschneiden solle. In den romanischen und den angloamerikanischen Ländern hingegen ist dieses Verfahren noch heutzutage ungemein verbreitet und wird auch in den berühmtesten Lehrbüchern ganz direkt empfohlen. In hohem Grade bezeichnend war auch in dieser Beziehung der Verlauf einer kurzen Diskussion in der „Société médicale des hopitaux", welche im Februar dieses Jahres in Paris stattgefunden hat. Hier hatte es nämlich ein Mitglied der besagten Gesellschaft gewagt, das Einschneiden des Zahnfleisches während der Zahnung für überflüssig zu erklären. Dafür wurde er aber von einem anderen Mitgliede in ziemlich unsanfter Weise zurechtgewiesen, indem ihm bedeutet wurde, daß seine Erfahrungen im Spitale, auf die er sich berief, durchaus nicht maßgebend seien; denn, wenn man die Kinder in der Privatpraxis beobachte, so überzeuge man sich bald, daß man auf diese Operation unmöglich verzichten könne. Und dabei hatte es sein Bewenden. Denn weder wagte der kühne Neuerer zu replizieren, noch kam ihm ein anderer von den versammelten Ärzten zu Hilfe. Unter solchen Umständen darf man sich auch nicht wundern, wenn in der französischen Literatur der allerletzten Jahre auch hin und wieder Berichte über tödlich verlaufende Blutungen nach dieser angeblich unerläßlichen Operation verzeichnet sind.

Ebenso interessant ist ein Aufsatz, der im September vorigen Jahres im italienischen Archiv für Pädiatrie erschienen ist. Der Autor desselben erzählt nämlich, daß in einer Familie die beiden ersten Kinder im Alter von 11 und 13 Monaten noch vor dem Erscheinen der ersten Zähne unter meningealen Erscheinungen gestorben seien und daß auch das dritte und vierte Kind um dieselbe Zeit unter ähnlichen Erscheinungen erkrankten; daß diese aber dadurch gerettet wurden, daß man ihnen das Zahnfleisch in großer Ausdehnung durchschnitt. Dieselbe Operation mußte bei beiden Kindern wegen derselben Erscheinungen noch mehrere Male wiederholt werden. Der Autor gibt bei dieser Gelegenheit auch eine Anleitung über die Methodik dieser Operation und der Referent des deutschen Archivs für Kinderheilkunde knüpft an diese Mitteilung die Bemerkung, es sei jedenfalls dankenswert, daß der Autor darauf hingewiesen habe, daß die Dentition auch gefährliche Folgen nach sich ziehen könne.

In England und in Amerika wird die Skarifikation des Zahnfleisches, wie ich aus den Mitteilungen meiner zahlreichen, aus diesen Ländern stammenden Hörer entnehme, noch ziemlich allgemein geübt. Einige dieser Herren schätzten die Zahl derjenigen, welche dort noch skarifizieren, auf mindestens die Hälfte aller praktizierenden Ärzte. In einem, August 1881 im englischen Archiv für Pädiatrie erschienenen Artikel wird die Indikation für die Stichelung des Zahnfleisches genauer präzisiert; in demselben Artikel wird aber auch mitgeteilt, daß in England die „Dentition" noch als gesetzliche Todesursache gelte und daß in London 4,8% aller verstorbenen Kinder unter einem Jahre und 7,3% der zwischen 1—3 Jahren verstorbenen als an der Zahnung gestorben in den Totenlisten erscheinen.

So, meine Herren, steht es in der Wirklichkeit mit dem „Wahne der Dentitionsbeschwerden", von welchem einer meiner Kritiker behauptet hat, daß er bei der Mehrzahl der Ärzte bereits erloschen sei; und es entspricht jedenfalls der wahren Sachlage besser, wenn ein anderer Referent in einer sehr verbreiteten Berliner Wochenschrift prophezeite, daß mein Standpunkt „als ein zu radikaler" auf den Widerstand zahlreicher Ärzte stoßen werde.

Nachdem ich nun durch diese Ausführungen, wie ich hoffe, sowohl mich, als auch diese verehrte Gesellschaft vor dem Vorwurfe bewahrt habe, eine ohnehin bereits erledigte Frage noch einmal zu behandeln, will ich zu dem eigentlichen Thema meines Referates übergehen, und zwar will ich mich ausschließlich darauf beschränken, Ihnen meine Beobachtungen über zahnende Kinder mitzuteilen.

Das Material zu diesen Beobachtungen gewann ich auf folgende Weise:

Ich verfüge, wie den geehrten Herren bekannt sein dürfte, über ein ambulatorisches Material von ungewöhnlicher Reichhaltigkeit, denn unsere Anstalt wurde in den letzten Jahren im Durchschnitte von 12 000 Kindern jährlich besucht. Unter diesen nehmen nun diejenigen Kinder, welche mit Rachitis in den verschiedensten Intensitätsgraden behaftet sind und wegen dieser Affektion in unsere Anstalt gebracht werden, eine sehr bedeutende Quote für sich in Anspruch. Diese Kinder werden nun während der ganzen Zeit, in der sie sich in unserer Behandlung befinden, genau beobachtet, und es werden neben allen anderen Erscheinungen auch die Vorgänge am Zahnkiefer ganz genau registriert. Es hat sich nun bei diesen vielen Tausenden von Kindern ergeben, daß trotz der unter dem Einflusse der spezifisch wirkenden antirachitischen Behandlung in gehäufter Anzahl hervorbrechenden Zähne nicht nur keine einzige von den angeblichen lokalen oder allgemeinen Dentitionsbeschwerden zum Vorscheine kam, sondern daß im Gegenteil jene mannigfachen Störungen des Allgemeinbefindens, welche durch die rachitische Affektion herbeigeführt zu werden pflegen, nach und nach verschwanden, und daß daher gerade die zahlreichen und rasch aufeinanderfolgenden Zahneruptionen dieser Kinder in den allermeisten Fällen von einem völlig ungetrübten Wohlbefinden derselben begleitet waren.

Außerdem habe ich mir auch die günstige Gelegenheit nicht entgehen lassen, an den zahlreichen (500—700) Kindern, an denen ich alljährlich in meiner Anstalt selber die Schutzpockenimpfung vornehme, die Verhältnisse des Dentitionsprozesses genauer zu studieren und den Einfluß desselben auf die Gesundheit dieser Kinder durch genaue Aufzeichnung aller einschlägigen Tatsachen festzustellen. Auch diese Beobachtungen, welche ich mehrere Jahre hindurch fortgesetzt habe, sind in bezug auf etwaige Dentitionsbeschwerden völlig resultatlos geblieben, da ich in keinem einzigen Falle irgend eine Gesundheitstörung konstatieren konnte, die in eine kausale Beziehung zu den Dentitionsvorgängen hätte gebracht werden können, obwohl die Mehrzahl dieser Kinder zu der Zeit, als sie uns überbracht wurden, in voller Zahnung begriffen war.

Außer diesen zahlreichen Kindern, welche entweder, wie die rachitischen, durch längere Zeit in gewissen Intervallen oder, wie die Impfkinder, in der Regel nur zweimal, nämlich bei der Impfung und bei der Revision beobachtet wurden, verfüge ich aber auch über eine allerdings geringere Zahl von Beobachtungen, welche an einem und demselben Kinde kontinuierlich durch längere Zeit, während eines großen Teiles der Dentitionsperiode oder auch während der ganzen Dauer derselben fortgesetzt wurden. Bei diesen Kindern wurde Tag für Tag jede in der Mundhöhle sichtbare Veränderung notiert, es wurde ihre Körpertemperatur täglich einmal, in einem Falle auch durch längere Zeit zweimal täglich gemessen, es wurden täglich Wägungen vorgenommen, es wurde die Zahl und die Beschaffenheit der Stuhlentleerungen verzeichnet und außerdem jedes irgendwie bemerkenswerte Vorkommnis genau registriert. Hier konnte also keine, und wäre es auch die allergeringste Gesundheitstörung, welche durch das Vordringen oder das Durchbrechen der Zähne hervorgerufen worden wäre, übersehen werden, und dennoch war auch in diesen Fällen das Resultat dieser Beobachtungen ein vollkommen negatives, da die Kinder, abgesehen von zufällig interkurrierenden vereinzelten Gesundheitstörungen, deren Ursachen fast immer genau bekannt und deren Verlauf in keiner Weise an die Vorgänge im Zahnkiefer gebunden war, keinerlei Abweichung von dem normalen Verhalten dargeboten haben.

Was speziell die Vorgänge an dem Zahnkiefer anbelangt, so lehrten uns diese Beobachtungen, welche zum Teile von den übrigen Ärzten unserer Anstalt und in sehr vielen Fällen auch von den Hörern meiner Vorlesungen kontrolliert wurden, daß außer jener Vorwölbung des Zahnfleisches, welche dem Durchbrechen der Schneide- und Backenzähne — nicht aber jenem der Eckzähne — mehrere Wochen und selbst Monate vorhergeht, überhaupt keinerlei Veränderung an dem Zahnfleische zu beobachten war. Diese Vorwölbung aber, welche stets von vollkommen normaler, zumeist etwas blässerer, niemals aber hyperämischer oder gar entzündeter Schleimhaut bedeckt war, deren Berührung und selbst Druck den Kindern nicht die geringsten Schmerzen verursachte, kann doch unmöglich als etwas Abnormes angesehen werden, denn mit demselben Rechte müßte man auch ein durch den graviden Uterus vorgewölbtes Abdomen als eine Krankheitserscheinung bezeichnen.

Die genaue Beobachtung der Kinder vor und während der Dentition hat uns ferner gelehrt, daß die bei manchen Kindern während einiger Zeit vorhandene Salivation in keinerlei Zusammenhang mit dem Zahndurchbruche stehen kann, da sie in den meisten Fällen lange vor der ersten Eruption beginnt und sehr häufig wieder sistiert, bevor diese stattgefunden hat, ohne daß sie bei den späteren Durchbrüchen wieder zum Vorschein kommen würde. Auf der anderen Seite zeigen diejenigen Kinder, welche die Gewohnheit zu speicheln noch ziemlich lange beibehalten, den vermehrten Speichelfluß genau in derselben Weise auch während der größeren Pausen zwischen den einzelnen Gruppen, und in manchen Fällen überdauert das Speicheln auch das Ende der ersten Dentition.

Ebensowenig steht die Gewohnheit mancher Kinder, die Finger in den Mund zu stecken, in irgendeinem kausalen oder zeitlichen Verhältnisse zu den Vorgängen der Zahnung.

Natürlich gewährt die Dentition den Kindern keinen Schutz vor jenen krankhaften Affektionen der Mundschleimhaut, von denen sie auch außer derselben heimgesucht werden. Sowohl die Stomatitis aphthosa, als auch die Stomacace kommen bei zahnenden Kindern gerade so gut vor wie bei nicht zahnenden. Niemals aber, trotz der größten auf diesen Punkt gerichteten Aufmerksamkeit, wurde ein Fall beobachtet, in welchem ein Kind auch nur bei zwei aufeinanderfolgenden Zahndurchbrüchen, geschweige denn bei jedem Zahne einen Aphthenausbruch oder eine wirkliche Entzündung der Mundschleimhaut mit jenen Erscheinungen, wie sie bei den infektiösen Stomatitiden vorkommen, dargeboten hätte. Ja, ich kann sogar mit voller Bestimmtheit behaupten, daß ich überhaupt noch niemals bei einem und demselben Kinde während der Zahnung eine wiederholte, durch ein längeres Intervall geschiedene Aphthenerkrankung gesehen habe, und ich darf daher mit gutem Gewissen sagen, daß die so häufig wiederkehrende Angabe, daß alle Kinder oder daß viele Kinder bei jedem Zahndurchbruche an entzündlichen Erscheinungen des Zahnfleisches oder an Aphthen leiden, ganz gewiß nicht auf tatsächlichen Beobachtungen, sondern nur auf einer gläubigen und unkritischen Wiederholung älterer dogmatischer Lehrmeinungen beruht.

Ich habe ferner, wie bereits erwähnt, an vielen Hunderten von Kindern, und zwar sowohl bei den zur Impfung überbrachten, als auch bei solchen, die mit leichten Graden von Rachitis behaftet waren und die sich gerade inmitten des Dentitionsprozesses befanden, bei welchen also Zähne entweder das Zahnfleisch vorwölbten oder gerade durchschnitten oder bei denen einzelne Höcker der Mahlzähne hervorgetreten waren, während andere noch von der Schleimhaut bedeckt waren, kurz in allen Stadien des Dentitionsprozesses Temperaturmessungen mit aller Sorgfalt vorgenommen und solche auch an einzelnen Kindern durch Monate und selbst Jahre hindurch fortgesetzt, und es hat sich ergeben, daß niemals auch nur die allergeringste Steigerung der Körpertemperatur gefunden werden konnte, es wäre denn, daß die Kinder an einer Angina simplex oder follicularis, an infektiösem Schnupfen oder an Bronchitis, an einer Pneumonie oder an irgendeiner anderen mit Fieber einhergehenden Erkrankung gelitten hätten. Ein Zahnfieber existiert also in der Wirklichkeit nicht, es ist wenigstens mit den uns derzeit zu Gebote stehenden Hilfsmitteln nicht nachzuweisen.

Ebensowenig sind bei den während der Dentition beobachteten Kindern jemals Konvulsionen vorgekommen, welche nicht auf dieselben Ursachen hätten zurückgeführt werden können, wie diejenigen, welche außerhalb der Dentitionsperiode oder in den großen Zahnpausen erscheinen. In allen Fällen handelt es sich auch bei den zahnenden Kindern entweder um Muskelkrämpfe, welche irgendeine fieberhafte Krankheit einleiten, also solche, die den Ausbruch eines fieberhaften Exanthems, den Beginn einer Lungenentzündung, hin und wieder selbst den einer Angina oder Diphtherie begleiten oder die Stelle des Schüttelfrostes bei einem Intermittensanfalle vertreten; oder es handelt sich um fieberlose Konvulsionen bei Kindern, welche mit deutlichen Erscheinungen der floriden Rachitis, fast immer auch mit Erweichung der Schädelknochen behaftet sind. In den letzteren Fällen besteht nun allerdings eine gewisse Beziehung zu dem Dentitionsprozesse, insofern als nämlich, wie bekannt, bei allen rachitischen Kindern die Zähne langsam und zögernd durchbrechen und ungewöhnlich lange in dem Stadium der Vorwölbung des Zahnfleisches verharren. Es gibt also tatsächlich Kinder, bei denen einerseits die Zähne schwer herauskommen und die zugleich an habituellen Konvulsionen leiden, und ich zweifle nicht daran, daß dieses Zusammentreffen, welches natürlich auch schon zu einer Zeit beobachtet wurde, wo man von der Existenz der Rachitis und der Kraniotabes noch keine Ahnung hatte — die letztere ist ja erst seit 50 Jahren bekannt — eine der hauptsächlichsten Quellen der Lehre von der Dentitio difficilis abgegeben hat. Jetzt wissen wir aber, daß beide Erscheinungen, nämlich die habituellen Konvulsionen und die verspätete Zahnung, eine gemeinschaftliche Grundursache haben in der rachitischen Affektion, welche die Schädel- und die Kieferknochen ergriffen hat, und es steht auch in unserer Macht, beide Erscheinungen zum Schwinden zu bringen, wenn wir diese gemeinschaftliche Ursache durch eine wirksame Therapie der Rachitis beseitigen. Die Krämpfe hören dann gerade zu einer Zeit auf, wo die Zähne in gehäufter Zahl gegen den Kieferrand vorrücken oder durchbrechen, weil die entzündliche Hyperämie der Schädelknochen und die dadurch hervorgerufene abnorme Erregbarkeit der Krampfzentren in Wegfall gebracht worden ist.

Genau dasselbe Verhältnis waltet auch ob zwischen der verzögerten Zahnung der rachitischen Kinder und den anderen durch die Schädelrachitis bedingten nervösen Störungen: der nächtlichen Unruhe, der psychischen Verstimmung, den selteneren Nickkrämpfen, dem Nystagmus, dem Stimmritzenkrampf und der Tetanie. Alle diese Erscheinungen können zweifellos durch die rachitische Affektion der Schädelknochen und durch die daraus folgende erhöhte Reizbarkeit gewisser Nervenzentren hervorgerufen werden. Sie rühren also nicht daher, daß die Zahnung erschwert ist, sondern sie haben dieselbe Ursache wie die erschwerte Zahnung und deshalb fallen sie häufig mit einer Verzögerung des Zahndurchbruches zusammen. Auf der einen Seite kann sich jedermann durch die Beobachtung gesunder, völlig rachitisfreier Kinder überzeugen, daß bei ihnen die Zähne ohne Konvulsionen und ohne wie immer geartete nervöse Erscheinungen zum Vorschein kommen.

Was nun die Krankheiten des Verdauungstraktes in der Dentitionsperiode betrifft, so haben unsere Beobachtungen folgendes ergeben:

1. Kinder, welche während ihrer Dentition in fortgesetzter, genau registrierender Beobachtung gestanden sind, haben nach dieser Richtung nicht die geringste Störung wahrnehmen lassen, so lange das Quantum und das Quale ihrer Nahrung derart eingerichtet war, daß daraus keine Schädigung ihres Verdauungsprozesses resultierte. Die Zahl und die Beschaffenheit ihrer Entleerungen zeigte in keinem Stadium des Zahnprozesses, weder während der Protrusion, noch während des Durchschneidens der Zähne, irgendeine Abweichung von der Norm.

2. In unserem großen Krankenmaterial zeigt sich ein Einfluß des Alters der Kinder auf die Häufigkeit des Vorkommens von Darmerkrankungen nur insofern, als die Zahl dieser Erkrankungen genau im umgekehrten Verhältnisse steht zu dem Alter der Kinder. Das erste Halbjahr, in welchem von den Zähnen zumeist noch gar nichts wahrzunehmen ist, zeigt eine höhere Zahl als das zweite Halbjahr und auch innerhalb des ersten Semesters geben die früheren Monate größere Zahlen als die späteren, obwohl diese sich doch schon eher der Zeit der beginnenden Zahnung annähern. Wenn also tatsächlich in der Periode der Zahnung die Diarrhöen noch sehr häufig sind, so ist nicht die Zahnung, sondern das jugendliche Alter und die große Empfindlichkeit der jugendlichen Individuen gegen alle Schädlichkeiten, welche den Verdauungskanal betreffen, zu beschuldigen. Im 4. Halbjahre z. B., in welchem gewöhnlich die ersten „Stockzähne" und die so sehr gefürchteten Augenzähne zum Vorschein kommen, zeigt sich in unserer Statistik schon eine Herabminderung auf weniger als ein Fünftel im Vergleiche zu dem ersten, zumeist noch ganz dentitionsfreien Semester (168 gegen 849).

3. Ebenso dominierend wie der Einfluß des Alters ist derjenige der Jahreszeiten oder vielmehr der Außentemperatur auf die Häufigkeit der Kinderdiarrhöen. Während bekanntlich in der warmen Jahreszeit, speziell im Hochsommer, die Zahlen dieser Erkrankungen eine sehr bedeutende Höhe erreichen, sinken dieselben in den Frühjahrs- und Herbstmonaten ziemlich bedeutend herab und erreichen bei uns im Dezember, Januar und Februar einen so niedrigen Stand, daß in den hier verzeichneten ganz geringen Ziffern, wenn man die Darmkatarrhe außerhalb der Dentitionsperiode und diejenigen in Abzug bringt, welche durch augenfällige Schädlichkeiten entstanden sind, absolut kein Raum mehr für die Zahndiarrhöe übrigbleibt. Da sich aber der Zahndurchbruch selbstverständlich nicht an die Jahreszeiten bindet und im Winter ebenso viele Zähne hervorkommen wie im Sommer, so sind diese Ergebnisse der Statistik mit der Lehre von der Zahndiarrhöe in keiner Weise zu vereinbaren.

Über den Zahnhusten, die Zahnexantheme und die angeblich durch die Dentition verursachten Störungen der Harnexkretion will ich mit wenigen Worten hinweggehen, indem ich als das Resultat meiner Beobachtungen nur das eine anführen kann, daß alle diese Affektionen bei zahnenden Kindern ganz genau in derselben Weise verlaufen und durch dieselben Umstände herbeigeführt werden, wie vor und nach der Dentition.

Dagegen muß ich mich wieder etwas ausführlicher mit der Frage beschäftigen, ob die Zahnung einerseits die Empfänglichkeit der Kinder für krankmachende Schädlichkeiten erhöht, und andererseits, ob die Zahnung den Verlauf von Krankheiten, die durch anderweitige Schädlichkeiten hervorgerufen worden sind, im ungünstigen Sinne zu beeinflussen vermag? Diese Modifikation der Lehre von der Dentitio difficilis ist nämlich außerordentlich verbreitet und wird sehr häufig auch von solchen Ärzten verteidigt, welche in Abrede stellen, daß die Dentition als solche imstande sei, ohne Hinzutreten anderer Schädlichkeiten eine Erkrankung des Kindes herbeizuführen. Forscht man aber nach den tatsächlichen Grundlagen dieser Behauptung, so überzeugt man sich bald, daß dieselben vollständig fehlen, und daß die Verteidiger dieser Lehre nichts anderes für dieselbe anzuführen wissen, als daß es ja allgemein bekannt sei, daß die Kinder während dieser Zeit besonders empfindlich sind, und daß jedermann wisse, um wie vieles gefährlicher die Krankheiten während der Zahnung verlaufen.

Erteilen wir aber auch hier den Tatsachen das Wort und befragen wir die Zahlen der Statistik, so ergibt sich folgendes:

Bei allen Krankheiten des Kindesalters, welche sich in großen Zahlen bewegen, also z. B. bei den akuten Erkrankungen der Respirationsorgane, zeigt sich dasselbe Verhältnis, wie wir es bei den Darmaffektionen gefunden haben: daß nämlich die Ziffern um so größer werden, je jünger die Kinder sind, daß also im allgemeinen die Morbidität größer ist in den Monaten vor der Dentition als in jenen während derselben, und daß sie innerhalb der Dentitionsperiode größer ist in den früheren als in den späteren. Aber auch die Sterblichkeit der Kinder hält sich genau an dieselbe Regel, wie Sie aus den Zahlen entnehmen können, die ich Ihnen hier nach der offiziellen Mortalitätstatistik der Stadt Wien vorlegen werde.

Es starben nämlich in 5 Jahren (1884—1889) im

1. Monat	10984
2. „	3183
3. „	2547
1. Quartal	16714
2. „	4637
3. „	3194
4. „	2641
1. Jahr	27186
2. „	6591
3. „	3113
4. „	1825
5. „	1120

Aus diesen Ziffern geht also ganz klar hervor, daß auch die Mortalität, wenn sie nach den großen Zahlen beurteilt wird, in ganz außerordentlicher Weise durch das Alter der Kinder beeinflußt wird, daß aber von einer Steigerung derselben im Beginne oder im Verlaufe der Dentition absolut keine Rede sein kann. Es zerfließt also auch dieser Teil der

Dentitionstheorie, sowie man sie in dem Lichte unanfechtbarer Tatsachen betrachtet.

Ich bin am Ende und möchte nun die geehrten Herren Kollegen bitten, ihrerseits die Erfahrungen über den Einfluß der Zahnung auf den Gesundheitszustand der Kinder mitzuteilen. Wenn ich mir aber erlauben darf, in dieser Beziehung noch eine Bitte hinzuzufügen, so würde diese dahin gehen, daß auch die Herren Kollegen, ebenso wie ich es getan, sich möglichst auf die Mitteilung tatsächlicher Beobachtungen beschränken. Es ist ja immerhin möglich, daß andere Beobachter zu abweichenden Resultaten gelangen. Man würde dann die eine Beobachtungsmethode gegen die andere abwägen und sich zu entscheiden haben, welche derselben die größte Gewähr bietet für die Richtigkeit der gewonnenen Resultate. Dagegen wäre es meiner Ansicht nach ziemlich unersprießlich, wenn man sich in der nun zu erwartenden Diskussion vorwiegend auf allgemeine Eindrücke und auf vage Erinnerungen berufen würde, wie dies gerade in dieser Frage von jeher üblich gewesen, und wie es auch noch in der jüngsten Zeit gegenüber meiner, mit einer Fülle wirklich beobachteter Tatsachen ausgestatteten Arbeit geschehen ist. Denn wenn jemand meinen direkt zu diesem Zwecke angestellten und in extenso mitgeteilten Beobachtungen nichts anderes entgegenzusetzen weiß, als daß „mancher auch solche Kinder in Erinnerung haben wird, welche sich stets eines ungetrübten Wohlbefindens erfreuten, außer in den Wochen oder Tagen vor dem Durchschneiden mancher Zähne in der ersten Dentition", so entzieht er jeder streng wissenschaftlichen Diskussion von vornherein ihren Boden; denn gegen Erinnerungen läßt sich ebensowenig ankämpfen, wie gegen Glaubenssätze oder Gefühle. Dagegen wird jede sachliche, nach den Prinzipien wissenschaftlicher Beobachtung gewonnene Tatsache, in welchem Sinne sie auch aussagen sollte, gewiß uns allen willkommen sein, weil sie dazu beitragen wird, die endliche Entscheidung in dieser wichtigen Frage herbeizuführen.

Tetanie und Autointoxikation im Kindesalter.

Vorgetragen im „Wiener Medizinischen Klub" am 9. Dezember 1896[1]).

Meine Herren! Ich möchte die Gelegenheit, die mir Ihre Verhandlung über das Thema „Autointoxikation" darbietet, nicht vorübergehen lassen, ohne auch das Verhältnis zwischen Kindertetanie und Autointoxikation zur Sprache zu bringen. Diese Frage ist nämlich im gegenwärtigen Augenblicke ziemlich aktuell, weil nicht nur einige französische Kinderärzte, wie Comby und Oddo, in der letzten Zeit die Ansicht ausgesprochen haben, daß die Tetanie der Kinder und die übrigen Krampfformen des frühen Kindesalters, wie Stimmritzenkrampf und Eklampsie, auf einer Autointoxikation beruhen, sondern weil auch Fischl in seinem Referate auf der letzten Naturforscherversammlung in Frankfurt sich dahin geäußert hat, daß er geneigt sei, in der Ätiologie dieser Krampferscheinungen toxische Einflüsse gelten zu lassen, wie sie sich auf Grund von Magendarmstörungen etablieren können.

Bevor ich aber zu der Kindertetanie übergehe, möchte ich noch auf die beiden wichtigen Tatsachen zurückkommen, welche uns Kollege Frankl von Hochwart über das Verhältnis zwischen Tetanie und Magendilatation bei Erwachsenen mitgeteilt hat. Wir haben nämlich erstens von ihm gehört, daß die in der Literatur vorkommenden Fälle, in denen Tetanie mit auffallenden Magenstörungen und speziell mit Gastrektasie kombiniert war, nur gering an Zahl sind und daher im Vergleiche mit der Gesamtzahl der Tetaniefälle bei Erwachsenen als Ausnahmen angesehen werden müssen; und dann hat er uns mitgeteilt, daß ihm ein genaueres Studium der in der Literatur vorfindlichen Fälle von Tetanie bei Magenerweiterung das Resultat ergeben habe, daß auch diese wenigen Fälle gerade in jenen Monaten aufgetreten sind, in denen auch sonst erfahrungsgemäß die Tetanie vorzukommen pflegt, also in den letzten Winter- und in den ersten Frühlingsmonaten, während diese Neurose bekanntlich im Sommer und im Herbst nahezu vollständig verschwindet. Da dies aber kaum auf einem bloßen Zufalle beruht, so würde daraus hervorgehen, daß auch in den wenigen Fällen, wo neben der Tetanie tatsächlich ein krankhafter Zustand der Verdauungsorgane zugegen war, von dem man eine Produktion von giftigen Substanzen erwarten könnte, die

[1]) Wiener med. Presse 1897, Nr. 4 u. 5.

Autointoxikation doch nicht als das einzige ursächliche Moment angesehen werden könnte, während das Gebundensein aller übrigen Fälle an die kältere Jahreszeit und das Fehlen derselben in den Sommermonaten mit ihrer bekannten Disposition zu Magen- und Darmstörungen der Theorie von dem gastrischen Ursprunge der Tetanie eigentlich direkt widerspricht. Jedenfalls geht aber daraus hervor, daß Oddo nicht im Rechte war, als er in seiner eben erschienenen Abhandlung über Kindertetanie die Behauptung aufstellte, daß der gastrische Ursprung der Tetanie der Erwachsenen von niemandem bestritten wurde.

Ich will nun zu der Kindertetanie übergehen und vor allem konstatieren, daß diese keineswegs eine so seltene Erkrankung darstellt, wie die Tetanie der Erwachsenen, in bezug auf welche wir gelegentlich von Schriftstellern, die sich speziell für diese Krankheit interessieren, die Klage vernehmen können, daß sie jahrelang umsonst nach einem solchen Falle ausspähten. Hier befinden wir Kinderärzte und speziell diejenigen, die über ein größeres Material verfügen, uns in einer viel günstigeren Lage. So können wir z. B. an unserer Anstalt bei einer Frequenz von mehr als 16 000 Kindern jährlich fast sicher auf 20—30 Fälle von manifester Tetanie und auf mehr als die doppelte Zahl von solchen Fällen rechnen, bei denen man die charakteristische Krampfstellung durch Druck auf die Nervenstämme hervorrufen kann. Wir haben also reichliche Gelegenheit, die Krankheit selbst zu studieren und uns ein Urteil über ihre Ätiologie zu bilden; und ich kann gleich hinzufügen, daß dieses Urteil nicht zugunsten jener Theorie ausfällt, welche die Tetanie der Kinder von gastrointestinalen Störungen abzuleiten versucht.

In dieser Beziehung muß ich vor allem auf die fundamentale Tatsache hinweisen, daß sich bei der Kindertetanie in noch viel auffallenderer Weise als bei den Erwachsenen jene streng gesetzmäßige Verteilung auf die einzelnen Monate des Jahres geltend macht, infolge deren die Zahl der Fälle, vom Eintritte der schlechteren Jahreszeit angefangen gradatim ansteigt, um im April den höchsten Stand zu erreichen. In den folgenden Monaten erscheinen dann höchstens ganz vereinzelte Fälle und die eigentlichen Sommermonate bleiben fast immer vollständig frei von Tetanie, so daß ich in den Sommerkursen niemals imstande bin, meinen Hörern diese interessanten Demonstrationsobjekte vorzuführen. Diese wichtige Tatsache ist, soviel ich weiß, noch von keinem einzigen Beobachter in Abrede gestellt worden und selbst Fischl mußte in der Diskussion, welche seinem Frankfurter Referate folgte, das Zugeständnis machen, daß der Sommer mit seinen zahlreichen Verdauungskrankheiten zugleich die tetanieärmste Jahreszeit ist. Wenn dies aber der Fall ist, dann verliert die Autointoxikationstheorie nicht nur an Wert, wie Fischl selber gemeint hat, sondern sie wird schlechterdings unhaltbar; weil wir unbedingt erwarten müßten, daß im Sommer, wo sich die Verdauungskrankheiten, namentlich bei den Kindern, in enormem Maße anhäufen, auch zahlreiche Tetanien vorkommen werden und daß dagegen im Winter, wo die Darmaffektionen nur vereinzelt auftreten, auch die Folgen der Autointoxikation im Nervensysteme nur selten auftreten müßten. Da aber das gerade Gegenteil der Fall ist, so sollte eigentlich ein jeder, der an die Frage ohne vorgefaßte Meinung herantritt, zu der Einsicht gelangen, daß eine Theorie, aus der man das direkte Gegenteil des wirklichen Tatbestandes deduzieren muß, als ein totgeborenes Kind zu betrachten sei.

In der erwähnten Diskussion in Frankfurt hat nun Biedert den Versuch gemacht, den Anhängern der Lehre von der Autointoxikation aus der Verlegenheit zu helfen, in welche sie dadurch versetzt werden, daß Tetanie und Sommerdiarrhöe einander wie Tag und Nacht aus dem Wege gehen. Er meinte nämlich, der Zusammenhang bestehe vielleicht gar nicht zwischen akuten Darmaffektionen und Tetanie, sondern zwischen chronischen Digestionstörungen und Tetanie, und bei den letzteren könne sogar noch eher eine Resorption von toxischen Substanzen stattfinden, als bei den akuten Störungen des Sommers, weil diese die Bildung der entsprechenden Gifte vielleicht nicht zulassen oder dieselben möglicherweise per os et anum nach außen befördern. Die Vis medicatrix naturae würde sich also nach dieser Theorie gewissermaßen der Sommerdiarrhöen bedienen, um die tetanieerzeugenden Gifte zu beseitigen — eine vom teleologischen Standpunkte nicht besonders zu lobende Einrichtung, weil die Tetanieerscheinungen meist harmloser Natur sind, während die Sommerdiarrhöen zahllose Leben vernichten. Aber abgesehen davon gibt es ja auch im Sommer und im Herbste genug dyspeptische Kinder, welche nicht an Diarrhöen, sondern eher an Stuhlverstopfung leiden und nur mühsam ihre klumpigen, übelriechenden Darmkontenta entleeren. Hier wäre also sicher eine ausreichende Gelegenheit zur Autointoxikation gegeben; und wenn die Tetanieerscheinungen wirklich auf diesem Wege zustande kämen, dann müßten sie unbedingt auch in diesen Jahreszeiten zum Vorschein kommen.

Noch störender für das Biedertsche Amendement erscheint aber die Tatsache, daß gerade diejenigen Kinder, welche mit den hochgradigsten Formen der Pädatrophie behaftet sind, jene jammervollen Gestalten, deren Skelett bloß von einer welken schlottrigen Haut bekleidet zu sein scheint, fast niemals Tetaniekrämpfe bekommen, obwohl sie in diesen schrecklichen Zustand nur durch eine anhaltende Dyspepsie versetzt werden und obwohl sie fast immer an Stuhlverstopfung leiden. Trotzdem bleiben aber diese prädestinierten Objekte der Autointoxikation von den Tetaniekrämpfen verschont, und zwar aus dem Grunde, weil sie fast niemals rachitisch sind und weil, wie wir alsbald hören werden, die Rachitis in einem gewissen Sinne als Vorbedingung für die Entwicklung der Kindertetanie zu betrachten ist.

Warum werden aber diese atrophischen Kinder nicht rachitisch? Aus dem einfachen Grunde, weil sie nicht wachsen. Da sie nämlich ihre Nahrung nur unvollständig assimilieren, fehlt ihnen nicht nur das Material zum Wachstum ihrer Weichteile, sondern auch dasjenige für die Vergrößerung ihres Skelettes; und so sieht man denn nicht selten atrophische Kinder von einem Jahre und darüber, deren Schädel nicht viel größer ist als der eines neugeborenen Kindes. Aber gerade diese kleinen Schädel der dyspeptischen und atrophischen Kinder zeigen nicht selten zum großen Verdrusse derjenigen, welche jede Rachitis von einer Dyspepsie ableiten wollen, geradezu ideale Verknöcherungsverhältnisse mit kleiner, scharf begrenzter Fontanelle und harten, unnachgiebigen Knochen. Dagegen findet man recht häufig bei gut verdauenden und daher auch rapid wachsenden Brustkindern ziemlich hohe Grade von Kraniotabes und diese Kinder leiden auch häufig an Stimmritzenkrampf und entwickeln gelegentlich den Symptomenkomplex der Tetanie.

Wenn wir nun aber sehen, daß hochgradig dyspeptische, aber rachitisfreie Kinder von Stimmritzenkrampf und Tetanie verschont bleiben, während normal verdauende, aber mit Rachitis behaftete Kinder recht häufig von diesen Krampfformen heimgesucht werden, so müssen wir daraus den Schluß ziehen, daß die krankhaften Zustände der Verdauungsorgane an der Entstehung der Krampferscheinungen nicht beteiligt sein können, während wir auf der anderen Seite dahin gedrängt werden, ihre enge Beziehung zur Rachitis ins Auge zu fassen, die ja seit Elsässer von allen vorurteilslosen Beobachtern mit besonderem Nachdrucke betont worden ist.

Daß eine solche Beziehung besteht, dafür spricht übrigens eine andere sehr bedeutungsvolle Tatsache, nämlich die auffallende Ähnlichkeit zwischen der Jahreskurve der Tetanie und des Stimmritzenkrampfes auf der einen Seite und derjenigen der Rachitis. Auch die Rachitis zeigt nämlich, wie ich vor längerer Zeit nachgewiesen habe und seitdem von zahlreichen Beobachtern für die verschiedensten Orte bestätigt worden ist, eine gesetzmäßige, Jahr für Jahr in derselben Weise wiederkehrende Verteilung auf die einzelnen Abschnitte des Jahres, und zwar in der Weise, daß die Ziffern der in den größeren Ambulatorien vorgeführten Rachitisfälle eine von November bis Juni ziemlich steil und stetig ansteigende und von Juli bis Oktober in derselben Weise abfallende Kurve darstellt. Aber noch auffallender als in den Ziffern zeigt sich der Unterschied in der Schwere der einzelnen Fälle, indem nämlich auf der Höhe der Kurve sich die besonders schweren Fälle in auffälliger Weise häufen, während im Hochsommer und im Herbst vorwiegend leichtere Fälle zum Vorschein kommen und außerdem auch die Beobachtung des einzelnen Falles eine deutliche Neigung der Krankheit zur Spontanheilung im Verlaufe der besseren Jahreszeit erkennen läßt.

Aus alledem geht aber hervor, daß der zeitliche Verlauf der Rachitisbewegung mit derjenigen des Stimmritzenkrampfes und der Tetanie eine auffallende Ähnlichkeit darbietet; und der Unterschied zwischen den Kurven besteht eigentlich nur darin, daß speziell diejenige der Tetanie etwa einen Monat früher ihren Gipfel überschreitet, während die Respirationskrämpfe sich genauer an die Rachitiskurve halten; und außerdem noch darin, daß die Rachitiszahlen auch in der besseren Jahreszeit trotz der bedeutenden Abnahme noch ziemlich hohe sind, während die Tetanie in den Sommermonaten nahezu vollständig verschwindet. Aber trotz dieser Abweichungen haben alle Autoren, welche über größere Zahlen verfügen, die auffallende Analogie zwischen den drei Kurven betont und selbst Loos, der noch immer gerne den Zusammenhang zwischen der Rachitis und den in Rede stehenden Krampferscheinungen in Abrede stellen möchte, sah sich durch die offenkundigen Tatsachen genötigt, die Ähnlichkeit zwischen der Rachitiskurve und der Tetaniekurve zuzugeben. Der einzige Fischl hat sich, wie ich den Referaten über die Frankfurter Diskussion entnehme, dahin ausgesprochen, daß es ihm nicht gelungen sei, eine zeitliche Koinzidenz zwischen Laryngospasmus, Tetanie und Rachitis herauszufinden. Da er aber in derselben Diskussion den Sommer für die tetanieärmste Zeit erklärt hat, da er ferner einer der ersten war, der an der Hand der Statistik meine Angaben über die Rachitiskurve bestätigt hat und da endlich Ganghofner gerade in Prag, wo Fischl seine Beobachtungen sammelt, eine besonders auffallende Koinzidenz zwischen diesen Krankheiten gefunden und graphisch dargestellt hat, so kann ich dieser vereinzelten Negation, welcher die anderen Beobachter mit ihren übereinstimmenden positiven Angaben gegenüberstehen, unmöglich eine größere Bedeutung beimessen; und wir können es daher als eine feststehende Tatsache betrachten, daß die Tetanie der Kinder fast ausschließlich in derjenigen Jahreszeit beobachtet wird, wo die Rachitis in besonderer In- und Extensität auftritt, und daß sie in jenen Monaten fast verschwindet, in denen die Rachitis ihren Tiefstand erreicht hat.

Wenn nun schon dieses zeitliche Zusammentreffen auf eine engere Beziehung zwischen Tetanie und Rachitis hinweist, so wird diese Beziehung noch um vieles sicherer, wenn sich bei der Untersuchung der einzelnen Fälle von Kindertetanie herausstellt, daß, von sehr seltenen Ausnahmen abgesehen, alle Kinder, welche in den ersten Lebensjahren Tetaniesymptome darbieten, mit zweifellosen Erscheinungen florider Rachitis behaftet sind.

Auch diese Tatsache ist bereits längst bekannt und speziell die älteren Autoren, wie Elsässer, Wittmann, Koeppe, Bednar, Soltmann usw., welche der Frage noch unbefangen gegenüberstanden und einfach ihre Beobachtungen ohne Rücksicht auf etwaige Theorien mitteilten, waren darüber einig, daß die „karpopedalen Spasmen“ und die „Arthrogryphosis“, wie man früher die Tetanieanfälle der Kinder zu bezeichnen pflegte, entweder ausschließlich oder fast ausschließlich bei rachitischen Kindern vorkommen. Aber auch die späteren Beobachter und speziell diejenigen, denen ein größeres Material zu Gebote stand, wie Gay, Ganghofner, Szegö und Schlesinger — welch letzterer die Kindertetanie an unserer Anstalt studierte — haben ausdrücklich hervorgehoben, daß die tetaniekranken Kinder fast immer rachitisch waren; und selbst Loos, welcher so gerne die Tetanie von der Rachitis trennen möchte, mußte in seinem Frankfurter Vortrage zugeben, daß der größte Teil der mit Stimmritzenkrampf und Tetanie behafteten Kinder seiner Beobachtung rachitisch war. Erst in der letzten Zeit haben einige Autoren mit Emphase behauptet, daß ein erheblicher Teil der an Stimmritzenkrampf und Tetanie leidenden Kinder nicht rachitisch sei, und zwar sind dies zumeist solche Autoren, welche nur wenig eigene Fälle beobachtet haben und sich überdies zur Theorie der Autointoxikation bekennen, so daß ihnen natürlich das nahezu regelmäßige Zusammentreffen von Tetanie und Rachitis nicht besonders behagt. Demgegenüber muß ich aber ausdrücklich betonen, daß an unserer Anstalt trotz der bereits erwähnten jährlichen Frequenz von mehr als 16 000 Kindern viele Jahre vergehen können, ohne daß wir eine Tetanie bei einem nicht evident rachitischen Kinde zu Gesicht bekommen. Das Auftreten von Tetanieerscheinungen bei einem nicht rachitischen Kinde gehört demnach zu den allergrößten Seltenheiten, und die Kollegen, welche an unserer Anstalt tätig sind, können sich nicht genug darüber verwundern, daß andere so oft Tetanie ohne Rachitis zu finden behaupten, während es uns trotz eifrigen Suchens Jahre hindurch nicht gelingen will, diese Symptome bei Kindern mit normalen Ossifikationsverhältnissen zu beobachten.

Dieser scheinbare Widerspruch löst sich aber wahrscheinlich in der Weise, daß diejenigen, welche häufiger Tetanie ohne Rachitis zu sehen behaupten, offenbar den Begriff der Rachitis viel zu enge fassen und z. B. nur solche Kinder als rachitisch ansehen, welche bereits sichtbare Verbildungen ihres Skelettes erlitten haben. Dies war sicherlich bei Oddo der Fall, der in seiner bereits erwähnten Abhandlung über Kindertetanie zur Widerlegung der Lehre von den engeren Beziehungen der infantilen Tetanie zu der Rachitis sich darauf berief, daß von den ganzen vier Fällen, die er im Laufe von $2^1/_2$ Jahren gesehen hat, nicht alle im Besitze von nennenswerten rachitischen Deformitäten gewesen sind. Darauf kommt es aber eben gar nicht an, denn jedermann weiß es, daß ein Kind mit hochgradiger florider Rachitis behaftet sein kann, ohne nennenswerte rachitische Deformitäten zu besitzen. Aber auch die anderen Autoren, welche ebenfalls zumeist auf Grund von spärlichen Beobachtungen behaupten, daß eine erheblichere Quote der Tetaniefälle bei nicht rachitischen Kindern vorkomme, haben es unterlassen, uns durch eine genauere Beschreibung ihrer Fälle die Sicherheit zu verschaffen, daß die Verknöcherung der Schädelknochen, die Größe der Fontanelle, die Beschaffenheit der Nähte, der Zahndurchbruch usw. bei diesen Kindern wirklich von der Art gewesen sind, daß man berechtigt war, dieselben für frei von Rachitis zu erklären. Bei der nicht unbedeutenden prinzipiellen Wichtigkeit dieser Frage und bei dem Umstande, daß gerade jene Beobachter, welche über größere Zahlen verfügen, nur sehr selten Tetanie und Stimmritzenkrampf bei nicht rachitischen Kindern gesehen haben, wäre eine solche spezialisierte Motivierung der negativen Diagnosen sicherlich am Platze gewesen.

Dazu kommt aber noch, daß alle Beobachter ohne Ausnahme in dem einen Punkte miteinander übereinstimmen, daß die Tetanie und der Stimmritzenkrampf in irgendwie nennenswerten Zahlen nur im ersten und zweiten und allenfalls noch im dritten Lebensjahre vorkommen, also gerade in jenem Alter, in welchem die Rachitis in voller Blüte zu stehen pflegt. Da aber nicht zu verstehen wäre, warum es im vierten oder fünften Jahre nicht ebensogut Autointoxikationen geben solle wie im zweiten oder dritten, so können wir auch aus dieser wichtigen Tatsache deduzieren, daß die Verdauungstörungen keine wesentliche Rolle in der Ätiologie der Tetanie spielen können, während sie gerade so wie die früheren Tatsachen mit großer Bestimmtheit auf eine engere Beziehung zur floriden Rachitis hinweist.

Für diese Beziehung spricht endlich die nur noch von wenigen bestrittene Tatsache, daß Stimmritzenkrampf und Tetanie, wenn sie bei rachitischen Kindern aufgetreten, durch eine korrekt durchgeführte Phosphorbehandlung ebenso prompt und nahezu sicher beseitigt werden, wie die eklamptischen Anfälle und die übrigen nervösen Erscheinungen der mit florider Rachitis und Kraniotabes behafteten Kinder. Speziell für den Stimmritzenkrampf liegen in dieser Hinsicht bestimmte positive Angaben von einer ganzen Reihe von Beobachtern, wie Hagenbach, Soltmann, Heubner, B. Wagner, Töplitz, Canali, Montmollin, Schlüter, Demme, Rauchfuß, Hennig, Theodor, Master, Troitzky und vielen anderen vor; und auch das rasche Schwinden der Tetanieanfälle wurde in Übereinstimmung mit meinen Angaben von Töplitz, Boral, Concetti und Szegö ausdrücklich hervorgehoben. Auch Sie selbst haben Gelegenheit gehabt, sich an dem Falle, den ich Ihnen vor 8 Tagen zum ersten und heute zum zweiten Male vorgeführt habe, mit eigenen Augen von dieser merkwürdigen Wirkung zu überzeugen. Das 8 Monate alte, künstlich genährte, aber normal verdauende und gut aussehende Kind war an demselben Tage, an dem ich es Ihnen demonstrierte, zum ersten Male wegen hochgradiger nächtlicher Unruhe und häufigen leichteren Anfällen von Stimmritzenkrampf in unsere Ambulanz gebracht worden und zeigte nebst den gewöhnlichen Rachitiszeichen mäßigen Grades eine sehr bedeutende Kraniotabes, indem nämlich, wie Sie sich selbst überzeugen konnten, die beiden Parietalia und das Okzipitale in der Umgebung der Pfeil- und Hinterhauptnaht in großer Ausdehnung weich und eindrückbar waren. Sie sahen ferner, daß sich durch leichtes Klopfen unter dem Jochbogen ein überaus lebhaftes Fazialisphänomen produzieren ließ und daß ich durch die Konstriktion des Oberarmes über dem Ellbogengelenk nach einer Minute die charakteristische Tetaniestellung der Finger hervorrufen konnte. Wir verordneten dem Kinde Phosphor in der gewöhnlichen Dosis von einem Zentigramm auf 100 g Lebertran und es bekam davon täglich einen Kaffeelöffel voll mit dem ungefähren Gehalte von einem halben Milligramm. Der Erfolg war nun der, daß die Anfälle von Stimmritzenkrampf nach 2 Tagen ausblieben und daß das Kind, welches früher die Pflegemutter nächtelang in Atem hielt, nunmehr die ganze Nacht in ruhigem Schlafe verbringt. Außerdem haben Sie aber soeben gesehen, daß das Trousseausche Phänomen auch nach lange fortgesetztem Druck auf die Nervenstämme nicht mehr hervorgerufen werden konnte, während das Fazialisphänomen vorläufig nur in geringem Grade abgeschwächt erscheint. Es ist dies der gewöhnliche Gang in diesen Fällen, wie wir ihn immer wieder in derselben Weise beobachteten; und so wie Sie in diesem einen Falle einen Teil des Heilerfolges kontrollieren konnten, so findet alljährlich in einer ganzen Reihe von Fällen die Heilung des Stimmritzenkrampfes und der Tetanie, man könnte fast sagen, unter den Augen meiner Zuhörer statt. Da aber der Phosphor bei jenen Neurosen, welche in keinerlei Beziehung zur Rachitis stehen, wie z. B. bei Epilepsie oder Chorea, nicht die geringste Wirkung entfaltet und da diese Wirkung auch bei jenen recht seltenen Fällen ausgeblieben ist, wo die Tetanie bei Kindern jenseits des Rachitisalters oder bei rachitisfreien Individuen der ersten Lebensjahre auftrat, da endlich nach dem Tierexperiment und der raschen Konsolidierung weicher Knochen bei Rachitis und Osteomalazie unter Phosphorgebrauch an der spezifischen Wirkung des Phosphors auf das Knochensystem nicht gezweifelt werden kann, so können wir aus der therapeutischen Wirkung des Phosphors bei der Tetanie der Kinder zweierlei Schlüsse ableiten: Erstens, daß wirklich eine Beziehung zwischen der Kindertetanie und der Rachitis bestehen müsse; und zweitens, daß hier die Tetanie nicht auf einer Darmintoxikation beruhen könne, weil es ja nicht zu verstehen wäre, wie die Wirkungen der Giftstoffe durch ein halbes Milligramm Phosphor per Tag beseitigt werden sollten.

Wenn Sie mich nun fragen, wie ich mir den Zusammenhang zwischen den Krampferscheinungen der rachitischen Kinder und ihrer Grundkrankheit vorstelle, so muß ich vor allem darauf hinweisen, daß die rachitische Affektion der wachsenden Knochen auf einem entzündlichen Zustande ihrer Appositionsstellen beruht, welcher sich in einer sehr bedeutenden Vermehrung und in einer ebenso bedeutenden Erweiterung der Blutgefäße an den genannten Stellen dokumentiert. Diese entzündliche Hyperämie ist keine theoretische Fiktion, wie manche Kritiker zu glauben scheinen, sondern sie ist eine anatomische Tatsache, von der sich jeder durch die Besichtigung eines makroskopischen Durchschnittes oder eines mikroskopischen Präparates sofort überzeugen kann, und die bis jetzt noch von allen ernst zu nehmenden Autoren, wie Virchow, Rokitansky, Volkmann, Rindfleisch usw., in übereinstimmender Weise beschrieben worden ist. Besonders auffallend ist aber diese Hyperämie an den rachitischen Schädelknochen, und zwar nicht allein an jenen Stellen, welche durch ihre Nachgiebigkeit gegen Fingerdruck ihren krankhaften Zustand verraten, sondern auch in den übrigen Teilen der Schädelkapsel und namentlich in denjenigen Knochen, welche das Schädelgewölbe zusammensetzen. Diese Hyperämie verrät sich nicht selten durch ausgedehnte Venen, welche als mächtige dunkle Stränge durch die Kopfhaut hindurchschimmern und sich dem tastenden Finger als in knöchernen Halbkanälen verlaufend präsentieren. Dieselbe Blutfülle findet man aberauch in der harten Hirnhaut, welche ja nichts anderes ist, als das innere Periost der Schädelknochen, und von hier pflanzt sie sich auch auf die weichen Hirnhäute und auf die Hirnrinde fort, wo sie auch nach dem Tode noch sehr häufig persistiert und von vielen Beobachtern beschrieben worden ist.

Es kann nun wenigstens das eine nicht in Zweifel gezogen werden, daß die bekannten psychischen Störungen der rachitischen Kinder, ihre fortwährende Unruhe, ihre Schlaflosigkeit, ihre zornige Erregbarkeit, ihr konvulsivisches Zusammenfahren bei Geräuschen und unerwarteten Gesichtseindrücken auf einem krankhaften Erregungszustande kortikaler Zentren beruhen, und ebenso können wir uns die vermehrte Schweißsekretion, welche nicht nur am Kopfe, sondern sehr häufig am ganzen Körper beobachtet wird, kaum anders als durch die Reizung eines kortikalen Schwitzzentrums erklären. Es liegt also gewiß recht nahe, auch die Krampferscheinungen der rachitischen Kinder auf einen krankhaften Erregungszustand motorischer Zentren in der Gehirnrinde zurückzuführen, und diese Vermutung wird in bedeutungsvoller Weise durch die Experimente von Semon und Horsley, Krause, Unverricht und Preobraschensky unterstützt, welche gezeigt haben, daß tatsächlich in der Hirnrinde von Hunden und Affen zwei bestimmte Stellen existieren, deren faradische Reizung das eine Mal einen Verschluß der Glottis und das andere Mal einen Atemstillstand in der Exspirationstellung hervorruft, also gerade diejenigen Erscheinungen, welche wir bei den rachitischen Kindern am häufigsten beobachten, und von denen die letztere nicht selten den Tod durch Erstickung herbeiführt.

Was nun die Tetanie anlangt, so kennen wir allerdings noch nicht das Zentrum für die charakteristische Stellung der Hände und Füße. Aber trotzdem ist es im höchsten Grade wahrscheinlich, daß auch bei der Tetanie ein kortikales Zentrum beteiligt ist, weil wir häufig beobachten, daß die Krämpfe durch eine psychische Erregung der Kinder hervorgerufen werden und weil wir auch das symmetrische Auftreten der Kontrakturen kaum anders zu deuten verstünden. Ich glaube daher, daß wir jedenfalls auf der richtigen Fährte sind, wenn wir sämtliche neuromuskulären Störungen der rachitischen Kinder mit Einschluß der respiratorischen Krämpfe und der Tetanie auf einen Reizungszustand kortikaler Zentren zurückführen, welcher durch die unmittelbare Nachbarschaft der in einem entzündlich hyperämischen Zustande befindlichen Schädelknochen hervorgerufen wird.

Ich will aber gleich hinzufügen, daß diese Erklärung für sich allein nicht imstande ist, dem ganzen bis jetzt vorliegenden Komplexe von Tatsachen gerecht zu werden. Denn vor allem ist damit noch nicht erklärt, warum nicht alle mit florider Rachitis und mit Kraniotabes behafteten Kinder von Respirationskrämpfen, Konvulsionen oder tonischen Krämpfen ihrer Extremitätenmuskeln heimgesucht werden. Nach meiner Schätzung haben vielleicht 4% aller rachitischen Kinder Laryngospasmus und nicht ganz 1% derselben leidet an Tetanie. Es muß also offenbar ein zweites Moment hinzutreten, welches gewissermaßen die durch die Schädelrachitis gesetzte potentielle Neigung zu motorischen Störungen ins Aktuelle überträgt; und es frägt sich nun, wo wir dieses auslösende Moment zu suchen haben werden.

Ein Fingerzeig hierfür findet sich nun vielleicht in einer Tatsache, die ich bisher noch nicht zur Sprache gebracht habe, die aber sicher nicht ohne Bedeutung ist: daß nämlich nicht nur die Tetanie der Erwachsenen, sondern auch die der Kinder fast niemals bei Wohlhabenden, sondern nahezu ausschließlich in der ärmeren Klasse beobachtet wird. Daß diese Tatsache mit der Lehre von der Autointoxikation in keiner Weise in Einklang zu bringen ist, das liegt klar auf der Hand. Aber auch von unserem Standpunkte ist dies speziell für die Kindertetanie um so auffallender, als ja die Rachitis bekanntlich auch Kinder in den günstigsten Lebensverhältnissen befällt. Es ist ja sicherlich richtig und niemand hat es vielleicht lebhafter betont als ich selbst, daß die Rachitis mit besonderer Vorliebe und in besonders schweren Formen die Kinder der Proletarier heimzusuchen pflegt. Aber dies schließt keineswegs die Rachitis bei den Wohlhabenden aus und besonders die Kraniotabes findet man nicht selten bei glänzend genährten Brustkindern der besseren Familien, weil solche Kinder rasch wachsen und, wie wir früher gehört haben, gerade das rasche Wachstum die günstigsten Bedingungen für die Entwicklung des rachitischen Knochenprozesses herbeiführt. Da wir also bei den Kindern wohlhabender Eltern nicht selten bedeutende Kraniotabes, aber fast niemals die Erscheinungen der Tetanie beobachten, so vermute ich, daß hier zwar die durch die rachitische Erkrankung der Schädelknochen gegebene Disposition zu den motorischen Störungen vorhanden ist, daß aber das auslösende Moment fehlt, also diejenige Schädlichkeit, welche bei den disponierten Individuen den tatsächlichen Ausbruch der Krampferscheinungen herbeiführt. Nun ist es aber zweifellos, daß in der ärmeren Bevölkerung, und hier wieder speziell während der Wintermonate, diejenigen Momente, welche ich bereits vor längerer Zeit als die „respiratorischen Noxen" bezeichnet habe, in besonders hervorragendem Maße wirksam sind. Auch diese respiratorischen Schädlichkeiten sind nicht etwa hypothetischer Natur; denn wenn wir sie auch nicht chemisch definieren können, so gibt sich ihre Anwesenheit unseren Geruchsorganen in unzweifelhafter Weise zu erkennen. Es ist dies der bekannte „Armeleutegeruch", welcher sich in den engen, überfüllten und schlecht gelüfteten Proletarierwohnungen so unangenehm bemerkbar macht und an den Insassen dieser Räume häufig auch außerhalb der letzteren wahrzunehmen ist. In diesen Wohnungen ist nicht nur eine unverhältnismäßig große Zahl von Menschen untergebracht, welche mit ihren Ausdünstungen die Luft verderben, sondern es wird in den Wohnräumen auch gekocht, gewaschen, gebügelt und nicht selten sogar noch ein Handwerk ausgeübt und alle dadurch erzeugten Geruchstoffe werden überdies im Winter sorgfältig zurückgehalten, weil man, teils um Brennmaterial zu sparen, teils aus Furcht vor Erkältungen nur selten die Fenster öffnet. Die kleinen Kinder aber erzeugen sich eine noch übelriechendere Spezialatmosphäre, indem sie ihre Windeln oder ihre Kleider beschmutzen und der entleerte Harnstoff alsbald in die ammoniakalische Gärung übergeht.

Diese mannigfaltigen Geruchstoffe sind nun offenbar, wenn sie lange genug eingeatmet werden, auch schon an und für sich, ohne Intervention der Rachitis, imstande, bei manchen Individuen Tetaniekrämpfe hervorzurufen; und so entstehen wahrscheinlich diese Krämpfe bei den Schuster- und Schneidergesellen, welche nicht nur bei Nacht in erbärmlicher Weise untergebracht sind, sondern auch noch während des ganzen Tages durch ihre Berufstätigkeit in ähnlichen Ubikationen zurückgehalten werden, während diejenigen Berufe, welche im Freien ausgeübt werden, eine förmliche Immunität gegen diese Krankheit gewähren. Aber die bloße direkte Einwirkung dieser giftigen Substanzen auf die Krampfzentren ist offenbar nur ausnahmsweise genügend, um die krankhaften Erscheinungen hervorzurufen, und deshalb ist die Tetanie bei Erwachsenen und bei Halberwachsenen immerhin eine seltene Erscheinung. Anders aber bei den noch im lebhaftesten Wachstum befindlichen Kindern der beiden ersten Lebensjahre. Hier wirken offenbar diese giftigen Stoffe, wenn sie mit der Atmungsluft in die Zirkulation gelangen, in erster Linie auf das Knochensystem, indem sie an den Stellen des lebhaftesten Appositionswachstums, wo schon normalerweise eine bedeutende

Fluxion und eine energische Entwicklung junger Blutgefäße stattfindet, einen krankhaften Reiz ausüben und daselbst jene entzündliche Hyperämie hervorrufen, welche die Grundlage des rachitischen Prozesses bildet. Wenn nun aber diese entzündliche Hyperämie sich auch an den Knochen des Schädelgewölbes etabliert, so geraten dadurch die in der Großhirnrinde gelegenen motorischen Zentren in einen krankhaften Erregungszustand und es gelingt nunmehr den krampferregenden Reizen viel leichter als bei den Erwachsenen, die Krampfzustände ins Leben zu rufen.

Daß aber wirklich dieselben schädlichen Momente, welche bei den Kindern die Erscheinungen der manifesten Tetanie und ihre Begleiterscheinungen hervorrufen, unter Umständen auch bei den in demselben Raume lebenden Erwachsenen in analoger Weise tätig sein können, dafür spricht eine interessante Beobachtung, die wir einige Male gemacht haben, daß nämlich die Mütter der mit Tetanie behafteten Kinder selbst ein schönes Fazialisphänomen dargeboten haben. Diese Mütter standen eben unter dem Einflusse derselben Schädlichkeiten wie ihre Kinder; aber da sie bereits erwachsen waren, konnten diese Schädlichkeiten bei ihnen weder eine Rachitis zur Entwicklung bringen, noch eine bereits vorhandene Rachitis verschlimmern; sie hatten also keine hyperämischen Schädelknochen und daher waren ihre motorischen Zentren nicht so sehr zur Krampfproduktion geneigt wie diejenigen ihrer Kinder. Aber die schädlichen Reize wirkten dennoch erregend auf ihre motorischen Zentren; infolgedessen sandten diese fortwährend Reize mäßigen Grades in ihre zentrifugalen Bahnen und erzeugten in ihnen jenen Zustand, welchen die Physiologen als „Bahnung" zu bezeichnen pflegen; und wenn nun auf diese so veränderten Nervenbahnen ein geringfügiger mechanischer oder elektrischer Reiz ausgeübt wurde, so gerieten die von ihnen innervierten Muskelgruppen in Kontraktion.

Unsere Theorie erklärt also die größere Häufigkeit der Tetanie im Winter und im Vorfrühling und ihre enorme Seltenheit im Sommer und im Herbste; sie erklärt das häufige Erscheinen derselben bei Kindern und ihre relative Seltenheit bei Erwachsenen; ihr nahezu ausschließliches Vorkommen bei den Armen und ihr Fehlen bei den Wohlhabenderen; sie erklärt ferner die enge Gebundenheit der Kindertetanie an die floride Rachitis und an die Jahre des lebhaftesten Knochenwachstums; und endlich auch den Erfolg der Phosphortherapie bei den Tetanieanfällen der rachitischen Kinder, weil der Phosphor in medikamentösen Dosen, wie ich annehmen muß, auf die erweiterten Blutgefäße der kranken Knochen einwirkt und dadurch die entzündliche Hyperämie der Schädelknochen und mittelbar auch die krankhafte Erregbarkeit der kortikalen Zentren bekämpft.

Vielleicht würde die hier entwickelte Theorie noch insofern einer Ergänzung bedürfen, als sie auch das hereditäre Moment und eine angeborene neuropathische Anlage in Erwägung zu ziehen hätte. Aber jedenfalls hat sie das eine für sich, daß sie an keiner einzigen Stelle gegen eine sichergestellte Tatsache verstößt, während die Lehre von der Autointoxikation gerade mit denjenigen Tatsachen in Widerspruch gerät, die zu den bestfundierten in der Lehre von der Tetanie des Kindesalters gehören.

Über Vererbung der Syphilis.

Vortrag, gehalten in der k. k. Gesellschaft der Ärzte am 13. Februar 1903[1]).

Ich werde zwar die Mahnung des Herrn Vorsitzenden an die zum Worte Gemeldeten, sich in der Diskussion möglichst kurz zu fassen, gewiß beherzigen; ich kann aber doch nicht versprechen, die Sache in einigen Minuten zu erledigen, weil das Thema nach vielen Seiten hin beleuchtet werden muß und weil sich die Ausführungen des Kollegen Matzenauer doch hauptsächlich gegen die von mir vertretene Auffassung der Syphilisvererbung gerichtet haben. Denn wenn es auch nicht ganz zutreffend sein mag, mich als den Urheber der Lehre von der paternen Vererbung der Syphilis zu bezeichnen und in diesem Sinne von „Kassowitz und seinen Anhängern" zu sprechen, wie es Matzenauer getan hat, weil die direkte Übertragung der Syphilis vom Vater auf das Kind auch vor mir von vielen Forschern angenommen wurde, so ist es doch richtig, daß ich in meiner im Jahre 1876 erschienenen „Vererbung der Syphilis" zum ersten Male zwischen der Übertragung der Syphilis durch die väterliche oder mütterliche Keimzelle auf der einen Seite und der plazentaren Übertragung auf der anderen Seite unterschieden und dadurch erst eine präzise Fragestellung für das Problem der Syphilisvererbung ermöglicht habe; und ebenso richtig ist es, daß ich mich auf Grund der von mir und anderen beobachteten Tatsachen mit Entschiedenheit für die — jetzt von Matzenauer in Abrede gestellte — germinative Vererbung dieser Krankheit ausgesprochen habe.

Ich kann nicht in Abrede stellen, daß ich dem von Matzenauer angekündigten Vortrage mit einer gewissen Neugierde und Spannung entgegensah. Ich hatte seinerzeit das Vergnügen, ihn unter meinen eifrigsten Hörern zu sehen, mir waren auch seine von ernsthaftem Streben zeugenden Arbeiten bekannt, und als ich nun aus dem Titel seines Vortrages ersah, daß er die in allen Lehrbüchern gelehrte und von der Majorität der Forscher akzeptierte paterne Vererbung anfechten wollte, mußte ich erwarten, daß er dem großen Beweismaterial, welches ich und andere für diesen Modus der Syphilisübertragung herbeigeschafft hatten, ein zum mindesten gleichwertiges eigenes Beobachtungsmaterial entgegensetzen werde, weil es ja doch nur auf diese Weise möglich wäre, die bisherigen Anhänger der paternen Vererbung, wenn

[1]) Wiener klin. Wochenschr. 1903, Nr. 8.

auch nicht von der Unrichtigkeit ihrer Lehre zu überzeugen, so doch wenigstens in ihrer bisherigen Überzeugung zu erschüttern. Diese berechtigte Erwartung wurde aber auf das gründlichste getäuscht.

Es ist ja möglich, daß die von Matzenauer angekündigte ausführlichere Publikation die erwarteten Beobachtungstatsachen enthalten wird, aber in seinem Vortrag selbst und in der Wiedergabe desselben in der letzten Nummer der Wiener klinischen Wochenschrift habe ich vergeblich nach einem solchen gesucht. Ich selbst habe seinerzeit die Sache in der Weise geführt, daß ich trachtete, möglichst vollkommene und fortlaufende Beobachtungen der ganzen in Frage kommenden Familien zu gewinnen und die Mutter, den Vater und alle noch lebenden und im Verlaufe der Beobachtung hinzukommenden Kinder in Evidenz zu halten. Jede dieser Familien wurde in einem fortlaufenden Protokoll verzeichnet, es wurde ein alphabetisches Register der Familiennamen angelegt, und wenn selbst nach Jahren einer der bekannten Namen, selbst bei anderen Erkrankungen, zum Vorschein kam, wurde die Gelegenheit ergriffen, die betreffende Familienchronik zu ergänzen und zu vervollständigen. Außerdem habe ich aber auch seinerzeit die syphilitischen Abteilungen des allgemeinen Krankenhauses besucht und die dort vorhandenen syphilitischen Schwangeren in Augenschein genommen, ich ging ihnen auf die Gebärabteilungen nach, inspizierte die Früchte, verfolgte die lebendgeborenen Kinder in die Findelanstalt und gewann auf diese Weise eine besonders wertvolle Ergänzung meines eigenen Materials. Dieses letztere wurde später, als sich mein Interesse anderen Problemen zuwandte, durch Hochsinger mit besonderem Eifer verfolgt und in selbständigen Arbeiten, wenn auch einverständlich mit mir, verwertet, und ich glaube, daß wir berechtigt sind, aus diesen nahezu über drei Dezennien sich erstreckenden Beobachtungsreihen auch theoretische Schlußfolgerungen abzuleiten. Matzenauer hat aber den umgekehrten Weg eingeschlagen. Er gelangte auf theoretischem Weg zu der Ansicht, daß eine Übertragung einer Infektionskrankheit auf die Deszendenz auf dem Weg der väterlichen oder mütterlichen Keimzellen unmöglich sei, und seine Aufgabe bestand nun darin, die seiner vorgefaßten theoretischen Ansicht widersprechenden Tatsachen zu invalidieren, indem er entweder die Richtigkeit der Beobachtung in Zweifel zog, oder diese in seinem Sinn zu verwerten trachtete. Aber eigentlich war das Resultat seiner Untersuchungen schon von Anfang an entschieden. Dasselbe lautete kurzweg: Es gibt keine paterne Vererbung der Syphilis, weil es eine solche nicht geben kann.

Daß er wirklich nach dieser Methode vorgegangen ist, will ich an einigen seiner eigenen Sätze erweisen. Er sagt z. B.: „Da es keine hereditäre Syphilis ohne Syphilis der Mutter gibt, so folgt daraus, daß wir eine Vererbung der Syphilis in jedem Fall von einer syphilitischen Mutter ableiten können.“ Das ist der Zirkelschluß, die Petitio principii, wie sie im Buche stehen: a = b, weil — nun, weil eben a = b ist. Die Syphilis des Kindes stammt jedenfalls von der Mutter, weil es keine Syphilis des Kindes ohne die Syphilis der Mutter gibt. Es handelt sich ja aber doch darum, die Richtigkeit dieser beiden einander vollständig deckenden Sätze zu erweisen, und diesen Nachweis habe ich in Matzenauers Ausführungen vergeblich gesucht. Er verlangt zwar von uns „unumstößliche, beweiskräftige Tatsachen", er selbst aber bietet uns immer nur den Hinweis auf die angebliche theoretische Unmöglichkeit einer spermatischen Vererbung, wie z. B. in folgendem Satz:

„Gegen die Annahme, daß die immunen Frauen bloß immun und nicht etwa latent syphilitisch seien, spricht: daß in der gesamten Pathologie der Infektionskrankheiten und auch bei Syphilis speziell eine spermatische Vererbung der Krankheit nicht zu erweisen ist, sondern eine Vererbung immer nur von Mutter aufs Kind stattfindet."

Wir also sagen, die Mutter ist nicht syphilitisch, weil sie niemals Erscheinungen der Krankheit dargeboten hat und weil sie sofort gesunde Kinder gebären kann, wenn die Syphilis des Zeugenden durch intensive Behandlung oder durch Eingehen einer zweiten Ehe mit einem gesunden Mann ausgeschaltet wird. Matzenauer aber belehrt uns, daß die Frau latent syphilitisch sein muß, weil — die Vererbung immer nur von Mutter aufs Kind stattfinden kann. Also dasjenige, was erst zu erweisen ist, wird von ihm als wichtigstes und immer wiederkehrendes Beweismittel angeführt. Hierfür noch ein drittes Beispiel:

„Die wenngleich symptomlose, so doch bestehende Syphilis der Mutter wird geradezu durch die Geburt eines syphilitischen Kindes entlarvt."

Also wir sagen: Die Mutter ist nicht syphilitisch, weil sie trotz sorgfältigster und fortgesetzter Beobachtung niemals ein Zeichen von Syphilis, ja nicht einmal eine verdächtige Erscheinung dargeboten hat, weil sie von ihrem Mann nicht infiziert wurde, der zwar seine voreheliche Infektion und Syphilis zugibt, aber bestimmt behauptet, daß er bei Eingehung der Ehe und während derselben keine Erscheinungen an sich wahrgenommen hat, und weil sie, wie ich selbst und viele andere wiederholt beobachtet haben, nach ausgiebiger Behandlung des Gatten und ohne selbst behandelt zu werden, ganz gesunde Kinder zur Welt bringt. Für Matzenauer besteht aber diese symptomlose Syphilis dennoch und wird durch die Geburt des syphilitischen Kindes und durch die Immunität der Mutter entlarvt, weil er von vornherein überzeugt ist, daß die Syphilis nur von der Mutter auf das Kind übertragen werden kann.

Warum ist aber die nach Matzenauer jedenfalls bestehende Syphilis der Mutter symptomlos? Nehmen wir an, die Frau ist seit einem Jahr verheiratet und gebärt ein syphilitisches Kind, dessen Vater seine frühere Infektion einbekennt, aber dermalen kein infizierendes Symptom derselben besitzt. Sie hat also eben ihre Schwangerschaft beendet, von der man weiß, in welch hohem Grade sie bei syphilitischen Weibern die Entwicklung kondylomatöser Produkte in der Genitalgegend begünstigt. Hören wir hierüber Fournier, dessen Kompetenz vielleicht auch von Matzenauer zugegeben werden dürfte, welcher diejenigen nicht für vollnimmt, welche studiert haben, als die Syphilis noch nicht zum obligaten Lehrgegenstand erhoben war:

„Die Schwangerschaft als solche begünstigt das Auftreten und Wuchern der papulösen und ulzerösen Formen an den Genitalien und die Papeln nehmen daselbst oft eine enorme Entwicklung."

Nach Matzenauer ist also diese junge Frau im Laufe des letzten Jahres infiziert worden, denn nur sie kann die Krankheit auf die Frucht übertragen. Warum manifestiert sich aber diese Syphilis nicht? Hier handelt es sich ja nicht um unsichere anamnestische Angaben, sondern wir haben das ganze Material vor unseren Augen und in unseren Händen. Das syphilitische Kind, den früher infizierten, aber mit keinem sichtbaren infizierenden Produkt versehenen Vater und die symptomlose Mutter, die trotz der begünstigenden Schwangerschaft kein Symptom darbietet und auch späterhin bei fortgesetzter peinlicher Beobachtung von seiten des Gatten, des Hausarztes, der Gynäkologen, ja in manchen Fällen auch des Spezialisten für Syphilis niemals irgendein Zeichen der Krankheit präsentiert und nach der Behandlung des Gatten gesunde Kinder zur Welt bringt. Da muß man denn doch fragen, warum ist denn diese angeblich „doch bestehende“ Syphilis in keiner Weise nachweisbar? Ist sie im Besitz einer Tarnkappe, welche sie selbst dem eifrigsten Sucher unsichtbar macht? Will uns diese Syphilis irreführen und nur zur Aufstellung unrichtiger Lehren verleiten? Nein, sie ist nur deshalb unsichtbar, weil sie nicht besteht, weil die Frau weder von ihrem Mann, noch auf dem Wege des Choc en retour von ihrem kranken Fötus infiziert wurde; und es bleibt in diesen zahlreichen und von einer großen Reihe von Beobachtern ganz übereinstimmend geschilderten Fällen nichts anderes übrig als anzunehmen, daß die Frucht ihre Krankheit auf germinativem Wege von dem das syphilitische Gift noch immer beherbergenden Vater überkommen hat.

Aber die Immunität dieser symptomlosen Mütter? Ist sie nicht ein Beweis, daß sie dennoch latent syphilitisch geworden sind? Ich behaupte: Nein! Eine Frau, die nicht nur niemals Zeichen der Krankheit darbietet, sondern auch in den allerersten Jahren ihrer angeblichen Syphilis, ohne spezifische Behandlung eine ganze Reihe gesunder Kinder zur Welt bringt, ist sicher nicht syphilitisch, weil wir wissen, daß eine wirklich und nicht nur theoretisch syphilitische Frau ohne spezifische Behandlung durch 6—10 Jahre und noch länger immer nur syphilitische Kinder gebären kann. Die Fälle von alternierender Vererbung, welche Matzenauer heranziehen will, um die Geburt gesunder Kinder von seiten der angeblich latent syphilitischen Mütter nach merkurieller Behandlung des Gatten allein zu beschönigen, finden sich nach unserem, speziell in dieser Richtung, nämlich was die Reihenfolge der Geburten anlangt, durchaus verläßlichen und in bezug auf die Zahl der Fälle sicherlich einzig dastehenden Beobachtungsmaterial immer nur am Ende einer längeren Reihe von Geburten oder bei einer durch die lange Dauer der Krankheit schon nahezu verlöschenden Vererbungsfähigkeit des schuldtragenden Aszendenten. Im Beginn der Reihe, zwischen Aborten, Totgeburten und schwer affizierten lebenden Kindern haben wir, vorausgesetzt, daß keine merkurielle Behandlung interveniert hat, niemals die Geburt eines lebenskräftigen und syphilisfreien Kindes beobachtet, und Matzenauer mußte ebenfalls zugeben, daß eine alternierende Vererbung in der Regel nur bei schon älterer mütterlicher Syphilis beobachtet wird. Wenn also die angeblich latent syphilitische Mutter infolge der energischen Behandlung des tatsächlich latent syphilitischen Gatten schon in den ersten

Jahren der Ehe wieder gesunde Kinder gebärt und auch sonst niemals etwas darbietet, was auf ihre Erkrankung schließen lassen könnte, dann ist sie nicht latent syphilitisch, sondern syphilisfrei, und wenn sie dennoch immun gegen Syphilis ist, wenn sie von ihrem mit ulzerösen Erscheinungen am Mund behafteten Kinde nicht an der Brust infiziert wird und wenn sie sich selbst gegen absichtliche experimentelle Infektion mit Syphilisprodukten refraktär erweist, so folgt daraus nichts anderes, als daß sie von ihrer syphilitischen Frucht, mit der sie durch die vielen Monate der Gravidität in fortwährendem Säfteaustausch gestanden ist, zwar nicht infiziert, wohl aber immunisiert worden ist.

Diese Erklärung des Tatbestandes, welche seither als die Fingersche Toxintheorie ziemlich allgemein akzeptiert wurde, habe ich schon im Jahre 1880 in einer Diskussion über dasselbe Thema in der Gesellschaft der Ärzte (noch am alten Universitätsplatz) ganz präzise formuliert, also zu einer Zeit, wo uns die Ausdrücke „Toxine" und „Antitoxine" noch nicht so geläufig waren, wie sie seither geworden sind. Ich habe damals von „immunisierenden Agenzien" gesprochen, welche in der Richtung vom Fötus zur Mutter passieren, während das Virus selbst, das wir uns als korpuskuläres Element vorstellen müssen, die plazentaren Scheidewände in diesem Falle ebensowenig passiert, als in den alsbald zu besprechenden Fällen, wo die intra graviditatem infizierte Mutter ein gesundes und gesund bleibendes Kind zur Welt bringt, weil um die Zeit der Konzeption beide Eltern noch frei von Syphilis waren. Diese Art der Immunisierung der Mutter ohne Einverleibung des Virus selbst erscheint mir noch heute, wie so vielen anderen, durchaus plausibel, jedenfalls aber besser begründet als die Bemühung, eine Frau, die keinerlei krankhafte Erscheinungen darbietet und gesunde Kinder gebärt, nur deshalb für syphilitisch zu erklären, weil ihre Gesundheit der Theorie der ausschließlich plazentaren Übertragung der Syphilis im Wege steht.

In parenthesi muß ich hier übrigens noch bemerken, daß ich niemals von einer erblichen Übertragung der Immunität vom Vater auf das Kind gesprochen habe und daß sich daher Matzenauer und Paltauf ganz vergeblich bemühen, eine solche Vererbung, die auch, soviel ich weiß, von niemandem sonst behauptet wurde, zu widerlegen. Eine Immunisierung des Kindes könnte nur, theoretisch genommen, in der Weise zustande kommen, daß die intra graviditatem infizierte Mutter ein gesundes Kind zur Welt bringt, welches auf analoge Weise gegen Syphilis immunisiert ist, wie die gesunde Mutter des vom Vater her affizierten Kindes; und eine solche Immunisierung scheint ja tatsächlich für die Mehrzahl der Fälle stattzufinden, weil eine Infektion des gesunden Kindes durch die in der Schwangerschaft syphilitisch gewordene Mutter trotz des intimen Verkehrs zwischen Mutter und Kind nur ausnahmsweise erfolgt.

Ich kehre aber wieder zu der Kardinalfrage zurück, ob die anscheinend gesunde Mutter des von einem syphilitischen Vater gezeugten Kindes auch wirklich gesund ist, und will Ihnen ein neues, heute noch nicht vorgeführtes Argument zur Begutachtung vorlegen, welches meiner Ansicht nach ebenfalls dazu zwingt, diese Frage in positivem Sinne zu beantworten.

Eine frappierende und von allen Beobachtern — auch von Matzenauer

— übereinstimmend geschilderte Erscheinung ist die allmähliche Abschwächung der Intensität der vererbten Affektion in der Reihe der aufeinanderfolgenden Geburten.

Ist die Frau selbst syphilitisch, so haben die Konzeptionen in den ersten Jahren ihrer Krankheit fast ausnahmslos die Produktion schwer affizierter Früchte zur Folge; es kommen Abortus, tote Frühgeburten, lebendgeborene, aber wegen der Schwere der Affektion lebensunfähige Kinder und erst nach Ablauf eines längeren Zeitraums (5, 6 oder selbst 8 Jahren) kommen kräftige Kinder zur Welt, welche erst nach einigen Wochen an relativ leichten Affektionen erkranken; und schließlich kommen, auch ohne vorausgegangene Behandlung der Mutter, selbst ganz gesunde Kinder zum Vorschein. Ganz analog gestaltet sich auch die Reihenfolge, wenn nur der Vater erkrankt war; aber jetzt kommt es darauf an, ob die Reihe der kranken Kinder bald nach der Infektion des Vaters oder erst mehrere Jahre später beginnt. Im ersteren Falle wird die Reihe wieder durch Aborten und lebensunfähige Frühgeburten eröffnet, im letzteren kommen die schwersten Fälle in Wegfall und die Reihe kann mit einem mittelschweren oder selbst leicht affizierten lebensfähigen Kind beginnen. Wenn es nun wahr wäre, was Matzenauer behauptet, daß auch in diesem Falle die Affektion des Kindes nur indirekt vom Vater, in jedem Fall aber direkt von der Mutter herrührt und daß diese letztere von ihrem Gatten infiziert wurde, obwohl seine Krankheit durch die lange Dauer bereits abgeschwächt war, dann müßten wir unbedingt erwarten, daß die nunmehr frisch erkrankte Mutter sich genau so verhält, wie jene Frauen, deren syphilitische Infektion nicht bloß theoretisch konstruiert, sondern wirklich durch Anamnese und damit übereinstimmenden Symptomenkomplex sicher konstatiert ist, d. h. daß sie nunmehr die Reihe ihrer Geburten mit toten und lebensunfähigen Früchten eröffnet und erst nach und nach zu schwächer affizierten übergeht. Davon ist aber absolut keine Rede. Wenn sie nicht selbst infiziert wurde, dann beginnt die Reihe der Geburten dort, wo sie ungefähr nach der Dauer der väterlichen Erkrankung beginnen soll, und sie kann sie auch schon in kurzer Zeit mit gesund geborenen und gesund bleibenden Kindern fortsetzen, obwohl sie niemals spezifisch behandelt wurde. Die zwar symptomlose, aber nach Matzenauer „dennoch bestehende“ Syphilis der Mutter kommt also in der Geburtenreihe gar nicht zum Ausdruck und muß daher logischerweise als „nicht bestehend“ deklariert werden.

Ich gelange nun zu einem der wichtigsten Momente, welches aber ebenfalls von dem Vorredner noch nicht berührt worden ist, nämlich zu der Frage, ob die Krankheit bei zweifellos vorhandener Syphilis der Mutter auf das Kind durch das Ovulum oder auf dem Wege der Plazenta übertragen wird. Matzenauer entscheidet in dem letzten Sinne, da er überhaupt nur eine plazentare Übertragung gelten lassen will. Auch hier ist es bezeichnend, wie Matzenauer diese seine Entscheidung motiviert:

„Da wir eine Infektion des Ovulums weder bei anderen Infektionskrankheiten, noch bei Syphilis speziell erweisen konnten, so wollen wir im nachfolgenden annehmen, daß die Vererbung von Mutter auf Kind immer durch intrauterine Infektion erfolge.“

Matzenauer ersetzt also ganz ausdrücklich die Hypothese der ovulären Vererbung der Syphilis durch die Hypothese der plazentaren Übertragung — „Vererbung" ist für diesen Vorgang nicht die richtige Bezeichnung —, denn was ist es anderes als eine Hypothese, wenn er sagt, er wolle nunmehr „annehmen", daß die Übertragung ausschließlich auf intrauterinem Wege erfolge. Die ganze Frage kann ja, wie die Dinge jetzt stehen, weil die Übertragung auf Tiere nicht möglich ist, ausschließlich auf hypothetischem Wege verhandelt werden und es fehlt daher an jeder Berechtigung, über die Hypothesen der anderen, weil sie nur Hypothesen sind, zu spötteln. Trotzdem hat Matzenauer dieser Versuchung nicht widerstehen können, wie aus der folgenden Auslassung hervorgeht:

„Die Geschichte der Syphilisvererbung war bisher von traditionellen Hypothesen und von einem ganzen Sagenkreis umsponnen; eine Gesetzmäßigkeit war nirgends durchzublicken, grundsätzlich galt nur als Regel: Keine Regel ohne Ausnahme."

So spricht Matzenauer in demselben Augenblick, wo er sagt, er wolle von nun an „annehmen", daß die Übertragung der Syphilis nur intrauterin vor sich geht, und in derselben Rede, wo er folgende Sätze verkündete:

„Die Vererbung von der intra graviditatem infizierten Mutter erfolgt durchaus nicht immer, sondern nur möglicherweise; sie ist im allgemeinen um so wahrscheinlicher, je früher während der Gravidität die Mutter infiziert wurde. Eine bestimmte Prognose, ob das Kind krank oder gesund geboren wird, ist unmöglich."

Ist vielleicht in diesen Behauptungen eine Gesetzmäßigkeit durchzublicken? Ganz gewiß nicht, solange wir an der Deutung Matzenauers festhalten; aber sie tritt sofort ziemlich deutlich zutage, wenn wir sagen, daß das Kind, das von einem rezent luetischen Vater oder einer rezent luetischen Mutter gezeugt wird, sicher und gewiß schwer luetisch sein wird. Hier können wir eine ganz bestimmte Prognose stellen, welche sicherlich durch die Ereignisse nicht dementiert wird. Die große Unsicherheit bei der Infektion der Mutter im Verlauf der Gravidität rührt meiner Ansicht nach hauptsächlich daher, daß es nicht immer möglich ist, den Gesundheitszustand des Vaters, d. h. seine Freiheit von Syphilis zur Zeit der Konzeption nachträglich mit Sicherheit zu bestimmen. Woher kommt es denn, daß in den Fällen, wo die Infektion der Mutter in der Mitte der Schwangerschaft oder in der zweiten Hälfte derselben stattgefunden hat, fast immer gesunde Kinder zur Welt kommen, während bei den frühzeitigen Infektionen in den allerersten Monaten auch nach Matzenauer „in der Regel Aborte, Früh- oder Totgeburten oder reife Kinder mit kongenitaler Syphilis stammen?" Nach meiner Ansicht daher, weil in dem letzten Fall eine große Wahrscheinlichkeit dafür spricht, daß der Vater des Kindes schon bei der Schwängerung syphilitisch war und die Frau entweder gleichzeitig oder bald darauf infizierte, während es in dem ersteren Fall wahrscheinlich ist, daß beide Zeugenden, Vater und Mutter, bei der Konzeption noch syphilisfrei gewesen sind, und weil dann die plazentare Übertragung, von welcher Matzenauer alle hereditär-syphilitischen Kinder ableiten möchte, gerade in diesem kritischen Fall, wo der sichere Beweis für ihre Wirksamkeit geliefert werden könnte, mit einer von seinem Standpunkt geradezu bedauernswerten Hartnäckigkeit versagt. Hier haben wir die sicher mit allgemeiner Lues behaftete Schwangere, hier haben wir den von der Zeugung her sicherlich nicht syphilitischen Fötus, und gerade hier wird die Ausnahme nahezu zur Regel, die theoretisch mögliche plazentare Übertragung wird in der Wirklichkeit nicht effektuiert.

Von noch größerer Bedeutung aber als das Versagen der plazentaren Übertragung ist in diesen Fällen die weitere Verfolgung der von solchen intra graviditatem infizierten Müttern später gelieferten Früchte. Die Mutter hat trotz ihrer allgemeinen Syphilis ein gesundes Kind geboren und dieses Kind bleibt dauernd oder wenigstens in den ersten drei Monaten, wo die hereditäre Syphilis fast sicher zum Vorschein kommt und solange es überhaupt beobachtet wird, frei von jeder syphilisverdächtigen Erscheinung. Solche Kinder sind, wie ich selbst und zahlreiche andere Beobachter (Pick, Bärensprung, Köbner, Späth und Schauenstein, Bidenkap, Ritter von Rittershain, Mandon, Wolff, Engelsted usw.) konstatiert haben, sehr häufig auffallend kräftig und auch schon deshalb ziemlich unverdächtig. Nun kommt die Mutter ein zweites oder ein drittes und viertes Mal in die Hoffnung. Was zeigt sich dann? Sie gebärt regelmäßig so schwer affizierte Früchte, wie sie ihrer rezenten Syphilis entsprechen. Ich will Ihnen ganz kurz einige solche Fälle skizzieren.

Mein Fall: Bei der Konzeption beide Eltern gesund. Mann und Frau in den früheren Monaten der Schwangerschaft infiziert. Es wird ein kräftiges Kind ohne Zeichen von Syphilis geboren. Dem folgt eine 8monatliche und eine 9monatliche Totgeburt, in 6 Jahren nach Beginn der elterlichen Syphilis ein lebendes, aber ziemlich schwer syphilitisches Kind.

Fall von Hennig: Infektion in der Schwangerschaft, Kind gesund, von der Mutter nicht infiziert. Dann Abortus im 4., dann im 7. Monat; dann nacheinander zwei reife syphilitische und schließlich ein gesundes Kind.

Erster Fall von Fournier: Infektion in der Schwangerschaft. Kind stirbt, einen Monat alt, ohne Zeichen von Syphilis; dann Abortus.

Zweiter Fall von Fournier: Infektion in der Schwangerschaft. Kind ohne Syphilis, lebt 3 Monate. Dann 3monatlicher und 7monatlicher Abortus.

Sprechen nun diese Fälle für die plazentare und gegen die ovuläre Übertragung der Syphilis? Nein! Gerade im Gegenteil. Die in der zweiten Hälfte der Schwangerschaft sicherlich bereits durchseuchte Mutter überträgt die Syphilis nicht auf das Kind, obwohl Matzenauer behauptet, der kindliche Organismus besitze im allgemeinen weniger Schutzstoffe und sei daher für das syphilitische Virus unvergleichlich empfänglicher als der der Mutter. Aber dieser so empfängliche Organismus des Foetus bleibt trotz des monatelang unterhaltenen Säfteaustausches mit der kranken Mutter frei von Syphilis, und erst die späteren Früchte erkranken regelmäßig und in der allerschwersten Form; und wenn man sich nicht gewaltsam der naheliegendsten Deutung der Tatsachen entzieht, so muß man sagen, daß dies deshalb geschieht, weil die durchseuchte Mutter nunmehr das Gift auf germinativem Wege übertragen kann.

Wenn Matzenauer hervorhebt, daß das sogenannte Gesetz von Profeta — die auch von mir u. a. schon vor diesem Autor betonte geringe Empfänglichkeit des gesund geborenen Kindes gegen die extrauterine Infektion von seiten der kranken Mutter — in vielen Fällen durchbrochen wurde, so beweisen diese Ausnahmefälle erst recht, daß die Kinder wirklich syphilisfrei geboren wurden und die Syphilis von der bereits monatelang durchseuchten Mutter auf plazentarem Wege nicht erlangt haben, also auf jenem Wege, welchen Matzenauer plötzlich, ausgehend von rein theoretischen Erwägungen und im Widerstreit mit zahlreichen „unzweideutigen und unumstößlichen Tatsachen", die nur durch die germinative Übertragung verständlich werden, als den allein möglichen Weg der Übertragung hinstellen will.

Sehen wir uns aber zum Schluß jene theoretische Erwägung etwas genauer an, auf Grund deren in unserer Frage eine so gründliche Umwertung aller Werte vorgeschlagen wird, so lautet sie dahin, daß es keine Infektionskrankheit gibt, welche auf spermatischem Weg vererbt würde, „auch nicht die Pebrine der Seidenraupen". Bisher sollte die Syphilis gegenüber anderen Infektionskrankheiten eine ganz spezielle Sonderstellung einnehmen, bei ihr sollte sich alles anders verhalten können, als bei den übrigen. „Nunmehr aber sehen wir bei der Syphilis genau dieselben Naturgesetze obwalten, wie bei den anderen Infektionskrankheiten."

Hier kann ich nur sagen, daß ich nicht zu denen gehöre, die dies sehen. Ich behaupte sogar im Gegenteil, daß die Syphilis nicht nur in dieser, sondern auch in vielen anderen Beziehungen eine ganz spezifische Sonderstellung einnimmt. Vor allem: Gibt es irgendeine Krankheit, für welche ein besonderer und noch dazu obligater Lehrstuhl eingerichtet ist? Meines Wissens nicht. Aber abgesehen davon, welche der Infektionskrankheiten hat ein primäres, ein sekundäres und ein tertiäres Stadium? Welche Krankheit wird so regelmäßig und sicher durch viele Jahre hindurch und noch dazu in so regelmäßig absteigender Intensität auf alle Deszendenten ohne Ausnahme übertragen? Wo gibt es eine Analogie dafür, daß ein mit den schwersten tertiären Formen behafteter Vater oder eine mit denselben Formen behaftete Mutter gesunde Kinder zur Welt bringt, weil das infektiöse Stadium der Krankheit — während dessen alle Kinder ohne Ausnahme befallen werden — bereits abgelaufen ist? Das und auch vieles andere bedingt tatsächlich eine Sonderstellung, die wieder nur einer doktrinären Auffassung zuliebe in Abrede gestellt werden kann.

Und wie steht es mit der Krankheit der Seidenspinner? Ist es wirklich wahr, daß die Affektion auch hier nicht auf germinativem Wege übertragen wird? Es war mir bisher nicht möglich, in das Original der berühmten Arbeit Pasteurs Einsicht zu nehmen, aber ich kann mich auf ein Resumé in einer mir wenigstens vertrauenerweckenden Publikationsstelle berufen. Im 14. Band von Ziemssens Handbuch in dem von Neißer (Breslau) bearbeiteten Artikel „Syphilis" finden Sie auf Seite 696 folgenden Passus:

„Pasteur verdanken wir den für uns wichtigen experimentellen Nachweis, daß die Vererbung der Körperchen erfolgt, auch wenn ein kranker Vater die gesunde Mutter befruchtet und diese, gesund bleibend, kranke Eier legt (paterne Infektion)."

Sollte das alles unrichtig sein? Ich muß es vorläufig, bis auf bessere Belehrung, bezweifeln. Aber selbst wenn die spermatische Infektion der

Raupen nicht erweisbar wäre, die ovuläre Infektion wird man doch nicht in Abrede stellen wollen. Oder geschieht die Übertragung auch hier auf plazentarem Wege? Meines Wissens gehören die Seidenspinner nicht zu den Plazentalien. Jedenfalls scheint mir die Heranziehung der Seidenraupenkrankheit zur Stütze der ausschließlich plazentaren Übertragung einer Infektionskrankheit nicht besonders glücklich gewählt.

Aber wir können von diesen Analogien ganz ruhig absehen und uns ausschließlich an die die Syphilis selbst betreffenden Beobachtungstatsachen halten. Wenn ich aber diese noch einmal übersehe, wenn ich auf der einen Seite die Kombination: latent syphilitischer Vater, dauernd symptomlose Mutter, syphilitisches Kind — und auf der anderen Seite die andere Kombination: durchseuchte Mutter und gesundes Kind bei Infektion im Laufe der Schwangerschaft — ins Auge fasse, wenn ich sehe, daß die angeblich latent und rezent syphilitische Mutter nicht die solenne Reihe der syphilitischen Geburten von vorne beginnt, sondern an jenem Punkt einsetzt, welcher der Dauer der väterlichen Syphilis entspricht, wenn eine solche Mutter nach Ausschaltung der männlichen Virusübertragung sofort ein gesundes Kind und nach ihm eine ganze Reihe von gesunden Früchten produziert, wenn ich auf der anderen Seite sehe, daß die intra graviditatem infizierte Mutter zuerst ein gesundes Kind bekommt, weil es von gesunden Eltern gezeugt wurde, und nun erst ihre gesetzmäßige Syphilisreihe beginnt, so glaube ich wohl das Recht zu haben zu der Behauptung, daß die Lehre von der germinativen Übertragung der Syphilis durch die theoretischen Erwägungen von Matzenauer nicht im geringsten erschüttert worden ist.

Zur künstlichen Säuglingsernährung.

Aus einer Diskussion in der Gesellschaft für innere Medizin und Kinderheilkunde[1]).

Wenn ich nach den eben gehörten interessanten Ausführungen das Wort ergreife, so geschieht dies nur, weil ich mich mit der Formulierung der empirischen Tatsachen in betreff der Ernährung menschlicher Säuglinge mit Kuhmilch nicht ganz einverstanden erklären kann. Hamburger beruft sich unter anderen auf Heubner und Camerer, welche nachgewiesen haben sollen, daß künstlich genährte Kinder in den sechs ersten Lebensmonaten ein bedeutend geringeres Wachstum und eine geringere Gewichtszunahme zeigen als Brustkinder, und er scheint auch Wassermann zuzustimmen, welcher das schlechtere Gedeihen künstlich genährter Kinder mit dem größeren Energieaufwande erklären will, den die Verdauung des artfremden Kuhmilcheiweißes verlangt. Ich kann nur auf Grund meiner vielfachen Erfahrung mit künstlicher Ernährung, welche besonders in den letzten Jahren wegen der immer größeren Schwierigkeit, gute Ammen zu bekommen, bedeutend an Umfang gewonnen hat, mit Bestimmtheit erklären, daß ein künstlich ernährtes Kind, wenn es gesund bleibt, sich in keinerlei Weise von einem Brustkinde zu unterscheiden braucht. Ich kann nur das eine zugeben, daß es schwieriger ist, ein Kind bei der künstlichen Ernährung gesund zu erhalten als ein Brustkind; aber diese Schwierigkeit besteht nur darin, daß mangelnde Sorgfalt und namentlich zu häufige Mahlzeiten sich bei der künstlichen Ernährung schwerer zu rächen pflegen als bei der Brustnahrung, wo sie meistens nur mit leichteren Formen der Dyspepsie, aber nur selten mit einer dauernden Beeinträchtigung der Gesundheit und des Gedeihens bestraft werden. Aber das eine ist sicher, und ich zweifle nicht daran, daß mir viele beistimmen werden, wenn ich sage, daß es möglich ist, Kinder von ihren ersten Lebenstagen an mit Kuhmilch zu ernähren und sie nicht nur bei normaler Verdauung zu erhalten, sondern eine völlig normale und befriedigende Zunahme wie bei der besten Amme zu erzielen. Ich bin in der Lage, Ihnen hierfür ziffermäßige Belege vorzuführen, und zwar in Form von zwei Gewichtstabellen, welche ich mir dieser Tage in Voraussicht dieser Besprechung von zwei jungen Müttern erbeten habe, deren Kinder unter meiner Aufsicht und nach meinen Anordnungen von ihrer Geburt an mit Kuhmilch ernährt worden sind. Ich muß bemerken, daß ich mich seit Jahren auf die entsprechende Verdünnung und Versüßung der Kuhmilch und auf ihre Erhitzung in Soxhletfläschchen durch

[1]) Wiener med. Wochenschr. 1904, Nr. 5.

15 Minuten beschränke und mich jeder anderen Künstelei enthalte. Ich beginne mit der Verdünnung halb zu halb und steige nach wenigen Wochen ziemlich rasch, so daß die Kinder im 7. oder 8. Monat bereits Vollmilch bekommen.

Ich gehe nun zu meinen beiden Beispielen über. In dem einen Falle handelt es sich um ein zweitgeborenes Mädchen, deren ältere Schwester unter Ammenkalamitäten sehr zu leiden hatte, aber sich schließlich doch normal entwickelte. Dieses Kind war drei Wochen lang an der Oberlippe leicht zyanotisch und hatte in derselben Zeit einige beängstigende Anfälle von Apnoe, aber diese Erscheinungen, die ich auf die Persistenz fötaler Wege bezog, haben sich gänzlich verloren, erklären aber vielleicht die anfängliche langsamere Zunahme. In der ersten Woche Abnahme um 80, in der zweiten Zunahme um 90 g; dann kamen folgende Zunahmen in vierwöchentlichen (nicht monatlichen) Intervallen: + 630, + 580, + 660, + 890, + 1050, + 930, + 640, + 570.

Am 19. Dezember, noch nicht 8 Monate alt, wog das Mädchen 9030 g, hatte also schon das Gewicht eines eher über mittelschweren einjährigen Knaben. Was aber noch wichtiger ist als die Gewichtsziffern, das ist der tadellose Gesundheitszustand des Kindes, seine vortreffliche, niemals gestörte Verdauung, die spontanen Stuhlentleerungen von normaler Beschaffenheit, der ungestörte Schlaf, das blühende, rosige Aussehen und — eine ziemliche Rarität bei so rasch zunehmenden Kindern — das völlige Fehlen eines jeden noch so geringen Zeichens von Rachitis. Aber — und jetzt kommt meiner Ansicht nach die Hauptsache — das Kind hat nur ganz ausnahmsweise in den ersten zwei Monaten eine sechste Mahlzeit erhalten, sonst aber nur fünf Fläschchen in 24 Stunden. Seit Monaten schläft das Kind die ganze Nacht ununterbrochen und bekommt seine Mahlzeiten mit der größten Pünktlichkeit in vierthalbstündigen Intervallen.

In dem zweiten Falle handelt es sich um ein erstgeborenes Mädchen aus einer Ehe zwischen Geschwisterkindern. Die 21jährige kräftige Mutter versuchte das Kind zu stillen, mußte aber den Versuch nach einer Woche wegen Milchmangels aufgeben. Das Kind wog bei der Geburt nur 2500 g, nahm in der ersten Woche um 20 g ab, und zeigte von da an folgende Zunahmen in vierwöchentlichen Intervallen: +925, +975, +1075, +1195.

Jetzt hat es mit viereinhalb Monaten ein Gewicht von 7015 g, also mehr als das halbjährige Musterkind nach der Tabelle von Bouchaud, und ist bis auf leichte Zeichen von Kraniotabes vollkommen gesund und blühend. Die Verdauung war bei vom Anfange an streng eingehaltenen sechs Mahlzeiten niemals gestört.

Ich muß noch ausdrücklich bemerken, daß ich diese beiden Fälle keineswegs als besonders günstige Ausnahmefälle ansehen kann, weil es mir auch sonst in zahlreichen Fällen mit den allereinfachsten Maßregeln gelungen ist, ein vortreffliches Gedeihen der Kinder bei Kuhmilchernährung zu erzielen. Bedingung ist aber, meiner Ansicht nach, daß die Zahl von sechs Mahlzeiten in 24 Stunden unter keinerlei Umständen überschritten wird.

Der größere Stoffverbrauch des Kindes[1]).

Seit jeher haben zwei grundverschiedene Methoden der Naturbetrachtung miteinander rivalisiert. Die eine sucht bei jeder Erscheinung nach ihrem Zwecke, die andere trachtet, ihre Ursachen zu ergründen und ihren verborgenen Mechanismus bloßzulegen. Die Geschichte der Wissenschaft lehrt uns aber, daß mit dem Fortschreiten der Naturerkenntnis die kausale Forschungsmethode immer mehr an Terrain gewonnen und die finale Anschauung, die früher auch die anorganische Welt umfaßte, auf ein immer kleineres Gebiet im Bereiche des Lebenden zurückgedrängt hat. Seit man weiß, daß Donner und Blitz elektrische Erscheinungen sind, glaubt man nicht mehr, daß sie dazu bestimmt sind, die Menschen zu warnen und zu erschrecken. Nachdem man gelernt hat, den Sturm auf die Ausgleichung atmosphärischer Druckdifferenzen zurückzuführen, glaubt niemand mehr, daß er sich erhebt, um einen mißliebig gewordenen Schiffer von seinem Wege abzulenken. Und da man den Pestbazillus und seine Verbreitungswege kennt, weiß man auch, daß die Seuche nicht hervorgerufen wird, um die Menschheit für eine Verfehlung zu bestrafen. Aber in dem verwickelten Getriebe eines Organismus sind viele mechanisch-kausale Zusammenhänge noch wenig geklärt und hier pflegt man auch jetzt noch, wenn die Causae efficientes nicht offen zutage liegen, aus alter Gewohnheit nach den Causae finales zu suchen; und wenn man nun zu wissen vermeint, wozu etwas gut ist, dann glaubt man damit der Mühe enthoben zu sein, auch danach zu forschen, wieso es zustande kommt.

Die uns hier beschäftigende Erscheinung, daß Kinder im Vergleiche zu Erwachsenen und kleine Tiere im Vergleiche zu größeren auf die Gewichtseinheit mehr Kohlensäure ausatmen und mehr Wärme produzieren, ist geradezu ein Schulbeispiel dafür, wie sehr die teleologische Betrachtungsweise der Ergründung der mechanisch-kausalen Verkettungen abträglich ist. Bald nachdem die Tatsache entdeckt und von allen Beobachtern bestätigt wurde, gab man ihr auch schon die Deutung, daß die erhöhte oxydative Stoffzersetzung den „Zweck" haben müsse, den größeren Wärmeverlust der kleinen Tiere und der noch nicht ausgewachsenen Individuen zu ersetzen und der durch ihre relativ größere Oberfläche erleichterten Abkühlung vorzubeugen. Wie von zwei auf gleiche Temperatur erwärmten Metallkugeln die kleinere

[1]) Zeitschr. f. Kinderheilk. 1913, Bd. 6, Heft 1—3.

rascher auskühlt, weil sie auf die Gewichtseinheit mehr Oberfläche hat als die größere, so würde das kleine Tier rascher auskühlen als das große und das Kind rascher als der Erwachsene, wenn sie nicht dieser Gefahr dadurch vorbeugten, daß sie auf die Gewichtseinheit mehr Nahrungs- oder Reservestoffe oxydieren und dadurch mehr Wärme erzeugen. Statt aber nach den bewirkenden Ursachen zu suchen, welche die stärkere oxydative Zersetzung bei den kleineren Individuen herbeiführen, begnügt man sich mit der Vorstellung, daß die stärkere Zersetzung notwendig sei, um ihnen einen gewissen Nutzen oder Vorteil zu verschaffen.

Leider beherrscht dieselbe teleologische Auffassung noch die ganze jetzige Lehre von der Wärmeökonomie des lebenden Organismus. In einem Aufsatze von Camerer über das Energiegesetz in der menschlichen Physiologie[1]) lesen wir z. B., daß die Nahrungstoffe oder die Körpersubstanz verbrennen: erstens um Wärme zu liefern und den Körper zu heizen; und zweitens sollen sie durch ihre Verbrennung den Zellen der verschiedenen Organe ermöglichen, ihre spezifischen Leistungen zu vollbringen. Und in der Arbeit von Schloßmann über Atrophie und respiratorischen Stoffwechsel, die mich zu diesen Ausführungen veranlaßt[2]), heißt es konform mit Camerer und der ziemlich allgemein üblichen Auffassung: „Der wesentliche Anteil des Stoffwechsels dient zur Wiedererzeugung der durch Strahlung entweichenden Wärme." Es wird also nicht danach gefragt, wie die außerhalb des lebenden Körpers so schwer anzündbaren und so schwer verbrennenden Stoffe (Eiweiß, Leim, Zucker und Fett) bei relativ niederer Temperatur angezündet werden und wieso sie immer gerade in der Menge verbrennen, die zu dem vermeintlichen Zwecke notwendig ist; man kümmert sich nicht darum, daß die Zufuhr von überschüssigen Brennstoffen nicht eine entsprechende Verstärkung des Brandes zur Folge hat, wie das Aufschütten neuer Kohle im Ofen oder im Heizraum der Maschine, sondern nur eine Ablagerung von brennbaren Substanzen mitten in den vermeintlichen Verbrennungsherden; man geht darüber hinweg, daß eine vermehrte Zufuhr von Sauerstoff die Lohe nicht anfacht, wie der Luftstrom des Blasebalgs in der Esse, sondern ohne sichtbare Wirkung bleibt, während physiologische Reize jeglicher Art immer eine Verstärkung der Oxydationen bewirken; sondern man begnügt sich zu konstatieren, daß die Verbrennung für diesen oder jenen Zweck notwendig sei und verläßt sich darauf, daß der Organismus schon Mittel und Wege finden wird, seine Zwecke zu erreichen und seine Bedürfnisse zu befriedigen.

Die teleologische Betrachtungsweise der Wärmeerzeugung im lebenden Organismus ist aber nicht nur unzureichend und unfruchtbar, sondern sie ist schon von vornherein verfehlt, weil sie auf weite Bezirke der Organismenwelt keine Anwendung finden kann. Bei den warmblütigen Tieren, die imstande sind, ihre Eigentemperatur unter den verschiedensten äußeren und inneren Verhältnissen ungefähr konstant zu erhalten, könnte man immerhin mit einem Schein von Berechtigung behaupten, daß ihre lebenden Teile Wärme produzieren, um die durch Ausstrahlung verloren gehende zu ersetzen, ob-

[1]) Jahrb. f. Kinderheilk. Bd. 66, S. 188.

[2]) Festschr. f. Kassowitz 1912, S. 315 und Zeitschr. f. Kinderheilk. Bd. 5

wohl später gezeigt werden wird, daß sich auch dieser Schein bei näherer Betrachtung als ein trügerischer erweist. Bei den kaltblütigen Tieren aber und bei allen Pflanzen, deren Eigentemperatur von der der Umgebung nur um Bruchteile eines Grades differiert, fehlt schon von vornherein jede Grundlage für die Heiztheorie, weil diese Organismen keine Mittel besitzen, um die durch ihre vitalen Prozesse erzeugte Wärme zurückzuhalten, und ihnen auch die Fertigkeit mangelt, bei niederer Außentemperatur ihre Wärmeproduktion zu steigern und bei hoher herabzudrücken. Ja sie benehmen sich in dieser Beziehung so wenig zweckentsprechend, daß sie gerade bei steigender Temperatur infolge ihrer erhöhten Lebenstätigkeit mehr Wärme produzieren und dann wieder bei niederer, anstatt ihrem Wärmebedürfnis durch vermehrte Oxydationen entgegenzukommen, wegen ihrer geringeren Vitalität noch weniger Stoffe verbrennen und noch weniger Wärme entwickeln als bei mittleren Wärmegraden.

Erscheint das schon als eine arge Versündigung gegen das Prinzip der Zweckmäßigkeit, so wird diesem noch ärger ins Gesicht geschlagen, wenn die keimende Gerste bei der Malzbereitung eine so hohe Temperatur entwickelt, daß sie dadurch ihr eigenes Leben gefährdet und vor dem drohenden Wärmetod nur durch ununterbrochenes Lüften und Umschaufeln bewahrt werden kann. Hier ist es offenkundig, daß die Wärme nicht zu Heizzwecken gebildet wird, sondern sie entsteht infolge des raschen Wachstums der Keimlinge, weil, wie wir später sehen werden, jedes Protoplasmawachstum, bei Pflanzen und bei Tieren, mit oxydativen Zersetzungen und daher auch mit entsprechender Wärmebildung einhergeht.

Man könnte vielleicht sagen, hier diene die Oxydation nicht zur Heizung, sondern es komme hier die andere Art ihrer Verwendung in Betracht, nämlich ihre Umwandlung in mechanische Arbeit wie in den kalorischen Maschinen. Aber von einer solchen Umwandlung, die manche namentlich für den Muskel annehmen möchten, kann weder bei diesem, noch bei einem anderen mechanische Arbeit leistenden Organe die Rede sein; und zwar aus dem einfachen Grunde, weil jene großen Temperaturunterschiede, jenes „Wärmegefälle", das nach dem übereinstimmenden Ausspruche aller Physiker für eine solche Umwandlung unentbehrlich ist, im Muskel und im ganzen Tierorganismus ebenso fehlen wie bei den Pflanzen. Außerdem ist aber die Vorstellung, daß im Muskel ein Teil der von ihm gelieferten Wärme in mechanische Arbeit verwandelt wird, seit den berühmten Versuchen von Heidenhain nicht mehr haltbar. In den Wärmekraftmaschinen, wo eine solche Umwandlung tatsächlich stattfindet, wird nach dem Gesetze der Erhaltung der Energie um so weniger Wärme nach außen abgegeben, je mehr Arbeit geleistet wird. Im gereizten Muskel dagegen wurde um so mehr Wärme gemessen, je größer die Last war, die er bei seiner Verkürzung in die Höhe hob. Das wäre nicht möglich, wenn er nach dem Prinzipe der kalorischen Maschine einen Teil seiner Verbrennungswärme in mechanische Arbeit verwandeln würde[1]).

Bei vielen vitalen Vorgängen, die, wie alle ohne Ausnahme, mit oxy-

[1]) Die Erklärung für dieses scheinbar paradoxe Ergebnis, auf die hier nicht eingegangen werden kann, findet sich im 3. Bande meiner Allgemeinen Biologie, S. 172ff.

dativen Spaltungen und mit Wärmebildung einhergehen, fehlt auch das Bedürfnis nach einer solchen Kraftumwandlung, weil dabei entweder keine mechanische Arbeit geleistet wird oder in so minimalem Ausmaße, daß sie ganz außer Verhältnis stünde zu der Größe der mit ihr verbundenen Oxydationen. Wenn also Ludwig in der gereizten Speicheldrüse neben dem Abtropfen der Speichelflüssigkeit auch einen erhöhten Verbrauch von Sauerstoff und eine Erwärmung der Drüse und des aus ihr ausfließenden Venenblutes nachgewiesen hat, so erfolgt die Oxydation hier sicherlich weder zu Heizzwecken noch für die Leistung mechanischer Arbeit, sondern nur deshalb, weil durch den Reiz eine oxydative Spaltung von Protoplasmamolekülen herbeigeführt wird; und wenn die Pflanzenphysiologen konstatiert haben, daß die Keimpflanze des Mohns, deren Trockengewicht kaum ein halbes Gramm beträgt, in 24 Stunden so viel Kohlensäure ausatmet, daß die bei ihrer Entstehung durch Verbrennung von Kohlehydraten erzeugte Wärme ein Gewicht von 55 g um 1987 Meter heben könnte[1]), so wird niemand daran denken, daß dieser enorme Aufwand verschwendet wird, um die minimale Arbeit beim Emporwachsen der Pflanze zu leisten, die sicherlich größtenteils durch die Quellungsenergie der neugebildeten Gewebe aufgebracht wird.

Alle diese Tatsachen lassen aber keine andere Deutung zu, als daß eine jede Lebenstätigkeit mit einer oxydativen Spaltung von hoch komplizierten und chemisch labilen Protoplasmamolekülen verbunden ist und daß dabei unter allen Umständen Wärme gebildet wird; und zwar immer genau in dem Ausmaße, welches durch die Ausdehnung dieser oxydativen Spaltungen bedingt ist. Diese Verbrennungen erfolgen also nicht, damit irgendein Zweck erreicht oder ein Bedürfnis befriedigt wird, sondern sie erfolgen mit Naturnotwendigkeit und immer nur insoweit, als die dazu notwendigen Bedingungen gegeben sind. Die dabei freiwerdende Wärme entweicht aber bei den Pflanzen und den wechselwarmen Tieren ohne jeden Nutzen bis auf jene geringe Quote, die in allen Organismen bei der Reduktion der sauerstoffhaltigen Nahrungsstoffe verbraucht wird. Eine solche Reduktion muß nämlich der Verwendung der Nahrungs- und Reservestoffe beim Aufbau neuer Protoplasmen vorhergehen und diese assimilatorische Reduktion ist an eine gewisse Temperaturhöhe gebunden[2]). Während aber die Pflanzen und die wechselwarmen Tiere die für diese Reduktionen unentbehr.iche Temperaturhöhe nur bei günstiger Außentemperatur erreichen und erhalten können, weil sie keine Mittel besitzen, um ihre selbsterzeugte Wärme zurückzuhalten, und sie daher ihre Lebensleistungen nur innerhalb einer bestimmten Temperaturbreite ihrer Umwelt vollziehen können, haben die Homöothermen im Laufe ihrer Entwicklung die Fähigkeit erlangt, gewissermaßen als lebende Thermostaten zu fungieren, indem sich bei ihnen Einrichtungen herausgebildet haben, die eine gewisse, für den Aufbau und Zerfall ihrer Protoplasmen günstige Eigentemperatur innerhalb einer geringen physiologischen Breite erhalten und sie dadurch von der Umgebungstemperatur unabhängig machen; und zwar erreichen sie dies bekanntlich durch eine Kombination der „physikalischen“ und der

[1]) Kerners Pflanzenleben Bd. 1, S. 401.

[2]) Vgl. die betreffenden Abschnitte im 1. und 3. Bande meiner Allgemeinen Biologie.

„chemischen“ Wärmeregulierung, indem sie auf der einen Seite mittels eines präzise funktionierenden Nervenmechanismus die Abgabe der selbsterzeugten Wärme erleichtern oder erschweren und auf der anderen die wärmeerzeugenden protoplasmatischen Vorgänge — hauptsächlich in der Muskulatur — entweder verstärken oder herabdrücken. Dabei ist es aber jetzt schon ausgemacht, daß es keine besonderen thermogenetischen Organe oder Zellen oder Protoplasmen gibt, in denen Wärme ad hoc zur bloßen Heizung des Körpers gebildet wird, sondern daß die Wärme immer nur als ein unvermeidliches Nebenprodukt aller anderen mit Aufbau und Zerfall von Protoplasmen einhergehenden Funktionen entsteht und daß es sich bei der sogenannten chemischen Wärmeregulierung immer nur darum handeln kann, daß die spezifischen Funktionen der Organe, also wieder in erster Linie der Muskeln, entweder herabgemindert oder, was häufiger der Fall ist, verstärkt werden.

Daß der Anteil der willkürlichen Muskulatur an den oxydativen Spaltungen und an der aus ihnen hervorgehenden Wärmebildung ein sehr bedeutender ist, ist nicht nur vorauszusehen, weil die Muskeln einen so großen Teil des protoplasmatischen Körperbestandes repräsentieren, sondern es ist auch durch zahlreiche Erfahrungstatsachen gesichert. Ich nenne nur die Herabminderung des Sauerstoffverbrauches um mehr als ein Drittel durch Kurare und um 40% durch den Schlaf, und außerdem die Versuche von Speck und von Löwy, die unabhängig voneinander gefunden haben, daß die Steigerung der Kohlensäureausscheidung durch Kälte so lange ausbleibt, als es gelingt, die Zitterbewegungen und die Muskelspannungen zu vermeiden. Hierzu kommt aber noch die thermogenetische Leistung der Herzkontraktionen und der Respirationsbewegungen, deren quantitative Bedeutung infolge der ununterbrochenen Tätigkeit der dabei beteiligten muskulösen Gebilde so groß ist, daß sie in der Ruhe nahezu ausschließlich in Betracht kommt[1]). Damit ist aber wieder dargetan, daß auch im ruhenden Körper des Warmblüters der größte Teil der von ihm produzierten Wärme nicht zu dem Zwecke gebildet wird, damit er sich durch Selbstheizung auf seiner normalen Temperatur erhalten könne, sondern daß seine Wärmeproduktion hinlänglich kausal begründet ist, weil das Herz und die Respirationsmuskeln nicht tätig sein können, ohne dabei außer ihrer mechanischen Arbeit auch reichliche Mengen von Wärme zu erzeugen.

Dadurch ist aber auch schon von vornherein klar, daß ein Tier, das in der Minute mehr Atmungen vollführt und mehr Pulsschläge zeigt als ein anderes, auch im Ruhezustande mehr Kohlensäure ausatmen und dementsprechend auch mehr Wärme erzeugen muß als dieses. Das ist aber erfahrungsgemäß bei den kleineren Tieren im Vergleich zu den großen der Fall, mögen sie nun derselben oder verschiedenen Arten angehören, und ebenso auch bei den jungen noch nicht ausgewachsenen Individuen derselben Spezies im Vergleiche mit den älteren und ausgewachsenen; und die Erklärung für diese längst bekannte und von niemandem bestrittene Tatsache ist wieder keine

[1]) „Aussi peut on se demander, si pendant le repos la quantité de chaleur produite ne provient pas presque exclusivement des muscles qui sont toujours actifs, comme le coeur et les muscles inspirateurs.“ (Beaunis, Physiologie humaine Bd. 2, S. 453.)

teleologische, sondern bewegt sich ausschließlich im Bereiche der Kausalität. Ich will hier diese Erklärung in der knappen Formulierung vortragen, die Schloßmann aus dem dritten Bande meiner Biologie wörtlich zitiert hat:

„Kleine Tiere unterhalten nicht deshalb auf die Gewichtseinheit mehr Oxydationen als die größeren, weil sie infolge ihrer relativ großen Oberfläche mehr Wärme verlieren als diese, sondern aus dem Grunde, weil ihre alternierenden Bewegungen, deren spätere Phasen immer auf reflektorischem Wege durch die früheren ausgelöst werden, wegen der kürzeren Nervenbahnen rascher aufeinanderfolgen und daher in der Zeiteinheit häufiger ausgeführt werden."

Leider hat aber Schloßmann das Zitat vorzeitig abgebrochen und hat gerade den letzten Satz der 44. These unterdrückt. Unmittelbar nach den obigen Sätzen steht nämlich der folgende:

„Dasselbe Verhältnis herrscht auch bei den Kaltblütern, wo eine gesteigerte Verbrennung zur Befriedigung des Wärmebedürfnisses eo ipso ausgeschlossen ist."

Diese Tatsache, die durch die übereinstimmenden Angaben verschiedener Forscher (Jolyet und Regnard, Knauthe, Krehl und Soetbeer u. a.) sichergestellt und überdies in der Natur der Sache ausreichend begründet ist, ist aber gerade für unsere Frage von höchster, geradezu entscheidender Bedeutung und man kann es nur bedauern, daß sie sowohl von Rubner selbst als auch von allen anderen, die sein „Oberflächengesetz" verteidigen, in bemerkenswerter Übereinstimmung ignoriert wird. Denn bei den kaltblütigen oder wechselwarmen Tieren ist es klar, daß der relativ größere oxydative Zerfall bei den kleineren Individuen nicht aus Zweckmäßigkeitsgründen erfolgt, weil ihnen ja die vermehrte Wärmebildung nichts nützen kann, sondern daß er durch die raschere Aufeinanderfolge der Beuge- und Streckbewegungen in den Lauf-, Schwimm- oder Flugmuskeln und außerdem durch die aus demselben Grunde schneller aufeinanderfolgenden Herzschläge und Atembewegungen streng kausal begründet ist. Wenn aber dieser stärkere Zerfall und die vermehrte Wärmebildung den kleinen Warmblütern — und nur diesen — bei ihrer thermostatischen Funktion zugute kommt, so hat er für sie auch dysteleologische Folgen, weil von den häufigeren Muskelkontraktionen mehr Nahrungs- und Reservestoffe in Anspruch genommen werden und dadurch die Ablagerung von Reservefett im ganzen Körper und auch im Unterhautzellgewebe erschwert wird, so daß der Schutz gegen Abkühlung, den eine dicke Fettlage gewährt, gerade bei den dieses Schutzes besonders bedürftigen kleineren Tieren zum Teil entfällt — ein Übelstand, auf den speziell Rubner ausdrücklich hingewiesen hat. Das alles ist aber kausal durchaus verständlich, während die teleologische Betrachtungsweise gegenüber der erhöhten Oxydation bei den kleinen Kaltblütern und der geringeren Fettablagerung in der Haut der kleinen Warmblüter in gleicher Weise versagt.

Schloßmann glaubt aber Beobachtungen gemacht zu haben, die seiner Ansicht nach für das Rubnersche Oberflächengesetz und gegen die von mir vorgeschlagene Erklärung des größeren Stoffverbrauches bei den kleinen Organismen aussagen sollen; und wir wollen nun prüfen, ob seine

Folgerungen aus den von ihm gewonnenen Tatsachen wirklich berechtigt sind.

Ich will zunächst versuchen, seinen Gedankengang klarzulegen.

Wenn die Rubnersche Auffassung richtig ist, daß die Höhe der Zersetzung in der Ruhe und bei Hunger durch die Größe der Körperoberfläche bedingt ist und daß die kleineren Individuen deshalb mehr Stoffe zersetzen, weil von ihrer relativ großen Oberfläche mehr Reize zu den „stoffzersetzenden Zellen" gelangen, dann müßte ein atrophisches Kind, weil es für seinen herabgekommenen Körperbestand eine zu weite Haut, also im Verhältnis zu seinem Gewicht eine abnorm große Oberfläche besitzt, auf die aus dem Körpergewicht berechnete Oberfläche mehr Kohlensäure ausscheiden als ein normales. Da nun Schloßmann den „Grundumsatz" eines normalen Kindes bei Hunger und Ruhe mit ca. 12 g Kohlensäure pro Quadratmeter Oberfläche annimmt, so würde er in einem wesentlich höheren Umsatz des atrophischen Kindes einen Beweis dafür erblicken, daß der Umsatz wirklich durch die Oberfläche bestimmt wird und nicht, wie ich annehme, durch die Länge der Reflexbahnen, welche bei größerern Individuen eine langsamere und bei kleinen Tieren (wie bei Kindern) eine raschere Aufeinanderfolge aller alternierenden Bewegungen mit Einschluß der Herzarbeit und der Atmung bedingt.

Wir wollen nun zunächst prüfen, ob die Voraussetzungen von Schloßmann in bezug auf das atrophische Kind zutreffen. Ist die Haut bei diesem wirklich in ihrer Gesamtheit zu weit? Man kann diese Frage mit Bestimmtheit verneinen. Die Haut schlottert allerdings an den Ober- und Vorderarmen, an den Nates, den Oberschenkeln und allenfalls an den Waden; aber am Kopf und im Gesicht, an den Ohren, über den Rippen und Wirbeln, an der Vorderfläche der Unterschenkel ist sie nicht nur nicht schlotternd, sondern im Gegenteil über der Unterlage straff gespannt, so daß die Konturen des Skelettes scharf hervortreten. Ich bitte den Leser, wenn ihm nicht gerade ein solcher Atrophiker zur Verfügung steht, die charakteristische Abbildung von Schloßmann (Fig. 1 bei Seite 320) darauf hin zu betrachten und er wird mir zustimmen, daß das Schlottern der Haut an gewissen Körperstellen durch ihre straffere Spannung an einem großen Teile der Körperoberfläche mindestens kompensiert werden dürfte. Rechnet man dazu die zusammengekauerte Lage der atrophischen Kinder — „sie kriechen zusammen" (Schloßmann, l. c. S. 325) — wodurch eine gegenseitige Berührung ziemlich ausgedehnter Hautpartien und daher auch deren Ausschaltung aus der Beeinflussung durch die Umgebungstemperatur bedingt ist, so wird man zugeben müssen, daß damit die wichtigste Prämisse der Schloßmannschen Deduktion stark in Frage gestellt ist[1]). Wenn es sich also auch herausstellen würde, daß atrophische Kinder relativ mehr Kohlensäure ausscheiden, als gut ge-

[1]) Auch Rubner sagt, daß seine Versuchstiere am Boden des Käfigs zusammengerollt lagen und bemerkt dazu ganz richtig, daß man in dieser Lage nicht berechnen könne, wie groß die Oberfläche ist, welche die Abkühlung bedingt. Er hat aber leider aus diesem gewiß gerechtfertigten Bedenken nicht die naheliegenden Konsequenzen gezogen.

nährte, dann müßten dem unbedingt andere Ursachen zugrunde liegen, als die von Schloßmann vermutete.

Prüft man aber in dieser Hinsicht seine tatsächlichen Angaben, so erlebt man eine gewisse Überraschung. Schloßmann hat nämlich seine Respirationsversuche, welche die stärkere Kohlensäureproduktion der atrophischen Kinder beweisen sollten, gar nicht im Zustand der Atrophie und bei wenigstens partiell schlotternder Haut angestellt, sondern — mit einer einzigen Ausnahme, bei der auch das Resultat nicht in seinem Sinne ausgefallen ist — zu einer Zeit, wo nach seinen eigenen Angaben die Reparation infolge von zweckmäßigen Maßnahmen bereits wesentlich fortgeschritten und daher das von ihm angenommene Mißverhältnis zwischen der Haut und ihrem Inhalte bereits wieder ausgeglichen war. Deutlich springt dies in die Augen, wenn man die erste Photographie des Kindes Höpfner mit der zweiten vergleicht. (Figur 1 und 2 auf Tafel IX.) Die erste Figur stellt ein hochgradig atrophisches Kind dar, das mit 20 Monaten nur 4770 g wog; die zweite 168 Tage später aufgenommene Photographie zeigt ein leidlich gut genährtes Kind mit rundlichen Formen, das am Tage zuvor 7500 g gewogen hat, also in 67 Tagen nicht weniger als 2730 (pro Tag durchschnittlich 40) g zugenommen hatte. Aber der Respirationsversuch wurde nicht mit dem atrophischen Kinde vorgenommen, sondern zum ersten Male 10 Tage und zum zweiten Male einen Tag vor der Aufnahme des zweiten Bildes, das uns das Kind bereits ohne Zeichen von Atrophie zeigt, und zwar bei einem Gewicht von 6946 und 7500 g, also während einer rapiden Gewichtszunahme. Bei diesen beiden Versuchen ergaben sich dann allerdings statt der üblichen 12 g Kohlensäure pro Quadratmeter Oberfläche die wesentlich höheren Ziffern von 14,50 und 16,61. Da aber diese Bestimmungen nicht im Zustande der Atrophie, sondern während einer rapiden Zunahme und bei leidlicher Körperfülle vorgenommen wurden, beweisen sie etwas ganz anderes als was Schloßmann aus ihnen ableiten will; und ich werde nicht ermangeln, später meine Meinung über die wahren Ursachen der verstärkten Kohlensäureausscheidung abzugeben.

Zuvor wollen wir uns aber die anderen Versuche ansehen, um zu erfahren, ob sie für die von Schloßmann beabsichtigte Beweisführung besser taugen als der eben analysierte.

Da finden wir, daß das Kind Josefine M. mit 5 Monaten 2900 und 3 Wochen später nur um 20 g mehr gewogen hat. In diesem hochgradig atrophischen Zustande wurde der erste Versuch vorgenommen und ergab nicht die erwartete Überschreitung des normalen Mittels der Kohlensäureausscheidung, sondern ein ziemlich bedeutendes Minus, nämlich 9,87 g pro Quadratmeter und Stunde. Die zu weite Haut hat also nicht das bewirkt, was Schloßmann erwartete, sondern es ist das Gegenteil eingetreten. Erst 38 Tage später, als das Gewicht unterdessen auf 3450 gestiegen war, ergab ein zweiter Versuch 14,17 g, also wieder eine die Norm übersteigende Ziffer. Die Steigerung gilt also auch hier nicht für das Stadium der Atrophie, in welchem im Gegenteil eine Verminderung der Kohlensäureausscheidung konstatiert wurde, sondern wie in dem früheren Falle für ein in Reparation begriffenes Kind.

Das dritte Kind (Therese M.) wird im Alter von 6 Monaten mit einem Gewicht von 3200 g in elendem Zustande aufgenommen und „erholt sich rasch und gut an der Brust“. Es hat vor dem ersten Versuche in 23 Tagen 185 und vor dem zweiten in weiteren 21 Tagen 595 g zugenommen. Die erhöhte Kohlensäureausscheidung betrifft also wieder nicht das atrophische, sondern das in rascher und guter Erholung begriffene Kind.

Noch deutlicher ist dies bei dem vierten Kinde (Joseph H. auf S. 328). Es wird im Alter von 3 Monaten mit 4250 g aufgenommen, geht aber noch auf 3530 g zurück. Fünf Monate später ist die Atrophie ganz behoben, das Kind macht nach Schloßmann einen normalen Eindruck. „Gerade die letzte Zeit waren die Zunahmen mit fett- und kohlehydratreicher Nahrung beträchtlich.“ Gewicht 7420 g, also mehr als verdoppelt. Jetzt wird der erste und einzige Hungerversuch gemacht, und ergibt 14,17 g Kohlensäure pro Quadratmeter und Stunde. Dieser „auf der Höhe der Reparation“ vorgenommene Versuch entspricht also wieder nicht dem Versuchsplan von Schloßmann, der ja den Einfluß der zu großen Hautoberfläche beim atrophischen Kinde studieren wollte, sondern er zeigt wie die drei früheren Versuche etwas ganz anderes als das, was er mit ihnen beweisen wollte, nämlich daß der rasche Anwuchs neuen Protoplasmas bei den in schneller Reparation begriffenen Atrophikern genau so wie bei den rasch wachsenden Pflanzen mit entsprechend vermehrter Stoffzersetzung verbunden ist.

Wir haben diese Verhältnisse bereits bei der rasch wachsenden Mohnpflanze und bei den Keimlingen der Gerste kennen gelernt und finden dieselbe Erscheinung auch bei der Hefegärung, die auf einer enormen Proliferation des Sproßpilzes beruht, und bei dem raschen Aufblühen der Aroideen, wo die Temperatursteigerung mit dem Thermometer nachgewiesen werden kann. Es ist also klar, daß das Protoplasmawachstum an sich oxydative Stoffzersetzung und Wärmebildung bedingt. Wenn wir nun sehen, daß der rapide Anwuchs neuer Gewebe bei dem in rascher Reparation begriffenen Atrophiker gleichfalls mit einer die Norm übersteigenden Kohlensäureausscheidung verbunden ist, so können wir daraus schließen, daß auch das normale Wachstum der Kinder und der jüngeren Tiere als eine Quelle der Wärmebildung angesehen werden muß, die aber unter normalen Verhältnissen nicht so ergiebig ist, daß sie in den Ziffern deutlich zur Geltung käme. Schloßmann hat sich also dadurch ein großes Verdienst erworben, daß er uns Daten geliefert hat, die uns gestatten, in der bisher strittigen Frage, ob die Kinder nur wegen ihrer kleinen Dimensionen oder außerdem auch infolge ihres raschen Wachstums mehr Stoffe zersetzen als die Erwachsenen, eine positive Entscheidung im Sinne der zweiten Alternative zu treffen[1]).

Auch in anderer Beziehung verdanken wir Schloßmann wichtige Angaben, die für die behandelte Frage von Bedeutung sind, die sich aber

[1]) Auf die Frage, warum jedes Protoplasmawachstum mit oxydativer Stoffzersetzung verbunden sein muß, kann hier nicht eingegangen werden. Ich verweise auf meine darauf bezüglichen Ausführungen im 1. Bande meiner Allgemeinen Biologie (18. Kapitel: Wachstum des Protoplasmas).

ebenfalls nicht in die Oberflächentheorie einfügen lassen, sondern ihr im Gegenteil direkt widersprechen. Ich meine die von Schloßmann neuerlich bestätigte Tatsache, daß atrophische Kinder eine niedere Eigentemperatur besitzen, die erst im Reparationstadium allmählich zur Norm zurückkehrt. Es wurden nämlich Temperaturen von 35,0, 35,8, 34,0 und 35,1° verzeichnet, und zwar gerade zu der Zeit, wo das Moment der für ihren Inhalt zu weiten Haut für die Stoffzersetzung und Wärmebildung von Bedeutung sein konnte. In diesem Stadium und nicht zu einer Zeit, wo das Mißverhältnis wieder ganz oder nahezu geschwunden war, müßten die auf die stoffzersetzenden und wärmeproduzierenden „Zellen" einwirkenden Abkühlungsreize in diesen eine stärkere Tätigkeit auslösen und dadurch der Abkühlung entgegenwirken. Die oben angegebenen Untertemperaturen belehren uns aber, daß in Wirklichkeit nichts dergleichen geschieht. Die fettarme Haut begünstigt die Wärmeabfuhr und bei den trägen Bewegungen der tief herabgekommenen Kinder und der äußersten Einschränkung im Protoplasmaaufbau und Wiederaufbau wird die Wärmebildung unter die Norm herabgedrückt. In dem einzigen Falle, wo der Respirationsversuch wirklich im Zustande der Atrophie ausgeführt wurde, finden wir auch neben einer Temperatur von 35,8 eine tief unter die Norm herabgesunkene Kohlensäureausscheidung (9,87 statt der normalen 12,0). Die erwartete Oberflächenwirkung ist also vollständig ausgeblieben.

Eine noch mehr unter die Norm sinkende Innentemperatur kann man bekanntlich durch das Aufbinden eines Kaninchens oder eines anderen Versuchstieres erzielen. Durch die Fesselung werden willkürliche Bewegungen verhindert, dabei wird aber zugleich die Abkühlungsfläche durch die erzwungene Stellung mit ausgebreiteten Extremitäten vergrößert. Nach dem Oberflächengesetze müßten jetzt von seiten der unnatürlich vergrößerten Abkühlungsfläche die stoffzersetzenden und wärmeproduzierenden „Zellen" zu erhöhter Tätigkeit angeregt werden und dadurch der drohenden Abkühlung begegnen. Da aber solche thermogenetische Zellen außer in den Muskeln und den anderen ihrer spezifischen Funktion obliegenden Organen nicht existieren oder wenigstens nirgends aufzufinden sind, da ferner die ergiebigsten Quellen der tierischen Wärme, die willkürlichen Muskelkontraktionen, durch die Fesselung ausgeschaltet sind und zugleich die Abkühlungsfläche vergrößert ist, so geschieht das, was unter solchen Umständen notwendigerweise geschehen muß, nämlich ein tiefes Absinken der Eigentemperatur.

Zum Schlusse fasse ich das Resultat dieser Erörterungen in folgenden Sätzen zusammen:

1. Durch den Nachweis, daß das Verhältnis der Stoffzersetzung zwischen großen und kleinen Individuen bei den Kaltblütern dasselbe ist wie bei den warmblütigen Tieren, ist die teleologische Deutung der vermehrten Wärmebildung bei den kleineren Individuen — als Gegengewicht gegen die relativ größere Abkühlungsfläche — widerlegt.

2. Gegen die kausale Erklärung, daß durch die kürzeren Reflexbahnen die alternierenden Bewegungen (mit Einschluß der ununterbrochen tätigen und wärmeerzeugenden Herz- und Respirationsbewegungen) sich in der Zeit-

einheit öfter wiederholen und dementsprechend durch sie mehr Wärme erzeugt werden muß, kann ein triftiger Einwand nicht erhoben werden.

3. Die von Schloßmann vorgebrachten neuen Tatsachen sprechen nicht für einen engen Zusammenhang zwischen Körperoberfläche und Stoffzersetzung, sondern teilweise gegen einen solchen (niedere Körpertemperatur und geringere Kohlensäureausscheidung beim atrophischen Kinde).

4. Der positive Gewinn der Schloßmannschen Versuche liegt in der durch sie sicher erwiesenen Tatsache, daß eine lebhafte Protoplasmaneubildung nicht nur in den intensiv wachsenden Pflanzen, sondern auch bei den in rascher Reparation begriffenen Atrophikern an und für sich mit erhöhtem Stoffumsatz und erhöhter Wärmebildung verbunden ist; daß also das wachsende Kind nicht nur wegen seiner kleineren Dimensionen, sondern auch wegen seiner lebhafteren Protoplasmaneubildung auf die Gewichtseinheit mehr Stoffe zersetzt und mehr Wärme produziert als der Erwachsene.

Die Gesundheit des Kindes.

Zur Belehrung für junge Eltern.

Die Aufgabe des Buches. Früher haben die Ärzte im allgemeinen populäre Bücher medizinischen Inhalts nicht gerne gesehen und auch jetzt sind manche noch der Ansicht, daß man die Wissenschaft profaniert, wenn man medizinische Fragen vor einem Laienpublikum behandelt. Aber die von Jahr zu Jahr steigende Zahl gemeinverständlicher Bücher und Schriften, durch welche nicht fachlich Gebildete über Entstehung und Verhütung von Krankheiten belehrt werden sollen, zeigt uns nicht nur, daß das Bedürfnis, über diese wichtigen Fragen von kundiger Seite unterrichtet zu werden, in weiten Kreisen vorhanden ist, sondern daß jetzt auch bei den Fachleuten eine größere Geneigtheit besteht, diesem Verlangen entgegenzukommen.

Leider ist aber diese Bereitwilligkeit eine viel größere bei den jüngeren Ärzten, denen ihre eben beginnende Praxis noch eine gewisse Muße für diese Art von literarischer Betätigung übrig läßt, von der die meisten auch glauben, daß für sie die an der Hochschule und an der Klinik gewonnenen Kenntnisse und eine gewandte Feder ausreichen; während ältere und erfahrene Praktiker und gar solche, die neben ihrer praktischen auch eine intensive wissenschaftliche Tätigkeit entfaltet haben, sich nur selten dazu entschließen, die Früchte ihrer vieljährigen Beobachtungen und Forschungen einer größeren Allgemeinheit unmittelbar zugute kommen zu lassen; und wenn sie das tun, dann beschränken sie sich meistens darauf, irgendein umschriebenes Gebiet ihrer Wissenschaft in einem Essay oder einem populären Vortrage zu behandeln. Dagegen ist eine für Laien bestimmte Darlegung aller wichtigen Gesundheitsfragen, der nicht die obenerwähnten Mängel von Haus aus anhaften, seit Hufelands Makrobiotik und seinem „Guten Rat an Mütter", die gegen Ende des achtzehnten Jahrhunderts erschienen sind, meines Wissens nicht verfaßt worden, und was speziell das Kindesalter anlangt, so existiert — außer Hochsingers „Gesundheitspflege des Kindes im Elternhause", die sich mit Recht einer großen Beliebtheit erfreut — keine gemeinverständlich geschriebene Gesundheitslehre des Kindesalters, in der ein erfahrener Fachmann die Resultate seiner eigenen vieljährigen Tätigkeit und eines ebenso lange fortgesetzten Studiums fremder Leistungen zum allgemeinen Besten zu verwerten gesucht hätte. Da nun diese Voraussetzungen bei mir nach einer nahezu fünfzigjährigen Tätigkeit als Kinderarzt zutreffen, so habe ich mich entschlossen, mich dieser Aufgabe, die mich schon lange gelockt hat, jetzt auch wirklich zu unterziehen[1]).

Die Ernährung des Kindes jenseits des Säuglingsalters.

Wir werden uns heute mit der Frage beschäftigen, wann und in welcher Weise der Übergang von der reinen Milchnahrung zur gemischten Nahrung und weiterhin zu der Kost der Erwachsenen bewerkstelligt werden soll. Bevor wir aber diese Frage beantworten, müssen wir erst wieder fragen, warum denn eigentlich eine Änderung Platz greifen muß? Wenn das Kind bei der puren Milchnahrung sich wohl befindet und gedeiht, warum kann sie nicht weiter beibehalten werden?

Darauf lautet die Antwort so, daß das Mengenverhältnis zwischen den in der Milch enthaltenen Nährstoffen zwar für das Kind im ersten Halbjahr und etwas darüber, nicht aber für das ältere Kind geeignet ist, und zwar aus folgenden Gründen:

In der Milch ist das Verhältnis zwischen den eiweißartigen Bestandteilen und den stickstoffreien Nahrungstoffen (Fett und Zucker) ein solches, wie es den Bedürfnissen des Säuglingsalters am besten entspricht. Um diese Zeit ist nämlich das Wachstum des Kindes außerordentlich lebhaft — es verdoppelt sein Gewicht in einigen Monaten —, dagegen ist die Muskelarbeit noch eine geringe, da das Kind weder sitzen, noch gehen, noch stehen kann. Nun liefern aber gerade die eiweißartigen Nahrungstoffe hauptsächlich das Material für die Bildung und das Wachstum der Körperteile, während die stickstoffreie Nahrung (Mehl, Zucker und Fett) vorwiegend für die Muskelarbeit in Anspruch genommen wird. Die Holzarbeiter im Gebirge, welche schwere Arbeit zu verrichten haben, leben bekanntlich die ganze Woche hindurch vorwiegend von Sterz, also von Mehl und Fett, und bekommen nur wenig Eiweiß in Form von Käse und Fleisch. Solange also das Kind noch sehr lebhaft wächst und seine Muskeln wenig in Anspruch nimmt, kommt es mit der eiweißreichen Milch noch vorzüglich aus. Sowie aber das Wachstum an Intensität einbüßt und dafür die Muskeln beim Sitzen, Stehen und Gehen stärker in Anspruch genommen werden, bedarf es eines Zuschusses von stickstoffreier Nahrung und dieser kann vorläufig nur in Form von Mehlsubstanzen geliefert werden. Zucker in größeren Mengen zuzuführen, ver-

[1]) *Anm. d. Herausg.:* Vorstehende Einleitung war für ein Buch bestimmt, das Prof. Kassowitz eben zu schreiben unternommen hatte, als ein jäher unerwarteter Tod ihn mitten aus seinen Arbeiten herausriß. Das vorzeitige Verstummen des Gelehrten ist wohl besonders schmerzlich im Hinblick auf dieses Werk, das so unmittelbar dem Leben gedient hätte und der weitesten Allgemeinheit zugute gekommen wäre. Die Familie des Verstorbenen hat sich nun entschlossen — freilich nicht mit dem Anspruch, einen vollen Ersatz für das beabsichtigte und viel größer angelegte Werk zu bieten — eine Serie von volkstümlichen Vorträgen, die Prof. Kassowitz vor einigen Jahren gehalten hat und die damals in der Zeitschrift „Das Wissen für Alle" abgedruckt waren, als selbständiges Büchlein herauszugeben (Wien bei Perles 1914). — Wir bringen hier den 3. Vortrag der Serie, der besonders charakteristische Ansichten des Verfassers enthält, als Beispiel seiner klaren und lebendigen populären Lehrweise.

bietet sich aus dem Grunde, weil diese den Darm reizen würden — man gibt ja Zuckerwasser als leichtes Abführmittel — und dasselbe gilt auch von größeren Fettmengen, weil das Kind jetzt das Fett nur in der feinen Verteilung der Milchkügelchen verdauen kann. Das Mehl wird zwar ebenfalls in Zucker verwandelt und kann überhaupt nur als Zucker in den Stoffwechsel gelangen, aber diese Umwandlung erfolgt langsam und allmählich, so daß immer nur kleine Mengen von Zucker auf einmal im Darm vorhanden sind, und, da sie rasch aufgesaugt werden, keine abführende Wirkung hervorrufen können.

Ohne von dieser theoretischen Begründung eines Zusatzes von Mehlsubstanzen zur Milch eine Ahnung zu haben, sind die Mütter fast instinktiv auf den richtigen Weg gelangt. Man gibt fast allgemein den Kindern im zweiten Halbjahre Milchspeisen, indem man Gries, gestoßenen Reis, Zwieback oder Semmelstückchen in Milch weich kocht. Durch das Kochen werden die Stärkekörner gesprengt, die in ihnen enthaltene Stärke wird dadurch „aufgeschlossen“ und den Verdauungsäften leicht zugänglich, durch einen mäßigen Zuckerzusatz wird der Geschmack verbessert und zugleich der Nährwert dieser Speise erhöht, die Kinder nehmen sie gerne, werden leichter gesättigt als mit der bloßen Milch und, was das Allerwichtigste ist, sie vertragen sie vorzüglich und gedeihen dabei glänzend. Gibt man also den Kindern, wie ich es zu tun pflege, im zweiten und dritten Halbjahr dreimal täglich Milch und zweimal Milchspeise, so bekommen sie in dieser Zusammensetzung nicht nur alle zu ihrem Wachstum und zu ihren Lebensfunktionen nötigen Nahrungstoffe, sondern sie bekommen sie auch in einer Form, welche ihre Verdauungsorgane ohne jede Schwierigkeit bewältigen.

Ich weiß nun ganz wohl, daß man sich sehr häufig mit diesem einfachen Regime nicht zufrieden gibt und daß viele meinen, man müsse den Kindern möglichst bald Suppe, Fleisch und Eier beibringen. Ich will Ihnen aber sofort beweisen, daß diese Methode nicht nur keine wissenschaftliche Berechtigung besitzt, sondern, daß sie auch zumeist das Gegenteil von dem erreicht, was sie beabsichtigt.

Die Suppe als solche, die sogenannte Bouillon, enthält fast gar keine nährenden Substanzen, denn sie enthält keine nennenswerten Quantitäten von Eiweiß, Zucker oder Fett, sondern nur Salze und die sogenannten Extraktivstoffe des Fleisches. Obwohl nun der große Chemiker Liebig anfangs geglaubt hat, in seinem Fleischextrakt die eigentlichen Nährstoffe des Fleisches extrahiert zu haben, weiß man jetzt schon ganz genau, daß diese Extraktivstoffe keinerlei Nährwert besitzen und daß ein mit bloßem Fleischextrakt gefüttertes Tier regelrecht verhungert. Wir Erwachsenen nehmen die Bouillon nur wegen ihrer anregenden Wirkung, welche aber in diesem frühen Kindesalter noch gar nicht am Platze ist. Was aber den Salzgehalt anlangt, auf den man bei der Kinderernährung so großes Gewicht legt, so haben wir ja früher gehört, daß die Kuhmilch alle für das Leben und das Wachstum notwendigen Salze in großem Überschuß enthält, so daß eine weitere Zugabe derselben in der Suppe vollkommen zwecklos erscheint. Nährend wird die Suppe erst dann, wenn man irgendeine Mehlsubstanz (Reis, Tapioka, Nudeln usw.) „einkocht“, aber Sie begreifen, daß man durch Kochen derselben Substanzen in Milch eine bedeutend nahrhaftere Speise bekommen muß, weil jetzt die wertvolle Milch die Stelle der wertlosen Bouillon einnimmt. Aber nicht einmal ganz unschädlich ist die Suppe für die Kinder in der Zeit der Entwöhnung, weil sie, aus nicht tadellos frischem Fleische bereitet, in diesem Alter wegen der enormen Empfindlichkeit der kindlichen Verdauungsorgane sehr leicht Verdauungstörungen und Durchfälle hervorrufen kann. Ich habe nicht wenige Fälle gesehen, wo dieser Zusammenhang ganz zweifellos nachweisbar war und wo die Kinder bei bloßer Milchdiät bald wieder gesund wurden. Aus allen diesen Gründen bin ich kein Freund der Suppe für das frühe Kindesalter. Erst wenn sie am Tische der Erwachsenen teilnehmen, mögen die Kinder auch die Mahlzeit mit der üblichen Suppe beginnen.

Viel häufiger als die Suppe ist aber die vorzeitige Fleischnahrung eine Quelle ernsthafter Gesundheitstörungen bei den entwöhnten Kindern; denn leider ist die Ansicht, daß man nicht früh genug zu der Fleischkost übergehen könne, bei den Laien außerordentlich verbreitet, und wenn auch die Mutter selbst nicht spontan zu dieser unzweckmäßigen Ernährungsweise schreitet, so wird ihr doch meistens von so vielen Seiten zugesetzt, daß sie endlich, fast immer zum Schaden ihres Kindes, den unberufenen Ratgebern Folge leistet.

Wir haben früher gehört, warum die naturgemäße Ergänzung der Milchnahrung nicht in einer Vermehrung der Eiweißstoffe, sondern im Gegenteil in einer Vermehrung der stickstoffreien Substanzen und daher in einer relativen Verminderung der Eiweißstoffe bestehen muß, und wir haben auch gesehen, daß diese theoretische Forderung durch die Praxis vollauf bestätigt wird. Nun liegt aber der eigentliche Wert des Fleisches für die Ernährung fast ausschließlich in seinem Eiweißgehalt, und für die Erwachsenen und älteren Kinder ist deshalb das Fleisch in Verbindung mit fett-, zucker- und mehlhaltigen Speisen ein ganz vorzügliches Nahrungsmittel. Wenn also die Vegetarier die Fleischnahrung perhorreszieren, so hat dies keinerlei wissenschaftliche Berechtigung. Aber die Kinder im Alter der Entwöhnung besitzen noch nicht die Fähigkeit, ihren Eiweißbedarf in Form des Fleisches zu decken; vor allem können sie das Fleisch noch nicht kauen, und wenn man es ihnen, wie dies so häufig geschieht, in fein verteiltem Zustande aufnötigt — denn freiwillig nehmen sie es gewöhnlich um diese Zeit noch nicht —, so hat dies sehr häufig zur Folge, daß die bis dahin normale Verdauung gestört wird, daß sich Erbrechen oder noch häufiger Durchfälle einstellen, und im letzteren Falle findet sich das Fleisch fast unverändert in den Entleerungen wieder. Trotzdem wird den meisten der wahre kausale Zusammenhang fast niemals klar, weil sie durch den noch immer so verbreiteten Aberglauben getäuscht werden, welcher dahin geht, daß die Kinder vom Zahnen Durchfälle bekommen. Indem ich mir vorbehalte, noch einmal auf diesen gefährlichen Irrtum zurückzukommen, kann ich Sie jetzt schon bestimmt versichern, daß die vermeintlichen Zahndiarrhöen immer auf einen Diätfehler zurückgeführt werden können und daß eine der häufigsten Ursachen derselben in der vorzeitigen Fleischnahrung zu suchen ist. Ich lasse den Kindern vor dem Ende des dritten Halbjahres kein Fleisch geben und auch dann nur in kleinen

Quantitäten und nur, wenn es gerne genommen und gut vertragen wird. Sonst kann man ganz ruhig noch einige Monate zuwarten.

Dasselbe gilt von den Eiern, nur daß ich diese auch für ältere Kinder nicht für besonders empfehlenswert halte. Aber bei Kindern zur Zeit der Entwöhnung sind sie entschieden zu widerraten, weil sie fast immer früher oder später Störungen der Verdauung hervorrufen und häufig sogar als die einzige Ursache von Brechdurchfällen angesehen werden müssen. Dies ist aber auch gar nicht zu verwundern, weil die Eier so sehr leicht verderben, und weil bei den Kindern in diesem Alter schon der allererste Beginn der Bakterienfäulnis, der sich höchstens einem sehr empfindlichen Geruchsorgane bemerkbar macht, vollkommen ausreicht, um in ihren so überaus empfindlichen Verdauungsorganen schon ernsthafte Störungen hervorzurufen. Da es aber ganz unmöglich ist, diese geringen Grade mit Sicherheit auszuschließen, so muß man auch auf die üblen Folgen gefaßt sein. In den Eiern ist aber gar nichts enthalten, was die Kinder nicht auch aus der Milch und den Milchspeisen, und zwar in leicht verdaulicher Form beziehen könnten, und es ist daher auch gar kein Grund vorhanden, sie der Gefahr der Erkrankung durch Genuß von nicht ganz tadellosen Eiern oder Eidotter auszusetzen.

Auf demselben Irrtum, nämlich der übertriebenen Wertschätzung des Eiweißes gegenüber den stickstoffreien Nahrungstoffen, beruht auch die Empfehlung der in der letzten Zeit durch den Übereifer der chemischen Fabriken fast täglich um ein neues Exemplar vermehrten künstlichen Eiweißpräparate (Somatose, Nutrose, Tropon und Konsorten). Die berühmten Stoffwechselversuche von Pettenkofer und Voit haben gelehrt, daß die stickstoffreien Nahrungstoffe fünf- bis sechsmal so reichlich gegeben werden müssen als die Eiweißstoffe, um ein gutes Gedeihen des Versuchsobjektes zu erzielen und daß jede unverhältnismäßige Steigerung des Eiweißgehaltes der Nahrung nicht etwa einen Ansatz von Fleisch, sondern nur eine vermehrte Ausscheidung der Produkte des Eiweißzerfalls (Harnstoff, Harnsäure usw.) herbeiführt. Aber selbst eine Abnahme des Körperbestandes kann man durch übermäßige Zufuhr von Eiweißstoffen erzielen, denn die bekannte, nach Banting benannte Abmagerungskur beruht ja auf der Verabreichung einer reichlichen aber einseitigen Fleischkost, weil bei fehlender oder ungenügender stickstoffreier Nahrung das Reservefett des Körpers herangezogen werden muß. Wenn es also wirklich möglich wäre, von diesen Präparaten größere Mengen einzuführen, so würde man nur das gerade Gegenteil von dem erzielen, was man mit ihrer Verabreichung beabsichtigt, nämlich eine Abnahme des Körperbestandes. Aber zum Glück können die Verdauungsorgane von diesen halbverdauten Substanzen nur ganz geringe Mengen vertragen; die mit ihnen versetzte Milch wird von den Kindern schon nach kurzer Zeit verschmäht, und wenn man sie ihnen aufnötigt, so treten gewöhnlich Magen- und Darmstörungen auf. So minimale Mengen aber, wie sie ohne direkt ersichtlichen Schaden toleriert werden, können auch, abgesehen von den früheren Bedenken, unmöglich einen Nutzen gewähren, weil homöopathische Dosen in der Ernährung ebenso unwirksam sind wie in der Therapie.

Um aber das Maß der Verkehrtheit ganz voll zu machen, wird nicht nur der Eiweißgehalt der Nahrung in unrationeller Weise übertrieben, sondern man verfehmt außerdem noch die jenseits der Säulingsperiode unumgänglich notwendige Ergänzung eines jeden Nahrungsgemisches durch die mehlhaltigen Substanzen. Sowie ein Kind blaß und schwächlich wird oder gar Zeichen von Rachitis oder Skrofulose darbietet, heißt es nicht nur: „Ja nur viel Fleisch, Eier und Wein!“, sondern auch: „Um Gottes willen kein Brot, keine Erdäpfel, keine Mehlspeisen!“ Anstatt also gerade bei schlechter genährten Kindern mit besonderer Sorgfalt die gesicherten Lehren der Stoffwechselphysiologie in Anwendung zu ziehen, welche neben mäßiger Eiweißnahrung reichliche stickstoffreie Substanzen verlangen, werden diese bedauernswerten Opfer eines mißverstandenen Doktrinarismus auf ein ganz abnormes Regime gesetzt, welches, wenn es auf die Dauer durchführbar wäre, nur eine weitere Verschlechterung des Ernährungszustandes herbeiführen müßte. Aber auch hier scheitert die Durchführung dieser gänzlich verkehrten Ernährungsweise an dem richtigen Instinkte der Kinder, welche die ihnen aufgezwungenen Beefsteaks und Eier verschmähen, so daß man sich endlich doch herbeilassen muß, ihnen das verpönte Butterbrot und die angeblich so gefährlichen Mehlspeisen zu gewähren. Wenn ich Sie aber darüber aufklären werde, wie diese lächerlichen Vorurteile entstanden sind, werden Sie lieber Ihrem Kinde gleich von vornherein dasjenige gestatten, was die Wissenschaft und der natürliche Instinkt in völliger Übereinstimmung verlangen.

Ich habe Ihnen früher als die günstigste Nahrungsmischung diejenige bezeichnet, in welcher Eiweiß den fünften oder sechsten Teil der gesamten Nahrung beträgt. Diese Menge Eiweiß ist aber unbedingt erforderlich, und wenn sie ganz oder größtenteils fehlt, so geht der Organismus selbst bei reichlicher Gewährung von mehl- oder fetthaltiger Nahrung seinem Verderben entgegen. Man hat nun tatsächlich beobachtet, daß in jenen Bevölkerungskreisen, die wegen ihrer Armut genötigt sind, hauptsächlich von Kartoffeln zu leben, die Tuberkulose bei den Erwachsenen und die Skrofulose bei den Kindern zahlreiche Opfer fordert. Anstatt aber zu sagen: diese Leute müssen zugrunde gehen, weil in den Kartoffeln zu wenig Eiweiß enthalten ist, hat man aus der richtigen Beobachtung den irrtümlichen Schluß abgeleitet, daß die Kartoffeln und die mehlartigen Stoffe an sich schädlich sind. Man muß aber kein Physiologe von Fach sein, um zu wissen, daß Kartoffel als Zulage zum Fleisch eine vortreffliche Nahrung abgeben, und ebenso sicher ist es, daß eine gute Wiener Mehlspeise, welche aus Mehl, Milch, Butter, Zucker und Eiern zusammengesetzt ist, auch vom theoretischen Standpunkt ein geradezu ideales Nahrungsgemenge darstellt.

Zum Schluß noch einige Worte über die alkoholischen Getränke, welche leider auch in diesem Alter nicht ganz übergangen werden dürfen, weil sie gewöhnlich ebenfalls unter den Stärkungsmitteln aufgezählt werden. Man versetzt bekanntlich auch nicht selten den Säuglingen die Milch mit Kognak, um sie zu kräftigen, und ältere Kinder bekommen Rotwein oder starkes braunes Bier, um ihre Blutleere zu bekämpfen. Etwas Verkehrteres als dieses Vorgehen kann aber schwerlich ersonnen werden. Es ist durch zahlreiche Versuche zweifellos erwiesen, daß der Alkohol keinen Nährwert besitzt, weil er nicht imstande ist, auch nur den kleinsten Teil eines wahren Nahrungstoffes zu ersetzen, und weil sich sogar herausgestellt hat, daß der Zusatz von Alkohol zu einer ungenügenden Nahrung eine noch raschere Abnahme des Körpers herbeiführt, als in den Kontrollversuchen ohne Alkohol. Der Alkohol wirkt also nicht nährend, sondern einfach giftig, und namentlich im Kindesalter treten die Giftwirkungen schon bei relativ kleinen Gaben hervor, wenn sie gewohnheitsmäßig durch längere Zeit eingenommen werden. Ich selbst habe zu wiederholten Malen kolossale Leberschwellung, epileptische Krämpfe und selbst ausgesprochene Erscheinungen von Delirium tremens bei Kindern als Folgen des protrahierten Alkoholgenusses gesehen, und zwar nicht etwa in verkommenen Proletarierfamilien, sondern bei sonst wohlerzogenen Kindern bürgerlicher Familien, denen man in der besten Absicht, um sie zu stärken oder ihre Blutarmut zu bekämpfen, bei jeder Mahlzeit Bier oder Wein oder beides gegeben hat. Aber abgesehen von diesen schweren Gesundheitschädigungen, die zum Glück nur ausnahmsweise vorkommen, habe ich sehr häufig beobachtet, daß Kinder an hartnäckiger Appetitlosigkeit leiden, weil sie regelmäßig Bier oder Wein zur Hebung des Appetites bekommen und daß diese Appetitlosigkeit wieder vollständig geschwunden ist, wenn auf meinen Rat dieser Mißbrauch beseitigt wurde. Auch die sogenannten Medizinalweine, der Chinaeisenwein, Pepsinwein, Sagradawein, Kondurangowein usw. sind wegen ihres Alkoholgehaltes im Kindesalter dringend zu widerraten, weil sie ja nicht in einzelnen Dosen, sondern durch längere Zeit genommen werden müssen, und weil der Nutzen, den allenfalls die im Wein gelöste medikamentöse Substanz gewähren könnte, durch die schädigende Wirkung des Alkohols sicherlich wettgemacht wird. Jedenfalls werden aber sorgsame Eltern, denen das Wohl ihrer Kinder am Herzen liegt, auf alle Fälle gut daran tun, möglichst lange jede Art alkoholischen Getränkes von ihnen fernzuhalten.

IV.

Die Erkenntnis der Lebenserscheinungen im Lichte einer neuen Theorie.

Das ganze Dasein ist ein ewiges Trennen und Verbinden.

Goethe.

Oportet absque praejudicatis, quas tu pro vero dediceris opinionibus ad opus accedere, non eo animo ut videas, quae classicus aliquis auctor descripsit, sed cum voluntate, ut ea videas quae natura fecit.

Albrecht von Haller.

Je prägnanter die mechanischen Definitionen sind, welche wir für die Tätigkeiten der lebenden Organismen und ihrer einzelnen Organe gewinnen können, desto tiefer sind wir eingedrungen in die Erkenntnis derselben.

Alexander Rollett.

Vollständiges Verzeichnis der Arbeiten.

(Fortsetzung.)

Allgemeine Naturwissenschaft, Biologie, Naturphilosophie.

1. Allgemeine Biologie. I. Aufbau und Zerfall des Protoplasmas. Wien 1899, Perles.
2. Die Reize und das Leben. Zukunft, Berlin 1899, VII. Jahrg., Nr. 45.
3. Wozu dient unsre Nahrung? Zukunft, VIII. Jahrg. 1899, Nr. 4.
4. Allgemeine Biologie. II. Vererbung und Entwicklung. Wien 1899, Perles.
5. Die Einheit der Lebenserscheinungen. Zwei Vorträge im Wiener physiologischen Club. 22. u. 29. Nov. 1898. Wien 1899, Perles.
6. Wissenschaftliche Märchen. Die Wage, Wien 1900, Nr. 27.
7. Der alte und der neue Vitalismus. Zukunft, VIII. Jahrg. 1900, Nr. 32.
8. Leber und Milz. Wiener med. Wochenschr. 1901, Nr. 5.
9. Die Krisis des Darwinismus. 15. Jahresbericht d. Philosoph. Gesellsch. in Wien. — Die Zukunft, X. Jahrg., Nr. 20. — Wiener klin. Rundschau 1902, Nr. 18, 19.
10. Gärung. Zukunft, XI. Jahrg. 1902, Nr. 3.
11. Lebende Thermostaten. Zukunft, XI. Jahrg. 1903, Nr. 51.
12. Allgemeine Biologie. III. Stoff- und Kraftwechsel des Tierorganismus. Wien 1904, Perles.
13. Neue Anschauungen über einige Stoffwechselvorgänge. Fortschr. d. Medizin 1904, Nr. 3.
14. Die Kohlensäureassimilation vom Standpunkte des Metabolismus. Verhandl. d. internat. botan. Kongr. in Wien. — Naturw. Rundschau 1905, Nr. 3.
15. Vitalismus und Teleologie. Biolog. Centralbl. 1905, Bd. 25, Nr. 23, 24.
16. Die Vererbungsubstanz. Roux' Archiv f. Entwicklungsmechanik, XX. Band 1906.
17. Unbewußte Seelentätigkeit. Österr. Rundschau 1905, V, 60—61.
18. Skepsis und Realität. Zukunft, XIV. Jahrg. 1905, Nr. 11.
19. Allgemeine Biologie. IV. Nerven und Seele. — Wien 1906, Perles.
20. Das Grundgesetz der Bewegung. Zukunft. 22. Sept. 1906.
21. Wille, Freiheit und Moral. Das Wissen für Alle 1906, VI, 2.
22. Körper und Seele. Journ. f. Psychologie u. Neurologie 1906, VII, 12.
23. Metabolismus und Immunität. Ein Vorschlag zur Reform der Ehrlichschen Seitenkettentheorie. Wien 1907, Perles.
24. Welt, Leben, Seele. Ein System der Naturphilosophie in gemeinfaßlicher Darstellung. Wien 1907, Perles.
25. Bewußtsein. Zukunft, XII. Jahrg. 1908, Nr. 21.
26. Knochenwachstum u. Teleologie. Zeitschr. f. d. Ausbau d. Entwicklungslehre 1908, II, 8, 9.
27. Besprechung des Buches von Hansemann „Deszendenz und Pathologie“. Wiener med. Wochenschr. 1909.
28. Selektion und Variation. Neue Weltanschauung 1910, Heft 12.
29. Die Lehre Ostwalds von der psychischen Energie. Neue Weltansch. 1912, Heft 10.
30. Tatsachen und Theorien. Festvortrag. Wiener klin. Wochenschr. Nr. 43, separat bei Braumüller, Wien 1912.
31. Biologische Probleme. I. Die elementaren Lebenserscheinungen. Die Naturwissenschaften 1913, I. Jahrg., Heft 1.
32. Biologische Probleme. II. Das Rätsel der organischen Stoffumwandlung. Die Naturwissenschaften 1913, I. Jahrg., Heft 6.
33. Biologische Probleme. III. Assimilation. Die Naturwissenschaften 1913, I. Jahrg., H. 13.
34. Biologische Probleme. IV. Das Eiweißbedürfnis des Tierkörpers. Die Naturwissenschaften 1913, I. Jahrg., Heft 18.
35. Biologische Probleme. V. Stickstoffausscheidung. Naturwissenschaften 1913, I. Jahrg., Heft 33.
36. Biologische Probleme. VI. Reizbarkeit und Sauerstoffbedürfnis. Die Naturwissenschaften 1914.

(Fortsetzung s. S. 399.)

Aus „Die Einheit der Lebenserscheinungen“.

Zwei Vorträge, gehalten im Wiener physiologischen Klub am 22. und 29. Nov. 1898[1]).

Ich bin der Aufforderung des geehrten Vorstandes, in diesem Kreise über den Inhalt des ersten Bandes meiner „Allgemeinen Biologie“ zu referieren, mit der größten Bereitwilligkeit nachgekommen, weil es mir in hohem Grade erwünscht sein muß, die in diesem Buche entwickelte Auffassung der vitalen Prozesse dem maßgebenden Urteile der Fachmänner und der Freunde der physiologischen Wissenschaft zu unterbreiten. Wenn ich aber aufrichtig sein soll, so muß ich hinzufügen, daß diese ehrenvolle Aufforderung für mich noch mehr bedeutet, indem sie gewisse Besorgnisse, deren ich nicht vollständig Herr werden konnte, zum großen Teile zerstreute. Denn so sehr ich auch selbst von der Richtigkeit des meiner Arbeit zugrunde liegenden Gedankens durchdrungen bin und so gut der letztere die von mir selbst nach allen Richtungen durchgeführte Prüfung bestanden hat, so konnte ich mich doch der Sorge nicht völlig entschlagen, ob nicht meine Bestrebungen auf diesem Gebiete wenigstens anfangs mit einem gewissen Mißtrauen zu kämpfen haben werden und ob man nicht daran Anstoß nehmen wird, daß jemand, der nicht Physiologe von Beruf ist, es dennoch unternimmt, eine so tiefgreifende Veränderung unserer Vorstellungen über das Wesen der Lebenserscheinungen zu beantragen. Diese Besorgnis wurde nun durch Ihre freundliche Aufforderung, in dieser Vereinigung über mein neues Buch zu sprechen, bedeutend herabgemindert, weil ich aus ihr die Beruhigung ableite, daß man bereit ist, meine Ausführungen ohne Voreingenommenheit einer sachlichen Prüfung zu unterziehen.[2])

Aber auch diejenigen, welche ihr Mißtrauen gegen theoretische Spekulationen ohne selbstgewonnene empirische Grundlagen nicht völlig unterdrücken können — obwohl es ja eigentlich gleichgültig sein sollte, wer diese Grundlagen geschaffen hat, wenn sie nur richtig sind — werden sich vielleicht beruhigen, wenn sie erfahren, daß meine Untersuchungen über die Ossifikation unter normalen und pathologischen Bedingungen und meine Experimente über den Einfluß kleiner und mittlerer Phosphorgaben auf die

[1]) Verlag M. Perles, Wien. 1899.

[2]) *Anm. d. Herausg.:* Dieser Optimismus erwies sich dann allerdings als nicht berechtigt.

wachsenden Knochen die Basis für mein theoretisches Gebäude abgegeben haben, welches dann allerdings ziemlich weit über dieses schmale Fundament hinausgewachsen ist. Denn der Gedanke, daß nicht nur die pathologischen, sondern auch die physiologischen Reize eine Zerstörung von Teilen der lebenden Substanz herbeiführen, daß also die Wiederherstellung der Reizbarkeit auf dem Wiederaufbau der zerstörten Protoplasmateile beruhe und daß daher der Nährwert eines Stoffes nicht nach seinem Gehalte an chemischer Energie, sondern nach seiner Fähigkeit, sich am Aufbau des Protoplasmas zu beteiligen, bemessen werden müsse, war mir zum erstenmal gekommen, als ich die Beobachtung gemacht hatte, daß kleine Phosphorgaben eine Verengerung der Knochenkanäle und der in ihnen verlaufenden Blutgefäße an der Ossifikationsgrenze herbeiführen, während größere Dosen derselben Substanz eine Erweiterung und Vermehrung derselben Gefäße und damit auch eine gesteigerte Einschmelzung des umgebenden Knorpel- und Knochengewebes bewirken. Die daraus abgeleitete Generalisation, daß die Wirkung der physiologischen und pathologischen Reize nur gradweise voneinander verschieden sei und daß diese Wirkung zunächst in nichts anderem bestehen könne als in einer Zerstörung protoplasmatischer Teile der von dem Reize betroffenen Gewebe, habe ich bereits im Jahre 1884 in meiner Arbeit über die Phosphorbehandlung der Rachitis ganz deutlich formuliert, aber nicht in der Absicht, damit irgendeine tiefere Wirkung zu erzielen — was auch tatsächlich nicht geschehen ist —, sondern nur zu dem Zwecke, um für alle Fälle zu dokumentieren, daß ich bereits damals nicht nur den fruchtbaren Grundgedanken, sondern auch den Plan zu einer umfassenderen Ausgestaltung desselben gefaßt hatte.

Bevor ich mich aber der Aufgabe unterziehe, Ihnen die wichtigsten Deduktionen der neuen Grundanschauung vorzuführen und an denselben zu demonstrieren, daß sie nicht nur mit den Tatsachen vortrefflich übereinstimmen, sondern daß ihnen auch die Fähigkeit innewohnt, ein überraschendes Licht auf eine Reihe von Lebensvorgängen zu werfen, die bisher in ein scheinbar undurchdringliches Dunkel gehüllt waren, dürfte es sich auch hier empfehlen, zuvor die bisher geltenden Theorien des Lebens der Reihe nach passieren zu lassen und zu untersuchen, wie sie sich den biologischen Grundproblemen gegenüber verhalten. . . .

Die Reize und das Leben[1]).

Wenn man wissen will, ob ein bewegungslos daliegendes Tier noch lebt, so reizt man es, indem man es berührt oder im Notfall auch sticht, kneift, brennt oder ätzt. Bleiben auch diese drastischeren Reizmittel ohne Erfolg, dann sagt man, das Tier ist nicht mehr reizbar, es ist also tot. Die Physiologen aber besitzen in den elektrischen Strömen noch einen besonders empfindlichen und fein abgestuften Gradmesser für die vitale Irritabilität. Man reizt also z. B. einen ausgeschnittenen Froschmuskel oder dessen Nerven mit Hilfe der Elektroden einer galvanischen Batterie; und wenn es auch mit den stärksten Strömen nicht mehr gelingt, eine Zuckung zu erzielen, dann sieht man darin den Beweis, daß das Leben aus dem Muskel gewichen ist.

Während aber beim Muskel der sichtbare Reizerfolg in seiner Formveränderung besteht, gibt es auch Organe, die auf einen Reiz in anderer Weise reagieren. Reizt man z. B. eine Speicheldrüse unmittelbar oder durch Vermittlung ihres Nerven, so produziert und entleert sie ihr Sekret; andere Organe antworten auf denselben Reiz mit einer Lichtwirkung, andere wieder mit der Abgabe eines kräftigen elektrischen Schlages. Aber alle lebenden Gebilde ohne Ausnahme produzieren infolge ihrer Reizung mehr Kohlensäure und mehr Wärme als im ungereizten Zustand; und da wir gewöhnt sind, überall wo Kohlensäure unter Wärmeentwicklung zum Vorschein kommt, an einen Verbrennungs- oder Oxydationsprozeß zu denken, so folgern wir daraus, daß die vitale Oxydation durch den Reiz in mächtiger Weise angefacht wird.

Was verbrennt nun aber bei der vitalen Oxydation?

Auf diese Frage antwortet die heutige Wissenschaft, daß bei dieser Verbrennung entweder die eingeführten Nahrungstoffe oder die im Körper angesammelten Reservestoffe verbrannt werden; und sie stützt sich bei ihrer

---

[1]) Die Zukunft 1899, Nr. 45.

Anm. d. Herausg.: Wir möchten darauf hinweisen, daß der positive Teil dieses Aufsatzes, in welchem K. seine eigene Theorie der Reizvorgänge entwickelt, auf S. 245 beginnt. Wer sich durch den nicht gerade leicht lesbaren kritischen Teil hindurchgearbeitet hat, wird sich dort durch die erfreuliche Einfachheit und Anschaulichkeit der neuen Auffassung entschädigt finden. — Übrigens dürfte der nächstfolgende Aufsatz „Wozu dient unsre Nahrung?“ zur ersten Einführung in die Theorien von K. einigermaßen geeigneter sein.

Aussage auf folgende Tatsachen, die durch die tägliche Erfahrung und das Experiment übereinstimmend festgestellt sind.

Wird ein Tier zu angestrengter Arbeit gezwungen, werden also seine Muskeln durch äußere Reize zu häufigen Kontraktionen angeregt, so kann es seinen Körper und die in ihm enthaltenen Reservestoffe nur dann erhalten, wenn man ihm dabei reichliche Nahrung gewährt; und da in diesem Falle die Elemente der Nahrung in Verbindung mit dem eingeatmeten Sauerstoff in den Auswurfstoffen zum Vorschein kommen, so schließt man, daß infolge der Reizung eine Verbrennung der Nahrungstoffe stattgefunden hat. Bekommt aber das Tier in der Arbeitszeit keine oder nur ungenügende Nahrung, so verschwinden nach und nach seine Reserven, zumeist also die Stoffe, die eine ähnliche Zusammensetzung haben wie das Brennmaterial in unseren Öfen, Beleuchtungsapparaten und Maschinen. Das arbeitende und hungernde Tier verliert sein Fett, das — wie Petroleum und Leuchtgas — vorwiegend aus Kohlenstoff und Wasserstoff besteht, der ausgeschnittene Froschmuskel verliert durch häufig wiederholte Zuckungen sein Glykogen, eine der Stärke ähnliche Substanz, die dieselben Elemente enthält wie Zellulose und Holz; und da auch hier Kohlensäure und Wasser als Verbrennungsprodukte des Kohlenstoffes und Wasserstoffes in gesteigertem Maße produziert werden, so nimmt man ohne weiteres an, daß die angewandten Reize eine stärkere Verbrennung der Reservestoffe herbeigeführt haben. Man ist aber noch weiter gegangen und hat gesagt: Wie in unseren Maschinen das Heizmaterial verbrennt und bei dieser Verbrennung die in ihm enthaltenen chemischen Spannkräfte in verschiedene Formen der Energie, also in Wärme, mechanische Arbeit, Lichtschwingungen oder elektrische Strömung übergehen, so verbrennen die lebenden Organismen ihre Nahrungs- und Reservestoffe; und auch hier verwandelt sich die dabei frei werdende chemische Energie in mechanische Arbeit, Wärme, Licht oder Elektrizität.

In Wirklichkeit ist aber die Sache keineswegs so einfach. Denn wir verstehen zwar sehr gut, wie die Brennstoffe in unseren Maschinen angezündet werden, wir haben aber keine Ahnung, wie unsere Nahrungs- und Reservestoffe durch einen Reiz in Brand gesteckt werden sollen. Wenn wir Holz, Kohle, Öl oder Leuchtgas anzünden, so benutzen wir dazu einen Zünder, dessen energische Wärmeschwingungen nach der Vorstellung der Chemiker die Moleküle der Brennstoffe in ihre Atome zerlegen. Dabei werden die Affinitäten oder Verwandtschaftskräfte, mit deren Hilfe diese Atome bisher zusammengehalten waren, frei und die Kohlen- und Wasserstoffatome kommen dadurch in die Lage, ihren mächtigen Drang zu dem umgebenden Sauerstoff zu befriedigen. Sie werden also verbrannt oder oxydiert, es entstehen wieder neue kräftige Wärmeschwingungen, diese können wieder die benachbarten Teile des Brennstoffes anzünden, — und auf diese Weise kann die Verbrennung der brennbaren Substanzen weiterschreiten, bis entweder diese aufgebraucht sind oder die Zufuhr des Sauerstoffes auf irgendeine Weise abgeschnitten und damit der Brand wieder erstickt wird.

Ganz anders verhält es sich mit der vitalen Oxydation. Wenn ich ein Tier leise berühre und es infolgedessen davonläuft oder davonfliegt, so erfährt der Verbrennungsprozeß in seinen zahlreichen Muskeln eine bedeutende Steigerung und es werden dabei entsprechende Teile des Muskelglykogens, des Blutzuckers und vielleicht auch des Reservefettes verbraucht. Aber durch eine einfache Berührung kann ich weder Fett noch Glykogen oder Zucker in Brand stecken oder zersetzen, ja, ich kann das nicht einmal durch die gewaltsamste Erschütterung dieser Stoffe erreichen; und ebenso wirkungslos bleiben auf diese Substanzen außerhalb der lebenden Organismen jene schwachen elektrischen Ströme und jene chemischen oder thermischen Reize, mit deren Hilfe ich in den reizbaren Organismen dieselbe Wirkung erziele wie durch eine leise Berührung.

Dazu gesellt sich aber noch eine zweite, mindestens ebenso große Verlegenheit. Wenn man den brennenden Substanzen in unseren kalorischen Maschinen dadurch mehr Sauerstoff zuführt, daß man in dem Heizraum einen starken Luftzug erregt oder ein Gebläse in Gang bringt, so lodert der Brand ganz gewaltig in die Höhe. Bringt man aber das ganze Tier mit allen seinen reizbaren Organen, in denen ja fortwährend eine schwache Verbrennung unterhalten wird, in eine Atmosphäre von reinem Sauerstoff, in der bekanntlich selbst schwer verbrennbare Körper — z. B. ein glühender Eisendraht — in lebhafte Verbrennung geraten, so wird dadurch die vitale Verbrennung nicht im mindesten gesteigert, während das doch augenblicklich geschieht, wenn ich einen Reiz auf die irritablen Teile desselben Organismus ausübe und sie dadurch zur Arbeitleistung zwinge.

Auch die Zufuhr von neuem Brennmaterial, das Aufschütten von Kohle oder das Einlegen neuer Holzscheite, steigert in unseren Öfen und Maschinen die Verbrennung in auffälliger Weise. Füttere ich aber ein Tier mit noch so großen Mengen von Fett oder Brot, so erziele ich damit nicht etwa eine stärkere Verbrennung dieser Substanzen, sondern nur eine Mästung des Tieres, da der Überschuß dieser brennbaren Stoffe inmitten der lebenden und daher auch in fortwährender langsamer Verbrennung begriffenen Organe nicht verbrennt, sondern in Form von Fett oder Glykogen aufgespeichert wird.

Wir sehen also: die übliche Vorstellung, die die Nahrungs- und Reservestoffe zum Behuf der Arbeitleistung in den reizbaren Organen direkt verbrennen läßt, stößt überall auf unüberwindliche Schwierigkeiten; und wir wissen daher vorläufig nur eins bestimmt, nämlich, daß von einer unmittelbaren Verbrennung dieser Substanzen infolge der Einwirkung der vitalen Reize unmöglich die Rede sein kann.

Man wird nun vielleicht sagen: Die Reize müssen ja nicht gerade direkt auf die verbrennenden Substanzen einwirken, sondern deren Zersetzung könnte auch durch Vermittlung des lebenden Protoplasmas vor sich gehen. Die Reize wenden sich also zunächst an die reizbare Substanz, das eigentlich Lebende im Organismus, und erst das gereizte Protoplasma wäre dann imstande, die Zersetzung der toten Brennstoffe zu bewirken.

Diese Voraussetzung scheint allerdings annehmbarer, — aber es scheint doch nur so. Denn an die Stelle des einen Rätsels, wie der Reiz die Anzündung so schwer verbrennlicher Substanzen zuwege bringen soll, wären nur zwei neue, mindestens ebenso schwer zu deutende Rätsel getreten. Erstens möchten wir nämlich wissen, welche Wirkung der Reiz im lebenden Protoplasma hervorbringt, und dann stehen wir wieder vor der schwierigen Frage, wie das gereizte Protoplasma die Anzündung und Zersetzung der schwer verbrennlichen und schwer zersetzlichen Nahrungs- und Reservestoffe herbeiführen soll.

Man hat versucht, beide Fragen zu beantworten; aber keine der Antworten kann vor einer strengeren Kritik bestehen.

Gewöhnlich ging man von der Erscheinung der Reizfortpflanzung aus, die z. B. zutage tritt, wenn ein Tier, durch ein Geräusch erschreckt, seine Glieder in Bewegung setzt und davonläuft oder davonfliegt. Hier trifft der Reiz zunächst die Endigungen des Hörnerven und pflanzt sich durch diesen Nerv zum Gehirn und weiter durch das Rückenmark und die von ihm ausstrahlenden Nerven zu den Muskeln fort, die sich dann auf den Reiz hin kontrahieren und die Glieder in Bewegung setzen. Während man sich nun über die Veränderungen, die der Reiz direkt an seiner Angriffstelle hervorruft, keine besonderen Gedanken gemacht hat, sind für den Mechanismus der Fortpflanzung des Reizes verschiedene Erklärungen versucht worden, von denen aber nur zwei, nämlich die elektrodynamische und die Schwingungstheorie, eine gewisse Bedeutung erlangt haben.

Die erste dieser beiden Theorien, die durch die Analogie des elektrischen Telegraphen auch dem Laien geläufig geworden ist, stellt den Vorgang so dar, daß in den Nervenbahnen elektrische Ströme fortgeleitet werden, die die Muskeln und die anderen innervierten Organe wie Telegraphenapparate in Bewegung setzen. Aber trotz ihrer großen Popularität ist diese Auffassung ganz sicher unrichtig. Denn erstens verlangt jede elektrische Leitung einen geschlossenen Stromkreis; dieser ist aber in den lebenden Organismen nirgends vorhanden. Zweitens fehlt den Nerven eine Vorrichtung für die Isolierung elektrischer Ströme; vielmehr hat sich herausgestellt, daß die Markscheide gewisser Nerven, der man wegen ihrer äußeren Ähnlichkeit mit den isolierenden Hüllen eines elektrischen Kabels ohne weiteres eine isolierende Funktion zuschrieb, gerade besonders gut leitet; und überdies besitzen die wirbellosen Tiere gar keine und auch die Wirbeltiere nicht durchweg markhaltige Nervenfasern. Ferner findet die Fortleitung elektrischer Ströme durch den Nerv auch dann noch ungehindert statt, wenn man ihn an einer Stelle durchschneidet, während eine Fortleitung des Reizes nach einer solchen Durchschneidung gänzlich unterbleibt. Endlich ist aber die Geschwindigkeit, mit der im Nerv der Reiz weiterschreitet, im Vergleich mit derjenigen des elektrischen Stromes geradezu beschämend langsam; denn während der elektrische Strom in einer Sekunde 464 Millionen Meter durchmißt, kann der Nervenprozeß beim Menschen in derselben Zeit nur die kurze Strecke von 34 Metern zurücklegen; und bei den niederen Tieren ist seine Geschwindigkeit noch bedeutend langsamer, so daß sie z. B. in den Nerven der Teichmuschel nur noch zwei Zentimeter in der Sekunde beträgt. Nach alledem ist also nicht daran zu denken, daß die Fortpflanzung der Reize auf der Fortleitung elektrischer Ströme beruhen könnte.

Infolge solcher Bedenken ist nun diese Vorstellung heutzutage von den meisten Physiologen, wenn auch keineswegs von allen, wieder fallen gelassen worden; und die Mehrzahl bekennt sich zu der Vibrationstheorie, die annimmt, daß jede Lebenstätigkeit mit gewissen Schwingungen der Moleküle des lebenden Protoplasmas einhergeht und daß die Reizung und Reizfortpflanzung auf einer Verstärkung dieser Schwingungen und auf ihrem wellenförmigen Weiterschreiten beruhen. Diesem Gedankengang folgend, hat z. B. Du Bois-Reymond die Übung auf ein Geläufigwerden gewisser Molekularschwingungen im Zentralnervensystem bezogen; nach Virchow sollen die Nervenmoleküle bei der Ermüdung aus ihrer gewohnten Lage heraustreten und bei der Erholung wieder allmählich in ihre Lage zurückkehren; und Haeckel will sogar die psychischen Vorgänge durch verwickelte Molekularschwingungen im Protoplasma der „Seelenzellen" erklären. Aber auch bei der Analysierung dieser Hypothese stoßen wir sofort auf unüberwindliche Schwierigkeiten. Vor allem gibt es in der ganzen bekannten Natur keine einzige molekulare Bewegung von solcher Langsamkeit wie die Reizfortpflanzung in den Nerven; und ebensowenig ist uns eine molekulare Bewegung bekannt, die durch Erwärmung nicht beschleunigt, sondern im Gegenteil verlangsamt würde, wie das bei der Fortpflanzung der Nervenerregung der Fall ist, wenn die Temperatur eine gewisse Höhe überschreitet. Aber alle diese Schwierigkeiten treten weit in den Hintergrund gegenüber denjenigen, die sich erheben, sobald man versucht, sich auf Grund der Schwingungstheorie eine konkrete Vorstellung von der Wirkung der Reize im Protoplasma und von den mit der Reizung verbundenen Stoffzersetzungen zu bilden. Denn so gering unsere Kenntnis von der chemischen Struktur des Protoplasmas bis jetzt noch sein mag, so wissen wir doch das eine bestimmt: nämlich, daß seine chemischen Einheiten eine ganz außerordentliche Labilität besitzen müssen, weil uns die Erfahrung lehrt, daß protoplasmatische Gebilde, wie z. B. die Körper der Amöben oder die weißen Blutkörperchen, schon durch dynamische Einwirkungen von mäßiger Stärke getötet und in ihre Zerfallsprodukte zerlegt werden. Nun können aber alle diejenigen Energien, die eine Zersetzung des lebenden Protoplasmas herbeiführen, also: mechanische Erschütterung, chemische Agenzien, Wärme und Elektrizität, zugleich auch als Reize wirken; und doch sollen wir der Vibrationstheorie zuliebe annehmen, daß, wenn das der Fall ist, sie die Moleküle des Protoplasmas nicht zerlegen, sondern nur in Schwingungen versetzen; und auch bei dem Zusammenstoß dieser Moleküle untereinander dürfte die lose Bindung ihrer Atome beileibe nicht gestört werden, sondern sie müßten wie vollkommen elastische Bälle die ihnen durch den Reizanstoß übertragene Bewegung auf ihre Nachbarmoleküle übertragen.

Noch wunderbarer müßte es aber nach der Vibrationstheorie zugehen, wenn die schwingenden Protoplasmamoleküle auf die Moleküle der Nahrungstoffe stoßen. Diese Nahrungstoffe bestehen nämlich aus relativ stabilen Verbindungen, denn es gelingt nur mit Hilfe sehr hoher Temperaturen oder durch besonders gewaltsame chemische Einwirkungen, die Eiweißstoffe, Fette und Zucker in einfachere Bestandteile zu zerlegen. Wenn aber die kompliziert gebauten und außerordentlich labilen Moleküle des lebenden Protoplasmas bei ihren Schwingungen auf die einfacher gebauten und schwer zersetzlichen

Moleküle der Nahrungstoffe stoßen, dann müßte sich nach der Vibrationstheorie das unverständliche Wunder vollziehen, daß bei diesem Zusammenprall nicht die hochgradig zersetzlichen Protoplasmamoleküle, sondern just die relativ stabilen Moleküle der Nahrungstoffe zerfallen und daß die Protoplasmamoleküle ihre zerstörende Tätigkeit gegenüber den schwer zersetzlichen Molekülen der Nahrung ad libitum fortsetzen und dabei dennoch das lockere Gefüge ihres eigenen molekularen Baues völlig unversehrt erhalten.

Dazu kommt dann noch, daß die Nahrungstoffe keineswegs immer der Zersetzung und Verbrennung anheimfallen, sondern daß sie auch zum Aufbau lebender Teile verwendet werden müssen, da ein Wachstum dieser Teile doch nur auf Kosten der Nahrungstoffe erfolgen kann. Nun findet aber ein Aufbau neuer Teile der lebenden Substanz stets nur in der unmittelbarsten Nähe bereits vorhandener alter Teile statt — eine Generatio spontanea wird jetzt von keinem Biologen mehr für möglich gehalten —; wenn also die Nahrungstoffe zum Aufbau neuer Protoplasmateile verwendet werden sollen, müssen sie unbedingt in die molekulare Nähe der schwingenden Moleküle geraten; und wenn es also wahr wäre, daß die Nahrungstoffe durch diese Schwingungen zerstört und in Auswurfstoffe verwandelt werden, dann wäre ein Wachstum des Protoplasmas auf Kosten dieser Nahrungstoffe einfach undenkbar.

Das schönste dabei ist aber, daß diese Hypothese für alle die aufgezählten Unwahrscheinlichkeiten, ja Unmöglichkeiten, die wir mit ihr in den Kauf nehmen sollen, uns nicht einmal eine halbwegs brauchbare Formel für die infolge der Reize zutage tretenden vitalen Leistungen zu geben vermag. Vielmehr hören wir von einem ihrer hervorragendsten Vertreter, Professor Karl Voit in München, daß die Lehre von der Ernährung mit den Wirkungen im Körper nicht das mindeste zu tun habe. Die Zersetzungen der Stoffe im Körper — so lauten seine eigenen Worte — finden nicht statt, weil mechanische Arbeit oder Wärme geliefert werden soll, sondern nur deshalb, weil unter den Bedingungen der Organisation die chemischen Verbindungen der Nahrungstoffe nicht mehr zusammenhalten. Also: die Verbindungen der Nahrungstoffe zerfallen, weil sie in den Bereich der schwingenden Moleküle gelangen; wie sich aber aus diesen Stoffzersetzungen die vitalen Leistungen der Organe ableiten: das zu erklären oder auch nur zu besprechen, lehnt die Vibrationstheorie mit aller Entschiedenheit ab.

Der Mißerfolg der bisherigen Versuche, das Wesen der Reizprozesse mechanisch zu deuten, liegt also ziemlich klar zutage; und dieser Mißerfolg wird auch von namhaften Physiologen expressis verbis zugegeben. So erklärte der vor wenigen Jahren verstorbene Leipziger Physiologe Ludwig, daß wir die Frage, mit welchen chemischen Umwandlungen die Erregung und die Erregbarkeit, d. h. also die Reizung und die Reizbarkeit, steigt und fällt und auf welchem Wege die sogenannten Erregungsmittel die Veränderungen in den reizbaren Organen hervorrufen, beim jetzigen Standpunkt unserer Kenntnisse nicht beantworten können und daß wir nicht einmal die Hoffnung haben, zu einer schärferen Fragestellung zu gelangen. Auch Hoppe-Seyler, gleichfalls ein hervorragender Forscher, erklärte es für völlig rätselhaft, wie die Reizung der Organe bei den Umsätzen des Stoffwechsels zur Geltung gelangt; nach Hermann kennt man weder die Natur der Kräfte, die bei der Tätigkeit der Nerven frei werden, noch die chemischen Prozesse, die ihr zugrunde liegen; und selbst ein Forscher, der mit absoluter Gewißheit behaupten zu können glaubte, daß die geistige Tätigkeit in einer konstanten Beziehung zu gewissen Schwingungen im Nervensystem stehe — Professor Herzen in Lausanne —, mußte sich doch wieder zu dem Geständnis bequemen, daß wir gar nichts über die Art und Weise aussagen können, wie die äußeren Eindrücke in die Nerventätigkeit übergehen.

Bevor wir uns nun entschließen, das Problem der Reizung für unlösbar zu erklären, sollten wir aber doch auch die Möglichkeit ins Auge fassen, daß vielleicht die bisherigen Lösungsversuche alle irgendeine Voraussetzung gemein hatten, die von vornherein den Keim des Mißerfolges in sich trug; und wenn wir die bisher aufgestellten Theorien in diesem Sinne einer Prüfung unterziehen, so finden wir in der Tat, daß sie alle von einer und derselben, in hohem Grade fragwürdigen Prämisse ausgegangen sind, nämlich von der Annahme, daß Nahrungstoffe unter dem Einfluß des Protoplasmas zersetzt und verbrannt werden können, ohne vorher zum Aufbau dieses Protoplasmas verwendet worden zu sein.

Ich nenne diese Voraussetzung aus dem Grunde fragwürdig, weil die Möglichkeit einer solchen Stoffzersetzung zwar theoretisch nicht geleugnet, ihre wirkliche Existenz aber durch die direkte Beobachtung niemals sichergestellt werden kann. Wir kennen nur eine Art vitaler Stoffzersetzung, die sicher existiert, und das ist diejenige, die zustande kommt, wenn Nahrungstoffe zum Aufbau neuer Körperteile verwendet werden und diese Teile sich wieder in tote Zerfallsprodukte auflösen. Wird ein Organismus oder einer seiner Teile größer und schwerer, dann wissen wir bestimmt, daß das nur auf Kosten von Nahrungs- oder Reservestoffen möglich ist, und wenn derselbe Körperteil abmagert oder schwindet, so wissen wir wieder genau, daß lebende Teile in Auswurfstoffe verwandelt worden sind. Hier sind also die Nahrungstoffe nicht unter dem bloßen „Einfluß", sondern durch das Zwischenglied des lebenden Protoplasmas zersetzt worden, dieses hat also die Moleküle der Nahrungstoffe nicht durch die Schwingungen seiner eigenen Moleküle zerklopft oder in anderer mysteriöser Weise zerstört, sondern es hat sie dadurch in Auswurfstoffe verwandelt, daß es sie zu seinem Aufbau benutzte und die Auswurfstoffe bei seinem Zerfall von sich gab. Diese Art der Stoffzersetzung ist also nicht allein vollkommen verständlich, sondern besitzt auch eine wirkliche, von niemand in Zweifel gezogene Existenz. In einem kürzlich erschienenen Buche[1]) habe ich vorgeschlagen, den Stoffwechsel durch Vermittlung von Aufbau und Zerfall der lebenden Substanz als Metabolismus, die direkte Zerlegung der Nahrungstoffe unter einem hypothetischen Einfluß des Protoplasmas dagegen als Katabolismus zu bezeichnen. Die Frage kann sich also nur darum drehen, ob die sicher existierende metabolische Stoffumwandlung die einzige Art der vitalen Stoffzersetzung ist oder ob daneben auch noch die andere — vorläufig bloß theoretisch konstruierte —

[1]) Allgemeine Biologie, I. Band, Aufbau und Zerfall des Protoplasmas; Wien 1899.

direkte Zerlegung der Nahrungstoffe unter einem unbekannten und undefinierbaren Einfluß des Protoplasmas aufrechterhalten werden kann.

Um diese Frage zu entscheiden, wollen wir einmal versuchen, uns den Vorgang der Reizung unter Ausschluß jeder hypothetischen Stoffzersetzung, also von einem streng metabolischen Standpunkt aus, vorzustellen; denn wenn es sich herausstellen würde, daß wir uns diesen Vorgang und die vitalen Prozesse überhaupt auf Grund einer solchen streng metabolischen Auffassung besser und widerspruchsloser erklären können als nach der heutigen Methode, die gerade die sicher existierenden metabolischen Prozesse vernachlässigt und den stark problematischen Katabolismus in den Vordergrund stellt, dann dürften wir keinen Augenblick mehr zögern, auf eine ungewisse, schwer verständliche und überflüssig gewordene Vorstellung zu verzichten.

Nehmen wir also einmal an, die Nahrungstoffe würden niemals direkt verbrannt, sondern zunächst immer zum Aufbau neuer Protoplasmamoleküle verwendet, so müßte daraus vor allem eine gründliche Änderung unserer Vorstellungen von der chemischen Struktur dieser Moleküle resultieren. Während nämlich die meisten Physiologen es noch heute für selbstverständlich halten, daß diese Moleküle aus Eiweiß bestehen, müßten wir nunmehr annehmen, daß zu ihrem Aufbau außer dem Eiweiß auch noch die anderen Nahrungstoffe, also neben Zucker und Fett auch die mineralischen Bestandteile unserer Nahrung, verwendet werden, von denen wir bisher nur eins bestimmt wußten: nämlich, daß sie für Leben und Wachstum nicht nur der Pflanzen, sondern auch der Tiere unentbehrlich sind, ohne aber zu begreifen, worauf denn eigentlich diese Unentbehrlichkeit beruht. Da wir nun aber außerdem wissen, daß eine chemische Verbindung um so zersetzlicher ist, je mehr Atome und Atomgruppen zu ihrem Aufbau verwendet werden, so besäßen wir damit auch schon einen Schlüssel für die hochgradige Zersetzlichkeit aller protoplasmatischen Gebilde, die so lange unverständlich bleiben mußte, als man diese Gebilde sich bloß aus den schwer zersetzlichen Eiweißmolekülen aufbauen ließ. Von den Eiweißmolekülen wissen wir ja ganz bestimmt, daß sie weder durch leichte mechanische Erschütterung, schwache Wärme- oder Lichtschwingungen, noch durch elektrische Ströme oder die schwächeren chemischen Reagenzien zersetzt werden, während es jedem Chemiker geläufig ist, daß hochgradig zersetzliche Verbindungen durch jede dieser Potenzen zerlegt werden können. Da aber die hier aufgezählten dynamischen Einwirkungen zugleich mit denen identisch sind, die als Reize auf die lebenden und reizbaren Gebilde wirken, so besäßen wir nun mit einem Male eine bestimmte und mechanisch verständliche Vorstellung von der Wirkung dieser Reize in dem lebenden Protoplasma, indem wir einfach annehmen würden, daß jeder wirksame Reiz eine Zersetzung der komplizierten chemischen Einheiten des Protoplasmas in ihre einfacheren Bestandteile zur Folge hat.

Aber mit dem bloßen Zerfall derjenigen Moleküle der reizbaren Substanz, die direkt von dem Reiz getroffen werden, wäre uns noch wenig gedient. Denn, was den Reizprozeß als solchen charakterisiert, das ist ja vor allem die auslösende Wirkung des Reizes, die darin zum Ausdruck gelangt, daß geringfügige dynamische Potenzen eine Wirkung erzielen, die ihren eigenen

Energiegehalt um ein Vielfaches übertrifft. Und dann wäre damit auch noch nicht erklärt, wie die Wirkung des Reizes so oft in größerer Entfernung von seiner Angriffstelle zutage tritt.

Da kommt uns nun eine Gruppe von Tatsachen zu Hilfe, die ich hier noch nicht genügend zu würdigen Gelegenheit hatte, nämlich das drängende Sauerstoffbedürfnis der meisten lebenden Organismen und ferner besonders der Umstand, daß gerade die nervösen Organe, als deren Funktion wir die Fortleitung der Reizprozesse ansehen müssen, ihre Tätigkeit einstellen, wenn ihnen die Zufuhr von Sauerstoff abgeschnitten wird. Wenn wir uns außerdem daran erinnern, daß die vitale Verbrennung durch jeden Reizprozeß und durch jede auf einen Reiz hin erfolgende Lebensarbeit in auffälliger Weise verstärkt wird, so stellt sich uns die Ausbreitung und Fortleitung des Reizprozesses in folgender Weise dar:

Sobald in einem der direkten Reizwirkung ausgesetzten Protoplasma die Moleküle durch mechanische Erschütterung, Wärmeschwingungen, Elektrizität oder auf irgendeine andere Weise zum Einsturz gebracht werden, müssen die Bruchstücke der zerfallenden Moleküle an zahlreichen Stellen freie Affinitäten darbieten, die den Sauerstoff der umgebenden Atmosphäre oder der umspülenden Säfte an sich reißen, und dabei werden vor allem die Kohlenstoff- und Wasserstoffatome der zerfallenen Moleküle zu Kohlensäure und Wasser verbrannt. Es geschieht also eigentlich dasselbe, was bei jeder anderen Verbrennung geschieht, nur mit dem Unterschiede, daß es sich bei den gewöhnlichen Verbrennungen um nicht besonders zersetzliche Verbindungen handelt, die erst durch einen bereits brennenden Körper angezündet werden müssen, während wir dem Protoplasma so hochgradig labile Moleküle zuschreiben, daß sie zu ihrer Spaltung nicht erst die hohe Temperatur eines Zünders benötigen, sondern schon durch jene schwachen dynamischen Einwirkungen zerlegt werden, die wir als Reize zu bezeichnen gewöhnt sind. Ist aber einmal der Zerfall dieser Moleküle eingeleitet und haben sich die Kohlenstoff- und Wasserstoffatome an deren Rißstellen mit dem Sauerstoff unter Wärmeentwicklung verbunden, dann werden durch diese heftigen Wärmeschwingungen auch wieder die zunächst gelegenen Protoplasmamoleküle zerlegt, auch deren Bruchstücke verbrennen dann unter Wärmeentwicklung, — und auf diese Weise kann sich der oxydative Zerfall, der durch einen Reiz an dem peripheren Ende eines Protoplasmafadens eingeleitet wurde, wie das Glimmen einer Lunte durch die ganze Länge des Fadens fortpflanzen, und zwar mit jener nicht besonders großen Geschwindigkeit, die durch die berühmten Versuche von Helmholtz für die Nervenleitung eruiert worden ist.

Ich denke mir also die Nervenbahn als einen Protoplasmastrang von außerordentlich geringer Querdimension, eingebettet in eine von nicht labilen Teilen durchsetzte und daher reizfeste Substanz, die es verhindert, daß sich der Zerfall nach allen Seiten hin verbreitet. Die Nervenbahnen münden aber in die sogenannten Zentralorgane (Gehirn, Rückenmark, Ganglien) ein, wo sie sich vielfach gabeln und verzweigen, und damit ist die Möglichkeit gegeben, daß ein an der allgemeinen Decke oder in einem Sinnesorgan hervorgerufener Zerfall auf zahlreichen Bahnen zu anderen reizbaren, d. h. mit labilem Protoplasma ausgestatteten Organen gelangt und in diesen je nach ihrer besonderen Beschaffenheit die mannigfachsten Reizerfolge erzielt.

Von diesen Reizerfolgen ist jedenfalls die Muskelbewegung einer der auffälligsten und zugleich auch derjenige, der dem Nichtphysiologen am besten bekannt ist. Wenn also ein Tier infolge einer Berührung oder eines Schall- oder Lichteindruckes die Flucht ergreift, so stelle ich mir das so vor, daß sich der Zerfall des Protoplasmas von den Reizaufnahmestellen auf den Nervenbahnen durch das Gehirn und Rückenmark bis zu den Muskeln fortpflanzt, die sich infolge des Reizzerfalles verkürzen und die Körperteile, an denen sie angeheftet sind, in Bewegung setzen. Die Wirkung des Reizzerfalles im Muskel denke ich mir aber so, daß sich in jeder Muskelfaser während der Reizpause neue Protoplasmateile aufbauen, die die vorhandenen Teile der Faser der Länge nach in Zugspannung versetzen, und daß diese passive Spannung in dem Augenblick in aktive Verkürzung übergeht, wo die spannenden Protoplasmateile durch den Reizzerfall beseitigt werden.

Ganz anders erscheint der Reizerfolg auf den ersten Anblick in den Absonderungsorganen; und dennoch läßt er sich ohne Schwierigkeit auf dasselbe Grundprinzip reduzieren. Wird z. B. der Nerv einer Speicheldrüse gereizt, so setzt sich der dadurch eingeleitete Zerfall bis in das Protoplasma der absondernden Epithelzellen fort, diese werden dadurch für die wässerigen Teile der sie umspülenden Blut- oder Lymphflüssigkeit durchgängiger und zugleich werden der durchtretenden Flüssigkeit jene spezifischen Zerfallsprodukte der durch den Reiz gespaltenen Protoplasmamoleküle mit auf den Weg gegeben, die die verdauende Wirkung des Speichels bedingen. Überdies erfahren aber die absondernden Zellen durch den Reizzerfall, gerade so wie die Muskelzellen, auch noch gewisse Gestaltveränderungen, in deren Folge das Sekret mit einer nicht geringen Gewalt in die Ausführungsgänge befördert wird. Aber wie jede Muskelkontraktion mit einer bedeutenden Wärmebildung einhergeht, weil sich die Zerfallsprodukte der gespaltenen Protoplasmamoleküle mit dem Sauerstoff zu den bekannten Verbrennungsprodukten vereinigen, ebenso entwickelt auch die gereizte und sezernierende Drüse in bedeutendem Maße Wärme, weil auch hier der Reiz einen ausgedehnten Protoplasmazerfall mit allen daran sich knüpfenden Konsequenzen herbeiführt. Dasselbe ist aber auch bei allen anderen reizbaren Organen der Fall, wie immer auch der Reizerfolg bei ihnen ausfallen mag, weil jeder Reiz und jede durch einen solchen hervorgerufene vitale Leistung mit einem Zerfall des Protoplasmas und einer Verbrennung seiner Zerfallsprodukte einhergeht.

Jetzt begreifen wir aber auch, warum in den lebenden Organismen im Gegensatz zu den kalorischen Maschinen weder die vermehrte Sauerstoffzufuhr noch die reichlichere Einführung der angeblichen Brennstoffe von einer Steigerung des Verbrennungsprozesses begleitet wird. Denn der Sauerstoff kann, wenn er auch noch so reichlich vorhanden ist, doch nicht früher in Aktion treten, als bis die labilen Protoplasmamoleküle durch einen Reiz gespalten sind, und auch die im Überschuß zugeführte Nahrung kann durch den Sauerstoff nicht angegriffen werden, weil Fett, Zucker und Eiweiß innerhalb des lebenden Körpers ebensowenig durch die bloße Gegenwart des Sauerstoffes verbrannt werden können wie außerhalb des Körpers. Nur dadurch, daß sich diese Substanzen an dem Aufbau viel komplizierterer und daher auch viel zersetzlicherer Verbindungen beteiligen, können die sie zusammensetzenden Elemente der Einwirkung des Sauerstoffes zugänglich werden; und auch das nur in dem Falle, wo ein Reiz die Zersetzung dieser labilen Verbindungen herbeiführt.

Rekapituliere ich also in Kürze, so hat sich gezeigt, daß alle Versuche, die Reizvorgänge vom katabolischen Standpunkt aus zu erklären, fehlgeschlagen sind, während es mit Leichtigkeit gelingt, den Begriff der Reizung mit einem mechanisch verständlichen Inhalt zu erfüllen, sobald man die ohnehin problematische Vorstellung, daß die Nahrungstoffe als solche in den Säften verbrennen, über Bord wirft und alle Lebensprozesse auf den Zerfall und Wiederaufbau der chemischen Einheiten des Protoplasmas zurückführt. Jedenfalls ist aber dadurch erreicht, was Ludwig noch als unerreichbar hingestellt hatte: nämlich, daß wir in bezug auf das Wesen der Reizung zu einer ganz bestimmten Fragestellung gelangt sind. Diese Frage lautet: Finden die durch den Reiz hervorgerufenen Stoffzersetzungen in den Säften statt oder bewirken die Reize einen Zerfall der organisierten Teile der reizbaren Substanz?

Ich denke aber, auch die Antwort auf diese Frage kann nach dem Gesagten nicht mehr zweifelhaft sein.

Wozu dient unsere Nahrung?[1]

„Die richtige Doktorfrage!" wird vielleicht mancher beim Lesen dieser Überschrift ausrufen. Da ist wohl nicht viel zu fragen. Wir brauchen unsere Nahrung zum Leben; denn wenn wir keine Nahrung bekommen, müssen wir schließlich verhungern.

Was ist aber das Leben? Und warum brauchen wir die Nahrung zum Leben?

Darauf weiß nun allerdings der einfache Laienverstand kaum mehr Bescheid und er sieht sich daher bemüßigt, an die Wissenschaft zu appellieren. Diese aber belehrt ihn, daß das Leben auf der Umwandlung der chemischen Spannkräfte der Nahrung in die verschiedenen vitalen Energien, also vor allem in Massenbewegung und Wärme, beruht, daß wir also unsere Nahrung brauchen, um damit unsere Lebensmaschine zu heizen, daß beim Fehlen der Nahrung die Bestandteile der Maschine selbst als Heizmaterial verwendet werden und daß dies so lange dauert, bis die halbverbrannte Maschine nicht weiter funktioniert und der Hungertod eintritt.

Mit dieser Antwort geben sich nun die meisten zufrieden und denken: Wenn die Gelehrten es sagen, wird es damit seine Richtigkeit haben. Ein kritischer Kopf wird aber vielleicht bei jenem Teil der Belehrung stutzig werden, der die Maschinenteile selbst als Heizmaterial verwendet wissen will. Und in der Tat müssen wir uns fragen, ob wir uns eine Maschine vorstellen können, deren Material identisch ist mit einem der Heizstoffe, die in ihr verbrannt werden, die aber gleichwohl so lange intakt bleibt, als sie tüchtig geheizt wird, und erst in dem Augenblick selbst zu brennen anfängt, wo man unterläßt, sie mit brennbaren Stoffen zu versehen. Der naive Verstand wenigstens möchte eher das Umgekehrte erwarten, daß nämlich die brennbaren Teile der Maschine nur so lange verschont bleiben, als sie nicht der Lohe ihres brennenden Inhaltes ausgesetzt werden, daß sie aber um so rascher verbrennen, je mehr von diesem Inhalt neben und zwischen ihnen verbrennt.

Aber auch vom streng wissenschaftlichen Standpunkt aus erheben sich schwere Bedenken gegen die herrschende Lehre, die die Nahrungsstoffe im lebenden Körper wie in einer Kraftmaschine zum Zweck der Kraftlieferung verbrennen läßt. Ich will die wichtigsten dieser Bedenken hervorheben.

---

[1]) Die Zukunft 1899, Nr. 4.

Wäre es wahr, daß die Funktion der Nahrung auf ihrer Verbrennung oder sonstigen Zerstörung zum Zweck der Energielieferung beruht, dann müßten sich daraus folgende Konsequenzen ergeben:

Erstens könnte nur eine brennbare Substanz als Nahrung dienen, das heißt, nur eine solche, die sich mit Sauerstoff zu höher oxydierten Verbrennungsprodukten verbinden kann. Vollkommen gesättigte Verbindungen, die keine chemische Verwandtschaft zum Sauerstoff besitzen, könnten nie und nimmer als Nahrung verwendet werden. Zweitens müßte sich der Wert einer Nahrung nach der Zahl der in ihr enthaltenen Wärmeeinheiten oder Kalorien[1]) bemessen lassen und zwei Nahrungstoffe oder Nahrungsgemenge, die bei ihrer Verbrennung die gleiche Wärmemenge liefern, müßten einander unabhängig von ihrer sonstigen Zusammensetzung vertreten können. Endlich aber müßte eine jede Substanz, die in den Säften eines lebenden Organismus verbrennt, für den Organismus auch Nährwert besitzen und müßte imstande sein, nach Maßgabe der bei ihrer Verbrennung freiwerdenden Wärmemenge einen entsprechenden Teil der gewohnten Nahrung zu ersetzen.

In Wirklichkeit ist aber keine einzige dieser logischen Deduktionen durch die Erfahrung verifiziert worden.

Am leichtesten und raschesten erledigt sich der erste Punkt; denn wir kennen eine große und hochwichtige Gruppe von Organismen, nämlich das gesamte Pflanzenreich, das vorwiegend — soweit es sich um die grünen Pflanzen handelt sogar ausschließlich — auf Kosten von chemisch gesättigten Verbindungen lebt, die niemals verbrannt werden. Und dennoch sind die Pflanzen ebenso lebend wie die Tiere, sie sind reizbar wie diese, sie entwickeln infolge der Reizung dieselben vitalen Energien, sie erzeugen Wärme, Licht, elektrische Strömung und Massenbewegung — und alles das geschieht, obgleich ihre Nahrungstoffe niemals zur Heizung ihrer Lebensmaschine, sondern nur zum Aufbau neuer Teile ihres Organismus verwendet werden können.

Aber auch die Tiere können ohne gewisse unverbrennliche mineralische Substanzen nicht existieren, und zwar sind dies zum Teil dieselben Stoffe, die — wie Kalium-, Kalzium-, Magnesium- und Eisensalze — auch den meisten Pflanzen unentbehrlich sind. Diese Tatsache, daß nämlich nicht nur die wachsenden, sondern auch die ausgewachsenen Tiere Stoffe ohne jeden Wärmewert zu ihrer Ernährung brauchen, bleibt aus der herrschenden Lehre, nach der die Nahrungstoffe als Kraftquelle dienen sollen, geradezu unerklärlich; und einzelne Physiologen sind auch aufrichtig genug, zu gestehen, daß die Notwendigkeit einer fortwährenden Zufuhr erheblicher Salzmengen für den ausgewachsenen Organismus vorläufig schlechthin rätselhaft erscheint. Aber das Rätsel verschwindet sofort, wenn man die Annahme, daß die Nahrung bloß oder doch vorwiegend dazu diene, in den Säften zum Zwecke der Kraftentwicklung oxydiert zu werden, verläßt und sich dem so nahe liegenden Gedanken zuwendet, daß diese Salze nicht nur bei den Pflanzen, sondern

[1]) Unter einer Kalorie versteht man jene Wärmemenge, die notwendig ist, um ein Kilogramm Wasser um einen Grad Celsius wärmer zu machen oder um, in mechanische Arbeit verwandelt, ein Kilogrammgewicht 424 Meter hoch zu heben.

auch bei den Tieren im Verein mit den übrigen Nahrungstoffen zum Aufbau ihrer lebenden Teile verwendet werden.

Mit der Konstatierung der Tatsache, daß unentbehrliche und durch nichts zu ersetzende Teile unserer Nahrung keinen Brennwert besitzen, ist aber auch schon der zweite Hauptsatz der herrschenden Lehre durchbrochen, der besagt, daß der Wert einer Nahrung nach der Zahl der in ihr enthaltenen Wärmeeinheiten bemessen werden müsse. Aber trotzdem ist dieser Satz nicht nur von der großen Mehrheit der Physiologen akzeptiert, sondern er wird auch ohne weiteres auf das praktische Leben übertragen.

„Für die Kraftzufuhr, also für die eigentliche Aufgabe der Nahrung, ist es gleichgültig, welche Nahrungstoffe zugeführt werden, vorausgesetzt, daß sie die notwendige Menge von Kalorien enthalten.“

Dieser von einem anerkannten Forscher ausgesprochene und meines Wissens von niemand bemängelte Satz spricht wohl deutlich genug und ebenso wäre es ein leichtes, an einer beliebigen Zahl von Beispielen zu demonstrieren, daß man einfach ausrechnet, wie viele Kalorien der Soldat, der Arbeiter, der Sträfling, der Kranke, das Pferd usw. zum Leben benötigt, und daß man es für ausgemacht hält, hundert Kalorien der einen Nahrung könnten durch ebenso viele der anderen ersetzt werden.

Und doch ist es kein Geheimnis, sondern jedem Theoretiker und jedem Praktiker genau bekannt, daß der tierische Organismus unter allen Umständen eine gewisse, und zwar keineswegs geringe Eiweißmenge zu seinem Lebensunterhalt unbedingt benötigt und daß die in diesem Eiweißminimum enthaltene Kalorienzahl durch keinen anderen Nahrungstoff, also weder durch Mehl oder Zucker, noch durch Fett, ja, nicht einmal durch die Leimsubstanzen, die durch ihren Stickstoffgehalt den Eiweißstoffen ziemlich nahestehen, ersetzt werden kann. Entzieht man einem Tier dieses unentbehrliche Deputat von Eiweiß, dann scheidet es in seinen Auswurfstoffen Tag für Tag ein erhebliches Stickstoffquantum aus, das von den zerstörten Teilen seines eignen Körpers herrührt; und wenn man ihm statt des entzogenen Eiweißes auch noch so viele andere vortreffliche Nahrungstoffe von hohem Brennwert zuführt, so wird es doch immer schwächer und magerer und ist endlich ohne Eiweißzufuhr unrettbar dem Hungertod verfallen. Eiweiß auf der einen und Leim, Fett und Zucker auf der anderen Seite können einander also keineswegs nach der Zahl ihrer Kalorien vertreten; und diejenigen, die trotzdem die Lehre von der Isodynamie — das heißt: der physiologischen Gleichwertigkeit aller Nahrungsmengen von gleichem Brennwert — propagieren, müssen auf alle möglichen Ausflüchte sinnen, um den Widerspruch zu verdecken, den die eben berührten Tatsachen gegen ihr keineswegs der Erfahrung entnommenes, sondern bloß a priori konstruiertes Gesetz erheben.

Man sagt also, die Tiere brauchten ihr Eiweißminimum, um die zerstörten Blutkörperchen, die an der Haut- und Darmoberfläche abgestoßenen Zellen und endlich auch die ausgefallenen Haare und abgestoßenen Nägel zu ersetzen, so daß also eigentlich ein Kahlkopf bei Eiweißmangel entschieden im Vorteil sein müßte. Von den eigentlich tätigen Organen aber, den Muskeln und Drüsen, ist dabei gewöhnlich gar nicht die Rede, weil die herrschende katabolische Lehre verlangt, daß sie nur Maschinen vorstellen, in denen die Kalorien der Nahrung in Muskelkraft und andere vitale Energien verwandelt werden, ohne daß die Maschine selbst sich am Stoffwechsel beteilige. Höchstens wird einmal schüchtern zugegeben, daß die Maschine bei ihrer Arbeit auch abgenützt wird und daß die abgenützten Teile mit Hilfe des Nahrungseiweißes ausgebessert werden. Es ist aber klar, daß mit diesem halben Zugeständnis eines metabolischen Stoffwechsels das Prinzip, daß der Wert einer Nahrung nach der Zahl ihrer Kalorien zu bemessen sei, von neuem durchbrochen ist. Denn jener Teil der Nahrung, der zur Rekonstruktion zerstörter Körperteile verwendet wird, kann sicher nicht nach seinem Brennwert, sondern nur nach seinem Bauwert, also nach seiner Fähigkeit, sich am Aufbau des Körpers zu beteiligen, beurteilt werden. Dasselbe ist aber der Fall, wenn ein wachsender Organismus einen großen Teil seiner Nahrung zur Bildung seines Körpers verwendet oder wenn manche Tiere von der ihnen zukommenden Regenerationskraft Gebrauch machen und verlorengegangene Glieder auf Kosten ihrer Nahrung ersetzen. Auch wenn ein Organismus bei der Fortpflanzung tätig ist, wenn er Eier oder Samen, Milch oder Dottersubstanzen produziert oder wenn er einem in seinem Inneren heranwachsenden Keim das Material zu seiner Ausbildung gewähren soll, kommt es wieder nicht darauf an, ob die von ihm aufgenommenen Stoffe so und so viele Kalorien enthalten, sondern nur, ob sie befähigt sind, sich am Aufbau des wachsenden Protoplasmas zu beteiligen. Die übliche Auffassung der Nahrung als Trägerin chemischer Spannkräfte und als Brennstoff für unsere Lebensmaschine ist also in dieser allgemeinen Fassung ganz sicher nicht zutreffend, denn in jedem Falle hat die Nahrung vor allem die Aufgabe, den Körper aufzubauen, und es kann sich höchstens darum handeln, ob gewisse Teile der Nahrung außerdem dazu verwendet werden, durch ihre bloße Verbrennung Wärme, Bewegung und andere vitale Energien zu entwickeln.

Wenn das aber der Fall wäre, dann müßte das Gesetz der Isodynamie oder der gegenseitigen Vertretung der Nahrungstoffe nach ihrem Brennwert wenigstens für alle übrigen Teile der Nahrung mit Ausnahme der Eiweißstoffe und der anorganischen Nahrungsbestandteile in Geltung bleiben. Aber auch gegen diese eingeschränkte Fassung legen die Tatsachen ihr Veto ein. Da haben wir z. B. die durch Kochen von Knorpel, Knochen und Bindegewebe gewonnenen Leimsubstanzen, die zwar das Eiweiß trotz ihres Stickstoffgehalts nicht ersetzen können, die aber neben Eiweiß ein vorzügliches Nahrungsmittel abgeben. Der Wärmewert dieses Stoffes beträgt 5493 Kalorien, während für Fett die Zahl 9689 gefunden wurde. Wenn also Fett und Leim einander nach der Zahl der von ihnen bei ihrer Verbrennung gelieferten Kalorien vertreten könnten, dann müßten hundert Gramm Fett, neben Eiweiß genossen, fast doppelt so viel wert sein als hundert Gramm Leim. Das Experiment hat aber ein ganz anderes Resultat ergeben. Als nämlich Professor Voit in München, der zusammen mit Pettenkofer die moderne Stoffwechsellehre begründet hat, einem Hunde neben 400 g Fleisch 200 g Leim verabreichte, konnte das Tier mit dieser Nahrung nicht nur seinen Körperbestand erhalten, sondern sogar noch etwas Fleisch ansetzen. Als er aber die

200 g Leim durch ebensoviel Fett mit nahezu doppelt so vielen Kalorien ersetzte, ergab sich die für die Lehre der Isodynamie geradezu vernichtende Tatsache, daß das Tier jetzt sogar von seinem Bestand einbüßte, daß also die doppelte Kalorienzahl des Fettes noch lange nicht so viel leistete wie der um so vieles geringere Kaloriengehalt des Leimes. Es kann sich also bei der Ernährung mit Fett oder Leim unmöglich darum handeln, daß diese Stoffe in den Säften verbrennen, um Wärme zu erzeugen oder mechanische Arbeit zu leisten, sondern sie beteiligen sich offenbar ebenso wie das Eiweiß am Aufbau der durch die vitalen Reize zerstörten Teile der lebenden Substanz; und die zwar kalorienärmeren, dafür aber stickstoffhaltigen Leimsubstanzen sind aus dem Grunde wertvoller als die kalorienreicheren, aber stickstofffreien Fette, weil sie imstande sind, gewisse stickstoffhaltige Atomkomplexe der Protoplasmamoleküle aufzubauen, zu deren Bildung in Ermangelung der Leimsubstanzen entweder Eiweißstoffe der Nahrung oder eiweißartige Reservestoffe des Körpers herangezogen werden müssen.

Ich komme nun zu der dritten Deduktion aus der herrschenden Lehre, die verlangt, daß jede Substanz, die unter dem Einfluß und im Bereich des lebenden Protoplasmas verbrennt, auch eo ipso für den Organismus Nährwert besitze, und zwar einen so großen Nährwert, wie er eben den bei seiner Verbrennung freiwerdenden Kalorien entspricht. In der Tat hat man, von dieser theoretischen Schlußfolgerung ausgehend, eine ganze Reihe von Stoffen, die erwiesenermaßen im lebenden Organismus zu Kohlensäure und Wasser verbrannt werden, nämlich Alkohol, Glyzerin, Milch- und Essigsäure und noch einige andere Pflanzensäuren, als Nahrungstoffe proklamiert; und namentlich dem Alkohol hat man eine große Bedeutung für die Ernährung zugeschrieben, weil er einen sehr hohen Brennwert — 7184 Kalorien gegen etwa 4100 der verschiedenen Zuckerarten — besitzt und weil überdies seine Verbrennung sich ziemlich rasch vollzieht. Man hat daher die alkoholischen Getränke insbesondere schwächlichen und kränklichen Individuen als wirksames Kräftigungsmittel empfohlen, man hat geglaubt, daß eine anstrengende Arbeit am besten mit Hilfe der Kalorien dieses rasch verbrennenden Stoffes geleistet werden kann; und bei Kostberechnungen hat man diese Kalorien genau so wie diejenigen von Eiweiß, Zucker oder Fett behandelt und sie ohne weiteres in die Gesamtsumme der Nahrungskalorien einbezogen. Die aprioristische Voraussetzung, daß eine Substanz, die im Körper oxydiert wird und dem Körper ihre chemischen Spannkräfte zur Verfügung stellt, deshalb notwendigerweise auch die Rolle eines Nahrungstoffes übernehmen müsse, war eben für die meisten so zwingend, daß sie an der krankmachenden und bei einer gewissen Dosis sicher tötenden Wirkung dieses Stoffes keinen Anstoß nahmen und gar nicht überlegten, ob es denn wirklich Stoffe geben könne, die gleichzeitig Nahrung und Gift repräsentieren. Erst die exakten Stoffwechselversuche, die zumeist in der sicheren Erwartung unternommen wurden, die theoretische Voraussetzung durch zahlenmäßige Belege bestätigt zu finden, haben die völlige Unrichtigkeit dieser Voraussetzung erwiesen. Während man nämlich ein Tier durch Zugabe einer bestimmten Menge von Zucker oder Fett zu der unentbehrlichen Eiweißration sehr leicht auf seinem Bestand erhalten kann, wäre das nicht nur nicht möglich, wenn man alle Kalorien von Zucker oder Fett durch diejenigen des Alkohols ersetzte, sondern nicht einmal den kleinsten Teil derjenigen Nahrungsmenge, die notwendig ist, um den Körper im Gleichgewicht zu erhalten, kann man durch Alkohol, Glyzerin oder Milchsäure ersetzen. Ja, bei den Alkoholversuchen hat sich sogar ergeben, daß der Körperverlust geringer ist, wenn man von der notwendigen Nahrung ein gewisses Quantum einfach wegläßt, als wenn man dieses Quantum durch die entsprechenden Kalorien des Alkohols zu ersetzen sucht. Mit anderen Worten: der Schwund des ungenügend genährten Körpers macht raschere Fortschritte mit Alkohol als ohne ihn. Dieser Stoff ist eben nicht nur nicht imstande, sich wie ein wirklicher Nahrungstoff am Aufbau des Protoplasmas zu beteiligen, sondern er wirkt sogar, wie jedes Gift, zerstörend auf die lebende Substanz, indem er wahrscheinlich in dem Augenblick, wo seine eigenen Moleküle verbrennen, zugleich auch die Moleküle des Protoplasmas, in deren Nähe diese Verbrennung stattfindet, zerstört.

Hier zeigt sich also mit einem Male, daß die in der Überschrift aufgeworfene Frage nicht nur akademische Bedeutung besitzt, sondern daß sie tief ins praktische Leben eingreift und nicht bloß in bezug auf den Organismus des Einzelindividuums, sondern auch für den sozialen Organismus als eine im wahren Sinn des Wortes brennende bezeichnet werden kann. Denn alle diejenigen, die, erschreckt durch die physischen und moralischen Verheerungen, die der stetig zunehmende Alkoholgenuß in der Spezies Homo anrichtet, es sich zur Gewissenspflicht gemacht haben, den Alkohol nach Kräften zu bekämpfen, mußten bis jetzt darauf gefaßt sein, daß man ihnen, unter Berufung auf die heute noch giltigen Prinzipien der Ernährungsphysiologie, immer wieder die nährende und kräftigende Wirkung des Alkohols entgegenhielt. Denn wenn die Nahrung dazu dient, dem Organismus chemische Spannkräfte und Verbrennungswärme zuzuführen, dann muß der kalorienreiche Alkohol trotz seiner nicht abzuleugnenden Giftigkeit dennoch eine vorzügliche Nahrung gewähren, weil er im unmittelbarsten Bereich des lebenden und Arbeit leistenden Protoplasmas verbrennt. Wenn aber die Nahrungsstoffe nur dazu dienen, die durch die Lebensreize zerstörten protoplasmatischen Teile wiederherzustellen, dann ist der Alkohol keine Nahrung, sondern schlechtweg ein Gift; und die Frage kann sich nur noch darum drehen, ob man gegenüber der vielleicht unschädlichen Reizwirkung minimaler Dosen ein Auge zudrücken oder für die völlige Beseitigung der Verderben bringenden Substanz eintreten soll.

Kehre ich nun zu meinem Hauptthema zurück, so hat sich gezeigt, daß sämtliche Folgerungen aus der gegenwärtigen Auffassung der Nahrungstoffe als Träger der chemischen Energie für die Speisung der Lebensmaschine durch die Erfahrung und das Experiment in schroffster Form widerlegt worden sind. Denn es gibt wichtige und unentbehrliche Nahrungstoffe, die gar keine chemische Spannkraft besitzen; gewisse Teile der Nahrung können durch keine anderen, noch so spannkraftreichen Nahrungstoffe vertreten werden; diejenigen Stoffe, die einander wirklich vertreten können, tun dies nicht nach ihrem Gehalt an Wärmeeinheiten; und endlich gibt es Substanzen, die im lebenden Organismus sicher oxydiert werden und ihm ihre gesamten

Kalorien zur Verfügung stellen könnten, die aber trotzdem nicht den geringsten Teil der notwendigen Nahrung zu ersetzen vermögen. Außerdem habe ich aber in einem früheren Artikel[1]) gezeigt, daß die Verbrennung der Nahrungsstoffe in den Säften, die der jetzigen Auffassung der Funktion der Nahrung zugrunde liegt, nicht nur unbewiesen und unbeweisbar ist, sondern daß sich diese Annahme geradezu als ein Hindernis einer jeden mechanischen Vorstellung von der Wirkung der vitalen Reize und dem Wesen der Lebensprozesse erweist. Dagegen steht die hier vorgeschlagene streng metabolische Auffassung der Stoffwechselprozesse nicht nur mit keiner einzigen Erfahrungstatsache in Widerspruch, sondern sie gestattet zum ersten Male, die hierher gehörigen Tatsachen zu einer einheitlichen, anschaulichen und mechanisch möglichen Erklärung zu verknüpfen.

Die Titelfrage wird also jetzt wie folgt beantwortet:

Unsere Nahrung dient zum Aufbau unseres Protoplasmas. Sind einmal die chemischen Einheiten der lebenden Substanz auf Kosten der Nahrungstoffe gebildet, dann ergibt sich alles übrige durch die Wirkung der vitalen Reize von selbst. Beim Zerfall dieser chemischen Einheiten werden die formbildenden Teile, die toten Reservestoffe und die spezifischen Absonderungsprodukte gebildet; mechanische Spannkräfte, die beim Hineinwachsen neuer Protoplasmateile zwischen die älteren entstanden sind, werden durch die Zerstörung der dehnenden Teile in verkürzende Kräfte und in Massenbewegung verwandelt; die Zerfallsprodukte der Protoplasmamoleküle werden der Einwirkung des umgebenden Sauerstoffes zugänglich und ihre Verbrennung liefert die vitale Wärme; durch Zerfall und Aufbau werden entgegengesetzte elektrische Spannungen erzeugt, die sich nach außen in elektrodynamischer Wirkung geltend machen können. Sobald also einmal die labilen Protoplasmamoleküle auf Kosten der Nahrung gebildet sind, bedarf es keiner weiteren Spannkraftlieferung, weil mit diesem Aufbau allein bereits sämtliche Spannkräfte gegeben sind, die sich durch den Reiz in die verschiedenen aktuellen Energien des Lebens verwandeln. Fehlt aber die Nahrung, dann wird die Lebensmaschine nicht, wie man sich bis jetzt vorgestellt hat, Stück für Stück demontiert, um damit ihre restierenden Teile zu heizen, sondern es fehlt eben das Material für den Wiederaufbau der durch die vitalen Reize zerstörten Protoplasmateile; es werden also zunächst die toten Reserven herangezogen, mit ihrer Hilfe wird ein Teil der zerstörten Moleküle wieder aufgebaut und auf diese Weise das Leben oft noch ziemlich lange gefristet. Aber endlich werden diese Reserven immer spärlicher, der Wiederaufbau des zerstörten Protoplasmas wird immer unvollständiger, die auf dem Reizzerfall des Protoplasmas beruhenden Lebensäußerungen werden naturgemäß immer schwächer und kraftloser, — und endlich kommt der Moment, wo lebenswichtige Teile nicht mehr ernährt, d. h. nach ihrem Zerfall nicht wiederhergestellt und daher die von diesem Zerfall abhängigen Leistungen nicht mehr vollzogen werden können. Dann stockt die ganze Maschine und der Organismus hat zu leben aufgehört.

[1]) Vgl. den Artikel „Die Reize und das Leben“ in Nr. 45 des vorigen Jahrganges der „Zukunft“.

Wissenschaftliche Märchen[1]).

Wissenschaft und Märchen — wie reimt sich das zusammen? Gibt es schroffere Gegensätze als die Wissenschaft, die sich mit der Feststellung von Tatsachen und der Erkenntnis ihrer kausalen Verknüpfung zu beschäftigen hat, und dem Märchen, dem Produkt einer ungezügelten Phantasie, die sich kühn über die Schranken von Raum, Zeit und Kausalität hinwegsetzen darf? Und doch besitzen beide ein gemeinsames Drittes. Denn wenn die Wissenschaft die ursächliche Verkettung der Tatsachen ergründen soll, kann sie nicht immer abwarten, bis sie alle Verbindungsglieder tatsächlich in Händen hat, sondern sie sieht sich häufig genötigt, die fehlenden Glieder einstweilen in der Phantasie zu ergänzen; sie schmiedet also eine Hypothese, die richtig sein kann, leider aber nicht immer richtig ist; und wenn nun der letzte Fall eintritt, wenn eine scheinbar plausible, aber innerlich unhaltbare Hypothese mit großer Sicherheit vorgetragen und von andächtig lauschenden Hörern oder Lesern gläubig hingenommen wird, dann haben wir die Contradictio in adjecto, das wissenschaftliche Märchen leibhaft vor uns.

Zu keiner Zeit und in keiner Wissenschaft hat es an solchen Märchen gefehlt. Man denke nur an die Emanationstheorie des Lichtes, an die Katastrophenlehre der Geologen, an die Phlogistontheorie der Chemiker — lauter Hypothesen, welche lange als unanfechtbare Dogmen gegolten haben, während wir heute wissen, daß sie zu den wissenschaftlichen Märchen zu rechnen sind. Aber in keiner Wissenschaft spielt die Phantasie eine so große Rolle, wie in der Lehre vom Lebenden, weil hier wegen der unvergleichlich komplizierten Verkettung noch mehr Glieder unbekannt sind als anderswo, und weil ein großer Teil der fehlenden Glieder sich überhaupt der direkten Beobachtung entzieht. Die tausend und tausend Rätsel, welche uns das Leben aufzulösen gibt, können also nur mit Hilfe der Phantasie einer Lösung zugeführt werden.

Von allen diesen Rätseln hat aber von jeher der zweckmäßige Bau der Organismen und die wunderbare Anpassung ihrer Organe untereinander und an die umgebende Natur die Forscher und Denker am lebhaftesten beschäftigt. Als die einfachste Lösung dieses Rätsels erschien nun immer diejenige, welche bis um die Mitte unseres Jahrhunderts noch ziemlich allgemein angenommen war und mit der sich auch heute die große Mehrheit völlig zufrieden gibt. Wie die zweckmäßigen Werkzeuge und Apparate, welche die Menschen ersonnen haben, von geschickten Handwerkern und Ingenieuren ausgeführt werden, so dachte man und denkt man vielfach noch heute an ein anthro-

[1]) „Die Wage“, Wien 1900.

pomorphes schöpferisches Prinzip, welches jede einzelne von den zahllosen Spezies im Tier- und Pflanzenreiche planmäßig ausgedacht und bis in die feinsten und intimsten mikroskopischen Details mit wunderbarer Geschicklichkeit ausgeführt hat. Das war und ist nicht nur ein Glaubensartikel der meisten Religionen, sondern es war auch zugleich ein wissenschaftlicher Lehrsatz, welcher z. B. von Linné und anderen großen Naturforschern mit ausdrücklichen Worten verkündet worden ist.

Immer gab es aber vereinzelte Geister, welche durch diesen wissenschaftlichen Mythus nicht befriedigt werden konnten, und je mehr Tatsachen über die jetzt lebenden und die ausgestorbenen Organismen bekannt wurden, desto häufiger und kräftiger tauchte der Gedanke an eine allmähliche Entwicklung der höher organisierten Tiere und Pflanzen aus einfacheren Lebewesen auf. Eine wissenschaftliche Formulierung erfuhr derselbe aber erst durch Lamarck in seiner 1809 erschienenen „Philosophie zoologique“, einem Buche, welches eine spätere gerechtere Geschichtsforschung sicherlich als den wahren Grenzstein zwischen der alten und der neuen Biologie ansehen wird, während man jetzt zumeist noch dem äußeren Erfolge Rechnung trägt und die neue Ära von dem Erscheinen von Darwins „Entstehung der Arten“ datiert.

Daß dieser Erfolg nicht schon dem eigentlichen Urheber der wissenschaftlichen Evolutionstheorie, sondern erst einem späteren Verkünder derselben zuteil geworden ist, das lag nicht allein darin, daß in den fünfzig Jahren zwischen Lamarck und Darwin das empirische Material zugunsten dieser Lehre in außerordentlichem Maße angewachsen war, sondern, wie ich glaube, noch mehr in dem Umstande, daß es Darwin gelang, die bisher wenig beachtete Lehre Lamarcks durch sein neues Selektionsprinzip den Gelehrten und besonders dem großen Publikum mundgerecht zu machen. Nach Lamarck beruhte die Umformung der Spezies auf der individuellen Anpassung der Organe an die veränderten Bedürfnisse und Lebensbedingungen und auf der Vererbung der durch diese Anpassung hervorgerufenen Veränderungen. Darwin ließ zwar diese beiden Faktoren gelten, fügte aber ein neues Agens hinzu, indem er aus einer Überzahl von Keimen und Jugendformen durch die Naturauslese immer die passendsten heraussuchen und die unpassenden beiseiteschaffen ließ. Sowie der züchtende Mensch neue Formen mit Absicht durch künstliche Auslese hervorbringt, so sollte die Naturzüchtung als unbewußt wirkender Regulator die Umformung der Arten zustande gebracht haben. Diese verführerische Analogie entschied mit einem Male den Sieg der Evolutionstheorie. Die rasch populär gewordenen Schlagworte vom „Kampf ums Dasein“, von der „natürlichen Zuchtwahl“, vom „Überleben der Passendsten“ schienen den meisten vollkommen einleuchtend, und bald konnten die Anhänger der neuen Lehre mit Triumph verkünden, daß es Darwin zum ersten Male gelungen sei, das große Rätsel zu lösen, wie zweckmäßige Einrichtungen in der lebenden Natur durch rein mechanische Ursachen zustande gekommen sind.

Erst spät und vereinzelt wurden Stimmen vernehmbar, welche darauf hinwiesen, daß der Vergleich zwischen natürlicher und künstlicher Züchtung nicht ohne weiteres zutreffend sein muß. Wodurch erreicht der Züchter seine Absicht? Immer nur dadurch, daß er die von ihm ausgewählte Variation rein zu züchten trachtet und die Kreuzung mit der großen Masse der nicht in der gewünschten Weise abgeänderten Individuen um jeden Preis hintanzuhalten sucht. Um diese unerwünschte Kreuzung zu verhindern, stehen ihm zwei Mittel zu Gebote. Er kann die abgeänderten Individuen strenge isolieren oder er schafft die ihm nicht konvenierenden einfach aus der Welt. Kann aber die natürliche Auslese in derselben Weise verfahren? Das ist eine Frage, die jeder, der gewohnt ist, nur das zu akzeptieren, was er selber versteht, und nicht auch dasjenige, was andere zu verstehen behaupten, nur mit einem entschiedenen Nein! beantworten kann.

Nehmen wir z. B. an, es seien wirklich bei einer bisher augenlosen Tierart durch einen merkwürdigen Zufall einige schwach lichtempfindliche Stellen an der Körperoberfläche aufgetreten, während die übergroße Mehrzahl noch ebenso blind war, wie zuvor. Da nun von einer Isolierung der schwach lichtempfindlichen Individuen von den übrigen in der freien Natur sicherlich nicht die Rede sein kann, so müßte man der Selektionslehre zuliebe annehmen, daß alle die zahllosen, blind gebliebenen Individuen, deren Vorfahren durch ungezählte Generationen ohne Lichtempfindung gelebt, sich ernährt und fortgepflanzt haben, plötzlich samt und sonders ausgerottet worden sind. Da dies aber unmöglich der Fall gewesen sein kann, so stand der Kreuzung der unbedeutend abgeänderten mit den unverändert gebliebenen gar nichts im Wege, und wenn eine solche Kreuzung stattgefunden hat, dann war die neue Variation nach wenigen Generationen sicher wieder geschwunden und eine Ausbildung der schwach lichtempfindlichen Stelle zu einem regelrechten Auge konnte auf diesem Wege unmöglich zustande gekommen sein. Dasselbe Schicksal mußte aber einer jeden, zufällig bei vereinzelten Individuen auftretenden Veränderung zuteil werden, wenn auch ihre Weiterentwicklung für die betreffende Spezies von noch so großem Vorteile gewesen wäre, weil dasjenige, was der planmäßig vorgehende Züchter mit Leichtigkeit vollbringt, nämlich die Reinzüchtung der vorteilhaft erscheinenden Abänderung, in der freien Natur ganz und gar unmöglich ist. Eine solche Weiterentwicklung ist nur denkbar, wenn die neue Variation nicht nur zufällig bei vereinzelten Individuen auftrat, sondern wenn sie durch veränderte äußere Bewirkungen bei der Gesamtheit aller unter die neuen Verhältnisse geratenen Individuen hervorgerufen wurde, weil in diesem Falle an der allgemeinen Kreuzung gar nichts gelegen war und weil hier auch minimale, kaum merkbare Veränderungen von Wert waren, da sie sich durch Vererbung in zahlreichen aufeinanderfolgenden Generationen summieren und auf diese Weise ganz gut zu Anpassungen von der größten Vollkommenheit heranbilden konnten.

Vielleicht ist aber eine Kombination beider Vorgänge möglich? Vielleicht kann die Selektion, wenn sie schon für sich allein unwirksam bleiben muß, wenigstens als unterstützendes Moment zu der erblichen Summierung individueller Anpassungen hinzutreten?

Dies war tatsächlich die Meinung von Darwin, die er z. B. bei seiner Erklärung für die Entstehung der sonderbaren Gestalt der Giraffe mit klaren Worten vertreten hat. In seiner „Entstehung der Arten" äußert er sich hierüber wie folgt:

„Was die Giraffe betrifft, so wird die beständige Erhaltung derjenigen Individuen eines ausgestorbenen, hoch hinaufragenden Wiederkäuers, welche die längeren Hälse, Beine usw. besaßen und nur ein weniges über die durchschnittliche mittlere Höhe hinauf abweiden konnten, ebenso wie die beständige Zerstörung derjenigen, welche nicht so hoch weiden konnten, hingereicht haben, dieses merkwürdige Säugetier hervorzubringen; aber der fortgesetzte Gebrauch aller dieser Teile zusammen mit ihrer Vererbung wird ihre Koordination in bedeutungsvoller Weise unterstützt haben."

Aus den letzten Worten geht also deutlich hervor, daß Darwin auch in diesem Falle das Lamarcksche Prinzip beibehalten hat, daß er es also für möglich hielt, daß die betreffenden Körperteile durch das Emporrecken beim Abweiden des höheren Laubes in jedem einzelnen Individualleben um einen geringen Betrag verlängert wurden und daß diese Verlängerung auf die Nachkommen übergegangen ist. Ob dies sich nun tatsächlich so verhalten hat, soll hier nicht näher erörtert werden. Aber das eine steht fest, daß, wenn es sich so verhalten hat, damit allein schon das Erforderliche für die Ausbildung der Giraffengestalt gegeben war und daß daher ein Eingreifen der Selektion in diesem Falle überflüssig erscheinen müßte. Die Selektion war aber nicht nur überflüssig, sondern sie war ganz einfach unmöglich, da es nicht denkbar ist, daß deshalb, weil einzelne Individuen das Laub vielleicht um einen Bruchteil eines Zentimeters oder, sagen wir, selbst um einige Zentimeter höher abweiden konnten als die anderen, diese anderen „beständig zerstört" wurden, d. h. also dem Hungertode erlegen sind, obwohl ihre Eltern und Großeltern, die ebenfalls diesen kleinen Längenzuwachs noch nicht besessen haben, sich genügend ernährt und in der gewohnten Weise fortgepflanzt haben. Es ist aber auch nicht zu vergessen, daß die Giraffen nicht mit ihrer vollen Höhe zur Welt kommen, sondern wie andere Tiere erst nach und nach heranwachsen müssen. Wenn aber schon ein ganz geringes Minus oder vielmehr das Fehlen eines geringen Plus genügt haben soll, um diejenigen, die mit ihren Konkurrenten im Wachstum nicht ganz gleichen Schritt halten konnten, dem Hungertode preiszugeben, was geschah dann erst mit den noch nicht völlig ausgewachsenen Tieren, nachdem sie aufgehört hatten, bei der Mutter zu saugen? Wenn wirklich der Konkurrenzkampf um die Nahrung ein so harter war, daß die Fähigkeit oder Unfähigkeit, um einen geringen Betrag höher abzuweiden, über Leben und Tod entscheiden konnte, dann waren alle halbwüchsigen Individuen dem sicheren Tode verfallen und es hätte ihnen wahrlich wenig genützt, wenn sie in sich die noch verborgene Fähigkeit besessen hätten, im ausgewachsenen Zustande ihre Konkurrenten um ein weniges in der Höhe zu übertreffen. Im Grunde genommen ist aber die ganze Voraussetzung eine unrichtige. Denn die Darwinsche Erklärung geht von der Annahme aus, daß die Giraffen auf das Laub hoher Bäume angewiesen sind, welches sie nur mit einer gewissen Anstrengung erreichen können. Davon ist aber in der Wirklichkeit gar nichts bekannt und in der Zoologie von Claus heißt es ganz einfach, daß die Giraffen in bewaldeten Gegenden des inneren Afrikas leben und sich daselbst von Laub und von Gras ernähren. Dabei wäre es ja immerhin denkbar, daß diese Tiere, wie es sich

Lamarck gedacht hat, durch das gewohnheitsmäßige Abweiden hoher Bäume zuerst individuelle und durch Vererbung derselben allmählich auch generelle Veränderungen ihres Körperbaues erfahren haben. Wenn ihnen aber nicht nur Laub, sondern auch Gras zur Verfügung stand und wenn außerdem, wie auch Darwin zugegeben hat, für alle Individuen noch die Möglichkeit bestand, ihren Hals und ihre Beine durch eigene Anpassung um ein weniges zu verlängern, dann ist es ganz und gar ausgeschlossen, daß trotzdem alle Individuen, die um einen minimalen Betrag im Wachstum hinter den besonders begünstigten zurückgeblieben waren, dem Hungertode verfallen mußten; und tatsächlich hat noch niemand von einem massenhaften Verhungern der freilebenden Giraffen etwas bemerkt. Die Darwinsche Erklärung der Giraffengestalt auf dem Wege der Selektion ist also nichts anderes als ein wissenschaftliches Märchen, welches nur einem kindlich gläubigen Gemüte annehmbar erscheinen kann.

Ähnlich verhält es sich mit der anmutenden Erklärung für die Entstehung der lebhafteren Blütenfärbung bei den Alpenpflanzen. Darwin glaubte, die auffallendere Färbung der Blüten sei für ihre Besitzer dadurch von Vorteil, daß durch dieselben die Insekten angelockt werden, welche ihre Befruchtung vermitteln; und auf den hohen Bergen sollte die lebhaftere Färbung wegen der geringeren Zahl der Insekten noch besonders notwendig sein und sie sei hier dadurch zustande gekommen, daß immer gerade diejenigen Exemplare, welche zufällig mit etwas lebhafteren Farben ausgestattet waren, von den Insekten besucht und dadurch gewissermaßen von der Naturauslese zur Nachzucht verwendet wurden, so daß sie ihre lebhaftere Färbung auf die Nachkommen übertragen konnten. Aber auch diese Erklärung krankt an dem fundamentalen Fehler, daß sie mit unrichtigen Voraussetzungen operiert. Nachdem nämlich schon vor längerer Zeit durch Bonnier und Macleod ernsthafte Zweifel bezüglich der Anlockung der Insekten durch die Blütenfarben ausgesprochen worden sind, konnte in der neueren Zeit Plateau aufgrund von zahlreichen, überaus sorgfältigen und sinnreichen Versuchen den sicheren Beweis erbringen, daß die Anlockung der Insekten weder durch die Gestalt, noch durch die Farbe der Blüten, sondern einzig und allein durch ihren Geruch zustande kommt. Außerdem hat sich aber herausgestellt, daß die lebhaftere Blütenfärbung der Alpenpflanzen nicht einmal erblich fixiert ist, sondern erst in jedem einzelnen Individuum durch die äußeren physikalischen Bedingungen ohne Rücksicht auf irgendeinen daraus erwachsenden Vorteil hervorgebracht wird. Denn wenn man Alpenpflanzen in die Ebene versetzt, so verlieren sie schon in der nächsten Generation die lebhaftere Färbung ihrer Blüten, während umgekehrt in der Ebene wachsende Spezies, an hochgelegene Orte überpflanzt, sofort die leuchtende Blütenfärbung der Alpenpflanzen erlangen. Die auf den ersten Anblick so verführerische Hypothese, welche in hohem Maße zur Popularisierung der Selektionstheorie beigetragen hat, hält also an keiner einzigen Stelle einer eingehenden Kritik stand und sie muß daher ebenfalls zu den wissenschaftlichen Märchen gerechnet werden.

Auch die Erklärung der Entstehung der Schutzfärbungen und besonders der sogenannten Mimikry durch die natürliche Auslese erschien den meisten in hohem Grade plausibel, und dennoch ist infolge der genaueren Kenntnis der Tatsachen bereits die Unhaltbarkeit dieser Erklärung dargetan; abgesehen davon, daß auch in diesen Fällen alle jene Bedenken ihre Geltung behalten, welche sich gegen jede Erklärung vorteilhafter Anpassungen durch die natürliche Auslese erheben lassen. Denn auch hier können wir nicht begreifen, wie der allererste Beginn der Farbenveränderung bereits eine solche Überlegenheit der minimal abgeänderten Individuen über die unverändert gebliebenen herbeigeführt haben soll, daß eine Reinzüchtung der neuen Variation durch die totale Vernichtung der nicht abgeänderten möglich geworden ist. Nach Haacke gibt es z. B. eine Art Asseln, welche am Meeresstrande unter Steinen verborgen leben und nur manchmal von einem Steine zum anderen zu laufen pflegen. Diese Tiere scheinen nun durch ihre sandähnliche Färbung ganz vortrefflich geschützt, und die Zuchtwahltheorie müßte, um die Ausbildung dieser Schutzfärbung zu erklären, annehmen, daß diese Tiere einmal eine andere, von ihrer Umgebung lebhafter abstechende Färbung besessen haben, daß dann bei einzelnen Individuen zufällig einige sandfarbige Pünktchen aufgetreten sind und daß von nun an die gefräßigen Feinde die minimal abgeänderten, aber im übrigen noch immer lebhaft gefärbten Tiere verschont und alle anderen zum Zwecke der Erhaltung der neuen Variation mit möglichster Gründlichkeit vertilgt haben. Daß dies eine ganz unmögliche Forderung ist, liegt klar auf der Hand. Aber Haacke hat außerdem beobachtet, daß ein am Meeresstrande postierter Fischreiher eine dieser Asseln nach der anderen in dem Augenblicke, wo sie sich aus ihrem Verstecke hervorwagten, mit der größten Seelenruhe verspeiste, und als unser Beobachter später den Reiher erlegte und seinen Mageninhalt untersuchte, fand er in demselben eine Unmasse von sandfarbigen Asseln und konnte sich bei jeder einzelnen davon überzeugen, daß sie genau dieselbe angebliche Schutzfärbung besaß, wie alle übrigen Individuen ihrer Art. Wenn also schon die völlig entwickelte Schutzfärbung keinerlei Schutz gewährt, so kann doch ein eben merklicher Beginn derselben unmöglich eine Reinzüchtung der damit ausgestatteten Individuen und eine Ausrottung aller übrigen zur Folge gehabt haben.

Dieselben unüberwindlichen Schwierigkeiten ergeben sich, wenn man versucht, irgendeinen Spezialfall von Mimikry in bezug auf seine angebliche Entstehung durch Selektion bis in die Einzelheiten zu analysieren. Bekanntlich besteht die Mimikry darin, daß die eine Art mit einer oft recht weit entfernten anderen in ihrem äußeren Habitus auffallend übereinstimmt, so daß z. B. eine Spinne einer Ameise, ein Käfer einer Biene, eine Fliege einer Wespe oder eine Schmetterlingsart einer anderen sehr auffallend ähnelt; und diese Ähnlichkeit soll nun für die nachahmende Art insofern von Vorteil sein, als die nachgeahmte Art wegen irgendeiner Eigenschaft (Giftstachel, schlechter Geschmack usw.) von den gefräßigen Feinden gefürchtet wird, und daß nun die nachahmende Art, obwohl sie die betreffende Eigenschaft selbst nicht besitzt, doch infolge der Ähnlichkeit gleichfalls gemieden wird. Diese Ähnlichkeit soll aber auf dem Wege der Selektion zustande gekommen sein, indem bei der nachahmenden Art zufällig auftretende Abänderungen der Tracht, wenn sie zu einer solchen Ähnlichkeit beitragen konnten, von der Selektion bevorzugt wurden, während die nicht abgeänderten Individuen ihren Feinden zum Opfer fielen.

Natürlich ergibt sich auch hier dieselbe Unmöglichkeit der Reinzucht der unbedeutenden initialen Veränderungen, ohne irgend eine Veranstaltung, um dieselben in der freien Natur behufs Verhinderung der Kreuzung zu isolieren und ohne die Intervention eines planmäßig vorgehenden Züchters, welcher plötzlich beschließt, alle nicht abgeänderten Individuen, welche bisher immer in dem üblichen Verhältnisse zur Fortpflanzung gelangt sind, vor der Fortpflanzung erbarmungslos zu vernichten. Aber abgesehen von diesen prinzipiellen Bedenken, welche keine noch so gewandte Dialektik zu beschwichtigen vermag, haben die neueren Forschungen gerade in bezug auf die Mimikry die tatsächlichen Grundlagen der selektionistischen Erklärung vollständig erschüttert. Es hat sich z. B. gezeigt, daß zwischen zwei Schmetterlingsarten die frappanteste Ähnlichkeit bestehen kann, von denen aber die eine in Südamerika, die andere auf Madagaskar zu Hause ist; man hat gefunden, daß sich zwei Falterarten in der Zeichnung außerordentlich ähnlich sein können, dabei aber in der Größe so stark differieren, daß eine Verwechslung durch ihre Feinde vollständig ausgeschlossen ist; daß in einem vermeintlichen Falle von Mimikry zwischen zwei Schmetterlingen die angeblich geschützte Art in der Wirklichkeit gar nicht geschützt ist, da sie von sämtlichen gemeinen insektenfressenden Vögeln verzehrt wird; daß manche Raupen trotz ihrer nachahmenden Färbung sich sorgfältig verstecken, während sie doch nach der Theorie ihre angebliche „Warnfarbe“ ins helle Licht setzen sollten; daß einige angeblich durch ihren schlechten Geschmack geschützte Raupen nur von einem Teile der Insektenfresser verschont, von einem anderen Teile dagegen mit Vorliebe verzehrt werden und überdies, wie sich Plateau überzeugt hat, einen ganz angenehmen Geschmack besitzen — kurz und gut, die neueren Forscher, die sich nicht bloß theoretisch, sondern als aufmerksame und sorgfältige Beobachter mit dieser Frage beschäftigt haben, sind alle in bezug auf die Mimikry zu demselben negativen Resultate gelangt, und es ist gewiß in hohem Grade bezeichnend, daß ein Forscher wie Piepers, der sich durch volle 28 Jahre mit dem Studium der Lepidopteren auf Malakka beschäftigt hat, wo die eigentlichen klassischen Fälle von Mimikry zu Hause sein sollen, auf dem internationalen zoologischen Kongresse zu Leyden 1895, ohne auf Widerspruch zu stoßen, erklärt hat, die ganze Theorie der Mimikry sei ein Roman, welcher nur auf unrichtiger Beobachtung oder auf falscher Interpretation der Tatsachen beruht. Wenn also Herr Carus Sterne in seiner übrigens wohlmeinenden Besprechung meiner „Allgemeinen Biologie“ (in Nr. 24 dieser Zeitschrift) meine Einwände gegen die Theorie der Mimikry auf mangelnde Sachkenntnis zurückführen zu können glaubte, so fällt dieser Vorwurf gänzlich auf den verehrten Kritiker zurück, weil nur die totale Unkenntnis der neueren Forschungsresultate ein starres Festhalten an einer nunmehr als unhaltbar erwiesenen Lehre begreiflich erscheinen läßt.

Aber ebenso unhaltbar wie alle einzelnen Fälle von Selektion ist auch die ganze Theorie, soweit sie sich auf die Herausbildung zweckmäßiger Einrichtungen auf dem Wege der Individualauslese bezieht. Dabei soll ja keineswegs geleugnet werden, daß eine Rassenselektion stattfindet und wahrscheinlich immer stattgefunden hat, weil es keinem Zweifel unterliegen kann, daß Rassen und Arten nicht nur durch ungünstig veränderte äußere Umstände, sondern auch im Konkurrenzkampfe mit anderen verwandten Arten ausgerottet worden sind. Aber dieser Konkurrenzkampf hat niemals etwas Neues geschaffen, sondern immer nur bereits Vorhandenes vernichtet und die Sieger haben ihre Superiorität nicht etwa durch den Konkurrenzkampf erlangt, sondern sie haben eben gesiegt, weil sie diese Superiorität bereits am Anfange des Kampfes besessen haben. Auch die Kaukasier sind den Polynesiern nicht etwa erst durch deren Bekämpfung überlegen geworden, sondern sie besiegen sie deshalb mit Leichtigkeit, weil sie ihnen von Haus aus körperlich und geistig überlegen sind und weil sie diese Überlegenheit durch fortgesetzte körperliche und besonders geistige Übung und durch Vererbung der Übungsresultate erlangt haben. Wie immer man also die Sache drehen und wenden mag, immer erweist sich die Lehre von der Entstehung der zweckmäßigen organischen Einrichtungen durch die natürliche Auslese als theoretisch unhaltbar und den Beobachtungstatsachen direkt widersprechend; weit davon entfernt, eine wirkliche mechanische Lösung der Zweckmäßigkeitsfrage in sich zu schließen, hat die Selektionstheorie eigentlich nichts anderes getan, als daß sie an die Stelle der personifizierten Schöpfungskraft einen anderen anthropomorphen Begriff, nämlich die „Naturauslese" gesetzt und ihn mit Fähigkeiten ausgestattet hat, wie sie nur einer planmäßig vorgehenden Intelligenz zugeschrieben werden können.

Ist also der Darwinismus wieder zu Falle gebracht? Ja und nein, je nachdem man unter Darwinismus nur die Selektionslehre oder, wie es leider so häufig geschieht, auch die Entwicklungs- oder Abstammungslehre versteht. Die eigentliche Darwinsche Lehre, welche die Ausbildung der adaptiven Eigenschaften der lebenden Wesen durch Individualauslese nach dem Vorbilde der künstlichen Züchtung erklären will, ist absolut unhaltbar; sie ist von einer ganzen Reihe von Forschern bereits vollständig verlassen und wird sicherlich auch bei den anderen nach und nach ihre Geltung verlieren. Die Evolutionslehre dagegen, welche im Gegensatze zu der Lehre von den gesonderten Schöpfungsakten eine allmähliche Ausbildung der höher organisierten Lebewesen aus einfacheren und immer einfacheren Urformen vertritt, steht fester als je und wird von den Naturkundigen niemals wieder aufgegeben werden. Aber die phänomenale Erscheinung, daß die Evolutionslehre, welche bis dahin nur vereinzelte Anhänger gewonnen hatte, im Verlaufe von wenigen Jahren plötzlich zum Gemeingute der Forscher und der gebildeten Laienwelt geworden ist, wird für alle Zeiten an den Namen Darwins geknüpft sein, obwohl man immer mehr zu der Überzeugung gelangen wird, daß sein Verdienst nicht in der Aufstellung einer neuen Wahrheit gelegen ist, sondern vielmehr darin, daß es erst ihm vergönnt war, einer von anderen gefundenen Wahrheit zum endlichen Durchbruche zu verhelfen. Daß ihm dies eigentlich nur mit Hilfe eines wissenschaftlichen Märchens gelungen ist, das mag allerdings für viele seiner Bewunderer eine gewisse Enttäuschung in sich schließen.

Der alte und der neue Vitalismus[1].

Unter Vitalismus versteht man die Lehre von der Lebenskraft. Diese Lehre, die bis um die Mitte unseres Jahrhunderts die Biologie beherrschte und die Leuchten der Wissenschaft, einen Humboldt, Hunter und Bichat, die großen Chemiker Berzelius, Dumas und Liebig, ja selbst noch Johannes Müller, zu ihren Anhängern zählte, schrieb alle Lebenserscheinungen, die sich nicht auf den ersten Blick in chemische und physikalische Prozesse auflösen lassen, der Einwirkung eines geheimnisvollen immateriellen Agens zu, das, mit Vernunft und Zweckmäßigkeitsinn ausgestattet, die Entwicklung des von ihm beherrschten Individuums und den Ablauf seiner Funktionen leitet und überwacht. Diese Kraft sollte imstande sein, Kräfte derselben Art in ungemessener Zahl aus sich hervorgehen zu lassen, denn es mußte ja jedem neuen Lebewesen bei seiner Entwicklung seine eigene Lebenskraft mit auf den Weg gegeben werden; sie sollte aber auch die Fähigkeit besitzen, Materie aus dem Nichts zu erzeugen. Und noch im Jahre 1800 wurde eine Preisfrage der Berliner Akademie, ob die Pflanzen ihre Aschenbestandteile von außen beziehen oder selbst in ihrem Innern erzeugen, mit großer Bestimmtheit dahin beantwortet, daß sie sie selbst aus ihrem Innern erzeugen.

Diese Theorie, die uns in der dargelegten Form heute kaum mehr faßbar erscheint, wurde in dem Augenblicke unhaltbar, wo das bereits von Lavoisier aufgestellte Prinzip der Unerschaffbarkeit und Unzerstörbarkeit der Materie durch die wissenschaftliche Tat von Robert Mayer seine natürliche Ergänzung erhalten hatte. Jetzt wußte man, daß, ebensowenig wie die Materie, Kraft oder Energie jemals entstehen oder verschwinden kann und daß überall, wo das zu geschehen scheint, nur die eine Energieform in die andere, also zum Beispiel Wärme in mechanische Arbeit oder Spannkraft in lebendige Kraft verwandelt wird. Natürlich beeilte man sich, diese neu gewonnene Anschauung auch auf die Lebewesen zu übertragen. Robert Mayer selbst war der erste, der darauf hinwies, daß die Kraftleistungen der Organismen von den mit der Nahrung eingeführten chemischen Spannkräften herrühren müssen, wie die Arbeitleistung der damals immer mehr zur Verwendung kommenden Dampfmaschinen von der in der Kohle aufgespeicherten chemischen Energie. Dazu kam dann die Entdeckung der elektrischen Ströme in Nerv und Muskel, die genauere Erforschung der osmotischen Erscheinungen an den die tierischen Häute durchdringenden Flüssigkeiten und gelösten

[1]) Die Zukunft, 1900, Nr. 32.

Stoffen, die Entdeckung gelöster Fermente, welche Stoffzersetzungen der mannigfachsten Art unabhängig von den sie produzierenden Organismen vollziehen können, und außerdem als Frucht der mikroskopischen und chemischen Durchforschung der tierischen und pflanzlichen Gewebe und Flüssigkeiten und der experimentellen Tier- und Pflanzenphysiologie eine solche Fülle realer Kenntnisse und Tatsachen, daß man wirklich glauben konnte, die Zeit sei nah gerückt, „in der die gesamte Physiologie in physiologische Physik und physiologische Chemie aufgehen werde"[1]).

Aber diese Hoffnungsfreudigkeit war nicht von langer Dauer. Bereits im Jahre 1872 hielt Du Bois-Reymond seine berühmte Rede über die Grenzen der Naturerkenntnis und klagte darin, daß Muskelzusammenziehung, Absonderung in der Drüse, Schlag des elektrischen, Leuchten des Leucht-Organes, Flimmerbewegung, Wachstum und Chemismus der Pflanzenzelle bis jetzt noch hoffnungslos dunkle Vorgänge sind. Das war aber nur das Vorspiel zu einer ganzen Reihe ähnlicher Enuntiationen, in denen hervorragende Gelehrte und Forscher der allgemeinen Enttäuschung über die unerfüllt gebliebene Hoffnung Worte verliehen. Namentlich bei besonders feierlichen Gelegenheiten, in Rektoratsreden, in den allgemeinen Sitzungen der Naturforschertage, pflegten solche Schmerzensrufe zu ertönen; und so vernahmen wir auf der Naturforscherversammlung in Berlin im Jahre 1886 aus dem Munde des berühmten Botanikers Ferdinand Cohn, daß uns in den lebenden Organismen Triebkräfte entgegentreten, die wir in Komponenten bekannter Atom- und Molekularkräfte nicht aufzulösen vermögen. Die Kluft, die Leben und Tod, Organisches und Anorganisches auseinanderhält, habe sich noch nicht geschlossen; alle Versuche, sie durch Hypothesen zu überbrücken, schienen weder Tragfähigkeit noch Dauer zu versprechen.

Und nicht immer begnügte man sich mit der Konstatierung der Erfolglosigkeit der bisherigen Bemühungen: Manche gingen in ihrem Unmut über die fehlgeschlagenen Hoffnungen so weit, zu erklären, daß wir uns durch die Bereicherung unserer tatsächlichen Kenntnisse nur immer weiter von dem ersehnten Ziel entfernt hätten. So schrieb Professor Bunge vor einigen Jahren, man habe zwar behauptet, daß es immer mehr und mehr gelungen sei, die Lebenserscheinungen auf eine mechanische Grundlage zurückzuführen; er aber habe gezeigt, daß die Geschichte der Physiologie das gerade Gegenteil beweise. Und in einem Buche über Elementarstruktur, das den Wiener Pflanzenphysiologen Professor Wiesner zum Verfasser hat, steht der folgende Satz: „Wenn ich die Organismen mit den Anorganismen vergleiche, so finde ich, daß mit dem Fortschreiten unseres Wissens die Kluft immer größer wird, die beide voneinander trennt."

Von einem solchen Bekenntnis bis zur Wiedereinsetzung der vor einem halben Jahrhundert vom Thron gestoßenen Lebenskraft ist nur ein Schritt: und auch dieser wurde bereits getan. So begegnet man in dem prächtigen „Pflanzenleben" von Kerner der bemerkenswerten Äußerung: „Ich nehme keinen Anstand, die mit den anderen nicht zu identifizierende Naturkraft,

---

[1]) Lehmann, Handbuch der physiologischen Chemie, 1859.

deren unmittelbarer Angriffspunkt das Protoplasma ist und deren eigentliche Wirkung wir das Leben nennen, wieder als Lebenskraft zu bezeichnen.“

Und um dieselbe Zeit sagte der hochbetagte Wallace, der gleichzeitig mit Darwin das Selektionsprinzip in die Biologie eingeführt hat, in seinem „Darwinismus“:

„Es ist mit Recht gesagt worden, daß die erste Pflanzenzelle etwas Neues in der Welt war, das ganz neue Kräfte besaß: die Kraft, Kohlensäure aus der Luft zu nehmen und zu fixieren; die Kraft der unbegrenzten Fortpflanzung und — was noch wunderbarer ist — die der Variation und der Fortpflanzung solcher Variationen. Hier haben wir also Anzeichen einer neuen in Tätigkeit getretenen Kraft, die wir Lebenskraft nennen können, da sie gewissen Gestaltungen des Stoffes alle Charaktere und Eigenschaften verleiht, die das Leben bedingen.“

Aber diese wiedererstandene Lebenskraft ist doch nicht mehr jene allmächtige Zauberin, die mit Wissen und Vorbedacht die Wunder der lebendigen Natur vollbringt und nach Belieben neue Stoffe und neue Kräfte aus dem Nichts hervorruft, sondern sie bescheidet sich damit, innerhalb der Schranken der allgemeingültigen Naturgesetze Formen hervorzubringen und Leistungen zu vollziehen, die den Kräften, die in der anorganischen Natur tätig sind, zu vollbringen versagt ist. Das Leben würde also nach der neuen Modifikation der vitalistischen Lehre, wie sie zum Beispiel von Virchow besonders klar formuliert wurde, nicht einen diametralen, dualistischen Gegensatz zu den allgemeinen Bewegungsvorgängen bilden, sondern nur eine besondere Art von Bewegung darstellen, die, losgelöst von der großen Konstante der allgemeinen Bewegung, neben dieser und in steter Beziehung zu ihr dahinläuft. Auch nach Klebs, einem Schüler Virchows, müssen die Lebenserscheinungen zwar als kausal bedingte, materielle Bewegung aufgefaßt werden, aber als eine ganz eigen geartete Bewegung, die mit den Erscheinungen in der leblosen Welt nicht verglichen werden kann. Für den Physiologen Chauveau ist das Leben eine besondere Energieform, die dem Leben als solchem eigen ist; und Wiesner leitet das Leben geradezu von Bewegungsformen der Moleküle her, die mit den bis jetzt bekannten Kräften der Physik keine Ähnlichkeit besitzen. Mit einem Worte: die Neovitalisten verbleiben zwar auf der Basis der von der neueren Naturforschung proklamierten monistischen Weltanschauung, die sich eine von der Substanz losgelöste und mit dieser nach Belieben hantierende Kraft nicht vorstellen kann, aber, im Gegensatz zu den Anhängern der mechanistischen Lehre, die behaupten, es müsse einmal gelingen, die Lebenserscheinungen in den Ausdrücken der chemischen und physikalischen Wissenschaft zu erklären, deduzieren sie aus dem bisherigen Mißerfolg der darauf gerichteten Bemühungen, daß in den lebenden Organismen andere, bisher unbekannte und außerhalb des Lebens gar nicht wirksame Energieformen tätig sein müssen.

Damit ist nun wenigstens eine präzise Fragestellung gewonnen, über die eine wissenschaftliche Diskussion eröffnet werden kann. Es soll aber nicht verschwiegen werden, daß auch der alte, dualistische Vitalismus in der jüngsten Zeit wieder manche Vertreter gefunden hat, und zwar auch in Naturforschern von Fach, zum Beispiel dem Botaniker und Pflanzenphysiologen Reinke von der Kieler Universität. Nach ihm werden nämlich die lebenden Organismen nicht nur von physikalischen und chemischen Kräften beherrscht, sondern außerdem auch von intelligenten Lebenskräften oder „Dominanten", die, ohne selbst Energie zu sein, dennoch die Richtung der in den Organismen tätigen Energien bestimmen[1]). Reinke gehört also zu jenen, die es für möglich halten, daß abstrakte Begriffe — und als solche bezeichnet er selbst seine Dominanten — auf die Materie einwirken und in dieser greifbare Wirkungen hervorrufen. Da mir das undenkbar erscheint und ich mit der großen Mehrheit der Naturkundigen der Gegenwart daran festhalte, daß materielle Wirkungen oder Bewegungen immer nur durch andere vorhergegangene materielle Bewegungen hervorgerufen oder bestimmt werden können, so verzichte ich auf eine Diskussion seiner für mich undiskutierbaren Lehre und wende mich sofort der Erörterung der eigentlichen Kernfrage zu: Sind die Neovitalisten im Recht, wenn sie behaupten, eine besondere, mit den Bewegungen der anorganischen Welt unvergleichbare Lebensbewegung supponieren zu müssen?

Ich will nun gleich von vornherein erklären, daß mir die Argumente, die zugunsten dieser Auffassung vorgebracht werden, keineswegs zwingende Kraft zu besitzen scheinen. Deshalb, weil es bis jetzt noch nicht gelungen ist, die Lebenserscheinungen auf bekannte chemische und physikalische Vorgänge zurückzuführen, dürfen wir noch nicht behaupten, daß das auch in aller Zukunft nicht gelingen werde. Die Geschichte der Wissenschaft gebietet uns jedenfalls dringend, mit solchen Prophezeiungen zurückhaltend zu sein. Es ist ja nicht gar zu lange her, daß man Licht und strahlende Wärme für zwei verschiedene Stoffe ansah, und heute zweifelt man nicht mehr daran, daß es sich bei beiden um Schwingungen desselben materiellen Substrates handelt, die sich nur durch ihre Wellenlänge und ihre physiologische Wirkung voneinander unterscheiden. Auch daran hat früher niemand gedacht, daß der Funke der Leydener Flasche und die Anziehungskraft des Magneten eine gemeinsame Grundlage in den Strömungen oder Schwingungen derselben imponderablen Substanz besitzen und daß eine Zeit kommen werde, wo man Licht und Elektrizität auf Ortsveränderungen derselben leichtbeweglichen Materie zurückführen werde. Wenn jemand damals gesagt hätte: Wir können zwischen Licht, strahlender Wärme, Magnetismus und Elektrizität keinen Zusammenhang herausfinden, folglich sind diese Erscheinungen nicht miteinander vergleichbar, so wäre er sicher im Unrecht gewesen; und die Ereignisse hätten ihn glänzend widerlegt. Man tut also nicht wohl daran, ein- für allemal auf die Auflösung der vitalen Erscheinungen in anschauliche elementare Vorgänge zu verzichten. Man entzieht sich nur selbst die Möglichkeit des Erfolges, wenn man das zu Erforschende von vornherein für unerforschlich erklärt.

Konstatiert man also einfach die Tatsache, daß es bisher noch nicht gelungen ist, die biophysischen und biochemischen Prozesse chemisch-physikalisch auszudeuten, so entsteht die Frage, worin wohl die Ursache dieses Mißerfolges zu suchen sein mag. Hier sind zwei Möglichkeiten in Betracht zu

[1]) Reinke, Die Welt als Tat. Berlin 1899, S. 269.

ziehen. Erstens kann nämlich die Ursache darin liegen, daß trotz der ungeahnten Bereicherung, die unsere Kenntnisse der organischen und anorganischen Natur im naturwissenschaftlichen Jahrhundert erfahren haben, gerade diejenigen Tatsachen noch unentdeckt geblieben sind, die den Schlüssel zur Lösung des Problems gewähren würden. Es wäre aber auch möglich, daß nicht das Fehlen der entscheidenden Tatsachen die Schuld trägt, sondern daß sich eine allgemein angenommene und dennoch irrtümliche Voraussetzung der schon jetzt möglichen Erkenntnis in den Weg stellt; ähnlich wie die heute allgemein anerkannte Lehre von der Entwicklung der Organismen aus einfacher gebauten Urformen nicht etwa aus Mangel an Tatsachen so lange nicht zum Durchbruch gelangen konnte, sondern nur deshalb, weil ihr das wissenschaftliche Dogma von der Konstanz der Arten entgegenstand.

Ich habe nun bereits in einem früheren Artikel[1]) darauf aufmerksam gemacht, daß alle bisherigen Versuche, das Leben in seiner Gesamtheit oder einzelne seiner hervorstechenden Erscheinungen mechanisch zu erklären, immer von derselben Prämisse ausgegangen sind oder diese wenigstens in ihren Kalkul mit einbezogen haben, nämlich der Annahme, daß nur ein Teil der Nahrung zum Aufbau und zur Rekonstruktion der Körperteile verwendet wird, während ein anderer, und zwar, wie die meisten annehmen, der größere Teil in den Säften verbrannt wird oder andere chemische Umsetzungen erfährt und schließlich den Körper in irgendeiner Metamorphose verläßt, ohne sich jemals am Aufbau der lebenden Substanz beteiligt zu haben. Diese Annahme ist aber, wie ich gezeigt habe, rein theoretischer Natur und durch keine einzige Tatsache sicher begründet. Nie hat jemand die unmittelbare Verbrennung von Zucker oder Fett im Blut oder in den Pflanzensäften beobachtet, nie die direkte Umwandlung von Zucker in Glykogen, Stärke oder Zellulose, von Kohlehydraten in Fett, von Eiweiß in Leim- oder Knorpelfasern, von Blutfaserstoff in Kasein, von Pflanzeneiweiß in Eiereiweiß oder Muskeleiweiß oder irgend etwas dergleichen mit eigenen Augen verfolgt, sondern man hat alle diese Umwandlungen und Zersetzungen für selbstverständlich angesehen, ohne zu bedenken, daß gerade diese Annahmen dem mechanischen Verständnis die allergrößten Schwierigkeiten bereiten und daß sie entbehrlich sind, wenn man einmal jede Art von Nahrung zum Aufbau des lebenden und assimilierenden Protoplasmas verwenden läßt und ferner alle Stoffwechselprodukte von dem Zerfall derselben reizbaren und arbeitleistenden Substanz herleitet. Dazu bedarf es keiner neuen und unverständlichen Voraussetzung; denn daß sich das Protoplasma auf Kosten der Nahrung aufbaut, das ist absolut sicher, weil kein anderes Material für diesen Aufbau bekannt ist; und ebenso sicher ist es, daß das Protoplasma bei seinem Zerfall Stoffwechselprodukte liefert, da es ja doch nicht spurlos verschwinden kann. Diese Art des Stoffwechsels, dieser Modus der Umwandlung von Nahrungstoffen in Auswurfstoffe und in tote Formbestandteile des Körpers (Verfettung, Verhornung, Verholzung früher lebender Teile) ist also nicht hypothetisch, sondern eine logisch unabweisbare Ableitung aus sicher beobachteten und einer anderen Deutung unzugänglichen Tatsachen: seine Existenz ist daher prinzi-

[1]) Siehe „Zukunft“ vom 5. August 1899.

piell ebenso feststehend, als ob wir die Vorgänge mit eigenen Augen verfolgen könnten.

Denken wir uns nun, die allgemein angenommene — aber gänzlich unbewiesene — katabolische Stoffzersetzung in den Säften würde gar nicht existieren und der gesamte Stoffwechsel würde sich im Protoplasma selbst durch Aufbau und Zerfall seiner chemischen Einheiten abspielen[1]), dann dürften wir uns nicht darüber wundern, daß man bei dem Versuche, die Lebenserscheinungen auf der Basis einer irrtümlichen Voraussetzung zu erklären, jeden Augenblick auf Widersprüche und Unbegreiflichkeiten stieß und daß man schließlich dahin gelangen mußte, einen solchen Versuch überhaupt für vergeblich und undurchführbar zu erklären.

Das läßt sich am besten an einem konkreten Beispiel, also etwa an der Muskelfunktion, demonstrieren. Der Muskel leistet seine Arbeit dadurch, daß er sich auf einen Reiz, der ihm auf einer Nervenbahn zugeführt wird, ohne wesentliche Volumveränderung verkürzt und verdickt und dabei die Widerstände, die sich seiner Verkürzung entgegenstellen, überwindet. Je häufiger er sich kontrahiert, desto mehr Kohlensäure und Wärme produziert er und desto rascher verbraucht er das in der Ruhepause angesammelte Glykogen. Aber nicht jeder Nervenreiz, der zum Muskel gelangt, bewirkt eine Kontraktion. Es gibt auch Nervenreize, die hemmend wirken, das heißt: im kontrahierten Muskel eine sogenannte Erschlaffung herbeiführen, die also — um konkrete Ausdrücke zu gebrauchen — statt der Verkürzung und Verdickung der Fasern deren Verlängerung und Verdünnung zustande bringen.

Unternimmt man nun den Versuch, diese wenigen fundamentalen Tatsachen in einen verständlichen Zusammenhang zu bringen und auf chemisch-physikalische Vorgänge zurückzuführen, und zwar unter der jetzt üblichen Voraussetzung, daß die lebenden und tätigen Teile der Muskelfaser bei der Muskelarbeit unverändert bleiben, und daß sich dabei der Stoffwechsel und die Verbrennung nur in den Säften vollzieht, so überzeugt man sich bald, daß alle Mühe und daran gewandte Denkarbeit vollkommen vergeblich ist. Schon das Wesen des Reizprozesses bleibt, wie ich in meinem ersten Artikel gezeigt habe, unter dieser Voraussetzung unverständlich und jeder Versuch, ihn auf elektrische Vorgänge oder auf die Schwingung von Nervenmolekülen zurückzuführen, scheitert an den Klippen direkt widersprechender Tatsachen. Dasselbe gilt auch von der Anzündung und Verbrennung der Nahrungs- und Reservestoffe bei der Muskelarbeit, weil diese schwer verbrennlichen Stoffe bei der in den lebenden Organismen herrschenden Temperatur weder angezündet noch verbrannt werden können. Aber nehmen wir selbst an, diese Anzündung wäre auf irgendeine unverständliche Weise zustande gekommen: wie will man daraus eine Verkürzung und Verdickung der Muskelfaser ableiten, die mit solcher Gewalt vor sich geht, daß selbst schwere Lasten dadurch gehoben werden können? Kann man sich überhaupt vorstellen,

[1]) Die Fermentspaltungen, durch die Nahrungs- oder Reservestoffe für die Assimilation durch das Protoplasma vorbereitet werden, wie z. B. die Umwandlung von Stärke oder Glykogen in Zucker, kommen hier nicht in Betracht, weil sie stets auch unabhängig von den lebenden Organismen durchgeführt werden können.

daß die Verbrennung zwischen den Teilen der überaus zersetzlichen Muskelsubstanz vor sich geht und daß diese Teile, statt ebenfalls zerstört zu werden, nur mit so großer Gewalt gegeneinander verschoben werden, daß sie dabei bedeutende äußere Widerstände überwinden? Und nun gar die Hemmungsinnervation! Welcher Art soll der Nervenprozeß sein, der auf der einen Bahn die Verbrennung der in den Säften gelösten Stoffe mit der daran geknüpften Muskelarbeit in Gang bringen und auf einer anderen Bahn in demselben Muskel die bereits im Gange befindliche Verbrennung dämpfen und die durch sie bewirkte Verschiebung der Muskelteilchen wieder rückgängig machen soll? Da ist alles Kopfzerbrechen umsonst, — auf diesem Weg gelangt man zu nichts anderem als zu der Bestätigung des Satzes Du Bois-Reymonds, der die Muskelzusammenziehung als einen hoffnungslos dunklen Vorgang bezeichnete.

Verlassen wir aber die problematische Vorstellung einer Zerstörung der Nahrungstoffe in den Säften und halten wir uns ausschließlich an jene völlig authentischen und sicher existierenden Lebensvorgänge, die sich uns als Zerfall und Aufbau des Protoplasmas präsentieren, so bekommt das ganze Muskelproblem ein total verändertes Gesicht. Da wir nämlich wissen, daß der Muskel bei seiner Verkürzung keine nennenswerte Volumveränderung erfährt, daß er also in der Dickendimension ebensoviel an Masse gewinnt, wie er in der Längendimension verliert, so folgt daraus, daß, wenn die Gestaltveränderung wirklich nur auf Zerfall und Aufbau von Muskelteilchen beruhen würde, jede Muskelfaser aus zwei verschiedenen Bestandteilen zusammengesetzt sein müßte, von denen der eine in demselben Maße sich aufbaut und heranwächst, wie der andere durch Zerfall an Masse verliert. Auf eine andere Art wäre das Gleichbleiben des Volumens bei veränderter Gestalt unmöglich zu verstehen. Es ist nun sicherlich in hohem Grade bemerkenswert, daß wir unter dem Mikroskop tatsächlich in jeder Muskelfaser zwei voneinander gut differenzierbare Bestandteile wahrnehmen, und zwar gerade in derjenigen Anordnung, die wir erwarten müssen, wenn die beiden Teile durch antagonistischen Aufbau und Zerfall das eine Mal Verkürzung und Verdickung, das andere Mal Dünner- und Längerwerden des Muskels zustande bringen sollen. Sowohl die quergestreifte als auch die glatte Muskelfaser besteht nämlich aus parallel der Länge nach verlaufenden Fibrillen, die in eine zweite, homogen erscheinende Masse eingebettet sind. Diese Masse bezeichnen die Histologen als Sarkoplasma; und in ihr haben wir wahrscheinlich den Überrest des ursprünglichen, nach allen Richtungen gleichmäßig kontraktilen Protoplasmas vor uns, in dem sich erst später die Fibrillen als vorwiegend nach der Richtung des Widerstandes sich verkürzende und verlängernde Elemente herausgebildet haben. Diese beiden Bestandteile einer jeden Muskelfaser wollen wir uns jeden für sich innervierbar denken, das heißt: sie müßten gesonderte Nervenbahnen besitzen, auf denen ihnen Zerfallsreize zugeführt werden,— eine allerdings hypothetische Annahme, die aber durchaus im Bereiche der Möglichkeit liegt und nirgends gegen Tatsachen verstößt. Wird nun das Protoplasma der Längsfäserchen innerviert, pflanzt sich also ein im Nervenprotoplasma durch einen Reiz hervorgerufener Zerfallsprozeß auf das Protoplasma dieser Fäserchen fort, so müssen sich diese und mit ihnen die ganze

Muskelfaser verkürzen. In demselben Maße aber, wie das Protoplasma dieser Längsfibrillen zerfällt, wächst das sie allseitig ungebende Sarkoplasma, und zwar geschieht das aus dem Grunde, weil durch den Zerfall der Fibrillensubstanz die in jedem Protoplasma imbibierte Flüssigkeit nebst seinen verwertbaren Zerfallsprodukten frei und zum Wachstum des nicht innervierten und daher auch nicht zerfallenden Sarkoplasmas verfügbar wird. In demselben Maße daher, wie die Fibrillensubstanz zerfällt und ihr Quellungswasser von sich gibt, wächst das umgebende Sarkoplasma mit Hilfe desselben Quellungswassers heran und ersetzt dem Muskel fast ebensoviel in den Querdurchmessern, wie er durch den Zerfall der Längsfibrillen im Längendurchmesser verloren hat.

Denken wir uns nun, es würde, während der Verkürzungs- und Verdickungsprozeß im Gang ist, ein Nervenimpuls auf dem Wege der Hemmungsnerven zum Sarkoplasma gelangen, so würde jetzt der Zerfallsprozeß in diesem eingeleitet werden und die Folge davon müßte sein, daß der Muskel zunächst der Quere nach an Substanz verliert. Aber auch hier hätte der Reizzerfall der einen Substanz ein Anwachsen der anderen, antagonistischen Substanz, also diesmal der Längsfibrillen, zur Folge; der Muskel würde also nicht nur durch den Zerfall des innervierten Sarkoplasmas dünner, sondern zugleich durch den Aufbau der Fibrillensubstanz länger; es würde also das Gegenteil resultieren, wie bei der Innervation der Fibrillensubstanz: die durch diese eingeleitete Verkürzung des Muskels würde „gehemmt“.

Natürlich darf man sich dieses Wechselspiel zwischen Aufbau und Zerfall der beiden antagonistischen Teile nicht wie ein Perpetuum mobile vorstellen, denn nicht alle Zerfallsprodukte der einen Substanz sind wieder beim Aufbau der anderen verwendbar; und namentlich muß sich bald ein Mangel an jenen Atomkomplexen der zersetzlichen Moleküle fühlbar machen, die bei jedem Zerfall zu Kohlensäure verbrannt werden. Denn die Kohlensäure kann zwar vom Protoplasma der grünen Pflanze assimiliert, das heißt: zum Aufbau ihres neuen Protoplasmas verwendet werden, niemals aber vom tierischen Protoplasma, das sie im Gegenteil als giftigen Auswurfstoff so rasch wie möglich nach außen befördert. Die zu Kohlensäure verbrannten Teile der zerstörten Moleküle könnten also nicht wiederhergestellt werden, wenn nicht im Muskel selbst eine Reserve in Form des Muskelglykogens vorhanden wäre. Diese Substanz wird aber nicht in unverständlicher Weise durch Schwingungen der Muskelmoleküle oder durch elektrische Ströme in Brand gesteckt, sondern sie wird zusammen mit dem Muskeleiweiß, das bei jedem Zerfall der Muskelsubstanz abgespalten wird, zum Aufbau neuer Moleküle dieser Substanz verwendet.

Alles das sind lauter mögliche und begreifliche Vorgänge, die sich ganz gut auch in der anorganischen Natur abspielen könnten; denn auch dort werden kompliziertere und sehr zersetzliche chemische Verbindungen aus einfacheren gebildet, auch dort können diese wieder durch äußere Einwirkungen ohne hohe Anzündungstemperatur zerlegt werden; und auch tote Substanzen sind quellbar und können bei der Aufnahme der Quellungsflüssigkeit bedeutende Widerstände überwinden. Es ist also wirklich möglich, die fundamentalen

Tatsachen der Muskelbewegung in hypothetischer Form auf bekannte Vorgänge der Chemie und Physik zurückzuführen. Also liegt kein Grund vor, zu sagen, die Muskelbewegung sei in ein hoffnungsloses Dunkel gehüllt und man müsse bei ihr Bewegungen voraussetzen, die mit denen der leblosen Natur nicht verglichen werden können.

Dagegen wird man aber wahrscheinlich einwenden, es sei wohl richtig, daß auch anorganische Verbindungen in hohem Maße labil sein können und infolgedessen durch geringfügige äußere Einwirkungen, ähnlich den Reizen, die auf lebende Organismen einwirken, zum Zerfall gebracht werden. Ganz anders verhalte es sich aber mit dem Aufbau dieser labilen Verbindungen. Dazu bedürfe es in der organischen Welt — wenigstens soweit unsere Beobachtung reicht — ausnahmslos der Gegenwart und unmittelbaren Nähe des lebenden Protoplasmas. Nur unter seiner unmittelbaren Einwirkung beobachte man die Bildung neuer lebender Gebilde aus totem Material; und alle vermeintlichen Fälle von Urzeugung oder spontaner Bildung lebender Organismen hätten sich immer wieder als Täuschung erwiesen. Da also die assimilatorische Kontinuität zwischen fertigem und neugebildetem Protoplasma nirgends unterbrochen erscheint, so bleibe die Fähigkeit der Assimilation, d. h. die Bildung neuer lebender Teile nach dem Ebenbilde bereits vorhandener, ein ausschließliches Privilegium der lebenden Organismen, das auf eine spezifische, ihnen allein zukommende, also vitale Fähigkeit dieser Organismen zu schließen gestatte.

Diese Anschauung hat kein Geringerer als Claude Bernard mit ausdrücklichen Worten vertreten. In seinen bekannten „Leçons sur les phénomènes de la vie" erklärt er die vitale Destruktion für einen einfachen chemisch-physikalischen Vorgang, der mit einer großen Anzahl chemischer Spaltungen und Zerlegungen in Parallele gebracht werden könne. Die Assimilation hingegen, die evolutive Synthese, sei der lebenden Welt eigentümlich, sie sei das einzig wirklich Vitale in der Welt der Organismen. Auch viele andere physiologische Schriftsteller stimmen mit dieser Auffassung überein. Nach Krukenberg sind nur die Assimilationsprozesse den Erscheinungen, wie sie am toten Material ablaufen, unvergleichbar geblieben; nach Landois ist die Assimilation eine Erscheinung, die die organische Schöpfung gegen die anorganische scharf abgrenzt; und der Botaniker de Vries erklärt kategorisch, daß für die Erscheinung der Assimilation das große Reich des Leblosen keine Analogie besitze, daß die chemischen Moleküle nicht assimilieren und daher auch einer selbständigen Vermehrung in diesem Sinne unfähig sind.

Und doch ist es nicht richtig, daß die Assimilation in der anorganischen Natur kein Analogon besitze. Nach unserer Ansicht über die ausschließliche Verwendung der Nahrungstoffe zum Aufbau der Protoplasmamoleküle würde es sich bei der organischen Assimilation darum handeln, daß sich diese Moleküle immer nur in der unmittelbarsten Nähe und daher offenbar unter irgendeinem Einfluß anderer Moleküle von derselben Zusammensetzung herausbilden können, weil selbst die Gegenwart aller notwendigen Nahrungstoffe und das Zusammentreffen aller übrigen Bedingungen, die, wie Feuchtigkeit und Wärme, erfahrungsgemäß das Protoplasmawachstum begünstigen, dennoch niemals zur Protoplasmabildung führen, wenn nicht lebendes Protoplasma vorhanden ist, das die Bildungstoffe assimiliert. Bevor man sich also dazu verstehen könnte, diese Assimilation als einen ausschließlich vitalen Prozeß anzuerkennen, müßte man erst den Beweis dafür erbracht sehen, daß niemals in der anorganischen Natur die Synthese einer chemischen Verbindung dadurch ermöglicht oder befördert wird, daß die Reaktion in der unmittelbarsten Nähe derjenigen Substanz verläuft, die eben durch die Synthese geschaffen werden soll.

Dieser Beweis ist aber nicht zu erbringen, und zwar aus dem einfachen Grunde, weil in der anorganischen Chemie eine Reihe von Tatsachen bekannt ist, die sich nur auf Grund der vorhin postulierten assimilatorischen Synthese erklären lassen.

Ein Beispiel wird genügen, um diese Behauptung zu rechtfertigen:

Wenn man kohlensaures Natron mit einem Äquivalent Wasser versetzt und Kohlensäure durchleitet, so erfolgt zunächst keine Bildung von doppeltkohlensaurem Natron. Setzt man aber eine kleine Menge dieser Substanz hinzu, so verwandelt sich die ganze Masse des vorhandenen kohlensauren Natrons mit Hilfe der Kohlensäure und des Wassers in doppeltkohlensaures Natron, und zwar findet die Umwandlung mit einer Geschwindigkeit statt, die von der Menge des zugesetzten Bikarbonates und der Innigkeit der Mischung abhängig ist[1]).

Das ist also ein unzweideutiger Fall von anorganischer Assimilation, denn wir können uns die mitgeteilte Tatsache nicht anders erklären als dadurch, daß wir annehmen, die molekulare Nähe der auszubildenden Verbindung in jenen Körpern, die sich miteinander zu dem neuen Molekül vereinigen sollen, befördere jene unerläßlichen vorbereitenden Umsetzungen und Spaltungen, die der Synthese der neuen Verbindung in allen Fällen vorhergehen müssen. Ist aber eine anorganische Assimilation möglich, dann ist auch die Assimilation bei den Organismen kein völliges Novum, sondern höchstens eine quantitative Steigerung des primitiveren anorganischen Vorganges, die vielleicht der besonders innigen Durchdringung der festen assimilierenden Teile des Protoplasmas durch die mit den Nährstoffen beladene Protoplasmaflüssigkeit zuzuschreiben ist.

Durch diese bisher unbeachtet gebliebene Analogie zwischen der organischen und anorganischen Assimilation wird uns aber auch eine andere Gruppe von Erscheinungen verständlicher, die von den Anhängern der Lebenskraft mit besonderer Vorliebe für ihre Lehre ins Treffen geführt wurde, nämlich die Erscheinungen der elektiven Assimilation, von denen man glaubte, man könne sie nicht anders als durch ein mystisches Wahlvermögen der Organismen oder — wie Treviranus wollte — durch eine eigene Ernährungsseele erklären. Es hat sich nämlich, besonders bei der Kultur der Pflanzen in Flüssigkeiten, deren gelöste Substanzen man nach Belieben variieren kann, gezeigt, daß jede Pflanzenart besondere Nährsalze und diese wieder in bestimmten Proportionen zu ihrem Wachstum verwendet, während sie alle

[1]) Andere Beispiele sind im ersten Band meiner Allgemeinen Biologie S. 193 verzeichnet.

anderen Stoffe und jeden Überschuß eines einzelnen Stoffes beharrlich verschmäht. Außerdem hat man gefunden, daß die verschiedenen Teile derselben Pflanze die Baustoffe aus der Flüssigkeit in verschiedenen Verhältnissen verwenden, daß also zum Beispiel Kalzium vorwiegend von den Blättern, Magnesium wieder mehr von den Samen verwendet wird; und endlich hat sich ergeben, daß das Fehlen eines einzigen Nährsalzes, wenn dieses sonst auch nur in miminalen Dosen aufgenommen wird, ein Verschmähen aller übrigen noch so reichlichen und vortrefflichen Nahrungstoffe zur Folge hat, gerade als ob die Pflanze an ihrer Nahrung keinen Geschmack fände, wenn diese nicht die gewohnte Mischung von Salzen enthält.

Dennoch geht offenbar alles auch hier auf ganz natürliche Weise und ohne jede mystisch-vitalistische Einmengung vor sich. Da nämlich das lebende Protoplasma trotz seiner anscheinend gleichartigen Beschaffenheit nicht nur in den verschiedenen Organismenarten und in den verschiedenen Individuen einer Art, sondern auch in den einzelnen Organen und Geweben desselben Individuums eine endlose Mannigfaltigkeit von stofflichen und funktionellen Leistungen darbietet, so muß man annehmen, daß die chemischen Einheiten der verschiedenen Protoplasmen, die diese Leistungen vollbringen, auch eine unendlich variable Konstitution besitzen, die durch Abänderungen der Anordnung und Verkettung ihrer Atomgruppen und der quantitativen Verwendung der einzelnen Komponenten und selbst durch Aufnahme besonderer, in anderen Molekülen nicht enthaltener Elemente oder Verbindungen begründet sein kann. Wenn nun diese verschieden gebauten Moleküle ihre assimilatorische Fähigkeit ausüben und die in ihren Bereich gelangenden Nahrungstoffe dazu bewegen, sich zur Synthese identisch gebauter Moleküle zu vereinigen, so ist es begreiflich, daß nur jene Stoffe und nur jene proportionalen Mengen davon zur Verwendung kommen, die notwendig sind, um die neuen Moleküle nach dem Muster der älteren zu bilden, während alle fremdartigen Stoffe und alle überschüssigen Mengen der assimilierbaren Substanzen zurückbleiben. Sind aber nicht alle Materialien vorhanden, um das ganze Molekulargebäude fertigzustellen, dann werden auch die vorhandenen Stoffe nicht zur Verwendung gelangen, weil auf dem Wege der Assimilation nur die vollständige Kopie des assimilierenden Moleküls, nicht aber etwas anderes gebildet werden kann.

Also auch Wachstum und Chemismus der Pflanzenzelle, die ebenfalls in der Rede Du Bois-Reymonds unter den hoffnungslos dunklen Vorgängen figurierten, fügen sich ohne besondere Schwierigkeit in das einfache Schema, das alle objektiv wahrnehmbaren Lebenserscheinungen — von der subjektiven Seite des Lebens will ich vorläufig absehen — auf Zerfall und Aufbau der chemischen Einheiten des Protoplasmas zurückzuführen versucht. Daß auch hier — wie in der Tierphysiologie — nicht alles sofort erklärbar, das heißt: auf bekannte und anschauliche Vorgänge zurückzuführen ist, versteht sich von selbst und braucht nicht erst ausdrücklich hervorgehoben zu werden. So bleibt es zum Beispiel vorläufig unerklärt, worauf die Wirkung des grünen Farbstoffes der Pflanzen bei der Assimilation der Kohlensäure beruht und warum die Lostrennung des Sauerstoffes der Kohlensäure, die der Verwendung ihres Kohlenstoffes zur Bildung neuer Protoplasmamoleküle vorhergehen muß, nur unter der Einwirkung des Lichtes und nur in Gegenwart des Chlorophylls vor sich geht, während in allen anderen Fällen von Assimilation zur Lockerung der chemischen Bindung in den zu assimilierenden Substanzen und speziell zur Lostrennung des Sauerstoffes von den Elementen oder Atomgruppen, die in das neue Molekül eintreten sollen, neben der assimilatorischen Energie der vorhandenen Protoplasmamoleküle nur noch die Mitwirkung der Wärme nötig ist. Aber deshalb, weil wir diesen Vorgang noch nicht verstehen, werden wir doch nicht sagen, er sei von solcher Art, daß er im Bereich des Leblosen kein Analogon besitzt, werden uns vielmehr gerade deshalb, weil wir ihn noch nicht verstehen, lieber jedes endgültigen Urteiles enthalten. Bis jetzt aber hat sich noch jeder Vorgang in den lebenden Organismen, den wir verstehen gelernt haben, als zu der Ordnung der chemisch-physikalischen Prozesse gehörig erwiesen und wir haben keinen Grund, zu glauben, daß diejenigen, die wir noch nicht verstehen, zu einer anderen, unbekannten und undefinierbaren Ordnung gehören.

Die Krisis des Darwinismus[1].

Wie der Marximus in der Sozialwissenschaft, so ist der Darwinismus in der Biologie von einer schweren Krisis betroffen. Nur ist von ihr bisher noch wenig in das große Publikum gedrungen. Für die meisten ist nämlich der Darwinismus gleichbedeutend mit der Abstammungslehre; für sie hat Darwin gelehrt, „daß der Mensch vom Affen abstammt", und ich glaube nicht fehlzugehen, wenn ich behaupte, daß diese populäre Formulierung der Deszendenzlehre trotz aller rückschrittlichen Bemühungen heute unter den Laien mehr Anhänger zählt als je vorher.

Aber auch in den wissenschaftlichen Kreisen ist die Evolutionstheorie von der Krisis des Darwinismus in keiner Weise berührt. Mit wenigen, recht vereinzelten Ausnahmen stehen vielmehr die Naturkundigen auf dem Standpunkte, daß sich die höher organisierten Lebewesen nach und nach aus primitiveren Urformen herausgebildet haben. Aber jedermann, der nicht in völliger Unkenntnis über die historische Entwicklung dieser Lehre geblieben ist, weiß auch genau, daß sie nicht erst von Darwin aufgestellt wurde und daher nur fälschlich als Darwinismus bezeichnet wird, daß sie vielmehr schon fünfzig Jahre vor Darwin von dem großen Zoologen Lamarck in wissenschaftlicher Form begründet worden ist. Das geistige Eigentum Darwins ist also nicht die Entwicklungslehre, sondern nur seine Theorie der natürlichen Zuchtwahl, die er gleichzeitig mit Wallace ersonnen und zum erstenmal in seiner „Entstehung der Arten" vorgetragen hat. Lamarck hatte die Entstehung neuer Arten und neuer zweckmäßiger Einrichtungen bei den Organismen von den erblich gewordenen Veränderungen abgeleitet, die in den Individuen durch Anpassung an geänderte Lebensverhältnisse sich herausbilden können. Darwin hat aber diesen Modus der Transmutation zwar ebenfalls anerkannt, er hat aber daneben auch der natürlichen Auslese eine hervorragende Rolle zugeteilt. Indem die besser angepaßten Individuen am Leben blieben und sich fortpflanzten, die weniger geeigneten dagegen vor ihrer Fortpflanzung ausgemerzt wurden, sollen die heute lebenden Arten mit ihren bewunderungswürdigen Einrichtungen auf rein mechanischem Wege ohne Eingreifen einer übernatürlichen Schöpfungskraft hervorgebracht worden sein.

Während aber die Abstammungslehre im geistigen Leben unserer Zeit immer tiefere Wurzeln schlägt, ist der anfängliche Enthusiasmus für den

---

[1]) Bericht der philosophischen Gesellschaft in Wien 1902. (Verlag von J. A. Barth, Leipzig.)

Darwinismus im engeren Sinne, also für die Selektionstheorie, sichtlich im Schwinden. Es gibt zwar berühmte Forscher und Gelehrte, die auch heute nicht höher schwören als auf Darwins Naturauslese; so finden wir zum Beispiel in den vor zwei Jahren erschienenen „Welträtseln" von Haeckel noch folgenden Hymnus auf diese Lehre: „Darwin zeigte zuerst, wie der gewaltige Kampf ums Dasein der wirkende Regulator ist, der die Wechselwirkung der Vererbung und Anpassung bei der allmählichen Transformation der Spezies leitet; er ist der große ‚züchtende Gott', der ohne Absicht neue Formen ebenso durch natürliche Auslese bewirkt, wie der züchtende Mensch neue Formen mit Absicht durch künstliche Auslese hervorbringt. Damit wurde das große philosophische Rätsel gelöst: Wie können zweckmäßige Einrichtungen rein mechanisch entstehen, ohne zwecktätige Ursachen?"

In schroffem Gegensatz zu dieser Apotheose Darwins lassen sich aber seit einigen Jahren immer häufigere und immer kräftigere Stimmen vernehmen, die die ganze Selektionstheorie für einen großen Irrtum erklären. So schrieb ein namhafter deutscher Zoologe und biologischer Schriftsteller 1898: „Der Darwinismus gehört der Geschichte an wie das andere Kuriosum unseres Jahrhunderts: Hegels Philosophie; beide sind Variationen über das Thema: ‚Wie man eine ganze Generation an der Nase führt', und nicht gerade geeignet, unser scheidendes Jahrhundert in den Augen künftiger Geschlechter besonders zu heben." Und zwei Jahre später schrieb derselbe Forscher, es sei endlich an der Zeit, daß sich die ganz ausgewachsene Biologie von ihrer „englischen Krankheit" erhole.

Weniger despektierlich als dieser Autor und als ein anderer deutscher Zoologe, der Darwin als den „Kleinigkeitskrämer von Down" bezeichnet, aber nicht weniger entschieden äußert sich ein dritter Fachmann über Darwins Lehre: „Es breitet sich allmählich die Erkenntnis Bahn, daß es mit dem Darwinismus eine arge Täuschung gewesen sei, und man sucht ihn möglichst anständig wieder loszuwerden, oder auch möglichst unanständig, indem man tut, als habe es ihn nie gegeben."

Alle diese Auslassungen, die ich leicht um manches kräftige Wörtlein aus den letzten Jahren bereichern könnte, richten sich aber, wohlgemerkt, nur gegen Darwins Zuchtwahltheorie und nicht gegen die Deszendenzlehre, die bei alledem außer Frage geblieben ist. Welche Wandlungen aber die Wertschätzung des eigentlichen Darwinismus gerade in den letzten Jahren erfahren hat, sieht man vielleicht am besten an der abrupten Schwenkung, die einzelne in dieser Beziehung vollzogen haben.

Es mag etwa drei Jahre her sein, daß ein junger Physiologe, der sich sowohl durch wertvolle Forschungen auf einem bestimmten Gebiet seiner Wissenschaft, als auch durch eine Reihe glänzend geschriebener populärwissenschaftlicher Essays einen ausgezeichneten Namen gemacht hat, die folgende Theorie über die Bedeutung der Spiele bei den Tieren entwickelt hat. Die Spiele, denen sich manche Tiere in der Jugend hingeben, sind eine Vorbereitung für ernstere Beschäftigungen des späteren Lebens. Das Spielen des jungen Kätzchens mit dem Knäuel bedeutet nichts anderes als eine Einübung für das spätere Erhaschen der Beutetiere. ,,Diese bewußte Selbsttäuschung bietet,“ so schrieb er wörtlich, ,,einen wesentlichen Faktor für die Erhaltung und Entwicklung der Arten; denn die Tiere werden bei der natürlichen Auslese bevorzugt sein, die in der Jugend nicht nur anfangs bloßen Bewegungspielen, sondern auch später sich Illusionspielen am meisten hingegeben haben.“ Aus diesen Worten geht also klar und deutlich hervor, daß damals der Autor in vollem Ernst angenommen hat, daß die Katzen, die in der Jugend aus irgendeinem Grunde versäumt hatten, mit runden und rollenden Gegenständen zu spielen, wegen zu geringer Geschicklichkeit im Mäusefangen dem Hungertode verfielen und den anderen die Fortpflanzung des Katzengeschlechtes überlassen mußten. Derselbe Autor aber, der sich selbst in diesem konkreten Fall als einen überzeugten Anhänger der Selektionstheorie eingeführt hatte, fällte drei Jahre später folgendes vernichtende Urteil über diese Theorie: ,,Jene Anpassungs- und Zuchtwahlphantasien werden kommenden Geschlechtern genau so kindisch unzureichend erscheinen wie uns die mosaischen und empedokleischen Schöpfungsmärchen. Sie sind als wissenschaftlich mehr oder weniger wertlose Spekulationen erkannt und werden von den führenden Geistern kaum mehr so ernst genommen, daß man sich Mühe gäbe, sie zu diskutieren.“

Ich bin nun sicherlich weit davon entfernt, einem Forscher daraus einen Vorwurf zu machen, daß er aus eigenem Antrieb oder infolge besserer Belehrung seine wissenschaftliche Ansicht verändert, und ich stehe nicht an, zu bekennen, daß ich selbst, bevor ich die Frage einem eingehenderen Studium unterzog, die Giltigkeit der Selektionstheorie als etwas Selbstverständliches angesehen habe. Ein anderes ist es aber, eine Theorie, zu der man noch vor kurzem so intime Beziehungen unterhalten hat, nach erfolgter Sinnesänderung mit Hohn und Spott zu überschütten. Jedenfalls sehen wir an diesem Beispiel, daß mancher es bereits an der Zeit hält, das sinkende Schiff des Darwinismus zu verlassen.

Wie ist nun dieser Umschwung zu erklären? Es hat ja auch früher nicht an Stimmen gefehlt, die auf die Unhaltbarkeit der Voraussetzungen der Zuchtwahltheorie und auf die zahlreichen widersprechenden Tatsachen hingewiesen haben. Warum hat man sie so lange ignoriert oder mit Leidenschaft bekämpft, während dieselben Argumente sich jetzt auf einmal Gehör verschaffen können?

Meiner Ansicht nach hat sich nichts geändert, als daß man allmählich zur Einsicht gelangt ist, daß die enge Solidarität zwischen Evolution und Selektion, die man so lange für untrennbar gehalten hat, in der Wirklichkeit gar nicht besteht, und daß die Entwicklungslehre von einem Sturze der Selektionstheorie nicht im mindesten berührt werden würde. So lange es sich noch darum handelte, die um Anerkennung ringende Lehre der ,,natürlichen Schöpfung“ gegen die Dogmatiker der verschiedenen Fakultäten zu verteidigen, wagte man nicht, an der Selektionstheorie, in der man die festeste und unentbehrlichste Stütze des Evolutionsprinzips erblickte, zu rütteln oder rütteln zu lassen. Heute aber, wo dieses Prinzip bereits zum eisernen Bestande des wissenschaftlichen Denkens gehört, ist diese Furcht gewichen, und man findet es nicht mehr bedenklich, die zahlreichen Schwächen der Selektionshypothese, die man anfangs noch schonend verhüllt hatte, einer strengeren Kritik zu unterziehen. Natürlich gibt es auch heute noch Millionen, die dem frommen Glauben an eine bewußte schöpferische Kraft vor jeder Theorie, wie immer sie auch lauten mag, den Vorzug geben. In der Wissenschaft aber hat die Lehre von der allmählichen Entwicklung der Lebewesen ohne Eingreifen eines übernatürlichen Faktors so tiefe Wurzeln gefaßt und auch außerhalb der wissenschaftlichen Welt ist die Zahl derer, denen, unbeschadet ihrer formellen Anhänglichkeit an die religiösen Überlieferungen, der Evolutionsgedanke in Fleisch und Blut übergegangen ist, so stark, daß dieser Gedanke sicherlich nie wieder verschwinden wird. Man kann daher heute den Kampf der Meinungen über die sekundäre Frage, auf welchem Wege die natürliche Entwicklung der Organismenreihen und ihrer zweckmäßigen Einrichtungen vor sich gegangen ist, mit kaltem Blute verfolgen, weil man darüber beruhigt ist, daß die Evolutionslehre auch durch die definitive Beseitigung der Selektionstheorie nicht erschüttert werden wird.

Ich will mich nun bemühen, in möglichster Kürze und vollkommen leidenschaftslos die Gründe auseinanderzusetzen, die mich selbst bewogen haben, Darwins Selektionstheorie definitiv und ohne Vorbehalt zu verlassen[1]).

Zwei Momente namentlich haben dieser Theorie zu ihrem Siegeslaufe verholfen: die verführerische Analogie mit der künstlichen Züchtung und das packende Schlagwort vom Kampf ums Dasein, der bei der Naturzüchtung die Rolle des Züchters übernimmt. Solange man nun keinen Versuch macht, tiefer in das Problem einzudringen und einen oder den anderen Spezialfall bis ans Ende durchzudenken, so lange klingt die Sache leidlich plausibel; und da nun immer wieder emphatisch verkündet wurde, daß man auf diese Weise die Entstehung neuer Formen und ihre Anpassung an die Umgebung rein mechanisch erklären könne, gab man sich gern damit zufrieden. Sobald man sich aber ernsthaft die Frage vorlegt, ob die Dinge in der freien Natur wirklich ebenso verlaufen können wie bei der künstlichen Züchtung, muß man sofort darüber klar werden, daß man durch eine falsche Analogie getäuscht worden ist.

Wenn der Züchter eine zufällig auftretende Varietät erhalten und weiter ausbilden will, dann muß er sie rein züchten. Das heißt: er muß die Kreuzung der in seinem Sinne variierenden Individuen mit den übrigen verhindern. Das erreicht er entweder dadurch, daß er die ersteren streng isoliert und nur untereinander kreuzt, oder er geht noch radikaler vor und vernichtet alle ihm nicht konvenierenden, bevor sie zur Fortpflanzung gelangen. Setzt er das konsequent durch viele Generationen fort, indem er stets die am weitesten in diesem Sinne variierenden Individuen auswählt und zur Fortzucht verwendet, dann kann es ihm gelingen, die erstaunlichsten Resultate zu er-

[1]) Ausführliches hierüber im zweiten Bande meiner Allgemeinen Biologie: Vererbung und Entwicklung. Wien 1899.

zielen. In der freien Natur kann aber eine Reinzüchtung einer neu auftretenden Variation weder auf die eine noch auf die andere Weise erfolgen. Eine Isolierung der Individuen, die zufällig mit den Anfängen einer Abänderung ausgestattet sind, die sich vielleicht nach ihrer völligen Ausbildung als nützlich erweisen würde, ist ebensowenig möglich, wie es denkbar erscheint, daß das Auftreten des allerersten Beginnes einer günstigen Abänderung bei wenigen Individuen die Vernichtung aller nicht abgeänderten herbeiführt. Ist dem aber nicht so, bleibt vielmehr in jeder Generation eine große Zahl von Individuen am Leben, die nicht in diesem Sinne variieren, dann muß die neue Variation durch wahllose Kreuzung mit den nicht abgeänderten binnen kurzem wieder verwischt werden; ihre Fortentwicklung zu einer fertigen und in ihrer Vollendung der Art zum Vorteil gereichenden Einrichtung ist also auf diesem Wege vollkommen unmöglich.

Gleich der Naturzüchtung hat man auch den Kampf ums Dasein Dinge verrichten lassen, die wohl ein planmäßig vorgehender Mensch, nie aber ein bloßes Prinzip erreichen kann, das man nur im metaphorischen Sinne mit menschlichen Eigenschaften ausstattet. Wie die Griechen Naturkräfte in Göttergestalt dargestellt haben, so ist der Kampf ums Dasein heute noch für Haeckel der züchtende Gott, der ohne Absicht neue Formen hervorbringt. In Wirklichkeit ist aber dieser Kampf ums Dasein nichts anderes als ein Begriff, und zwar ein recht nebuloser und schwankender Begriff, der von Darwin selbst und seinen Nachfolgern auf ganz verschiedene Vorgänge angewendet worden ist. Zum erstenmal findet man diesen Ausdruck in dem Titel von Darwins Hauptwerk, wo von der „Erhaltung der Rassen im Kampf ums Dasein" (preservation of favoured races in the struggle of life) die Rede ist, während in dem Buch selbst und bei den späteren Schriftstellern fast immer nur von dem Konkurrenzkampf der Individuen untereinander gehandelt wird. Nun ist es ja richtig, daß der Kampf zwischen nahverwandten Varietäten oder Rassen mit der Verdrängung oder Vernichtung des schwächeren Gegners enden kann, und wahrscheinlich ist ein Teil der „vorweltlichen" Tiere und Pflanzen in einem solchen Konkurrenzkampf ausgerottet worden. Andere wieder mögen in einem mit ungenügenden Mitteln geführten Abwehrkampf gegen andersgeartete feindliche Einwirkungen (Trockenheit, Überschwemmung, Kälte, Nahrungsmangel oder überlegene Feinde) vernichtet worden sein. Aber ein solcher Vernichtungskampf kann unmöglich zur Ausbildung neuer adaptiver Einrichtungen geführt haben, bei den siegreich gebliebenen ebensowenig wie bei den untergegangenen Rassen. Die siegreiche Rasse mußte schon im Besitze jener vorteilhaften Eigenschaften sein, wenn sie ihr zum Siege verhelfen sollten, wie denn auch heute die kaukasische Rasse ihre Überlegenheit über die inferioren Rassen nicht während deren Verdrängung und Vernichtung erlangt, sondern sie deshalb überall mit Leichtigkeit überwindet, weil sie ihnen schon im Beginn des Kampfes körperlich und geistig überlegen ist. Noch weniger läßt sich aber von der züchtenden Wirkung des Rassenkampfes bei der unterliegenden Rasse erwarten; vielmehr zeigt uns gerade die Tatsache, daß eine ganze Rasse im Kampfe gegen eine andere oder im Abwehrkampf gegen sonstige feindliche Gewalten unterliegen und der völligen Vernichtung anheimfallen kann, wie wenig die Selektion als solche imstande ist, eine Anpassung an geänderte äußere Verhältnisse herbeizuführen. Wäre es wahr, was von den Anhängern der Selektionstheorie mit solcher Bestimmtheit behauptet wird, daß immer nur jene Individuen erhalten bleiben und sich fortpflanzen, die minimale Variationen nach der vorteilhaften Seite zeigen, während die Individuen mit ebenso minimalen Abänderungen nach der anderen Richtung vorzeitig und ohne Nachkommen zugrunde gehen, dann könnten wir eigentlich gar nicht verstehen, wie die ganze Rasse im Kampf ums Dasein vernichtet werden kann und warum diese Vernichtung nicht durch einen mit diesen Mitteln arbeitenden Selektionsprozeß hintangehalten wird. Wenn der urweltliche Riesenhirsch, wie allgemein angenommen wird, wegen der enormen Entwicklung seiner Geweihe untergegangen ist, dann kann man nicht begreifen, warum sich nicht die Naturzüchtung ins Mittel gelegt hat und warum es ihr nicht durch Auswahl und Erhaltung minimaler Minusvariationen der Geweihe und durch Vernichtung sämtlicher Plusvariationen gelungen ist, das Wachstum zum Stillstand zu bringen oder einen allmählichen Rückgang herbeizuführen. Daß die Selektion sich als unfähig erwiesen hat, eine solche nützliche oder notwendige Abänderung herbeizuführen, und daß sie ruhig zusehen mußte, wie ganze Rassen und Arten der Vernichtung anheimfielen, zeigt uns a posteriori, was wir schon a priori für ausgemacht halten müssen: daß Variationen minimalen Grades weder den Untergang eines Individuums im Kampf ums Dasein zu verhüten noch ihn herbeizuführen imstande sind.

Natürlich gilt das alles ebenso für den Konkurrenzkampf der Individuen untereinander und auch für den Einzelkampf in der Abwehr von außen drohender Gefahren.

Hier berufen sich bekanntlich die Selektionisten auf die große Masse von Individuen, die in jeder Generation erzeugt werden, und auf die relativ geringere Zahl derjenigen, die das Alter der Fortpflanzung erreichen; und sie schließen daraus, daß eine Auswahl einzelner oder weniger aus einer großen Überzahl stattfindet und daß die Naturzüchtung auf diese Weise in die Lage kommt, nach dem Beispiel des Züchters sich die gewünschte Variation aus einer ungeheuren Menge herauszusuchen. Daß dies wirklich der Ansicht der Darwinisten entspricht, sehen wir aus folgendem Satze, den ich einem Buche von Romanes, einem direkten Schüler Darwins, entnehme: „Jenes tausendste Individuum, das im Kampf ums Dasein am Leben bleibt, ist ohne alle Frage eins von den Individuen, die hierzu am besten ausgerüstet waren." Dazu ist vor allem zu bemerken, daß es der alltäglichen Erfahrung widerspricht. Ich berufe mich hier auf eine Mitteilung des Professors Heinecke, des Vorstandes der biologischen Anstalt in Helgoland, der in seiner großen Naturgeschichte des Herings ausdrücklich hervorhebt, daß er bei der Untersuchung größerer Mengen dieser Tiere, im Widerspruche mit den Voraussetzungen der Selektionstheorie, immer einen nicht unbeträchtlichen Prozentsatz kranker, verkrüppelter oder verstümmelter Exemplare gefunden habe. Aber abgesehen davon, ist es auch nicht richtig, daß die zahllosen Keime, die die verschwenderische Natur in jeder Generation anlegt, sich so weit entwickeln, daß die Naturzüchtung in die Lage käme, aus so vielen herangewachsenen Individuen die besten und geeignetsten auszuwählen. Das könnte allenfalls in einer Brutanstalt oder in einer Fischzucht bis zu einem gewissen Grade geschehen, niemals aber in der freien Natur, wo von allen den Millionen von Sporen, männlichen Schwärmzellen und Eiern immer Unmassen zugrunde gehen, noch bevor sie überhaupt in die Lage kommen, ihre Entwicklung zu beginnen. Dann kommen erst wieder die Larven und andere Jugendformen an die Reihe, und auch sie werden in Hekatomben geopfert, bevor noch jene Organe ihre Entwicklung auch nur begonnen haben, auf die es die Naturzüchtung vielleicht gerade abgesehen haben sollte. Wenn es sich um die Ausbildung der Facettenaugen eines Schmetterlings handelte, so ist natürlich weder in der Samen- noch in der Eizelle von solchen etwas zu finden, und wenn nun diese Keimzellen massenhaft zugrunde gehen, so bleiben nicht etwa die übrig, aus denen sich die besseren Augen entwickeln, sondern diejenigen, die durch einen glücklichen Zufall der Vernichtung entgehen. Die aus den geretteten Eiern auskriechenden Raupen besitzen aber erst noch keine Facettenaugen, sondern nur sogenannte Punktaugen; und wenn nun eine große Zahl dieser Raupen ihren Feinden zum Opfer fällt, so sind es wieder nicht diejenigen, die die Minusvariation der noch nicht entwickelten Facettenaugen in sich tragen, sondern diejenigen, die gerade ihren gefräßigen Feinden in den Wurf kommen. Und wenn nun endlich die Schmetterlinge aus den Puppen auskriechen, dann ist ihre Zahl schon so sehr zusammengeschmolzen, daß die Auswahl für die Naturzüchtung eine ziemlich beschränkte geworden ist. Dazu kommt aber noch die ungemein kurze Lebensdauer mancher Schmetterlinge, die sich bei den Männchen einer bestimmten Art (Psyche apiformis) nur auf 32 bis 54 Minuten erstreckt. In dieser kurzen Zeit soll nun die Naturzüchtung die herausfinden, bei denen die Augen um eine Nuance besser konstruiert sind als bei den anderen und die vernichten und an der Paarung verhindern — zu der sie sich übrigens unmittelbar nach dem Auskriechen anschicken —, bei denen die Augen nur die bisherige Beschaffenheit besitzen oder um einen unmerklichen Betrag rückwärts variieren. Das ist, wie man zugeben wird, ein einfach unerfüllbares und in der Natur sicherlich nie erfülltes Verlangen. Jedenfalls ist es aber klar, daß unter solchen Umständen die große Zahl der Keime und Jugendformen nicht das mindeste dazu beitragen kann, die Selektion eines Merkmals oder eines Organs des ausgewachsenen Organismus zu erleichtern.

Aber auch dann, wenn die ausgewachsenen Individuen noch in sehr großer Zahl vorhanden sind, wird bei der Entscheidung über Leben und Tod alles eher in Betracht kommen als die feinen Unterschiede in der Vollkommenheit ihrer einzelnen Organe. Oder glaubt vielleicht jemand im Ernst, daß die Heringstonnen nur die minderwertigen Heringe enthalten, während die Eliteheringe mit etwas schärferen Augen und etwas stärkerer Flossenmuskulatur dem Netz entronnen sind? Oder sind die Tausende von kleinen Weichtieren, die ein Walfisch auf einmal verschlingt, immer nur die Ungeschickten und Marodeure, während die Helden und Schlauköpfe unter ihnen durch Kraft und Klugheit sich rechtzeitig salvieren? Sind die Millionen Heuschrecken, die in einem Schwarm erschlagen und gefressen werden, immer nur die unvollkommenen Individuen und sind hier wirklich nur die zur Erhaltung der Art ausersehen, die sich über irgendeine kleine Verbesserung ausweisen können? Oder ist es denkbar, daß die Seuchen, die von Zeit zu Zeit alle Arten von Organismen heimsuchen, gerade jene Individuen verschonen, die zufällig ein etwas schärferes Auge oder ein besseres Gehör oder irgendeine andere unbedeutende Plusvariation besitzen? Das sind lauter triviale und scheinbar überflüssige Fragen, deren Verneinung vorauszusehen ist; und doch müssen sie aufgeworfen werden, weil sie die Unmöglichkeit jener Voraussetzungen demonstrieren, von denen die Zuchtwahltheorie ihren Ausgang nehmen muß.

Aber nicht nur die Grundannahmen der Selektionstheorie sind unhaltbar, sondern es hat sich bereits herausgestellt, das man auch bei ihrer Anwendung auf gewisse Spezialfälle von falschen Prämissen ausgegangen ist.

Dies war zum Beispiel der Fall bei der Erklärung der lebhaften Blütenfärbung der Alpenpflanzen. Auf Grund der Zuchtwahltheorie Darwins hat man nämlich angenommen, daß die Insekten, deren Besuch für die Bestäubung der Blüten notwendig ist, durch deren Färbung angelockt wurden, daß also die Blüten, die zufällig etwas lebhafter gefärbte Blütenblätter erhalten hatten, die Insekten besser anlocken konnten als die weniger lebhaft gefärbten und daß daher jene mehr Chancen für die Befruchtung und Fortpflanzung hatten als diese. Nun sind aber die Unterschiede in der Färbung, wie man sich bei jeder Bergwanderung überzeugen kann, an demselben Standorte so minimal, daß sie selbst bei direkter Vergleichung kaum wahrgenommen werden können, und man müßte daher den bestäubenden Insekten ein Farbenunterscheidungsvermögen zuschreiben, das unser menschliches weit übertrifft, wobei es dann wieder unbegreiflich wäre, warum sie die um ein Minimum weniger lebhaft gefärbten, aber für unsere Augen noch recht auffallenden Blüten ganz übersehen. Dieser Widerspruch besteht aber in der Wirklichkeit nicht, weil neuere Untersuchungen verschiedener Forscher übereinstimmend ergeben haben, daß die Insekten für die Farben der Blüten unempfindlich sind und nicht von ihnen, sondern vom Geruch der Blüten angelockt werden. Außerdem hat sich aber gezeigt, daß die lebhafte Blütenfärbung nicht einmal eine erbliche Eigenschaft der Alpenpflanzen ist, sondern in jedem einzelnen Individuum durch den Einfluß des Milieus (stärkere Belichtung usw.) herbeigeführt wird. Pflanzen, die aus der Ebene in größere Höhe versetzt wurden, erlangen alsbald die lebhafte Färbung der Alpenpflanzen; und diese verlieren sie schon in der nächsten Generation, wenn man sie in der Ebene kultiviert. Die Naturauslese bleibt also auch in diesem Fall gänzlich aus dem Spiel.

Ähnlich verhält es sich auch mit der Schutzfärbung und den Fällen der sogenannten Mimikry, weil durch die objektive Beobachtung fortwährend neue Tatsachen ans Licht gebracht werden, die der Annahme der Selektionstheorie direkt widersprechen. So hat sich gezeigt, daß ein Schmetterling, der in der Färbung und Zeichnung dürres Laub imitiert, in den Sommermonaten fliegt, wo kein dürres Laub vorhanden ist, und sich mit Vorliebe auf grünen Blättern niederläßt; oder daß zwei Schmetterlingsarten einander frappant ähnlich sind, von denen die eine in Südamerika, die andere in Madagaskar zu Hause ist; oder daß zwei Falterarten genau dieselbe Zeichnung besitzen, daß sie aber in der Größe so stark differieren, daß eine Verwechslung durch ihre Feinde ganz ausgeschlossen erscheint. Natürlich bleibt für alle diese Fälle außerdem auch noch der fundamentale Einwand bestehen, daß die Anfänge der Abänderung und deren kleine Fortschritte unmöglich über Leben und Tod entschieden haben konnten.

Von welcher Seite man also die Sache ansehen mag: immer kommt man wieder zu demselben Ergebnis, daß alles, was Darwin der Entwicklungslehre Lamarcks hinzugefügt hat, vollkommen unhaltbar ist; und obwohl das bisher nur von wenigen unumwunden ausgesprochen wird, kann es doch nicht mehr zweifelhaft sein, daß die bei ihrem Auftreten mit so großem Enthusiasmus begrüßte Selektionstheorie über kurz oder lang nur noch eine historische Bedeutung besitzen wird. Aber diese Bedeutung ist eine ungewöhnlich große; und der Name Darwins wird für alle Zeiten mit einem epochalen Umschwunge des wissenschaftlichen Denkens verbunden sein, weil es doch eigentlich nur ihm gelungen ist, Cuviers Lehre von der Konstanz der Arten zu Fall zu bringen und der Deszendenztheorie zur allgemeinen Anerkennung zu verhelfen.

Warum aber ein Gedanke, der schon in den ältesten Zeiten nicht selten in unbestimmterer Form ausgesprochen worden war, der aber im Beginn des vorigen Jahrhunderts von einem berühmten Naturforscher mit triftigen Argumenten verteidigt wurde, dennoch durch fünfzig Jahre weder bei den Gelehrten noch bei den gebildeten Laien auch nur den geringsten Anklang gefunden hat, und warum derselbe Gedanke gerade durch Darwins „Entstehung der Arten" zu einem so plötzlichen Erfolg gelangt ist: das ist eine Frage, die keineswegs leicht und präzis beantwortet werden kann. Sicher scheint, daß die Fachleute noch zu sehr mit der Sammlung von Tatsachen beschäftigt waren, um solchen allgemeinen Fragen ein größeres Interesse entgegenzubringen. Für die Laien dagegen war infolge des primitiven Standes der damaligen Publizistik der wissenschaftliche Nachrichtendienst noch so mangelhaft organisiert, daß nur wenige von dem großen Ereignis erfuhren, das sich mit dem Erscheinen von Lamarcks Philosophie zoologique vollzogen hatte. War doch selbst Goethe, der, wie man weiß, für diese Fragen das lebhafteste Interesse hatte, offenbar bis zuletzt in völliger Unkenntnis der Lehren Lamarcks geblieben. Als Darwin aber mit seinen Ideen hervortrat, hatte die periodische Literatur bereits ihren ungeheuren Aufschwung begonnen; und so kam es, daß diese Ideen und die an sie sich knüpfenden Kontroversen allen in der kürzesten Zeit geläufig geworden sind.

Ein anderer Grund, warum die bis dahin so wenig beachtete Evolutionstheorie gerade unter Darwins Fahne so große Erfolge errungen hat, liegt aber sicher darin, daß diese Theorie den meisten erst durch das neugeschaffene Selektionsprinzip mundgerecht gemacht wurde. Durch die populären Schlagworte vom Kampf ums Dasein und dem Überleben der Passendsten wurde das Kausalitätsbedürfnis scheinbar befriedigt und durch die Aufgabe, die man der „Naturzüchtung" überwies, der Neigung der meisten Menschen, schwer verständliche mechanische Vorgänge durch personifizierte Kräfte vollziehen zu lassen, in vorzüglicher Weise Rechnung getragen. Daß man dabei die Schaffung der zweckmäßig erscheinenden Einrichtungen in der organischen Welt mit Darwin der personifizierten Schöpfungskraft nur aus der Hand genommen hatte, um sie einem anderen anthropomorphischen Begriff, nämlich der „Naturzüchtung", zu überantworten, das wurde nur wenigen klar; und wenn diese wenigen sich erkühnten, auf diesen Rollenwechsel und auf die unmöglichen Voraussetzungen der „natürlichen" Zuchtwahl hinzuweisen, wurde ihre Stimme vom Enthusiasmus der Menge übertönt. Auf diesen Fall passen also wirklich die harten Worte Nietzsche-Zarathustras: „Wenn eine Wahrheit auf dem Markte gesiegt hat, dann fraget nur: Durch welchen Irrtum hat sie gesiegt?"

Gärung[1]).

Man sollte meinen, daß jede neugewonnene und sichergestellte Tatsache einen Fortschritt auf dem mühsamen Wege der Naturerkenntnis bedeutet; und doch lehrt uns die Geschichte der Wissenschaft fast auf jedem ihrer Blätter, daß ein solcher Fund, irrig gedeutet, für lange Zeit einen Hemmschuh für jeden Fortschritt abgeben kann und in vielen Fällen einen Rückfall in längst überwundene Irrtümer herbeigeführt hat. Ein paar Beispiele werden beweisen, daß ich damit nicht zuviel behauptet habe.

Erstes Beispiel: Hippokrates, der „Vater der Medizin", hatte die ganz richtige Beobachtung gemacht, daß die Kinder im Beginn der Zahnung (quum jam dentire incipiunt) häufig von Krämpfen heimgesucht werden. Obwohl er selbst nur das zeitliche Zusammentreffen der beiden Erscheinungen hervorgehoben hatte, hielten es doch seine Kommentatoren bereits für vollkommen ausgemacht, daß das Hervorwachsen der Zähne die Krämpfe herbeiführe und bald wurde die Zahnung als die Ursache aller Krankheiten angesehen, die um diese Zeit die Kinder befallen. Die Folge dieses Irrtums war auf der einen Seite eine ganz unsinnige Behandlungsmethode, nämlich das Durchschneiden des Zahnfleisches über den vorgewölbten Zähnen, eine schmerzhafte und — bei mangelnder Antisepsis — auch nicht unbedenkliche Operation, die durch viele Jahrhunderte von sämtlichen Ärzten mit einem wahren Fanatismus geübt wurde und in manchen Ländern auch jetzt noch geübt wird; und auf der anderen Seite ein völliger Stillstand in der Erforschung der wahren Krankheitsursachen, weil die dogmatisch erstarrte Lehre von der „erschwerten Zahnung" die ganze Pathologie des Kindesalters für sich mit Beschlag belegt hatte. Jetzt wissen wir allerdings, daß die — früher gänzlich unbekannte — rachitische Erweichung der Kopfknochen am häufigsten um die Zeit der ersten Zahnung sich entwickelt und daß diese in der unmittelbarsten Nähe der Gehirnrinde sich abspielende krankhafte Affektion als die häufigste Ursache der Krampferscheinungen angesehen werden muß. Wir wissen aber auch, daß die vermeintlichen Zahndurchfälle durch unzweckmäßige Ernährung und durch Bakterienwirkung im Darmkanal entstehen, daß der angebliche „Zahnhusten" durch die infektiöse Grippe bedingt ist und daß alle anderen sogenannten Zahnkrankheiten ihre bestimmten, von der Zahnung gänzlich unabhängigen Ursachen haben. Aber das tausendjährige Märchen herrscht noch heute in der Laienpathologie des Kindesalters und selbst manche „Autorität" hat sich von dieser in der eigenen Kinderstube erworbenen Ammenweisheit noch nicht freigemacht.

[1]) Die Zukunft 1902, Nr. 3.

Zweites Beispiel: Pettenkofer und Voit haben in ihren berühmten Stoffwechselversuchen gefunden, daß bei Menschen und Tieren durch die vermehrte Muskelarbeit keine Vermehrung der Stickstoffausscheidung herbeigeführt wird, wie man auf Grund der bisherigen Annahme, daß jede Lebenstätigkeit mit einem Zerfall von lebender Substanz einhergehen müsse, mit Bestimmtheit erwartet hatte. Statt aber zu versuchen, ob sich die neu gefundene Tatsache nicht dennoch mit der bisherigen Auffassung in Einklang bringen lasse, dekretierte man sofort, daß die lebende Substanz des Muskels und der anderen arbeitleistenden Organe bei ihrer Tätigkeit unverändert bleibe und daß die Nahrungstoffe in der intakt bleibenden Muskelmaschine wie in dem Heizraum eines Lokomobils verbrannt werden; wobei man die ganz unmögliche Vorstellung mit in den Kauf nehmen mußte, daß die Maschine aus Eiweiß besteht und daß sie dennoch auch mit Eiweiß geheizt werden könne. Natürlich hatte die Dogmatisierung einer so ungeheuerlichen Lehre wieder einen Stillstand in der wahren Erkenntnis der vitalen Prozesse zur Folge und die Vitalisten und Mystiker ließen es sich nicht entgehen, triumphierend auf die Aussichtslosigkeit einer chemisch-physikalischen Erklärung der Lebensprozesse hinzuweisen. Man braucht aber nur die überflüssige und unmotivierte Trennung der Nahrungstoffe in Baustoffe und Brennstoffe und die Zwitterstellung des Eiweißes, das die Maschine aufbauen und in derselben Maschine verbrennen soll, fallen zu lassen: und alle Schwierigkeiten sind wie mit einem Schlage beseitigt. Wenn die lebende Substanz nicht aus Eiweiß allein, sondern auch aus Fett, Zucker und den Mineralstoffen der Nahrung gebildet wird, dann kann sie selbst bei der vitalen Arbeit durch die Reize zersetzt werden, aber ihr Eiweißkern kann bei dieser Zersetzung unversehrt bleiben und bei der nächsten Rekonstruktion wieder verwendet werden; und damit ist die Inkongruenz des Eiweißzerfalles mit der Arbeitleistung in der einfachsten Weise erklärt. Für alle aber, die sich gegen diese natürliche Erklärung noch auflehnen, bildet die vor vierzig Jahren gefundene Tatsache noch immer eine Fessel, die ihnen ein Weiterschreiten auf dem Wege der Erkenntnis unmöglich macht.

Drittes Beispiel: Loeffler findet auf den diphtheritischen Ausschwitzungen im Rachen einen Bazillus, dessen Stoffwechselprodukte, unter die Haut eines Kaninchens oder Meerschweinchens gebracht, bei diesen Tieren — die auf gewöhnlichem Wege mit Diphtherie nicht infiziert werden können — eine tödliche Krankheit erzeugen, die aber mit der menschlichen Diphtherie gar keine Ähnlichkeit besitzt. Loeffler selbst widerstand zunächst der Versuchung, diesen Bazillus für den Erreger der Diphtherie zu erklären, weil er ihn in einer Reihe zweifelloser Fälle von Diphtherie nicht auffinden konnte und weil er ihn im Rachen eines ganz gesunden Kindes gefunden hatte. Nun gelingt es aber Behring, durch wiederholte Einspritzung dieser giftigen Produkte bei Tieren eine Unempfänglichkeit gegen größere Dosen derselben Produkte zu erzeugen, und obendrein stellt sich heraus, daß man diese Unempfänglichkeit auch auf andere Tiere mit dem Blutserum der immunisierten Tiere übertragen kann. Nun kennt der Enthusiasmus keine Grenzen und keine Bedenken mehr. Vergebens hat man darauf hingewiesen, daß fast in einem

Dritteil aller zweifellosen Diphtherien der Bazillus nicht vorhanden ist, daß er dagegen bei zahllosen vollkommen gesunden Individuen und bei allen möglichen sicher nicht diphtheritischen Affektionen gefunden wird — Behring selbst erklärt ihn jetzt für allgegenwärtig — : man ging über alle diese Bedenken einfach zur Tagesordnung über und proklamierte den Bazillus Loefflers förmlich von Amts wegen als den Erreger der Diphtherie; und ebenso feierlich wurde verkündet, daß man durch Einspritzung des Serums den Menschen vor der Diphtherie schützen und, wenn er dennoch erkrankt, mit Sicherheit heilen könne. Aber trotz der allseitigen enthusiastischen Anwendung des Mittels zählen die Opfer der Diphtherie in allen Städten, wo die Krankheit epidemisch herrscht, nach Hunderten und Tausenden; und nur jene unschuldigen Halsaffektionen, die man jetzt auf Grund des Bazillenbefundes für diphtheritisch erklärt, werden mit dem Serum ebenso sicher geheilt, wie sie früher ohne Serum geheilt worden sind. Die an und für sich unanfechtbare Entdeckung Loefflers hat also vorläufig die ganze Diphtherieforschung in falsche Bahnen gelenkt.

Dieselbe bedauerliche Erscheinung, daß eine an sich vollkommen richtige Entdeckung in einer ganzen Disziplin zunächst nur Verwirrung, Hemmnis und Rückschritt zur Folge hat, wiederholt sich jetzt vor unseren Augen in der Beurteilung und Erforschung des Gärungsprozesses; und die Aufgabe, die ich mir für diese kurze Abhandlung gestellt habe, besteht darin, den Irrweg, den man wieder einzuschlagen im Begriff steht, zu beleuchten und dadurch vielleicht die Einkehr in die verlassene richtige Bahn zu bewirken.

Unter Gärung im engeren Sinne versteht man den Prozeß, durch den in einer Zuckerlösung unter Blasenbildung — infolge der sich entwickelnden gasförmigen Kohlensäure — Alkohol gebildet wird. Da nun durch die Gärung — abgesehen von den Nebenprodukten — Zucker in Alkohol und Kohlensäure zerlegt wird, so hat man den Ausdruck „Gärung“ auch auf solche Zersetzungsprozesse übertragen, bei denen keine Gasentwicklung, also auch keine Fermentation (von fervere = sieden) im strengsten Sinn des Wortes stattfindet; und ebenso hat man den Ausdruck „Ferment“ auf alle Stoffe übertragen, die durch ihre Gegenwart eine Zersetzung komplizierter organischer Verbindungen in einfachere herbeiführen, ohne sich bei dieser Namensübertragung darum zu kümmern, daß die Wirkung dieser angeblichen „Fermente“ so häufig ohne Fermentation, das heißt: ohne Blasenbildung verläuft. Wenn also, zum Beispiel, geronnenes Eiweiß oder Blutfaserstoff durch das eiweißverdauende Prinzip der Magenschleimhaut in einfachere, lösliche Eiweißkörper (Peptone), zerlegt oder wenn Stärke durch Diastase oder Speichel in lösliche Zuckerstoffe gespalten wird, so spricht man auch da von Fermentwirkung, obwohl bei diesen Spaltungen von einer Gasentwicklung niemals die Rede ist; und man bezeichnet die dabei wirksamen Stoffe als Fermente, obwohl man von Rechts wegen diesen Ausdruck für die Körper reservieren sollte, die mit Gasentwickelung einhergehende Fermentationen hervorbringen, und obwohl man für alle Stoffe, die einfache Verdauungspaltungen ohne Gasentwicklung bewirken, in dem Terminus „Enzym“ eine allgemeingültige und zu keiner Mißdeutung Anlaß gebende Benennung besitzt. Man hat also

— zum großen Schaden für die Wissenschaft — zwei Gruppen von Vorgängen miteinander konfundiert, die sich schon auf den ersten Blick durch das Vorhandensein oder Fehlen der Gasentwicklung voneinander unterscheiden, die aber bei genauerer Prüfung eine ganze Reihe der stringentesten Unterscheidungsmerkmale aufweisen, von denen hier nur die wichtigsten knapp skizziert werden können.

1. Sowohl die alkoholische Gärung als auch die übrigen wahren Gärungsprozesse, welche Milchsäure, Essigsäure usw. liefern, und ferner auch sämtliche Fäulnisprozesse erfolgen nur in Gegenwart lebender Mikroorganismen; und zwar entspricht jedem dieser Zersetzungsprozesse ein ganz bestimmter Organismus, der immer dieselben spezifischen Zersetzungsprodukte liefert. Die Enzymspaltungen dagegen werden zwar in der Regel durch Stoffe eingeleitet, die von lebenden Organismen gebildet werden, sie können aber mitunter auch durch kräftige mineralische Reagenzien erzielt werden; in jedem Fall können sie sich aber auch in Abwesenheit von lebenden Organismen abspielen.

2. Wie alle anderen tierischen und pflanzlichen Organismen produzieren die Gärungs- und Fäulniserreger Kohlensäure als Produkt ihres Stoffwechsels, was notwendigerweise zu einer sichtbaren Gasentwicklung führen muß, wenn sich der Lebensprozeß dieser Organismen im Innern eines flüssigen Substrates abspielt. Die Enzymspaltungen dagegen führen niemals zur Gasentwicklung, weil sie weder Kohlensäure noch andere gasförmige Spaltprodukte hervorbringen.

3. Die Gärungsprodukte verhalten sich wie die Exkrete lebender Organismen, indem sie nicht nur von diesen nicht mehr assimiliert werden können und daher auch für sie keinen Nährwert besitzen, sondern außerdem auf sie selbst und die meisten anderen Organismen giftig einwirken. So liefern die Hefepilze hauptsächlich Alkohol und Kohlensäure, also zwei exquisit giftige Substanzen; und die Fäulnisorganismen produzieren neben der Kohlensäure Schwefelwasserstoff und andere enorm toxische Stoffe. Dagegen bilden die Enzyme immer nur aus nährenden Substanzen, die wegen ihrer komplizierten chemischen Struktur nicht direkt assimiliert werden können, einfacher gebaute und dadurch assimilierbare Stoffe von hohem Nährwert. So kann die Stärke weder von Tieren noch von Pflanzen direkt verwendet und muß daher in einfacher gebaute Zuckerstoffe zerlegt werden, die dann als vorzügliche Nahrungstoffe dienen; und dasselbe gilt von der Spaltung des Rohrzuckers in Traubenzucker und in Fruchtzucker, von der Verwandlung von Hühnereiweiß in Peptone und von allen anderen Enzymspaltungen, die in den meisten Fällen ausschließlich gut nährende Spaltprodukte liefern, niemals aber, wie die Gärungserreger, nur giftige Stoffe ohne jeden Nährwert für den sie erzeugenden Organismus.

4. Die Spaltungen durch Enzyme erfolgen immer glatt in wenige, zueinander in einer bestimmten Proportion stehende Produkte, während durch die Gärungs- und Fäulnisprozesse neben den Hauptprodukten immer noch einige Nebenprodukte in schwankender Menge geliefert werden: von den Hefepilzen neben Alkohol und Kohlensäure auch Glyzerin und Bernsteinsäure.

5. Höchst auffallend ist ferner der Unterschied in der Intensität und Schnelligkeit der Wirkung zwischen den toten Enzymen und den lebenden Gärungsorganismen. So kann ein Gewichtsteil Diastase zweitausend Teile Stärke in kurzer Zeit verflüssigen, während eine geringe Aussaat von Hefezellen in reinem Zuckerwasser gar keine Wirkung hervorruft und auch bei einer größeren Menge selbst Jahre vergehen können, bis der ganze Zucker vergoren ist.

6. Der eigentliche fundamentale Unterschied zwischen Gärung und Enzymwirkung liegt aber darin, daß bei der ersten eine enorme Vermehrung der Hefezellen auf Kosten des Gärmateriales stattfindet, während die Enzyme auch bei der reichlichsten Darreichung der zu spaltenden Stoffe sich niemals vermehren. Bei der Enzymspaltung haben wir es also mit einer — vorläufig allerdings noch unbekannten — chemischen Wirkung des Enzyms zu tun, während jede Gärung und jede Fäulnis an einen ganz bestimmten Lebensprozeß der mikroskopischen Lebewesen, nämlich an ihre Fortpflanzung und Vermehrung, gebunden ist.

„Die Hefe wächst ungeheuer während der Gärung": mit diesen Worten hat ein englischer Botaniker in treffender Weise den ganzen Gärungsvorgang charakterisiert. Aber dieses ungeheure Wachstum ist nur dann möglich, wenn den Gärungserregern das ihnen zuträgliche Baumaterial in genügender Menge zu Gebote steht, und dieses Baumaterial ist immer gerade die Substanz, auf die sie ihre spezifische Wirkung ausüben; und umgekehrt kann der Gärungsorganismus nur solche Stoffe vergären, auf deren Kosten er heranwachsen und sich vermehren kann. Gewährt man, zum Beispiel, den Hefezellen genügende Mengen Zucker und außerdem Stickstoffverbindungen und die nötigen Mineralsubstanzen, dann kann man geradezu riesige Ernten von Hefe erzielen. Aber auch bei der Einsaat größerer Hefemengen in reines Zuckerwasser beobachtet man unter dem Mikroskop ein fortwährendes Hervorsprossen von neuen Zellen an jeder einzelnen der vorhandenen Hefezellen; und wenn sich trotz dieser fortwährenden Zellenvermehrung die Gesamtmasse der Hefe nicht vergrößert, so liegt es eben daran, daß bei dem Fehlen der Stickstoffverbindungen und der Mineralsalze in der Nährflüssigkeit die neuen Generationen von Zellen ihren Bedarf an diesen fehlenden Stoffen nur aus dem Zerfall der absterbenden älteren Zellen decken können. Aber der Zucker wird von jeder neuen Zelle und von jeder neuen Zellengeneration zum Aufbau der stickstoffreien Komplexe ihrer Protoplasmamoleküle verwendet und bei deren Zerfall werden diese Komplexe zu Kohlensäure und Alkohol oxydiert; und wenn daher der Zucker nach und nach aus der Nährflüssigkeit verschwindet, so wurde er nicht etwa direkt in Kohlensäure und Alkohol gespalten, sondern er wurde von den Hefezellen assimiliert und die wachsenden Hefezellen gaben geradeso Kohlensäure als ihr Stoffwechselprodukt von sich wie alle wachsenden Pflanzen, zum Beispiel in besonders reichlichem Maße die keimende Gerste bei der Malzbereitung. Daß von der Hefe neben der Kohlensäure auch noch ein weniger vollständig oxydiertes Stoffwechselprodukt, der Alkohol, abgegeben wird, hängt mit der anaerobiotischen Lebensweise dieser Pilze zusammen, mit ihrer Fähigkeit, ohne Zufuhr von atmosphärischem

Sauerstoff zu leben und sich zu vermehren. Wächst die Hefe unter reichlicher Zufuhr von Nährmaterial und von Sauerstoff, wie bei der Kunsthefefabrikation, dann bildet sie weniger Alkohol und mehr Kohlensäure, nähert sich also in bezug auf ihre Ausscheidungen den an der Luft lebenden Pflanzen, die bei ihrem Wachstum nur Kohlensäure und Wasser als vollständig oxydierte Zerfallsprodukte ihres Protoplasmas von sich geben. Fehlt aber der Sauerstoff der Luft, wie bei der eigentlichen Gärung, dann muß sich der Pilz mit jener unzureichenden Menge Sauerstoff behelfen, den er aus seiner Nahrung, dem Zucker, gewinnt, und deshalb findet man in seinen Exkreten auch den weniger vollständig oxydierten Alkohol.

Auch in anderer Beziehung verhält sich die wachsende Hefe geradeso wie andere wachsende Pflanzen, indem sie nur die einfacher gebauten Zuckerstoffe (Traubenzucker und Fruchtzucker), nicht aber den komplizierter gebauten Rohrzucker assimilieren und zu ihrem Wachstum verwenden kann. Auch die Runkelrübe kann den in ihr selbst als Reserve deponierten Rohrzucker nicht direkt assimilieren und zum Aufbau ihrer hervorsprossenden Blätter verwenden, sondern sie muß zuvor das zwölfgliedrige Molekül dieses Zuckers durch ein besonderes Enzym, das Invertin, in die sechsgliedrigen Spaltprodukte zerlegen. Genau so verhält sich aber auch der Hefepilz. Wird er nicht in eine Lösung von Traubenzucker, sondern in eine solche von Rohrzucker ausgesät, dann wird auch er mit Hilfe desselben Enzyms eine Spaltung des Rohrzuckers vornehmen, aber nicht etwa um die Spaltprodukte auf irgendeine Weise direkt zu „vergären“, sondern um sie ebenso zu assimilieren und zum Aufbau ihrer Zellen zu verwenden, wie es von der Runkelrübe und allen wachsenden Pflanzen geschieht.

Wie die bisher besprochenen, so lassen sich auch alle übrigen Erscheinungen der alkoholischen Gärung ohne jede Schwierigkeit von dem Lebensprozeß der Hefezellen ableiten, wenn man ihn nach den in dieser Zeitschrift wiederholt entwickelten Prinzipien auf den Aufbau und Zerfall der lebenden Substanz dieser Organismen zurückführt[1]). So erklärt sich auch die merkwürdige Erscheinung, daß in einem Gemisch von Trauben- und Fruchtzucker zuerst die ganze vorhandene Menge des Traubenzuckers vergoren wird und erst dann auch der Fruchtzucker an die Reihe kommt, ganz einfach in der Weise, daß der Traubenzucker auch für die Hefezellen, wie für alle anderen pflanzlichen und tierischen Organismen, ein besonders günstiges Assimilationsobjekt darbietet und daß daher auch hier nach dem wohlbekannten Prinzip der elektiven Assimilation die leichter assimilierbare Substanz vor der schwerer assimilierbaren den Vorzug erhält. Würde aber der Zucker in Kohlensäure und Alkohol gespalten, ohne vorher assimiliert worden zu sein, dann würde die Bevorzugung der einen und das vorläufige Verschontbleiben der anderen Zuckerart vollkommen unverständlich bleiben. Namentlich aber für den, der aus dem bloßen Umstande, daß auch die Hefezellen, wie alle anderen

[1]) Siehe VII. Jahrgang Nr. 45 und VIII. Jahrgang Nr. 4 und 32. Eine eingehendere Darstellung des Gärungsprozesses auf Grund der metabolischen Auffassung des Stoffwechsels findet der Leser in den Kapiteln 50 und 51 des ersten Bandes meiner Allgemeinen Biologie.

Lebewesen, gewisse Enzyme produzieren, durchaus den Schluß ableiten will, daß auch die Bildung von Alkohol und Kohlensäure auf enzymatischem Wege zustande kommt, bildet die zuletzt besprochene Tatsache ein völlig unverdauliches Moment, weil uns kein einziges Beispiel bekannt ist, daß die Wirkung eines Enzyms auf eine Substanz, die es zu spalten befähigt ist, durch die gleichzeitige Einwirkung dieses Enzyms auf eine andere Substanz hintangehalten wird und erst dann zur Geltung kommen kann, wenn die Spaltung des bevorzugten Stoffes beendigt ist.

Trotz dieser und noch mancher anderer Widersprüche und trotz aller offen zutage liegenden Gegensätze zwischen Enzymwirkung und Gärung bestand aber immer und besteht auch heute noch bei vielen Biologen eine starke Neigung, die beiden Prozesse, die eigentlich nichts miteinander gemein haben, als daß bei beiden organische Stoffe zersetzt werden, zu identifizieren; und nur der eine Umstand, daß es nicht gelingen wollte, das vermutete alkoholbildende Enzym von der Hefe ebenso abzusondern wie die Enzyme, die Stärke, Rohrzucker und Eiweiß zerspalten, legte den Anhängern dieser Auffassung noch bis vor kurzem eine gewisse Reserve auf. Nun aber, da es Eduard Buchner gelungen ist, durch Zerreiben der Hefe mit Quarzsand und durch einen Druck von fünfhundert Atmosphären einen „Preßsaft" zu gewinnen, der Zucker zu vergären vermag, glauben die Anhänger der Enzymtheorie der Alkoholgärung vollständig triumphieren zu können; und so las ich denn vor kurzem in der „Zukunft" die kategorische Erklärung, daß wir in Buchners Preßsaft „unzweifelhaft" das Enzym der Alkoholgärung vor uns haben[1]); und ein anderer Autor behauptete gar, daß jede Lebenserscheinung bewirkt werde durch die Vermittelung einer Diastase, die den Zellen entzogen werden kann und dann „außerhalb derselben" funktioniert. „Von diesem Standpunkt aus sind die Zellen durch die Diastasen ihrer Bedeutung beraubt."

Hier stehen wir also unmittelbar vor einem jener Ereignisse, wie ich sie am Anfang dieses Aufsatzes gekennzeichnet habe. Auf Grund einer sicherlich richtigen und gewiß auch interessanten Beobachtung, daß man nämlich aus den gewaltsam zerrissenen Hefezellen etwas auspressen kann, das noch durch kurze Zeit lebt und eine Gärwirkung ausübt, steht man nicht an, die bisherige wohlbegründete Vorstellung, daß die Gärung auf der Lebenstätigkeit der Hefezellen und speziell auf ihrer intensiven Vermehrung beruht, kurzweg über Bord zu werfen, und man ist sogar schon bereit, wegen dieser einzigen Tatsache die ganze theoretische Biologie auf den Kopf zu stellen. Eben sind wir daran, den Nachweis zu führen, daß man zu einem besseren Verständnis des Stoffwechsels und der mit ihm eng verbundenen übrigen Lebenserscheinungen gelangt, wenn man die völlig unfruchtbar gebliebene Idee, daß die Nahrungstoffe direkt zersetzt werden, aufgibt und sie durch die Vorstellung ersetzt, daß es sich bei allen Stoffwechselprozessen und bei allen Lebenserscheinungen um einen Wechsel von Aufbau und Zerfall der lebenden Substanz — des Protoplasmas — handelt, und eine einzige Beobachtungstatsache soll das alles über den Haufen werfen, soll die Zellen und das sie ausfüllende Protoplasma als etwas Nebensächliches erklären und dem

[1]) Siehe „Zukunft" vom 21. April 1902.

Protoplasma die einzige Aufgabe übrig lassen, jene Diastasen und Enzyme herbeizuschaffen, die alles andere selbständig und unabhängig von den lebenden Zellen besorgen. Und wenn wir uns diese eine Tatsache, die unsere ganze Vorstellungswelt vom Leben aus den Angeln heben soll, näher betrachten, so reduziert sie sich darauf, daß auch geschundene und ihrer Hüllen beraubte Hefezellen, bevor sie absterben, noch durch kurze Zeit Zucker assimilieren und neben anderen Zerfallsprodukten auch Kohlensäure und Alkohol ausscheiden.

Daß diese Auffassung die richtige ist und nicht die andere, die den Preßsaft als ein Enzym betrachtet, das den Zucker einfach in Alkohol und Kohlensäure zerlegt, dafür sollen hier in aller Kürze die wichtigsten Argumente vorgeführt werden.

1. Der Preßsaft verliert seine gärende Wirkung längstens in vierundzwanzig Stunden, — offenbar, weil das seiner schützenden Hüllen beraubte Zellprotoplasma dem Tode verfällt. Ein Enzym, das in so kurzer Zeit unwirksam wird, kennen wir nicht.

2. Die gezwungene Erklärung für dieses rasche Unwirksamwerden des vermeintlichen alkoholbildenden Enzyms, die uns glauben machen will, daß dieses durch ein in den Zellen und im Preßsaft neben ihm vorhandenes eiweißverdauendes Enzym zerstört werde, ist deshalb unannehmbar, weil kein Beispiel bekannt ist, daß ein Enzym durch das andere zerstört wird. Im Magen, zum Beispiel, wirken das die Gerinnung des Käsestoffes herbeiführende Enzym und das eiweißverdauende Pepsin ganz ungestört nebeneinander.

3. Die Tatsache, daß man die Wirksamkeit des Preßsaftes durch einen Zusatz all jener Zuckerarten verlängern kann, die er zu vergären imstande ist und die zugleich als vorzügliches Material für das Wachstum der Hefe dienen, kann nicht wohl anders verstanden werden als so: daß das enthülste Zellprotoplasma durch die Gewährung eines vorzüglichen Nahrungstoffes etwas länger am Leben erhalten wird. Von der Verlängerung der Wirksamkeit eines Enzyms durch den Zusatz einer nährenden Substanz ist meines Wissens gar nichts bekannt.

4. Auch ohne Zusatz von Zucker produziert der Preßsaft durch längere Zeit Kohlensäure, und zwar in nicht viel geringerer Menge, als wenn der Zucker zugesetzt wird. Das ist durchaus verständlich, wenn wir den Preßsaft als das hüllenlose Protoplasma der Hefezellen ansehen, das, solange es lebt, wie alles lebende Protoplasma, Kohlensäure abgibt; es ist aber ganz unverständlich von einem Enzym, weil uns kein solches bekannt ist, das Kohlensäure produziert, und ebensowenig ein solches, das auch ohne Zusatz von spaltbaren Substanzen dieselben Spaltprodukte liefert wie bei deren Zusatz.

5. Die Hefezellen bilden in ihrem Protoplasma auch Reservestoffe, und zwar sowohl Fett als Glykogen. Das Glykogen wurde auch im ganz frischen Preßsaft nachgewiesen, schwindet aber nach wenigen Stunden. Setzt man dann Zucker zu, so kann sich das Glykogen wieder in ziemlicher Menge nachweisen lassen. Das alles ist begreiflich, wenn man den Preßsaft als das nackte Protoplasma der Hefezellen ansieht, weil dieses, solange es lebt, sein Reserve-

glykogen wieder assimilieren kann, weil es dasselbe auch mit dem zugesetzten Zucker tun und weil das mit Hilfe des assimilierten Zuckers neugebildete Protoplasma wieder unter Glykogenbildung zerfallen kann. Daß aber ein Enzym denselben Stoff, den es zu zerspalten gewohnt ist, plötzlich nicht nur verschont, sondern sogar zur Synthese eines höher zusammengesetzten Stoffes veranlaßt: das ist bis jetzt noch bei keinem wahren Enzym beobachtet worden.

6. Die von keinem angezweifelte Tatsache, daß die Hefezellen auf Kosten des Zuckers wachsen, sich vermehren und ungezählte Zellstoffhäute herausbilden, ist an und für sich schon ausreichend, um die Enzymtheorie zu widerlegen, weil diese annimmt, daß die Hefezellen einen Stoff produzieren, dessen bloße Anwesenheit hinreicht, um den Zucker in Alkohol und Kohlensäure zu zerspalten, und wir daher unmöglich verstehen könnten, wie der Zucker, der zum Wachstum der Zellen und ihrer Häute verwendet werden soll, der Spaltung durch das fortwährend gebildete Enzym entgeht. Dieser, wie mir scheint, in keiner Art zu überbrückende Zwiespalt existiert aber für unsere Auffassung nicht, weil nach dieser der gesamte aus der Lösung verschwindende Zucker assimiliert und zum Wachstum der Hefezellen verwendet wird.

7. Wie bei der Gärung durch die unverletzten Zellen, so bilden sich auch bei der Gärung durch den Preßsaft Nebenprodukte in wechselnder Menge, die wir natürlich als Stoffwechselprodukte des lebenden Zellprotoplasmas ansehen, während die Enzymtheorie mit ihnen nichts anzufangen weiß.

8. Als ihren wichtigsten Trumpf betrachten die Anhänger dieser Theorie die ursprünglich von Buchner aufgestellte Behauptung, daß der Preßsaft wie die gelösten Enzyme durch Porzellan- und Tonfilter durchgeht, und auch der Verfasser des früher zitierten Artikels in der „Zukunft" hat gemeint, daß Protoplasmasplitter, die durch ein Tonfilter durchgehen, unter allen Bedingungen kein lebendes Protoplasma mehr sind. Aber diese energische Ablehnung scheint mir schon deshalb nicht genügend motiviert, weil wir unsere Erfahrungen über keimfreie Filtration bisher nur an Mikroorganismen gesammelt haben, die noch mit ihren Zellhäuten versehen waren, und wir daraus in keinem Falle auf das Verhalten von nacktem Protoplasma schließen dürfen. Viel eher könnte man aus den Erfahrungen mit dem Preßsaft umgekehrt schließen, daß nacktes Protoplasma unter Umständen durch Ton- und Porzellanfilter hindurchgepreßt werden kann. Zum Überfluß haben aber weder die Kontrollversuche anderer noch Buchners spätere Versuche eine volle Bestätigung seiner ursprünglichen Angaben gebracht, weil sich das Filtrat wiederholt als unwirksam, in allen Fällen aber als bedeutend weniger wirksam erwiesen hat als der Preßsaft vor der Filtration, woraus man mit aller Bestimmtheit schließen kann, daß die gärungerzeugende Wirkung des Preßsaftes unmöglich von einem löslichen Enzym herrühren kann.

9. Was endlich die angebliche Unempfindlichkeit des Preßsaftes gegen die Gifte, die die Gärwirkung der Hefepilze aufheben, anbelangt, so scheint mir auch hier die Beweisführung von vornherein verfehlt. Denn wenn es wahr wäre, daß die Gärwirkung der lebenden und unversehrten Hefe nicht

von dem lebenden Inhalt ihrer Zellen, sondern von einem leblosen Enzym herrührt, dann dürften die Gifte in keinem Fall, also auch nicht bei der unversehrten Hefe, die Gärung aufheben, weil sie zwar die Zellen und ihr Protoplasma töten, das bereits vorhandene Enzym aber nicht verhindern könnten, seine Gärwirkung auszuüben. Wirkliche Enzyme werden durch den Tod der sie produzierenden lebenden Teile niemals alteriert, wie wir es an dem toten Kälbermagen sehen, der durch das in ihm enthaltene Enzym die Gerinnung der Milch noch durch sehr lange Zeit bewirken kann. Man könnte also, ganz abgesehen von dem Verhalten des Preßsaftes, schon aus der bloßen Tatsache, daß alle Gifte, die Hefezellen abtöten, auch sofort die Gärwirkung sistieren, den Schluß ziehen, daß diese nicht durch ein totes Enzym, sondern nur durch die lebenden Zellen selbst ausgeübt wird. Aber abgesehen davon, haben sich auch hier die ursprünglichen Angaben Buchners nicht bestätigt, vielmehr haben sorgfältige Kontrollversuche ergeben, daß Hefezellen und Preßsaft sich gegenüber denselben Konzentrationen der Gifte ziemlich ähnlich verhalten, und auch Buchner selbst mußte zugeben, daß „in gewissen Fällen" auch in seinen Versuchen die Wirkung des Preßsaftes durch Arsenik aufgehoben worden sei. Da aber die positiven Erfolge eines Versuches immer mehr beweisen als die negativen, so ist auch dieses letzte Argument für die Enzymtheorie hinfällig geworden.

Man sollte nun glauben, eine solche Fülle von theoretischen Erwägungen und empirischen Beweisen, die alle klar die Unhaltbarkeit der Enzymtheorie der alkoholischen Gärung zeigen, müßte zur Folge haben, daß diese Theorie mit möglichster Beschleunigung wieder von der Bildfläche verschwindet. Wer das aber erwartet, rechnet nicht mit der ungeheuren Werbekraft des Irrtums, von der ich im Beginn dieses Aufsatzes einige erbauliche Proben gegeben habe, und ebensowenig mit der Macht des wissenschaftlichen Fanatismus, an dem die triftigsten Beweise ebenso unwirksam abprallen wie an dem religiösen und dem politischen. Einen Vorgeschmack dessen, was uns in dieser Hinsicht bevorsteht, haben wir bereits erhalten, als der mehrfach zitierte Essayist der „Zukunft" alles, was bisher gegen die Enzymtheorie — und zwar zum Teil von Forschern ersten Ranges — vorgebracht wurde, als bloßes „Gerede" der Verachtung des Lesers empfohlen hat. Aber wenn ich auch nach solchen Erfahrungen befürchten muß, daß einstweilen auch hier das Verhängnis seinen Lauf nehmen und auch dieser Irrweg so bald nicht aufgegeben werden wird, so geht doch mein Pessimismus nicht so weit, daß ich nicht zu hoffen wagte, wenigstens einige meiner Leser davon überzeugt zu haben, daß die Gärung und alle anderen Lebenserscheinungen der Organismen nicht durch deren tote Produkte, sondern durch ihre eigene Lebenstätigkeit — das heißt: durch den Aufbau und den Zerfall ihrer lebenden Substanz — hervorgebracht werden.

Lebende Thermostaten[1].

Unter einem Thermostaten versteht man einen Apparat, der dazu dient, in einem abgeschlossenen Raum eine konstante, von der äußeren Umgebung unabhängige Temperatur zu erhalten. Einen solchen Apparat verwendet zum Beispiel die bakteriologische Forschung, wenn es sich darum handelt, die von ihr studierten mikroskopischen Lebewesen zu „kultivieren", das heißt: binnen kurzem sich bedeutend vermehren zu lassen, weil diese Vermehrung bei einer bestimmten Temperatur, dem sogenannten Optimum, am raschesten vor sich geht. Man bekleidet also den „Wärmekasten" mit Filz oder Asbest, um die Abkühlung durch Wärmeabgabe nach außen möglichst zu verhindern; außerdem wird einer Überschreitung der gewünschten Wärmegrade nach oben in der Weise vorgebeugt, daß das Zuströmen der Wärme in dem Augenblick automatisch unterbrochen wird, wo die Innentemperatur des Kastens eine bestimmte Höhe überschreitet.

Außer diesen künstlichen gibt es aber auch natürliche, lebende Thermostaten. Das sind die „warmblütigen" Tiere, also die Säugetiere (mit Einschluß des Menschen) und die Vögel. Freilich produzieren auch alle anderen Tiere und sogar die Pflanzen, durch ihren Lebensprozeß fort und fort Wärme, weil sich die Bruchstücke ihrer durch die Lebensreize angegriffenen Protoplasmen unter lebhaften Wärmeschwingungen mit Sauerstoff verbinden, also verbrennen. Da aber diese Organismen noch keine Vorkehrungen besitzen, um die in ihrem Innern erzeugte Wärme zurückzuhalten, und da bei ihnen die thermostatische Funktion überhaupt noch nicht ausgebildet ist, so sind sie mit ihrer Eigentemperatur und daher auch mit ihren Lebensprozessen, die ebenfalls eine gewisse optimale Temperatur voraussetzen, in hohem Grade von der Temperatur des umgebenden Mediums abhängig. Sie verfallen also bei niederer Temperatur — auch oberhalb des Gefrierpunktes — in die sogenannte Kältestarre; bei zu hoher Temperatur werden sie wärmestarr. Sie sistieren also in beiden Fällen ihre Lebenstätigkeit und nehmen sie, wenn sie nicht überhaupt ihr Leben einbüßen, erst wieder auf, wenn das umgebende Medium die den Lebensvorgängen zuträgliche Temperatur wieder erreicht hat. Nur die Säugetiere und Vögel haben sich von dieser peinlichen Abhängigkeit von der Außenwelt losgemacht, weil sie imstande sind, bei hohen wie bei niederen Temperaturen — ganz extreme Schwankungen abgerechnet — ihre Eigentemperatur auf einer nahezu konstanten Höhe zu erhalten.

---

[1]) Die Zukunft 1903, Nr. 51.

Vom Standpunkte der Naturforschung, die gesonderte Schöpfungsakte für die einzelnen Abteilungen der Lebewesen nicht gelten lassen kann, muß man natürlich annehmen, daß die thermostatische Funktion, die wir nur bei hochentwickelten Tierorganismen vorfinden, sich allmählich im Laufe der aufsteigenden Entwicklung herausgebildet hat; und mit dieser logischen Deduktion stimmt es überein, daß auch jetzt noch Übergangsformen existieren, bei denen diese Funktion noch nicht mit der Präzision arbeitet wie bei der großen Masse der warmblütigen Tiere; und zwar findet man diese Übergänge bezeichnenderweise gerade bei jenen merkwürdigen Ordnungen der Säugetiere, die auch wegen ihrer reptilähnlichen Anatomie auf der niedersten Stufe rangieren. nämlich bei den Kloakentieren und Beuteltieren. Während man also bei den anderen Säugetieren im gesunden Zustande niemals eine höhere Temperatur als 40 und nur selten einige Bruchteile weniger als 37 Grad Celsius findet, kann das Schnabeltier an einem kühlen Morgen eine Innentemperatur von 22 Grad zeigen und sich erst bei starker Mittagswärme auf 36,6 Grad erwärmen. Auch die viel höherstehenden Beuteltiere zeigen noch ziemlich erhebliche Schwankungen, wenn auch innerhalb einer geringeren Breite. Immerhin sind aber jene thermostatischen Mechanismen, die bei den höheren Wirbeltieren und beim Menschen in so wunderbar präziser Weise funktionieren, auch hier noch nicht zur vollständigen Ausbildung gelangt.

Welcher Kunstgriffe bedient sich nun die Natur, um diese staunenswerte Wirkung hervorzubringen? Wie ist es möglich, daß der Mensch in den Tropen und in der Polarregion, im heißen Dampfbade und im kalten Wasser, bei angestrengter Arbeit und entsprechend hohem vitalem Verbrennungsprozeß wie bei Muskelruhe und geringfügiger Wärmeproduktion dennoch immer seine Innentemperatur zwischen 37,0 und 37,6 beibehalten kann?

Die Antwort auf diese Frage lautet, daß dem Tierorganismus im allgemeinen dieselben Hilfsmittel zu Gebote stehen, die auch bei den künstlichen Thermostaten in Anwendung gezogen werden, nämlich die Regulierung der Wärmeabgabe und die Regulierung der Wärmeproduktion.

Bei den künstlichen Thermostaten steht allerdings die Sache schon in der einen Beziehung viel günstiger als bei den lebenden, daß man sich dort nicht gegen eine Überhitzung durch übermäßiges Ansteigen der Umgebungstemperatur zu schützen braucht, sondern nur gegen eine zu starke Abkühlung, während die lebenden Thermostaten gegen beide Gefahren gewappnet sein müssen. Aber auch schon der Schutz gegen Abkühlung gestaltet sich bei den Warmblütern schwieriger als bei den Wärme- oder Brutkästen. Allerdings sind auch jene schon von Haus aus durch ihr Haar- oder Federnkleid und mitunter noch durch mächtige Fettschichten geschützt; und außer diesen von Natur aus vorhandenen schlechten Wärmeleitern werden solche auch noch auf künstlichem Wege, durch Bekleidung oder Nestbau, beschafft. Aber diese Veranstaltungen können doch nicht verhindern, daß ein sehr großer Teil der im Körper erzeugten Wärme fast augenblicklich nach außen entweicht. Denn wenn auch die Haut selbst als schlechter Wärmeleiter nur wenig geeignet ist, der inneren Wärme den Durchtritt zu gestatten, und diese Passage überdies durch die natürliche oder künstliche Bekleidung und die darin stagnierende Luftschicht noch erheblich erschwert ist, so wird sie auf der anderen Seite doch wieder dadurch in hohem Maße begünstigt, daß das ganze Hautorgan von einem Röhrensystem von Blutgefäßen durchzogen ist, in dem das warme Blut fort und fort zirkuliert. Die Haut ist also in dieser Beziehung geradezu als ein Kühlapparat anzusehen, dem immer neue Teile der Blutflüssigkeit aus dem Inneren des Körpers durch die Herzpumpe zugeführt werden und in dem sie mit der kälteren Umgebung oder mit den abgekühlten Teilen der Haut in Berührung gelangen. Aber dieses selbe Röhrensystem vermag doch auch wieder der Abkühlung des Körpers entgegenzuwirken, denn es besteht nicht aus starren Röhren von unveränderlichem Kaliber, sondern es beherbergt in seinen Wandungen kontraktile Muskelfasern, die je nach Bedarf die Lichtung der Röhren verengern oder erweitern; und wenn nun bei sinkender Außenwärme die Gefahr naherückt, daß die Körpertemperatur wegen zu starker Wärmeabgabe unter die Norm herabsinkt, dann werden die Leitungsröhren durch Verkürzung der sie zirkulär umspannenden Muskelfasern „gedrosselt" und dadurch wird der Wärmeaustausch zwischen Blut und Umgebung auf ein geringeres Maß reduziert.

Genau das Gegenteil geschieht, wenn durch Erhöhung der Außentemperatur oder durch übermäßige Wärmeproduktion der arbeitleistenden Organe eine Überhitzung des Körpers zustande zu kommen droht. In beiden Fällen, etwa im Dampfbad oder bei angestrengter und dauernder Muskelarbeit, rötet sich bekanntlich die Haut dadurch, daß dieselben Muskelfasern, die früher durch ihre Verkürzung das Röhrensystem der Haut verengt haben, nun durch ihre Verlängerung die Lichtung der Blutgefäße erweitern. Infolge dieser Erweiterung strömt nun in derselben Zeiteinheit mehr Blut durch das ganze Hautorgan, wozu auch noch die Beschleunigung der Herzbewegung das ihre beiträgt, und die Folge ist, daß — von den allerextremsten Fällen abgesehen — auch bei großer Hitze und bei starker Muskelanstrengung dennoch die normale Innenwärme nicht überschritten zu werden braucht.

Der Körper verliert aber an seiner Oberfläche nicht nur Wärme durch Leitung und Strahlung, sondern auch durch Wasserverdunstung; und bei vielen Kaltblütern spielt sogar diese Art von Wärmeabgabe an der durch schleimige Absonderungen angefeuchteten Körperoberfläche eine so wichtige Rolle, daß bei ihnen schon aus diesem einen Grunde eine Zurückhaltung und Aufspeicherung ihrer Verbrennungswärme im Innern des Körpers völlig ausgeschlossen ist. Dagegen benutzen Warmblüter, deren Haut mit Schweißdrüsen ausgestattet ist, die Bindung der Wärme durch das verdunstende Wasser des Schweißes, um sich vor Überhitzung durch hohe Außentemperatur oder durch vermehrte Wärmebildung im eigenen Körper zu schützen. Nicht nur die Blutgefäße der Haut erweitern sich also, sondern die Haut selbst bedeckt sich auch mit Schweiß, der verdunstet und die zu seiner Verdunstung notwendige Wärme der von außen oder innen erwärmten Haut und dem sie durchströmenden Blut entzieht. Soll dagegen bei niederer Temperatur die Wärme zurückgehalten werden, dann verengen sich nicht nur die Blutgefäße der Haut, sondern die Schweißbildung stockt auch vollständig und deshalb erscheint in der Kälte die Haut nicht nur blaß, sondern auch auffallend trocken.

Aber nicht alle Säugetiere besitzen schweißabsondernde Drüsen in ihrer Haut. Sie fehlen dem Hunde vollständig, so daß er auf diesen wichtigen Behelf zur Bekämpfung der Überhitzung verzichten muß. Da hilft er sich denn in einer anderen Weise: indem er die Verdunstung an seiner inneren Lungenfläche durch ungemein beschleunigtes Atmen, das sogenannte „Jappen", befördert und auch noch auf der weit heraushängenden Zunge Wasser verdunsten und dadurch Wärme binden läßt. Übrigens beschleunigen auch die Menschen und andere mit Schweißdrüsen versehene Säugetiere in einem solchen Fall ihre Respiration, aber niemals in dem Maße wie der Hund, dem keine Wasserverdunstung auf der Haut zuhilfe kommt.

Diesen mannigfachen Vorkehrungen zur Regelung der Wärmeabgabe stehen nun andere gegenüber, die dahin gerichtet sind, je nach Bedarf die Produktion der Wärme zu steigern oder zu verringern.

Jeder, der einmal versucht, den Zustand seiner Muskulatur während eines bewegungslosen Aufenthaltes in kaltem Wasser oder bei mangelhafter oder ganz fehlender Bekleidung in kalter Luft zu beobachten, kann sich überzeugen, daß in seinen Muskeln, abgesehen von den auch äußerlich wahrnehmbaren Zitter- und Schüttelbewegungen, eine ganze Skala nur subjektiv wahrnehmbarer Kontraktionen, vom leichtesten Frösteln und Überlaufen bis zu den kräftigsten, fast schmerzhaft empfundenen Spannungen, ablaufen kann. Nun ist aber jede Muskelzusammenziehung mit einem Verbrennungsprozeß verbunden, der sich durch Ausscheidung von Kohlensäure als Verbrennungsprodukt und durch Abgabe von Wärme kundgibt. Diese Wärme fällt ganz gewaltig in die Wagschale, weil sich herausgestellt hat, daß man schon durch bloßes Nachahmen der Zitterbewegungen die Kohlensäureausscheidung und auch die Wärmeproduktion um volle hundert Prozent in die Höhe treiben kann, während auf der anderen Seite von mehreren Beobachtern übereinstimmend gemeldet wird, daß die Steigerung der Verbrennungsprozesse selbst bei niederer Außentemperatur so lange unterbleibt, als es gelingt, die Zitterbewegungen und Muskelspannungen vollständig zu unterdrücken. Es kann also keinem Zweifel unterliegen, daß die in der Kälte auftretenden unwillkürlichen Muskelaktionen der drohenden Abkühlung dadurch entgegenwirken, daß sie mehr Wärme produzieren als bei mittlerer oder gar bei hoher Umgebungstemperatur, wo nicht nur instinktmäßig jede überflüssige Muskelbewegung vermieden wird, sondern die ganze willkürliche Muskulatur in einen Zustand der Erschlaffung gerät. Tiere, die man in einem Wärmeschrank einer abnorm hohen Temperatur aussetzt, liegen flach auf dem Boden mit weit ausgespreizten Extremitäten, wobei sie ihre Muskeln auf das äußerste entspannen und durch Gewährung einer möglichst großen Oberfläche die Abgabe der trotzdem noch erzeugten Wärme erleichtern.

Obwohl wir also nach alledem mit Sicherheit annehmen können, daß die tierische Wärme hauptsächlich in den Muskeln gebildet wird, und daß die bei den Muskelkontraktionen erzeugte Wärme eine bedeutende Rolle bei der thermostatischen Funktion der warmblütigen Tiere zu spielen hat, gibt es dennoch auch Forscher, die diese Sache von einer ganz anderen Seite ansehen. Sie behaupten nämlich, es gebe besondere wärmeerzeugende Zellen, die nur die Funktion übernommen haben, im Bedarfsfall Wärme zu liefern, und zwar ganz unabhängig von den Kontraktionen der Muskeln. Auf diese spezifische Funktion vorläufig noch gänzlich unbekannter „Zellen" glaubt man besonders daraus schließen zu müssen, daß kleine Tiere im Verhältnis zu ihrer Masse ganz unverhältnismäßig mehr Wärme produzieren als die größeren. In der Tat ist es in hohem Maße überraschend, zu hören, daß die Wärmeproduktion, die beim Menschen und beim Pferde 1,5 Wärmeeinheiten pro Kilo ihrer Masse beträgt, bei einem Hündchen von drei Kilo Gewicht schon auf 3,8, bei der Ratte auf 11,3 und beim Sperling sogar auf 34,5 Wärmeeinheiten pro Kilogramm Körpergewicht steigt. Und nun rechnet man so: je kleiner ein Tier, desto größer ist seine Oberfläche im Vergleich zu seiner Masse und desto größer die Gefahr der Auskühlung bei niederer Außentemperatur; wie ja auch von zwei Bleikugeln, die man auf dieselbe Temperatur erhitzt hat, die kleinere viel schneller erkaltet als die größere. Wenn also der Abkühlung des tierischen Körpers durch Wärmeproduktion entgegengearbeitet werden soll, dann müssen die kleineren Tiere relativ mehr Wärme produzieren als die größeren; und man hat nun die Hypothese aufgestellt, daß bei allen Tieren, also bei den großen wie bei den kleinen, von jedem Quadratzentimeter Haut gleichviele Nervenimpulse zu den supponierten wärmespendenden Zellen geschickt werden, so daß bei den kleinen Tieren mit ihrer relativ großen Oberfläche mehr Anregungen zur Wärmebildung von der Haut ausgehen als bei den großen, und zwar genau entsprechend dem Bedürfnis, indem für jeden Quadratzentimeter Haut, der Wärme nach außen entweichen läßt, eine entsprechende Wärmemenge in Innern des Körpers gebildet wird.

Gegen diese Hypothese spricht nun vor allem der Umstand, daß wir keinerlei Kenntnis von Zellen besitzen, die expreß mit der Heizfunktion betraut sind, und obendrein gilt hier der alte Wahrspruch: Entia sine necessitate non sunt creanda. Denn die Notwendigkeit, neue Wesenheiten zu schaffen, besteht in unserem Fall tatsächlich nicht, weil wir in der großen Masse der fortwährend Wärme produzierenden Muskeln eine ausgiebige und völlig ausreichende Wärmequelle besitzen und weil sich ohne Schwierigkeit der Nachweis erbringen läßt, daß die Muskeln bei kleinen Tieren ganz unabhängig von einem vorhandenen Wärmebedürfnis eo ipso eine größere Tätigkeit entfalten und daher auch mehr Wärme produzieren müssen als bei den großen.

Allgemein bekannt ist die größere Beweglichkeit der kleineren Tiere und speziell die größere Häufigkeit und Raschheit ihrer Bewegungen im Vergleich zu den selteneren und trägeren Bewegungen der großen. Auch Professor Rubner, der Urheber der früher skizzierten Hypothese, der ich hier entgegentreten muß, hat diese Tatsache anerkannt, und zwar mit folgenden Worten: „Man könnte nun, wenn man große und kleine Tiere bezüglich ihrer Muskeltätigkeit miteinander vergleicht, wohl finden, daß die kleineren Tiere in der Regel beweglicher sind als die großen; allein auch diese Erklärung genügt nicht, denn wieder kann man fragen, wodurch denn die größere Beweglichkeit kleinerer Tiere eingeleitet werde."

Die Beantwortung dieser Frage ist aber keineswegs so aussichtslos, wie Rubner angenommen zu haben scheint. Freilich die Erklärung, die annimmt, daß die kleineren Tiere deshalb häufigere Bewegungen machen, weil sie dem Wärmeverlust mehr ausgesetzt sind und weil sie diesem Verlust am besten begegnen, wenn sie durch häufigere Bewegungen mehr Wärme produzieren, ist schon aus dem einfachen Grunde nicht annehmbar, weil die kleineren Tiere auch in der Hitze beweglicher sind und weil derselbe Unterschied auch zwischen den kleinen und großen Kaltblütern besteht, obwohl diese unfähig sind, eine bestimmte Eigentemperatur zu erhalten. Wenn also Eidechsen an den besonnten Mauern pfeilschnell dahinschießen, während die Alligatoren sich bei derselben Temperatur nur träge fortbewegen, und wenn man ein ähnliches Verhältnis bei Fischen von stark differenter Größe in demselben Aquarium beobachten kann, so müssen hier ganz andere Momente im Spiel sein, als der instinktive Drang, sich durch die Bewegung zu erwärmen oder warm zu erhalten. Um aber diese Momente klarzustellen, müssen wir uns etwas eingehender mit den alternierenden Bewegungen der Tiere beschäftigen.

Es gibt im Tierkörper eine ganze Reihe von Bewegungen, die aus zwei oder mehreren regelmäßig alternierenden Phasen bestehen: Zusammenziehung und Wiederausdehnung des Herzens, Einatmung und Ausatmung, Schwimm-, Geh- und Flugbewegungen, Saugen, Kauen usw. All diese Bewegungen stehen unter dem Einfluß des Gehirns oder Rückenmarkes und auch ihr Tempo wird von diesen Nervenzentren bestimmt. Aber der Mechanismus dieser Abhängigkeit bleibt so lange unverständlich, als man dabei ausschließlich an Nervenimpulse denkt, die sich in der Richtung von den Zentren zu den dabei tätigen Muskeln bewegen. Denn dann muß man entweder annehmen, daß nur ein einziges Zentrum für den ganzen Komplex von Bewegungen existiert und dieses seine Impulse zu all jenen Muskelgruppen sendet, die die verschiedenen Phasen der Bewegung vermitteln: dann könnte man nicht begreifen, worauf die streng gesetzliche Aufeinanderfolge dieser Impulse beruht; oder man supponiert für jede einzelne Phase ein besonderes Zentrum: dann versteht man erst recht nicht, auf welche Weise der regelmäßige Turnus der einzelnen Bewegungsphasen zustande kommt; und wenn man dabei an eine schwer verständliche Vermittelung von Verbindungsbahnen innerhalb des Gehirns oder Rückenmarkes dächte, dann bliebe noch immer rätselhaft, warum bei den sicherlich geringen Entfernungen zwischen den Zentren diese Vermittelung bei den großen Tieren so viel mehr Zeit in Anspruch nimmt, warum also, zum Beispiel, die Hebungen und Senkungen der Flügel beim Kondor und beim Adler um so vieles langsamer aufeinanderfolgen als beim Kolibri oder gar bei der Fliege mit der abenteuerlichen Zahl von 350 Flügelschlägen in einer Sekunde.

All diese Schwierigkeiten entfallen aber mit einem Male, wenn man die Beziehungen zwischen den Nervenzentren und den Muskeln nicht nur als einseitige, sondern als gegenseitige betrachtet. Daß von den Bewegungsorganen, und zwar nicht allein von den Muskeln, sondern auch von den passiv bewegten Teilen, den Sehnen, Bändern und Gelenkflächen, auf besonderen zentripetalen Nervenbahnen Impulse zu den Zentren gesandt werden, ist eine durch so viele Tatsachen gestützte Annahme, daß sie kaum mehr als eine nur hypothetische bezeichnet werden kann. Wenn wir nun bei den alternierenden Bewegungen annehmen, daß die von der einen Bewegungsphase zentralwärts gesandten Impulse zugleich durch Vermittelung des Gehirnes oder Rückenmarkes den auslösenden Reiz für die Bewegungen der zweiten Phase zu liefern haben und daß diese Bewegungen der zweiten Phase wieder durch einen anderen Reflexbogen die Bewegungen der ersten Phase ins Leben rufen, dann begreifen wir nicht nur, wie der normale Turnus der Bewegungen für immer gesichert ist, sondern uns wird auch die gesetzmäßige Beziehung der Bewegungsfrequenz zu der Größe der Tiere vollkommen verständlich. Wenn also der Elefant 25—28, der erwachsene Mensch 70—75, die Katze 120—140 und die kleineren Säugetiere und Vögel noch viel zahlreichere Herzschläge in der Minute zeigen und wenn ein ähnliches Verhältnis auch in bezug auf die Atembewegungen besteht, so erklären sich diese Differenzen auf Grund der früheren Darstellung ganz einfach in der Weise, daß infolge des weiteren Weges von der Peripherie zum Zentrum und wieder zurück der Nervenprozeß, der bei den Warmblütern ungefähr 30 Meter in der Sekunde zurücklegt, natürlich bei den größeren Tieren eine entsprechend längere Zeit für seine Passage durch den ganzen Reflexbogen beansprucht; und dasselbe muß auch für alle anderen alternierenden Bewegungen gelten, wenn bei ihnen ein ähnlicher Nervenmechanismus tätig ist. Auch beim Vergleich der Bewegungen des Kindes mit denen des Erwachsenen treten die Folgen der bedeutend kürzeren Weglänge zwischen Zentrum und Peripherie bei dem Kinde sehr deutlich zutage, und zwar nicht nur in seinen raschen Zappelbewegungen, sondern auch in der viel größeren Puls- und Atemfrequenz.

Daraus ergibt sich also, daß der kleinere Organismus nicht deshalb beweglicher ist, weil er durch stärkere Wärmeproduktion der stärkeren Abkühlung entgegenwirken muß, sondern er macht darum häufigere und rascher aufeinanderfolgende Bewegungen, weil die Nervenimpulse, die die Bewegungen auslösen, viel kürzere Bahnen zu durchlaufen haben; und erst in weiterer Folge gewinnt das kleinere Tier durch die größere Wärmeproduktion der rascher aufeinanderfolgenden Bewegungen den Vorteil, daß es mit ihrer Hilfe der stärkeren Abkühlung auf seiner relativ großen Oberfläche mit Erfolg begegnen kann. Was sich also auf den ersten Blick als eine besonders ingeniöse Einrichtung präsentiert, ist eigentlich nichts anderes als die natürliche Folge der vorliegenden Verhältnisse. Hier kann unmöglich die Naturauslese eingegriffen haben, etwa so, daß die kleinen Tierspezies, die sich nicht rascher bewegten als die großen, durch Erfrieren ausgemerzt wurden; denn die kleineren Tiere müssen zu allen Zeiten auch kürzere Nervenbahnen besessen und ihre Bewegungen daher rascher und häufiger ausgeführt haben als die großen. Aber ebensowenig besteht hier ein Bedürfnis nach den allermodernsten Schlagwörtern einer teleologischen oder prospektiven Kausalität, hinter denen sich doch nur die alte Idee einer bewußten und planmäßigen Schöpfung verbirgt, sondern auch hier, wie in jedem anderen Fall, wo uns vergönnt ist, einen tieferen Einblick in das kausale Getriebe der Lebensvorgänge zu gewinnen, zeigt sich, daß sich die scheinbar witzigsten Einrichtungen doch immer nur als naturnotwendige Ergebnisse der herrschenden Bedingungen darstellen.

Man wird nun vielleicht einwenden, daß meine Erklärung zwar für die gewöhnlichen Verhältnisse und den freien Zustand der Tiere zutreffen mag, wo sie ihrem Bewegungsdrang ungehindert folgen können, daß aber auch die in Ruhe verbleibenden kleineren Tiere in demselben Verhältnis mehr Wärme produzieren als die größeren. Wenigstens wurde das von Rubner für seine großen und kleinen Hunde behauptet, die nach seiner Angabe während des Versuches auf dem Boden des Käfigs zusammengerollt lagen. Dagegen ist nun zu bemerken, daß bei einem in voller Muskelruhe befindlichen Tier ein sehr beträchtlicher, ja wahrscheinlich der größte Teil der Wärmeproduktion von den niemals rastenden Herz- und Respirationsbewegungen herrührt. Aber gerade von diesen Bewegungen ist ja allgemein bekannt, daß sie bei kleinen Tieren um vieles frequenter sind als bei großen, und es ist daher schwer verständlich, warum Rubner, ohne auf diesen wichtigen Umstand Rücksicht zu nehmen, seine Theorie der Abhängigkeit der wärmeliefernden Stoffzersetzungen von der Größe der Körperoberfläche gerade auf diese im Respirationsapparat unbeweglich daliegenden Hunde basiert hat. Oder sollen wir vielleicht glauben, daß auch der frequentere Herzschlag und die rascheren Atembewegungen von der größeren Zahl der von der Haut ausgehenden Abkühlungsimpulse herrühren? Dann müßte ja bei höherer Außentemperatur, wo die Abkühlungsimpulse fehlen, auch eine Abnahme der Puls- und Atemfrequenz eintreten, während in der Wirklichkeit gerade das Gegenteil eintritt. Aber auch die Vorgänge in den willkürlichen Muskeln müssen, wenn sie auch bei den eingesperrten Tieren noch so unbedeutend sind, von dem rascheren Ablaufen der Reflexbogen bei den kleineren Tieren zugunsten der größeren Ausgiebigkeit ihrer Wärmeerzeugung beeinflußt werden. Und so glaube ich wohl zu dem Ausspruch berechtigt zu sein, daß die relativ größere Wärmeproduktion bei den kleineren Tieren ohne Heranziehung unbekannter wärmespendender Zellen durch einen bloßen Zuwachs von Muskelkontraktionen erklärt werden kann.

Dabei muß aber betont werden, daß ein solcher Zuwachs von Muskelarbeit zum bloßen Zweck der Wärmebildung sich nur selten im freien Zustand der Tiere zu den bereits aus andern Gründen stattfindenden Bewegungen gesellen muß. Ist nämlich das Tier nicht durch den engen Käfig in seinen Bewegungen gehindert, dann erzeugt es durch seine willkürlichen und unwillkürlichen Bewegungen so viel überschüssige Wärme, daß es selbst einer ziemlich starken Herabsetzung der Umgebungstemperatur mit den bloßen Mitteln der physikalischen Wärmeregulierung, also vor allem durch Verengung seiner Hautgefäße, begegnen kann und daher nicht genötigt ist, den ohnehin vorhandenen Wärmeüberschuß noch durch besondere, auf Erwärmung hinzielende Bewegungen zu vergrößern. Daß es sich tatsächlich so verhält, dafür besitzen wir ein wertvolles Zeugnis in der Mitteilung von Karl von Voit, daß die Militärpferde in den heißen Klimaten ungefähr so viele Kalorien in ihrer Nahrung verbrauchen wie in den kalten und im Sommer ebenso viele wie im Winter. Damit soll gesagt sein, daß diese Tiere überall und zu allen Jahreszeiten schwere Arbeit zu verrichten haben, daß sie also immer einen beträchtlichen Überschuß von Wärme produzieren und daß sie daher überhaupt nicht in die Lage kommen, einen Zuschuß von Wärme für thermostatische Zwecke zu erzeugen und ein Plus von Nahrung für dieses Konto zu sich zu nehmen. Nur wenn die Tiere durch enge Klausur an der freien Bewegung gehindert sind, kommen sie mit den Behelfen der physikalischen Regulierung (Verkleinerung der Oberfläche durch Zusammenkauern, Verengung der Hautgefäße usw.) nicht mehr aus und müssen daher auch zu vermehrter Wärmebildung durch Zittern oder objektiv nicht wahrnehmbare Spannungen der Muskeln ihre Zuflucht nehmen. Sind aber auch diese Bewegungen durch die Fesselung der Tiere behindert oder unmöglich gemacht und ist überdies durch eine erzwungene Stellung mit ausgebreiteten Extremitäten die Abkühlungsfläche der Tiere vergrößert, dann reicht die Wärme, die durch die Bewegungen des Herzens und der Respirationsmuskeln erzeugt wird, nicht mehr hin, um die durch die kältere Umgebung gesteigerten Wärmeverluste zu ersetzen, und die Folge davon ist ein rasches Sinken der Eigentemperatur bei den in so unnatürlichen Verhältnissen befindlichen Tieren. Wenn irgendwo, müßte in diesem Fall das Zuströmen der durch die Abkühlung der Haut erzeugten Nervenimpulse zu den hypothetischen Heizapparaten seine Wirkung üben; denn hier ist die Hautoberfläche, von der diese Impulse ausgehen sollen, noch größer als bei der natürlichen Haltung der Tiere. Und doch ist von einer solchen Wirkung in diesem Fall nicht das mindeste zu entdecken. Wir werden also durch diese Beobachtung nur in der Ansicht bestärkt, daß für die Annahme einer durch die Einwirkung der Kälte hervorgerufenen Wärmeproduktion außerhalb der sich kontrahierenden Muskeln und außer den anderen ihrer spezifischen Funktion obliegenden Organen keinerlei Nötigung besteht.

Später will ich zeigen, wie die hier für die thermostatische Funktion des gesunden Organismus entwickelten Grundsätze durch die Erscheinungen bei der Störung dieser Funktion in den fieberhaften Krankheiten nach allen Richtungen bestätigt werden[1]).

[1]) *Anm. d. Herausg.:* S. das 25. Kapitel des III. Bandes der Allgemeinen Biologie.

Die Vererbungsubstanz[1]).

In einem auf der Meraner Naturforscherversammlung gehaltenen Vortrage, der vor kurzem auch als Broschüre erschienen ist[2]), hat Professor Hatschek darauf hingewiesen, daß die Ergebnisse der Zellforschung der letzten Jahrzehnte immer mehr dazu geführt haben, den Zellkern allein als den Träger einer besonderen „Vererbungsubstanz" zu betrachten. Es sei daher ein Anachronismus, wenn manche Naturforscher auch noch in jüngster Zeit schlechtweg eine Äquivalenz des Protoplasmas des Zelleibes und des Zellkerns für den Aufbau und die Vererbungserscheinungen des Organismus annehmen, ohne Rücksicht auf alle neueren Tatsachen der Zellenlehre und insbesondere der Befruchtungs- und Zellteilungsphänomene. Und dann wurde ich selbst als einziger von jenen Naturforschern namhaft gemacht, die sich diesen Anachronismus zuschulden kommen ließen.

Dieser Vorwurf, dem durch einige freundliche Worte über meine Bemühungen auf dem Gebiete der theoretischen Biologie die Spitze genommen werden sollte, trifft mich aber in Wahrheit gänzlich unverdient und ich glaube das am besten beweisen zu können, wenn ich diejenigen Sätze meiner Allgemeinen Biologie, auf die sich jene Kritik allein beziehen kann, — sie sind in den ersten Kapiteln des zweiten Bandes („Vererbung und Entwicklung") enthalten — möglichst sinngetreu und zum Teil dem Wortlaute nach hier vorführe und dann dem Leser die Entscheidung überlasse, ob ich wirklich die Äquivalenz der Protoplasmen des Zelleibes und des Zellkerns behauptet habe, oder ob ich nicht vielmehr meine theoretischen Vorstellungen über den Vererbungsmechanismus auf die Annahme eines scharfen Gegensatzes und eines trophischen Wechselverhältnisses zwischen diesen beiden Arten der lebenden Substanz gegründet habe.

In einem „Assimilation und Substitution" betitelten Absatz wurde zunächst ausgeführt, daß jede Art von Fortpflanzung in letzter Instanz auf einem Wachstum des Protoplasmas der sich vermehrenden Organismen beruhe. Dieses Wachstum aber basiert seinerseits auf der assimilatorischen Fähigkeit der Protoplasmamoleküle, vermöge deren sie imstande sind, die Synthese von Atomverbindungen gleicher Zusammensetzung aus den in ihren Bereich gelangenden Nährsubstanzen zu vermitteln.

Erblickt man aber im Protoplasma den alleinigen Träger des Lebens und leitet man von ihm die formative Tätigkeit der Organismen und ihre

[1]) Roux' Archiv f. Entwicklungsmechanik. XX. Band, 1906.

[2]) B. Hatschek, Hypothese der organischen Vererbung. Leipzig 1905.

sonstigen vitalen Funktionen ab, dann besitzt man in der assimilatorischen Fähigkeit der Protoplasmamoleküle und in der lückenlosen Kontinuität dieses Assimilationsprozesses durch die Generationsfolge hindurch zugleich den Schlüssel für das erste und wichtigste Prinzip der Fortpflanzung — die Vererbung. Denn wenn die Protoplasmamoleküle des Sprößlings einen identischen chemischen Bau besitzen wie die des elterlichen Organismus, so folgt daraus von selbst eine Übereinstimmung der von diesen Protoplasmen abhängigen formativen und funktionellen Leistungen.

Natürlich können wir mit diesem einfachen Erklärungsprinzip nur solange ausreichen, als wir uns vorstellen, daß die aufeinander folgenden Generationen einer Organismenart nicht bloß ähnliche, sondern völlig identische Eigenschaften besitzen, und wir außerdem auch annehmen, daß die Organismen nur Protoplasmamoleküle von einerlei Zusammensetzung beherbergen. Das ist aber eine Voraussetzung, die sicherlich bei keinem einzigen der jetzt existierenden Organismen zutrifft. Denn selbst die allereinfachsten zeigen gewisse sichtbare Differenzierungen und lassen überdies durch ihre Lebensäußerungen auf eine noch viel verwickeltere innere Organisation schließen. Da wir aber alle formativen und funktionellen Fähigkeiten der Organismen von dem Zerfall und Wiederaufbau der chemischen Einheiten ihrer Protoplasmen ableiten, so müssen wir selbst in den noch so einfach gebauten Organismen eine Verschiedenheit im Bau ihrer Protoplasmamoleküle annehmen; und gar bei den komplizierter gebauten Tieren und Pflanzen mit ihren hochdifferenzierten Organen und Geweben ist gar nicht daran zu denken, daß ihr ganzer Leib aus einer einzigen Art von Molekülen zusammengesetzt ist. Auf der andern Seite sehen wir aber wieder, daß selbst die kompliziertesten Organismen aus einer einzigen Zelle hervorgehen, in der wir unmöglich schon alle jene zahlreichen Arten von Protoplasmamolekülen voraussetzen können, die wir dem ausgebildeten Organismus zuzuschreiben genötigt sind; und es bleibt daher nichts anderes übrig als anzunehmen, daß sich diese verschiedenen Arten von Molekülen erst im Laufe der individuellen Entwicklung herausbilden. Da es aber ganz undenkbar ist, daß so außerordentlich komplizierte Atomverbindungen durch eine Generatio spontanea zustande kommen, vielmehr unsre ganze Erfahrung darauf hinweist, daß ihre Synthese nur auf dem Wege der Assimilation, d. h. unter dem Einflusse bereits vorhandener Moleküle derselben Zusammensetzung möglich ist, so werden wir unaufhaltsam zu der Annahme gedrängt, daß durch diese Assimilation nicht immer Moleküle von völlig identischer Struktur gebildet werden, sondern daß jene assimilatorische Energie, unter deren Einfluß sich neue Atomverbindungen in molekularer Nähe und nach dem Ebenbilde der schon vorhandenen herausbilden, unter gewissen Umständen auch imstande sein muß, Moleküle von nur ähnlicher, aber in einzelnen Teilen abweichender Struktur hervorzubringen.

Aber auch eine andre Überlegung zwingt uns zu derselben Schlußfolgerung. Stellen wir uns nämlich in der Frage nach der Entstehung der jetzt lebenden Organismen auf den einzig möglichen Boden der Deszendenztheorie, dann müssen die hochdifferenzierten Organismen der Jetztzeit sich aus einfacheren und immer einfacheren Lebewesen herausgebildet haben und diesen müssen wir nicht nur eine geringere Mannigfaltigkeit von Protoplasmen, sondern in Hinsicht auf ihren einfacheren Bau und ihre primitiveren Lebensäußerungen auch eine viel einfachere Struktur der ihre Protoplasmen zusammensetzenden chemischen Einheiten zuschreiben. Müssen sich aber im Laufe der Zeiten aus wenigen, einfach gebauten Molekülen zahlreiche andre, viel zusammengesetztere entwickelt haben und dürfen wir auch bei diesem sich über unermeßliche Zeiträume erstreckenden Entwicklungsgang auf die durch die vitale Assimilation vermittelte Kontinuität des lebenden Protoplasmas nicht verzichten, dann bleibt uns auch hier nichts übrig als anzunehmen, daß die assimilatorische Energie der schon vorhandenen Moleküle neben vollkommen identisch gebauten Atomverbindungen auch solche von etwas abweichender Zusammensetzung hervorbringen kann.

Wir sehen also, daß sowohl die Entwicklung der Einzelorganismen aus ihren Keimen als auch die Herausbildung der Gesamtheit der jetzt lebenden Organismen aus immer einfacheren Vorgängern uns in gleicher Weise nötigen, den Begriff der Assimilation etwas weiter zu fassen, indem wir uns nicht mehr mit der Herstellung völlig gleicher Moleküle unter dem Einflusse der bereits vorhandenen begnügen können, sondern darauf bestehen müssen, daß die assimilatorische Energie auch in dem Sinne wirksam sein möge, daß die neu entstehenden Moleküle zwar in ihrem allgemeinen Bauplan und in den meisten Details mit den assimilierenden Molekülen übereinstimmen, daß aber doch in manchen Teilen der Atomverkettung Abänderungen gestattet sind, wie sie eben nur auf dem Wege der chemischen Substitution zustande kommen können.

Es fragt sich nun, ob sich auch für diese substitutive Assimilation der Protoplasmamoleküle eine Analogie im Bereiche des Unbelebten auffinden läßt, wie uns dies für die Assimilation überhaupt gelungen ist, als wir auf Beispiele aus der anorganischen Chemie hinweisen konnten, wo die Synthese gewisser Verbindungen, die ohne das Vorhandensein fertiger Moleküle entweder gar nicht oder nur träge vonstatten geht, sofort in lebhaftester Weise erfolgt, wenn auch nur Spuren der zu bildenden Verbindungen zugesetzt werden[1]). Dort wurde auf die Erscheinung der elektiven Kristallisation hingewiesen, welche darin besteht, daß ein Kristall aus einer Lösung verschiedener Substanzen immer nur jene Moleküle zu seiner Vergrößerung heranzieht, die in ihrem chemischen Bau mit seinen eignen übereinstimmen. So wie man nun hier eine Anziehung der in der Flüssigkeit vorhandenen Moleküle durch die bereits im Kristalle fixierten voraussetzen muß, so glaubten wir auch bei den assimilatorischen Vorgängen eine Anziehung der in der Protoplasmaflüssigkeit gelösten Nährstoffe durch die das Protoplasma zusammensetzenden Moleküle annehmen zu dürfen. Nur sollte hier die Anziehung nicht auf fertige Moleküle derselben Zusammensetzung ausgeübt werden, sondern auf diejenigen Atome und Atomverbindungen der Nährsubstanzen, welche zum Aufbau der neuen Moleküle verwendet werden. Erst durch diese Anziehung und die daraus resultierende Fortbewegung nach einem gemeinsamen Ziele

[1]) Vgl. das Kapitel über organische und anorganische Assimilation im ersten Bande meiner Allgemeinen Biologie (Aufbau und Zerfall des Protoplasmas).

sollte die Synthese dieser hochkomplizierten Atomverkettungen aus den einfacheren nährenden Verbindungen ermöglicht werden. Nun gibt es aber auch Mischkristalle, die nicht aus einer einzigen chemischen Verbindung bestehen, sondern aus zweien oder mehreren, die miteinander isomorph sind, d. h. eine sehr analoge chemische Zusammensetzung und dadurch auch eine nahe übereinstimmende Kristallform besitzen. Solche Substanzen können nun bei der Kristallisation in beliebigen Verhältnissen zusammentreten und man kann z. B. aus schwefelsaurem Zinkoxyd und aus schwefelsaurer Magnesia eine Reihe von Kristallen herstellen, die eine beliebige Menge der einen oder der andern Substanz enthalten[1]). Wie aber hier das Zink durch Magnesium, so kann es in einem andern Falle auch durch Ammonium oder durch ein mit Alkoholradikalen substituiertes Ammonium, also durch eine mehr oder minder komplizierte Atomgruppe ersetzt werden; und wenn man nun einen Kristall des einen Körpers in eine Lösung des andern bringt, so wächst er auf Kosten der neuen Substanz weiter, und es wirkt daher die molekulare Anziehung, auf der eine jede Kristallbildung beruhen muß, nicht nur auf die identisch gebauten Moleküle, sondern auch auf solche, in denen einzelne Atome oder Atomgruppen durch andre substituiert sind.

Wenn nun eine assimilatorische Synthese tatsächlich existiert, woran nach den Beispielen aus der anorganischen Chemie nicht gezweifelt werden kann, dann können wir uns eine solche auch vorstellen, wenn die zur Bildung der neuen Moleküle notwendigen Verbindungen nicht ganz genau der Zusammensetzung der assimilierenden Moleküle entsprechen. Es kann also ganz gut einmal die eine oder die andre dieser Verbindungen durch eine solche ersetzt werden, welche eine Abänderung im Sinne der Isomorphie aufweist, in der also ein Atom oder eine Gruppe von Atomen durch ein andres Atom oder eine andre Gruppe vertreten ist. Freilich sind wir hier vorläufig noch nicht in der Lage, konkrete Beispiele für eine solche „substitutive Assimilation“ aus der experimentellen Chemie vorzuführen; aber dieser Mangel kann die theoretische Berechtigung der hier entwickelten Vorstellungen unmöglich erschüttern, und diese Vorstellungen besagen also, daß wir neben der sicher bestehenden Fähigkeit der Moleküle, durch ihre assimilatorische Energie aus einfacheren Verbindungen andre Moleküle aufzubauen, die mit ihrem chemischen Bau völlig übereinstimmen, noch eine andre Art von Assimilation annehmen müssen, bei welcher durch dieselbe Energie der Aufbau ähnlicher, aber in einzelnen Teilen abweichender Moleküle vermittelt wird; und während wir von der erstgenannten, die man auch als isogenetische Assimilation bezeichnen könnte, die Vererbung, d. h. die Übereinstimmung der Nachkommen mit den elterlichen Organismen abgeleitet haben, können wir in der substitutiven oder homöogenetischen Assimilation dasjenige Prinzip erblicken, welches der Entwicklung, d. h. der Differenzierung der Organismen und ihrer einzelnen Teile zugrunde liegt.

Anschließend an diese theoretischen Ausführungen wurde nun in einem weiteren Abschnitte der Ursprung des Lebens behandelt.

---

[1]) Vgl. Retgers, Beiträge zur Kenntnis des Isomorphismus. Zeitschr. f. physiol. Chemie 1890, VI, S. 193ff.

Wenn man auf Grund der von mir vertretenen streng metabolischen Auffassung unter Leben den fortwährenden Wechsel zwischen Aufbau und Zerfall der kompliziert gebauten chemischen Einheiten versteht, aus denen wir uns die protoplasmatische Substanz zusammengesetzt denken, dann identifiziert sich die Frage nach dem Ursprung des Lebens mit der Frage nach dem Ursprung jener Moleküle, welche das Substrat für die eben gekennzeichneten Lebensvorgänge bilden; und es lohnt sich daher der Versuch, diese Frage mit Hilfe des Prinzips der substitutiven Assimilation zu erörtern.

Aus theoretischen Gründen muß man annehmen, daß, je höher die Teile eines Lebewesens organisiert und je feiner ausgearbeitet seine formativen und funktionellen Leistungen sind, einen desto höheren Grad von Kompliziertheit die Moleküle seines reizbaren und formbildenden Protoplasmas in ihrem chemischen Bau erreicht haben müssen. Eine Bestätigung für diese theoretische Annahme kann man darin erblicken, daß die Protoplasmamoleküle der im großen und ganzen einfacher gebauten und einfacher funktionierenden Pflanzen ihren Kohlenstoff, Stickstoff und Schwefel aus einfachen anorganischen Verbindungen assimilieren können, während die der tierischen Organismen diese Elemente nur in solchen Verbindungen zu ihrer Synthese verwenden können, welche selbst schon einen ziemlich hohen Grad von Kompliziertheit besitzen. Aber selbst den einfachsten und primitivsten der jetzt existierenden Organismen müssen wir noch immer Moleküle von so verwickelter Zusammensetzung und so hohen Atomzahlen zuschreiben, daß an eine selbständige und unvermittelte Synthese derselben ohne die Intervention einer assimilatorischen Energie schon vorhandener Moleküle von identischer oder ähnlicher Struktur nicht zu denken ist; und deshalb kann man auch von diesem theoretischen Standpunkt aus nichts andres erwarten, als was die Experimentalforschung tatsächlich ergeben hat, daß nämlich alle Versuche, welche auf eine Urzeugung, also eine elternlose Entwicklung lebender Organismen hinzielten, definitiv gescheitert sind. Dagegen bietet uns die Vorstellung keine besondere Schwierigkeit, daß sich die jetzt existierenden Protoplasmamoleküle auf dem Wege der substitutiven Assimilation nach und nach im Laufe der Jahrmillionen, die man der Entwicklung des Lebens auf unsrer Erde zugestehen muß, aus immer einfacheren Verbindungen heraus entwickelt haben; und wenn wir diesen Gedanken weiter verfolgen, so gelangen wir endlich zu Atomverbindungen, die vermöge ihres einfachen Baues nur noch eine recht oberflächliche Ähnlichkeit mit den Molekülen der jetzt vorhandenen Protoplasmen besessen haben dürften. Aber auch die aus diesen einfacheren Verbindungen zusammengesetzten Substanzen hatten offenbar weder die hochgradige Labilität, noch den hohen Grad von Viskosität oder Dehnbarkeit, wie wir sie der Substanz, die das feine Netzwerk unsrer jetzigen Protoplasmen bildet, zuschreiben müssen; es fehlte ihnen also auch jene netzförmige Anordnung, welche man als das Resultat ihrer außerordentlichen Dehnbarkeit ansehen kann; sie besaßen also auch nicht jenen ungewöhnlichen Grad von Imbibitionskraft und Quellbarkeit, auf welcher die Fähigkeit des Protoplasmas zu raschem Wachstum beruhen muß; und endlich fehlte ihnen auch noch jene Reizbarkeit und Kontraktilität, welche aus der hochgradigen Labilität der Protoplasmamoleküle resultieren. Außerdem müssen wir uns aber vorstellen, daß dieses „Urplasma" noch nicht befähigt war, metaplasmatische Substanzen von der Art zu bilden, wie wir sie jetzt bei Tieren und Pflanzen vorfinden; es fehlte also den aus diesen einfacheren Atomverbindungen zusammengesetzten Massen jedwede charakteristische Formgestaltung und Differenzierung. Die Moleküle selbst aber, zu denen wir auf diesem retrospektiven Wege gelangen, waren vielleicht nur aus mannigfach gruppierten Kohlenstoff-, Wasserstoff- und Stickstoffatomen zusammengesetzt und hatten die übrigen Elemente unsrer jetzigen Protoplasmamoleküle, den Schwefel und Phosphor, das Kalium, Kalzium und Magnesium noch nicht an ihre Atomverkettungen angegliedert; und schließlich gelangen wir auf demselben Wege zu so einfachen Verbindungen, daß wir uns nun schon vorstellen können, wie sich in einer früheren Periode unsres in allmählicher Abkühlung und Erstarrung begriffenen Planeten unter dem Einfluß der höheren Temperatur, der vermehrten Dampf- und Kohlensäurespannung, vielleicht auch, wie Du Bois-Reymond gemeint hat, unter der verstärkten Einwirkung der ultravioletten oder chemischen Strahlen die Synthese derselben ohne die Mitwirkung der assimilatorischen Energie bereits vorhandener Moleküle vollzogen hat.

Nach dieser Auffassung hätte es also niemals eine Urzeugung in dem Sinne gegeben, daß Belebtes plötzlich aus Unbelebtem entstanden ist, sondern es hätten sich die hochkomplizierten chemischen Einheiten, welche jetzt die Grundlage des Lebens bilden, Schritt für Schritt in unermeßlich langen Zeiträumen auf dem Wege der Substitution aus immer einfacheren Verbindungen herausgebildet, wie dies bereits W. Roux in seiner Schrift über den Kampf der Teile[1]) ausgesprochen und begründet hat.

Dieser Prozeß hat sich aber wahrscheinlich nicht nur an einem Punkte der Erdoberfläche abgespielt und sicherlich auch nicht in der Weise, daß überall derselbe Ausgangspunkt der Synthese oder dieselben Molekularkerne entstanden sind, an die sich dann wieder nach demselben Schema die übrigen Ketten angegliedert hätten. Denn an der einen Stelle können infolge der besonderen Bodenbeschaffenheit die einen, an der andern aber wieder andere anorganische Verbindungen vorhanden gewesen und zur Bildung substituierender Seitenketten verwendet worden sein und auch die andern äußeren Bewirkungen, Temperatur, Belichtung usw., mögen an verschiedenen Orten in verschiedener Weise auf die Synthese und den Zerfall der neu entstandenen chemischen Verbindungen Einfluß gewonnen haben.

Namentlich der letztgenannte Faktor, nämlich die Zersetzung der Urmoleküle, mag für den weiteren Verlauf der aufsteigenden Synthese von nicht geringer Bedeutung gewesen sein. Denn soviel ist sicher, daß komplizierte Atomverbindungen nicht immer in derselben Weise zerfallen und daß es von der Art der den Zerfall herbeiführenden Einwirkungen abhängt, ob sich die daraus hervorgehenden Bruchstücke in den Zerfallsprodukten auf die eine oder die andre Weise anordnen. Es konnte also leicht geschehen, daß sich

[1]) Leipzig 1881. Neuerdings ausführlicher dargelegt in Roux' Vortrag I über Entwicklungsmechanik, S. 190ff. Leipzig 1905.

bei dem Zusammenstürzen der schon labiler gewordenen Moleküle des Urplasmas neue und bis dahin noch nicht vorhandene Gruppierungen der Atome und Atomketten herausbildeten und diese konnten nun entweder in demselben Urplasma zur Synthese neuer Moleküle verwendet werden, oder es konnten auch diese neuen Gruppierungen bei fremden, an einem andern Orte entstandenen und gewissermaßen aus einer andern Wurzel hervorgegangenen Urmolekülen auf dem Wege der Substitution Verwendung gefunden haben. So konnten immer neue und immer kompliziertere Varianten entstanden sein und diese gegenseitige Interferenz der polyphyletisch entstandenen Urplasmen und ihrer Abkömmlinge hat vielleicht am meisten dazu beigetragen, die Kompliziertheit der Molekularstruktur auf jene außerordentliche Höhe zu heben, die wir bei den chemischen Einheiten der jetzt vorhandenen Protoplasmen voraussetzen müssen. —

Die bisherigen Auseinandersetzungen über den Ursprung und die Fortentwicklung der chemischen Einheiten der Protoplasmen haben zwar keine direkte Beziehung zu der eigentlichen Frage, die uns hier beschäftigen soll; aber sie mußten dennoch vorausgeschickt werden, um die nun folgenden Erörterungen über „Urzelle und Urkern" verständlich zu machen.

Solange das Urplasma aus gleichartigen Molekülen zusammengesetzt war, blieb auch der Mechanismus der Vererbung überaus einfach und nach den bisher entwickelten Prinzipien verständlich. Denn durch den Assimilationsprozeß wurde entweder wieder dieselbe Art von Molekülen gebildet oder es vollzog sich an denselben gelegentlich irgendeine leichte Abänderung, die von nun an wieder auf die neuen Moleküle überging, die unter ihrem assimilatorischen Einflusse gebildet wurden. Wenn dann die bis zu einer gewissen Größe herangewachsene Plasmamasse durch irgendeine Einwirkung in zwei oder mehrere Teile getrennt wurde, mußten die Teilungsprodukte wieder dieselben Eigenschaften besitzen und sie mußten sie auch im großen und ganzen auf ihre eigenen Teilungsprodukte übertragen.

Diese monotone Beschaffenheit des Urplasmas, welche einen so primitiven Modus der Vererbung gestattete, konnte aber in keinem Falle auf die Dauer bestehen bleiben. Denn sobald einmal die chemischen Einheiten desselben einen höheren Grad von Kompliziertheit und damit auch eine größere Labilität erlangt hatten und sich infolgedessen das Urplasma in seiner chemischen und physikalischen Beschaffenheit unsern jetzigen Protoplasmen annäherte, mußte die ursprüngliche Monotonie mit Naturnotwendigkeit einer immer größeren Mannigfaltigkeit Platz machen und zwar aus dem einfachen Grunde, weil eine zusammenhängende Protoplasmamasse niemals in allen ihren Teilen völlig identischen Bedingungen ausgesetzt sein kann und weil die Verschiedenheit der auf die einzelnen Teile wirkenden Einflüsse bei einer Substanz, die ein solches Maß von Reaktionsfähigkeit besaß, unausweichlich zu ebenso verschiedenen Abänderungen derselben führen mußte.

So ist es klar, daß in einem Klümpchen von Urplasma die oberflächlich gelegenen Schichten ganz andern äußeren Einwirkungen ausgesetzt sein mußten, als die tiefer im Innern gelegenen Teile. Mechanische Insulte der mannigfaltigsten Art, Strömungen der umgebenden Flüssigkeit, Stöße vorbeischwimmender Körper, Druck der Unterlage, aber auch chemische und thermische Reize mußten in erster Linie die oberflächlichen Schichten treffen und in ihnen Zerfallsprozesse anregen. Diese führten dann wieder zur Bildung reizfester metaplasmatischer Zerfallsprodukte, die sich in den äußeren Protoplasmaschichten ablagerten; und die so entstandenen Cuticulargebilde schützten um so wirksamer die tiefer gelegenen Teile vor den äußeren Insulten und trugen dazu bei, die Unterschiede zwischen den oberflächlichen und den tiefer gelegenen Teilen mehr und mehr zu vertiefen.

Diese Zerfallsprozesse und die Ablagerung metaplasmatischer Stoffe in den Oberflächenteilen können aber nicht die einzigen Folgen der auf die letzteren gerichteten dynamischen Einflüsse der Außenwelt gewesen sein, denn sonst müßte die Entwicklung der Cuticulargebilde auch jetzt noch, wie bei ihrer ersten Entstehung, von der Aktion jener äußeren Einwirkungen abhängen und sie müßte unterbleiben, wenn diese Einwirkung aus irgendeinem Grunde ausgeschaltet wäre. Nun sehen wir aber, daß bei unsern jetzigen Monozellulaten, welche wir ja als die Abkömmlinge jener Urzellen ansehen müssen, die Bedeckungen erblich geworden sind und bei der Einzelentwicklung dieser Organismen zum Vorschein kommen, ehe es noch den Einwirkungen der Umgebung möglich war, die Oberflächenteile in demselben Sinne zu beeinflussen, wie wir dies bei ihren Urvorfahren vorausgesetzt haben. Pflanzt sich z. B. ein solcher einzelliger Organismus durch Zweiteilung fort, so entstehen die cuticularen Gebilde sofort an den einander zugekehrten Teilungsflächen. Erfolgt aber die Entwicklung intrazellulär in einem enzystierten Mutterorganismus, so erhalten die Tochterzellen ihre Bedeckung entweder schon innerhalb der mütterlichen Umhüllung oder unmittelbar nach ihrer Befreiung aus derselben. Daraus müssen wir aber schließen, daß bei den Urzellen durch die Einflüsse, welche auf ihre Oberflächenteile gewirkt haben, nicht nur ein Zerfall der Protoplasmamoleküle und eine Abspaltung der metaplasmatischen Zerfallsprodukte herbeigeführt wurde, sondern daß auch die chemische Struktur der Moleküle selbst durch die häufige Wiederholung der betreffenden Reizwirkungen schließlich gewisse Änderungen erfahren hat, und diese Veränderungen mußten zur Folge haben, daß diese Moleküle nunmehr die Fähigkeit und sozusagen die Neigung besitzen, dieselben Zerfallsprozesse auch ohne jene ursprünglich wirksamen Faktoren einzugehen und dabei dieselben charakteristischen Metaplasmen zu bilden.

Wenn wir uns aber fragen, welcher Art diese Veränderungen gewesen sein können, so müssen wir uns vorerst zwei wichtige Prinzipien in Erinnerung bringen, zu denen wir in den früheren Erörterungen gelangt sind. Wir müssen zunächst daran denken, daß die Veränderungen in der Atomanordnung innerhalb der Protoplasmamoleküle immer nur geringe sein können und sich höchstens auf einige Seitenketten erstrecken dürfen, weil wir sonst auf die Mitwirkung der assimilatorischen Energie bei der Synthese dieser verwickelten Atomverkettungen und damit auch auf die mechanische Verständlichkeit dieser synthetischen Prozesse verzichten müßten. Dann aber müssen wir uns auch daran erinnern, daß dasselbe kompliziert gebaute Molekül durch verschiedene Einwirkungen in verschiedener Weise zerfallen kann und daß daher auch die Atome und Atomketten in den einfacheren Verbindungen, die sich nach dem Zerfall der Protoplasmamoleküle bilden, anders angeordnet sein müssen, je nachdem ihr Zerfall durch die eine oder die andre Reizwirkung herbeigeführt wurde.

Auf diesen beiden Grundlagen weiter bauend gelangen wir nun zu folgender Vorstellung über die bleibenden Veränderungen, welche durch die häufige Wiederholung gewisser Einwirkungen oder Reize in der chemischen Struktur der von ihnen betroffenen Protoplasmamoleküle hervorgerufen werden können.

Nehmen wir z. B. an, die Einwirkung bestünde in häufig wiederholten Stößen und diese sollen in den Protoplasmamolekülen Zerfallsprozesse zur Folge haben, infolge deren ein Teil ihrer Atomketten in einer völlig neuen, bisher noch nicht dagewesenen Anordnung erscheinen. Diese neuen Atomgruppen, welche nach einem von mir vorgeschlagenen Terminus auf dem Wege der „Destruktionsynthese" zustande gekommen wären, können nun entweder als unlösliche Verbindungen (Metaplasmen) in den Maschen des Protoplasmanetzes abgelagert werden, sie können aber auch in Form von löslichen, eiweißartigen Verbindungen in die Protoplasmaflüssigkeit (das Hygroplasma) übergehen und bei einer neuerlichen Synthese von Protoplasmamolekülen Verwendung finden oder „reassimiliert" werden. Wenn sich nun dieser Vorgang öfters wiederholt, wenn also durch dieselbe äußere Bewirkung immer wieder dieselbe neue Atomanordnung geschaffen und diese neue Gruppe bei der Neubildung von Protoplasmamolekülen diesen letzteren einverleibt wird, dann muß sich endlich das folgende Resultat ergeben: Erstens werden alle oberflächlich gelegenen Moleküle die besagte neue Atomgruppe enthalten, und zweitens werden die in dieser Weise abgeänderten Protoplasmamoleküle von nun an die Fähigkeit besitzen, diese neue Atomgruppe auch dann in ihren Zerfallsprodukten zutage treten zu lassen und überhaupt in dieser besonderen Weise zu zerfallen, wenn auch ihr Zerfall nicht durch diese besondere Art von Reizwirkung, sondern durch irgendeinen andern Anstoß herbeigeführt wird. Auf diese Weise kann also schließlich die Cuticula auch an jenen Teilen der Oberfläche gebildet werden, die nicht selbst von den Stößen getroffen worden sind, und zuletzt wird sie sich sogar entwickeln, bevor überhaupt solche Stöße eingewirkt haben.

Nach diesem relativ einfachen Schema sind wir also in den Stand gesetzt, uns eine ungefähre Vorstellung davon zu machen, wie die erbliche Fixierung einer durch äußere Einwirkungen hervorgerufenen Abänderung in einem protoplasmatischen Gebilde der allerprimitivsten Art zustande gekommen sein mag.

Mit diesem Schema können wir aber nur so lange auskommen, als wir annehmen, daß die oberflächlich gelegenen Teile an der ganzen Oberfläche genau dieselbe Beschaffenheit haben und daß auch im Innern noch keine Differenzierung Platz gegriffen hat. Denn dabei können wir uns noch immer vorstellen, daß sowohl von den nicht abgeänderten Molekülen im Innern als auch von den abgeänderten an der Oberfläche immer je eine Hälfte auf jede der beiden Tochterzellen übergeht, daß sich beide Arten durch assimilatorisches Wachstum vermehren und auf diese Weise die fehlenden Teile der unveränderten Kernsubstanz und der abgeänderten Rindensubstanz hervorbringen.

Dagegen läßt uns dieses Schema im Stich, wenn wir einmal annehmen müssen, daß auf der Oberfläche oder im Innern einer solchen Zelle verschiedene Differenzierungen Platz gegriffen haben.

Nehmen wir z. B. an, eine solche Urzelle habe eine längliche Gestalt bekommen und es habe sich an dem einen Ende durch wiederholtes Eindringen von festen Nahrungstoffen ein blind endigender Nahrungschlauch, also eine Art Zellmund und Zellpharynx herausgebildet; auf dem entgegengesetzten oder aboralen Pol hingegen soll sich das kontraktile Protoplasma zu einem geißelförmigen Fortsatz herausgebildet haben, der durch seine schlängelnden Bewegungen das ganze Gebilde fortzubewegen vermag. Nun sehen wir aber, daß bei der Querteilung ähnlich gebauter einzelliger Organismen am hinteren mundlosen Teilstück sich ein neuer Mund herausbildet, während an dem vorderen geißellosen Teilungsprodukt eine Geißel hervorwächst. Nehmen wir aber, konform mit den früheren Ausführungen, an, daß die Bildung des Zellmundes dermalen auf der Existenz von Protoplasmamolekülen mit gewissen, spezifisch angeordneten Atomgruppen beruht, also, wenn man so sagen dürfte, von Molekülen mit Mundradikalen, und daß auf der andern Seite wieder Moleküle mit Geißelradikalen der Selbstentwicklung der Geißel zugrundeliegen — selbstverständlich liegen die Dinge unendlich komplizierter als in dieser grobschematischen Darstellung — so würde aus den oben angeführten Tatsachen folgen, daß bei der Vermehrung durch Zweiteilung in dem mundlosen Teilstück Moleküle mit Mundradikalen auf dem Wege der Assimilation herausgebildet wurden, obwohl wir ja solche an der Stelle, wo sich später der Mund des hinteren Teilstücks herausbilden soll, im Mutterorganismus gar nicht voraussetzen dürften; und dasselbe müßte auf der andern Seite mit jenen Molekülen der Fall sein, welche die Geißelradikale enthalten sollen.

Diese Schwierigkeiten müssen uns aber noch klarer zum Bewußtsein kommen, wenn wir die Vermehrung durch intrazelluläre Entwicklung von Sporen oder von Keimzellen bei einzelligen Organismen ins Auge fassen, denn hier fehlen entweder zunächst alle am Mutterorganismus sichtbaren Differenzierungen, oder es treten gar anfangs solche hervor, die beim Mutterorganismus nicht mehr vorhanden sind. So befreien sich aus der enzystierten Vorticelle zuerst winzige cilientragende Keime, die eine Zeitlang frei herumschwimmen, dann sich irgendwo festsetzen, ihren Cilienkranz verlieren und dafür einen Stiel mit Stielmuskel und einen Mund mit Peristomkranz entwickeln. Wenn also wirklich diesen nachträglich entwickelten Organoiden Protoplasmamoleküle mit spezifischen Atomgruppen zugrunde liegen sollen, dann können wir zunächst nicht begreifen, wie wir uns ihre Herausbildung ohne die mechanisch unmögliche Annahme einer jedesmaligen unvermittelten Neuentwicklung so komplizierter Atomanordnungen vorstellen sollen.

Diese Annahme erweist sich aber als völlig überflüssig, wenn man sich entschließt, die logischen Folgerungen aus den bisher entwickelten Vorstellungen zu ziehen.

Halten wir uns zunächst wieder an unsre schematische Urzelle, in der sich eine Differenzierung zwischen den oberflächlichen Protoplasmateilen und den im Innern gelegenen und daher besser geschützten herausgebildet hat. Aber diesmal wollen wir sie von einem andern Gesichtspunkte betrachten, indem wir uns die Frage vorlegen, wie es mit der Ernährung ihrer verschiedenen Bestandteile bestellt gewesen sein mag. Es ist nun ohne weiteres klar, daß sich auch in dieser Beziehung die oberflächlich gelegenen Teile in einer andern Lage befinden mußten als diejenigen, die von ihnen eingeschlossen waren, weil sie in unmittelbarer Berührung mit der umgebenden Flüssigkeit standen, in der die Nährstoffe gelöst waren, und weil die durch Imbibition in die Maschen ihres Protoplasmanetzes eindringenden Stoffe direkt zum Aufbau neuer Protoplasmamoleküle und somit auch zum Wachstum dieser Oberflächenschichten verwendet werden konnten. Je tiefer aber die Flüssigkeit in das Innere der Zelle eindrang, desto ärmer wurde sie an assimilierbaren Substanzen, weil diese bereits von den oberflächlichen Schichten mit Beschlag belegt und zu ihrem eignen Wachstum verwendet worden waren; und schließlich kann man sich vorstellen, daß die in den innersten Kern gelangende Flüssigkeit nichts mehr von den originären Nahrungstoffen des umgebenden Mediums enthielt.

Natürlich folgt daraus nicht, daß die im Innern gelegenen Teile unsrer schematischen Urzelle ohne Nahrung bleiben mußten; vielmehr müssen wir auf Grund unsrer Vorstellung vom Mechanismus des Protoplasmawachstums[1]) annehmen, daß die zu ihnen gelangende Flüssigkeit mit vorzüglichen Nahrungstoffen beladen war. Denn wenn die oberflächlich gelegenen Teile auf Kosten der im umgebenden Medium enthaltenen Substanzen heranwuchsen, mußten die durch die eindringende Imbibitionsflüssigkeit in Spannung versetzten Protoplasmafäden einreißen und es mußten dabei die hochgradig labilen Moleküle, aus denen diese Fäden zusammengesetzt waren, in ihrem chemischen Gleichgewicht gestört werden und in einfachere Verbindungen zerfallen. Nun haben wir aber annehmen müssen, daß bei diesem Zerfall nebst einfacheren Zerfallsprodukten immer auch größere eiweißähnliche Atomkomplexe abgespalten werden, welche in die Protoplasmaflüssigkeit übergehen und von hier aus zur Synthese neuer Moleküle herangezogen werden können. Wenn nun, wie wir angenommen haben, in den oberflächlicher gelegenen Protoplasmamolekülen charakteristische Atomgruppen entstanden sind, welche gewisse formative Fähigkeiten dieser Moleküle begründeten, dann waren diese charakteristischen oder determinierenden Atomgruppen auch in ihren Zerfallsprodukten enthalten, und wenn nun diese Zerfallsprodukte mit der Imbibitionsflüssigkeit in das Innere gelangten und daselbst zum Aufbau andrer Moleküle verwendet wurden, dann waren die determinierenden Radikale der oberflächlich gelegenen Protoplasmen auch im innersten Kern des Zellgebildes vertreten. Kam es nun zu einem Teilungsprozeß, bei dem gewisse Differenzierungen in der einen Teilhälfte fehlten, dann genügte es, wenn diese Hälfte ein noch so geringes Bruchstück der Kernsubstanz mitbekommen hatte, um ihr wenigstens die Möglichkeit zu gewähren, die zur Entwicklung dieser fehlenden Differenzierungen not-

[1]) Vgl. die betreffenden Kapitel im ersten Bande der Allgemeinen Biologie.

wendigen Protoplasmamoleküle nach dem Prinzip der substitutiven Assimilation zu rekonstruieren. Denn die Kernsubstanz, die ja gleichfalls aus Protoplasma besteht und daher auch nach denselben generellen Prinzipien wachsen muß wie alles andre Protoplasma, muß dabei ebenfalls komplizierter gebaute Zerfallsprodukte abspalten und diese können wieder mit den in ihnen enthaltenen spezifischen Atomgruppierungen beim Wachstum der oberflächlicher gelegenen Protoplasmen verwendet werden; und so wäre es theoretisch möglich, daß die der Bildung eines Zellmundes zugrunde liegenden Protoplasmamoleküle mit den determinierenden „Mundradikalen" durch substitutive Assimilation auch in jener Teilungshälfte herausgebildet werden, in der sie als solche nach vollzogener Teilung nicht vertreten gewesen sind.

Wir sind also auf theoretischem Wege zu dem Schlusse gelangt, daß ein einzelliger Organismus, dessen einzelne Teile durch äußere Einwirkungen in verschiedener Weise abgeändert worden sind, in seinem Innern protoplasmatische Teile enthalten müßte, die zwar durch die äußeren Einwirkungen nicht direkt beeinflußt werden, aber dennoch durch dieselben Einwirkungen auf indirektem Wege abgeändert werden können, indem sie die Zerfallsprodukte der Zelleibprotoplasmen assimilieren und so jene Atomgruppierungen der letzteren, welche durch die äußeren Einwirkungen in spezifischer Weise abgeändert wurden, in ihre eigne Molekularstruktur aufnehmen. Auf diese Weise käme eine besondere protoplasmatische Vererbungssubstanz zustande, die in jedem noch so kleinen Bruchteil, ja vielleicht selbst in jedem ihrer Moleküle die Vererbungsmöglichkeiten für verschiedene Differenzierungen des Zelleibes enthielte und auf die Teilungsprodukte des einzelligen Organismus übertragen könnte.

Nachdem wir mit unsern theoretischen Deduktionen soweit gelangt sind, dürfte es an der Zeit sein, zu untersuchen, wieweit sie mit den Ergebnissen der empirischen Beobachtung übereinstimmen.

Was nun zunächst die Hauptfrage anlangt, ob im Innern der uns bekannten Einzelligen wirklich ein besonderer Teil der Protoplasmasubstanz zu finden ist, welcher bei den Vermehrungsvorgängen auf alle Teilungsprodukte übergeht, so weiß jedermann, daß diese Frage entschieden bejaht werden muß. Denn die Mehrzahl der jetzt bekannten Monozellulaten besitzt einen histologisch wohl differenzierten Kern; bei den wenigen Arten, die man noch vor kurzem für kernlos hielt, hat man jetzt den Kern entweder mit Sicherheit oder mit großer Wahrscheinlichkeit aufgefunden und bei andern hat man wenigstens den charakteristischen Bestandteil des Zellkerns, das Nuklein, auf chemischen Wege nachweisen können. Jedenfalls ist die Mehrzahl der Forscher derzeit darüber einig, daß ein glaubwürdiger Beweis für die Existenz kernloser Organismen nicht erbracht werden kann. Wo aber der Kern histologisch differenziert ist, dort hat man tatsächlich beobachtet, daß einer jeden Zellteilung gewisse Wachstums- und Teilungsvorgänge im Zellkern vorhergehen und daß diese mitunter überaus komplizierten Vorgänge immer zu demselben Schlußresultat führen, welches darin besteht, daß allen Teilungsprodukten der Zelle auch ein Teil der Kernsubstanz mit auf den Weg gegeben wird.

Diese fundamentale Tatsache hat aber noch eine weitere wichtige Ergänzung erfahren durch die vivisektorischen Experimente, welche Nußbaum, Gruber, Verworn u. a. an Infusorien, Schmitz und Klebs an Pflanzenzellen ausgeführt haben. Diese Versuche haben nämlich ergeben, daß künstlich abgetrennte Stücke dieser Zellen nur dann imstande sind, die fehlenden Teile neu zu erzeugen, wenn sie einen, wenn auch noch so kleinen Bruchteil des Kerns enthalten, während kernlose Teilstücke zwar eine Zeitlang am Leben bleiben, niemals aber die fehlenden Teile hervorbringen können. Wir sehen also, daß tatsächlich eine Substanz existiert, welche die Entwicklungsmöglichkeit für alle Differenzierungen des Zelleibes in sich trägt; es zeigt sich aber auch, daß diese Substanz, wie wir auf theoretischem Wege erschlossen haben, in allen ihren Teilen gleichwertig sein muß, weil auch das kleinste Bruchstück schon hinreicht, um eine Regeneration aller Differenzierungen des Zelleibes zu ermöglichen.

Einen wichtigen Teil unsrer theoretischen Deduktion bildet ferner die Annahme, daß die Kernsubstanz nicht direkt auf Kosten der dem Organismus zur Verfügung stehenden Nahrungstoffe wächst, sondern daß sie ihr Assimilationsmaterial sozusagen aus zweiter Hand bezieht, indem das Zellprotoplasma, das den Kern von der Außenwelt abschließt, diese Stoffe zunächst für sich mit Beschlag belegt und die Kernsubstanz daher auf die assimilierbaren Zerfallsprodukte der sie umgebenden Zellprotoplasmen angewiesen ist. In der Tat sehen wir auch, daß der Kern nicht unmittelbar an die Oberfläche grenzt, sondern unter allen Umständen von Zellprotoplasmen bedeckt, in den meisten Fällen aber im Zentrum oder nahe dem Zentrum der Zelle gelegen ist. Man hat ferner noch niemals beobachtet, daß sich der Kern durch direkte Aufnahme von Nahrungspartikeln an der Ernährung der Zelle beteiligt[1]); und endlich ist es gewiß bezeichnend, daß der Kern chlorophyllhaltiger Zellen niemals Chlorophyll beherbergt. Dies alles stimmt aber vortrefflich mit der theoretischen Annahme überein, daß Kern- und Zellprotoplasma in einem trophischen Gegenseitigkeitsverhältnis zueinander stehen, indem das erstere die Zerfallsprodukte der Zellprotoplasmamoleküle zu seinem Aufbau verwendet, während die letzteren zwar der Hauptsache nach mit Hilfe der von außen zugeführten Nahrungstoffe gebildet werden, aber doch insofern auch wieder auf Zerfallsprodukte der Kernprotoplasmamoleküle angewiesen sind, als sie gewisse charakteristische Atomanordnungen nicht für sich allein herstellen können, sondern ihnen dieselben in den Zerfallsprodukten der Kernprotoplasmamoleküle geliefert werden müssen. Dies ist auch nach unsrer Auffassung der Grund, warum kernlose Protoplasmastücke ebenso wie Kerne ohne Zellprotoplasma nach einer gewissen Zeit unfehlbar zugrunde gehen.

Auf diesem Austausch von löslichen Zerfallsprodukten und auf ihrer Verwendung nach dem Prinzip der substitutiven Assimilation würden nun nach unsrer Ansicht die Vererbungsvorgänge bei den Einzelligen beruhen, zugleich aber auch die Möglichkeit, daß durch äußere Einwirkungen hervorgerufene

[1]) Vgl. Meissner, Beiträge zur Ernährungsphysiologie der Zelle. Zeitschr. f. wiss. Zoologie, Bd. 46.

Abänderungen ihrer Zellprotoplasmen in der Kernsubstanz fixiert und von dieser wieder auf die Zellprotoplasmen der Nachkommen übertragen werden. Deshalb möchte ich jene Zerfallsprodukte der Kern- und Zellprotoplasmen, welche bei diesen Vererbungsvorgängen eine Rolle spielen, als Keimstoffe oder Blastine bezeichnen und zwischen Cytoblastinen und Karyoblastinen unterscheiden, je nachdem sie von den Zellprotoplasmen oder von der Kernsubstanz herrühren.

Zum Schlusse möge noch darauf hingewiesen werden, daß die von den Biologen nicht selten ventilierte Frage, ob, historisch betrachtet, der Kern oder der Zelleib älter sei, von unserm Standpunkt ohne Bedenken dahin beantwortet werden muß, daß die Kernsubstanz in direktester Linie und in ununterbrochener assimilatorischer Kontinuität von dem Urprotoplasma abstammen müßte, während das Zellprotoplasma erst später durch die abändernde Wirkung der äußeren Einflüsse zustande gekommen wäre. Der Kern wäre also nach dieser Auffassung ein Überbleibsel oder, genauer gesagt, ein Abkömmling des der direkten Einwirkung der Außenwelt entzogenen Urprotoplasmas, welches jetzt die Funktion übernommen hat, die Eigenschaften der mit ihm in trophischer Wechselbeziehung stehenden Zellprotoplasmen auf die Teilungsprodukte der Zelle zu übertragen. —

Soweit meine damaligen Auseinandersetzungen über das Verhältnis von Zellplasma und Kernplasma; und nun bitte ich den Leser und auch meinen geehrten Kritiker, zu beurteilen, ob es richtig ist, daß ich eine Äquivalenz des Protoplasmas des Zelleibes und des Zellkerns für den Aufbau und die Vererbungserscheinungen des Organismus annehme und daß ich keine Rücksicht genommen habe auf die Ergebnisse der Zellforschung, welche dazu geführt haben, den Zellkern als den Träger einer besonderen Vererbungsubstanz zu betrachten.

Die Kohlensäureassimilation vom Standpunkt des Metabolismus[1]).

Meine Herren! Ich habe mir, obwohl nicht Botaniker von Fach, das Wort erbeten, weil ich geglaubt habe, einigem Interesse zu begegnen, wenn ich aus Anlaß der auf der Tagesordnung stehenden Frage der Kohlensäureassimilation jene Auffassung dieses Prozesses Ihrem maßgebenden Urteile unterbreite, welche ich, auf streng metabolischem Standpunkt fußend, im ersten Bande meiner Allgemeinen Biologie entwickelt habe.

Was verstehe ich nun unter Metabolismus oder metabolischem Stoffwechsel? Ich verstehe darunter die Verwendung von Nahrungstoffen — mögen sie nun in den Organismus von außen eingeführt werden oder in ihm schon als Reserve vorhanden sein — zum Aufbau von Protoplasma und auf der anderen Seite den Zerfall von Protoplasma unter Abgabe von Spaltungsprodukten, welche entweder als nicht mehr verwendbare Auswurfstoffe nach außen befördert oder als formbildende Elemente und als Reservestoffe abgelagert werden. Diesem metabolischen Stoffwechsel habe ich den katabolischen gegenübergestellt, welcher nach viel verbreiteter Annahme darin bestehen soll, daß nährende Stoffe, ohne zum Aufbau von Protoplasma verwendet zu werden, unter einem unbekannten und undefinierbaren Einfluß dieses selben Protoplasmas entweder direkt in Auswurfstoffe verwandelt werden oder andere absteigende und aufsteigende Veränderungen erfahren. Während aber der metabolische Stoffwechsel nicht im mindesten hypothetisch ist, weil es keinem Zweifel unterliegen kann, daß lebendes Protoplasma auf Kosten von Nahrungstoffen heranwächst und es ebenso sicher ist, daß die labilen chemischen Einheiten des Protoplasmas durch die verschiedensten Einwirkungen und Reize zum Zerfall gebracht werden können, werden die katabolischen Prozesse zwar von vielen Seiten theoretisch postuliert und hypothetisch als bestehend angenommen; aber es existiert kein einziger stringenter Beweis dafür, daß diese theoretisch deduzierten katabolischen Spaltungen und Synthesen auch tatsächlich vor sich gehen. Natürlich sehe ich dabei ab von den enzymatischen Spaltungen, durch welche nicht assimilierbare Stoffe mittels der von den lebenden Protoplasmen gelieferten Fermente in assimilierbare verwandelt werden, weil diese Spaltungen, sobald die Enzyme einmal abgegeben sind, auch unabhängig vom lebenden Protoplasma vor sich gehen können. Daß aber Zucker oder Fett direkt zu Kohlen-

[1]) Internationaler Botanischer Kongreß, Wien 1905. (Gustav Fischer, Jena.)

säure und Wasser oxydiert werden, daß aus Zucker Stärke oder Glykogen oder Zellulose direkt hervorgehen, daß aus Ammoniak oder Salpetersäure Pflanzeneiweiß und aus diesem Fibrin oder Muskeleiweiß oder Eieralbumin oder irgendein anderer tierischer Eiweißkörper ohne metabolische Vermittlung von lebendem Protoplasma gebildet werden können, das wird zwar vielfach auf Grund von hypothetischen Vorstellungen angenommen, aber wir kennen keine einzige Tatsache, welche dazu zwingt, diese hypothetischen Vorstellungen als den Ausdruck wirklichen Geschehens zu betrachten.

Nicht weniger bedeutsam erscheint aber der Unterschied zwischen der metabolischen und der katabolischen Auffassung der Stoffwechselvorgänge in der Beziehung, daß wir uns über den Mechanismus der metabolischen Prozesse ganz bestimmte konkrete Vorstellungen zu machen in der Lage sind, während die Kräfte, welche die katabolischen Stoffumwandlungen vollführen sollen, in das tiefste Dunkel gehüllt sind.

Wenn wir also zunächst das Wachstum des Protoplasmas auf Kosten der Nahrung oder der Reservestoffe ins Auge fassen, so besitzen wir hier einen festen empirischen Halt in der von niemandem mehr bezweifelten Tatsache, daß neues Protoplasma sich niemals selbständig aus seinen Komponenten aufbaut, sondern immer nur dann, wenn schon lebendes Protoplasma vorhanden ist und wenn das zum Aufbau der neuen protoplasmatischen Teile geeignete Material in die molekulare Nähe des vorhandenen Protoplasmas gelangt. Daraus können wir aber unmöglich etwas anderes schließen, als daß die chemischen Einheiten des lebenden Protoplasmas einen bestimmten Einfluß auf die in ihre Aktionsphäre gelangenden assimilierbaren Stoffe ausüben, und zwar in der Richtung, daß sich diese zu neuen Einheiten derselben chemischen Struktur oder einer sehr ähnlichen vereinigen. Man mag sich über diese assimilatorische Energie welche Vorstellung immer machen, aber die Annahme einer solchen ist keine hypothetische, sondern sie geht schon aus den beobachteten Tatsachen der assimilatorischen Protoplasmabildung unmittelbar hervor, und überdies ist ihre Existenz auch durch gewisse Beobachtungen der anorganischen Chemie vollständig gesichert, weil sich gezeigt hat, daß auch hier gewisse Synthesen, welche ohne die Gegenwart der zu bildenden Verbindungen entweder gar nicht oder nur träge vonstatten gehen, sofort in energischer Weise eingeleitet werden, wenn auch nur ganz geringe Mengen der zu bildenden Substanz in intime Berührung mit den zur Synthese geeigneten Stoffen gebracht werden[1]).

Aber auch die Spaltung der Moleküle des lebenden Protoplasmas unter Abgabe von einfacher gebauten Spaltprodukten ist nicht bloß eine Hypothese, die richtig oder auch nicht richtig sein könnte, sondern sie ergibt sich unmittelbar aus feststehenden empirischen Tatsachen. Denn daß das lebende Protoplasma durch Einwirkungen der mannigfaltigsten Art, durch mechanische (Stoß, Druck, Zerrung) oder chemische (Ätzmittel, Gifte) oder thermische (Verbrennung, Erfrierung) oder durch Elektrolyse zerstört und getötet werden kann und daß dabei die Bestandteile des zerstörten Proto-

[1]) Näheres hierüber im ersten Bande meiner Allgemeinen Biologie, S. 193ff. Wien 1899.

plasmas nicht etwa spurlos verschwinden, sondern als Spaltprodukte seiner zerstörten chemischen Einheiten zurückbleiben, das kann man wohl als zweifellos hinstellen und man kann daraus nicht nur mit Bestimmtheit deduzieren, daß dieselben Agentien, wenn sie in schwächerem Grade zur Wirkung gelangen, auch partielle Zerstörungen protoplasmatischer Teilchen unter Abgabe von Spaltprodukten herbeiführen müssen, sondern man gelangt dadurch auch zu einem mechanischen Verständnisse für die Wirkung der physiologischen Reize, welche mit diesen abgeschwächten Agenzien völlig identisch sind. Wenn man also die Stoffwechselprozesse und die mit ihnen auf das engste verbundenen physiologischen Funktionen auf Synthese und Spaltung der chemischen Einheiten der lebenden Substanz zurückführen könnte, dann wären alle hypothetischen Vorstellungen von besonderen Kräften, welche die Stoffumwandlungen in dem lebenden Organismus bewirken sollen, völlig überflüssig geworden.

Ich habe mich nun in den bisher erschienenen drei Bänden meines biologischen Werkes bemüht, in eingehender Analyse zu prüfen, ob es in der Tat ohne besondere Schwierigkeiten möglich ist, die wichtigsten Lebenserscheinungen der Tiere und Pflanzen auf Bildung und Zerfall der lebenden Substanz zurückzuführen. Heute muß ich mich aber darauf beschränken, Ihnen in gedrängter Kürze darzulegen, daß diese Möglichkeit auch für die Assimilation der Pflanzen und ganz speziell für die Assimilation der Kohlensäure besteht.

Niemand zweifelt daran, daß das Protoplasma der Pflanzen Kohlenstoff enthält und jedermann weiß, daß die grünen Pflanzen unter natürlichen Bedingungen heranwachsen und ungeheure Massen lebender Substanz herausbilden können, ohne eine andere denkbare Kohlenstoffquelle als die Kohlensäure der Luft. Stammt aber aller Kohlenstoff der grünen Pflanzen aus der Kohlensäure, dann sind nur zwei Möglichkeiten denkbar. Entweder werden die Kohlenstoffatome der Kohlensäure zusammen mit den Wasserstoffatomen des Wassers und den Stickstoff-, Schwefel-, Phosphor- und anderen Atomen, die die Pflanzen ihren mineralischen Nahrungstoffen entnehmen, nach metabolischen Prinzipien zum Aufbau der chemischen Einheiten des Protoplasmas verwendet und alle nicht protoplasmatischen Teile der Pflanze, welche Kohlenstoff enthalten, also Stärke, Zellulose, fette Öle, Asparagin, Eiweißstoffe, Enzyme usw. sind Abspaltungsprodukte der mit Hilfe der Kohlensäure gebildeten Protoplasmen; oder man wendet sich der katabolischen Auffassung zu, und dann muß man es für möglich halten, daß unter einem mysteriösen Einflusse des lebenden Protoplasmas Schritt für Schritt aufsteigende Synthesen zustande kommen, aus denen zunächst die einfacheren Moleküle der Säuren, der Kohlehydrate, der Fette, der aromatischen Verbindungen, der Farbstoffe, dann die komplizierter gebauten Eiweißstoffe mit Einschluß der Fermente hervorgehen, bis endlich als Krönung des Gebäudes, als höchstes synthetisches Produkt das labile und reizbare Protoplasma zustande kommt.

Wägt man nun diese beiden Möglichkeiten gegeneinander ab, so zeigt sich vor allem, daß die großen Vorteile, welche uns die metabolische Auffassung der Lebensprozesse schon im allgemeinen bietet, auch dem Verständnisse des speziellen Vorganges, mit dem wir uns eben beschäftigen, in hohem Maße zugute kommen. Denn die Kohlensäureassimilation ist dann nicht mehr etwas ganz Apartes, sondern nur ein Spezialfall von assimilatorischer Verwertung sauerstoffhaltiger Baustoffe des Protoplasmas und nicht einmal die der Assimilation des Kohlenstoffes vorhergehende Losreißung desselben von dem mit ihm verbundenen Sauerstoff wäre ein Novum, weil auch Stickstoff, Schwefel, Phosphor, Kalzium, Eisen usw., wenn sie den neu zu bildenden Molekülen einverleibt werden sollen, vorerst aus der innigen Verbindung mit Sauerstoff losgetrennt werden müssen, in der sie sich in den hochoxydierten Nitraten, Sulfaten, Phosphaten, Kalksalzen und Eisenverbindungen, die der Pflanze zur Nahrung dienen, befunden haben. Denn da es niemand für denkbar hält, daß der Stickstoff im Protoplasma in Form von Salpetersäure oder der Schwefel in Form von Schwefelsäure enthalten ist, so muß der assimilatorischen Verwendung dieser Verbindungen unbedingt eine Sauerstoffberaubung vorhergehen, und der Umstand, daß der aus diesen Verbindungen abgetrennte Sauerstoff nicht, wie bei der Reduktion der Kohlensäure, nach außen abgegeben wird, kann selbstverständlich das Zwingende dieser Folgerung nicht im geringsten erschüttern. Nur die Menge des bei der Reduktion der Nitrate, Sulfate usw. frei werdenden Sauerstoffes bleibt hinter dem Ergebnis der Reduktion der Kohlensäure (und des Wassers) bedeutend zurück, weil die Zahl der zur Bildung der Protoplasmamoleküle notwendigen Kohlenstoff- und Wasserstoffatome die der anderen dazu verwendeten Elemente um so vieles übertrifft. Werden also, wie bei den chlorophyllfreien Pflanzen, nur mineralische und sauerstoffarme organische Verbindungen assimiliert, dann wird der gesamte Sauerstoff, der bei der Reduktion der Assimilanden gewonnen wird, wieder zur Oxydation im Innern der Pflanze verwendet und von einer Sauerstoffausscheidung ist hier so wenig die Rede, wie bei den Tieren, obwohl auch hier Reduktionsprozesse, wenn auch in noch geringerem Maßstabe, vor sich gehen müssen.

Nur in einem wichtigen Punkte würde sich die assimilatorische Reduktion der Kohlensäure von der der anderen sauerstoffhaltigen Nahrungstoffe unterscheiden, nämlich durch die Notwendigkeit der Mitwirkung der Lichtenergie und der Vermittlung des Chlorophylls oder anderer Chromophylle. Aber auch dieser Unterschied wäre kein prinzipieller, weil auch die Assimilation aller anderen sauerstoffhaltigen Nahrungstoffe der Pflanzen (und auch der Tiere) nicht allein durch die assimilatorische Energie der schon vorhandenen Protoplasmamoleküle zustande kommt, sondern auch noch einer anderen Energie bedarf, um die der Assimilation vorhergehende und offenbar unerläßliche Trennung der Sauerstoffbindung zu bewerkstelligen, nämlich der Wärmeenergie. Wir wissen, daß Protoplasmawachstum weder bei Tieren noch bei Pflanzen möglich ist, wenn nicht entweder durch Wärmezufuhr von außen oder durch innere Wärmebildung ein gewisses Wärmeminimum vorhanden ist, und daß die Energie des Wachstums, also auch das Maß der assimilatorischen Synthese mit der Steigerung der Temperatur bis zu einem gewissen Optimum wächst. Während aber für die Reduktion der Nitrate, Sulfate usw., dann für die Reduktion der Gruppe HCOH der Zuckerstoffe und wahrscheinlich auch der Eiweißstoffe (welche als gesättigte Verbindungen unmöglich als solche den komplizierten Protoplasmamolekülen einverleibt werden könnten) die Wärmeschwingungen im Verein mit der assimilatorischen Energie ausreichen, kann die viel stärkere Bindung zwischen dem Kohlenstoff und dem Sauerstoff offenbar von diesen Agenzien, wenigstens bei den höheren Pflanzen, nicht überwunden werden und es müssen daher auch die Lichtschwingungen mitwirken, welche aber — aus bisher noch nicht aufgeklärten Gründen — nur unter Vermittlung des Chlorophylls oder gewisser Äquivalente desselben zu intervenieren vermögen.

Hat sich aber einmal auf diese Weise die Synthese der Protoplasmamoleküle vollzogen, dann kann man ohne jede Schwierigkeit verstehen, wie aus dem Zerfall dieser überaus komplizierten und hochgradig labilen Verbindungen die mannigfaltigsten Zerfallsprodukte — Stärke, Zellulose, fette Öle, aromatische Verbindungen, Säuren und Gerbstoffe, Eiweißkörper usw. — hervorgehen können. Daß aber die Stärke mit besonderer Vorliebe, wenn auch nicht ausschließlich, an jenen Stellen zum Vorschein kommt, wo die Anwesenheit des Chlorophylls die Heranziehung der einzigen äußeren Kohlenstoffquelle zur Synthese neuer Moleküle des Protoplasmas ermöglicht, das darf uns nicht überraschen, weil mit jeder Bildung neuer solcher Moleküle immer auch wieder die Möglichkeit ihres Zerfalls und der Bildung von Zerfallsprodukten gegeben ist.

Stelle ich nun dieser metabolischen Auffassung der Kohlensäureassimilation und der Stärkebildung, welcher meines Wissens keine einzige Beobachtungstatsache entgegensteht, die verschiedenen katabolischen Hypothesen gegenüber, so ergibt sich bei diesen eine ganze Reihe von Bedenken und Schwierigkeiten, von denen ich heute nur die wichtigsten in knappen Zügen skizzieren kann.

1. Denkt man sich die Mitwirkung des Protoplasmas bei den katabolischen Prozessen aufsteigender und absteigender Richtung im Sinne der molekularphysikalischen Hypothese durch Schwingungen seiner Moleküle vollzogen, welche ihre Energie auf die Nahrungstoffe übertragen, dann kann man unmöglich verstehen, wie derselbe Nahrungstoff (z. B. Zucker) durch dieselben Schwingungen einmal zum Eintreten in höhere Verbindungen (z. B. Stärke oder Zellulose oder Eiweiß) und dann wieder zu oxydativen Spaltungen (mit Bildung von Kohlensäure und Wasser) veranlaßt werden soll.

2. Denkt man wieder an enzymatische Vorgänge, dann müßte man erstens neben den spaltenden auch synthetische Enzyme, deren man bisher nicht habhaft werden konnte, supponieren, und wenn diese letzteren, obwohl es vielfach bezweifelt wird, dennoch existieren sollten, dann könnte man wieder nicht begreifen, wie die Rollen zwischen den beiden antagonistisch wirkenden Kategorien so wunderbar verteilt sein können, daß jedesmal die eine ihre Wirkung einstellt, wenn die andere ihre gegenteilige Wirkung entfalten soll. Diese Rollenverteilung aber den „intelligenten Kräften" der neueren Vitalisten zu überlassen, dazu dürften vorläufig nicht viele Naturforscher bereit sein.

3. Folgt man der Hypothese von Liebig und Rochleder und führt den Weg der aufsteigenden Synthese von Kohlensäure und Wasser über

Ameisensäure, Oxalsäure und andere Pflanzensäuren bis zu den Kohlehydraten, dann scheitert diese Hypothese — ganz abgesehen davon, daß sie nicht die Kräfte namhaft machen kann, welche diese lange Reihe von Umwandlungen bewirken sollen — schon von vornherein an dem Umstande, daß der grüne Farbstoff schon durch Spuren von organischer Säure zerstört wird.

4. Folgt man dagegen der populär gewordenen Hypothese von Baeyer, welcher zuerst aus Kohlensäure Formaldehyd und aus diesem durch Kondensation Zucker entstehen läßt, dann müßte man daran vergessen, daß Formaldehyd eines der stärksten Protoplasmagifte ist, welches eben dasselbe Protoplasma zerstört, unter dessen Einwirkung seine Umwandlung in Zucker bewerkstelligt werden soll.

5. Wenn die Kohlensäure, bevor sie in Zucker oder Stärke verwandelt wird, Zwischenstufen wie Ameisensäure oder Formaldehyd passieren müßte, dann müßten diese intermediären Produkte unbedingt einen Nährwert für die Pflanze besitzen. Aber Ameisensäure kann von keiner Chlorophyllpflanze in ihrem Stoffwechsel verwertet werden und Formaldehyd ist das Gegenteil einer Nahrung, nämlich ein Gift der stärksten Art für alles lebende Protoplasma[1]).

6. Das häufige Erscheinen der Stärke in den Chlorophyllkörpern kann nicht als Beweis dienen für ihre direkte Entstehung aus Kohlensäure, weil Stärke auch z. B. in unterirdischen Pflanzenteilen erscheint, wo von einer Umwandlung von Kohlensäure in Stärke nicht die Rede sein kann. Auch kann Stärke (und Zellulose) in Pflanzen gebildet werden, die von außen gar keine Kohlensäure, sondern nur Zucker als Kohlenstoffquelle beziehen.

7. Da eine Wanderung von Stärkekörnern durch die Zellwände und durch komplizierte Protoplasmastrukturen hindurch aus mechanischen Gründen nicht verständlich erscheint, müßte die Stärke überall, wo kein Chlorophyll vorhanden ist, auf eine ganz andere Weise gebildet werden als in den Chlorophyllorganen. Dieser Schwierigkeit entgeht man, wenn man sie eben wie alle anderen tierischen und pflanzlichen Reservestoffe (mit Einschluß des ihr so nahe verwandten Glykogens) aus dem Zerfall von Protoplasma hervorgehen läßt.

8. Da man aus guten Gründen zu der Annahme gelangt ist, daß die Zellulosen der Zellwände nicht durch aufsteigende Synthese, sondern entweder als Sekrete des Protoplasmas oder durch seine Umwandlung entstanden (d. h. also wohl als Zerfallsprodukte seiner labilen Moleküle) anzusehen sind, so ist es in hohem Grade unwahrscheinlich, daß die so nahe verwandte Stärke und die anderen Kohlehydrate, obwohl auch sie immer nur in protoplasmatischen Gebilden zum Vorschein kommen, auf einem ganz entgegengesetzten Wege gebildet werden.

9. Da Stärke auch in völlig stärkefrei gemachten Blättern gebildet werden kann, so hätte man eigentlich vom Standpunkte des Katabolismus gar nicht das Recht, von einer „Assimilation“ der Kohlensäure zu sprechen,

[1]) Dieser Einwand ist nicht dadurch zu entkräften, daß Verbindungen von Formaldehyd nährend wirken können, weil es in diesen Verbindungen seine Giftwirkung verliert.

weil hier gar keine assimilierenden Moleküle vorhanden wären, nämlich keine chemischen Verbindungen, welche die Assimilanden, zu denen auch die Kohlensäure gehört, dazu bringen, sich zu neuen chemischen Einheiten, die ihnen gleich oder ähnlich sind, zu verbinden. Es würde sich also gar nicht um eine Assimilation, sondern um eine Generatio spontanea der Stärkemoleküle handeln. Dagegen trüge die Kohlensäureassimilation vom metabolischen Standpunkte ihren Namen mit vollem Recht, weil die Verwendung des in der Kohlensäure enthaltenen Kohlenstoffes zur assimilatorischen Synthese neuer Protoplasmamoleküle nur unter dem assimilatorischen Einflusse der schon vorhandenen Moleküle vor sich gehen könnte.

Ich übergehe eine ganze Reihe nicht minder triftiger Einwände, die sich gegen die katabolische Auffassung des Stoffwechsels im allgemeinen und gegen die direkte Verwendung des der Kohlensäure entnommenen Kohlenstoffes zur Bildung nichtprotoplasmatischer Substanzen erheben lassen und eile zum Schlusse.

Ich möchte wünschen, daß es mir durch diese flüchtigen Auseinandersetzungen gelungen sei, Sie zu überzeugen, daß die hier vorgetragene Deutung der Erscheinungen in ernste Erwägung gezogen zu werden verdient. Eine definitive Entscheidung zu ihren Gunsten wäre aber erst von einer streng objektiven, verifikatorischen Prüfung zu erwarten, und zu einer solchen sind nur diejenigen berufen, die über die Methoden und Behelfe der pflanzenphysiologischen Experimentierkunst verfügen.

Knochenwachstum und Teleologie[1].

Die große naturphilosophische Bedeutung der typischen inneren Architektur der Knochen und der von J. Wolff entdeckten Transformationen, die in ihr bei geänderten äußeren Verhältnissen platzgreifen, ist von den meisten Forschern, die sich mit diesem Thema beschäftigt haben, sofort erkannt und auch von Bernhardt in seinem Aufsatze über die Vererbung der inneren Knochenarchitektur beim Menschen (im 11. Hefte des ersten Jahrgangs dieser Zeitschrift) nach voller Gebühr gewürdigt worden. Da ich aber auf Grund meiner eingehenden Studien über das Knochenwachstum und in Konsequenz meiner theoretischen Vorstellungen über die Zweckmäßigkeit der organischen Bildungen zu anderen Konklusionen gelangen muß als der letztgenannte Autor, möchte ich mir erlauben, in etwas ausführlicherer Darstellung die Gründe darzulegen, die mich zu meiner abweichenden Meinung geführt haben.

Ich will zunächst die Tatsachen, um die es sich hier handelt, und die Geschichte ihrer Entdeckung in knappen Zügen rekapitulieren. Soviel ich weiß, war Engel in Wien der erste, der im Jahre 1851 auf die typische Architektur der schwammigen Knochensubstanz in gewissen Skeletteilen aufmerksam gemacht und dabei hervorgehoben hat[2]), daß „die Anwendung bald des Spitzbogens, bald des elliptischen Bogens oder der Kreislinie, die Benützung senkrechter Strebepfeiler und schräger Widerlager wohl eine andere Bedeutung haben müsse, als das Auge des Anatomen durch zierliches Schnitzwerk zu erfreuen.“ Im Jahre 1867 war dann Hermann Meyer[3]) bereits zu der viel bestimmteren Vorstellung gelangt, daß die Spongiosa eine wohl motivierte Architektur besitze, welche mit der Statik und Mechanik der Knochen im engsten Zusammenhang stehe und deshalb an derselben Stelle immer in derselben Gestalt wiederkehre; und drei Jahre später hat dann J. Wolff[4]) auf die Autorität des Mathematikers Culman hin nachgewiesen, daß diese Architektur im oberen Teile des Schenkelknochens und im Schenkelhalse den graphischen Linien der Zug- und Druckbalken in einem Kran entspreche, so daß stets mit einem Minimum von Material die für die mechanischen Leistungen des Knochens am besten geeigneten Formen erreicht werden.

---

1) Zeitschr. f. d. Ausbau d. Entwicklungslehre 1908.

2) Sitzungsberichte der Wiener Akademie VII. S. 683.

3) Archiv f. Anatomie u. Physiologie, S. 615.

4) Im 50. Bande von Virchows Archiv.

In einem groß angelegten Werke über das Gesetz der Transformation der Knochen hat dann derselbe Forscher gezeigt, daß auch bei schief geheilten Knochenbrüchen, bei krankhaften Verwachsungen zweier Knochen und bei rachitischen Verbildungen des Skelettes sich nach und nach eine Veränderung in der inneren Architektur der Knochen in dem Sinne vollzieht, daß schließlich der Verlauf der Bälkchen wieder, wie in den normalen Knochen, den Zug- und Drucklinien der graphischen Statik entspricht.

Worauf beruht nun diese merkwürdige Übereinstimmung der natürlichen Bildungen und Umbildungen mit den mathematischen Berechnungen des Ingenieurs? Diese Frage wird von den meisten, ohne zu zaudern, ganz einfach dahin beantwortet, daß diese Übereinstimmung aus dem Grunde selbstverständlich sei, weil es sich in beiden Fällen um zweckmäßige Einrichtungen handelt. Der Ingenieur will seinen Kran oder seine Brücke so konstruieren, daß sie die von ihnen verlangte Leistung mit dem geringsten Aufwand von Material vollziehen; und auch der lebende Organismus zeigt uns eine ganze Reihe von „Einrichtungen", welche nach allgemeiner Annahme ihre Funktion nicht nur möglichst gut, sondern auch möglichst ökonomisch verrichten.

Wenn aber — trotz zahlreicher direkt widersprechender Tatsachen — die „Zweckmäßigkeit" der organischen Einrichtungen ziemlich allgemein als eine nicht weiter zu diskutierende Selbstverständlichkeit angesehen wird, so gehen die Meinungen sofort nach ganz divergierenden Richtungen auseinander, wenn es sich darum handelt, zu erklären, wie diese Zweckmäßigkeit in der organischen Natur entstanden ist und mit welchen Mitteln sie in jedem einzelnen Individuum und in jeder einzelnen seiner Einrichtungen immer wieder von neuem ins Werk gesetzt wird. Freilich ist diese Divergenz der Anschauungen ziemlich neuen Datums, weil man bis auf Lamarck und Darwin so ziemlich darüber einig war, daß diese Zweckmäßigkeit durch eine „absichtlich wirkende oberste Ursache" oder durch eine „intelligente Schöpfungskraft" oder durch eine „teleologische Weltvernunft," mit einem Worte: durch einen nach Art des Maschinenbauers planmäßig denkenden und handelnden Faktor zustande gekommen sei; und auch heutzutage ist dies nicht nur die Ansicht der Gottesgelehrten und Gottesgläubigen, sondern auch einzelner Naturforscher und Philosophen. Wer aber durch das Energiegesetz für ein streng kausales, jeden übernatürlichen Vorgang ausschließendes Denken gewonnen war und überdies durch zahlreiche, einer anderen Deutung gar nicht zugängliche Beobachtungstatsachen dazu gedrängt wurde, den Glauben an die Konstanz der Arten und deren Entstehung durch gesonderte Schöpfungsakte mit der Lehre von der Evolution der Lebewesen aus einfacher gebauten, primitiven Formen zu vertauschen, der war begreiflicherweise für die transzendente Zweckmäßigkeitslehre nicht mehr zu haben; und wenn er nun — um zu unserem eigentlichen Thema zurückzukehren — nicht mehr daran glauben konnte, daß ein vorausschauendes schöpferisches Prinzip einem jeden, mit einem innern Skelett ausgestatteten Organismus gerade diejenige innere Architektur seiner Knochen absichtlich und planmäßig verliehen hat, die seiner Lebensweise und der speziellen Funktion jedes einzelnen seiner Skeletteile nach mathematischen Gesetzen genau angepaßt ist, dann war er genötigt, darüber nachzudenken, auf welche andere Weise jene bemerkenswerte Konfiguration der inneren Knochenstruktur und ihre Übereinstimmung mit den Gesetzen der graphischen Statik zustande gekommen sein kann.

Seit dem Erscheinen von Darwin's Entstehung der Arten waren nun die meisten zufriedengestellt, wenn man ihnen sagte: die zweckmäßigen Einrichtungen der Organismen sind durch natürliche Zuchtwahl entstanden, indem diejenigen Organismen im Kampf ums Dasein den Sieg davongetragen haben, welche durch einen glücklichen Zufall mit der zweckmäßigsten Variation ausgestattet waren. Auf unseren speziellen Fall angewendet, würde dies also besagen, daß die Bildung und Anordnung der Knochenbälkchen in einer frühen Periode der Entwicklung von ganz unberechenbaren Zufällen der Geburt abhängig war und daß es also früher einmal Wirbeltiere gegeben haben müsse, deren Knochenbälkchen ohne jeden Sinn und Verstand kunterbunt durcheinander gewürfelt waren. Von diesen wären dann immer diejenigen Individuen vor ihrer Fortpflanzungsperiode ausgerottet, von ihren Feinden vertilgt oder von Hitze oder Kälte oder Hunger dahingerafft worden, welche sich in der Anordnung ihrer Bälkchen am weitesten von den jetzt allgemein verbreiteten Typen entfernt haben, und nur diejenigen wären erhalten geblieben und zur Fortpflanzung zugelassen worden, welche zwar ebenfalls diesen zweckmäßigen Typus noch nicht besaßen, aber doch bereits das eine oder das andere Bälkchen, das sich zufällig diesem Typus ein wenig näherte. Daß aber eine solche Vorstellung unannehmbar ist, sieht jedermann ein. Sie ist nicht nur theoretisch unmöglich, sondern es fehlt ihr auch eine jede empirische Stütze, weil meines Wissens noch niemals ein Knochen mit dem von dieser Theorie geforderten Wirrsal der inneren Architektur gefunden worden ist und ebensowenig ein solcher, bei dem der für seinen Besitzer verhängnisvoll gewordene Einbruch der unrichtig angebrachten Träger nachweisbar gewesen wäre. Die knöchernen Teile des Tierkörpers haben eben die für solche luftige Konjekturen höchst unbequeme Eigenschaft, daß sie durch ungeheure Zeiträume in ihrer äußeren Form und inneren Anordnung als unvertilgbare Dokumente für den phylogenetischen Entwicklungsgang persistieren und sie müßten daher unbedingt die unverkennbaren Spuren einer mit so gewaltsamen Mitteln operierenden Auslese an sich tragen, wenn eine solche nicht ein bloßes Phantasiegebilde wäre, sondern auch in der Wirklichkeit die ihr zugeschriebene Rolle spielen könnte. Jedenfalls wiederholt es sich auch hier wieder wie in so vielen anderen Fällen, daß die Lehre von der Heranzüchtung zweckmäßiger organischer Bildungen auf dem Wege der natürlichen Auslese im Kampf ums Dasein in dem Augenblicke völlig versagt, wo man versucht, von der allgemeinen Phraseologie zur Analyse eines konkreten Falles überzugehen.

Dieser sich immer wieder erneuernde Mißerfolg hat es nun endlich bewirkt, daß sich — wenn auch vorläufig noch nicht im großen Publikum, sondern nur bei einem Teil der Naturforscher — immer mehr die Überzeugung ausbreitet und vertieft, daß man sich mit der enthusiastischen Annahme des Darwinschen Prinzipes der natürlichen Zuchtwahl auf einen Irrweg eingelassen hat, den man im Interesse einer wirklichen Erkenntnis der bei der Entwicklung der Organismen wirksamen Faktoren so rasch und so gründlich als möglich wieder verlassen sollte. Dabei hat man sich — wenn auch etwas spät — daran erinnert, daß der Vorgänger Darwins in der wissenschaftlichen Förderung des Entwicklungsgedankens, der große Forscher und Naturphilosoph Lamarck, ganz andere Vorstellungen über den Mechanismus der Evolution und der Anpassung der Organismen an die äußeren Verhältnisse vertreten hat, als sein Nachfolger, der diesen Entwicklungsgedanken von ihm fertig übernommen hatte, dem es aber aus Gründen, die ich an einem andern Ort zu analysieren versucht habe[1]), besser geglückt ist, diesem Gedanken zu allgemeiner Anerkennung zu verhelfen. Diese Vorstellungen von Lamarck basierten nicht, wie der Darwinsche Erklärungsversuch, auf einer verfehlten und im Einzelfalle undurchführbaren Analogie, sondern auf tausendfältigen Beobachtungstatsachen, die jedem Naturkundigen geläufig sind und die auch von Darwin selbst — im erfreulichen Gegensatz zu seinen späteren Kommentatoren — bei jeder Gelegenheit anerkannt und mit der größten Entschiedenheit verteidigt wurden. Diese Tatsachen hat Lamarck in folgenden zwei Gesetzen zusammengefaßt[2]):

Erstes Gesetz: In jedem Tier, das noch nicht die Grenzen seiner Entwicklung überschritten hat, hat die häufige oder anhaltende Verwendung (emploi) eines Organs zur Folge, daß es sich nach und nach entwickelt, verstärkt und vergrößert und eine der Dauer dieser Verwendung proportionale Kraft (puissance) erlangt; während das dauernde Ausbleiben der Verwendung eines solchen Organs seine Fähigkeiten allmählich und fortdauernd abschwächt und vermindert und schließlich sogar den Schwund des ganzen Organs herbeiführt.

Zweites Gesetz: Alles, was die Natur dem einzelnen Individuum durch den Einfluß der Umstände, denen ihre Rasse seit längerer Zeit ausgesetzt war, und in zweiter Linie durch den vorwiegenden Gebrauch oder einen andauernden Ausfall des Gebrauches eines seiner Teile verschafft oder entzogen hat, das erhält sie auch durch die Fortpflanzung bei allen Individuen, die von ihnen abstammen.

Diese beiden Sätze sind zweifellos richtig, weil sie durch zahllose Erfahrungstatsachen bestätigt werden. Niemand kann in Abrede stellen, daß Muskeln oder Drüsen oder andere fertige Organe des tierischen Körpers durch ihre häufige Inanspruchnahme während des Individuallebens gestärkt oder vergrößert oder funktionsfähiger werden können und daß die Verminderung oder der vollständige Ausfall der Funktion den entgegengesetzten Effekt hervorruft; und ebenso sicher ist es, daß diese positiven Resultate der Übung und die negativen Folgen der Inaktivität sich auch in den späteren Generationen schon von Haus aus geltend machen können, wenn auch von mancher Seite aus rein doktrinären Gründen und im direkten Widerspruch mit der Erfahrung der Versuch gemacht wurde, eine solche „Vererbung erworbener Eigenschaften" in Abrede zu stellen. Mußte doch der anerkannte Führer

[1]) Allgemeine Biologie: II. Vererbung und Entwicklung, S. 264.

[2]) Philosophie zoologique. Nouvelle édition. 1873, S. 255.

dieser Gegenpartei sich dazu verstehen, das Gewicht dieser Tatsachen mit folgenden Worten anzuerkennen[1]):

„Auf den ersten Blick sieht es freilich so aus, (als ob wir der Vererbung erworbener Eigenschaften zur Erklärung der Tatsachen bedürften), und es scheint Tollkühnheit, auch ohne sie auskommen zu wollen. Ganze große Gruppen von Erscheinungen lassen sich — so scheint es — nur unter der Voraussetzung verstehen, daß auch erworbene Abänderungen vererbt werden können. Es scheint schwierig, ja fast unmöglich, die Vererbung erworbener Charaktere zu leugnen, wenn man an die Wirkungen denkt, welche erwiesenermaßen Gebrauch und Nichtgebrauch auf die einzelnen Organe ausüben."

Durch welche gewaltsamen Umdeutungsversuche Weismann dennoch seiner vorgefaßten Meinung zuliebe das von ihm selbst in obigen Sätzen anerkannte Gewicht dieser Beobachtungstatsachen abzuschwächen gesucht hat, das möge der Leser, wenn er sich dafür interessiert, in der ausführlichen Darstellung und Kritik der Weismannschen Theorie im zweiten Bande meiner Allgemeinen Biologie nachlesen, woselbst er auch eine ganze Reihe von unwiderleglichen Beweisen für die Vererbung im Individualleben erworbener Abänderungen finden kann. Hier will ich nur eines dieser beweisenden Beispiele anführen, weil es uns wieder unserem eigentlichen Thema näher bringt, nämlich die von Darwin durch zahlreiche Messungen und Wägungen sichergestellte Tatsache, daß die Flügelknochen der zahmen Ente im Vergleiche zum übrigen Skelett leichter sind als bei den Wildenten, während umgekehrt ihre Beinknochen sich im Vergleiche zu den anderen Knochen als schwerer erweisen[2]). Hier kann man weder an eine natürliche Selektion — durch Verhungern oder Erfrieren oder häufigeres Erlegtwerden der nicht in diesem Sinne abändernden Enten — noch an eine künstliche Zuchtwahl — durch absichtliches Ausschließen der nicht in diesem Sinne Variierenden von der Weiterzucht — denken, sondern es gibt für die Tatsache keine andere Erklärung als diejenige, der sich auch Darwin ohne Zögern angeschlossen hat, daß nämlich die zahme Ente weniger fliegt und mehr geht als diese Entenart im wilden Zustande tut, und daß daher parallel mit der stärkeren Ausbildung der Gehmuskeln und der schwächeren der Flügelmuskeln auch die Knochen, an denen sie sich anheften, bei der zahmen Rasse schon von Geburt aus eine entsprechend stärkere oder schwächere Ausbildung erlangen.

Hier dürfen wir aber nicht versäumen, auf den bei der Erörterung der Frage des Gebrauches und Nichtgebrauches bisher völlig vernachlässigten, nichtsdestoweniger aber geradezu ausschlaggebenden Unterschied in dem Wachstumsmodus der harten knöchernen Teile des Tierkörpers gegenüber den weichen Gebilden desselben aufmerksam zu machen. Wenn ein Weichgebilde wachsen oder sein Volumen verkleinern soll, so geschieht dies ziemlich gleichmäßig in allen seinen Teilen, indem in dem einen Falle die protoplasmatischen Anteile desselben durch Assimilierung von Nahrungstoffen heranwachsen, die zelligen Gebilde sich durch Teilung vermehren und die Teilungsprodukte durch inneres Wachstum der sie trennenden Grundsubstanz aus-

[1]) Weismann, Die Allmacht der Naturzüchtung, S. 27.

[2]) Entstehung der Arten, S. 295; Variieren der Tiere und Pflanzen, S. 313.

einanderrücken, während in dem anderen Fall wieder zellige Gebilde und andere Gewebsteile schwinden und die zurückbleibenden näher aneinanderrücken. Bei dieser Art des Wachstums und der Involution ist aber auch der Mechanismus ziemlich durchsichtig, durch welchen die auf empirischem Wege festgestellten Folgen des vermehrten oder verminderten Gebrauches herbeigeführt werden. Denn eine Vermehrung oder Steigerung des Gebrauches eines solchen Organs kann immer nur auf einer Vermehrung und Steigerung der auf dasselbe einwirkenden Reize beruhen, sei es, daß diese Reize auf das Organ direkt gerichtet sind (wie z. B. auf das Hautorgan an der Fußsohle des Menschen oder an der Knieschwiele der Kameele oder auf die Brustdrüse beim Melken der Kühe) oder ihm auf dem Nervenwege zugeführt werden (Muskeln, Verdauungsdrüsen usw.). Wie immer der Reiz aber beschaffen sein mag, so kann er, wie ich in meiner Allgemeinen Biologie in eingehender Weise nachgewiesen habe, nach unseren jetzigen Kenntnissen unmöglich etwas anderes bewirken, als einen Zerfall der in hohem Maße zersetzlichen Moleküle der protoplasmatischen Anteile der gereizten Gewebe; ein ausgedehnter Zerfall des protoplasmatischen Netzwerkes muß aber wieder eine vermehrte Durchlässigkeit desselben für die Gewebssäfte zur Folge haben und die damit verbundene Vermehrung der Zufuhr von nährenden Substanzen und von Quellungswasser muß wieder ein stärkeres Protoplasmawachstum, eine vermehrte Zellproliferation und in letzter Instanz ein Anwachsen der häufiger und stärker gereizten Organe und Gewebe bewirken. Die entgegengesetzte Wirkung muß aber durch eine Verminderung oder durch ein vollständiges Fehlen der Reize erzielt werden, weil der ausbleibende Reizzerfall ein vermindertes Zuströmen der Ernährungsäfte in das dichter gewebte protoplasmatische Netzwerk zur Folge hat und weil außerdem ein nicht gereiztes Gewebe erfahrungsgemäß der Verfettung und anderen Veränderungen unterliegt, die ich unter dem Begriffe des „inaktiven Protoplasmazerfalls" zusammengefaßt habe[1]). Während aber der Verlust protoplasmatischer Teile, wenn sie durch den Reizzerfall zerstört worden sind, wegen der dadurch entstandenen Lücken und infolge des Einströmens der Ernährungsäfte in diese Lücken nicht nur rasch ersetzt, sondern infolge des gesteigerten Zuströmens derselben sogar überkompensiert werden kann, bedeutet im Gegenteil die Ablagerung reizfester Zerfallsprodukte an Stelle der zerstörten reizbaren Protoplasmen ein Hindernis für die Saftbewegung und zugleich auch wieder eine Erschwerung für die Fortpflanzung etwa wieder einsetzender Reize; und dieser circulus vitiosus führt wieder auf mechanischem Wege zu einer Rückbildung und schließlichen Beseitigung der von Reizen verschonten und daher auch untätig gebliebenen Gebilde.

Alles das gilt aber nur für die weichen Teile des Tierkörpers, welche in der oben geschilderten Weise durch Vermehrung ihrer Bildungselemente heranwachsen und durch Schwinden derselben ihr Volumen verkleinern können, zugleich aber auch nur für solche, welche äußeren Reizen teils direkt, teils durch Vermittlung der Nerven zugänglich sind, keineswegs aber für die bereits erhärteten Teile des Wirbeltierskelettes, so wenig als für andere Hart-

[1]) Vgl. das 34.—35. Kapitel im ersten Bande der Allgemeinen Biologie.

gebilde, wie Zähne, Geweihe, Kalkschalen, Chitinpanzer usw. Durch die Ablagerung von Kalksalzen zwischen den Knochenfibrillen der Grundsubstanz hat nämlich diese eine solche Starrheit erlangt, daß nunmehr weder von einem inneren Wachstum durch Einlagerung neuer Teile zwischen die bereits vorhandenen, noch von einer Schrumpfung durch Verschwinden einzelner Bildungselemente und durch Zusammenrücken der übriggebliebenen mehr die Rede sein kann. An dieser mechanischen Unmöglichkeit wird nichts geändert, wenn die starre Masse von einem zarten Kanalsystem unverkalkten Gewebes durchzogen ist, an dessen Knotenpunkten sich lebende Knochenzellen befinden, weil weder eine Vergrößerung noch eine Teilung solcher Zellen eine Wirkung nach außen hin haben kann und ebensowenig ein Verschwinden solcher Zellen durch Umwandlung ihres Körpers in starre, kalkhaltige Grundsubstanz. Eine Vergrößerung der Zellhöhle kann nur durch Abschmelzung oder Auflösung der harten Substanz an ihren Wänden, eine Verkleinerung wieder nur durch Bildung neuer Knochenfibrillen in der protoplasmatischen Substanz der in ihr enthaltenen Zellen und durch Ablagerung von Kalksalzen zwischen den neugebildeten Fibrillen erfolgen; aber alles das kann so wenig eine Vergrößerung oder Verkleinerung des ganzen Knochens herbeiführen, als man ein Haus dadurch vergrößern oder verkleinern kann, daß man in seinem Innern Wände einreißt oder aufbaut oder Türen durchbricht und andere wieder vermauert. Eine Veränderung der äußeren Gestalt des Knochens oder eines anderen Hartgebildes ist — theoretisch betrachtet — nur möglich durch „Apposition“, d. h. durch Auflagerung neuer erstarrender Schichten an der Oberfläche, und dann wieder durch „Resorption“, d. h. durch Umwandlung oberflächlich gelegener Anteile der starren Gebilde in kalkloses, weiches Gewebe; und diese theoretische Voraussetzung wird auch in vollstem Maße durch die Beobachtung und die Untersuchung der normalen und pathologischen Vorgänge an den wachsenden und ausgewachsenen Knochen bestätigt. Denn man findet überall, wo ein äußeres Wachstum stattfindet, die wohlbekannten und unverkennbaren Zeichen der Knochenauflagerung, während ausnahmslos an allen jenen Stellen, wo die Veränderung der äußeren Knochengestalt eine Resorption oder ein Schwinden des harten Gewebes verlangt, das tatsächliche Stattfinden eines solchen Vorgangs durch die charakteristischen, buchtigen Einschmelzungsgruben — die sog. Howshipschen Lakunen — und die „durchbohrenden Gefäßkanäle“ nebst einer rücksichtslosen Durchbrechung und Zerstörung der früher vorhanden gewesenen Knochenstrukturen ganz unwiderleglich bewiesen ist. (Fig. 1, nächste Seite.)

Genau so verhält es sich auch mit der inneren Architektur der Knochen, welche in jeder Phase des Wachstums mit der äußeren Knochenform in Übereinstimmung gebracht werden muß. Wenn die Vergrößerung eines Knochens, wie wir eben dargetan haben, nicht wie beim Muskel oder bei einem drüsigen Organ oder beim unverkalkten Knorpel durch Vermehrung und durch Auseinanderrücken seiner Gewebselemente, sondern nur durch Auflagerung neugebildeter knöcherner Teile auf die bereits erhärteten und unausdehnbar gewordenen Partien erfolgen kann und wenn er trotzdem in allen Wachstumsstadien — etwa mit Ausnahme der frühesten — seine typische innere Architektur, natürlich in entsprechend vergrößertem Maßstabe, beibehalten soll, so kann dies unmöglich auf eine andere Weise geschehen, als daß auch in den Markräumen und Gefäßkanälen fort und fort Abschmelzungen und Auflagerungen miteinander abwechseln, und auch dieses streng logische Postulat wird durch die mikroskopischen Bilder und in völliger Übereinstimmung auch durch die Versuche mit zeitweiliger Krappfütterung genau so, wie zu erwarten war, bestätigt. Da nämlich alle Knochenteile, die während der Fütterung mit der Krappwurzel neu apponiert werden, aber nur diese, eine rote Färbung annehmen, so ist man dadurch nicht nur in die Lage versetzt, die außen apponierten Knochenteile als solche zu erkennen, sondern auch die in dieser Zeit auf dem Wege der Auflagerung und Abschmelzung stattgehabten Umbildungen im Innern genau zu verfolgen. Dabei hat sich gezeigt, daß diese inneren Resorptionen und Knochenneubildungen selbst in einem der Länge nach ausgewachsenen Knochen noch fortdauern[1]), was offenbar damit zusammenhängt, daß die Knochen nach beendetem Längenwachstum noch immer sehr langsam nach der Dicke zunehmen und daß selbst diese unbedeutenden Veränderungen der äußeren Gestalt des Knochens mit den notwendigen Umbauten in seinem Innern verbunden sind.

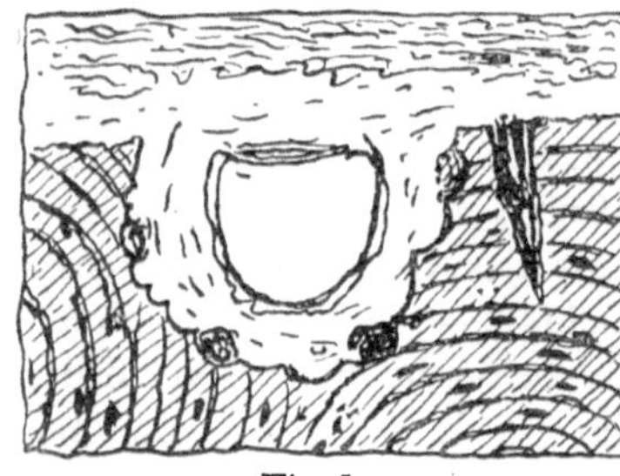

Fig. 1.

Und nun gelangen wir zu der kapitalen Frage, welche Faktoren bei diesen Zubauten und Demolierungen an der Außenfläche und im Innern der erhärteten Knochenteile tätig sind.

Was mich meine eingehenden Untersuchungen des normalen und pathologischen Knochenwachstums in dieser Beziehung gelehrt haben, will ich in folgenden Sätzen kurz und bündig zusammenfassen:

1. Niemals grenzt Knochengewebe unmittelbar an die Wände eines Blutgefäßes, sondern es ist von diesem unter allen Umständen durch ein unverkalktes Mark- oder Bildungsgewebe getrennt.

2. Je größer die Lichtung eines dem Knochen benachbarten oder von diesem umschlossenen Blutgefäßes ist, desto größer ist auch der Zwischenraum zwischen dem Gefäße und der Begrenzung des Knochens.

3. Überall, wo ein Blutgefäß innerhalb eines Knochens neu entsteht oder im Wachstum fortschreitet, findet man in einem bestimmten Umkreise um dasselbe die unverkennbaren Zeichen der Einschmelzung oder Resorption der Knochensubstanz, indem z. B. früher vorhanden gewesene konzentrisch angeordnete Lamellen an der Einschmelzungsgrenze rücksichtslos durchbrochen werden. (Vgl. Fig. 1.)

4. Wo immer ein Blutgefäß innerhalb des Knochens in der Rückbildung begriffen ist, füllt sich der buchtige Markraum, den dieses Gefäß bei seiner Entwicklung ausgeschmolzen hat, mit Knochenlamellen, welche konzentrisch um das in der Involution begriffene Blutgefäß angeordnet sind. (Fig. 2.)

5. Wird die gefäßreiche Beinhaut an irgendeiner Stelle durch das Wachs-

[1]) Busch, Archiv f. klin. Chirurgie, 22. Bd.

tum der benachbarten Organe, durch eine vordringende Geschwulst oder auch durch eine elastische Ligatur, die man zu Versuchszwecken um eine Extremität geschlungen hat, gegen die Knochenoberfläche gedrängt, so findet man daselbst die ursprüngliche Knochentextur durch buchtige Einschmelzungsgruben unterbrochen und im Zentrum dieser Buchten sieht man auch gewöhnlich die Lichtung des Gefäßes, durch dessen Annäherung die Einschmelzung zustande gekommen ist.

6. Dagegen findet man überall, wo auf die Beinhaut oder die anderen den Knochen begrenzenden Gewebe (z. B. Sehneninsertionen) ein Zug ausgeübt wird, die unzweideutigen Zeichen der Apposition von neuer Knochensubstanz[1]).

Schon aus diesen allgemein gehaltenen Sätzen läßt sich ersehen, wie groß und dominierend der Einfluß ist, den die Vorgänge im periostalen und endostalen Gefäßnetze auf die äußere Form und die innere Architektur der Knochen ausüben. Aber der außerordentlich geringe Grad von Selbstbestimmungsfähigkeit, der den Knochen eigen ist, und die strenge Abhängigkeit ihrer Gestaltung von äußeren und korrelativen Einflüssen kommt uns erst dann zum vollen Bewußtsein, wenn wir etwas tiefer in die Einzelheiten des Knochenwachstums einzudringen versuchen.

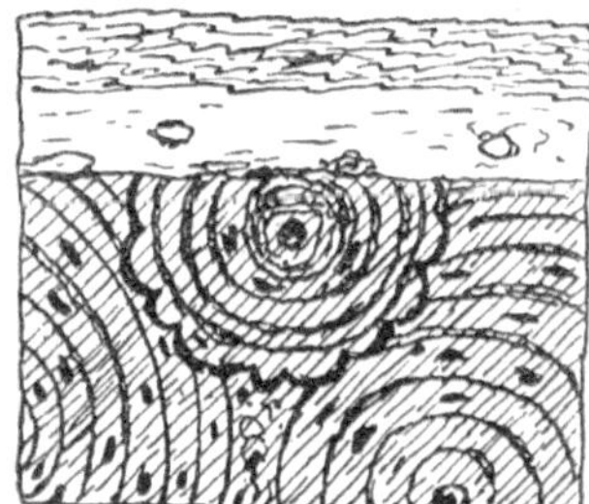
Fig. 2.

Fassen wir z. B. das Scheitelbein des Menschen während seines Wachstums ins Auge, so sehen wir, daß seine Größenzunahme auf einer fortwährenden Apposition neuer Knochenteile an den Nahträndern beruht und daß sich diese neuen Teile bei ihrer Bildung der jeweiligen Größe des Gehirnes anpassen. Da aber die Gestalt des früheren kleinen Scheitelbeines mit seiner schärferen Krümmung für die flachere Krümmung des unterdessen herangewachsenen Gehirnes nicht mehr paßt und da es aus demselben Grunde mit den neu apponierten Randteilen einen nach innen vorspringenden Winkel bilden müßte, so erfolgt durch das Vordrängen des wachsenden Gehirns gegen diesen Winkel und durch die Annäherung der gefäßreichen Beinhaut gegen die innere Knochenoberfläche eine modellierende Resorption, welche auch auf mikroskopischen Schnitten an dem bekannten Zeichen der Knocheneinschmelzung deutlich zu erkennen ist. Dazu kommt aber, daß die Innenfläche des Scheitelbeins mit den bekannten Erhöhungen und Vertiefungen versehen ist, welche genau den Windungen und Furchen der Gehirnoberfläche angepaßt sind; und da sich nun die einzelnen Teile der expansiv wachsenden Gehirnoberfläche fortwährend an der Innenfläche des durch Apposition wachsenden Scheitelbeins verschieben müssen, so resultiert daraus die Notwendigkeit, daß an der konkaven Fläche des letzteren fortwährend Gruben an die Stelle von Buckeln und Buckel an die Stelle von Gruben treten müssen; und in der Tat findet man auch in den histologischen Bildern die unverkennbaren Zeichen des fort-

[1]) Näheres hierüber im 13. und 14. Kapitel meiner „Normalen Ossifikation“, Wien 1881.

währenden Wechsels zwischen Resorption und Apposition, wie er erforderlich ist, um diese fortwährenden Wandlungen im Profil der Innenfläche des Scheitelbeins hervorzubringen.

Aus alledem geht aber das eine mit Sicherheit hervor, daß die Knochenzellen des ausgewachsenen Scheitelbeins gar keine genealogischen Beziehungen zu denen des fötalen oder kindlichen Knochens besitzen, weil jene immer wieder an den inneren Resorptionsflächen mitsamt der umgebenden Grundsubstanz beseitigt worden sind, während sich an den Appositionsflächen wieder ganz andere Knochenzellen und ganz andere Grundsubstanz aus dem Bildungsgewebe der Beinhaut oder der Nahtsubstanz herausgebildet haben, um nach einiger Zeit wieder demselben Schicksal wie ihre Vorgänger zu verfallen. Diese durch die Beobachtung zweifellos festgestellte Tatsache widerspricht aber der neuerdings von mancher Seite versuchten und besonders in dieser Zeitschrift mit großem Eifer verteidigten Annahme, daß die Zweckmäßigkeit der organischen Gestaltungen auf einem von den Bildungselementen empfundenen Bedürfnisse beruhe und auf ihrer Fähigkeit, die zur Befriedigung dieses Bedürfnisses geeigneten Mittel herauszufinden und am rechten Orte und zur richtigen Zeit anzuwenden.

Ich will hier gar nicht die Frage erörtern, ob man berechtigt ist oder gut daran tut, Bewußtseinszustände, die wir sprachbegabte Menschen nur bei ganz bestimmten Konstellationen in der Tätigkeit unserer Reflexapparate subjektiv empfinden und die uns selbst bei dem größten Teile unserer Lebenstätigkeit vollständig fehlen, ohne weiteres auf die unsere Gewebe zusammensetzenden Elemente zu übertragen, von deren Existenz die große Mehrzahl unserer Mitmenschen keine Kenntnis besitzt und deren angebliche Bewußtseinszustände in unserem eigenen Bewußtsein in keinerlei Weise zur Geltung gelangen. Ich will auch nicht auf die ebenso wichtige wie schwierige Frage eingehen, ob denn unsere eigenen Bewußtseinszustände energetische Vorgänge sind, welche andere Massenbewegungen nach dem Energiegesetze hervorrufen können. In dem vierten Bande meiner Allgemeinen Biologie („Nerven und Seele“) und in einer vor kurzem erschienenen populären Darstellung meiner Auffassung dieser Fragen[1]) habe ich darauf nach eingehender Erörterung eine verneinende Antwort erteilen müssen. Aber gerade die uns hier speziell beschäftigenden Tatsachen scheinen mir, ganz abgesehen von den prinzipiellen Bedenken, der Hypothese von der Zellseele als treibendem Moment bei der Herbeiführung der zweckmäßigen organischen Einwirkungen keineswegs günstig zu sein.

Ein anderes, wie mir scheint, besonders lehrreiches Beispiel wird dies, wie ich hoffe, noch deutlicher illustrieren und uns zugleich auch dem Thema der inneren Knochenarchitektur wieder näher bringen.

Auch der Unterkiefer wächst, wie jeder andere Knochen, durch Auflagerung neuer knöcherner Teile an seiner Oberfläche; und zwar erfolgt das Längenwachstum durch Anbildung und nachträgliche Verknöcherung knorpeliger Elemente im Gelenkfortsatz und an der mittleren Synchondrose, während das Dickenwachstum durch Apposition neuer Knochenteile an der vorderen

[1]) Welt, Leben, Seele. Wien 1908.

konvexen Fläche zustande kommt. Mit dieser Apposition muß aber eine fortwährende Resorption an der hinteren konkaven Fläche einhergehen, weil nur auf diese Weise die typische Knochenform erhalten bleiben und die bogenförmige Krümmung die notwendige Ausweitung erfahren kann; und in der Tat findet man auch auf der konkaven Seite die typischen Einschmelzungsgrübchen der dem Knochen sich nähernden Gefäße der Beinhaut. Nun ist es aber klar, daß die Zahnkeime und die die Zähne beherbergenden Zahnfächer infolge des appositionellen Knochenwachstums sich immer weiter von der Mittellinie und dem Unterkieferaste entfernen müßten und dieselben Höhlen müßten infolge der Einschmelzung an der Konkavseite des Unterkieferkörpers bloßgelegt, eröffnet und schließlich ganz zum Schwinden gebracht werden. Da aber alles das nicht geschieht, sondern die Zähne trotz der Vergrößerung und Gestaltveränderung des Knochens ihre typische Lage innerhalb desselben beibehalten, so müssen sie offenbar die Fähigkeit der Ortsveränderung besitzen, und diese ihre Fähigkeit beruht nun darauf, daß sie auf den Zweigen der Kieferschlagader wie Früchte aufsitzen und daß sie selbst von einem gefäßreichen Zahnsäckchen und später von der ebenfalls reichlich mit Blutgefäßen versehenen Alveolarmembran umgeben sind. Da nun, wie wir bereits wissen, das Knochengewebe vor jedem sich ihm nähernden Blutgefäß gewissermaßen zurückweicht, — indem die Kalksalze und die Knochenfibrillen durch die von den Gefäßen ausgesandte Saftströmung beseitigt werden — und da es andererseits durch Apposition überall hinwächst, wo ein Gefäß oder eine gefäßhaltige Membran sich von ihm zurückzieht, so können sich die Zähne jederzeit dorthin begeben, wo sie um diese Zeit dem Typus der Art entsprechend postiert sein sollen; und tatsächlich findet man an den Wänden der Alveolen die Zeichen der Knocheneinschmelzung und Knochenneubildung immer genau an jenen Stellen, wo man sie nach der jeweiligen Wanderungsrichtung der Zähne zu gewärtigen hat. Die formbildenden und modellierenden Prozesse im Innern des Kiefers werden also nicht von den Knochenzellen bestimmt, die zusammen mit der sie umgebenden Knochengrundsubstanz fortwährend auf der einen Seite neugebildet werden und auf der andern Seite der Resorption anheimfallen und die überdies in den dünnen Scheidewänden zwischen zwei Zahnfächern eben wegen dieser Dünnheit häufig ganz fehlen, sondern es sind diese Vorgänge durchaus abhängig von der Wachstumsrichtung der Verzweigungen der Kieferarterie und ihrer Verästelungen in den Zahnsäckchen und den Alveolarmembranen. Aber auch diese Wachstumsrichtung kann unmöglich von den zelligen Elementen der Gefäßwände bestimmt und einem von ihnen empfundenen Bedürfnisse angepaßt werden, weil wir durch die Untersuchungen von Roux[1]) darüber informiert sind, daß sie in hohem Maße von hydrostatischen Gesetzen beherrscht wird, indem z. B. bei der Abgabe eines Astes das Gefäß, aus dem er entspringt, von seiner ursprünglichen Richtung nach der entgegengesetzten abgelenkt wird und die Größe der Ablenkung mit der relativen Stärke des abgehenden Astes wächst. Die Blutgefäße im Kiefer wachsen also nicht dorthin, wo es den ihre Wände zusammensetzenden zelligen Elementen

[1]) Jenaische Zeitschr. XII, 1878; Kampf der Teile im Organismus, S. 31.

zur Erfüllung eines eigenen oder fremden Bedürfnisses notwendig oder zweckmäßig erscheint, sie vermehren sich nicht in der einen Richtung stärker und in der andern schwächer oder gar nicht, weil sie dies für notwendig halten, damit die Zahnsäckchen und Zahnkeime immer an die richtige Stelle im Unterkiefer gelangen, sondern es sind hier überaus verwickelte Korrelationen — zunächst in dem gesamten Gefäßsystem und den von ihm mit Blut versorgten Körperteilen — am Werk, die wohl ebensowenig auf „Empfindung" beruhen, wie die hydrostatischen Gesetze und die in einem Kran wirksamen Gesetze des Zuges und des Druckes.

Können wir uns nun — um wieder zu unserem Ausgangspunkt zurückzukehren — irgendeine Vorstellung darüber machen, warum die Bälkchen im Innern des Oberschenkelknochens im großen und ganzen nach den Gesetzen der graphischen Statik angeordnet sind und den Linien des stärksten Zuges und Druckes folgen? Können wir verstehen oder wenigstens ahnen, welche Kräfte dabei wirksam sind, wenn in einem gebrochenen oder deformierten Knochen die inneren Einschmelzungen und Neubildungen der Knochensubstanz gerade in der Weise vor sich gehen, daß die frühere, den jetzigen Zug- und Druckverhältnissen nicht mehr angemessene Struktur durch eine völlig neue ersetzt wird, welche den neuen statischen Verhältnissen entspricht?

Vorläufig können wir in dieser Beziehung nur das Eine mit voller Bestimmtheit behaupten, daß auch hier die Verteilung der Blutgefäße und ihre Verschiebung innerhalb der starren Knochentextur in dominierender Weise bestimmend wirkt, weil auch hier — wie wiederholt ausgeführt wurde — eine strenge Distanzierung der Knochenränder von der Lichtung der Blutgefäße festgestellt werden kann, welche, wie man sich leicht überzeugen kann, durch die Einschmelzung der Knochentextur in der Richtung des Vordringens der Gefäße und durch die Bildung neuer knöcherner Teile in der entgegengesetzten Richtung bewerkstelligt wird. Wenn wir aber aus diesen streng eingehaltenen räumlichen Beziehungen zwischen Blutgefäßen und Knochensubstanz den Schluß ziehen dürfen, daß innerhalb eines jeden Skeletteiles die Verstärkung der Saftströmung von einem Schwinden der Knochensubstanz und das Nachlassen derselben von der Bildung neuer Knochenteile begleitet ist, dann müssen wir uns, um zu einem Verständnisse des Einflusses von Zug und Druck auf die Anordnung der Knochenbälkchen zu gelangen, notwendigerweise die Frage vorlegen, ob wir Gründe haben, anzunehmen, daß die von den Blutgefäßen ausgesandte Saftströmung in irgendeiner Weise durch die Richtungen des stärkeren Zuges und Druckes beeinflußt werden kann; denn nur wenn dies der Fall wäre, könnten wir auch einen mechanisch-kausalen Zusammenhang zwischen der inneren Knochenarchitektur und der statischen Funktion der Knochen herausfinden.

Es scheint mir nun, daß man wohl berechtigt ist, anzunehmen, daß diejenigen Teile im Innern eines Knochens, welche einem stärkeren Zug oder Druck unterliegen, dem Vordringen der von den Blutgefäßen ausgehenden Saftströmung einen größeren Widerstand entgegensetzen müssen, als solche, welche nahezu oder völlig entlastet sind; und dasselbe müßte auch für das Vordringen der Blutgefäße selber gelten. Ist dies aber der Fall, dann könnten wir auch ungefähr verstehen, warum bei einer Änderung der Belastung und des Zuges alle jene Knochenteile, welche nunmehr entlastet sind, durch das erleichterte Vordringen der extravaskulären Saftströmung nach und nach der Resorption anheimfallen, während wieder die Teile des früheren Markgewebes, welche bisher wegen der fehlenden Zug- und Druckspannung von der Verkalkung und Verknöcherung verschont geblieben sind, wenn sie nunmehr infolge der geänderten Verhältnisse solchen mechanischen Einwirkungen ausgesetzt sind, in jenen Zustand der relativen Stagnation der Saftbewegung gelangen, den wir als die wichtigste Vorbedingung der Knochenbildung oder des Knochenansatzes kennen gelernt haben.

Ich bin natürlich weit davon entfernt, zu prätendieren, daß auf diese Weise alle Geheimnisse der Knochenneubildung und der Knochenresorption aufgedeckt und alle Schwierigkeiten eines mechanischen Verständnisses der ursächlichen Zusammenhänge beseitigt sind. Ich denke aber doch, daß uns die Analyse der tatsächlichen Verhältnisse, die ja wahrscheinlich bei fortgesetztem Studium derselben noch weiter gefördert werden könnte, für die Befriedigung unseres Kausalitätsbedürfnisses mehr verspricht, als der Hinweis auf psychische Vorgänge in den Knochen- und Markzellen, deren Existenz mir ebenso zweifelhaft erscheint, als die Möglichkeit ihrer Umsetzung in mechanische Vorgänge. Um einer solchen Hypothese zu folgen, müßte man erstens von der klar zutage liegenden Korrelation zwischen Blutgefäßen und Knochengewebe vollständig abstrahieren; dann müßte man annehmen, daß die einem stärkeren Druck oder Zug ausgesetzten Zellen des Markgewebes nicht nur diese Änderung empfinden, sondern auch wissen, daß es für den Gesamtorganismus vorteilhaft und zweckmäßig wäre, wenn sie diesen veränderten Verhältnissen durch ihre Umwandlung in starres Knochengewebe Rechnung tragen, und was sie zu tun haben, damit sich in ihrem Leibe leimgebende Fibrillen bilden und zwischen diesen Fäserchen Kalksalze ablagern. Die in ziemlich großen Distanzen in der erhärteten Knochentextur verteilten Knochenkörperchen müßten aber wieder verspüren, wenn die Bälkchen oder die Knochenrinde, in deren Tiefe sie vergraben sind, einer geringeren Druck- oder Zugspannung ausgesetzt sind; sie müßten zur Einsicht gelangen, daß ihre eigene Existenz und die der umgebenden Knochengrundsubstanz nunmehr überflüssig geworden ist, und daß es für den Gesamtorganismus vorteilhaft wäre, wenn er über das Material, das in den nunmehr entlasteten Zug- und Drucklinien festgelegt ist, anderweitig verfügen könnte; und nun müßten sie nicht nur den Opfermut besitzen, auf ihre eigene Existenz zugunsten des allgemeinen Wohls zu verzichten, sondern sie müßten auch die Mittel und Wege kennen, wie sie es anzustellen haben, damit sich die sie umgebende verkalkte Grundsubstanz in weiches Markgewebe verwandle. Ich denke, ich darf es dem Leser überlassen, zu entscheiden, welche der beiden Denk- und Forschungsmethoden, die mechanistische oder die psychische, in unserem speziellen Falle größere Vorteile gewährt und bessere Erfolge verspricht.

Ich will jedoch diese Ausführungen nicht schließen, ohne noch einiges über das Vererbungsproblem vorzubringen.

Bisher haben wir uns immer nur mit den Vorgängen in den Einzelindividuen beschäftigt und uns bemüht, dem kausalen Nexus zwischen den uns bekannten Tatsachen der äußeren und inneren Knochenbildung nachzugehen. Wir wissen aber und haben es auch von Herrn Bernhardt ausdrücklich vernommen, daß die den Zug- und Druckspannungen so trefflich sich anpassende innere Knochenarchitektur nicht nur unter dem Einflusse dieser statischen Verhältnisse sich herausbildet — wie es bei den Transformationen im Innern gebrochener oder abnorm gestalteter Knochen so augenfällig der Fall ist — daß vielmehr diese charakteristische Anordnung der Bälkchen sich unter normalen Bedingungen schon in einem Zeitpunkte geltend macht, wo von einer direkten Bewirkung durch Belastung und Entlastung noch gar keine Rede sein kann; und wir haben daher hier wieder einen jener zahlreichen Fälle vor uns, wo es — um Weismann's Worte zu gebrauchen — geradezu Tollkühnheit wäre, die Vererbung erworbener Eigenschaften in Abrede stellen zu wollen. Eine Vererbung der von unseren Vorfahren durch Belastung und Entlastung erworbenen inneren Knochenarchitektur findet also tatsächlich statt und es kann sich weiter nur darum handeln, ob wir in der Lage sind, an irgendeiner Stelle den dichten Schleier zu lüften, in den die sich dabei abspielenden Einzelvorgänge vorläufig noch gehüllt sind.

Auch hier können wir wieder zweierlei Wege einschlagen, um diesen Geheimnissen auf die Spur zu kommen, nämlich den Weg des teleologischen und den des mechanistischen Denkens. Die neuere Richtung der Teleologie, die namentlich in diesen Heften vielfach mit unleugbarem Talent vertreten wird, hat sich für die Vererbung individueller Anpassungen ein Schema zurechtgelegt, welches in folgenden Sätzen eines der eifrigsten Vertreter dieser Denkweise eine knappe Formulierung erhalten hat:

„War es unerläßlich, den ausstrahlenden Zuständen der Zellen das Prädikat psychisch beizulegen, so ist es ebenso unerläßlich, die Einlagerungen der Eindrücke in die Geschlechtszellen psychisch zu nennen, denn sie sind offenbar identisch und aus keiner anderen Kausalität hervorgegangen als die Ausstrahlungen, durch welche die Zellen miteinander in Rapport gesetzt werden; und wenn den Zuständen der Körperzellen eine Spannung innewohnt, welche imstande ist, andere Zellen für sich zur Arbeit zu zwingen, dann müssen die in die Geschlechtszellen eingelagerten Eindrücke, da sie nichts anderes sind als die von ihrer Subjektivität aufgenommenen Bedürfnisse ihrer Genossen, gleichfalls eine Spannung besitzen, die sich dann auch bei der embryonalen Entwicklung, beim Aufbau mächtiger Körper aus einer einzigen Zelle augenscheinlich ausspricht[1]).“

Dieses Schema kann aber, ganz abgesehen von den bereits vorgebrachten prinzipiellen Bedenken, auf unseren konkreten Fall unmöglich angewandt werden. Wir haben ja gesehen, daß die Auflösung und Neubildung von Knochensubstanz im Innern der Skeletteile nicht von psychischen Zuständen der in Frage kommenden zelligen Elemente der Knochensubstanz und des Knochenmarks, sondern von der zu- oder abnehmenden Saftströmung aus den benachbarten Blutgefäßen abhängt, und wir haben daher hier keine Ver-

[1]) Pauly, Beilage zur Allgemeinen Zeitung, 1906, Nr. 122.

anlassung zu fragen, ob man wirklich den Keimzellen jene ungeheure, geistige Kraft zuschreiben darf, welche dazu gehören würde, um nicht nur die zahllosen Bedürfnisse der Millionen und Milliarden von Körperzellen getreulich zu registrieren, sondern auch die Erfüllung dieser Bedürfnisse am richtigen Ort, zur richtigen Zeit und mit den richtigen Mitteln zu bewerkstelligen. Vielmehr finden wir darin, daß es gelungen ist, wenigstens für einen Teil der fraglichen Vorgänge, soweit sie sich während des Individuallebens abspielen, ein mechanisches Verständnis zu gewinnen, einen mächtigen Ansporn, diesen Weg wenigstens versuchsweise auch in bezug auf die Vererbung der individuellen Anpassungen zu verfolgen.

Es soll nun ohne Umschweife zugegeben werden, daß dieser Weg vorläufig noch recht wenig gangbar ist und daß ein gewisser Mut dazu gehört, in das scheinbar undurchdringliche Dunkel dennoch ein wenig vordringen zu wollen. Dieser Mut wird aber wesentlich gehoben durch die historisch festgestellte Tatsache, daß überall da, wo das Suchen nach den inneren Zusammenhängen in dem verwickelten Getriebe der vitalen Prozesse wirkliche Erfolge erzielt hat, dies immer nur der Anwendung der mechanisch-kausalen Methode zu danken war; und ebenso ermutigend ist auch die hundertfältige Erfahrung, daß ein empirischer Fund auch auf einem scheinbar abseits gelegenen Gebiete so häufig einen weiten Ausblick auf bis dahin ungeahnte ursächliche Beziehungen eröffnet hat.

Auch in unserem Falle verfügen wir über gewisse Tatsachen, die auf den ersten Blick unserem Thema ziemlich fremd gegenübertreten, die aber doch bei näherem Zusehen auch für das uns hier beschäftigende Problem eine gewisse Bedeutung besitzen. Ich meine damit die erst in der letzten Zeit genauer bekanntgewordenen Einflüsse, die gewisse innere Sekrete auf das Knochenwachstum ausüben. Man weiß freilich schon lange, daß ihrer Geschlechtsdrüsen beraubte Menschen und Tiere ein intensiveres Längenwachstum zeigen, es ist uns aber erst jetzt durch gewisse gleich zu besprechende Tatsachen klar geworden, daß es sich dabei um den Ausfall eines inneren Sekretes dieser Organe handeln muß, welches einen hemmenden Einfluß auf das Knochenwachstum auszuüben imstande ist. Eine gegenteilige Wirkung müssen wir aber wieder der inneren Ausscheidung der Schilddrüse zuschreiben, weil Kinder und jugendliche Tiere, bei denen dieses Organ durch krankhafte Prozesse in seiner Entwicklung gehemmt oder — bei letzteren — absichtlich entfernt wurde, nebst einer kaum übersehbaren Reihe von Bildungs- und Funktionsanomalien, welche in ihrer Gesamtheit die monströse Verunstaltung und die körperliche und geistige Minderwertigkeit der Kretinen zur Folge haben, regelmäßig auch eine bedeutende Verzögerung des Knochenwachstums aufweisen. Und hier sind wir sogar in der Lage, die logische Schlußfolgerung, daß das innere Sekret der Schilddrüse die Fähigkeit haben muß, das Längenwachstum der Röhrenknochen zu befördern, dadurch zu verifizieren, daß wir beim Ausfallen der Schilddrüsenfunktion durch Einführung minimaler Mengen von Schilddrüsensaft nebst zahlreichen anderen günstigen Wirkungen auch ein rapides Wachstum des Skelettes selbst zu einer Zeit zu bewirken vermögen, wo dieses Wachstum unter normalen Verhältnissen schon lange abgeschlossen wäre.

Ein anderes inneres Sekret, nämlich das des Gehirnanhanges (der Hypophyse) hat ebenfalls einen gewissen Einfluß auf das Knochenwachstum, weil eine Entartung dieses rätselhaften Organs, also offenbar ein Mangel seines Sekrets, höchst merkwürdige, unter dem Namen Akromegalie zusammengefaßte Verbildungen zur Folge hat, zu denen auch eine Verdickung der Kopfknochen, des Kiefers und der Hand- und Fußknochen und manchmal auch eine verstärkte Knochenresorption gehört, die dann zu Verkrümmungen der Wirbelsäule usw. führen kann. Nach unseren früheren Auseinandersetzungen stehen aber diese Wachstumsvorgänge und Wachstumsanomalien des Skelettes unter dem Einflusse der die Knochen umgebenden und im Innern der Knochen sich verzweigenden Blutgefäße und es kann daher kaum bezweifelt werden, daß nicht die zelligen Elemente der Knochen, sondern die lebenden Elemente der Blutgefäßwände den Angriffspunkt für jene chemischen Einwirkungen bilden, welche beim normalen und pathologischen Knochenwachstum einen so bedeutsamen Einfluß entfalten.

Auch für andere Anomalien des Knochenwachstums können wir chemische Einflüsse verantwortlich machen und auch hier haben wir gewichtige Anhaltspunkte dafür, daß es die Blutgefäße sind, welche das Vermittleramt übernehmen. Die rachitisch affizierten Knochen zeigen nämlich überall, wo der krankhafte Prozeß seinen Sitz hat, eine abnorme Ausdehnung und Wucherung der Blutgefäße, deren vermehrte Saftströmung eine gesteigerte Einschmelzung der bereits erstarrten Knochentextur und auf der anderen Seite eine verzögerte Verknöcherung und Verkalkung der außen und innen neu apponierten Knochenteile verursachen. Nun tritt aber der rachitische Prozeß, wie ich in meiner „Pathogenese der Rachitis" (1885) auf Grund eines großen Beobachtungsmaterials dartun konnte, besonders unter solchen Verhältnissen auf, wo die Einatmung verunreinigter Luft als hauptsächliche Schädlichkeit beschuldigt werden muß, da nur so das enorme Überwiegen dieser Krankheit in den überfüllten und übelriechenden Wohnungen des Proletariats und in den späteren Wintermonaten, wo sich diese Schädigung bereits durch mehrere Monate summieren konnte, und dann wieder die auffallende, spontane Besserung im Sommer und im Herbst erklärt werden kann. In der verdorbenen Atemluft können aber wieder nur chemische Agenzien wirksam sein, welche in die Zirkulation gelangen und, trotz ihrer sicherlich außerordentlich geringen Quantität, in den während der intensiven Wachstumsperiode der ersten Lebensjahre besonders reichlich mit Blut versorgten Appositionstellen der Knochen auf die reizbaren Elemente der Blutgefäßwände in der Weise wirken, daß daraus eine krankhafte Gefäßerweiterung und Gefäßneubildung resultiert, an welche sich dann die bereits geschilderten, abnormen Vorgänge in den Knochen anschließen.

Wir kennen aber auch hier eine gegenteilige Wirkung eines chemischen Agens, weil es sich herausgestellt hat, daß man durch außerordentlich geringe, fast homöopathische Mengen von Phosphor, die man einem wachsenden Tiere durch einige Zeit beibringt, eine höchst auffallende Veränderung in den in dieser Zeit neugebildeten Knochenteilen hervorrufen kann. Diese Veränderung besteht darin, daß an Stelle der typischen, großmaschigen und gefäßreichen Spongiosa sich eine dem kompakten Knochen ähnliche und wie dieser nur von engen und spärlichen Gefäßkanälen durchsetzte Knochenmasse bildet. Da wir aber wissen, daß die Größe der Markräume von der Zahl und Weite der im Innern des Knochens sich verzweigenden Blutgefäße abhängt, so können wir auch hier wieder mit ziemlicher Sicherheit schließen, daß es diese geringfügige Phosphormenge war, welche eine Verengung der Blutgefäße und durch das entsprechende Zurückbleiben der Markraumbildung eine von der Norm abweichende Knochenbildung herbeigeführt hat. Die Erkenntnis, daß es sich dabei um ein im Vergleiche zu der Rachitis direkt gegensätzliches Verhalten der Blutgefäße und der von ihnen abhängenden Knochenbildung handelt, hat mich aber dahin geführt, die knochenverdichtende Wirkung der minimalen Phosphorgaben zur Heilung der Rachitis zu verwenden, und auf diese Weise ist die allgemein anerkannte und weitverbreitete Phosphortherapie der Rachitis zustande gekommen.

Diese vielfachen Beispiele einer Alterierung der Wachstumsprozesse durch chemische Agenzien steigert aber bis zu einem sehr hohen Maße die schon von vornherein große Wahrscheinlichkeit, daß auch die zweifellos bestehende Beeinflussung der embryonalen und ontogenetischen Entwicklung durch die in den Kernen der Keimzellen und deren Abkömmlingen enthaltene Vererbungsubstanz vorwiegend auf chemischem Wege zustande kommt. Nach Weismann sollte diese Beeinflussung auf die Weise vor sich gehen, daß das Keimplasma Millionen von „Determinanten", d. h. von kompliziert gebauten Körperchen aussendet, die sich zu den ihnen zugehörigen Organen, Geweben und Gewebselementen begeben und in ihnen vermöge ihrer spezifischen Struktur die entsprechenden „Eigenschaften" hervorbringen. Daß eine solche, auf keiner empirischen Tatsache basierende Vorstellung ganz und gar Unmögliches verlangt, habe ich in meiner „Vererbung und Entwicklung" in eingehender Weise bewiesen. Im Gegensatze hierzu kann man die Möglichkeit einer chemischen Beeinflussung der Wachstumsvorgänge nach den früher mitgeteilten Tatsachen, die keineswegs auf Vollständigkeit Anspruch machen, als völlig bewiesen ansehen; und wenn wir nun den Molekülen des Keimplasmas, wie nicht anders denkbar, eine überaus komplizierte chemische Struktur zuerkennen müssen, so kann man sich auch ganz gut vorstellen, daß infolge des Lebensprozesses dieser Substanz, der sich aus Aufbau und Zerfall ihrer Moleküle zusammensetzt, auch die mannigfaltigsten Spaltprodukte erscheinen müssen, welche vermöge ihrer spezifischen chemischen Struktur auch wieder die mannigfaltigsten Wirkungen in den bereits vorhandenen protoplasmatischen Gebilden des in der Entwicklung begriffenen Organismus hervorrufen können; und zwar nicht nur direkt, sondern auch auf dem Wege der Korrelation, wie wir es früher an den Beziehungen zwischen den Blutgefäßen und dem Knochengewebe förmlich ad oculos demonstrieren konnten.

Wir sehen also: der Weg von der Vererbungsubstanz zu den ontogenetischen Vorgängen ist für die auf empirischen Tatsachen fußende theoretische Spekulation nicht so völlig ungangbar, wie man auf den ersten Blick glauben könnte. Wir können ihn selbstverständlich nicht bis in alle Einzelheiten verfolgen, aber wir haben doch bereits eine ziemlich bestimmte Vorstellung, welche Richtung unser deduktives Denken dabei einzuschlagen hat. Leider können wir das noch nicht von der Beeinflussung des Keimplasmas durch jene Vorgänge behaupten, die sich während des Individuallebens in unserem Skelettsystem abspielen. Wie die durch äußere Einwirkungen, durch Belastung und Entlastung herbeigeführten Umbauten im Innern der Knochen die Vererbungsubstanz in der Weise verändern, daß dadurch die neue Knochenarchitektur in den kommenden Generationen sich auch schon ohne jene äußeren Einwirkungen wiederholt, darüber können wir uns einstweilen noch nicht einmal eine beiläufige Vorstellung machen und wir können höchstens so viel sagen, daß es sich auch hier nur um eine chemische Abänderung der Keimplasmamoleküle handeln kann, weil wir in anderen Fällen z. B. bei der Entwicklung von Farbstoffen, von Hautgebilden usw. eine Rückwirkung der somatischen Veränderungen auf das Keimplasma als im Bereiche der Denkmöglichkeit gelegen darstellen konnten[1]).

So sehr ich aber einem jeden Recht geben müßte, wenn er finden würde, daß dieser Teil der theoretischen Ableitungen noch recht vage und unbefriedigend ist, so entschieden müßte ich doch behaupten, daß diese tastenden Versuche einer mechanischen Erklärung der Anpassungs- und Vererbungserscheinungen den einen großen Vorzug besitzen, daß sie uns unbegrenzte heuristische Möglichkeiten offen lassen, während die teleologische und psychische Betrachtungsweise dieser selben Tatsachen meiner Meinung nach einem tieferen Eindringen in ihre Zusammenhänge und einem weiteren Fortschreiten der Erkenntnis nur hinderlich sein würde. Wenn wir alles, was wir noch nicht mechanisch erklären können, der Omnipotenz einer unserer Forschung nicht zugänglichen Zellseele überlassen, dann richten wir uns selbst eine Schranke auf, die nur das eine Gute an sich hat, daß sie jeden Augenblick durch einen glücklichen Fund eines mechanistisch denkenden Forschers durchbrochen werden kann.

Wien, im Dezember 1907.

---

[1]) Vgl. hierüber: Die Theorie der Vererbung erworbener Eigenschaften in „Welt, Leben, Seele“, S. 178ff.

Metabolismus und Immunität.

Ein Vorschlag zur Reform der Ehrlichschen Seitenkettentheorie.[1])

Einleitung.

Die Immunität ist eine Lebenserscheinung. Sie bedeutet einen angeborenen oder erworbenen Schutz gegen Vergiftung oder gegen mikrobische Infektion und nur ein lebender Organismus kann vergiftet werden oder durch Ansteckung erkranken. Ein Verständnis der Immunitätserscheinungen ist also nur denkbar auf der Basis einer befriedigenden Theorie des Lebensprozesses im allgemeinen und der Giftwirkung im besonderen. Denn nur dann, wenn ich mir vorstellen kann, wie die Gifte auf das lebende Protoplasma einwirken, kann ich mit einiger Aussicht auf Erfolg an die Frage herantreten, auf welchem Wege eine Giftfestigkeit — im weitesten Sinne des Wortes — zustande kommen kann.

Ein theoretisches Verständnis des Lebens überhaupt und seiner mannigfachen Erscheinungsformen ist aber, wie ich in den vier Bänden meiner vor kurzem abgeschlossenen Allgemeinen Biologie zu beweisen bestrebt war, nur möglich auf der Grundlage des Metabolismus, also jener generellen Auffassung des Lebens, welche alle vitalen Erscheinungen von dem Aufbau und dem Zerfall der hochkomplizierten und entsprechend labilen chemischen Einheiten der lebenden Substanz — der Protoplasmamoleküle — ableitet. Alle anderen Vorstellungen, welche von der Stabilität des Protoplasmas ausgehen und den Stoffwechsel mit allen anderen vitalen Leistungen von mysteriösen Schwingungen protoplasmatischer Einheiten oder von elektrischen Kräften derselben oder von Enzymen rätselhafter Herkunft ableiten wollen, haben vollständig Schiffbruch gelitten. Denn es ist keiner einzigen dieser „katabolischen" Theorien — so nenne ich nämlich diejenigen, welche den Stoffwechsel nicht in

[1]) Wien 1907, Verl. M. Perles. — *Anm. d. Herausg.:* Die eingehende Beweisführung für die Kassowitzsche Auffassung der Immunitätserscheinungen muß in seiner (132 Seiten umfassenden) Monographie selbst nachgelesen werden, wo natürlich eine weit größere Klarheit erzielt wird, als es in diesen kurzen Andeutungen möglich ist. Diese können aber doch immerhin einen Begriff davon geben, daß die metabolische Stoffwechseltheorie und namentlich die mit ihr zusammenhängende Theorie der Reiz- und Giftwirkung sich hier wieder in der Anwendung auf ein Spezialgebiet bewährt hat, auf das sie ursprünglich durchaus nicht zugeschnitten war, wo sie aber trotzdem aufhellend und vereinfachend wirkt und eine Menge von weit weniger einheitlichen Spezialhypothesen überflüssig macht.

das Protoplasma selbst, sondern außerhalb desselben verlegen — auch nur in einem einzigen Falle gelungen, eine Lebenserscheinung oder eine vitale Funktion mit den Ausdrücken der Chemie und Physik zu definieren, geschweige denn, daß sie sich fähig erwiesen hätte, einen gemeinschaftlichen Schlüssel für die Ausdeutung der Gesamtheit der vitalen Phänomene ausfindig zu machen. Über allgemeine und inhaltlose Phrasen, wie Kontraktilität, Irritabilität, vitaler Einfluß des Protoplasmas, Zertrümmerung der Nahrungstoffe durch Protoplasmaschwingungen, elektrisch geladene und drehbare Muskel- und Nervenmoleküle und ähnliche umschreibende Worterklärungen und hypothetische Visionen, ist der Katabolismus noch niemals hinausgekommen.

Ganz offenkundig wird aber die Ohnmacht und die Unfruchtbarkeit der katabolischen Auffassung der Lebensvorgänge in dem speziellen Falle, der uns hier beschäftigen soll, denn es ist bisher meines Wissens auch nicht der schüchternste Versuch unternommen worden, Vergiftung, Giftfestigkeit und Immunität auf Schwingungen von Mizellen oder auf elektrisch geladene Moleküle oder dergleichen zurückzuführen. Der einzige Versuch, die wichtigsten hierher gehörigen Erscheinungen auf eine mit physiko-chemischen Vorstellungen operierende Formel zurückzuführen — die „Seitenkettentheorie" von Ehrlich — wurde auf metabolischer Grundlage unternommen, denn auch Ehrlich läßt die dabei in Frage kommenden Vorgänge in den chemischen Einheiten der protoplasmatischen Substanzen sich abspielen. Und der große Erfolg dieses Versuches, namentlich in heuristischer Beziehung, hat auch gelehrt, daß diese metabolische Basis eine solide und verläßliche ist. Denn wenn die Stoffzersetzungen, wie dies die katabolischen Theorien voraussetzen, unter einem undefinierbaren Einflusse der stabil bleibenden Protoplasmamoleküle ablaufen würden, wenn also die Ehrlichsche Grundauffassung, welche den Stoffwechsel in diese Moleküle selbst verlegt, von Haus aus unrichtig wäre, dann könnte man unmöglich verstehen, wie es dem erfolgreichen Forscher auf diesem Gebiete dennoch gelingen konnte, in so vielen Fällen von seiner metabolischen Grundanschauung Deduktionen abzuleiten, die dann nachträglich durch das Experiment in überraschender und erfreulicher Weise verifiziert worden sind.

So sehr ich aber — selber auf streng metabolischem Standpunkte fußend — mit der Grundanschauung von Ehrlich einverstanden bin, so wenig kann ich mich doch mit vielen, ihm selbst besonders wichtig erscheinenden Ableitungen aus dieser Grundanschauung befreunden, weil sie sehr bedeutend von jener Auffassung abweichen, die ich selbst von den Vorgängen bei der Bildung und Zerstörung der Protoplasmamoleküle gewonnen habe. Besonders groß ist aber die Verschiedenheit unserer Anschauungen in bezug auf die Vergiftung selbst, weil nach meiner Auffassung die Vergiftung wie die Wirkung eines jeden anderen Traumas auf einer Zersetzung oder Spaltung der hochgradig zersetzlichen Protoplasmamoleküle beruht, während Ehrlich im diametralen Gegensatze hierzu die Gifte ebenso wie die Nahrungstoffe zu Bestandteilen dieser Moleküle werden läßt. Nun glaube ich aber zeigen zu können, daß die von mir vertretene Auffassung nicht nur aus dem Grunde den Vorzug verdient, weil sie sich einer weit ausgreifenden Theorie der vitalen Prozesse harmonisch einfügt, sondern daß sie außerdem sich viel besser dazu eignet, die Tatsachen der Immunität in einen verständlichen Zusammenhang zu bringen. Ein besonderer Vorzug meiner Auffassung scheint mir aber darin zu liegen, daß sie gerade diejenigen Teile der Ehrlichschen Hypothese, welche die meisten Anfechtungen erfahren haben, als überflüssig und leicht entbehrlich erscheinen lassen wird.

Zusammenfassung.

Das größte Verdienst, das sich Ehrlich auf dem Gebiete der Immunitätslehre erworben hat, ist meiner Ansicht nach darin gelegen, daß er von Anfang an die chemische Natur der hier zu erforschenden Vorgänge erkannt und allen Anfechtungen gegenüber siegreich verteidigt hat. Geradezu genial war aber der Gedanke, daß in den Riesenmolekülen des Protoplasmas besondere Atomkomplexe oder Seitenketten vorhanden sein müssen, welche vermöge ihrer chemischen Konstitution eine Anziehung auf die Toxine und die anderen Antigene ausüben und daß diese chemische Anziehung verschiedene Folgen haben müsse, je nachdem die Seitenketten sich noch im Verbande des Protoplasmamoleküls befinden oder von diesem abgetrennt im Serum zirkulieren, in dem sie im ersten Falle die Vergiftung herbeiführen, in dem anderen dagegen die Gifte neutralisieren und sie dadurch für das lebende Protoplasma unschädlich machen.

Leider wurde aber das von dieser glänzenden Intuition ausstrahlende Licht wieder zum Teile dadurch verdunkelt, daß sich ihr Schöpfer in bezug auf die Ausdeutung der im Protoplasma ablaufenden fundamentalen Lebensprozesse in einen Gedankengang verwickelte, der unmöglich zum ersehnten Ziele führen konnte. Hätte er der außerordentlichen Labilität der von ihm selbst als Riesenmoleküle bezeichneten chemischen Einheiten der lebenden Substanz, welche aus chemisch-theoretischen und aus biologisch-empirischen Gründen nicht zu umgehen ist, gebührend Rechnung getragen, dann hätte er unmöglich diese Moleküle als relativ stabile Gebilde ansehen können, denen Seitenketten abgerissen oder verbrannt und dann wieder Nahrungstoffe und Gifte einverleibt werden können, ohne daß dadurch an ihrem Bestande gerüttelt würde; er wäre auch nicht genötigt gewesen, alle speziellen Lebenserscheinungen und alle physiologischen Funktionen in das dunkle Mysterium des „Leistungskernes" dieser Moleküle zu verlegen, und vor allem wäre er nicht auf den Gedanken gekommen, Nahrung und Gift in eine Parallele zu stellen und sie beide alternativ an dieselben Seitenketten verankern zu lassen, anstatt sie, wie sich gebührt, in einen direkten Gegensatz zu bringen, da es doch keinem Zweifel unterliegen kann, daß jede Nahrung zur Erhaltung des Lebenden beiträgt, während jedes Gift, sobald es mit Lebendem in Berührung kommt, dieses entweder schädigt oder für immer vernichtet.

Schon die fundamentale Tatsache, daß nicht nur jedes Gift, sondern überhaupt jedes Trauma, sei es nun chemischer, mechanischer, thermischer oder elektrischer Natur, in abgeschwächtem Maße als physiologischer Reiz wirken kann, sowie umgekehrt jeder physiologische Reiz, wenn er zu stark wird, eine Schädigung oder Vernichtung der lebenden Substanz herbeizuführen imstande ist, hätte davon abhalten sollen, die vitalen Prozesse, welche ohne physiologische Reize gar nicht denkbar sind, in relativ stabile Moleküle zu verlegen, deren ganzer Stoffwechsel darin bestehen soll, daß einige Seitenketten durch unbekannte Kräfte abgestoßen und entweder durch ein unverständliches Herauswachsen aus dem Innern des Moleküls oder durch eine Angliederung von außen her wieder ersetzt werden sollen. An diesem inneren Widerspruche kranken auch alle Deduktionen, welche Ehrlich aus seiner, wie ich leider sagen muß, gründlich verfehlten Auffassung der normalen protoplasmatischen Vorgänge auf das Gebiet der Immunitätslehre übertragen hat, und ich will nun in aller Kürze die wichtigsten Differenzen rekapitulieren, die sich auf diesem Spezialgebiete aus den so weit abweichenden Auffassungen der fundamentalen Lebensprozesse ergeben haben und ergeben mußten.

1. Nach Ehrlich wäre die Wirkungsweise der chemisch definierbaren Gifte (Narkotika, Phenole usw.) und die der Toxine trotz der großen Ähnlichkeit der Intoxikationserscheinungen eine prinzipiell verschiedene, indem jene sich nur in fettähnlichen Bestandteilen der Zellen auflösen, diese dagegen sich an den toxophilen Seitenketten der Protoplasmamoleküle verankern sollen. Für uns dagegen besteht die Wirkung eines jeden wie immer gearteten Protoplasmagiftes in der Dissoziation der von ihm angegriffenen Protoplasmamoleküle.

2. Für die so auffällige Tatsache, daß fast unglaublich kleine Toxindosen mitunter dieselben Wirkungen hervorbringen, wie tausendmal größere Quantitäten chemisch definierbarer Gifte, besitzt die Theorie von Ehrlich keinerlei Erklärung. Für uns aber beruht sie darauf, daß jedes Toxinmolekül imstande ist, eine fast unendliche Zahl von Protoplasmamolekülen der Reihe nach zu zerstören, während die Gifte (sensu strictiori) eine solche fermentähnliche Tätigkeit nicht zu entwickeln vermögen.

3. Für die Reizfortpflanzung, ohne die speziell die Wirkung der Nervengifte völlig unverständlich bliebe, ist weder die Theorie der Aufspeicherung der fettlöslichen Gifte in den Lipoiden, noch die Theorie der Verankerung der Toxinmoleküle an den Seitenketten imstande, auch nur die geringste Aufklärung zu verschaffen. Für uns beruht die Reizfortpflanzung sowohl unter normalen als unter krankhaften Verhältnissen auf einer Fortleitung des Protoplasmazerfalles nach dem Verlaufe der protoplasmatischen Leitungsbahnen.

4. Um die Inkubationszeit bei der Toxinwirkung zu erklären, mußte Ehrlich die Hilfsannahme machen, daß das Toxinmolekül zwei verschieden wirkende Atomgruppen besitze, von denen die „haptophore“ Gruppe nur dazu dient, das Toxin an einer Seitenkette des angegriffenen Moleküls zu verankern, während die „toxophore“ Gruppe aus unbekannten Gründen die eigentliche, ihrem Wesen nach ebenfalls unbekannt bleibende Giftwirkung erst nach Ablauf der Inkubationszeit entfaltet. Für diese Annahme bleibt es unverständlich, daß man die Latenzdauer durch eine Vergrößerung der Toxindosis abkürzen kann. Nach unserer Auffassung ist dies aber ebenso verständlich, wie die Latenzdauer selbst, weil die geringe Zahl der in Aktion tretenden Toxinmoleküle eine gewisse Zeit braucht, bis sie bei ihrer fermentähnlichen Wirkungsweise eine genügende Zahl von Protoplasmamolekülen zerstört hat, um manifeste Vergiftungserscheinungen hervorzurufen, und diese

Zeit daher abgekürzt werden kann, wenn eine größere Zahl von Toxinmolekülen gleichzeitig ihre fermentartige Zerstörungsarbeit verrichtet.

5. Die Tatsache, daß die Toxine schon bald nach ihrer Einführung in den Körper und geraume Zeit vor dem Beginn der Vergiftungsymptome gebunden erscheinen, spricht keineswegs für die Sonderexistenz einer haptophoren und toxophoren Gruppe, weil nach unserer Vorstellung die Toxinmoleküle, wenn sie in ihrer fermentähnlichen Tätigkeit begriffen sind, dadurch in ähnlicher Weise gebunden sein können, wie die Fermentmoleküle, welche während ihrer analogen Tätigkeit ebenfalls von ihrem Substrate nicht abzutrennen sind.

6. Auch die Unterbrechung (resp. Verlängerung) der Inkubationszeit durch die Kälte wird nicht verständlicher, wenn man sagt, daß bei niederer Temperatur zwar die haptophore, aber nicht die toxophore Gruppe ihre Wirkung entfalten kann. Wohl aber wirkt auch hier die Analogisierung mit der Fermentwirkung aufklärend, weil wir verstehen können, daß in beiden Fällen die Dissoziation der angegriffenen Moleküle durch die Verminderung der inneren Molekularwärme verzögert oder verhindert wird.

7. Das für gewisse Fälle wahrscheinlich gemachte Fortkriechen der Toxinwirkung entlang den Nerven ist auf Grund der Verankerungstheorie vollkommen unverständlich, weil ein an einer Seitenkette verankertes Toxinmolekül zu einer solchen Wanderung völlig untauglich wäre; während das Überspringen des Toxins von einem Protoplasmamolekül zum anderen, das wir für alle Fälle angenommen haben, unter den besonderen im Nerven obwaltenden Verhältnissen an eine bestimmte Richtung gebunden sein könnte.

8. Die Bildung von Antitoxinen und anderen Antikörpern soll nach Ehrlich dadurch zustande kommen, daß die Seitenketten, welche durch die Verankerung der Antigene ihrer Funktion als Rezeptoren für Nährstoffmoleküle entzogen werden, durch Ersatzrezeptoren ersetzt werden; und zwar sollen diese im Überschuß aus dem Leistungskern herauswachsen und dann in die Säfte abgestoßen werden. Da nun ein Antigenmolekül 100 000 Moleküle des Antikörpers erzeugen kann, müßte ein einziges Protoplasmamolekül, obwohl ihm seine normale Nahrungszufuhr abgeschnitten ist, ebenso viele Ersatzrezeptoren produzieren. An die Stelle dieser ad hoc ersonnenen, zum mindesten sehr unwahrscheinlichen Annahmen setzen wir die aus unserer Theorie der fermentähnlichen Toxinwirkung sich von selbst ergebende Losreißung der von den Toxinen angegriffenen Seitenketten und die Wiederholung dieser Befreiung bei jedem einzelnen der sukzessive von demselben Toxinmolekül angegriffenen Protoplasmamoleküle.

9. Die Tatsache, daß körperfremde Eiweißstoffe, wenn sie unverändert in die Zirkulation eingeführt werden, Antikörper in Form von Präzipitinen bilden, spricht nicht dafür, daß Toxine an den Protoplasmamolekülen an Stelle von Nahrungstoffen verankert werden, sondern sie beweist im Gegenteil, daß auch nährende Substanzen, wenn sie als solche nicht zum Aufbau von Protoplasmamolekülen verwendet werden können, auf die vorhandenen Protoplasmamoleküle als Toxine wirken und sie unter Bildung von Antikörpern zerstören können.

10. Die Annahme von Ehrlich, daß die Antikörper nichts anderes sein sollen, als Rezeptoren, die als Ersatz der mit Toxinen besetzten Seiten-

ketten im Überschuß gebildet und als überflüssiger Ballast abgestoßen werden, hätte zur Folge, daß die Antikörper dieselbe Avidität zu den Antigenen besitzen müßten, wie die ursprünglichen Seitenketten. Da aber Antitoxine imstande sind, Toxine aus ihrer Bindung in den angegriffenen Protoplasmen zu befreien, mußte ihnen Ehrlich selbst eine höhere Avidität zu den Toxinen zuerkennen als den sessilen Seitenketten. Auf der anderen Seite verlangen aber wieder die Erscheinungen der Überempfindlichkeit hoch immunisierter Protoplasmen eine höhere Avidität der sessilen Seitenketten gegenüber den als Antitoxine in den Säften flottierenden. Diese Widersprüche verschwinden, wenn man annimmt, daß sowohl die von den Toxinen angegriffenen Seitenketten als auch die Toxine selbst durch ihre gegenseitige Bindung und Trennung eine höhere Avidität zueinander erlangen und daß diese gegenseitige Aviditätsteigerung sich bei jeder neuen Vereinigung und Trennung wiederholt. Dadurch hätten anfangs die in die Säfte abgegebenen Seitenketten eine höhere Avidität zu den Toxinen als die noch nicht veränderten sessilen Seitenketten und sie könnten daher ihre schützende Wirkung entfalten. Später aber würden die durch ihre Reaktion mit den avider gewordenen Toxinen ebenfalls stark avid gewordenen Seitenketten nach ihrer Losreißung von den Protoplasmamolekülen reassimiliert und es müßten nunmehr die wieder sessil gewordenen Seitenketten eine größere Anziehungskraft auf die Toxine ausüben als das Gros der im Serum flottierenden; und daraus müßte eine Überempfindlichkeit hoch immunisierter Tiere resultieren.

11. Während es nach der Ehrlichschen Theorie der Ersatzrezeptoren kaum verständlich ist, wieso die Protoplasmen aktiv immunisierter Tiere noch nach Monaten oder Jahren entweder ohne neuerliche Einwirkung der Toxine oder auf so geringe Quantitäten derselben, welche bei nicht vorbehandelten Tieren ohne Wirkung bleiben, kolossale Mengen von Antitoxin zu erzeugen imstande sind, folgen diese Tatsachen von selbst aus unserer Annahme, daß die avider gewordenen Seitenketten nach ihrer Abtrennung von den eingerissenen Protoplasmamolekülen wieder zum Aufbau neuer solcher Moleküle verwendet werden und daß die mit diesen avideren Seitenketten ausgestatteten Protoplasmamoleküle, welche bei ihrem Zerfall solche Seitenketten als Antitoxine abspalten, in dieser veränderten Gestalt sich auf assimilatorischem Wege vermehren.

12. Die bei der Cytolyse intervenierenden Immunkörper müssen in Übereinstimmung mit Ehrlich als „Ambozeptoren" angesehen werden, d. h. als Seitenketten, welche an ihren beiden Enden verschiedene Affinitäten besitzen. Aber die Affinitäten dienen nicht zum Auffangen von ganzen Zellen als Nahrung und auch nicht zum Auffangen von Fermentstoffen zur Verdauung dieser Beute, sondern die Affinität an dem peripheren Ende der Seitenkette ist wie bei allen anderen Antikörpern durch die antigenartige Einwirkung der abgespaltenen Seitenketten der zur Immunisierung verwendeten Zellen eine spezifische zu denselben antigenen Seitenketten geworden; und die Affinität am zentralen Ende der losgerissenen Seitenkette ist wieder als die Affinität zu den früher mit ihr verbunden gewesenen und jetzt nach der Zerstörung der großen labilen Moleküle als „Komplemente" im Serum flottierenden Atomkomplexen anzusehen. Die Affinität zu den antigenen Seitenketten

vermittelt nun bei dem Lösungsversuche die Verbindung der Ambozeptoren mit den Seitenketten, die von den Protoplasmen der früher zur Immunisierung verwendeten und jetzt zu lösenden Zellen abgespalten werden, und sie vermittelt in weiterer Folge die Einverleibung der Ambozeptoren in die Protoplasmamoleküle dieser Zellen auf dem Wege der Reassimilation der mit ihnen verbundenen Seitenketten; die andere (komplementophile) Affinität dagegen hat zur Folge, daß die durch die Aufnahme der Ambozeptoren sensibilisierten Protoplasmamoleküle dem Angriffe der Komplemente ausgesetzt sind und daß durch diesen Angriff die Protoplasmamoleküle der zu lösenden Zellen der Dissoziation anheimfallen.

13. Die Gewebsimmunität beruht nicht, wie Ehrlich annimmt, auf einem Schwund der Rezeptoren, welcher auf ihre überschüssige Bildung folgen soll, sondern darauf, daß durch die fortwährend wiederholte Reaktion zwischen Toxinen und Seitenketten ihre gegenseitige Avidität bis zu dem Grade gesteigert wird, daß endlich beide Gegenkörper miteinander verbunden bleiben, so daß nunmehr die toxophilen Seitenketten mitsamt der an ihnen verankerten Toxingruppe reassimiliert werden. Die auf diese Weise mit Toxingruppen garnierten Seitenketten sind dadurch gegen die Giftwirkung dieser speziellen Toxine ebenso unempfindlich geworden wie die mit Alkohol- oder Morphinresten verankerten Seitenketten der Nervenprotoplasmamoleküle bei der Gewöhnung an Alkohol oder Morphin.

14. Die theoretische Deduktion, daß einer auf diese Weise gewonnenen protoplasmatischen Toxinimmunität ein Stadium der Überempfindlichkeit vorausgehen müßte, in welchem die hyperaviden Seitenketten noch ohne Toxingruppen reassimiliert würden, und daß das Erlöschen dieser Giftfestigkeit abermals ein Stadium der Überempfindlichkeit passieren sollte, in dem zwar die Toxingruppen, nicht aber die bisher mit ihnen verankerten hyperaviden Seitenketten verloren gegangen wären, ist bei der Vakzine tatsächlich realisiert, indem die vollständige Unempfindlichkeit gegen eine neuerliche Infektion von einem Stadium der verfrühten Reaktion eingeleitet und von einem ebensolchen Stadium abgelöst wird.

15. Die Verankerung eines Toxins an einer Seitenkette eines Protoplasmamoleküls hat nicht, wie Ehrlich meint, eine Schädigung dieses Moleküls zur Folge, sondern verschafft ihm im Gegenteil den denkbar wirksamsten Schutz gegen eine Schädigung vonseiten ähnlicher Toxine.

Ich schließe diese Ausführungen mit dem Wunsche, man möge es den hier vorgeschlagenen Modifikationen der herrschenden Immunitätslehre nicht entgelten lassen, daß sie von einem Theoretiker — allerdings auf Grund einer umfassenden und tiefgreifenden Analyse der allgemeinen Lebenserscheinungen — ersonnen wurden und nicht auf eigens hierzu unternommenen Versuchen basieren. Nicht dieser Geburtsfehler, für den die Theorie als solche nicht verantwortlich gemacht werden kann, sondern nur eine ohne Voreingenommenheit unternommene Prüfung auf ihre Brauchbarkeit als Arbeitshypothese sollte über ihr Schicksal entscheiden. Einer solchen Prüfung aber glaube ich mit Ruhe entgegensehen zu dürfen.

Bewußtsein[1]).

Wenn wir uns in den Schriften der Physiologen darüber informieren wollen, wie sie sich das Verhältnis der Bewußtseinserscheinungen zu den gleichzeitig mit ihnen im Körper ablaufenden physiologischen Vorgängen denken oder gedacht haben, so finden wir bei manchen dualistische, bei anderen monistische Auffassungen vertreten. Die Dualisten denken an ein immaterielles Seelenwesen, das in unserem Gehirn sein Lager aufgeschlagen hat und dort für uns empfindet, denkt und strebt, wobei es die körperlichen Organe dazu verwendet, um durch ihre Vermittlung Nachrichten von außen zu empfangen und wieder durch andere auf die Außenwelt zu wirken. Die Monisten dagegen sehen in den Bewußtseinserscheinungen rein körperliche Funktionen, die an die Lebenstätigkeit bestimmter Körperteile (Gehirn, Großhirnrinde, Ganglienzellen) ebenso gebunden sind wie die Leistung mechanischer Arbeit an die Tätigkeit der Muskeln und die Lieferung körperlicher Produkte an die Funktion der Drüsen.

Für die dualistische Auffassung unter den Physiologen berufe ich mich vor allem auf den großen Forscher Johannes Müller, der lehrte, daß die Seele durch den Willen die Faserzüge des Gehirnes wie die Tasten eines Klaviers in Bewegung setzt; nach Kußmaul benutzt die Seele in überlegter Weise die Materie, um ihre Zwecke zu erreichen; der Leipziger Physiologe Ludwig erklärte die Mitbewegungen durch die Ungeschicklichkeit der Seele, vermöge deren sie neben den beabsichtigten Bewegungen auch unbeabsichtigte ausführt; nach dem (kürzlich verstorbenen) Berliner Physiologen Immanuel Munk hat unsere Psyche gelernt, von welchen Hautbezirken ihr die einzelnen Nervenfäden die Nachrichten zubringen, und liest also gleichsam Tasten ab; und (um auch einen ganz Modernen zu zitieren) bei Driesch finden wir wiederum den Vergleich des Gehirns mit einem Klavier, auf dem das „Objektalpsychoid", also wieder das, was man bisher Seele genannt hat, sich produziert.

Niemand kann sich aber der Tatsache verschließen, daß die Lehre von der Sonderexistenz der Seele, die, wie wir gesehen haben, noch um die Mitte des vorigen Jahrhunderts von den Leuchten der physiologischen Wissenschaft mit großer Wärme verteidigt wurde, unter den jetzigen Naturforschern nur noch ganz vereinzelte Anhänger zählt. Die Gründe für diesen Umschwung sind ziemlich klar, obwohl sie nur selten eine bestimmte Formulierung erfahren. Man hat sich eben daran gewöhnt, das Gesetz der Erhaltung der Energie als allgemeingiltig anzusehen: man betrachtet jede Bewegung materieller Teil-

[1]) Die Zukunft 1908, Nr. 21.

chen, ob es sich um wägbare oder um unwägbare Materie handelt, als die Wirkung einer vorhergehenden und als die Ursache einer nachfolgenden Bewegung und man ist daher nicht mehr wie früher zu der Annahme bereit, daß materielle Einwirkungen Veränderungen in einem unkörperlichen Wesen herbeiführen, und ebensowenig kann man sich dazu verstehen, unkörperliche Vorgänge in einem immateriellen Wesen als Ursachen von körperlichen Veränderungen gelten zu lassen.

An die Stelle der in der Naturwissenschaft nachgerade depossedierten Lehre von dem selbständigen Seelenwesen ist nun bei der großen Mehrzahl der Physiologen die Theorie der „Seelenschwingungen" in den „Bewußtseinszellen" getreten. In einer auch bei Laien bekannt und berühmt gewordenen Stelle in den „Grenzen der Naturerkenntnis" von Du Bois-Reymond konnte man lesen: „Es wäre grenzenlos interessant, wenn wir auch nur wüßten, welcher Tanz, von Kohlenstoff-, Wasserstoff-, Stickstoff-, Sauerstoff-, Phosphor- und anderen Atomen der Seligkeit des musikalischen Empfindens, welcher Molekularsturm dem wütenden Schmerz bei Mißhandlung des Nervus trigeminus entspricht."

Und seitdem gilt es geradezu als selbstverständlich und keines weiteren Beweises mehr bedürftig, daß in einer „psychischen Nervenmasse Schwingungen von Molekülen stattfinden, deren Arbeit mit Bewußtsein verknüpft ist" (Pflüger); man hält es für ausgemacht, daß sich alle psychischen Vorgänge auf molekulare Vorgänge zurückführen lassen (Verworn); man bedauert die Unmöglichkeit, die dem geistigen Geschehen parallel gehenden Bewegungen der Hirnmoleküle in mathematischen Formeln zu beschreiben (Flechsig); und Richet, der Physiologe der Pariser Sorbonne, verkündet in lapidaren Sätzen: „Die Nervenwelle kennt und beurteilt sich selbst; sie ist selbstwissend und selbstbewußt; sie kann sich selbst von der Welt unterscheiden, die sie umgibt und erschüttert." Trotzdem muß man gegen diese dogmatisierte Lehre ganz ernsthafte Bedenken erheben.

Schon die Auffassung der Nervenleitung als Fortpflanzung von Schwingungen der Nervenmoleküle stößt auf unüberwindliche Schwierigkeiten. Diese schwingenden Moleküle können nicht gut etwas anderes sein als die chemischen Einheiten des Nervenprotoplasmas, und wir müssen sie daher mindestens für ebenso zersetzlich halten wie die Moleküle aller anderen Protoplasmen; sie sind es aber sicher in noch viel höherem Maß, weil wir sehen, daß die aus ihnen gebildete Nervenmasse schon durch unglaublich geringe Giftmengen zersetzt und ertötet werden kann. Es ist also gänzlich undenkbar, daß sie wie harte elastische Bälle ihre Bewegung auf die Nachbarmoleküle übertragen, ohne zugleich mit den gestoßenen Molekülen der Zerstörung anheimzufallen.

Ebenso unmöglich erscheint es uns, daß durch die verschiedensten Nervenreize, seien sie nun mechanischer oder chemischer, thermischer oder elektrischer Natur, immer nur Schwingungen der Nervenmoleküle hervorgerufen werden sollen, die sich bis zu den „Empfindungszellen" fortsetzen und sich dort in „Seelenschwingungen" oder in „Seelenenergie" verwandeln; während wir ganz wohl begreifen, daß die mit einem hohen Grad von chemischer Unbeständigkeit ausgestatteten Moleküle durch jede der genannten Energiearten zersetzt werden und daß sich dieser Protoplasmazerfall längs des ganzen Verlaufes der protoplasmatischen Nervenbahn durch die Zentren hindurch bis zu den tätigen und arbeitleistenden Organen fortpflanzt[1]).

Unverständlich erschiene ferner, wie eine solche Seelenschwingung, nachdem sie einmal zum Stillstand gekommen ist, dennoch nach Jahr und Tag als Erinnerung wieder auftauchen kann, wie also dieselbe Molekeltanzfigur ohne die Einwirkung, die sie das erste Mal hervorgerufen hat, genau so wie damals zustande kommt, als ob eine Harfe von selbst die Melodie wieder ertönen ließe, die einstmals durch die Finger auf ihr hervorgerufen worden ist.

Sowenig wir ferner verstehen können, wie eine Welle sich selbst erkennt, sowenig können wir begreifen, daß sie die Schwingungen oder Wellen, die von allen Seiten an sie herankommen, zu unterscheiden weiß; und wenn man diese neue Schwierigkeit damit beheben will, daß man sich mit Lotze jede ins Zentrum vordringende Welle mit einem „Lokalzeichen" wie mit einer Etikette versehen denkt, an der die zentral sitzende Seelenschwingung oder die Empfindungszelle erkennen soll, ob die anlangende Nervenwelle von Hell oder Dunkel, von Grün oder Rot, von Rechts oder Links, von Süß oder Bitter oder von irgendeiner anderen der Millionen von möglichen Sinneseindrücken ausgelöst worden ist, so ist gerade mit dieser bildlichen Umschreibung und mit dieser Übertragung von menschlichen oder vielmehr übermenschlichen Fähigkeiten an eine Welle oder an ein Zellgebilde die völlige Unmöglichkeit eines solchen Vorganges gekennzeichnet.

Wenn man sich endlich einen Willensakt als eine Molekularbewegung in einem Willenszentrum vorstellt, die daselbst „aus inneren Ursachen" entsteht, so verlangt man nicht mehr und nicht weniger, als daß die von selbst entstandene Bewegung sich von ihrer Ursprungstelle gerade nur in jene zentrifugalen Nervenbahnen fortpflanze, welche zu den Muskeln und Muskelgruppen führen, die die „gewollte" Bewegung auszuführen haben, und daß sie alle anderen Bahnen ängstlich vermeide, die die momentan nicht gewollten Bewegungen herbeiführen würden; obwohl ihnen diese Bahnen ebenso offen stehen wie die gewünschten.

Aber außer diesen vielen Unbegreiflichkeiten gibt es eine ganze Reihe anatomischer und physiologischer Tatsachen, die der Vorstellung von den bis in die „Empfindungszellen" vordringenden und sich daselbst in Seelenschwingungen umwandelnden Nervenwellen ebenso widersprechen wie der anderen Annahme, die Molekularschwingungen in den Willenszentren aus inneren Ursachen entstehen und in die motorischen Bahnen ausstrahlen lassen will.

Die feinere Anatomie des Nervensystems hat uns nämlich gelehrt, daß es keine zentripetalen Nervenbahnen gibt, die in Ganglienzellen oder Ganglienzellengruppen blind endigen, also auch keine zentralen „Endapparate", aus denen die einstrahlenden Erregungen ihren Weg nicht weiter fortsetzen könn-

[1]) In meinem Aufsatz: „Die Reize und das Leben" in Nr. 45 des 7. Jahrganges der „Zukunft" habe ich gezeigt, daß alle Lebenserscheinungen mit Einschluß der Nervenleitung auf einem durch äußere Reize hervorgerufenen Zerfall der zersetzlichen lebenden Substanz (des Protoplasmas) beruhen.

ten; und ebensowenig gibt es im Gehirn Ganglienzellen, die nur nach außen führende Bahnen abgeben, die also nur in ihnen selbst entstehende Erregungen zu den arbeitleistenden Organen senden, ohne daß sie Erregungen von den Sinnesorganen und anderen peripheren Reizaufnahmestellen beziehen könnten; sondern in Wahrheit entspringen und endigen alle einstrahlenden und ausführenden Bahnen in einem überaus verwickelten und unendlich verzweigten „Elementargitter", in welchem die Möglichkeit gegeben ist, daß der Nervenprozeß von jeder in das Zentrum führenden Bahn auf alle nach außen führenden Wege übergeht. Und damit stimmen auch die physiologischen Tatsachen, soweit sie objektiv nachweisbar und kontrollierbar sind, vollständig überein.

Man kann nämlich jetzt bereits mit voller Bestimmtheit behaupten, daß ein Sinneseindruck niemals ohne nachweisbare Wirkung in den Reflexapparaten verläuft. Entweder erfolgen direkt in die Augen springende Aktionen, wie Greif-, Abwehr- oder Fluchtbewegungen, oder es werden artikulierte oder nicht artikulierte Laute vernehmbar, oder es wird ein charakteristisches Mienen- oder Geberdenspiel hervorgerufen, oder es gelingt wenigstens mittels geeigneter Meßapparate, Veränderungen in der Blutfülle oder elektrische Spannungsdifferenzen in den Hautdrüsen zur Anschauung zu bringen, als sicheres Zeichen reflektorischer Bewegungen in der Gefäßmuskulatur oder reflektorisch ausgelöster Drüsentätigkeit. Das stimmt aber vortrefflich zu dem anatomischen Befunde und der darauf basierenden Auffassung aller Nervenzentren als Reflexzentren, in denen von der Peripherie her einlaufende Reize auf die zu den arbeitleistenden Organen führenden Nervenbahnen hinübergeleitet werden, während es der Theorie der Endapparate und der in ihnen vor sich gehenden Verwandlung von Nervenenergie in Seelenenergie entschieden widerstrebt.

Genau so verhält es sich auch mit den angeblich in den Zentren aus inneren Ursachen entstehenden Willensimpulsen. Auch hier widerspricht das Experiment und die objektive Beobachtung der täuschenden subjektiven Empfindung. Ein enthaupteter Frosch nimmt nach einiger Zeit die gewohnte hockende Stellung wieder ein und man glaubte daher annehmen zu müssen, daß es sich dabei um Bewegungen handle, die von automatischen Zentren im verlängerten Mark ausgelöst werden. Hat man aber dem Tier zuvor alle hinteren Rückenmarkswurzeln durchtrennt, durch welche Erregungen von der Haut, den Muskeln, Sehnen und Gelenken in das Rückenmark gelangen können, so bleiben diese für spontan gehaltenen Bewegungen vollkommen aus; aber nur dann, wenn wirklich alle zuführenden Bahnen durchtrennt worden sind. Blieb auch nur eine verschont, dann kommen die den Körper aufrichtenden Bewegungen dennoch zustande: ein sicherer Beweis dafür, daß sie niemals spontan, sondern nur auf dem Reflexwege ausgelöst werden können.

Ein ebenso beweisendes, aber noch viel grausameres Experiment bietet uns die Natur selbst, indem sie bei der Rückenmarkschwindsucht jene Nervenbahnen zerstört, auf denen die in den Muskeln und in den passiv bewegten Teilen der unteren Extremitäten entstehenden Bewegungsreize in die Zentren gelangen und von hier aus auf reflektorischem Wege den Ablauf geordneter, den äußeren Verhältnissen gut angepaßter Gehbewegungen vermitteln. Infolge der Zerstörung dieser zentripetalen Bahnen haben nun die Kranken ihre Beine nicht mehr in ihrer Gewalt und sie sind bei aller Anstrengung ihres Willens nicht imstande, die richtigen Bewegungen auszuführen, obwohl das Gehirn, in dem die Willensimpulse entstehen sollen, ebenso unversehrt ist wie die von ihm zu den Muskeln führenden Bahnen. Damit ist aber wieder bewiesen, daß die Bewegungen unserer Beine, von denen wir glauben, daß sie unserem Willen gehorchen, nicht durch Willensimpulse hervorgerufen werden, die in Willenszentren „von innen heraus" entspringen, sondern nur auf reflektorischem Wege als Glieder von Reflexketten entstehen, indem jedesmal die Reize für die nächste Bewegungsphase durch die unmittelbar vorhergehenden Bewegungen entstehen.

Daß die meisten tierischen Bewegungen auf solchen Reflexketten beruhen und nicht durch automatische Impulse in einem Willenszentrum hervorgerufen werden, dafür besitzen wir einen weiteren schlagenden Beweis in der geradezu mathematischen Abhängigkeit der Schnelligkeit dieser Bewegungen von der Größe der Tiere. Wenn es sich immer nur um Entladungen handelte, die von den Gehirnzellen zu den Bewegungsorganen ausgesandt werden, dann wäre es im höchsten Grade verwunderlich, wie diese Zellen so gut dressiert sind, daß sie sich für die plumpen Schritte des Elefanten und die gemessenen Flügelschläge des Adlers mit der gebührenden Langsamkeit entladen und dann wieder für die zappelnden Bewegungen der Maus und den schwirrenden Flug des Kolibris den dazu gehörigen beschleunigten Rhythmus einhalten; und genau so geschickt und findig oder ebenso gut einexerziert müßten auch die Zellen im Atmungs- und im Herzzentrum sein, indem sie sich, zum Beispiel, beim Elefanten nur fünfundzwanzigmal, bei der Katze dagegen hundertvierzigmal in der Minute in den Herzmuskel entladen. Ähnliche Verhältnisse findet man auch zwischen den jugendlichen und den ausgewachsenen Individuen derselben Art und auch hier bliebe die genaue Anpassung des Rhythmus an die zunehmende Körpergröße in hohem Maße befremdlich. Beruht aber dieser Rhythmus nicht auf automatischen Entladungen der Ganglienzellen, sondern darauf, daß immer die Beugebewegung eines Gliedes auf reflektorischem Wege die Reize für die darauf folgende Streckbewegung liefert und diese wieder, ebenfalls durch Vermittlung von Reflexbahnen, die im Gehirn oder im verlängerten Mark ihren Scheitelpunkt besitzen, die nächste Beugebewegung hervorruft, dann muß der Ablauf jedes einzelnen Reflexes um so länger dauern, je länger der Weg ist, den der Protoplasmazerfall von der Peripherie zum Zentrum und von diesem wieder zur Peripherie zurücklegen muß; und die Länge dieses Weges ist natürlich abhängig von der Größe des Tieres.

Ein weiteres und, wie mir scheint, nicht minder schlagendes Argument gegen die Entladungstheorie und für die Reflexketten liegt in der großen Schwierigkeit der Umkehr einer gut eingeübten Bewegungsfolge. Da sich nämlich gezeigt hat, daß ein aus dem Körper herausgeschnittener Nerv die Erregung von jedem seiner beiden Enden mit gleicher Leichtigkeit zu dem anderen Ende leiten kann, so wäre es ganz unverständlich, warum man das Abc nicht ebenso leicht und ebenso rasch von hinten nach vorn hersagen oder eine bekannte Melodie nicht ebenso mühelos von der letzten zur ersten Note wie umgekehrt singen oder spielen kann, wenn es nämlich wahr wäre, daß diese Bewegungsfolgen dadurch zustande kommen, daß die Entladung des Zentrums für den Laut A nach einem gebührenden Intervall auf das Zentrum für B und von diesem wieder für C usw. überspringt. Die ganz kurzen Verbindungsbahnen zwischen diesen Zentren müßten ja durch die häufige Benutzung leicht gangbar geworden sein, und man könnte daher nicht verstehen, warum die durch sie vermittelten Entladungen nicht ebensogut in umgekehrter Richtung erfolgen sollen. Man hat sich gegenüber diesen Tatsachen, die mit der gangbaren Auffassung so gar nicht in Einklang zu bringen sind, dadurch zu helfen gesucht, daß man sagte, es bestehe zwischen diesen Zentren keine doppelsinnige, sondern eine irreziproke Leitungsfähigkeit oder zwischen ihnen gehe die Pforte nur nach einer Seite auf. Aber mit diesen hübsch klingenden Phrasen hat man nur bewiesen, daß die Theorie der Automatie und der sich gegenseitig entladenden Zentren auch in diesem Fall Schiffbruch gelitten hat. Was aber auf Grund dieser Lehre „absolut unvorstellbar" ist (der Ausdruck stammt von einem ihrer Anhänger), ist auf der Basis der hier entwickelten Theorie der kettenförmig aneinandergereihten Reflexbogen nicht nur verständlich, sondern geradezu selbstverständlich, weil eine Umkehrung einer solchen Reflexkette verlangen würde, daß sich die motorischen Nervenbahnen, die sonst die Gestaltveränderung der Muskeln und in ihrer Gesamtheit den Bewegungskomplex des Lautes B aktivieren, mit einem Male in sensible Bahnen und in Reizquellen für die Auslösung des Lautes A verwandeln, was allerdings absolut unvorstellbar wäre.

Wenn es die Umstände gestatten würden, könnte noch eine schier unendliche Reihe von Tatsachen vorgeführt werden, die alle in gleicher Weise dartun würden, daß die tierischen Bewegungen niemals durch molekulare Schwingungen in den Zentren, die aus inneren Gründen entstehen, sondern immer nur auf dem Wege des Reflexes und durch kettenförmig aneinandergereihte Reflexbogen infolge eines primären äußeren Reizes zustande kommen. Sobald wir das aber einmal wissen, bekommt die Frage nach den physiologischen Grundlagen der Bewußtseinserscheinungen eine völlig geänderte Gestalt. Wir stehen dann nicht mehr vor der unlösbaren Aufgabe, zu ermitteln, welche Tanzfigur die Nervenmoleküle in den Seelenzellen aufführen müssen, damit der Besitzer dieser Zellen in den Zustand des „Bewußt Seins" gerät, und welche Modifikationen dieser Schwingungen den tausenderlei Arten von Empfindungen, Vorstellungen, Gedanken und Strebungen entsprechen, sondern wir werden eben herausbringen müssen, was in unseren Reflexapparaten geschehen muß, damit wir (als Individuen) davon Kenntnis erlangen, daß überhaupt etwas vorgeht. Das ist aber keineswegs eine aussichtslose Aufgabe, weil wir erstens mit aller Bestimmtheit wissen, daß wir Reflexapparate besitzen (was von den tanzenden Gehirnmolekülen keineswegs gesagt werden kann), und weil die Vorgänge in diesen Reflexmechanismen, wieder im scharfen Gegensatz zu den sagenhaften und absolut unkontrollierbaren Seelenschwingungen, der Beobachtung und der wissenschaftlichen Untersuchung in hohem Maße zugänglich sind.

Es gibt aber eine Tatsache, die jedermann an sich selbst beobachten kann und sicherlich auch schon beobachtet hat, und die an sich, ohne eingehendere Untersuchung, geeignet ist, ein helles Licht auf die uns hier vor allem beschäftigende Frage nach den körperlichen Bedingungen des Bewußtseins zu werfen. Wir wissen, daß das Einüben einer schwierigen und verwickelten Bewegungsreihe unser volles Bewußtsein in Anspruch nimmt, während die vollkommen erlernte Fertigkeit „rein mechanisch", also ohne Beteiligung unseres Bewußtseins ausgeübt wird. Worauf beruht nun dieser Unterschied? Sicherlich nicht darauf, daß in dem einen Falle Seelenschwingungen hervorgerufen werden, die in dem anderen Falle ausbleiben, sondern er rührt offenbar daher, daß während der Einübung zahlreiche, ganz überflüssige und nicht ans Ziel führende Bewegungen zur Ausführung gelangen, während die bereits „mechanisierte" Reflexkette nur aus den unbedingt erforderlichen Bewegungen besteht. Nehmen wir zum Beispiel an, es handle sich um das Erlernen eines Instrumentes oder um das Einüben eines neuen Musikstückes durch einen Anfänger. Der Gesichtseindruck der Noten soll als Reizkomplex durch Vermittlung der Gehirnzentren den geeigneten Bewegungskomplex in den Händen und Fingern hervorrufen. Aber diese Auslösung gelingt im Anfang noch schlecht; der Lernende greift fehl, ertappt sich vielleicht noch rechtzeitig, hemmt die fehlerhafte Bewegung und sucht sie durch die richtige zu ersetzen. Dabei macht er aber auch zahlreiche Bewegungen, die gar nichts mit seiner Aufgabe zu tun haben, und auch diese bemüht er sich, so gut er kann, zu unterdrücken. Auch das sympathische Gebiet der unwillkürlichen Muskeln und der Absonderungsdrüsen bleibt dabei nicht außer Spiel. Das Gesicht rötet sich durch die Erweiterung der Hautgefäße, Puls und Atem werden beschleunigt und auch die Schweißdrüsen geraten in Tätigkeit. Diese ausgedehnten Reflexe und Reflexketten, die sich zwischen den primären Reiz und den endlichen Reizerfolg einschieben, führen dem Lernenden seine Tätigkeit zum Bewußtsein; er ist im wahren Sinne des Wortes mit Leib und Seele dabei. Je häufiger aber dieses Probieren, Herumtasten und Einüben wiederholt wird, desto mehr von den überflüssigen Einzelreflexen und von den sich aus ihnen zusammensetzenden Reflexbogen kommen in Wegfall; immer mehr entfällt also die Notwendigkeit der Hemmungen und Korrekturen, und zwar sowohl bei den ausführenden als bei den begleitenden sprachlichen Reflexen („Das war nicht richtig", „Höher", „Noch immer zu tief" und so weiter); immer mehr entschwindet auch die Beteiligung der sympathischen Reflexe; die zwischen Reizung und Reizerfolg eingeschobene Reflexkette wird daher zugleich vereinfacht und verkürzt: und endlich kommt es so weit, daß der Reiz der gesehenen Noten sofort die richtigen Handgriffe mit Ausschluß aller überflüssigen Begleitreflexe herbeiführt und daß sich nun die auf das Äußerste vereinfachten Reflexe zu mechanisch ablaufenden Reflexketten vereinigen. Diese Mechanisierung bedeutet aber nicht, daß die nicht eingeübten Bewegungen nicht mechanisch verlaufen; denn auch sie bestehen immer nur aus Reflexen und Reflexketten, die sich ohne Rest in

Protoplasmazerfall längs der Nervenbahnen und in den innervierten Organen auflösen lassen; sondern sie bedeutet nur die für unsere Frage nach den Bedingungen des Bewußtseins geradezu entscheidende Tatsache, daß die Bewußtseinserscheinungen, welche die räumlich ausgedehnten und zeitlich in die Länge gezogenen Reflexbewegungen während des Probierens und Einübens begleiten, mit der fortschreitenden Vereinfachung und der räumlichen und zeitlichen Reduktion der Reflexe immer geringer werden und daß sie vollkommen verschwinden, wenn diese Reduktion bis zu der völligen Ausschaltung aller überflüssigen Reflexe vorgeschritten ist. Und wir schließen aus dieser nicht etwa hypothetischen, sondern durch Kombination von Selbstbeobachtung und objektiver Prüfung völlig sichergestellten Beziehung zwischen Reflexvorgängen und Bewußtsein, daß wir uns der in uns ablaufenden Vorgänge nur in dem Falle bewußt werden, wenn sich an ihnen sehr viele unserer Reflexmechanismen gleichzeitig und nacheinander beteiligen.

Die auf diese Weise konstatierte Beziehung zwischen Bewußtsein und Reflexbewegungen gestattet uns aber auch eine viel befriedigendere Einsicht in die Bedeutung des Gehirns für die Bewußtseinserscheinungen, als uns die früheren Seelentheorien gewähren konnten. Das Gehirn ist für uns nicht mehr der von einem Seelenwesen auserkorene Wohnsitz, es ist auch nicht das Organ das dazu bestimmt ist, Bewußtsein zu erzeugen, wie die Speicheldrüse Speichel und der Muskel mechanische Arbeit erzeugt; es hat auch nicht die unverständliche Aufgabe, Nervenschwingungen in Seelenschwingungen zu verwandeln, sondern es repräsentiert den Teil des Nervensystems, in dem das zentrale Nervengitter die größte Ausdehnung und höchste Ausbildung erreicht, also jene unendlich komplizierte Verzweigung und Durchkreuzung der Nervenbahnen, in welche alle von der Peripherie des Körpers und in seinem Innern erzeugten Nervenprozesse einmünden und aus welchem dieselben fortgeleiteten Protoplasmazerfallsprozesse wieder zu den arbeitleistenden Organen ausstrahlen. Namentlich in der Großhirnrinde des Menschen hat dieses Organ für die Vermittlung reflektorischer Prozesse eine außerordentliche (man könnte fast sagen: überwuchernde) Vergrößerung erfahren, indem sich im Laufe der Entwicklung immer neue Reizkomplexe mit ebenso neuen Bewegungskomplexen zu immer komplizierteren Reflexbündeln und Reflexketten vereinigt haben. Diese Großhirnrinde ist also nicht der Sitz eines „Rindenbewußtseins", sondern in ihrer grauen Substanz mit ihrem enorm ausgedehnten und ungeheuer verwickelten Nervengitter findet die zentrale Übertragung jener komplizierten Reflexe und Reflexketten statt, an deren Ablauf, wie wir eben gesehen haben, unsere Bewußtseinszustände geknüpft sind; und wir können daher gar nicht überrascht sein, wenn die Außerdienststellung dieser allerhöchsten Reflexvermittlungstelle, wie sie offenbar im Schlaf, in der Ohnmacht und in der Narkose stattfindet, mit dem Aufhören derselben Bewußtseinszustände verbunden ist, die nach unserer Erfahrung das Ablaufen der durch sie vermittelten ausgedehnten Reflexe begleiten; und ebenso verständlich muß uns auch erscheinen, daß die nur durch die niederen Zentren vermittelten und daher noch relativ einfachen Reflexe, wie zum Beispiel die Verengung und Erweiterung der Pupille, die normalen Darmbewegungen, das Atmen und die Zirkulation, ohne Beteiligung unseres Bewußtseins verlaufen.

Auch die Anwendung der Reflexkettentheorie auf das Verhältnis zwischen Sprache und Bewußtsein, auf die Frage der spezifischen Sinnesenergie und auf die Lust- und Unlustgefühle gestaltet sich überaus befriedigend; aber das Eingehen auf diese Probleme würde zu weit führen. Ich muß daher die Leser, die sich dafür interessieren, auf den vierten Band meiner Allgemeinen Biologie (Nerven und Seele) und auf ein soeben unter dem Titel „Welt, Leben, Seele“ (bei Perles in Wien) erschienenes Büchlein verweisen, in dem diese Fragen in gemeinfaßlicher Darstellung behandelt werden.

Selektion und Variation[1].

In zwei Heften dieser Zeitschrift[2]) hat Professor Hugo de Vries neuerdings die seit Darwin viel umstrittene Frage erörtert, welche der zwei Hauptarten von Variationen als das Material betrachtet werden soll, mit dem die natürliche Zuchtwahl bei der Entwicklung neuer Arten arbeiten könnte. Gewisse Variationen kommen nämlich beständig vor und bestehen in kleinen Abweichungen in Größe, Gestalt, Farbe usw.; andere wieder sind seltener, sie treten nur von Zeit zu Zeit auf, „vielleicht ein- oder zweimal in einem Jahrhundert, vielleicht sogar in tausend Jahren nur einmal“ (de Vries). Wenn wir aber nun wissen möchten, für welche der beiden Arten wir uns entscheiden sollen, so zeigt sich, daß das Fazit bei de Vries noch ebenso unsicher ist wie seinerzeit bei Darwin. Bei dem Schöpfer der Selektionslehre war die Unsicherheit in dieser Beziehung so groß, daß seine Ausleger noch jetzt darüber streiten, welche der beiden Arten er eigentlich gemeint hat und ob er überhaupt zwei Arten von Variationen unterscheiden wollte. De Vries glaubt, daß Darwin eigentlich an die seltenen und nur zufällig auftretenden Abänderungen gedacht hat, wenn er davon sprach, daß Variationen oder individuelle Unterschiede nützlicher Art zum Überleben der Passendsten geführt haben; daß er sehr wohl wußte, daß gewöhnliche Variabilität nichts mit der Entwicklung zu tun habe und daß beständige Variationen in dieser Beziehung nutzlos seien; wogegen Darwins Sohn Francis die Richtigkeit dieser Interpretation anzweifelt und überhaupt nicht daran glaubt, daß Charles Darwin die Absicht hatte, zwei Arten von Variationen zu unterscheiden.

Aber auch de Vries ist für sich selbst zu keiner klaren Entscheidung in dieser Frage gelangt. Denn er sagt einmal (auf S. 214 des 6. Heftes):

> „Es ist angezeigt, zu unterscheiden zwischen gewöhnlichen Fluktuationen, die immer vorhanden sind, und solchen, die von Zeit zu Zeit ‚zufällig‘ entstehen. Die letzteren bilden das Material, auf das die natürliche Zuchtwahl auf den breiten Linien der organischen Entwicklung einwirken kann; die ersteren tun das nicht. Zufällige Variationen sind es, die die Theorie verlangt; beständige Fluktuationen sind in dieser Beziehung nutzlos.“

Dann aber heißt es wieder am Schlusse des ganzen Aufsatzes (S. 250 des 7. Heftes):

> „So sehen wir, daß die Theorie der Entstehung der Arten durch natürliche Zuchtwahl ganz unabhängig von der Frage ist, wie die auszulesenden Variationen entstehen.

---

[1]) Neue Weltanschauung 1910, Heft 12.

[2]) Nr. 6 u. 7 dieses Jahrganges.

Sie können langsam, durch einfache Fluktuationen entstehen oder plötzlich, durch Mutationen; in beiden Fällen wird sich die natürliche Zuchtwahl ihrer bemächtigen, sie vervielfachen, wenn sie nützlich sind, sie im Laufe der Zeit anhäufen und so jene große Mannigfaltigkeit des organischen Lebens erzeugen, die wir so sehr bewundern."

Also das eine Mal sind die kleinen, fortwährend auftretenden „Fluktuationen" für die natürliche Auslese und die Entstehung der bleibenden Differenzierungen nutzlos und nur die von Zeit zu Zeit auftretenden „Mutationen" sollen das Material für die Selektion abgeben können; dann aber soll sich wieder die natürliche Zuchtwahl beider Arten von Variationen bemächtigen und sie, wenn sie nützlich sind, vervielfältigen können. So daß also der Leser zum Schlusse doch darüber im unklaren bleibt, für welche der in Frage kommenden Möglichkeiten sich der Autor entschieden hat.

Noch schmerzlicher als die erwartete Entscheidung vermissen wir aber bei de Vries die Rücksichtnahme auf jene zahlreichen Einwendungen und Bedenken, die von so vielen Seiten und auch von mir selbst in zahlreichen Schriften[1]) gegen die Berechtigung einer Analogisierung der natürlichen Auslese mit der künstlichen Zuchtwahl vorgebracht worden sind. Daß der Tierzüchter und der Pflanzenzüchter beide Arten von Variationen benutzen kann, um seine Absicht zu erreichen, kann niemand bezweifeln. Aber beide können ihre Absicht nur dann verwirklichen, wenn sie alle Vorkehrungen treffen, die notwendig sind, damit die von ihnen ausgewählte Variation, die sie weiter ausbilden möchten, „rein gezüchtet" werde, d. h. also: wenn sie zu verhindern wissen, daß die in ihrem Sinne variierenden Individuen sich mit beliebigen anderen ihrer Artgenossen paaren; weil dies zur Folge hätte, daß die ausgewählte Variation, sei sie nun groß oder klein, schon in den nächsten Generationen wieder abgeschwächt wird und nach wenigen Geschlechtsfolgen verloren geht. Wenn also z. B. die japanischen Züchter Lust haben, Hähne mit meterlangen Schwänzen zu erzielen, dann müssen sie in jeder Generation die am meisten in dieser Richtung bevorzugten Individuen sorgfältig aussuchen und zur Nachzucht verwenden, gleichzeitig aber alle anderen entweder durch strenge Absonderung oder noch radikaler und sicherer durch Vernichtung vor ihrer Fortpflanzung daran verhindern, durch geschlechtliche Vermischung mit den Ausgewählten ihre Absicht zu durchkreuzen.

Dasselbe wie für die fortwährend vorhandenen minimalen Abänderungen gilt aber auch für die mitunter plötzlich und unvermittelt auftretenden „Mutationen" größeren Stils. Durch Darwin ist z. B. der Fall der sogenannten Ankonrasse der Schafe auch in weiteren Kreisen bekannt geworden. In einer Zucht von Schafen wurde von normalbeinigen Eltern ein auffallend kurzbeiniger Widder geboren. Diese Abänderung schien dem Züchter deshalb von Vorteil zu sein, weil kurzbeinige Schafe die Hürde nicht übersetzen können; und tatsächlich gelang es ihm, in relativ kurzer Zeit aus diesem einen Exemplar eine kurzbeinige Rasse heranzuziehen, indem er von den Nach-

[1]) Allgemeine Biologie, Bd. II: „Vererbung und Entwicklung", 1899. — Die Krisis des Darwinismus. 15. Jahresbericht der Wiener philosoph. Gesellschaft, 1902. — Welt, Leben, Seele. Ein System der Naturphilosophie in gemeinfaßlicher Darstellung, 1907. — Knochenwachstum und Teleologie. Zeitschr. f. d. Ausbau d. Entwicklungslehre, 2. Jahrgang 1908.

kommen nur die kurzbeinigen zur Nachzucht verwendete, die anderen aber beseitigte; und außerdem mußte natürlich um jeden Preis eine Kreuzung mit normalbeinigen Schafen verhindert werden.

Genau dasselbe hat auch der Botaniker de Vries mit Pflanzen getan, die eine Abänderung der Blütenform dargeboten haben; nur daß er mit der Reinzüchtung solcher unvermittelt auftretenden Variationen keine praktischen, sondern rein wissenschaftliche Zwecke verfolgte. Auch ihm gelang es, durch peinliche Sorgfalt, z. B. durch Einhüllen der neuartigen Blüten in Papiersäckchen behufs Abhaltung des Insektenbesuches, eine Reinzüchtung derselben durchzuführen; und er hat damit, ebenso wie der Züchter der Ankonrasse, bewiesen, daß solche nur ausnahmsweise auftretende Variationen größeren Betrages ebenso vererbt werden, wie die fortwährend sich darbietenden Variationen geringeren Grades.

Wie steht es aber mit der Auslese von Variationen größeren oder geringeren Betrages in der freien Natur?

Hier wäre eine Rein- oder Weiterzüchtung irgendeiner Abweichung vom Mittel oder von der bisherigen Norm nur in dem Falle denkbar, wenn auch hier eine Vermischung der in einem bestimmten Sinne Abgeänderten mit der großen Mehrzahl der Normalen oder nach der entgegengesetzten Richtung Tendierenden verhindert werden könnte. Das ist aber ohne die Intervention eines zielbewußten und in seinen Mitteln nicht wählerischen Züchters bei den gewöhnlichen Fluktuationen ebenso undenkbar wie bei den exzeptionell auftretenden Mutationen. Es ist undenkbar, daß das Auftreten einer der zahlreichen minimalen Abänderungen, die niemals fehlen, bloß deshalb, weil sie sich möglicherweise nach tausendfacher Summierung in einer späten Zukunft als nützlich erweisen könnte, gleich von Anfang an zur Folge haben soll, daß die nicht nach dieser Richtung Abgeänderten vor ihrer Fortpflanzung vernichtet werden; und wenn dies undenkbar ist, dann ist die Reinzüchtung irgendeiner dieser minimalen Abänderungen und damit auch die für ihre Nützlichkeit unerläßliche Summierung nach derselben Richtung auf diesem Wege ausgeschlossen. Ebenso undenkbar ist es aber, daß sich die natürliche Zuchtwahl einer Mutation, die „vielleicht ein- oder zweimal in einem Jahrhundert, vielleicht sogar in tausend Jahren einmal“ zum Vorschein kommt, „bemächtigt“, und sie, wenn sie nützlich ist, „im Laufe der Zeiten vervielfacht“. Denn die natürliche Zuchtwahl kann es unmöglich dahin bringen, daß das unter Millionen unveränderter Artgenossen ganz allein mit der nützlichen Abänderung ausgestattete Einzelindividuum diese seine nützliche Abänderung weiterzüchtet, weil diese es unmöglich an der Paarung mit den nicht abgeänderten verhindern kann und daher die neue Gestaltung, auch wenn sie noch so nützlich wäre, bis zu ihrer Wiederkehr in hundert oder tausend Jahren schon längst wieder spurlos verschwunden sein müßte. Von einer Vervielfachung und einer Anhäufung einer solchen Mutation „im Laufe der Zeiten“ könnte also auch dann nicht die Rede sein, wenn sie wirklich ihrem Besitzer schon an und für sich von Nutzen wäre, was aber meines Wissens von keiner einzigen der bisher tatsächlich beobachteten Abänderungen, selbst größeren Stiles, behauptet werden kann. Denn die Kurzbeinigkeit des Ahnherrn der Ankonrasse erschien zwar dem Züchter für seine egoistischen Zwecke als nützlich; aber für den Widder selbst bedeutete sie sicherlich keinen Vorteil und am wenigsten einen solchen, der ihm in der freien Natur eine solche Überlegenheit über seine Genossen verschafft hätte, daß er diese an der Weiterzucht ihrer Normalbeinigkeit verhindern konnte; und ebenso kann eine plötzlich bei einem einzelnen Pflanzenindividuum auftretende Abweichung in der Zahl der Blütenblätter zwar für den beobachtenden Botaniker von großem Interesse sein und ihn veranlassen, mittels Papiersäckchen und anderer künstlicher Behelfe eine Reinzüchtung der neuen Form anzustreben; aber der „Naturzüchtung" kann man ebensowenig ein Interesse an der Reinzüchtung der neuen Gestaltung zumuten, als man von ihr erwarten kann, daß sie das einzige ihr zu Gebote stehende Mittel dazu ins Werk setzen soll, nämlich die Vernichtung aller anderen Individuen derselben Spezies in einem so weiten Umkreise, daß die Bestäubung der Blüten mit dem Pollen normal blühender Individuen unmöglich gemacht wird.

Einen schlagenden Beweis dafür, daß man die Tatsachen der künstlichen Züchtung nicht ohne weiteres als Stützen für die Theorie der natürlichen Zuchtwahl verwenden darf, hat uns de Vries selbst am Schlusse seiner Abhandlung durch die belehrende Zusammenstellung der Erfahrungen über die polymorphe Variabilität der Getreidearten und über die Versuche der Reinzüchtung besonders günstiger Varietäten geliefert. Es hat sich nämlich gezeigt, daß es, um bessere Ernten zu erzielen, keineswegs genügt, die besseren Getreidevarietäten für die Aussaat auszuwählen, weil jede Varietät wieder aus Hunderten ungleichwertiger Typen zusammengesetzt ist; sondern man muß sich entschließen, einzelne Ähren auszulesen und zur Aussaat zu verwenden; und auch dann ist noch die größte Sorgfalt nötig, um die gewünschte Gleichförmigkeit zu erhalten. Denn sobald die gewählten Typen sich selbst überlassen bleiben, beginnen sie durch zufällige Kreuzungen und Mischungen zu entarten und kehren schnell in ihren gemischten Zustand zurück (S. 250). Die notwendige Voraussetzung für die Theorie der natürlichen Zuchtwahl, daß die besseren und stärkeren Individuen, d.h. hier speziell diejenigen, die zahlreichere und größere Samen produzieren, die anderen im Kampf ums Dasein besiegen oder verdrängen, trifft also auch in diesem Falle nicht zu; und man muß sich daher nach anderen Faktoren umsehen, welche wirklich imstande sind, gleichgerichtete Veränderungen in einem größeren Kreise von Individuen herbeizuführen und dauernd zu erhalten.

Für eine gewisse Art der Differenzierung liegt dieser Faktor ziemlich klar zutage, nämlich für die bleibende Rückbildung nicht mehr gebrauchter Organe.

Die Bandwürmer z. B., die ja sicherlich von Vorfahren abstammen, die noch einen Verdauungskanal besessen haben, zeigen jetzt keine Spur mehr eines solchen und nehmen die bereits verdaute Nahrung ihres Wirtes auf ihrer Körperoberfläche auf. Diese tiefgreifende Abänderung kann nun unmöglich auf dem Wege der Selektion zustande gekommen sein, weil man sich nicht denken kann, daß sich immer nur diejenigen Individuen bis zur

Geschlechtsreife und bis zur Abgabe ihrer massenhaften Eier entwickeln durften, die durch eine zufällige Abänderung ihres Keimplasmas eine Minusvariation ihres Verdauungskanals aufgewiesen haben; während alle anderen die anfangs noch das vollkommen ausgebildete Organ und später irgendein kleines Überbleibsel desselben besessen haben, eben wegen dieses Besitzes vor der Geschlechtsreife zugrunde gegangen sind. Und welchen Vorteil soll ihnen diese Minusvariation gebracht haben? Hier ist nicht einmal die gezwungene Auslegung anwendbar, daß diejenigen, die für ein überflüssig gewordenes Organ keine Nahrungstoffe mehr aufzubringen brauchten, gegenüber den noch unveränderten Artgenossen im Vorteil waren, weil die Eingeweidewürmer im wahren Sinne des Wortes im Überflusse schwimmen; und dasselbe gilt auch von den Walfischen, die trotz der überreichen Nahrung, die ihnen das Meer bietet, dennoch ihre hinteren Extremitäten bis auf den letzten Rest eingebüßt haben. Hier wird wohl niemand ernsthaft behaupten wollen, daß immer diejenigen, die noch ein unscheinbares Rudiment ihrer Schenkelknochen mit Nahrung zu versorgen hatten, deshalb regelmäßig vor der Fortpflanzung aus Nahrungsmangel zugrunde gegangen sind und den Platz denjenigen geräumt haben, die neben ihrer ungeheuren Körpermasse nicht auch noch dieses lächerliche Überbleibsel ernähren mußten. In diesen und in allen anderen Fällen von Rückbildung eines außer Gebrauch gestellten Organs bleibt also keine andere Erklärungsmöglichkeit übrig, als daß sich die Inaktivitätsatrophie, die wir im Individualleben direkt beobachten können, durch Vererbung auch auf die Nachkommen übertragen hat. Eine derartige Abänderung kann sich dann wirklich „im Laufe der Zeit anhäufend vervielfältigen"; und hier besteht auch keine Gefahr, daß sie durch wahllose Vermischung mit nicht Abgeänderten wieder verloren geht, weil sie sich bei allen Individuen, die sich unter gleichen Lebensbedingungen befinden, ungefähr in gleicher Weise vollziehen muß.

Dies gilt aber nicht nur für die Rückbildung wenig oder gar nicht gebrauchter Körperteile, sondern auch für die progressive Ausbildung von solchen, die infolge geänderter Lebensbedingungen eine immer stärkere Verwendung erfahren. Wenn also Darwin durch sorgfältige Wägungen nachgewiesen hat, daß die Flügelknochen bei den zahmen Enten im Vergleiche zum ganzen Skelett leichter sind als bei den Wildenten, während umgekehrt die Beinknochen sich bei diesem Vergleiche als schwerer erwiesen haben, so hätte es natürlich keinen Sinn, nur die Rückbildung der weniger in Anspruch genommenen Flügelknochen auf die erblich gewordene Folge des Nichtgebrauches zurückzuführen und das Lamarcksche Prinzip der Vererbung erworbener Eigenschaften nicht auch auf die Zunahme der bei den zahmen Enten mehr in Anspruch genommenen Knochen der hinteren Extremitäten anzuwenden. Gibt man aber einmal zu, daß die im Individualleben durch Gebrauch oder Nichtgebrauch erworbenen Organveränderungen durch Vermittlung des Keimplasmas auch auf die Nachkommen übergehen können, dann ist auch kein Grund mehr vorhanden, überhaupt an der Vererbbarkeit erworbener Eigenschaften zu zweifeln und dieses Prinzip nicht auf alle im Laufe der Stammesentwicklung stattgefundenen Veränderungen zu übertragen. Gerade der Schöpfer der Selektionstheorie hat keine Gelegenheit vorübergehen lassen, ohne mit der größten Entschiedenheit für dieses Prinzip einzutreten, und er hat auch in seinen Schriften eine große Reihe von Tatsachen aus eigener und fremder Beobachtung mitgeteilt, die ganz unwiderleglich beweisen, daß eine Vererbung im Individualleben erworbener Eigenschaften schon nach wenigen Generationen deutlich zutage treten kann; und neuerdings hat auch wieder Darwins Sohn Francis — als Botaniker — in der Tagung der British Association im Jahre 1908, das Lamarcksche Prinzip der Vererbung erworbener Eigenschaften mit großer Entschiedenheit verteidigt.

Darwin selbst hat noch geglaubt, daß natürliche Zuchtwahl und Vererbung erworbener Eigenschaften neben- und miteinander wirksam sein können, und hat nur gegen Ende seines Lebens bekannt, daß er ursprünglich der direkten Einwirkung von Umgebung, Nahrung, Klima usw. eine zu geringe Bedeutung neben der natürlichen Zuchtwahl beigemessen habe. Wenn man aber die Sache genau überlegt, so kommt man zu dem Resultate, daß in dem Augenblick, wo man zugibt, daß die durch äußere Einwirkung an dem Individuum vollzogenen kleineren oder größeren Abänderungen auf die nächste Generation übergehen können, auch schon jede Grundlage für eine Selektion geschwunden ist, soweit es sich dabei um die Auswahl der besser angepaßten und die Ausmerzung weniger geeigneter Individuen handelt. Denn eine Abänderung, die bei allen unter den gleichen Bedingungen lebenden Individuen durch Summierung erblich gewordener individueller Anpassungen zustande gekommen ist, kann unmöglich zu gleicher Zeit das Objekt eines grausamen Selektionsprozesses gewesen sein.

Ganz klar tritt dies aber bei jenen im Verlaufe der Phylogenese stattgefundenen Abänderungen hervor, bei denen man selbst mit der gewagtesten Auslegekunst nicht nur keinen Nutzen für die mit ihnen ausgestatteten Organismen herausklügeln kann, sondern die man geradezu als schädlich bezeichnen muß. Von dem monströsen Geweih der urweltlichen Riesenhirsche nimmt man gewöhnlich an, daß ihre Träger eben wegen dieser übertriebenen Entwicklung endlich ausgerottet worden sind. Wenn nun eine Individualauslese im Sinne Darwins wirklich stattgefunden hätte, dann hätte es für sie ein leichtes sein müssen, durch die Vernichtung aller Individuen mit stärkerer Entwicklung der schädlichen Zierde und durch die Weiterzüchtung der Minusvariationen dem weiteren Wachstum dieser Gebilde Halt zu gebieten oder selbst ihre allmähliche Rückbildung herbeizuführen. Daß die Naturauslese sich als unfähig erwiesen hat, eine solche zweifellos nützliche Abänderung zu bewerkstelligen und daß sie untätig zusehen mußte, wie ganze Rassen und Arten der Vernichtung anheimfielen, beweist uns mit der größten Klarheit, daß die phylogenetische Entwicklung sich mit Hilfe des Lamarckschen Prinzipes der Vererbung individueller Abänderungen vollzogen hat, ohne jede Rücksicht darauf, ob diese Abänderungen für die betreffenden Organismen nützlich oder gleichgiltig oder selbst schädlich gewesen sind.

Wir brauchen aber gar nicht so weit zu gehen, um zu beweisen, daß sich auch eminent schädliche Abänderungen entwickeln und bleibend werden können. Viel näher liegt uns ja die Tatsache, daß gerade die allerverderblichsten Infektionskrankheiten, von denen die Menschen heimgesucht werden, zugleich auch ein gar nicht erwünschtes Privilegium der Spezies Homo sind und selbst bei den ihnen am nächsten stehenden Säugetieren entweder gar nicht oder wenigstens niemals spontan zur Entwicklung gelangen. Blattern, Masern, Scharlach, Diphtherie, Keuchhusten, Typhus und asiatische Cholera sind bei den Affen und noch niederer stehenden Säugetieren unbekannt und auch die Syphilis tritt bei den Affen niemals spontan auf, sondern kann bei ihnen nur durch künstliche Impfung in stark abgeschwächter Form hervorgerufen werden. Das beweist uns aber, daß die Fähigkeit, die betreffenden Infektionskeime in sich aufzunehmen und auf ihre Vermehrung mit spezifischen und häufig lebensgefährlichen Krankheitserscheinungen zu reagieren, zu irgendeiner Zeit und auf irgendeinem Stadium der Entwicklung erworben worden sein muß; und das zeigt uns wieder ganz deutlich, daß die Individualselektion auch in diesem Falle außerstande war, die Herausbildung einer so ausgesprochen schädlichen Abänderung zu verhindern. Können wir also wirklich glauben, daß schon eine minimale Abänderung in Größe, Farbe oder Gestalt eines Körperteils über Leben und Tod entschieden und immer nur die Erhaltung und Fortpflanzung der um eine Kleinigkeit besser Ausgestatteten zugelassen habe, daß aber die neu auftauchende Fähigkeit, durch die genannten Seuchen hingerafft oder schwer geschädigt zu werden, von der natürlichen Zuchtwahl übersehen oder als irrelevant betrachtet worden ist? Die meisten dieser Krankheiten befallen ja mit besonderer Vorliebe das Kindesalter, und da sie häufig tödlich verlaufen, werden die von ihnen Ergriffenen tatsächlich in vielen Fällen daran verhindert, ihre Empfänglichkeit für diese Krankheit weiter zu vererben. Hier geschieht also dasjenige in Wirklichkeit, was die Selektionstheorie bei ihren Fluktuationen und Mutationen nach der weniger günstigen Richtung nur theoretisch voraussetzt, ohne es auch nur in einem einzigen Falle wirklich beweisen zu können; und doch hat sich diese verderbliche Abänderung nicht nur in einem Falle, sondern in einer ganzen Reihe von gefährlichen Krankheiten ungehindert entwickeln können und hat sich offenbar entwickeln müssen, weil eben die dazu notwendigen Bedingungen gegeben waren.

Die allmähliche Herausbildung einer so gefährlichen und verderblichen Eigenschaft ist aber nicht nur mit der Selektionslehre nicht in Einklang zu bringen, sondern sie gibt uns auch Gelegenheit, etwas tiefer in die Vorgänge bei der Vererbung erworbener Eigenschaften einzudringen. Der größte Vorwurf, den man der Lamarckschen Auffassung immer gemacht hat, ging dahin, daß man sich nicht vorstellen könne, wie durch eine bestimmte Veränderung des Soma (des Körpers) eine gleichsinnige Abänderung in der Vererbungssubstanz herbeigeführt werden soll; und man ist sogar so weit gegangen, aus der Schwierigkeit eines solchen Verständnisses auf die Unmöglichkeit des Vorganges selbst zu schließen — ungefähr mit derselben Logik, als wenn jemand daraus, daß er das Wesen der Muskelkontraktion noch nicht versteht, den Schluß ableiten wollte, daß der Muskel sich überhaupt nicht kontrahiert. In Wirklichkeit steht es aber mit der vermeintlichen Unbegreiflichkeit der Vererbung erworbener Eigenschaften gar nicht so schlimm. Schon Darwin hat mit seiner Pangenesistheorie den Versuch gemacht, ein theoretisches Verständnis dieses Vorganges zu gewinnen, indem er annahm, daß eine jede „Formeinheit" eines lebenden Organismus während seines Wachstums minutiöse Partikelchen oder Keimchen abwirft, welche unsichtbar im ganzen Körper zirkulieren und neben der Fähigkeit zu wachsen und sich zu vermehren auch noch die wunderbare Eigenschaft besitzen, sich in den Knospen oder Sexualelementen wieder zusammenzufinden. Wenn nun unter geänderten Lebensbedingungen gewisse Teile des Körpers durch die neuen Bedingungen direkt affiziert werden, müssen diese veränderten Teile auch modifizierte Keimchen an die Sexualelemente abgeben, so daß die betreffenden Modifikationen der Körperteile auf die Nachkommen übergehen.

Diese Hypothese, welche uns wieder zeigt, für wie bedeutungsvoll Darwin das Lamarcksche Prinzip der Vererbung erworbener Eigenschaften gehalten hat, konnte sich aus zwei Gründen keine allgemeine Anerkennung verschaffen. Erstens waren die Darwinschen Keimchen nicht wirkliche, sondern nur ad hoc ersonnene, rein hypothetische Gebilde; und zweitens wurde von ihnen etwas kaum Ausdenkbares verlangt, daß sie sich nämlich, nachdem sie ihren Ursprungsort in den verschiedenen Körperteilen verlassen haben, wie von einer magischen Kraft geleitet in jedem einzelnen Vererbungselement zusammenfinden und sich in ihm genau in der Weise gruppieren, wie es nötig ist, damit dieselben oder etwas abgeänderten Eigenschaften in dem neu sich entwickelnden Individuum zum Vorschein kommen. Seitdem ist aber — hauptsächlich durch Weismanns Verdienst — das wichtige Prinzip der Kontinuität des Keimplasmas durch die aufeinanderfolgenden Generationen hindurch allgemein angenommen worden und es entfällt daher die kaum überwindliche Schwierigkeit, daß sich das Keimplasma in jeder Generation gleichsam durch Urzeugung immer wieder ganz neu herausbilden muß. Jetzt nehmen wir an, daß die Vererbungsubstanz durch die assimilatorische Energie der sie zusammensetzenden chemischen Einheiten heranwächst, indem sich unter dem Einflusse der schon vorhandenen Moleküle auf Kosten der Ernährungsäfte neue Moleküle von identischem oder wenig abgeändertem Bau herausbilden und daß ein jedes Fortpflanzungselement einen Teil des auf diese Weise sich vermehrenden Keimplasmas übernimmt. In den Säften müssen aber keine rätselhaften Keimchen mit noch rätselhafteren Fähigkeiten zirkulieren, sondern die Säfte brauchen nur das zu enthalten, was sie auf jeden Fall enthalten müssen, nämlich die Zerfallsprodukte der verschiedenartigen Protoplasmen, deren Moleküle in jedem Organ und in jedem Organteil, aber auch in jeder Art und in jedem Individuum eine spezifische, nur ihnen allein zukommende chemische Struktur besitzen müssen. Das ist nicht nur ein unabweisbares Postulat einer jeden theoretischen Überlegung, sondern es ist zum großen Teile auch schon durch die moderne Serumforschung zur Tatsache geworden, weil diese die spezifische biologische Reaktion der verschiedenen Sera und der verschiedenen Körperzellen aufgedeckt hat. Wir setzen also an Stelle der fragwürdigen Keimchen die sicher existierenden spezifisch konstruierten Atomkomplexe, die aus den zerfallenden

Protoplasmamolekülen an das Blutserum und die übrigen Säfte eines jeden lebenden Organismus abgegeben werden; und wir verlangen von diesen nicht, daß sie sich aufs Geratewohl zu einem neuen Keimplasmamolekül zusammensetzen, sondern wir erwarten nur, daß das geschehe, was notwendigerweise geschehen muß, wenn das von dem Erzeuger übernommene Keimplasma in dem neuen Individuum heranwachsen soll, nämlich daß dieses Wachstum auf Kosten der Serumbestandteile geschehe, unter denen sich auch die Zerfallsprodukte der verschiedenen somatischen Protoplasmen befinden müssen. Wenn aber die Körperprotoplasmen auf irgendeine Weise durch äußere Einwirkungen eine Abänderung ihrer chemischen Struktur erfahren, dann werden natürlich auch ihre Zerfallsprodukte etwas anders zusammengesetzt sein als vor dieser Abänderung; und wenn nun das wachsende Keimplasma diese abgeänderten Atomkomplexe oder Seitenketten zum Aufbau seiner neuen Moleküle verwendet, dann werden diese Abänderungen auch im Keimplasma enthalten sein und können sich beim Heranwachsen der neuen Generation in entsprechender Weise zur Geltung bringen. Natürlich verlaufen die Dinge in der Wirklichkeit wahrscheinlich noch viel komplizierter als nach dieser einfachen schematischen Darstellung; aber wenn sich einmal ein solches Schema aufstellen läßt, dann kann man doch nicht mehr behaupten, daß eine Veränderung des Somas unmöglich eine gleichsinnige Abänderung der Vererbungsubstanz bewirken könne.

Übertragen wir nun dieses Schema auf die früher erwähnten Beispiele von Vererbung erworbener Eigenschaften, so begreifen wir ganz gut, daß ein durch äußere Umstände außer Funktion gesetztes Organ nicht mehr so reichliche Zerfallsprodukte seiner Protoplasmen an die Säftemasse abgeben kann wie ein normal funktionierendes. Für das Keimplasma wird es also immer schwieriger und endlich unmöglich werden, die für jenes Organ charakteristischen Seitenketten in seine Moleküle aufzunehmen, und es wird daher in den folgenden Generationen auch immer weniger imstande sein, die Heranbildung dieses defizient gewordenen Körperteils einzuleiten. Und umgekehrt wird ein häufiger und kräftiger funktionierendes Organ auch die spezifischen Zerfallsprodukte seiner Protoplasmen häufiger an die Säftemasse abgeben und das Keimplasma, das aus diesen Säften sein Baumaterial bezieht, wird durch seine reichlichere Versorgung mit den spezifischen Atomkomplexen dieses Organs auch eine immer bessere und vollständigere Heranbildung desselben in der Ontogenese bewirken können.

Durch die in den letzten Jahren so rapid anwachsenden Kenntnisse von den gegenseitigen Beziehungen zwischen den Krankheitserregern und den von ihnen bedrohten Organismen sind wir aber auch in die Lage versetzt, uns eine ungefähre Vorstellung darüber zu bilden, wie sich allmählich eine früher nicht vorhandene Empfänglichkeit für gewisse Infektionskrankheiten und gleichen Schrittes auch eine gesteigerte krankmachende Fähigkeit ursprünglich unschädlicher Kleinlebewesen herausgebildet haben kann.

Wir wissen nämlich jetzt, daß ein Organismus durch eine einmalige oder wiederholte Einwirkung eines Toxins gegen dieses überempfindlich werden kann, so daß ihm dann schon allerkleinste Dosen gefährlich werden können, die er früher ohne Schaden ertragen konnte; und dann haben wir wieder erfahren, daß Bakterien, die ein für sie empfängliches Tier getötet haben, aus diesem entnommen eine bedeutend gesteigerte Giftigkeit für dieselbe Tierspezies zeigen und daß man durch eine in dieser Weise „wiederholte Tierpassage" die Virulenz der Bakterien in außerordentlichem Maße erhöhen kann. Diese beiden Tatsachengruppen lassen sich aber am einfachsten erklären, wenn man annimmt, daß die gegenseitige chemische Verwandtschaft oder Avidität zwischen den Seitenketten der giftempfindlichen Protoplasmen und den Toxinen (die wir ja ebenfalls als abgespaltene Atomkomplexe der Bakterienprotoplasmen ansehen müssen) durch ein wiederholtes Aufeinanderwirken auf beiden Seiten gesteigert wird. Die jetzt empfänglicher gewordenen Seitenketten der angegriffenen Protoplasmen gelangen dann als Antitoxine in die Säfte des infizierten Organismus und können daselbst infolge ihrer erhöhten Avidität zu den Toxinen diese gewissermaßen abfangen und unschädlich machen. Sie können aber auch wieder zum Aufbau neuer Protoplasmen verwendet werden und wenn diese dadurch mit Seitenketten ausgestattet sind, die eine bedeutend größere Anziehungskraft auf die angreifenden Toxine ausüben als früher, dann muß daraus eine gesteigerte Empfindlichkeit dieser Protoplasmen und damit auch des ganzen Organismus gegen diese speziellen Toxine und die sie produzierenden Krankheitserreger resultieren. Auf der anderen Seite können aber wieder die krankmachenden Organismen die avider gewordenen Spaltprodukte ihres Protoplasmas bei ihrem Wachstum und ihrer Vermehrung „reassimilieren" und werden dadurch wieder eine erhöhte Virulenz gegen diejenigen Organismen erlangen, mit deren Protoplasmen ihre Toxine in wiederholter Wechselwirkung gestanden sind[1]). Werden aber die für ein bestimmtes Toxin avider gewordenen Seitenketten somatischer Protoplasmen auch zum Aufbau des Keimplasmas verwendet, dann wird sich die erhöhte Giftempfänglichkeit auch auf die Nachkommen übertragen und diese werden dann schon vor dem ersten Angriffe dieser Krankheitserreger gegen diese empfindlicher sein als die früheren Generationen; und auf der anderen Seite werden auch die Nachkommen der angreifenden Organismen die erhöhte Toxizität schon von Haus aus besitzen und sie außerdem durch wiederholte Invasion der bereits empfänglicher gewordenen Wirtorganismen immer mehr ausbilden. So kann sich also die in einem früheren Stadium der Entwicklung noch nicht vorhanden gewesene Empfänglichkeit des Menschen — und auch vieler Tiere — für gewisse ihnen eigentümliche Ansteckungskrankheiten herausgebildet haben, ohne daß die Selektion imstande gewesen wäre, durch jeweilige Ausmerzung der empfänglich gewordenen und durch Fortzüchtung der unempfänglich gebliebenen Individuen oder Rassen die Herausbildung dieser eminent schädlichen Eigenschaft zu verhindern.

[1]) Kassowitz, Metabolismus und Immunität. Wien 1907.

Die Lehre Ostwalds von der psychischen Energie[1].

Die scharfe Kritik, welche J. G. Vogt vor kurzem in dieser Zeitschrift (1912, Heft 7) an den philosophischen Lehren von Ostwald geübt hat, gibt mir den willkommenen Anlaß, meine Auffassung über das Verhältnis der psychischen Erscheinungen zu den körperlichen Vorgängen, die ich bereits an anderen Orten entwickelt habe[2], auch vor den Lesern der „Neuen Weltanschauung" zu vertreten. Ich will gleich vorausschicken, daß ich mich den Einwänden von Vogt in den wichtigsten Punkten anschließe, daß ich aber mit dem positiven Teile seiner Ausführungen, also mit dem, was er an die Stelle der bekämpften Lehren setzen möchte, nicht einverstanden bin.

I. Der Energiebegriff.[3]

Ich kann bei den Lesern dieser Zeitschrift als bekannt voraussetzen, daß der Chemiker Ostwald den Begriff der Substanz oder der Materie beseitigen und ihn durch die „Energie" ersetzen will. Er glaubt damit den Materialismus überwunden und zugleich die Kluft zwischen der Substanz und ihren Kräften und zwischen dem Körper und der Seele, die den Philosophen aller Zeiten so große Schwierigkeiten bereitet hat, ein für allemal überbrückt zu haben.

Was versteht man nun unter Energie?

---

[1]) Neue Weltanschauung 1912, Nr. 10.

[2]) Allgemeine Biologie, Bd. IV: „Nerven und Seele", 1906. — Welt, Leben, Seele. Ein System der Naturphilosophie in gemeinfaßlicher Darstellung, 1908. — Körper und Seele (Journ. f. Psychologie u. Neurologie VII). — Bewußtsein (Zukunft XVI).

[3]) *Anm. d. Herausg.:* Dieser kurze Abschnitt bringt einige Andeutungen von Kassowitz's „Prinzipien der generellen Mechanik", die im 42. Kapitel des IV. Bandes der Allgemeinen Biologie, betitelt „Das Grundgesetz der Bewegung" und im 1. Abschnitt „Bewegung" von „Welt, Leben, Seele" dargelegt sind. Der dort entwickelten originellen Auffassung der Gravitation, der chemischen Affinität, der Spannkraft und der elektrischen Grunderscheinungen — allerdings nicht auf mathematischen, sondern nur auf logisch-anschaulischen Deduktionen sich aufbauend — reiht sich hier noch die Lösung des Widerspruches zwischen dem ersten und zweiten Hauptsatz der mechanischen Wärmelehre durch Zurückführung des Entropiesatzes auf eine subjektiv-wertende Betrachtungsweise als interessanter Zusatz an. — Ebenso erfährt die Darlegung der erkenntnistheoretischen Grundsätze des Verfassers in Kapitel 43 des IV. Bandes und den Schlußabschnitten von „Welt, Leben, Seele" in diesem Aufsatz durch die Ausführungen über die Hypothese und über die Vorzüge der mechanistischen Denkweise gegenüber der energetischen eine wertvolle Ergänzung.

Sowohl dem Wortlaute als dem Sinne nach kann darunter nur die Arbeitleistung oder die Fähigkeit zu derselben verstanden werden. Kann man sich aber eine Arbeitleistung denken ohne jemanden, der, oder ohne etwas, das die Arbeit leistet? Ich erkläre, daß ich das nicht vermag. Ein arbeitender Mensch besteht für mich nicht aus einer „räumlich geordneten Gruppe verschiedener Energien", sondern er besteht aus einem Skelett von bestimmter äußerer und innerer Konformation, aus Muskeln, die sich in bestimmten räumlichen Verhältnissen an die Skeletteile anheften; aus Nerven, die sich in den Muskeln verzweigen und jedem einzelnen Teilchen derselben den durch äußere Reize eingeleiteten Verbrennungsprozeß zuführen; aus Lungen, die den für jede Verbrennung unentbehrlichen Sauerstoff von außen einpumpen; aus einem Herzen und einem verzweigten Gefäßsystem, durch welche Sauerstoff und zum Wiederaufbau der verbrannten Teilchen notwendige Nahrungstoffe zu den Muskeln, den Nerven und zu allen eine Lebensarbeit verrichtenden Organen befördert werden; und außerdem aus zahlreichen anderen Komponenten, die zum ungestörten Betriebe der arbeitleistenden Organe notwendig sind. Alles das ist mit dem anatomischen Messer, mit dem Mikroskop, durch die chemische Analyse und durch die experimentierende Physiologie auf das genaueste durchforscht, und an seiner wirklichen Existenz besteht — bei allem gebührenden Respekt für die erkenntnistheoretischen Reservationen — bei dem normal Denkenden nicht der leiseste Zweifel. Und nun sollen wir uns überreden lassen, daß wir es eigentlich nur mit einem „räumlich geordneten Komplexe" von Formenergie, Oberflächenenergie, Volumenergie, Distanzenergie, Bewegungsenergie, Wärmeenergie, elektrischer Energie, strahlender Energie und natürlich auch von Muskelenergie, Nervenenergie und — last not least — von Seelenenergie zu tun haben, für die es keines besonderen „Trägers" mehr bedarf. Wie werden aber alle diese heterogenen Energien in einem und demselben Komplexe räumlich geordnet und fort und fort zusammengehalten? Darüber gibt uns die neue energetische Lehre keine Aufklärung — wahrscheinlich deshalb, weil sie jede Hypothesenbildung feierlichst abgeschworen hat. Was bezweckt man aber mit einer Hypothese? Doch nichts anderes, als dort, wo der Zusammenhang zwischen den beobachteten Tatsachen noch nicht durch direkte Beobachtungen aufgedeckt werden kann, vorläufig einen der Erfahrung nicht widersprechenden und daher möglichen Zusammenhang zu ersinnen. Das ist sicher ein Vorgehen, gegen das kein vernünftiger Einwand erhoben werden kann. Einer hypothesenfreien Wissenschaft muß es aber überlassen bleiben, mit unmöglichen und unvorstellbaren Annahmen — untereinander verbundener Energien ohne etwas, das sie verbindet — zu operieren, also mit Vorstellungen, die man im gewöhnlichen Sprachgebrauch als Wunder zu bezeichnen pflegt.

Daß übrigens auch Ostwald ohne die von ihm für entbehrlich gehaltenen Träger seiner Energien nicht auskommen kann, sehen wir daraus, daß er sich noch immer nach alter Gewohnheit des Ausdruckes „Körper" bedienen muß. Er spricht von flüssigen und gasförmigen, von bewegten und von in Ruhe befindlichen Körpern; und er berühmt sich dessen, daß er von diesen Körpern nichts behaupte, was man nicht durch Versuch oder Messung nachweisen könne. Kann man aber durch den Versuch nachweisen, daß die Lichtschwingungen, die ein farbiger Körper aussendet und durch die, entsprechend den verschiedenen Wellenlängen, in uns die Empfindung der Farben hervorgerufen wird, — auch Ostwald spricht von Lichtwellen — nur Schwingungen und Wellen an sich sind ohne etwas, das schwingt und sich wellenförmig verdichtet oder verdünnt? Oder ist nicht vielmehr durch Messungen der Wellenlängen des farbigen Lichtes das gerade Gegenteil erwiesen? Denn so wenig ich mir Meereswellen ohne Wasser — das als eine Verbindung von Wasserstoff und Sauerstoff sicher existiert — oder tönende Wellen ohne bis zu meinem Trommelfell vordringende Verdichtungen und Verdünnungen der Luft vorstellen kann, die wieder als eine Mischung von Stickstoff und Sauerstoff tatsächlich vorhanden ist, so wenig könnte ich mir dabei etwas denken, daß von gewissen Stellen des Spektrums Rot-Energie und Grün-Energie und von bestimmten Stimmgabeln C-Energie oder Cis-Energie ausgesendet wird, für die es keines besonderen Trägers bedarf.

Auch kann ich vorläufig, bis auf bessere Belehrung, nicht verstehen, wie die theoretische Stereochemie und die praktische Synthese chemischer Verbindungen ohne in bestimmter Weise im dreidimensionalen Raume angeordnete Atome auskommen soll. Das Kohlenstoffatom mit seinen vier Affinitäten und der aus sechs solchen Atomen bestehende Benzolring müssen doch tatsächlich existieren, wenn die Farbenchemiker die freien Affinitäten nach ihrem Belieben mit diesen oder jenen Seitenketten besetzen. Vier chemische Energien, die immer in einer bestimmten engen räumlichen Anordnung wirksam sind, ohne einen substantiellen Träger, der sie in dieser Ordnung zusammenhält, sind wenigstens für mein Denkvermögen unbegreiflich und unvorstellbar.

Unbegreiflich und unvorstellbar ist allerdings auch eine Substanz an sich, die „Kräfte“ oder „Energien“ von sich gibt oder solche von anderwärts auf sich wirken läßt. Ich stimme mit Ostwald darin überein, daß eine solche Vorstellung einen unerträglichen Dualismus in sich schließt. Aber nach unseren jetzigen Vorstellungen ist dieser Dualismus längst überwunden. Solange man noch glaubte, daß ein Massensystem in vollständiger äußerer und innerer Ruhe verharren könne und erst dann in Bewegung gerate, wenn ihm „Kraft“ oder „Bewegung“ von anderswo übertragen wird, mußte man allerdings glauben, daß Stoff und Kraft, Substanz und Bewegung verschiedene Dinge sind, die sich miteinander verbinden, aber auch voneinander ablösen können. Jetzt aber weiß schon jeder Schüler, daß ein scheinbar unbeweglich daliegender Stein mit rasender Geschwindigkeit die Achsendrehung der Erde und mit noch größerer Schnelligkeit ihre Bewegung um die Sonne mitmacht. Derselbe Stein besteht aber wieder aus Molekülen, die Wärmebewegungen und Schallschwingungen vollführen, und auch die Atome, aus denen wir uns die Moleküle zusammengesetzt denken müssen, erhalten sich wohl in ähnlicher Weise in ihrer gegenseitigen Lage, wie die in unaufhörlicher Bewegung befindlichen Weltkörper. Zwischen den ewig rotierenden Anhäufungen oder Teilchen wägbarer Materie flottiert aber in endlosem Wechsel die unwägbare Substanz, die nur deshalb unwägbar ist, weil ihre Teilchen, mag man sie nun als Elektronen, Korpuskeln oder Ätherkörperchen bezeichnen, zwischen den Massenteilchen der Wagschale oder eines scheinbar hermetisch abgeschlossenen Gefäßes ungehindert passieren, deren Existenz und Bewegung aber deutlich wahrnehmbar wird, wenn Lichtstrahlen Wärmeschwingungen von Massenteilchen hervorrufen oder wenn in Leitungsdrähten auf weite Entfernungen fortgeleitete Elektrizität große Lasten in Bewegung setzt. In allen diesen Fällen wird aber nicht eine von der Substanz losgelöste „Kraft“ oder eine „Bewegung an sich“ oder eine an keinen Träger gebundene „Energie“ von einem System in das andere übertragen, sondern es ist immer bewegte und bewegende Materie, und zwar in jedem Augenblicke beides zugleich, die ihren Ort und ihre Bewegungsrichtung unter dem Einflusse anderer „Materia movens“ verändert. Natürlich gilt dasselbe auch von zwei aufeinanderstoßenden Systemen wägbarer Masse; denn wenn es scheint, daß der stoßende Körper einen Teil seiner Bewegung auf den anderen übertragen hat, dann hat er ihm nicht „Bewegung an sich“ überantwortet, sondern einen Teil der unwägbaren Materia movens, die ihn selbst früher in Bewegung versetzt und in Bewegung erhalten hat. „Bewegung an sich“ kann ebensowenig übertragen werden, wie „Krankheit an sich“, weil die Übertragung einer Krankheit, wie wir jetzt wissen, nur durch die Übertragung substantieller Krankheitserreger erfolgen kann. Das Gleichnis hinkt nur in dem Punkte, daß die in den neuen Organismus eingedrungenen Keime sich in diesem ins Ungemessene vermehren müssen, wenn sich die Krankheit entwickeln soll, während die Materia movens ihr Quantum niemals vermehren oder vermindern kann. Dadurch unterscheidet sie sich aber auch von der „Energie“, die zwar nach dem ersten Hauptsatze der mechanischen Wärmetheorie eine konstante Größe, nach dem zweiten Hauptsatze aber in stetiger Verminderung begriffen sein soll. Der Widerspruch entsteht dadurch, daß das Erhaltungsgesetz sich nur mit dem weiteren Begriff der bewegten Materie, ohne Rücksicht auf ihren Nutzwert für den Menschen, befaßt, während der Entropiesatz nur auf die Energie im engeren Sinne, d. h. auf die ausnützbare Arbeitsfähigkeit der Materia movens anwendbar ist, welche Arbeitsfähigkeit allerdings durch die fortwährende Umwandlung eines Teiles der Bewegung in Wärmeschwingungen und durch die Ausstrahlung der Wärme in den unendlichen Weltraum eine allmähliche Verminderung erfährt. Sieht man aber von jedem Nutzwerte ab, dann kann man immerhin, wie Büttner es kürzlich getan hat[1]), „bewegte Materie“ als „Energie schlechthin“ bezeichnen; aber nicht als Energie im Sinne von Ostwald, für die es nach dessen Ansicht keines besonderen Trägers bedarf. In Wirklichkeit sind Bewegung und Materie von jeher und für alle Zeiten untrennbar miteinander verbunden und eine Materie ohne Bewegung ist ebensowenig denkbar als eine Bewegung ohne Materie.

II. „Nervenenergie“.

Nach unseren jetzigen Kenntnissen kann der Nervenprozeß, der sich von dem reizaufnehmenden Ende einer Nervenbahn bis zu dem von ihm in Tätig-

[1]) A. Büttner, Von der Materie zum Idealismus. Krefeld 1912.

keit versetzten Organe — sei dies nun ein Muskel, eine Drüse, ein elektrisches oder ein Leuchtorgan — mit einer mäßigen Geschwindigkeit fortsetzt, weder auf der Fortleitung einer elektrischen Spannungsdifferenz, wie in einem Telegraphendraht, noch auf der Fortpflanzung von molekularen Schwingungen, wie etwa in einem Sprachrohr, sondern nur auf der Weiterleitung eines chemischen Prozesses, und zwar eines mit Verbrennung einhergehenden Zerfalls hochgradig zersetzlicher Protoplasmamoleküle beruhen. Indem ich auf die ausführliche Begründung dieser Behauptung in meinen eingangs genannten Schriften verweise, will ich hier bloß einige fundamentale Tatsachen anführen, die nur unter dieser Voraussetzung verständlich werden.

1. Derselbe gleiche Nervenprozeß mit denselben gleichen Begleit- und Folgeerscheinungen kann durch einen mechanischen, chemischen, thermischen oder elektrischen Reiz von geringer Stärke hervorgerufen werden. Alle diese verschiedenen Energieformen führen aber, wenn sie in größerer Intensität oder zu lange Zeit verwendet werden, schließlich eine Zerstörung und Ertötung der leitenden Nervensubstanz herbei.

2. Jeder Nervenprozeß verlangt wie jede Verbrennung die Gegenwart von molekularem Sauerstoff. (Die seltenen Ausnahmen sind nur scheinbare.)

3. Jeder Nerv wird durch rasch aufeinanderfolgende Reizungen bis zu einer gewissen (optimalen) Grenze leistungsfähiger, d. h. es genügen in dem so „gebahnten" Nerven schwächere Reize, um denselben Endeffekt hervorzurufen. Jenseits der optimalen Grenze haben aber weitere Reizungen die gegenteilige Wirkung, d. h. es müssen jetzt stärkere Reize angewendet werden, um einen nachweisbaren Reizeffekt zustande zu bringen; und endlich geht diese „Ermüdung" in einen lähmungsartigen Zustand über, in welchem jetzt auch die stärksten Reize ohne Wirkung bleiben. In einer Reizpause kann sich der erschöpfte Nerv wieder erholen und seine Reizbarkeit wieder erlangen. Werden aber die Reizungen immer wieder ohne Pause fortgesetzt, dann geht endlich die Reizbarkeit ganz verloren und das reizleitende Protoplasma ist für immer vernichtet.

4. Nerven mit gleichen histologischen und physiologischen Eigenschaften führen, wenn sie auf irgendeine beliebige Weise gereizt werden, im Muskel eine Gestaltveränderung mit mechanischer Arbeitleistung, in der Drüse die Bildung und Entleerung ihres spezifischen Sekretes, im elektrischen Organ eine elektrische Entladung und im Leuchtorgan die Aussendung von strahlender Energie herbei.

Diese fundamentalen Tatsachen (und noch viele andere, die hier übergangen werden müssen) lassen sich in folgender Weise in einen verständlichen Zusammenhang bringen.

Das reizleitende Protoplasma einer Nervenbahn muß, wie jedes andere lebende Protoplasma, aus einem ultramikroskopisch feinen Netzwerke bestehen, dessen Fädchen aus hochkomplizierten und deshalb überaus labilen Molekülen zusammengesetzt sind, während die in diesem Netzwerke imbibierte Flüssigkeit Sauerstoff und nährende (d. h. zum Aufbau der Protoplasmamoleküle geeignete) Substanzen enthält. Diese zersetzlichen Moleküle werden schon durch schwache mechanische, chemische, thermische oder elektrische Energien gespalten, ihre Kohlenstoff- und Wasserstoffatome verbinden sich mit dem in der Quellungsflüssigkeit des Netzes enthaltenen Sauerstoff zu Kohlensäure und Wasser; durch die Verbrennung werden lebhafte Wärmeschwingungen erzeugt, die wieder die nächstgelegenen Protoplasmamoleküle zerspalten; und auf diese Weise pflanzt sich der Reizzerfall von dem rezeptorischen Ende der Nervenbahn durch die Nervenzentren hindurch bis zu dem innervierten Organe fort, dessen protoplasmatische Teile ebenfalls dem fortgepflanzten Reizzerfall unterliegen und dadurch die diesem Organe eigentümlichen physiologischen Leistungen (Muskelkontraktion, Drüsensekretion usw.) herbeiführen. In der Nervenbahn aber folgt auf den Reizzerfall unmittelbar die Wiederherstellung der zerstörten Teile des Protoplasmanetzes, und zwar auf Kosten der von dem umhüllenden Protoplasma gelieferten Nahrungstoffe und namentlich auf Kosten des fettähnlichen Nervenmarkes. Deshalb ermüden die markhaltigen Nerven viel später als die „marklosen", die aber nicht völlig marklos sind, sondern nur geringere Mengen von Myelin enthalten. Folgen die Reize rasch nacheinander, dann findet keine vollständige Wiederherstellung der zerstörten Teile statt; das Netz wird dadurch lockerer; das sauerstoffhaltige Hygroplasma kann in demselben leichter zirkulieren; die Verbrennung der Zerfallsprodukte und damit die Fortpflanzung des Reizzerfalles wird damit erleichtert und es sind nun schwächere Reize ausreichend, um in dem so „gebahnten" oder „geübten" Nerven die Leitung des Reizzerfalles bis zum Erfolgsorgane zu bewerkstelligen. Werden aber die Reizungen ohne Erholungspause fort und fort wiederholt, dann ist die Restitution der zerstörten Netzfädchen immer unvollständiger, das Netz wird immer stärker rarefiziert, die Distanz zwischen den Fädchen wird immer größer, die Fortpflanzung des Verbrennungsprozesses von einem Fädchen zum andern wird immer schwieriger und schließlich gar nicht mehr möglich — der Nerv ist erschöpft oder gelähmt. In einer längeren Reizpause kann sich dann das Netzwerk wieder soweit restituieren, daß eine Reizleitung wieder stattfinden kann. Werden aber die Reizungen so lange fortgesetzt, bis alle Fädchen gründlich zerstört sind, dann ist eine Restitution ohne assimilierendes Protoplasma nicht mehr möglich und die Nervenbahn ist für immer außer Funktion gesetzt.

Wichtig für das Verständnis der Nervenfunktion ist auch der Umstand, daß die Bahnen, in denen der Reizzerfall des Protoplasmas fortgeleitet wird, nur in den Nervensträngen isoliert verlaufen, während sie in den Zentren das sogenannte Elementargitter bilden, in dem die Möglichkeit gegeben ist, daß sich der Reizzerfall von jeder in das Zentrum einmündenden Bahn auf alle zentrifugalen Bahnen überträgt. Dadurch und weil jede Muskelkontraktion ihrerseits wieder eine Reizquelle für die den Muskel umspinnenden zentripetalen Nervenbahnen bildet und sich auf diese Weise an jeden primären Reflex eine ganze Kette von Reflexen anschließen kann, wird es möglich, daß ein Reiz von minimaler Stärke, der nur an wenigen aufnehmenden Nervenendigungen einer Sinnesfläche angreift, sich auf Millionen zentrifugaler und zentripetaler Nervenbahnen überträgt und dementsprechend auch in den innervierten Muskelgruppen ganz unverhältnismäßig große Energien entfesselt; zum Beispiel, wenn ein ruhig daliegendes Tier infolge einer leichten Berührung oder eines schwachen, seine Netzhaut treffenden Lichtstrahles die Flucht ergreift.

Alle diese überaus komplizierten Vorgänge, die sich im Nervensystem, wenn auch vielleicht nicht genau so, wie es hier dargestellt wurde, aber sicherlich in ähnlicher Weise abspielen, will Ostwald unter dem Namen „Nervenenergie" zusammenfassen. Für ihn verwandelt sich im Organismus durch den Reiz freie Energie in die „zurzeit nicht weiter bekannte Form der Nervenenergie". Das ist aber ebensowenig zutreffend, als wenn man sagen würde: die Wärmeenergie der glimmenden Lunte verwandle sich in die gewaltige Bewegungsenergie der explodierenden Pulvermine, oder: die Muskelenergie des Bombenwerfers verwandle sich in die furchtbare Wirkung der Dynamitbombe. Aber abgesehen davon, daß diese Formulierung mit dem Konstantbleiben der Energiemenge (oder der bewegten Materie) bei den Energieumwandlungen nicht vereinbar ist, kann unsere Erkenntnis dabei kaum etwas gewinnen, wenn man die Beschreibung eines verwickelten Geschehens durch ein bloßes Wort ersetzen will. Mit demselben Rechte und mit dem gleichen Gewinn könnte man die komplizierten Vorgänge bei der Kernteilung auf eine karyokinetische Energie, die Zellteilungen in wachsenden Geweben auf Wachstumsenergie oder die Vorgänge bei der Sporenbildung, bei der Sprossung und bei der Vereinigung der männlichen und weiblichen Keimzellen auf eine Fortpflanzungsenergie beziehen.

III. „Psychische Energie".

Die meisten Nervenprozesse nebst den von ihnen eingeleiteten Organfunktionen verlaufen in unserem Körper, ohne daß wir uns ihrer bewußt werden. Das gilt nicht nur für die einfachen Reflexe, z. B. die Verengerung der Pupille infolge von Lichteinfall auf die Retina, sondern auch von längeren Reflexketten, von denen namentlich diejenigen fast durchaus ohne Bewußtsein verlaufen, die wir, wie die Bewegungen des Herzens und der Atemmuskeln, die Magen- und Darmbewegungen und viele andere Vorgänge in den inneren Organen schon völlig ausgebildet von unseren Vorfahren überkommen haben. Aber auch bei anderen Reflexketten, die erst im Einzelleben erworben werden müssen, also beim Gehen, Tanzen, Schwimmen, Radfahren, Schreiben, Spielen eines Musikinstrumentes und vielen anderen Fertigkeiten bleiben, wenn sie schon lange und gut eingeübt sind, die einzelnen Phasen der Bewegung für gewöhnlich völlig unbewußt. Ganz anders verhält es sich aber beim Lernen und Einüben dieser Reflexketten, wo die einzelnen Reflexe noch nicht in den zur richtigen Ausführung der Bewegungen geeigneten Bahnen ablaufen, sondern durch überflüssige Mitbewegungen und ihre Hemmungen, durch Ungeschicklichkeiten und deren Korrekturen, aber auch durch das Übergreifen der Reflexe auf das sympathische Gebiet, durch Erweiterung der Hautgefäße, beschleunigte Herz- und Atembewegungen, Schweißausbruch und andere Symptome von Anstrengung kompliziert und erweitert werden. Hier sind wir uns der in unseren Bewegungsorganen ablaufenden Vorgänge ziemlich deutlich bewußt, und zwar um so deutlicher, je größer die Zahl der Reflexapparate ist, die dabei in Tätigkeit versetzt werden. Besonders wichtig ist aber die Beteiligung der Sprachreflexe („Nicht richtig", „Höher", „Tiefer", „So recht" u. dgl.), und man würde vielleicht nicht zu weit gehen, wenn man sagte, daß ein deutliches „bewußt Sein" oder „bewußt Werden" ohne eine gewisse Beteiligung der — lauten oder stillen — Sprache überhaupt nicht möglich ist. Sicher ist aber das eine, daß ein Bewußtseinszustand niemals ohne eine Aktivierung zahlreicher Reflexmechanismen in unserem Körper zustande kommt und daß die subjektiven Erscheinungen für uns um so auffälliger werden, je mehr von diesen Mechanismen zu gleicher Zeit und nacheinander in Tätigkeit geraten. Deshalb, und nicht etwa aus dem Grunde, weil das Bewußtsein eine Funktion gewisser Gehirnteile oder gewisser Ganglienzellen in der Hirnrinde ist, erscheint die anatomische und funktionelle Integrität der Großhirnrinde als eine unerläßliche Bedingung für alle mit „bewußt Sein" verbundenen Lebensvorgänge. Denn die graue Substanz der Großhirnhemisphären beherbergt jene Teile des nervösen Elementargitters, in dem die Bahnen für sämtliche Reflexapparate in den willkürlichen und unwillkürlichen Muskeln und überhaupt in allen unter Nerveneinfluß stehenden Organen zusammenlaufen. In diesen „höchsten Zentren" wird also nicht gedacht, gewollt und empfunden, sondern es ist nur durch ihre Vermittlung jene extensive Beteiligung des Gesamtorganismus (als der Summe der Reflexapparate) ermöglicht, die nach allem, was uns die objektive Erfahrung und die introspektive Beobachtung gelehrt haben, allein in einem sprachbegabten Organismus jenen Zustand herbeiführen kann, den wir als den Zustand des „bewußt Seins" empfinden.

Diese Darstellung des körperlichen Korrelates unserer Bewußtseinserscheinungen hat nicht die Prätension, eine Erklärung des Bewußtseins zu geben, sondern sie konstatiert einfach, unter welchen Bedingungen die subjektiven Erscheinungen hervortreten. Wenn aber diese Konstatierung richtig ist — und ich wüßte nicht, was gegen ihre Richtigkeit eingewendet werden könnte — dann ist damit auch gesagt, daß die Erscheinung des „bewußt Seins" keinen eigenen Energiewert besitzt und daß sie nicht als Zwischenglied in der kausalen Verkettung der im Organismus ablaufenden Vorgänge angesehen werden darf. Diese körperlichen Vorgänge sind uns ziemlich genau bekannt und sie lassen sich sowohl in den einfachen Reflexen, die ohne Bewußtsein verlaufen, als auch in den von Bewußtsein begleiteten Reflexketten restlos auf einen durch äußere Reize hervorgerufenen Zerfall von Nerven- und Muskelprotoplasma und auf einen — mehr oder weniger vollständigen — Wiederaufbau der zerstörten Protoplasmateilchen zurückführen. Von einer Umwandlung eines bis zur Hirnrinde vordringenden Protoplasmazerfalles in „Empfindung" oder von einem daselbst spontan entstehenden „Willensimpulse", der einen Protoplasmazerfall in den zu den Muskeln und anderen arbeitleistenden Organen hinführenden Nervenbahnen hervorrufen könnte, ist der objektiven Forschung und Beobachtung nichts bekannt; vielmehr haben diese uns darüber belehrt, daß keine ins Zentralorgan einmündende Nervenbahn daselbst blind endigt, sondern daß eine jede von ihnen durch Vermittlung des zentralen Elementargitters in zahllose ausführende Bahnen übergeht und daß die höheren Zentren, in die man die Empfindung verlegen möchte, sich von den niedern in gar nichts unterscheiden, als daß sie eine unvergleichlich größere Zahl von zuführenden und ableitenden Bahnen miteinander verbinden. Daß aber diese ausführenden Bahnen nicht nur bei den willkürlichen Bewegungen, sondern auch bei jeder Sinnesempfindung benützt werden, ist durch physiologische Beobachtungen sichergestellt, welche z. B. selbst nach schwachen Sinnesreizen deutliche Vorgänge in den Schweißdrüsen nachweisen konnten; und überdies sind die motorischen Folgen eines solchen Reizes selbst für den Laien am Mienenspiel oder anderen Ausdrucksbewegungen erkennbar. Dann aber existieren wieder physiologische Versuche und Krankenbeobachtungen, die uns lehren, daß alle für willkürlich oder spontan gehaltenen Bewegungen ausbleiben, wenn das Einströmen von äußeren Reizen in den Körper verhindert wird. Wenn also Ostwald behauptet, daß sämtliche Äußerungen des geistigen Lebens auf Nervenenergie zurückzuführen seien und daß diese psychischen Energien denselben Erhaltungsgesetzen unterliegen wie jede andere Energieform; wenn er das Gehirn als einen Denkapparat ansieht, in dem die durch das Blut zugeführte chemische Energie der Nahrung in Denken oder in geistige Energie umgewandelt wird, wie sich die chemische Energie in einem galvanischen Element in elektrische Energie verwandelt; wenn er es für möglich hält, daß während der Dauer einer bewußten Empfindung ein Teil der Hirnenergie als solche auf kurze Zeit verschwindet und daß ihrerseits die psychische Energie bei ihrem Verschwinden sich in Wärme verwandelt; so kann man nur sagen, daß uns für diese kühne Hypothesenbildung einer „hypothesenfreien Wissenschaft" nicht einmal jenes Mindestmaß von sachlicher Begründung geboten wird, das wir von jeder theoretischen Annahme zu verlangen das Recht haben. Denn wenn Ostwald den Blutandrang nach dem Gehirn bei ernstem Nachdenken, die körperliche Erschöpfung nach geistiger Anstrengung und die Wiederherstellung auch der geistigen Leistungsfähigkeit durch Zuführen von Nahrung als Beweis dafür ansehen will, daß man auch die „geistige Energie" unter die gewöhnlichen Energieformen einreihen dürfe, so beweist das alles in Wirklichkeit nichts anderes, als was heutzutage niemand mehr bezweifelt, daß nämlich gewisse körperliche Vorgänge in uns ablaufen müssen, wenn wir etwas Subjektives empfinden oder erfahren sollen. Und daß unser Gehirn dabei eine wichtige Funktion zu verrichten hat, ist ja nach unserer früheren Analyse des körperlichen Korrelates der Bewußtseinserscheinungen durchaus verständlich. Alle jene zahllosen, gleichzeitig und nacheinander in Tätigkeit geratenen Reflexketten, die wir als Grundbedingung des Bewußtwerdens erkannt haben, müssen ja die Hirnrinde passieren und es muß daher bei angestrengter „geistiger Tätigkeit" der mit Verbrennung einhergehende Protoplasmazerfall gerade in diesem Teile des Zentralnervensystems in außerordentlichem Maße verstärkt sein. Der gesteigerte oxydative Zerfall verlangt aber eine vermehrte Zufuhr von Sauerstoff; der auf den Zerfall folgende Wiederaufbau ist natürlich an die Zufuhr von Nahrungstoffen gebunden, und beide Erfordernisse müssen, wie auch die Abfuhr der Verbrennungsprodukte, bei längerer, ununterbrochener „geistiger" Tätigkeit eine verstärkte Blutzirkulation zur Folge haben. Ebenso selbstverständlich ist es, daß bei ununterbrochener Inanspruchnahme der die Gehirnreflexe vermittelnden Teile in der früher besprochenen Weise die Rekonstruktion des Protoplasmanetzes in den zentralen Verbindungsbahnen immer mangelhafter und dadurch der Ablauf der Reflexketten immer schwieriger wird und daß diese Ermüdung durch eine Erholungspause und durch reichliche Zufuhr von Nahrung wieder verschwindet. Dagegen wäre es ein offenbarer Fehlschluß, wenn man aus alledem deduzieren wollte, daß geistige Energie aus chemischer Energie hervorgehen und sich in Wärmeenergie verwandeln kann. Der Zustand des „bewußt Seins" kann als solcher keinerlei Arbeit leisten und darf daher nicht unter die Energien eingereiht werden. Der Protoplasmazerfall, der der sichtbaren Arbeitleistung des Muskels oder eines anderen unter Nerveneinfluß stehenden Organs zugrunde liegt, kann nur durch einen im Nerven fortgeleiteten Protoplasmazerfall und dieser wieder nur durch eine von außen her kommende, als Reiz wirkende Energie eingeleitet werden; niemals aber durch einen „Willen" oder eine „Absicht" oder eine andere subjektive Begleiterscheinung der sich in den Reflexapparaten — mit Einschluß der Sprachreflexe — abspielenden körperlichen Prozesse. Mit Recht hat Ostwald in seiner Naturphilosophie „das Suchen nach mechanischen Hypothesen für nicht mechanische Dinge" ironisiert. Es ist ihm aber entgangen, daß er gerade mit seiner energetischen Erklärung der Bewußtseinszustände in diesen Fehler verfallen ist.

Ganz offenkundig wird aber das Verfehlte dieser Lehre durch die allbekannte Inkongruenz zwischen der Stärke der äußeren Reize und der auf sie folgenden psychischen Vorgänge. Ein leise geflüstertes Wort kann unter Umständen einen wahren Sturm von seelischer Erregung zur Folge haben, und ein andermal kann wieder das Tosen eines Wasserfalles und selbst der Schlachtendonner nahezu ungehört bleiben. Wenn das Bewußtsein dadurch entstünde, daß sich die Energie der Sinnesreize in Nervenenergie und diese wieder im Zentralorgan in geistige Energie verwandelt, dann wäre das quantitative Mißverhältnis zwischen Reizenergie und Seelenenergie absolut unverständlich. Wenn wir aber aus guten Gründen zu dem Schlusse gelangt sind, daß die Bewußtseinserscheinungen sozusagen eine mathematische Funktion der Zahl der in Tätigkeit befindlichen Reflexapparate sind und daß für die Helligkeit und Stärke eines Bewußtseinszustandes namentlich die Ausdehnung der durch die äußeren Reize ausgelösten Sprachreflexe maßgebend ist, dann ist das tatsächlich bestehende Mißverhältnis zwischen der Reizstärke und dem Grade der Bewußtheit nicht weiter befremdlich. Denn der schwächste Sinnenreiz kann bei einem (durch frühere Reflexvorgänge und dadurch geschaffene Bahnung von Nervenwegen) Disponierten eine fast endlose Kette von (lauten oder bis zur Unhörbarkeit abgehemmten) Sprachreflexen in Bewegung setzen; und dann können wieder die kräftigsten Reize auf geistigem Gebiet ohne Wirkung bleiben, wenn sie bei dem Gewöhnten oder von anderen Gedanken (Sprachreflexen) Eingenommenen keine eigenen auf sie bezüglichen Reflexe im Gebiete der Sprache hervorrufen.

IV. Panpsychismus.

In dem Aufsatze von Vogt, dem ich die Anregung zu diesen Ausführungen verdanke, wird ganz richtig gesagt, daß die Empfindung zu keiner Arbeitleistung fähig sei und daß sie ohne eine solche spurlos verschwinde. Dann heißt es aber dort, daß wir der Weltsubstanz zwei fundamentale Betätigungsweisen zuschreiben müssen: eine äußere und eine innere. Die äußere Wirkungsweise umfasse alle mechanischen und physikalischen Wirkungen im Weltgeschehen; die innere beruhe auf der Empfindung im weitesten Sinne, welche Sinnesempfindungen und Emotionen umfasse. Jedem äußeren Betätigungsmoment entspreche als „innere Resonnanz" ein bestimmtes Empfindungsprodukt; die Empfindung sei eine stumme Zuschauerin, ein „innerer Reflex" des Weltgeschehens; und endlich werden — nicht ganz in Übereinstimmung mit dieser weiteren Fassung — die Empfindungen als die passiven Begleiterscheinungen der rein mechanischen Nerven- und Zellentätigkeit des Gehirns bezeichnet.

Gegen diese Auffassung des Verhältnisses zwischen den körperlichen Vorgängen und den geistigen Erscheinungen wäre zweierlei einzuwenden.

Wie Vogt ganz richtig bemerkt, gipfelt die Hauptforderung einer natürlichen Weltanschauung in der Vorstellbarkeit ihrer Erkenntnisdaten. Ich muß nun offen gestehen, daß ich außerstande bin, mir eine innere Resonnanz oder einen inneren Reflex des Weltgeschehens oder irgendeines beschränkteren Vorganges, z. B. der Nerven- und Zellentätigkeit im Gehirn vorzustellen. Ich kann mir unter einem „Geschehen" im Weiteren oder Engeren niemals etwas anderes vorstellen als Ortsveränderungen von wägbarer oder unwägbarer Materia movens; und bei solchen kann meiner Meinung nach nichts vorkommen, was man — auch im bildlichen Sinne — als inneren Reflex oder als innere Resonnanz dieser Vorgänge bezeichnen könnte.

Aber abgesehen von diesen mehr formalen Bedenken muß ich auch den in den zitierten Sätzen enthaltenen konkreten Behauptungen widersprechen. Denn wenn dort gesagt wird, daß alle mechanischen oder physikalischen Wirkungen außer ihrer äußeren oder „potentialen" auch eine innere Betätigungsweise zeigen, so muß man dem entgegenhalten, daß wir nicht nur keine Beweise dafür besitzen, daß alles Weltgeschehen auch mit Empfindung und Gefühl — das versteht Vogt wohl unter Emotionen — ausgestattet sei, sondern daß wir im Gegenteil ziemlich sichere Beweise dafür haben, daß vieles in der Welt vorgeht, was weder von Empfindung noch von Lust- oder Unlustgefühlen begleitet ist. Über Empfindungen und Gefühle der sich bewegenden Weltkörper oder von Molekülen und Atomen können wir natürlich nichts wissen, und man sollte daher in einer prosaischen und streng wissenschaftlichen Erörterung lieber von ihnen nicht sprechen. Wissen können wir nur, was wir entweder selbst empfinden oder was uns von sprach- oder schriftbegabten Menschen über ihre Empfindungen mitgeteilt wird. Und aus unserer Selbstbeobachtung, die mit den Angaben unserer Mitmenschen ganz übereinstimmt, geht mit aller Bestimmtheit hervor, daß wir im tiefen Schlafe (und in der tiefen Narkose) gar nichts empfinden, obwohl sich auch da in uns ein mannigfaltiges und recht verwickeltes Geschehen abspielt; daß wir aber auch im wachen Zustande von dem weitaus größten Teile dieses inneren Geschehens nicht die allergeringste Empfindung verspüren. Würde aber jemand sagen, daß nicht wir die Innenseite dieser Vorgänge empfinden, sondern unsere Zellen oder die Moleküle und Atome, aus denen sie bestehen, dann würden wir ihn wieder darauf aufmerksam machen müssen, daß es in der Wissenschaft nicht Usus ist, andern gegenüber etwas zu behaupten, wovon man selbst unmöglich etwas wissen kann. Dagegen sind wir durch Selbstbeobachtung zu der Erkenntnis gelangt, daß wir als hoch komplizierte und mit zahlreichen neuromuskulären Apparaten versehene Organismen nur dann etwas empfinden, wenn ein großer Teil dieser verwickelten Mechanismen in Tätigkeit versetzt wird, und daß schon das Nichtfunktionieren eines beschränkten Teiles unseres Körpers, nämlich der Großhirnrinde, aus den früher angeführten Gründen hinreicht, um jede bewußte Empfindung — und nur von einer solchen kann ja die Rede sein — für einige Zeit unmöglich zu machen. Es steht uns also wohl das Recht zu, daraus den Wahrscheinlichkeitsschluß abzuleiten, daß alles Geschehen, bei dem die uns bekannten Bedingungen unseres Bewußtwerdens sicher nicht erfüllt sind, auch tatsächlich ohne ein solches verläuft. Die Beseelung der ganzen Welt und aller ihrer Teile ist also kein Produkt wissenschaftlichen Denkens, sondern höchstens eine poetische Fiktion.

V. Monismus oder Dualismus?

Der Gegensatz zwischen Seele und Körper oder zwischen Geist und Materie oder zwischen Bewußtem und Unbewußtem hat im Denken der Menschen immer bestanden und alle Bemühungen, ihn zu beseitigen oder zu verdecken, sind bisher erfolglos geblieben. Früher dachte man an ein belebtes Seelenwesen, das zwar im Körper wohne, das ihn aber auch verlassen könne, um entweder eine selbständige Existenz zu führen oder in einen anderen Körper zu übersiedeln; und ein solcher Glaube besteht auch jetzt noch bei den Spiritisten und Theosophen. Dann kam der „grobe Materialismus“, welcher annahm, daß Geist im Gehirn ungefähr so produziert wird, wie Galle in der Leber oder Harn in der Niere. Da aber das Sekret etwas anderes ist als das sezernierende Organ, so war der dualistische Gegensatz auch hier nicht beseitigt. Die Lehre von der prästabilierten Harmonie und ihre neue Fassung als Parallelismus zwischen körperlichen Vorgängen und geistigen Erscheinungen ist schon ihrer Bezeichnung nach eine dualistische, weil ein und dasselbe Ding nicht mit sich selbst harmonieren und ebensowenig eine Linie mit sich selbst parallel laufen kann. Auch die Identitätslehre ist eine dualistische, wenn sie sich auch in ihrer Benennung als eine monistische gerieren will. Es ist ganz überflüssig zu beteuern, daß A identisch ist mit A. Erklärt man aber A identisch mit B, dann muß doch irgendein Grund vorhanden sein, warum man das angeblich Identische einmal mit A und ein andermal mit B bezeichnet. Wenn derselbe Schauspieler an einem Abend den Franz und den Karl Moor spielt, dann ist er auch nicht in beiden Rollen derselbe; und wenn man gar von Geist und Körper als von einer inneren und einer äußeren Seite desselben Dinges sprechen will, dann ist ja eigentlich der Dualismus offen deklariert, weil z. B. die Innenseite einer Schale nicht dasselbe ist wie ihre Außenseite. Auch der moderne panpsychistische Vitalismus ist ein eingestandener Dualismus, weil die Seele als Energiefaktor — ob sie nun als Weltseele das Getriebe des Universums, als Individualseele die Entwicklung und die Lebenstätigkeit eines Organismus, als Zellseele das Leben einer Einzelzelle oder als Atomseele die Anziehung und Abstoßung der Atome influenzieren soll — jedenfalls als etwas Zweites gedacht wird, was anders ist als das, was von ihr beeinflußt wird. Auch der „energetische Monismus“, dessen Unhaltbarkeit hier nachgewiesen wurde, überwindet den Dualismus nur nominell, nicht aber de facto, weil die Umwandlung einer unbewußten Energie in eine bewußte und vice versa, selbst wenn sie möglich wäre, was ich bestreite, nicht mit einerlei, sondern mit zweierlei operieren müßte. (Wenn die Raupe sich in den Schmetterling „verwandelt“, dann ist aus ihr etwas anderes oder zweites geworden.) Aber auch die von mir vertretene Auffassung darf sich nicht schlechtweg als eine monistische bezeichnen. Denn der Zustand, in den ein Mensch unter besonderen Umständen gerät, ist nicht indentisch mit ihm selbst. Wenn jemand krank wird, so ist das Kranksein oder die Krankheit weder logisch noch sprachlich dasselbe wie der Kranke; und wenn ein Mensch sich seiner selbst oder der Vorgänge außer ihm bewußt wird, so ist sein „bewußt Sein“ wieder etwas anderes als die Summe von wägbarer und unwägbarer „Materia movens“, aus welcher der in den Zustand des „bewußt Seins“ geratende Mensch sich zusammensetzt. Wenn man daher meine Auffassung der psycho-physischen Relation als funktionalen Dualismus bezeichnen wollte, weil der Grad der Bewußtheit als eine mathematische Funktion der Zahl von Reflexmechanismen erscheint, die durch den Reiz in Bewegung gesetzt werden, dann wäre dagegen nicht viel einzuwenden. Auf den Namen kommt es aber hier wie überall viel weniger an als auf die Sache selbst, und das wichtigste an der Sache ist hier, *daß die Seele als Inbegriff der Bewußtseinszustände kein Energiefaktor ist, weil ein Bewußtseinszustand weder innerhalb noch außerhalb des bewußt gewordenen Organismus etwas bewirken kann*; oder ganz allgemein ausgedrückt: *daß ein System bewegter Materie sich unter allen Umständen in der Richtung des geringsten Widerstandes bewegt und daß nichts auf der Welt, was nicht selbst aus bewegter Materie besteht, dieses System dahin bringen kann, eine andere Richtung einzuschlagen.*

Tatsachen und Theorien in ihrer Bedeutung für Naturwissenschaft und Medizin.

Vortrag, gehalten in der Festsitzung der Wiener Gesellschaft für innere Medizin und Kinderheilkunde am 19. Oktober 1912[1]).

Ein seither verstorbener Kollege, ein angesehener Anatom, sagte mir nach dem Erscheinen der beiden ersten Bände meiner Allgemeinen Biologie: „Ihre Arbeit ist ja recht interessant. Ich kann Ihnen aber nicht verhehlen, daß mir die Entdeckung einer kleinen Tatsache lieber ist als die schönste Theorie."

In meiner Replik konnte ich ihn darauf aufmerksam machen, daß einer, der auch etwas von der Anatomie verstand und dem die Wissenschaft die bedeutungsvolle Entdeckung des Zwischenkiefers beim Menschen verdankt, der aber außerdem ein großer Dichter und ein universelles Genie war, über das Verhältnis zwischen Empirie und Theorie ganz anders gedacht und diese seine andere Meinung in seither nicht übertroffener Weise formuliert hat. Goethe schrieb nämlich einmal:

„Ein Jahrhundert, das sich bloß auf die Analyse verlegt und sich vor der Synthese gleichsam fürchtet, ist nicht auf dem rechten Wege; denn nur beide zusammen, wie Ein- und Ausatmen, machen das Leben der Wissenschaft."

Woher rührt aber die fast abergläubische Furcht vor der Theorie und der Spekulation, die man auch jetzt noch bei manchen „exakten" Forschern beobachtet? Sie stammt aus jener längst entschwundenen Zeit, wo einige spekulative Geister es unternehmen wollten, mit ganz unzureichender Kenntnis der Tatsachen sich die Welt aus ihrem Kopfe zu konstruieren — aus einer Periode, in der ein berühmter Philosoph, als man ihm zeigte, daß sein theoretisches Gebäude den Tatsachen widerspreche, darauf noch selbstbewußt antworten konnte: „Um so schlimmer für die Tatsachen."

Darin hat sich aber seither eine gründliche Wandlung vollzogen. Solche theoretische Luftschlösser werden jetzt kaum mehr gebaut; und wenn sich jemand noch damit unterhalten wollte, würde ihm niemand dabei Gesellschaft leisten wollen. Die Gefahr, daß die Wissenschaft durch verfehlte Spekulationen auf Abwege gerät, droht also jetzt viel weniger von seiten der reinen Theoretiker als von den exakten Forschern oder von solchen, die sich selbst dafür halten. Denn es gibt keinen Forscher und keinen Beobachter,

[1]) Wiener klin. Wochenschr. 1912, Nr. 43 u. sep. bei Braumüller, Wien.

der sich wirklich darauf beschränken würde, immer nur Tatsachen zu registrieren, ohne aus ihnen auch Schlüsse abzuleiten. Das ginge wider die menschliche Natur, das widerstrebt unserer geistigen Anlage, die uns dazu treibt, nach den Ursachen der Dinge und der Ereignisse zu forschen und die Einzelbeobachtungen zu generalisieren. Selbst der trockenste Herbariensammler hat sich immer irgendwelche Gedanken über die Beziehungen zwischen den von ihm gesammelten Arten und Varietäten gemacht. Nur waren diese Gedanken nicht immer zutreffend, weil sie sich zu wenig über die engen Grenzen seines Beobachtungskreises erhoben. Deshalb konnte sich die jetzt verlassene Lehre von der Konstanz der Arten und ihrer Entstehung durch teleologische Einzelschöpfungen so lange behaupten. Auch sie entstammte ja nicht der direkten Beobachtung, obwohl ihre Verteidiger sich so viel auf ihre empirische Exaktheit zugute taten, sondern sie war nichts anderes als eine auf fehlerhaften Analogieschlüssen basierende Theorie; und ihre Anhänger konnten ihr nur so lange treu bleiben, als sie die ihr widersprechenden Tatsachen — die unerschöpfliche Variabilität der Organismen, die Überreste ihrer Vorstufen und so vieles andere — entweder zu wenig beachteten oder, ihrer sakrosankten Lehre zuliebe, absichtlich übersahen.

Dieses Beispiel einer scheinbar aus exakten Beobachtungen hervorgegangenen Irrlehre zeigt uns aber auch deutlich, wie die falschen Theorien der exakten Beobachter zustande kommen. Niemandem kann es verwehrt werden, aus einer von ihm selbst oder von anderen gemachten Beobachtung Analogieschlüsse zu ziehen oder aus einer Reihe von Einzeltatsachen allgemeine Gesetze abzuleiten und selbst aus solchen versuchsweise aufgestellten Gesetzen auf noch nicht bekannte Tatsachen zu schließen. Aber wenn jemand dergleichen unternimmt, dann darf er sich nicht der Pflicht entziehen, seine Generalisationen mit den bereits bekannten und sichergestellten Tatsachen zu konfrontieren und dann auch genau zu prüfen, ob die aus seiner provisorischen Annahme abgeleiteten Schlüsse und Vorhersagungen mit der Wirklichkeit übereinstimmen. Er muß also auf die Induktion und Deduktion immer auch eine mit aller Strenge und Gewissenhaftigkeit vorgenommene Verifikation folgen lassen.[1]) Wer aber den Gang der Wissenschaft entweder in der Geschichte oder — wenn er einmal siebzig Jahre alt geworden ist — in seinem eigenen Erleben verfolgt, der muß leider konstatieren, daß gerade die sogenannte exakte Forschung sich allzu häufig dieser Verpflichtung entzieht. Wer eine Einzelbeobachtung gemacht oder eine kleine Reihe von Tatsachen beschrieben hat, glaubt nicht selten, damit einen Freibrief für die ausschweifendsten Spekulationen erworben zu haben, und wenn nun diese der Menge plausibel erscheinen und gar, wenn sie der Welt auch noch praktische Vorteile in Aussicht stellen, dann kann die so entstandene Theorie zu großer Popularität gelangen, bevor man noch Zeit gehabt hat, auf die geistreiche Induktion und Deduktion auch das wichtigste dritte Glied, die Verifikation, folgen zu lassen. Und wenn sich dann später herausstellt, daß die theoretische Annahme gegen sichergestellte Tatsachen verstößt und daß ihre Vorhersagungen durch die Tatsachen dementiert werden, dann kommt

[1]) Vgl. Huxley, Reden und Aufsätze, S. 278ff.

wieder der früher verspottete Ausspruch des Philosophen zu Ehren: Um so schlimmer für die Tatsachen.

Ich will nun das bisher Gesagte mit einigen Beispielen von geglückten und fruchtbaren Theorien illustrieren und dann wieder mit anderen, die zwar ebenfalls einen großen äußeren Erfolg errungen haben, bei denen aber die verifikatorische Prüfung versagt hat. Dabei müssen Sie mir verzeihen, wenn ich das erste dieser Beispiele außerhalb unseres speziellen Arbeitsgebietes geholt habe; wogegen ich Ihnen verspreche, daß die anderen in engster Beziehung zur inneren Medizin und Kinderheilkunde stehen werden.

Ich weiß nicht, ob es wahr ist, aber es wird allgemein angenommen, daß Newton die erste Idee zu seiner Gravitationslehre gefaßt hat, als er einen Apfel vom Baume fallen sah. Das war nun sicher eine exakte Beobachtung, aber eine solche, die Tausende vor ihm und Abertausende nach ihm in derselben Weise gemacht haben. Während aber die anderen sich bei ihrer Beobachtung entweder gar nichts gedacht oder sich vielleicht nur darüber gefreut haben, daß ihnen der Apfel nicht auf die Nase gefallen ist, hat der geniale Denker seine Einzelbeobachtung verallgemeinert und hat aus ihr geschlossen, daß jedes Massensystem eine Anziehung auf jedes andere, wo immer es sich auch befinden möge, ausübt. Wie fruchtbar sich diese Generalisation erwiesen hat, brauche ich nicht näher auszuführen. Es genügt zu sagen, daß die ganze jetzige Astronomie auf ihr beruht, daß sie mit keiner bekannten Tatsache in Widerstreit geraten ist und daß alle aus ihr abgeleiteten Deduktionen und Vorhersagungen ganz genau eingetroffen sind. Ich erinnere nur daran, daß Leverrier aus der Ablenkung der Jupitermonde auf die Existenz eines bis dahin unbekannten Planeten geschlossen hat und daß später der Planet Neptun an der vorhergesagten Stelle des Planetensystems aufgefunden wurde. Das ist ein Schulfall von gelungener Induktion und Deduktion, wo der Kreis durch eine glänzende Verifikation geschlossen werden konnte.

Wir sind aber auch in der glücklichen Lage, auf unserem eigenen Gebiete über ein ähnliches Beispiel von vollkommen gelungener Deduktion zu verfügen, die gleichfalls neben ihrer großen theoretischen Bedeutung auch eine nicht geringe praktische Wichtigkeit erlangt hat. Ich meine damit die von Jenner ersonnene und glücklich durchgeführte Schutzimpfung gegen die Blattern.

Da vor der Einführung der Impfung fast niemand von der fürchterlichen Krankheit verschont blieb, mußte es auffallen, daß die Leute, die mit dem Melken der Kühe betraut waren, häufig von den Blattern frei blieben. Die Tatsache war in diesen und auch in weiteren Kreisen schon lange bekannt. Da sich aber nicht jeder dem Melken der Kühe widmen konnte, war damit nichts für die Allgemeinheit gewonnen, und die Seuche wütete nach wie vor in der schrecklichsten Weise. Jenner aber begnügte sich nicht mit der „exakten" Beobachtung, sondern grübelte weiter über die mögliche Ursache dieser sonderbaren Tatsache. Er konnte eruieren, daß an dem Euter der Kühe manchmal pockenähnlich Effloreszenzen auftreten und daß sich die Melker und Melkerinnen öfters an ihren Fingern mit diesen „Kuhpocken" infizieren. Freilich wußte er damals noch nicht, daß diese Kuhpocken durch

Übertragung des menschlichen Blatterngiftes zustande kommen, das die melkenden Personen von den damals fast nirgends fehlenden Blatternkranken auf das Euter der Kühe übertrugen. Aber er sagte sich: Wenn die Knechte und Mägde durch ihre zufällig an den Fingern entstehenden Pusteln geschützt werden, dann muß ein solcher Schutz auch durch absichtliches Einimpfen des Kuhpockeninhaltes erlangt werden können. Und diese Induktion und Deduktion wurde, wie Sie wissen, durch die Erfolge der allgemein durchgeführten Kuhpockenimpfung in der glänzendsten Weise verifiziert. In Deutschland, wo seit nahezu 40 Jahren die Impfung und Wiederimpfung obligatorisch ist und strenge durchgeführt wird, ist die Krankheit bis auf ganz vereinzelte Fälle, die manchmal aus den unvollständig geschützten Nachbarländern eingeschleppt werden, vollständig geschwunden; und wir Ärzte, die wir das alles wissen, können nur das eine nicht verstehen, warum die anderen Staaten sich nicht beeilen, dieses lehrreiche Beispiel zum Wohle ihrer Bevölkerung nachzuahmen.

Und nun einige sensationelle Fälle von richtigen Beobachtungen, die zu verfehlten, mit den übrigen Tatsachen nicht übereinstimmenden Theorien Anlaß gegeben haben.

Man beobachtete Kinder, die von Zeit zu Zeit an allgemeinen Konvulsionen oder an Respirationskrämpfen oder an Muskelkontraktionen in den Extremitäten litten und fand zugleich, daß dieselben Kinder in ihrer Zahnentwicklung weit hinter der Norm zurückgeblieben waren. Jetzt wissen wir, daß solche Kinder fast immer auch Zeichen von rachitischer Schädelerweichung darbieten und wir betrachten diese und die Rachitis überhaupt als die Grundkrankheit, die zu gleicher Zeit den verspäteten Zahndurchbruch und die Neigung zu Krämpfen verschuldet. Die Kraniotabes war aber trotz ihrer außerordentlichen Verbreitung bis zu ihrer ersten Beschreibung durch Elsässer — um die Mitte des vorigen Jahrhunderts — noch ganz unbekannt, und der wahre Zusammenhang zwischen der Spasmophilie und dem verspäteten Zahndurchbruch blieb also bis dahin noch verborgen. Und nun kam einer der verhängnisvollsten Fehler im theoretischen Denken. Man betrachtete das eine Symptom, die verspätete Zahnung, als die Ursache der mit ihr häufig einhergehenden Neigung zu Krämpfen und glaubte, daß die im Kiefer vorrückenden Zähne auf ein unnachgiebiges Zahnfleisch stoßen, gegen dasselbe und die in ihm verlaufenden Nerven drücken und auf reflektorischem Wege Krämpfe hervorrufen. Und dann schritt man zu einer noch weitergehenden Generalisation. Wenn die an ihrem Durchtritte verhinderten Zähne Krämpfe hervorrufen können, warum sollen sie nicht auch die anderen Krankheitserscheinungen verschulden, von denen die Kinder um diese Zeit so häufig heimgesucht werden? Es gesellten sich also zu den Zahnkrämpfen auch das Zahnfieber, die Zahndiarrhöe, der Zahnhusten, die Zahnpocken usw. und schließlich wurde die ganze reiche Nosologie des frühen Kindesalters in den Rahmen der „erschwerten Zahnarbeit" hineingezwängt. Aber man blieb nicht bei der bloßen Theorie, sondern man schritt auch auf der Basis derselben zum therapeutischen Handeln. Da das angeblich zu straffe Zahnfleisch das Hervortreten der Zähne verhinderte, mußte es gewaltsam durchtrennt werden, und da das einmalige Durchschneiden nicht half und das durchschnittene Zahnfleisch über dem Zahn immer wieder verwuchs, so wiederholte man dieselbe Operation an derselben Stelle immer wieder von neuem und durchschnitt das Zahnfleisch die Kreuz und die Quer auch über den anderen Zähnen, über denen noch gar keine Vorwölbung sichtbar war. Und endlich ging der therapeutische Fanatismus — wie bei den Aderlässen coup sur coup — so weit, daß ein berühmter englischer Arzt (Marshall Hall) noch 1844 erklärte, er wolle lieber das Zahnfleisch hundertmal unnützerweise skarifizieren, als durch Vernachlässigung der Operation einen einzigen Krampfanfall gestatten, und er fügte den nachdrücklichen Rat hinzu, man solle bei Fieber, Ruhelosigkeit und Neigung zu Krämpfen während der Zahnung die Operation täglich und in dringenden Fällen zweimal täglich vornehmen. Das Merkwürdigste dabei ist aber, daß diese unsinnige Theorie und die noch unsinnigere Behandlungsmethode auch jetzt, wo doch der wahre Zusammenhang zwischen den Krampferscheinungen und der verspäteten Zahnung genau bekannt ist und wo man auch die wahren Ursachen des Fiebers, der Durchfälle, des Hustens und aller anderen der Zahnung zugeschriebenen Krankheitserscheinungen kennen gelernt hat, noch immer nicht ganz beseitigt ist. In den Laienkreisen ist der Glaube an die Krankheiten infolge der Zahnung noch immer nicht erschüttert; das Einschneiden des Zahnfleisches wird in Frankreich, England und Amerika auch heute gar nicht so selten geübt und selbst in ganz modernen Lehrbüchern findet man noch deutliche Anklänge an die früher so mächtig dominierende Theorie, die in keiner einzigen ihrer Deduktionen durch die objektive Beobachtung verifiziert werden konnte. Die Erklärung hiefür finden wir wieder unter den weisen Sprüchen Goethes:

„Immerfort wiederholte Phrasen verknöchern sich zuletzt zur Überzeugung und verstumpfen völlig die Organe der Anschauung."

Auch ein anderer theoretischer Fehlschluß von nicht geringer praktischer Bedeutung knüpft sich an die in den ersten Kinderjahren so außerordentlich verbreitete Rachitis.

Die Knochen der rachitischen Kinder verlieren ihre normale Starrheit, sie werden weich und biegsam. Die Starrheit der Knochen beruht auf ihrem reichlichen Gehalt an Kalksalzen; die rachitischen Knochen enthalten weniger Kalk als die starren. Das sind alles ganz richtige und exakte Beobachtungen. Jetzt kommt aber die verfehlte Theorie. Die Kalksalze stammen natürlich aus der Nahrung. Wenn also die kranken Knochen weniger Kalk enthalten — so dachte man — dann muß ihnen eben in der Nahrung zu wenig Kalk zugeführt werden. Das schien so selbstverständlich, wie daß einer zu wenig Geld hat, wenn er zu wenig Geld bekommt. Siegmund Exner hat solche Schlußfolgerungen treffend als Denkfehler infolge verfehlter Anwendung des „gemeinhin Zutreffenden" bezeichnet. Daß die rachitischen Knochen alle Zeichen der entzündlichen Hyperämie darbieten und daß sie die Kalkarmut mit allen entzündeten Knochen teilen, war früher nicht bekannt und wird auch jetzt noch, der bequemeren Denkweise zuliebe, nicht weiter beachtet. Wie steht es aber mit der Verifikation dieser scheinbar so selbstverständlichen Theorie? So schlimm als nur möglich. Denn bei derselben Nahrung, bei der die rachitischen Kinder kalkarme Knochen bekommen, haben die gesunden Kinder normal verkalkte Knochen. Die jungen Hündchen, die noch leichter rachitisch werden als die Menschenkinder, bekommen mit ihrer Muttermilch nicht weniger als 15 mal soviel Kalk als diese; und die künstliche Zufuhr von Kalksalzen, von der man auf Grund der Theorie des Kalkmangels eine sichere Heilung erwartete, hat sich nach der übereinstimmenden Angabe aller Beobachter als wirkungslos erwiesen. Trotzdem sucht man auch jetzt noch — natürlich vergebens — nach der kalkarmen Milch bei den Müttern rachitischer Kinder. Andere sind weniger halsstarrig und sehen die Ursache der Krankheit in Verdauungsstörungen der Kinder, die die Aufnahme der Kalksalze ins Blut verhindern sollen; kümmern sich aber nicht darum, daß viele rachitische Kinder, namentlich wenn sie an der Brust genährt werden, eine tadellose Verdauung besitzen und daß die rachitischen Erscheinungen in jedem Sommer in auffallender Weise zurückgehen, also gerade in jenen Monaten, in denen sich die Magen- und Darmstörungen der Kinder in außerordentlichem Maße vermehren.

Das Schlimmste dabei ist aber, daß diese, mit allen Tatsachen in Widerspruch geratenden Theorien auch einer wirksamen Behandlung der Krankheit im Wege stehen. Als Wegner bei seinen Untersuchungen über die Phosphornekrose zufällig fand, daß man bei wachsenden Tieren durch Verabreichung ganz kleiner Phosphormengen eine Verdichtung der jüngsten Knochenschichten erzielen könne, wies er selbst die so naheliegende Anwendung seiner Entdeckung bei der Rachitis zurück, weil er es für unwahrscheinlich hielt, daß man auf diese Weise eine stärkere Aufnahme der anorganischen Salze ins Blut bewirken könne; und es mußte noch eine geraume Zeit vergehen, ehe man sich auf meine Anregung hin entschloß, den Phosphor als spezifisches Heilmittel bei der Rachitis (und auch bei der Osteomalazie der Erwachsenen) zu verwenden. Jetzt ist die gute Wirkung dieser Behandlung nicht nur bei den Störungen der Knochenbildung, sondern auch bei den Krämpfen der rachitischen Kinder, die man früher der Zahnung zugeschrieben hat, fast allgemein anerkannt, und die wenigen, die sich noch gegen sie sträuben, tun dies offenbar nur deshalb, weil sie sich von der Theorie der mangelhaften Kalkzufuhr noch nicht ganz emanzipiert haben.

Es kann aber auch geschehen, daß auf eine neu gefundene Tatsache zunächst eine richtige und sogar überaus fruchtbare Theorie aufgebaut wird, daß aber aus dieser weiterhin eine auf den ersten Anblick verlockende Deduktion abgeleitet wird, die dann mit einer ganzen Reihe von sicheren Tatsachen kollidiert und trotzdem — eben wegen ihrer vornehmen Herkunft — zum Schaden der richtigen Erkenntnis noch lange in Geltung bleibt.

Die Entdeckung des mechanischen Wärmeäquivalentes durch Robert Mayer und der daraus abgeleitete Schluß, daß Kraft oder Energie niemals aus nichts entstehen, sondern immer nur aus anderen Kräften oder Energien hervorgehen können, bildet sicherlich einen weithin sichtbaren Markstein auf dem Wege unserer Naturerkenntnis. Unsere ganze jetzige Weltanschauung basiert auf dieser geistigen Großtat und die Wissenschaft wird dafür ihrem Urheber ewige Dankbarkeit bewahren. Das darf uns aber nicht hindern, zu sagen, daß der große und erfolgreiche Denker in einer speziellen Anwendung seiner Lehre fehlgegriffen hat. Weil nämlich die Leistung der um dieselbe Zeit zu immer weiterer Anwendung gelangenden kalorischen Maschinen darauf beruht, daß ein Teil der Verbrennungswärme ihrer Heizstoffe in mechanische Arbeit umgewandelt wird, ließ er sich zu dem Analogieschlusse verleiten, daß auch die Verbrennungswärme der von den Organismen aufgenommenen Nahrung zum Betriebe der Lebensmaschine und speziell der Muskelmaschine verwendet werde, und er glaubte daher, daß man den Wert einer Nahrung nach der Zahl der bei ihrer Verbrennung gelieferten Wärmeeinheiten bemessen könne. Dementsprechend verkündete er in seiner Mechanik der Wärme:

„Der Wert der Nahrungsmittel liegt in ihrer Brennbarkeit. Die Stärke, der Zucker und das Fett haben einen bedeutenden Brennwert und sind in gleichem Verhältnisse auch nahrhaft. Das gleiche gilt insbesondere auch von den durch Gärung aus Zucker entstandenen Spirituosen."

Jetzt wissen wir aber schon, daß der Vergleich des lebenden Organismus mit den kalorischen Maschinen verfehlt war und daß alle daraus abgeleiteten Deduktionen mit gesicherten Resultaten der Beobachtung in Widerspruch geraten. Es ist nämlich nicht richtig, daß der Wert der Nahrungstoffe in ihrem Brennwerte gelegen ist, weil die grünen Pflanzen ihre gesamten Lebensverrichtungen mit nicht brennbaren Nahrungstoffen bestreiten und weil die anorganischen Substanzen, die auch für den tierischen und menschlichen Organismus unentbehrlich sind, nicht eine einzige Wärmeeinheit liefern. Aber auch für die brennbaren Nahrungstoffe trifft es nicht zu, daß sie sich nach ihrem Kaloriengehalte vertreten können, weil — um nur ein Beispiel anzuführen — die kalorienärmeren Leimsubstanzen sich in den Versuchen von Voit als viel wertvoller für die Erhaltung des Körperbestandes erwiesen haben als die viel kalorienreicheren Fette. Und was endlich die „Spirituosen" und den in ihnen enthaltenen, ebenfalls sehr kalorienreichen und im Körper rasch verbrennenden Alkohol anlangt, so hat das Experiment in vollster Übereinstimmung mit der Erfahrung der Sportsleute gezeigt, daß seine Kalorien für den Betrieb der Muskelmaschine nicht nur wertlos sind, sondern daß die Verbrennung selbst kleinerer Alkoholmengen im Bereiche der lebenden Muskelsubstanz deren Arbeitsfähigkeit in deutlich sichtbarem Maße beeinträchtigt.

Die Übertragung der Kalorientheorie der Kraftmaschinen auf die Physiologie der Ernährung hat aber in zweierlei Weise nachteilig gewirkt. Erstens hat sie die von hervorragenden Physiologen verteidigte metabolische Auffassung des Stoffwechsels, die alle Nahrungstoffe zum Aufbau und zum Wiederaufbau der lebenden Substanz verwenden läßt, zugunsten der allerdings „gemeinhin zutreffenden", aber in diesem speziellen Falle ganz unhaltbaren und unfruchtbaren Heiztheorie zurückgedrängt und sie hat dadurch nicht zum geringen Teile die trotz emsigster Einzelforschung unleugbare Stagnation in der Erforschung der elementaren Lebensvorgänge verschuldet, die von allen Einsichtigen beklagt wird. Zum zweiten hat aber die noch immer, selbst von sonst maßgebender Seite verfochtene Lehre, daß auch die Kalorien eines narkotischen und protoplasmafeindlichen Giftes nährend wirken können, die traurige Folge gehabt, daß wir in dem gewiß berechtigten Kampfe gegen eines der verderblichsten Volksgifte bei der Majorität der Ärzte nicht jene Unterstützung finden, die unsere gute Sache verdienen würde. Diese von uns schmerzlich entbehrte Mitarbeit wird uns erst dann in dem gewünschten Ausmaße zuteil werden, wenn der Ausspruch eines gewiegten Stoffwechselforschers, daß man weder einen Gesunden noch einen Kranken mit bloßen Kalorien ernähren könne, in den geistigen Besitzstand einer künftigen Ärztegeneration übergegangen sein wird.

Ich wende mich nun zu einem Beispiel, das uns die letzte Zeit geliefert hat, nämlich zu der Entdeckung der Antitoxine und zu den theoretischen und praktischen Konsequenzen, die sie nach sich gezogen hat.

Wie Sie wissen, haben Behring und seine Mitarbeiter zuerst mit den giftigen Produkten der Starrkrampfbazillen und dann mit den Toxinen der von Loeffler aus dem Rachen von Diphtheriekranken gezüchteten Stäbchen in dem Blute von Pferden und anderen Tieren die Bildung von Substanzen erzielen können, welche die Fähigkeit haben, die betreffenden Gifte zu neutralisieren und ihre giftige Wirkung entweder ganz oder nahezu aufzuheben. Diese Entdeckung hat für die Bakterienforschung eine außerordentliche Bedeutung gewonnen und es ist nicht zu viel gesagt, daß wir ihr allein die Entwicklung der sich immer mehr vervollkommnenden Serumwissenschaft verdanken. Aber Behring begnügte sich nicht mit den gefundenen Tatsachen, sondern er beeilte sich, aus ihnen die weitestgehenden theoretischen und praktischen Konsequenzen zu ziehen. Er behauptete nämlich, daß nicht nur beim Starrkrampf und bei der Diphtherie, sondern bei allen Infektionskrankheiten die spontane Heilung durch die Verbindung der Bakteriengifte mit den Antitoxinen zustande komme und daß man nur diesen Vorgang nachahmen müsse, um eine künstliche Heilung der Krankheit herbeizuführen. Und speziell bei der Diphtherie glaubte er seiner Sache so sicher zu sein, daß er — ohne selbst Versuche beim Menschen angestellt zu haben — prophezeite, daß die Furcht vor der Diphtherie durch die präventive und kurative Anwendung seines Heilserums bald nur mehr als ein Märchen aus früheren Zeiten erscheinen werde.

Diese Vorhersagung hat sich nicht erfüllt. Weder bei der Diphtherie noch beim Starrkrampf, noch bei irgendeiner mit einem Antitoxin behandelten Krankheit. Die Ursachen, warum der versprochene Erfolg ausblieb, sind nicht in allen Fällen die gleichen. Beim Starrkrampf kommt man wohl in den meisten Fällen zu spät, weil es auch im Tierversuche nicht gelingt, die schon ausgebildete Krankheit zu heilen; und darum unterscheidet sich der Prozentsatz der nach der Antitoxinbehandlung Genesenen nicht merklich von dem früheren Heilungsprozent. Aber hier ist wenigstens die theoretische Möglichkeit eines Nutzens nicht zu bestreiten, weil wir wissen, daß der Bazillus, mit dem man das Antitoxin erzeugt, auch wirklich die Krankheit hervorruft. Bei der Diphtherie ist das aber keineswegs so ausgemacht. Es wird zwar fast allgemein gelehrt, daß der von Löffler gezüchtete Bazillus als der Erreger der menschlichen Diphtherie anzusehen sei; aber die Tatsachen, die seinen Entdecker selbst bestimmt haben, ihn zunächst nicht als den Erreger der Krankheit zu bezeichnen, sind nicht nur nicht beseitigt, sondern sie haben sich noch wesentlich vermehrt. Es ist nämlich sicher, daß man in schweren und selbst tödlich verlaufenden Fällen und auch in solchen, bei denen die charakteristischen Lähmungen aufgetreten sind, bei sorgfältigster Untersuchung die Stäbchen öfters nicht auffinden konnte; und ebenso sicher ist es, daß man sie überaus häufig bei gesunden Kindern gefunden hat und auch bei solchen, die an ganz anderen Rachenerkrankungen gelitten haben. Die davon ausgehende Skepsis hat aber durch die Untersuchungen von Sörensen in den Familien der aus dem Spitale entlassenen Rekonvaleszenten eine wesentliche Stütze erhalten. Bekanntlich gelingt es oft trotz aller Bemühungen nicht, die Genesenen von den in ihrem Rachen angesiedelten Bazillen zu befreien, und man ist daher gezwungen, sie endlich mit den Bazillen wieder nach Hause zu schicken. Wenn nun diese die Erreger der Krankheit wären, dann müßten die Geschwister und andere Hausgenossen der Bazillenträger viel häufiger erkranken, als bei den ohne Bazillen Entlassenen. In Wirklichkeit war aber das Verhältnis der zu Hause Infizierten in beiden Kategorien das gleiche und in einem Jahre wurde von 68 mit Bazillen Entlassenen nicht ein einziges Mal ein Hausgenosse infiziert. Das spricht gegen den kausalen Zusammenhang zwischen den Bazillen und der menschlichen Diphtherie.

Wie immer es sich aber damit verhalten mag, so ist das eine sicher, daß die Krankheit überall, wo sie in stärkerem Maße auftritt, noch immer zahlreiche Opfer fordert und daß selbst in Städten, wo alle Erkrankten so rasch als möglich mit großen Antitoxindosen behandelt werden, viele Hunderte von Todesfällen in einem Jahre verzeichnet werden müssen. Aber auch die präventive Anwendung des Serums ist wirkungslos geblieben, weil die Krankheit sehr oft schon wenige Tage nach der Injektion ausgebrochen ist; und auch das spricht eigentlich gegen den Löffler-Bazillus als Erreger der Diphtherie, weil man bei Tieren den Eintritt der durch das Toxin hervorgerufenen Veränderungen — die allerdings mit der menschlichen Diphtherie keine Ähnlichkeit haben — durch die vorherige Einspritzung des Antitoxins sicher verhindern kann.

Aber abgesehen von dem ausgebliebenen praktischen Erfolge sind auch Tatsachen bekannt, die der Annahme widersprechen, daß Immunität und Naturheilung durch Antitoxine vermittelt werden. Wenn dies der Fall wäre, dann müßte das Serum eines mit Vakzinepusteln bedeckten Kalbes eine Immunität gegen die Vakzine gewähren, was aber tatsächlich nicht der Fall ist; und ebenso hat auch der wiederholt gemachte Versuch, das Serum von Scharlachrekonvaleszenten als Heilmittel gegen den Scharlach zu verwenden, zu keinem Resultate geführt. Der Immunisierungs- und Heilungsprozeß verläuft also nicht in den Säften, sondern in den Geweben oder, genauer gesagt, in den lebenden Protoplasmen, und wir sind jetzt durch die neuerworbenen Kenntnisse über Anaphylaxie und Antianaphylaxie in der erfreulichen Lage, ein Verständnis für die dabei in den Protoplasmen ablaufenden Vorgänge zu gewinnen.

Die Entdeckung der durch vorhergehende Injektion eines fremdartigen Eiweißkörpers entstehenden Überempfindlichkeit gegen dasselbe Antigen, die wir unserem geehrten Vorsitzenden (v. Pirquet) und seinem treuen Mitarbeiter (Schick) verdanken, ist speziell für das von mir heute behandelte Thema von besonderem Interesse, weil sie uns zeigt, daß auch eine theoretische Deduktion, die durch spätere Beobachtungen nicht verifiziert wird, sich für die weitere Forschung als fruchtbringend erweisen kann. Auch das hat Goethe, den ich nun zum dritten Male zitiere, vorausgesehen, als er sagte: „Selbst eine schlechte Theorie sei noch besser als keine.“ Hätte Behring nicht das antitoxinhaltige Serum als Heilmittel gegen die Diphtherie empfohlen, dann wäre man schwerlich in die Lage gekommen, die Serumkrankheit an einem so großen Material zu studieren und aus ihr die glückliche Generalisation abzuleiten, daß nicht nur die Eiweißkörper des Pferdeserums, sondern überhaupt alle artfremden Eiweißstoffe mit Einschluß der Toxine der pathogenen Mikroorganismen in dem Organismus, in den sie eingebracht werden, eine spezifische Überempfindlichkeit gegen dieselben Körper erzeugen; und wir hätten dann auch die nicht minder bedeutsame Tatsache nicht kennen gelernt, daß nach dem Überstehen des anaphylaktischen Shocks für eine gewisse Zeit eine Unempfindlichkeit gegen dasselbe Antigen zurückbleibt. Aber auch diese direkt gegensätzlichen Umstimmungen des Organismus können unmöglich auf humoralem Wege zustande kommen, weil es Fälle gibt — z. B. bei der Lues —, wo in demselben Organismus gewisse Gewebe gegen das im Blute kreisende Virus überempfindlich sind und andere sich gleichzeitig gegen dasselbe Gift als unempfindlich erweisen. Das kann meiner Ansicht nach nur so erklärt werden, daß gewisse Protoplasmen vorläufig nur die Antikörper als hochgradig toxophile Seitenketten verankert haben und dadurch die sie gefährdenden Toxine mit großer Vehemenz an sich ziehen; während andere Protoplasmen durch Vermittlung ihrer toxophilen Seitenketten sich auch die Toxine selbst einverleiben und dadurch gegen den Angriff derselben Toxine geschützt werden — weil zwischen gleich und gleich keine chemische Anziehung besteht. Nur so ist auch der plötzliche kritische Abschluß mancher Infektionskrankheiten zu verstehen, indem die eben noch überempfindlichen Protoplasmen durch die Verankerung der Toxine mit einem Schlage für sie unempfindlich werden.

Zum Schlusse möchte ich Ihre Aufmerksamkeit noch darauf lenken, daß manchmal eine neu gewonnene Tatsache ein scheinbar fernliegendes, dunkles Gebiet plötzlich wie mit einem Scheinwerfer beleuchten und erhellen kann.

Es dürfte den meisten von Ihnen bekannt sein, daß die Kontroverse zwischen der darwinistischen und der lamarckistischen Auffassung der bei der Evolution der Organismen wirksamen Faktoren in der letzten Zeit wieder besonders lebhaft geworden ist. Während sich bis vor kurzem die Darwinsche Selektionstheorie einer fast unangefochtenen Herrschaft erfreuen konnte und die Ultradarwinianer mit Weismann an der Spitze sich sogar bis zur Proklamierung einer „Allmacht der Naturzüchtung“ vorgewagt haben, wird jetzt die Zahl derjenigen immer größer, welche die von Weismann bestrittene Vererbung erworbener Eigenschaften als durch Beobachtung und Experiment sicher erwiesen betrachten und daher die Abänderungen, die im Laufe der

Entwicklung an den Organismen vor sich gegangen sind, auf die Vererbung individueller Anpassungen zurückführen. Dabei wird der alte Einwand gegen die Zuchtwahltheorie immer energischer betont, daß die häufigsten minimalen Variationen und selbst die seltenen erheblicheren Mutationen, auch wenn sie ihrem Besitzer einen geringen Vorteil verschaffen könnten, unmöglich die Vernichtung aller anderen, nicht in diesem Sinne Abgeänderten vor ihrer Fortpflanzung herbeigeführt haben können, und daß sie daher durch wahllose Vermischung mit den Nichtabgeänderten schon nach wenigen Generationen hätten verschwinden müssen. In der Tat haben wir hier wieder ein Musterbeispiel eines voreiligen Analogieschlusses vor uns, indem man das, was der Tier- und Pflanzenzüchter mit voller Absicht vollzieht — die Auswahl der mit einer erwünschten Variation ausgestatteten Individuen für die Nachzucht und ihre strenge Absonderung von allen anderen — ohne weiteres auch der „Naturzüchtung" zuschreiben wollte, von der man solche zielbewußte Maßregeln unmöglich erwarten kann.

In dieser Kontroverse, die meiner Ansicht nach früher oder später zur Beseitigung der Selektionstheorie führen wird, hat man nun bisher eine Tatsachenreihe nicht beachtet, die dieser Lehre widerspricht, während sie mit dem lamarckistischen Prinzipe aufs schönste harmoniert. Ich meine den Umstand, daß gerade die besonders gefährlichen und häufig todbringenden Infektionskrankheiten, von denen das Menschengeschlecht heimgesucht wird — asiatische Cholera, Typhus, Diphtherie, Blattern, Scharlach, Masern, Keuchhusten und noch manche andere — schon bei den dem Menschen in der Entwicklungsreihe am nächsten stehenden Tieren entweder gar nicht vorkommen oder sie wenigstens niemals spontan befallen. Das beweist aber, daß die Empfänglichkeit für diese verderblichen Krankheiten sich erst im Laufe der phylogenetischen Entwicklung herausgebildet haben muß. Stellt man sich nun auf den Standpunkt Lamarcks, daß individuelle Abänderungen vererbt werden können, so ist uns jetzt durch die Entdeckung der Überempfindlichkeit gegen die Toxine, die allmähliche Herausbildung dieser in hohem Maße schädlichen Eigenschaft ziemlich verständlich geworden; denn man braucht nur anzunehmen, daß die durch die Einwirkung der Antigene in den somatischen Protoplasmen hervorgerufenen Abänderungen auch auf das Keimplasma übergegangen sind und daß sich die anfangs noch mäßige Überempfindlichkeit durch die wiederholten Angriffe der die Antigene liefernden Mikroben im Laufe der Generationen immer mehr und mehr gesteigert hat, und es wird damit die Monopolisierung einer ganzen Reihe der gefährlichsten Infektionskrankheiten durch die Spezies Homo ganz gut verständlich. (Allerdings nur unter der Voraussetzung, daß sich die Abänderungen nicht in den Säften, sondern in den Protoplasmen vollziehen, weil nur Protoplasmen, nicht aber Flüssigkeiten oder Lösungen vererbt werden können.) Dagegen ist es klar, daß die Selektionslehre mit diesen Tatsachen nicht nur nichts anfangen kann, sondern durch sie geradezu widerlegt wird. Denn es handelt sich hier nicht mehr um minimale Variationen in Größe, Gestalt oder Färbung, von denen diese Theorie — ohne jede Berechtigung — die Erhaltung der Bevorzugten und die Vernichtung der nicht Bevorzugten erwartet, sondern um Abänderungen, die unter Umständen wirklich über Leben und Tod zu entscheiden haben; und wir kämen daher auf Grund dieser von vielen noch immer gläubig verehrten Theorie zu der ungeheuerlichen Forderung, daß nur jene Individuen sich fortpflanzen konnten, die zufällig die Fähigkeit besaßen, die genannten, so häufig todbringenden Krankheiten zu akquirieren; während diejenigen, die wegen mangelnder Empfänglichkeit von diesen Krankheiten verschont geblieben sind, durch frühzeitigen Tod von der Nachzucht ausgeschlossen wurden. Das sind, wie Sie sehen, ganz unmögliche Voraussetzungen, und ich glaube daher, daß die auf den ersten Anblick so bestechende und mit so großem Enthusiasmus aufgenommene Theorie der natürlichen Züchtung keine Berechtigung mehr besitzt.

Und so möchte ich meine heutigen Ausführungen mit einer Lehre oder einer Warnung schließen, die Sie einem, der das Psalmistenalter überschritten hat, hoffentlich nicht als Überhebung anrechnen werden. Sie lautet: Hüten wir uns vor den zu rasch und ohne gründliche Verifikation populär gewordenen Theorien.

V.

Die neue Lehre im Kampf gegen das Volksgift.

Anstatt zu fragen, ob eine Theorie wahr oder falsch sei, sollte man lieber untersuchen, ob sie die Erscheinungen in der vollständigsten und einfachsten Weise darstellt.

Maxwell.

Es gibt Menschen, welche die Natur auf das Wörtchen „aber“ eingerichtet hat; sie sind dazu da, Denk- und Tatkraft der anderen zu lähmen.

Anselm Feuerbach.

Es ist die größte Qual, nicht verstanden zu werden, wenn man nach großer Bemühung und Anstrengung sich endlich selbst und die Sache zu verstehen glaubt.

Goethe, Morphologie.

Vollständiges Verzeichnis der Arbeiten.

(Fortsetzung.)

Alkoholfrage.[1])

1. Wirkt Alkohol nährend oder toxisch? Deutsche med. Wochenschr. 1900, Nr. 32—34.
2. Ist Alkohol ein Nahrungstoff oder ein Gift? Die Zeit, Wien 1900, Nr. 288 und Alkoholgegnerbund, Basel.
3. Is Alcohol a food or a poison? Translated by Mrs. J. H. W. Stuckenberg, Cambridge. Mass. 1901 (nach d. Aufs. aus d. Deutsch. med. Wochenschr.).
4. L'alcool est-il un aliment ou un poison? Übers. von Hercod. L'abstinence, Lausanne und Alkoholgegnerbund, Basel 1901.
5. Alkoholismus im Kindesalter. Leitsätze des Vortrages auf d. Wiener internat. Kongreß gegen d. Alkoholismus. Wiener klin. Rundschau 1901, Nr. 14.
6. Gebt den Kindern keinen Alkohol! Flugblatt zur Verteilung in Schulen mit Bewilligung des Wiener Bezirksschulrates und Alkoholgegnerbund Basel 1901.
7. Give no alcohol to children. Übers. d. Leitsätze d. Wiener Kongr. M. Allen, Syracuse, N.-Y.
8. Nedavejte detem alkoholu. Böhm. Übers. d. Flugbl. Nr. 6. 1901.
9. Nahrung und Gift. Ein Beitrag zur Alkoholfrage. Pflügers Archiv 1902, Bd. 90.
10. Nahrung und Gift. Vortrag auf d. Guttemplerfest in Kiel. Enthaltsamkeit 1902, Nr. 9.
11. Nahrung und Gift. Vortrag auf d. Jahresversamml. d. Ver. abst. Ärzte in Karlsbad. Neue Freie Presse, Oktober 1902.
12. Alkoholismus im Kindesalter. VIII. intern. Kongr. g. d. Alk. Wien 1901, ausführlicher: Jahrb. f. Kinderheilk., Bd. 54 und sep. b. Karger, Berlin 1902.
13. Mäßigkeit und Abstinenz. Die Zeit, Wien 1903, Nr. 431, 432.
14. Der Nährwert des Alkohols. Fortschritte d. Medizin 1903, Bd. 21, Nr. 4.
15. Der Nährwert des Alkohols. Zweiter Artikel. Fortschritte d. Medizin 1903, Bd. 21, Nr. 27.
16. Wie ich Abstinent wurde. Der Alkoholgegner Nr. 1, Mediz.-chirurg. Zentralbl. Nr. 51 und Flugblatt des Vereins abstinenter Ärzte 1903.
17. Ist Alkohol ein Gift? Der Tag, Berlin, 11. XI. 1905.
18. Der Arzt und der Alkohol. Wien 1904, M. Perles.
19. Über Giftgewöhnung. Vortrag i. d. Jahresversamml. d. Vereins abstinenter Ärzte. Wiener klin.-therap. Wochenschr. 1905, Nr. 45.
20. Kann ein Gift die Stelle einer Nahrung vertreten? Vortrag beim X. internat. Kongreß gegen d. Alkoholismus in Budapest 1905.
21. Beantwortung einer Rundfrage über den sozialen Wert der alkoholischen Getränke. Die Umschau, 9. Dezember 1905.
22. Zur Klärung der Alkoholfrage. Österr. Volkszeitung, 27. Okt. 1907.
23. Alkoholdiät und Alkoholtherapie. Programm d. XI. internat. Kongr. gegen d. Alkohol, Stockholm 1907 und „Die Zeit", Wien, 3. Mai 1908.

---

[1]) Im Buchhandel sind zu haben die Nummern: 2, 6, 12, 16, 18, 27, 29, 35 und die in Sammelwerken und Kongreßberichten enthaltenen Arbeiten. (S. auch die Anmerkung auf S. 3 d. Ges. Abh.)

24. Alcohol diet and alcohol treatment. The Union Signal, Evanston, Illinois, Nr. 41, 10. Oct. 1907 und M. Allen, Homer, New York.
25. Beantwortung einer Umfrage über das Buch von Cluß: Bier und Wein als berechtigte Nahrungs- und Genußmittel. Sonderabdr. aus d. Mäßigkeitsblättern, Berlin 1907.
26. Was jeder vom Alkohol wissen sollte. Merkblatt zu einem Vortrag f. d. deutsch-mähr. Volksbildungsverein, Brünn 1908.
27. Der theoretische Nährwert des Alkohols. Vortrag b. d. Kursen über Alkoholismus in Berlin, 24. IV. 1908. Therap. Monatsschr. Nr. 6, 7, sep. bei Springer, Berlin 1908. Kurzes Autoreferat in d. Umschau 1908, Nr. 47.
28. Alkohol im Kindesalter. Vortrag beim I. österr. Alkoholgegnertag, Wien 1909, Deuticke.
29. Die akademische Trinksitte. Aus dem Almanach „Vom Studium und vom Studenten", Berlin 1910, Cassirer. — Der Alkoholgegner, Wien; „Akademische Gemeinschaft" Heidelberg und Flugblatt der Zentralstelle österr. Alkoholgegnervereine.
30. Ein wichtiger Faktor. Mitteilungen d. Reichsvereins f. Kinderschutz, Wien 1910.
31. Alkoholismus, zwei Artikel im Enzykl. Handb. d. Kinderschutzes u. d. Jugendfürsorge, Leipzig 1911, Engelmann.
32. Die Bewegung gegen den Alkohol. Österr. Rundschau 1. März u. 1. Nov. 1911.
33. Der Nährwert des Alkohols und die Propaganda gegen den Alkohol. Der Abstinent, Wien 1911, Nr. 9.
34. Tatsachen und Theorien. Internat. Monatsschr. z. Erforsch. d. Alk. usw. 1911, Nr. 10.
35. Die Trinksitte als Hemmnis der Jugend- und Volkserziehung. Vortr. in d. sozialpädagog. Gesellsch., erschienen in deren Verlag, Wien 1912.
36. Die wirtschaftliche Seite der Alkoholfrage. Annalen f. Sozialpolitik und Gesetzgebung 1912, Bd. 1, Heft 6.
37. Die Kalorien des Alkohols. Internat. Monatschr. z. Erf. d. Alk. 1912, Nr. 8, 9.
38. Alkohol im Kindesalter. Deutsche Elternzeitschrift, April 1913.
39. Definition von „Nahrungstoff". Internat. Monatsschr. 1913, Nr. 2.
40. Die Fortschritte der Bewegung gegen den Alkohol. Archiv f. Soziale Politik und Gesetzgebung 1913, 2. Bd., Heft 5 u. 6.

(Fortsetzung s. S. 511.)

Nahrung und Gift.

Ein Beitrag zur Alkoholfrage[1]).

Einleitung.

Die in der letzten Zeit akut gewordene Streitfrage, ob eine Substanz in demselben Organismus zugleich nährend und giftig wirken könne, ist sicherlich eine der bedeutsamsten der allgemeinen Physiologie. Denn abgesehen davon, daß die Beantwortung der Frage an sich von höchstem Interesse wäre, würde sie auch ein helles Licht verbreiten über zwei fundamentale biologische Probleme, nämlich über die Funktion der Nahrung überhaupt und über die Art und Weise, wie die Gifte ihre deletäre Wirkung im lebenden Organismus entfalten.

Am einfachsten wäre es nun allerdings, wenn wir uns die Antwort auf unsere Frage bei der Erfahrung holen könnten; denn wenn diese immer mit Bestimmtheit in demselben Sinne aussagte, dann würde die Streitfrage aufhören, eine solche zu sein, und die Entscheidung wäre definitiv in diesem Sinne gefallen.

So leicht wird uns aber die Sache in unserem Falle keineswegs gemacht. Da gibt es z. B. eine Substanz, die nicht nur den Physiologen und Toxikologen, sondern der großen Mehrzahl der „Kulturmenschen" in hohem Grade vertraut ist und von der es für die meisten als völlig ausgemacht gilt, daß sie, wie jede andere Nahrung, die Ermüdeten kräftigt und die Hungernden sättigt; und auf der anderen Seite weiß man wieder ganz genau, daß dieselbe Substanz — der Alkohol — betäuben, krank machen und töten kann, daß sie also in ausgesprochenem Maße die Wirkungen eines Giftes entfaltet. Und dennoch ist dieser Stoff, über welchen die communis opinio schon lange die Entscheidung getroffen hat, gerade derjenige, um welchen in der Wissenschaft der Kampf der Meinungen am heftigsten entbrannt ist, und keine der kämpfenden Parteien konnte bisher durch die Argumente der Gegner überzeugt werden.

Dieses Stadium der Unentschiedenheit kann, wie ich glaube, nicht besser gekennzeichnet werden als durch die Gegenüberstellung zweier Äußerungen eines und desselben Forschers über diese Streitfrage, und zwar eines Forschers, der nicht nur durch seine eigenen, mit allen Erfordernissen der Versuchstechnik ausgeführten Arbeiten in diese Frage eingegriffen, sondern auch die kritische Prüfung aller hierher gehörigen fremden Versuche gewissermaßen

[1]) Archiv f. d. ges. Physiol. Bd. 90, 1902.

zu seinem Spezialstudium erkoren hat. Ich meine den Physiologen Rudolf Rosemann, welcher noch im Jahre 1899 das Resultat der eigenen und fremden Untersuchungen in folgendem Satze zusammengefaßt hat:

„Man muß stets im Auge behalten, daß der Alkohol nur ein Reiz- oder Genußmittel ist und daß ihm niemals die Rolle eines echten Nahrungsmittels zukommen kann“[1]).

Zwei Jahre später aber hatte derselbe Autor seine Ansicht bereits so gründlich geändert, daß er folgende Sätze niedergeschrieben hat:

„Die Vorstellung, daß die Kalorien des Alkohols vom Körper ebenso ausgenützt werden wie die eines echten Nahrungstoffes, ist die einzige, die allen Tatsachen gerecht wird. Der Alkohol wirkt also bei seiner Verbrennung im Körper genau ebenso wie ein Nahrungstoff, etwa wie Kohlehydrate und Fette“[2]).

Nun waren aber dem Autor, dem wir diese beiden einander direkt widersprechenden Urteile verdanken, in dem Augenblicke, wo er den ersten dieser Sätze niederschrieb, die hier in Frage kommenden Tatsachen zum weitaus größten Teile bekannt, und wenn er damals auf Grund dieser Kenntnis dem Alkohol mit so großer Bestimmtheit den Charakter eines echten Nahrungstoffes abgesprochen hat, so können wir nur schwer verstehen, wie er zwei Jahre später behaupten konnte, daß die direkt entgegengesetzte Auffassung diejenige ist, welche allen Tatsachen gerecht wird. Da nämlich im Laufe der zwei Jahre, während deren sich diese gründliche Sinnesänderung vollzogen hat, zu den zahlreichen bereits bekannten Tatsachen nur noch wenige neue hinzugekommen sind, und die früheren, auf welchen das absprechende Urteil über den Nährwert des Alkohols basiert war, dadurch nicht aus der Welt geschafft wurden, so geht aus alledem nur das eine mit Gewißheit hervor, daß die Mehrzahl der vorhandenen Tatsachen eine verschiedene, und zwar eine direkt entgegengesetzte Deutung zuläßt, und wir besitzen daher von vornherein keine Garantie dafür, daß auch die wenigen neu hinzugekommenen Tatsachen nicht ebenfalls einer doppelten Auslegung fähig sind. Aber wir müssen auch die Möglichkeit ins Auge fassen, daß das Hinzukommen noch weiterer experimenteller Tatsachen wieder den entgegengesetzten Effekt, nämlich die Rückkehr zu der ursprünglichen Auffassung zur Folge haben könnte, und wir werden im weiteren Verlaufe wirklich Erfahrungen vorführen können, denen wir immerhin eine derartige Wirkung zuschreiben dürfen. Keinesfalls können aber die Tatsachen, welche Rosemann zugunsten seiner beiden, einander direkt aufhebenden Urteile ins Feld geführt hat, so schlagend und eindeutig sein, daß wir auf Grund derselben ohne weiteres eine bestimmte Entscheidung in dem einen oder dem anderen Sinne zu treffen in der Lage wären.

In einem solchen Falle, wo uns die einfache Zusammenfassung der Tatsachen zunächst noch keine klare Einsicht gewährt, tun wir immer am besten, wenn wir zunächst eine gründliche theoretische Durchleuchtung der Frage vornehmen; aber nicht etwa in dem Sinne, daß wir von der deduktiven

[1]) Pflügers Archiv Bd. 77, S. 21 (Separatabdruck).

[2]) Pflügers Archiv Bd. 86, S. 469.

Methode jene definitive Entscheidung erwarten, die uns die Tatsachen als solche vorläufig versagt haben, sondern nur in der Weise, daß wir die logischen Möglichkeiten erörtern und scharf formulieren und dadurch zu einer präzisen Fragestellung gelangen. Dann erst kann es sich zeigen, ob eine der auf diesem Wege gewonnenen Vorstellungen mit den Beobachtungsresultaten übereinstimmt, und wir werden sie nur dann zu dem Range einer wissenschaftlichen Lehre erheben dürfen, wenn sie wirklich allen bekannten Tatsachen gerecht wird und mit keiner derselben in unheilbaren Widerspruch gerät.

I. Der theoretische Nährwert des Alkohols.

Wollen wir nun die eben skizzierte Methode auf unseren Gegenstand anwenden, so müssen wir vor allem wissen, wie wir uns die Funktion der Nahrungstoffe und die Wirkung der Gifte zu denken haben; und erst dann, wenn es uns gelungen ist, eine konkrete und mechanisch verständliche Vorstellung von diesen beiden Vorgängen zu gewinnen, können wir auch darüber schlüssig werden, ob wir uns diese beiden Wirkungen in demselben Stoffe vereinigt denken können oder nicht.

Die landläufige Vorstellung von der Bestimmung und Verwendung der Nahrung geht nun dahin, daß ein Teil derselben zum Aufbau oder zur Reparatur der Körperbestandteile dient, während ein anderer, und zwar der größere Teil, durch seine Verbrennung im Körper die Energie für Arbeit und Wärme zu liefern hat. Daß damit wirklich die Schulmeinung der heutigen Physiologie wiedergegeben wird, dafür will ich als Zeugen denselben Autor vorführen, dessen abrupte Meinungsänderung über die Nährkraft des Alkohols wir früher kennen gelernt haben. In einer der zitierten Arbeiten von Rosemann finden wir nämlich die folgende Darlegung:

„Nach unseren heutigen Vorstellungen ist die Aufgabe der Ernährung eine doppelte. Sie hat einmal den Stoff für den Aufbau der im Laufe des Lebens zugrunde gegangenen Zellen zu liefern und zweitens die Energie für die vom Körper in irgendeiner Form produzierte Arbeit. Dem ersteren Zweck dienen im wesentlichen das Wasser, die Salze und die in der Nahrung absolut notwendige Menge Eiweiß, dem zweiten das Fett, die Kohlehydrate und die etwa im Überschuß über das absolut notwendige Quantum zugeführte Eiweißmenge“[1]).

Das heißt also mit anderen Worten, daß nur das sogenannte Eiweißminimum, über dessen Ausmaß bekanntlich unter den Physiologen noch keine Einigkeit erzielt werden konnte, zum Aufbau von Körperbestandteilen verwendet wird, daß aber jede darüber hinausgehende Menge von Eiweiß und außerdem die gesamten Kohlehydrate und Fette nicht durch ihren stofflichen Gehalt, sondern nur durch die bei ihrer Verbrennung entwickelte Energie den Zwecken des Organismus dienstbar gemacht werden. Wenn aber die nährende Wirkung des größeren Teiles der Nahrung bloß auf seiner Verbrennung beruht, dann wäre es allerdings denkbar, daß ein Stoff, der niemals zum Auf-

[1]) Pflügers Archiv Bd. 86, S. 454.

bau des Körpers beitragen kann, sondern denselben im Gegenteile schädigt und zerstört, dennoch nährende Eigenschaften entwickelt, wenn er nur im Körper verbrennt; und tatsächlich finden wir bei Rosemann diese Konklusion in die Form eines Lehrsatzes gefaßt:

„Auch die Spannkraft eines giftig wirkenden Stoffes vermag der Körper für die Zwecke der Ernährung auszunutzen."

Die große Frage ist nun aber die, ob die von Rosemann in die obigen Sätze gefaßte theoretische Vorstellung von der zweifachen Verwendung der Nahrung als Flickmaterial für die Havarien der Lebensmaschine und als Heizstoff für dieselbe Maschine, deren Schäden sie ausbessern soll, die richtige, und vor allem, ob sie die einzig mögliche ist; und gerade diese Frage habe ich im ersten Bande meiner „Allgemeinen Biologie" nach eingehender Untersuchung mit Bestimmtheit verneint. Ich habe nämlich daselbst gezeigt, daß erstens die unter den Physiologen verbreitete „katabolische" Auffassung des Stoffwechsels, welche einen großen Teil der Nahrung direkt zersetzen oder verbrennen läßt, mit zahlreichen Tatsachen der Stoffwechsel- und Funktionslehre in Widerspruch gerät; und auf der anderen Seite habe ich dargetan, daß sich alle bekannten Tatsachen völlig widerspruchslos mit der streng „metabolischen" Auffassung des Stoffwechsels in Einklang bringen lassen, welche alle nährenden Stoffe zunächst zum Aufbau des assimilierenden und reizbaren Protoplasmas verwenden läßt und alle Zerfallsprodukte von der Spaltung der chemischen Einheiten des Protoplasmas ableitet[1]). Hier will ich nur in aller Kürze die wichtigsten Überlegungen und Tatsachen vorbringen, welche ich zugunsten der streng metabolischen und gegen die katabolische Auffassung ins Feld geführt habe.

1. Die metabolische Stoffumwandlung, d. h. die Verwandlung der Nahrungstoffe in Auswurfstoffe durch die Vermittlung von Protoplasmaaufbau und Protoplasmazerfall, ist eine absolut sichergestellte Tatsache, weil wir bestimmt wissen, daß Protoplasma auf Kosten von nährenden Substanzen wächst, und weil wir ebenso sicher wissen, daß Protoplasma unter Bildung von Auswurfstoffen zerfällt. Die katabolische Stoffumwandlung dagegen ist eine rein hypothetische, weil kein einziger tatsächlicher Beweis dafür existiert, daß Eiweißstoffe jemals im Tierkörper direkt zu Harnstoff, Harnsäure usw. gespalten oder Zucker und Fett direkt zu Kohlensäure und Wasser verbrannt werden.

2. Wenn alle Nahrungstoffe ohne Ausnahme, also nicht bloß Eiweiß, sondern auch Zucker und Fett nebst den mineralischen Bestandteilen der

[1]) Obwohl ich in meiner Biologie und in den kleineren Publikationen, die sich mit demselben Gegenstande befaßt haben, namentlich aber in meinem Aufsatz: „Wirkt der Alkohol nährend oder toxisch?" (Deutsche med. Wochenschr. 1900, Nr. 32—34), gegen den sich Rosemann im 86. Bande von Pflügers Archiv gewendet hat, die beiden Termini des metabolischen und des katabolischen Stoffwechsels in nicht mißzuverstehender Weise definiert habe, bin ich doch von Rosemann so gründlich mißverstanden worden, daß er meine Auffassung des Stoffwechsels als die katabolische bezeichnet, während ich doch unter katabolischer Stoffzersetzung ausdrücklich diejenige verstanden wissen wollte, bei welcher die Nahrungstoffe direkt und ohne organisierte Zwischenstufe in die Zerfallsprodukte verwandelt werden, — eine Stoffzersetzung, deren Existenz ich in Abrede stellen mußte.

Nahrung, zum Aufbau der chemischen Einheiten des Protoplasmas verwendet werden, so resultiert daraus für die letzteren eine außerordentliche Kompliziertheit des chemischen Baues und folgerichtig auch eine außerordentliche chemische Labilität, welche es begreiflich erscheinen läßt, daß sie schon durch geringfügige dynamische Einwirkungen (Berührung, chemische Affinität, elektrische Spannungsdifferenzen, Wärme- und Lichtschwingungen) zum Einsturze gebracht werden. Sollen aber nach der katabolischen Hypothese Zucker und Fett direkt in die Zerfallsprodukte verwandelt werden, und bildet sich das Protoplasma aus Eiweiß allein, dann verstehen wir nicht, wie die oben genannten Reize die Stoffumwandlungen zuwege bringen sollen, weil bei der im Tierkörper herrschenden Temperatur weder Eiweiß, noch Fett, noch Zucker durch mechanische, chemische oder elektrische Einwirkungen verbrannt oder zersetzt werden können.

3. Die katabolische Hyphothese führt zu der ganz unmöglichen Vorstellung, daß in derselben Maschine, die man sich aus Eiweiß aufgebaut denken soll, das Eiweiß zugleich als Heizmittel verwendet wird und daß bei Mangel an Brennstoff die Bestandteile der Maschine selbst zur Heizung verwendet werden. Die metabolische Auffassung hingegen kennt nur eine Art der Verwendung für das Nahrungseiweiß, nämlich im Verein mit den stickstoffreien Bestandteilen der Nahrung oder der Reserven (Blutzucker) zur Synthese der chemischen Einheiten des Protoplasmas verwendet zu werden.

4. Wenn Zucker, Fett und — bei reichlicher Eiweißnahrung — auch der größte Teil der verzehrten Eiweißstoffe ihre nährende Funktion nicht dadurch ausüben, daß sie sich an der Bildung des Protoplasmas beteiligen, sondern durch ihre direkte Verbrennung und die dabei frei werdende Energie, dann müßten sich, sobald einmal der geringe Eiweißbedarf für die Ausbesserung der Maschine gedeckt ist, alle übrigen Nahrungstoffe nach ihrem Kaloriengehalte vertreten können. Aber diese logische Konsequenz der katabolischen Stoffwechselhypothese, die man etwas voreilig als das „Gesetz" der Isodynamie proklamieren wollte, ist bereits durch eine ganze Reihe von Erfahrungstatsachen widerlegt, von denen einige der schlagendsten hier aufgezählt werden sollen.

a) Wenn man in einer Nahrung, bei welcher Stickstoffgleichgewicht besteht, die Kohlehydrate durch Fett von gleichem Kaloriengehalt ersetzt, so steigt, wie Kayser bei v. Noorden nachgewiesen hat[1]), die Stickstoffabgabe ziemlich bedeutend (z. B. von 21,30 auf 26,52). Fett und Zucker vertreten also einander nicht nach ihrem Kaloriengehalt.

b) Nach Voit wirkt der kalorienärmere Leim als Zusatz zu einer ausreichenden Menge Eiweiß ganz unvergleichlich günstiger als das kalorienreichere Fett; denn 200 g Leim als Zusatz zu 400 g Fleisch bewirkten einen Ansatz von Fleisch, während 200 g Fett mit dem fast doppelt so großen Kaloriengehalt nicht einmal das Gleichgewicht zu erhalten vermochten[2]).

c) Nach der Annahme, daß nur ein kleiner Teil des Nahrungseiweißes zum Wiederaufbau zerstörter Protoplasmateile verwendet, alles übrige aber,

[1]) v. Noorden, in Du Bois' Archiv 1893, S. 371.

[2]) Zeitschr. f. Biologie, Bd. 8, S. 322.

wie Fett und Zucker, zum Zwecke der Energielieferung direkt gespalten wird, müßte es genügen, die während des Hungers zu Verlust gehende Eiweißmenge durch Nahrungseiweiß zu decken, und es müßte dann gleichgiltig sein, ob die notwendige Kalorienzahl durch stickstoffreie oder durch stickstoffhaltige Nahrung gedeckt wird. Aber auch diese logische Folgerung der katabolischen Hypothese wird durch die Tatsachen in schroffer Weise widerlegt, weil eine sonst ausreichende Kalorienzahl, wenn nur das Hungerminimum von Eiweiß gewährt wird, zur Erhaltung des Gleichgewichts gänzlich unzureichend ist und dieses unter Beibehaltung des Hungerminimums nur dann erhalten werden kann, wenn man die Gesamtsumme der Kalorien auf das Zweieinhalbfache erhöht.

Nach alledem ist es also klar, daß von einem Gesetz der Isodynamie in bezug auf die Nahrungstoffe nicht mehr die Rede sein kann[1]), und folglich kann auch die Lehre von der katabolischen Stoffzersetzung zum bloßen Behufe der Energielieferung unmöglich der Wirklichkeit entsprechen. Dagegen ist die Tatsache, daß unter gewissen Umständen die organischen Nahrungstoffe einander ungefähr nach ihrem Brennwerte vertreten können, mit der metabolischen Auffassung ganz wohl in Einklang zu bringen, weil der Brennwert einer Nahrung hauptsächlich von ihrem Gehalt an Kohlenstoff- und Wasserstoff-Atomen abhängig ist, und man daher ganz gut verstehen kann, wie zwei nährende Substanzen mit ungefähr gleichem Gehalt an Kohlenstoffatomen einander bei der Synthese der Protoplasmamoleküle ersetzen können.

Muß aber die katabolische Auffassung des Stoffwechsels fallen gelassen und durch die metabolische ersetzt werden, dann ist es auch nicht mehr denkbar, daß eine giftige Substanz die Funktionen eines Nahrungstoffes übernimmt. Werden nämlich alle Nahrungstoffe zunächst zum Aufbau der chemischen Einheiten des Protoplasmas verwendet, und stammen alle Stoffwechselprodukte aus dem unter der Einwirkung der Reize erfolgenden Zusammensturz dieser Protoplasmamoleküle ab, dann gelangen wir notwendigerweise zu einer Vorstellung von der chemischen Struktur dieser Moleküle, welche punkto Kompliziertheit des Baues und chemischer Labilität alles weit hinter sich läßt, was wir in dieser Beziehung von den Eiweißmolekülen anzunehmen berechtigt sind. Damit gewinnen wir aber — nebst vielen anderen Vorteilen — zugleich eine anschauliche und mechanisch verständliche Vorstellung von der Giftwirkung, welche bei der üblichen Annahme, daß Protoplasma aus Eiweiß besteht, vollkommen im Dunkeln bleibt. Solange nämlich das Protoplasma als „lebendes Eiweiß" angesehen wird und solange uns niemand sagen kann, wodurch sich das lebende Eiweiß von dem toten unterscheidet, können wir auch nicht begreifen, wie giftige Substanzen, z. B. Phosphor oder Arsen, welche sich bei Körpertemperatur gegen Eiweiß indifferent verhalten, dennoch eine vermehrte Ausscheidung von Zerfallsprodukten des Eiweiß herbeiführen sollen. Werden aber die Eiweißstoffe im Verein mit Fett, Zucker und mineralischen Nahrungstoffen zum Aufbau

[1]) Nachdem dieses „Gesetz" unhaltbar geworden ist, scheint mir der in jüngster Zeit zwischen Rubner und v. Hösslin entbrannte Streit um die Priorität der Entdeckung desselben ziemlich gegenstandslos geworden zu zein.

hochkomplizierter und dementsprechend auch inkonstanter Moleküle des Protoplasmas verwendet, dann können wir auch sehr gut verstehen, wie diese labilen Verbindungen, welche ihre chemische Integrität schon durch relativ geringfügige mechanische oder elektrische Einwirkungen einbüßen, auch der chemischen Affinität der toxisch wirkenden Stoffe nicht widerstehen und wie aus ihrer massenhaften Zerstörung nebst den anderen krankhaften Folgen auch eine vermehrte Ausscheidung stickstoffhaltiger Zerfallsprodukte des Protoplasmas resultiert[1]).

Beruht also die Giftwirkung überhaupt und in specie die des Alkohols auf der Zerstörung der protoplasmatischen Teile, in deren molekulare Nähe er gelangt, und beruht andererseits die nährende Wirkung einer Substanz auf ihrer Fähigkeit, zur Synthese der chemischen Einheiten des Protoplasmas verwendet zu werden, dann ist die Vereinigung der giftigen und der nährenden Wirkung in einem und demselben Stoffe von vornherein ausgeschlossen, weil die Assimilation eines Nahrungstoffes offenbar nur unter der molekularen Einwirkung schon vorhandener protoplasmatischer Teile vor sich geht — eine Generatio spontanea eines Protoplasmamoleküls widerspricht ebenso der Erfahrung wie die Spontanbildung eines Organismus —, und weil eine giftige Substanz die in molekularer Nähe befindlichen Protoplasmateile sicherlich früher zerstört, bevor diese noch in die Lage kommen können, ihre assimilierende Fähigkeit zu entwickeln, d. h. die Synthese neuer, nach ihrem Ebenbilde gebauter Protoplasmamoleküle zu vermitteln. Also ganz abgesehen davon, daß es im höchsten Grade fraglich ist, ob die Gruppe C_2H_6O an sich zum Aufbau von tierischem Protoplasma verwendet werden könnte, ist eine solche Verwendung durch die zerstörende Wirkung der zu assimilierenden Verbindung auf das assimilierende Protoplasma von vornherein ausgeschlossen.

Darauf werden diejenigen, welche dem Alkohol neben seiner Giftwirkung dennoch auch nährende Eigenschaften zugestehen wollen, wahrscheinlich antworten, daß es vielleicht richtig sei, daß der Alkohol nicht assimiliert und zum Protoplasmaaufbau verwendet werden könne, daß er aber im Körper verbrannt wird und daß die dabei frei werdenden Spannkräfte dem Körper zugute kommen müssen. Dies ist auch wirklich die Argumentation, welche immer wieder zugunsten des Alkohols vorgeführt und von den meisten noch immer als unwiderleglich angesehen wird; und so lesen wir z. B. in einer der jüngsten Publikationen über den Nährwert des Alkohols folgende Sätze:

„Es geht aus diesen Untersuchungen (von Bodländer, Straßmann usw.) unzweifelhaft hervor, daß der Alkohol tatsächlich im Körper oxydiert wird. Und weil er oxydiert wird, so muß er auch — das ist die notwendige Folge — als ein ‚respiratorisches Nährmittel' wie die Fette und Kohlehydrate angesehen werden. Alle respiratorischen Nährmittel sind aber für

[1]) Wenn also Rosenfeld (Der Einfluß des Alkohols auf den Organismus, 1901, S. 26) vom Alkohol als von einem „Eiweißgift" spricht und die Frage erörtert, ob der Alkohol „toxisch auf das Eiweiß wirkt", so kann man dies nur als eine wenig glückliche Redewendung bezeichnen. Es gibt ebensowenig Eiweißgifte, als es Zuckergifte oder Fettgifte gibt. Logischerweise kann man nur von Protoplasmagiften sprechen.

den Organismus eine Quelle von Spannkräften, die den Stoffwechsel beeinflussen und auf irgendeine Weise dem Körper zugute kommen müssen"[1]).

Wir sehen also, auch die Verteidiger des Nährwertes des Alkohols verschmähen es nicht, sich in theoretischen Exkursen zu ergehen, und sie sind sogar a priori, noch bevor sie die Erfahrung und das Experiment zu Rate ziehen, von der Richtigkeit ihrer Auffassung überzeugt. Aber abgesehen davon, daß die Tatsachen, wie wir sehen werden, dieser theoretischen Auffassung direkt widersprechen, fällt es auch nicht schwer, zu beweisen, daß schon die Argumentation als solche eine fehlerhafte ist.

Vor allem haben wir soeben dargetan, daß die Auffassung der Kohlehydrate und Fette als „Respirationsmittel", d. h. als solche, welche durch den eingeatmeten Sauerstoff direkt verbrannt werden, einer kritischen Prüfung nicht standgehalten hat, daß also die Gleichstellung des Alkohols, welcher wirklich direkt verbrannt wird, mit den stickstoffreien Nahrungsstoffen, welche nur auf metabolischem Wege zersetzt und oxydiert werden können, von vornherein als eine verfehlte angesehen werden muß. Der Alkohol rangiert vielmehr in der Reihe jener Substanzen, welche ich als „wertlose Brennstoffe" bezeichnet habe, weil sie zwar alle im Körper verbrennen, aber so wenig wie der Alkohol als Ersatz für zweifellose Nahrungstoffe verwendet werden können. Auch Glyzerin, Milchsäure, Butter- und Essigsäure und andere Pflanzensäuren werden sicherlich im Körper oxydiert und dennoch sind alle Versuche, den wegen dieser Verbrennung a priori als sicher angenommenen Nährwert dieser Stoffe in der Praxis zu verwerten oder durch das Experiment zu erweisen, total gescheitert, und zwar offenbar aus demselben Grunde, wie die analogen Versuche mit Alkohol gescheitert sind, weil sie, wie dieser, in den Säften direkt oxydiert werden und nicht, wie wirkliche Nahrungstoffe, beim Aufbau des Protoplasmas synthetisch verwertet werden können. Bei den genannten Substanzen, vielleicht mit Ausnahme der Buttersäure, steht nicht einmal ihre besondere Giftigkeit ihrer Verwendung als Nahrungsmittel im Wege, und dennoch haben sie sich alle als wertlos erwiesen und hat sich z. B. gezeigt, daß die aus einer bestimmten Menge von Neutralfetten gewonnenen Fettsäuren dieselbe nährende Wirkung entfalten, wie die Neutralfette selbst, obwohl ja bei den letzteren auch noch die Spannkräfte des zu Kohlensäure und Wasser verbrennenden Glyzerins hinzukommen sollten. Aber diese Spannkräfte sind eben als solche vollkommen wertlos, wie wir sofort auch vom theoretischen Standpunkte zu erweisen bereit sind[2]).

Ein Vorteil, der aus der bloßen Verbrennung eines Stoffes innerhalb des tierischen Organismus ohne seine vorherige Beteiligung am Aufbau des

[1]) R. O. Neumann, Die Bedeutung des Alkohols als Nährmittel. Archiv f. Hygiene Bd. 36, S. 5 (Separatabdruck).

[2]) Derselbe Forscher (I. Munk), welcher das Verdienst für sich in Anspruch nehmen kann, die theoretisch hochbedeutsame Tatsache der Gleichwertigkeit der Fettsäuren mit den sie liefernden Neutralfetten und daher die Wertlosigkeit des Glyzerins als Nahrungstoff gefunden zu haben, hat dennoch vor kurzem seine „Überzeugung" dahin ausgesprochen, daß der Alkohol „theoretisch" ein Eiweißsparer, also ein Nahrungstoff sein müsse. (Zentralbl. f. Physiol. 1901, S. 737.)

Protoplasmas resultieren soll, könnte nur auf zweierlei Weise gedacht werden, nämlich entweder in der Art, daß durch die bei dieser Verbrennung frei werdende Energie das „Energiebedürfnis" seiner mechanische Arbeit verrichtenden Organe befriedigt wird, daß also die betreffende Substanz quasi als Heizmaterial für die Muskelmaschine verwendet wird, oder indem die bei dieser Verbrennung erzeugte Wärme zur Deckung des „Wärmebedürfnisses" herangezogen wird.

Wenden wir uns zunächst zu der ersteren Möglichkeit, so ist vor allem zu bedenken, daß diese überhaupt nur unter der Voraussetzung diskutierbar wäre, wenn wir Grund hätten, anzunehmen, daß auch Eiweiß, Zucker und Fett durch ihre bloße Verbrennung mechanische Arbeit in den Muskeln verrichten. Nun haben wir aber früher gesehen, daß diese Auffassung angesichts zahlreicher direkt widersprechenden Tatsachen der Stoffwechsellehre nicht mehr aufrechterhalten werden kann. Aber nicht nur für den Stoffwechsel des ganzen Organismus, sondern auch für die Einzelmechanismen, in denen vorwiegend mechanische Arbeit geleistet wird, also für die Muskeln, drängt alles zum Aufgeben des katabolischen und zur Annahme des metabolischen Standpunktes für die in denselben ablaufenden chemischen Prozesse. Vor allem wird jedermann zugeben müssen, daß weder in der gröberen, noch in der sichtbaren intimeren Struktur der Muskelfasern irgend etwas zum Vorschein kommt, was auch nur im entferntesten an die Einrichtungen der uns bekannten Wärmekraftmaschinen erinnern würde. Auch wissen wir jetzt, daß die Verbrennung nicht, wie man ursprünglich glaubte, in der Blutflüssigkeit, also gewissermaßen in einem Feuerungsraume, sondern in jedem Teilchen der kontraktilen Substanz selber stattfindet, daß also schon aus diesem Grunde ein Kraftwechsel, wie in den kalorischen Maschinen, mit ziemlicher Sicherheit ausgeschlossen werden kann. Auf der anderen Seite gibt uns aber die in den letzten Jahren bekannt gewordene Zusammensetzung aller Muskelfasern — sowohl der glatten als der quergestreiften — aus zwei histologisch differenzierten Komponenten, der Fibrillensubstanz und dem Sarkoplasma, sowie auch besonders die gegenseitige räumliche Anordnung dieser beiden protoplasmatischen Anteile der kontraktilen Fasern, genügende Anhaltspunkte für ein mechanisches Verständnis der Muskeltätigkeit auf der Basis der metabolischen Grundanschauung, weil wir uns die typische Gestaltveränderung der Fasern ohne weiteres durch ein Alternieren zwischen Protoplasmaaufbau und Protoplasmazerfall in den beiden Bestandteilen derselben verständlich machen können. Ist diese Auffassung aber die richtige, beruht also die Kontraktion der Faser auf dem Zerfall der Fibrillensubstanz und dem Aufbau im Sarkoplasma und die Elongation auf dem Zerfall des Sarkoplasmas und dem Wiederaufbau der Fibrillen, dann ist es ganz undenkbar, daß eine Substanz, welche nur verbrennt und sich nicht am Aufbau von Protoplasma beteiligen kann, an die Stelle von assimilierbaren Nahrungstoffen tritt und durch ihre bloße Verbrennung jene Gestaltveränderungen herbeiführt, welche sich in einfacher Weise aus einem Wechsel von Aufbau und Zerfall der beiden kontraktilen Substanzen ableiten lassen. Die einfache Verbrennung einer Substanz in molekularer Nähe des reizbaren und kontraktilen Protoplasmas könnte also höchstens als Reiz, und zwar als ein überflüssiger und krankhafter Reiz, den Zerfall des Protoplasmas anregen oder verstärken, sie kann aber keine Kraftquelle für den Muskel abgeben, weil das Protoplasma immer nur dann zerfallen kann, wenn es früher aufgebaut wurde, und dieser Aufbau immer nur mit Hilfe von wirklichen, d. h. assimilierbaren Nahrungstoffen stattfinden kann.

Wir besitzen übrigens außer diesen vorläufig nur theoretisch konstruierten Differenzen zwischen den „echten“ Nahrungstoffen und den wertlosen oder selbst schädlichen Brennstoffen noch einen ganz konkreten Anhaltspunkt, um diese beiden Gruppen der dem Stoffwechsel unterliegenden Körper auseinander zu halten, und zwar in der einem jeden „echten“ Nahrungstoffe zukommenden und jedem „unechten“ fehlenden Fähigkeit der Bildung von Reservestoffen[1]).

Wird ein tierischer Organismus reichlich mit wirklichen Nahrungstoffen versehen, dann ist er nicht nur imstande, seine physiologischen Leistungen ohne Einbuße seines Körperbestandes zu vollziehen, sondern er ist durch die reichliche Ernährung auch in die Lage versetzt, seine Reserven zu vermehren. Er bereichert also seine Leber und seine Muskeln mit Glykogen und seine zahlreichen Fettdepots mit Neutralfetten; und diese Reserven werden dann nicht nur in Zeiten des Mangels herangezogen, sondern auch in den Nahrungspausen, und besonders dann, wenn große und lang anhaltende Arbeitleistungen zu vollziehen sind. Dabei handelt es sich aber nicht um die einfache Deponierung von Nahrungsbestandteilen, sondern offenbar wieder um metabolische Stoffwechselprozesse unter Vermittlung von Protoplasmabildung und Protoplasmazerfall; denn aus Eiweiß und Fett ohne Zufuhr von Zucker bilden sich Glykogen und Blutzucker und andererseits kann man mit Eiweiß und Zucker ohne Zugabe von Fett eine reichliche Fettmast erzielen. Es liegt also in beiden Fällen am nächsten, an eine Bildung von Luxusprotoplasma auf Kosten der stickstoffhaltigen und stickstoffreien Nahrungstoffe und an eine Abspaltung von Glykogen oder Fett bei dem Zerfalle des überschüssig gebildeten Protoplasmas zu denken. Daß aber der Alkohol jemals zur Bildung von stickstoffreien Reservestoffen verwendet wird, das ist meines Wissens noch niemals behauptet worden und für uns ist eine solche Umwandlung von vornherein nicht annehmbar, weil wir eine Verwendung des protoplasmazerstörenden Alkohols zur Protoplasmabildung für ausgeschlossen halten. Ist aber der Alkohol unfähig, Reservestoffe zu bilden, dann könnte er im besten Falle nur während seiner Verbrennung als Kraftquelle dienen; und wenn nun gerade während dieser Verbrennung nur wenig Arbeit zu leisten ist und daher nur ein geringer Energiebedarf besteht, dann würde in jedem Falle der größte Teil der dem Alkohol entstammenden Verbrennungsenergie völlig nutzlos

[1]) Man hat zwar früher mit Luchsinger angenommen, daß sich Glyzerin in Leberglykogen verwandeln kann, weil der Glykogengehalt der Leber nach Einführung von Glyzerin vermehrt wird; aber seitdem man weiß, daß man dieselbe Wirkung auch durch Einführung von Ammoniumkarbonat erzielen kann (Röhmann), kann es kaum zweifelhaft sein, daß es sich in beiden Fällen um eine Reizwirkung der eingeführten Substanzen auf das Leberprotoplasma handelt, durch welche ein Zerfall dieses Protoplasmas unter Abspaltung von Glykogen herbeigeführt wird.

verschwendet; und da wir überdies wissen, daß der Alkohol sehr rasch im Körper verbrennt[1]), so bliebe der Organismus selbst bei häufigerer Einnahme dieses Brennstoffes während der ganzen übrigen Zeit, wo kein Alkohol verbrennt, auf die nährende und kraftspendende Wirkung der „echten" Nahrungs- oder Reservestoffe angewiesen und von einer Ersparung der letzteren könnte nur im allerbescheidensten Maße die Rede sein. Also selbst dann, wenn wir uns auf den Standpunkt stellen könnten, daß die Verbrennungsenergie des Alkohols von den Muskeln verwertet werden kann — was ja tatsächlich nicht der Fall ist —, müßten wir doch die Angabe einiger Experimentatoren, daß die Kalorien des im Körper verbrannten Alkohols „in ihrem vollen Ausmaße" für diejenigen der echten Nahrungstoffe eingetreten sind, von vornherein mit dem größten Mißtrauen betrachten und wir werden später an der Hand unzweideutiger Tatsachen beweisen, daß dieses Mißtrauen vollauf berechtigt ist.

Freilich, solange man glaubte, daß der angriffslustige und alles verzehrende Sauerstoff nur dadurch an der Verbrennung der Körperbestandteile und besonders des vorhandenen Körperfettes gehindert werden könne, daß man ihm brennbare Nahrungstoffe als stellvertretende Opfer darbietet, war die Annahme, daß man durch Verbrennung von Alkohol Fett ersparen könne, noch halbwegs verständlich; aber wieder nur so lange, als man noch glaubte, daß vom Organismus eine bestimmte Menge von Sauerstoff aufgenommen wird, dessen Avidität um jeden Preis befriedigt werden muß. Beide Voraussetzungen sind aber schon lange hinfällig geworden. Man weiß jetzt, daß die vitalen Oxydationsprozesse in sauerstoffreicherer Luft nicht lebhafter vor sich gehen als sonst, daß also nicht der Sauerstoff der aggressive Teil ist, sondern daß er nur nach Maßgabe seines Verbrauches eingeatmet wird; und deshalb ist es auch nicht verständlich, wie eine Verbrennung des Alkohols die anderen vitalen Oxydationsprozesse einschränken soll. Logischerweise ist vielmehr das gerade Gegenteil zu erwarten. Warum verbrennt der Alkohol nur im lebenden Organismus und nicht auch bei der Berührung mit den toten tierischen Geweben? Die im Tierkörper herrschende Temperatur ist sicherlich nicht die Ursache, sondern offenbar die molekulare Nähe des lebenden und reizbaren Protoplasmas mit seinen chemisch inkonstanten Molekülen, welche Berührung einerseits die Lösung der Bindungen innerhalb des Alkoholmoleküls und die Befriedigung der frei werdenden Affinitäten seiner Kohlenstoff- und Wasserstoff-Atome mit Sauerstoff und gleichzeitig auch den Zerfall der noch labileren Protoplasmamoleküle zur Folge hat. Also auch von diesem Standpunkte betrachtet, kann von einem Eintreten des Alkohols für andere brennbare Bestandteile des Körpers und von einer „Ersparung" der letzteren unmöglich die Rede sein.

Es erübrigt also, bevor wir diese theoretische Erörterung abschließen, nur noch die Besprechung der zweiten Möglichkeit eines Nutzens der Alkoholverbrennung für den tierischen Organismus, nämlich im Dienste seiner Wärmefunktion.

Daß durch die Verbrennung von Alkohol im lebenden Tierkörper ebenso Wärme erzeugt wird, wie wenn die Verbrennung sich außerhalb des Körpers

[1]) Vgl. Rosemann, Pflügers Archiv Bd. 79, S. 473; Bd. 86, S. 404.

vollzöge, und daß die auf diese Weise gebildete Wärme sich zu der durch die vitalen Oxydationen erzeugten hinzuaddiert, steht ganz außer Frage. Aber einen Nährwert des Alkohols könnte man daraus nur dann deduzieren, wenn im Tierkörper immer nur so viel Wärme erzeugt würde, als er braucht, um die seinen vitalen Prozessen zuträgliche Innentemperatur zu erzeugen oder zu erhalten. Aber dies ist ja bekanntlich durchaus nicht der Fall. Wir wissen vor allem, daß auch die poikilothermen Tiere fort und fort Wärme produzieren, und zwar ohne die Möglichkeit eines Nutzens für ihre Wärmeökonomie, weil sie keine Einrichtungen besitzen, um die durch ihre vitalen Oxydationsprozesse in ihrem Körper erzeugte Wärme zurückzuhalten; und ebenso wissen wir, daß die warmblütigen Tiere bei ihren viel lebhafteren vitalen Vorgängen fortwährend Wärme in großem Überschuß erzeugen, so daß sie ziemlich verwickelte Regulierungsapparate in Tätigkeit setzen müssen, um diesen Überschuß, der sonst ihren auf eine bestimmte Wärmebreite abgestimmten Protoplasmen gefährlich werden könnte, mit der erforderlichen Promptheit zu beseitigen. Daß man also durch Vergrößerung dieses Überschusses mittels der durch die Verbrennung des Alkohols gewonnenen Kalorien dem Organismus keinen Nutzen gewährt und daß man namentlich auf diese Weise keine echte Nahrung ersetzen und keine wertvollen Reservestoffe des Körpers ersparen kann, das liegt so sehr auf der Hand, daß man sich nur schwer in den Gedankengang derjenigen hineinfinden kann, welche von hier aus eine nährende Wirkung des Alkohols ableiten zu können vermeinen.

Es bleiben also nur diejenigen Fälle übrig, wo bei sehr niederer Außentemperatur und gleichzeitigem Mangel schlecht wärmeleitender Körperhüllen sich für den Warmblüter die Notwendigkeit ergibt, den übermäßigen Wärmeverlust durch Vermehrung seiner vitalen Verbrennungen zu kompensieren. Nach den übereinstimmenden Untersuchungen von Speck und Löwy[1]) wissen wir, daß in solchen Fällen das Plus von Wärme nur durch die verstärkten Spannungen und die vermehrten Bewegungen der willkürlichen Muskeln zustande kommt, „weil die Vermehrung der Kohlensäureausscheidung als Maßstab der vermehrten Verbrennung so lange ausbleibt, als es dem Versuchsobjekt gelingt, diese vermehrten Spannungen und Zitterbewegungen zu unterdrücken“. In diesem Falle könnte man sich nun allerdings — rein theoretisch — vorstellen, daß die Verbrennungswärme des Alkohols die Notwendigkeit vermehrter Muskelbewegungen aufheben oder einschränken könnte und daß daher ein gewisses Quantum von Nahrung oder Reservestoffen, welches sonst zum Wiederersatz der bei diesen Kontraktionen verbrannten stickstoffreien Atomkomplexe im Muskelprotoplasma verwendet worden wäre, erspart werden könnte. In der Wirklichkeit würde sich aber eine solche theoretische Ersparung auf das bitterste rächen, weil nicht nur die Erfahrung gelehrt hat, daß die Erfrierungsgefahr durch Alkoholaufnahme bedeutend gesteigert wird, sondern man auch auf experimentellem Wege durch Einspritzung relativ geringer Mengen von Kognak bei niederer Außentemperatur die Körperwärme in sehr bedeutendem Maße herabgesetzt hat[2]).

[1]) Speck, Archiv f. klin. Med. Bd. 45. — Löwy, Pflügers Archiv Bd. 46.

[2]) Vgl. Rumpf im 33. Bande von Pflügers Archiv.

Auf diese letztere Tatsache, so wichtig sie auch in praktischer Beziehung sein mag, lege ich aber an dieser Stelle kein besonderes Gewicht, weil in der neuesten Zeit auch die Anwälte des theoretischen Nährwertes des Alkohols sich ziemlich übereinstimmend gegen die praktische Verwendung desselben als Nahrungsmittel ausgesprochen haben und weil hier überhaupt die Alkoholfrage nicht vom hygienischen und sozialen Standpunkte, sondern nur insoweit behandelt werden soll, als sie für das theoretische Verständnis der nährenden Funktion und der Giftwirkung von Wichtigkeit ist. Aber gerade in dieser letzteren Beziehung ist es von Bedeutung, daß bei keinem der zahlreichen Versuche, welche zur Lösung dieser Streitfrage unternommen worden sind, die zuletzt besprochene theoretische Möglichkeit einer Verwertung der durch den Alkohol im Körper erzeugten Wärme als solcher in Betracht kommen kann, weil sie alle bei mittlerer Temperatur angestellt worden sind, bei der es sich immer nur um die Abfuhr der überschüssig erzeugten und niemals um einen Mehrbedarf von Wärme zur Aufrechthaltung der Körpertemperatur handeln kann. Wenn daher trotzdem einige Experimentatoren zu dem Resultate gekommen sind, daß durch die Verbrennung des Alkohols im Innern ihrer Versuchsobjekte Fett oder Eiweiß erspart worden sind, so ist dabei die Ersparung von Nahrungs- oder Reservestoffen durch die bloße Wärmeproduktion des verbrennenden Alkohols sicherlich ganz aus dem Spiele geblieben; und da wir früher die andere Möglichkeit einer solchen Ersparung durch Verwendung der Alkoholkalorien bei der Arbeitleistung der Muskeln mit Entschiedenheit ablehnen mußten, so schließen wir daraus, daß die Annahme einer Fett- oder Eiweißersparung durch den Alkohol auf einer irrtümlichen Deutung richtiger Beobachtungstatsachen beruhen muß.

Aber diese ganze theoretische Deduktion, wenn sie auch, wie ich glaube, mit richtiger Konsequenz aus zuverlässigen Prämissen abgeleitet ist, bleibt doch insolange nur ein logischer Torso, als es nicht gelungen ist, dieselbe durch unanfechtbare Tatsachen zu verifizieren; und dieser Aufgabe soll nun der zweite Teil dieser Abhandlung gewidmet sein.

II. Die Tatsachen über den Nährwert des Alkohols.

Wie immer man über das Schicksal der Nahrung im Tierkörper denken mag, so herrscht doch darüber volle Übereinstimmung, daß der letztere durch Gewährung einer ausreichenden Nahrung in den Stand gesetzt wird, seine vitale Arbeit zu verrichten und dabei seinen Körperbestand zu erhalten. Um also darüber klar zu werden, ob eine stickstoffreie Substanz wie der Alkohol in der Nahrung einen Teil zweifellos nährender stickstofffreier Stoffe vertreten kann, müßte man zuerst einen Menschen oder ein Tier bei einer alkoholfreien Nahrung durch längere Zeit körperliche Arbeit verrichten lassen, und wenn sich gezeigt hat, daß diese Nahrung beide Zwecke, nämlich die Erhaltung der Arbeitsfähigkeit und des Körperbestandes, vollkommen erfüllt, dann müßte man wieder durch längere Zeit einen Teil der stickstoffreien Nahrung durch eine Alkoholmenge von gleichem Brennwert ersetzen; und nun müßte es sich zeigen, ob auch jetzt dieselbe Arbeitsfähigkeit besteht und ob auch jetzt der Körper bei der gleichen Arbeit keine Einbuße erleidet.

Obwohl nun im letzten Dezennium überaus zahlreiche Versuche über den Nährwert des Alkohols angestellt worden sind, so hat doch erst ein einziger Forscher, und zwar erst in der allerletzten Zeit, eine derartige Versuchsanordnung gewählt. Am 14. und 21. Januar 1901 hat nämlich Chauveau in der Pariser Akademie über Versuche berichtet, die er mit einem 20 Kilo schweren Hunde in einer zu diesem Zwecke konstruierten Laufmaschine angestellt hat; und zwar dauerte die alkoholfreie Periode volle 54 Tage, während deren das Tier bei einer Nahrung von 500 g rohem Fleisch und 252 g Rohrzucker täglich 2 Stunden lang lief und dabei täglich im Durchschnitte einen Weg von 24 km zurücklegte. Dabei befand sich der Hund vollkommen wohl und hatte am Ende dieser Periode 1,245 kg, also nahezu den fünfzehnten Teil seines ursprünglichen Gewichtes, gewonnen. Die Nahrung hatte also nicht bloß ausgereicht, um die bedeutende tägliche Arbeit zu leisten, sondern sie hatte sogar gestattet, daß sich der Körperbestand in recht erheblichem Maße vermehrte.

Nun bekam das Tier durch 27 Tage eine Nahrung, in der gegen früher nichts geändert war, als daß ein Drittel der Zuckerration durch die isodyname Menge Alkohol ersetzt wurde. Der Hund bekam also 50 g Alkohol statt 84 g Zucker. Die Folge dieses geänderten Regimes war nun vor allem die, daß das Versuchstier trotz fortgesetzter Aufmunterung und Aufstachelung statt der früheren 24 km täglich im Durchschnitt nur 18,6 km zurücklegte, was einer Verringerung der Arbeitleistung um 21% entspricht. Nun könnte man allerdings sagen, daß dies noch nichts gegen den Nährwert des Alkohols beweise, sondern nur zeige, daß er betäubend auf die Innervationszentren der willkürlichen Muskulatur einwirke. Das ist nun sicherlich hier der Fall gewesen, denn es wird ausdrücklich bemerkt, daß sich das Tier während einiger Stunden des Tages in einem Zustande leichter Betrunkenheit befunden habe. Wenn aber der Alkohol eine nährende Wirkung entfalten und mit seinen Kalorien für diejenigen des Zuckers eintreten könnte, dann müßte die Verringerung der Arbeitleistung unbedingt von einer vermehrten Bildung von Reservestoffen gefolgt sein; und wenn nun gar behauptet wird, daß der Alkohol mit seinem vollen Kaloriengehalt Fett erspare, so müßte sich eine solche Fettersparung unbedingt in einer stärkeren Gewichtszunahme dokumentieren. In Wirklichkeit hat aber der Versuch das direkte Gegenteil erwiesen, denn das Tier hat nicht nur keine Gewichtszunahme erfahren, wie bei der früheren Nahrung, sondern es hat sogar an Gewicht eingebüßt (von 20,315 auf 20,200). Aber noch auffallender war der Unterschied in bezug auf die Erhaltung des Körperbestandes bei der nun folgenden Versuchsreihe, welche in der Weise ausgeführt wurde, daß bei denselben Nahrungsverhältnissen wie früher je eine alkoholfreie Woche mit einer Alkoholwoche abwechselte. Diese kürzeren Perioden in unmittelbarer Aufeinanderfolge wurden deshalb gewählt, damit nicht etwa äußere Umstände, z. B. die unterdessen eingetretene Sommerwärme, als Ursache der zu ungunsten des Alkohols ausfallenden Resultate beschuldigt werden könnten. Bei dieser Anordnung ergaben sich nun in den ersten beiden Wochen folgende Resultate:

Arbeitleistung per Stunde:

Ohne Alkohol	10,888 km
Mit „	7,847 „

Also ein Minus von 3,041 km per Stunde zu ungunsten des Alkohols.

Körpergewicht am Ende der Woche:

Ohne Alkohol	+ 0,400 kg
Mit „	— 0,800 „

Demnach eine Differenz von 1200 g zu ungunsten des Alkohols. In den beiden folgenden Wochen wurde dann die Arbeit wegen der großen Sommerhitze stark reduziert, und nun finden wir wieder folgende Ziffern:

Arbeitleistung per Stunde:

Ohne Alkohol	7,794 km
Mit „	6,901 „

Körpergewicht am Ende der Woche:

Ohne Alkohol	+ 0,780 kg
Mit „	— 0,425 „

Also wieder ein Minus von 0,893 km und eine Differenz von 1205 g zu ungunsten des Alkohols.

Diese, wie mir scheint, durchaus eindeutigen Resultate entsprechen vollkommen unseren theoretischen Erwartungen. Vor allem geht aus diesen Ziffern hervor, daß der Alkohol ohne jeden Nutzen für den Organismus verbrannt wurde, weil er nach keiner Richtung, weder in bezug auf die Arbeitleistung noch auf die Erhaltung des Körpers, die nährende Funktion des Zuckers ersetzen konnte. Aber auch eine direkt schädigende Wirkung läßt sich aus diesen Zahlen ableiten. Wären nämlich die Kalorien des Alkohols nur nutzlos verschwendet worden, so hätte der Ausfall eines Dritteils der Zuckerration, welche einem Minus von nicht ganz einem Fünftel der Gesamtkalorien entsprach, bei einer Verminderung der Arbeitleistung, welche in der zweiten Versuchswoche 21% betragen hat, keine wesentliche Veränderung in bezug auf die Erhaltung des Körperbestandes zur Folge haben dürfen; und da nun in den alkoholfreien Perioden jedesmal eine bedeutende Gewichtszunahme stattgefunden hat, so hätte auch in der Alkoholperiode eine solche beobachtet werden müssen. Es ist aber nicht nur diese Zunahme ausgeblieben, sondern es ist sogar ein nicht unerheblicher Gewichtsverlust an ihre Stelle getreten, was, wie es scheint, nur auf eine direkte Schädigung des Körperbestandes durch die Giftwirkung des Alkohols zurückgeführt werden kann.

Aber wie immer man auch über diese letztere Folgerung denken mag, so geht doch aus diesen Ziffern das eine ganz zweifellos hervor, daß hier von einer Ersparung von Körperbestandteilen und speziell von einer „Fettsparung“ durch den Alkohol unmöglich die Rede sein kann. Diese Versuche waren so angeordnet, daß Fehlerquellen von irgendwelcher Bedeutung nicht gut anzunehmen sind, und überdies sind die Differenzen zwischen der Zucker- und der Alkoholperiode so groß, daß eine Umdeutung zugunsten des Alkohols in diesem Falle gänzlich ausgeschlossen erscheint. Man könnte also höchstens sagen, daß den schlechten Resultaten von Chauveau andere Resultate gegenüberstehen, welche für die fettsparende Wirkung des Alkohols ausgesagt haben, und wirklich stand die Sache vor den Chauveauschen Versuchen derart, daß man die fettsparende Wirkung des Alkohols ziemlich allgemein als erwiesen angesehen hat.

In dieser Beziehung berief man sich hauptsächlich auf die Angabe einiger Experimentatoren, daß durch die Einfuhr von Alkohol die Kohlensäureproduktion nicht in dem Maße gesteigert werde, wie es der Verbrennung des Alkohols neben den bisherigen Oxydationen der Nahrungs- und Reservestoffe entsprechen würde; und man glaubte in dem ungefähren Gleichbleiben der Kohlensäureausscheidung einen Beweis dafür erblicken zu können, daß der Alkohol für andere Substanzen verbrenne, diese also erspare und dadurch die Funktion eines Nahrungstoffes erfülle. Freilich, über den Mechanismus dieser Ersparung haben sich die Autoren in der Regel gar nicht geäußert, so daß wir nicht verstehen, warum das, was wir außerhalb des Organismus regelmäßig beobachten, wenn ein brennbarer Stoff in der Nähe anderer, ebenfalls brennbarer Substanzen verbrennt, nämlich eine Steigerung der Verbrennung, gerade im lebenden Organismus ausbleibt und das direkte Gegenteil geschieht, nämlich ein Verschontbleiben der einen brennbaren Substanz durch das Verbrennen der anderen. Nur ein Autor hat eine Erklärung für diesen unverständlichen Ersparungsvorgang zu geben versucht, indem nämlich Geppert gemeint hat, daß die Menge des Sauerstoffes, welche in der Ruhe dem Körper zur Verfügung steht, eine annähernd konstante sei, und wenn daher ein Teil des disponibeln Sauerstoffes, der sonst zur Oxydation anderer Stoffe dienen würde, zur Verbrennung des Alkohols benötigt werde, so würden andere Stoffe dafür gespart[1]).

Wir haben nun schon früher auseinandergesetzt, warum diese Erklärung nicht akzeptiert werden kann, und jetzt wissen wir auch bereits durch die Versuche von Chauveau, daß die Ersparungstheorie jeder tatsächlichen Grundlage entbehrt, weil eine Ersparung von Fett mit der regelmäßigen bedeutenden Differenz des Körperbestandes zu ungunsten der Alkoholperioden unmöglich in Einklang gebracht werden kann. Tatsächlich wurde ja auch diese Ersparung nicht wirklich konstatiert, sondern sie wurde nur aus dem Zurückbleiben der Kohlensäureausscheidung hinter dem theoretisch erwarteten Ausmaße erschlossen. Wir müssen uns also fragen, ob ein solcher Schluß wirklich berechtigt ist und ob wir nicht für dieses Minus von ausgeatmeter Kohlensäure noch eine andere Erklärung finden können, welche nicht in so schroffer Weise mit den unanfechtbaren Beobachtungen von Chauveau kollidiert.

Diese Erklärung liegt nun so nahe, daß man sich wohl darüber wundern darf, daß sie bisher so wenig berücksichtigt worden ist. Denn wenn auch die nährende Eigenschaft des Alkohols — wie Figura lehrt — in hohem Grade strittig ist, so besitzt dieser Stoff doch eine andere Eigenschaft, die von niemandem in Abrede gestellt werden kann, nämlich die narkotische;

[1]) Archiv f. experim. Pathol. u. Pharmakol. Bd. 22, S. 379.

und wenn wir uns nun fragen, ob diese narkotische Wirkung nicht eine Verminderung der Kohlensäureproduktion zur Folge haben könnte, so lautet die Antwort mit voller Bestimmtheit bejahend, weil wir nicht nur a priori von der allbekannten ermattenden und einschläfernden Wirkung dieses Giftes eine Verminderung der Muskeltätigkeit und daher auch eine Verminderung der von ihr in so hohem Grade abhängigen Kohlensäureausscheidung erwarten müssen, sondern weil diese Wirkung auch auf experimentellem Wege vollkommen sichergestellt ist.

Um in dieser Beziehung klar zu sehen, tun wir vielleicht am besten, wenn wir uns zunächst nach der Wirkung anderer narkotischer Substanzen umsehen. Hier finden wir bei Boeck und Bauer[1]) die Angabe, daß durch Morphin die Kohlensäureproduktion eines Hundes, ohne daß derselbe sichtlich betäubt gewesen wäre, von 20,02 auf 14,65 herabgesetzt wurde, und von Rumpf[2]) vernehmen wir, daß durch die subkutane Injektion von 0,16 g Chloralhydrat eine Verminderung bis zu 40,6% der Norm erzielt worden sei. In diesen Fällen denkt natürlich niemand daran, die Verminderung der Kohlensäureproduktion auf eine Ersparung von Nahrungs- oder Reservestoffen durch die Kalorien der eingeführten und im Körper zersetzten narkotischen Substanzen zurückzuführen, weil erstens die Dosen viel zu klein sind, um einen solchen Gedanken aufkommen zu lassen, und dann vielleicht auch darum, weil hier nicht, wie beim Alkohol, von vornherein der Wunsch und die Neigung besteht, für eine hergebrachte, aber etwas ins Wanken gebrachte Anschauung neue Argumente herbeizuschaffen. Wenn aber Rumpf in derselben Versuchsreihe mit der Injektion von 6 g Kognak einen ähnlichen Effekt erzielt hat wie mit dem Chloralhydrat, nur daß die Ausscheidung der Kohlensäure nicht auf 40,6, sondern nur auf 72,1 und 67,9% der Norm herabgedrückt wurde, so folgt daraus nicht etwa, daß jetzt mit einem Male ein ganz anderer kausaler Zusammenhang zwischen Eingriff und Endeffekt in Gestalt einer „fettsparenden“ Wirkung des Alkohols gesucht werden muß, sondern es folgt nur daraus, was schon ohnedem bekannt ist, daß man vom Alkohol im Vergleich mit Morphin und Chloral bedeutend größere Dosen verwenden muß, um dieselbe oder eine ähnliche narkotisierende Wirkung zu erzielen[3]).

Obwohl nun diese und noch viele andere Tatsachen, welche die enorme Beeinflussung der Stoffzersetzungen durch narkotische Mittel erweisen, sicherlich allgemein bekannt sind, wurden sie doch von jenen Autoren, welche aus der Verminderung der ausgeschiedenen Kohlensäure eine nährende Wirkung des Alkohols erschließen wollten, mit großer Konsequenz ignoriert; und erst

---

[1]) Zeitschr. f. Biologie, Bd. 10, S. 341.

[2]) l. c.

[3]) Schon im Jahre 1886 hat Desplats mit einem Respirationsapparat nach d'Arsonval gefunden, daß man durch subkutane Injektion von Alkohol bei verschiedenen Tieren eine bedeutende Herabsetzung der Kohlensäureausscheidung bewirken kann. Denselben Effekt hatte auch die Beimengung geringer Mengen von Kohlenoxydgas zur Atemluft. Auch hier handelt es sich sicher in beiden Fällen um eine Giftwirkung und nicht etwa gerade beim Alkohol um ein Eintreten der Alkoholkalorien für Nahrungskalorien.

seitdem ich auf diese einfachere Deutung der Erscheinungen hingewiesen habe[1]), hat man sich bemüht, die Bedeutung dieses Einwands zu bekämpfen. So hat z. B. Rosemann gemeint, daß von einer derartigen Wirkung des Alkohols offenbar nur in einem Zustande schwerster Intoxikation die Rede sein könne; bei den vorliegenden Versuchen sei aber ein derartiger Einfluß mit Sicherheit auszuschließen, da es in denselben „niemals auch nur zu den leisesten Zeichen von Narkose gekommen sei". Tatsächlich sei bei den Versuchspersonen, „sobald sie sich einmal an den Alkohol gewöhnt hatten", überhaupt kein Unterschied vom normalen Menschen wahrzunehmen gewesen und es hätten ihre „Leistungen" in ungefähr derselben Weise stattgefunden wie beim normalen Menschen.

Schon aus den Einschränkungen, welche der Autor selbst an seinen Behauptungen anzubringen für notwendig gehalten hat, geht hervor, daß sie gerade dasjenige nicht beweisen, was sie beweisen sollen. Denn wenn gesagt wird, daß die Versuchsobjekte erst dann keinen Unterschied von der Norm gezeigt haben, wenn sie sich erst an den Alkohol gewöhnt hatten, so folgt daraus, daß alle Versuche, bei denen eine solche Gewöhnung nicht stattgefunden hat — und es war dies die Mehrzahl —, nicht mehr beweiskräftig sind; und wenn weiter gesagt wurde, daß die Leistungen der Versuchspersonen ungefähr dieselben waren wie in der Norm, so ist auch damit wieder zugegeben, daß sie eben doch nicht die normalen gewesen sind.

Wir brauchen uns aber gar nicht mit solchen dialektischen Auslegungen abzugeben, weil ja der Wortlaut der Schilderungen von seiten der Beobachter vorliegt.

Wir finden also z. B. bei Zuntz die Angabe, daß Berdez, welcher sich selbst zum Versuche hergegeben hat, bei 30 ccm Alkohol das Gefühl eines leichten Rausches empfand, welches nach einer Stunde dem der Übelkeit wich. Den Rest des Tages bestand dann heftiger Kopfschmerz[2]).

Bei Geppert heißt es: „Nachdem 50 ccm absoluter Alkohol auf einmal genommen waren, trat die berauschende Wirkung deutlich hervor, sowohl psychisch als körperlich"[3]).

Clopatt schildert seine eigenen Empfindungen während des Alkoholversuchs wie folgt: „Was den Einfluß des Alkohols auf mein Befinden betrifft, so fühlte ich während der ersten vier Tage der Alkoholperiode Benommenheit des Kopfes und hatte etwas Kopfschmerz"[4]).

Rosenfeld berichtet von seiner Versuchsperson: „Herr Kollege Chotzen war am ersten Tage deutlich berauscht und am zweiten Tage bekatert und berauscht."[5])

Der Bericht Neumanns über seine Empfindungen lautet: Erster Alkoholtag. Nach kurzer Zeit eingenommener Kopf bis zum Abend, wo ich mich im Zustand halber Betrunkenheit befand. Nachmittags Schlaf-

[1]) Deutsche med. Wochenschr. l. c.
[2]) Fortschritte der Medizin 1887, S. 7.
[3]) l. c. S. 378.
[4]) Skand. Archiv f. Physiol. Bd. 11, S. 365.
[5]) l. c. S. 29.

bedürfnis. Allgemeiner Zustand höchst unangenehm. — Zweiter Tag. Katerstimmung. Höchst unangenehme Situation. Vormittag benommener Kopf. Großes Schlafbedürfnis. Von 2—5 Uhr tiefer Schlaf. Gegen Abend wiederum im Zustand halber Trunkenheit. — Dritter Tag. Müde. Nach Einnahme des ersten Quantums nahm die Müdigkeit zu. Von 9 bis 10 Uhr geschlafen. Nachmittags wieder großes Schlafbedürfnis usw.[1])

Weiske und Flechsig[2]) berichten von ihrem Versuchstier (Hammel), daß er während der ganzen zehntägigen Versuchszeit meist etwas schläfrig war und viel in seinem Stalle lag, während er früher meist gestanden hatte.

Endlich wäre noch Rosemann selbst zu zitieren, welcher von einer seiner hungernden Versuchspersonen erzählte: „Im Anschluß an die zweite Alkoholaufnahme stellten sich höchst unangenehme, kollapsähnliche Erscheinungen ein; allgemeines sehr starkes Unbehagen, schwacher Puls, starker, kalter Schweiß; das Gehen wurde der Versuchsperson schwer“[3]).

Aus alledem geht also klar genug hervor, daß Rosemann nicht im Rechte ist, wenn er sagt, daß es in den Versuchen niemals auch nur zu den leisesten Anzeichen von Narkose gekommen sei; und wenn er sich vielleicht darauf berufen sollte, daß diese Erscheinungen erst bei den größeren Dosen aufgetreten seien, so wäre damit nicht viel gebessert, weil man erstens auch diese Versuche für die sparende Wirkung des Alkohols ins Treffen geführt hat und weil auch bei ganz kleinen Dosen ähnliche Erscheinungen auftreten, wenn auch selbstverständlich in entsprechend schwächerem Grade. So berichtet z. B. Scheffer, daß seine Versuchsperson 25 Minuten nach der Einnahme von zehn Gramm Alkohol eine große Mattigkeit in den Gliedern und eine Benommenheit des Kopfes verspürt und angegeben habe, daß die gleiche Arbeitleistung nun eine größere Anstrengung erfordere. Aber auch objektiv zeigte sich bei denselben kleinen Dosen am Ergographen eine Abnahme der Leistungsfähigkeit[4]). Also auch bei diesen geringfügigen Dosen kommt schon die deprimierende Wirkung des Alkohols auf die Muskeltätigkeit zur Geltung, wie wir denn auch bei Rumpf ausdrücklich angegeben finden, daß die narkotischen Mittel (inklusive Alkohol) auch dann die Oxydationsprozesse herabsetzen können, wenn sie weder Schlaf noch eine sichtbare Beeinträchtigung des Sensoriums herbeiführen. In keinem Falle hat man also das Recht, diese auf dem Nervenwege regelmäßig zustande kommende Beeinflussung der Oxydationsprozesse zu vernachlässigen und die Folgen dieser Beeinflussung einer rein hypothetischen und, wie wir jetzt aus den Versuchen von Chauveau bestimmt wissen, in der Wirklichkeit nicht existierenden Ersparung zuzuschreiben.

Übrigens hat Chauveau auch den Gaswechsel seines Versuchshundes während der Arbeit bestimmt, indem seine Laufmaschine zugleich als Re-

---

[1]) l. c. S. 32. Daß im Schlafe der Gaswechsel vermindert ist, ist durch Respirationsversuche von Pettenkofer und Voit u. a. sichergestellt.

[2]) zit. bei Rosemann, l. c.

[3]) Pflügers Archiv Bd. 86, S. 406.

[4]) Archiv f. experim. Pathol. u. Pharmakol. Bd. 44.

spirationskammer eingerichtet war, und hat folgende Zahlen für die stündliche Abgabe von Kohlensäure während der Arbeit für die alkoholfreien und die Alkoholperioden erhalten:

Ohne Alkohol	55,255 ccm
Mit „	44,822 „

Hier sind die Verhältnisse so durchsichtig, daß über die Bedeutung dieser Ergebnisse ein Zweifel kaum mehr bestehen kann. Das Tier war, wie die Versuchsperson von Scheffer am Ergographen, durch die giftige Wirkung des Alkohols auf sein Nervensystem nicht mehr imstande, so viel Arbeit zu leisten wie bei alkoholfreier Ernährung und infolge der verringerten Verbrennungsprozesse in seiner Muskulatur wurde weniger Sauerstoff aufgenommen und weniger Kohlensäure abgegeben. Trotzdem hat aber keine Ersparung von Körperfett stattgefunden, denn die bei der alkoholfreien Nahrung regelmäßig beobachtete Zunahme des Körpergewichts ist in der Alkoholperiode ausgeblieben und von einem ziemlich erheblichen Körperschwunde abgelöst worden. Damit ist also die Frage nach dem Nährwerte des Alkohols, wie ich denke, definitiv im negativen Sinne entschieden.

Trotzdem wollen wir uns diejenigen Versuchsergebnisse, aus denen man eine Ersparung von Körperfett durch den im Körper verbrennenden Alkohol erschließen wollte, etwas näher ansehen. Dabei fällt uns vor allem auf, daß die Ergebnisse keineswegs jene Übereinstimmung zeigen, wie man sie bei einem zweifellos nährenden Stoffe, z. B. dem Zucker, zu finden gewohnt ist. Während z. B. Wolfers, der unter der Leitung von Zuntz arbeitete, zu dem Resultate gekommen war, daß Sauerstoffaufnahme und Kohlensäureabgabe durch den Alkohol gesteigert werde[1]), schloß Bodländer (bei Binz) aus seinen Versuchen, daß durch den Einfluß des Weingeistes fast immer eine Herabsetzung des Gaswechsels stattfinde[2]). Auch bei den späteren Experimentatoren finden wir ähnliche Widersprüche, indem Atwater und Benedict eine ziemlich bedeutende Verminderung, dagegen Bjerre und Clopatt jeder für sich eine mäßige Vermehrung der Kohlensäureausscheidung unter Alkoholgebrauch beobachtet haben[3]). Aber auch diejenigen Versuche, auf welche sich die jetzt ziemlich allgemein geltende Lehre von der Ersparung des Fettes durch den Alkohol stützt, nämlich die von Zuntz und Berdez und die von Geppert, erscheinen bei näherer Betrachtung nichts weniger als beweisend. Vor allem zeigen schon die alkoholfreien Versuche eine so geringe Übereinstimmung, daß eigentlich eine bestimmte Basis zum Vergleiche gar nicht existiert. Wenn man z. B. bei Zuntz[4]) für die Kohlensäureproduktion ohne Alkohol nacheinander Ziffern wie 263,8 — 227,3 — 158,4 — 185,4 — 209,3 — 221,9 findet und dann aus diesen einen Durchschnitt berechnet, so hat man unbedingt das Gefühl, daß

[1]) Pflügers Archiv Bd. 32, S. 279.

[2]) Archiv f. experim. Pathol. u. Pharmakol. Bd. 11.

[3]) Atwater u. Benedict, Experiments on the metabolism of matter and energy. Washington 1899. — Bjerre, Skand. Archiv f. Physiol. Bd. 11. — Clopatt, l. c.

[4]) l. c. S. 7.

dieser Durchschnitt ebensogut auch ganz anders hätte ausfallen können. Noch bedenklicher wird aber die Sache, wenn Zuntz aus dieser Kolonne die Ziffer 158,4 bei der Durchschnittsberechnung, als zu weit aus der Reihe fallend, wegläßt, obwohl er selbst ausdrücklich hervorhebt, daß sich kein Anhaltspunkt für einen Fehler ergeben habe; denn es ist nicht zu verstehen, warum gerade diese Ziffer beanstandet wurde, da ja die noch übrig bleibenden Schwankungen, z. B. von 263,8 auf 185,4, noch immer ausgiebig genug sind. Aber auch die Alkoholversuche zeigen sehr erhebliche Differenzen, und zwar selbst an einem und demselben Tage, z. B. 244,4 — 204,3 — 244, 1; und wenn man diese Ziffern mit dem Durchschnittswerte der alkoholfreien Versuche, selbst mit der emendierten Ziffer von Zuntz (224) vergleicht, so kann man ebensogut eine Vermehrung wie eine Verminderung, in keinem Falle aber jene Übereinstimmung finden, aus welcher man den Beweis der Ersparung von Fett durch die Kalorien des Alkohols ableiten dürfte.

Dieselben Schwankungen an den alkoholfreien und an den Alkoholtagen finden wir auch bei Geppert und es ist recht bemerkenswert, wie sich hier der Experimentator selbst über dieselben äußert:

„Es kann dies Schwanken nicht überraschen, wenn man bedenkt, wie verschiedene Erregungszustände der glatten Muskulatur, der Drüsen usw. auf den Sauerstoffumsatz wirken, wie ferner der wechselnde, aber doch stets vorhandene Tonus der Körpermuskulatur die Oxydationen beeinflussen muß, Funktionen, die von der Reizung peripherer Nerven, der Erregbarkeit des Zentralnervensystems usw. abhängen und gänzlich unserer Willkür entzogen sind."[1])

Nun wissen wir aber, daß der Alkohol, ein Nervengift κατ' ἐξοχήν, sowohl anregend als lähmend auf die Zentralorgane wirken kann, daß er also solche Schwankungen, wie sie hier im Normalzustand als unvermeidlich angegeben werden, durch seine Einwirkung auf das Nervensystem in hohem Grade befördern muß; und nun will man bei Versuchen, bei denen es auf das Maß der Kohlensäure-Ausscheidung ankommt, von den ganz unvermeidlichen Schwankungen, welche durch die verschiedene Muskeltätigkeit und die verschiedene Spannung der Muskulatur bedingt sind, vollständig absehen und das Ganze wie ein einfaches Rechenexempel behandeln, indem man jedes Minus von exhalierter Kohlensäure ohne weiteres als einen Beweis für das Eintreten der Alkoholkalorien an Stelle von Fettkalorien ansieht, während die Zunahmen der Ausscheidung, an denen es ebenfalls nicht mangelt, einfach als unvermeidliche Schwankungen infolge vermehrter Muskelbewegung oder von verstärktem Muskeltonus angesehen werden. Wir aber, die wir jetzt aus den Versuchen von Chauveau bereits mit aller Bestimmtheit wissen, daß von einer Fettersparung durch den Alkohol nicht die Rede sein kann, werden uns durch ein ungefähres Gleichbleiben des Gaswechsels in einigen Fällen um so weniger imponieren lassen, als wir auch Steigerungen der Kohlensäureausscheidung unter Alkohol, wie z. B. von 145,5 auf 161,7 oder von 158,2 auf 189,6 u. dgl., in den Ziffern von Geppert finden können.

Die Sache steht also offenbar so, daß der Alkohol im Organismus zum größten Teil (man glaubt jetzt zu 90%) verbrannt wird, und zwar ohne jed-

[1]) l. c. S. 377.

weden Nutzen für den Organismus, und daß diese Verbrennung eine Vermehrung der Kohlensäureausscheidung zur Folge hätte, wenn die übrigen vitalen Oxydationen und speziell diejenigen, welche durch die Muskelarbeit bedingt sind, keine Einbuße erleiden würden. Durch die toxische Wirkung des Alkohols auf das Nervensystem wird aber die Muskeltätigkeit und die von ihr abhängige Kohlensäureproduktion immer in irgendeiner Weise beeinflußt, und zwar in den meisten Fällen in negativem Sinne, sodaß die Vermehrung der Kohlensäureproduktion durch die dem Alkohol entstammende Kohlensäure teilweise oder gänzlich verdeckt und manchmal sogar überkompensiert wird, woraus ein Minus an Kohlensäure gegenüber der Normalperiode (z. B. ein Herabgehen von 192,7 auf 182,6 und 166,4 in einem Falle von Geppert) resultiert. Wollte man dieses Minus auf Grund der Ersparungstheorie erklären, dann müßte man sich doch wieder dazu verstehen, auf eine trägere Tätigkeit der Muskeln infolge der Nervenwirkung des Alkohols zu rekurrieren. Wird aber einmal eine solche Nervenwirkung zugegeben — und wer würde wagen, sie in Abrede zu stellen? —, dann ist der Ersparungstheorie auch in diesen Versuchen jede Grundlage entzogen, weil uns niemand verwehren kann, namentlich mit Rücksicht auf die Versuche von Chauveau, den ganzen Ausfall der Kohlensäureausscheidung auf diese Nervenwirkung zu beziehen.

Allerdings muß der letzte Satz, daß der ganze Ausfall an Kohlensäure auf die nervenlähmende Wirkung des Alkohols bezogen werden könne, eine gewisse Einschränkung erfahren, aber keineswegs zugunsten der nährenden und sparenden Wirkung des Alkohols, sondern eher zu ungunsten derselben, weil wir auch eine protoplasmazerstörende Wirkung des Alkohols annehmen müssen und die Verminderung des respirierenden Protoplasmas unbedingt auch zu einer verminderten Kohlensäureausscheidung führen muß. Daß auf diese Weise wirklich eine bedeutende Verminderung der vitalen Oxydationsprozesse herbeigeführt werden kann, dafür besitzen wir ein ausgezeichnetes Beispiel an der Phosphorvergiftung, welche, wie Bauer[1]) gezeigt hat, neben einer stark gesteigerten Stickstoffausscheidung als Ausdruck des toxischen Protoplasmazerfalls auch einen sehr bedeutenden Ausfall der Kohlensäureausscheidung herbeiführt. Freilich ist es nicht sicher, ob dieser ganze Ausfall auf die Zerstörung von atmendem Protoplasma bezogen werden muß, weil bei der intensiven Depression, welche auch die Nervenfunktionen bei der schweren Phosphorvergiftung erleiden, sicherlich auch die verschont gebliebenen protoplasmatischen Teile der aktiven Organe eine geringere Aktivität entwickeln und daher auch weniger Kohlensäure produzieren, als sie dies bei intaktem Nervensystem getan hätten. Aber immerhin darf der Zerstörung eines Teils der protoplasmatischen Gebilde und namentlich der fettigen Entartung der Muskeln ein bedeutender Anteil an der Verminderung der vitalen Oxydationsprozesse zugeschrieben werden; und da es keinem Zweifel unterliegen kann, daß auch der Alkohol in ähnlicher Weise, wenn auch viel schwächer als der Phosphor, protoplasmazerstörend wirkt, so gehen wir sicherlich nicht fehl, wenn wir nicht das ganze Minus von Kohlensäure auf die schwächere Inner-

[1]) Zeitschr. f. Biol. Bd. 7, S. 79.

vation der arbeitleistenden Organe, sondern zum Teil auch auf die Zerstörung von atmendem Protoplasma zurückführen, wobei ohne weiteres zugegeben werden mag, daß der letztere Faktor gegen die Nervenwirkung des Alkohols ziemlich stark in den Hintergrund tritt.

Dagegen kann ich Rosemann nicht zustimmen, wenn er aus dem geringen und manchmal ganz fehlenden Defizit in der Stickstoffbilanz bei den Alkoholversuchen auch auf eine entsprechend geringfügige oder fehlende Protoplasmazerstörung durch den Alkohol schließen will, weil uns eine einfache Überlegung lehrt, daß ein toxischer Zerfall des Protoplasmas, namentlich infolge der Giftwirkung des Alkohols, nicht notwendigerweise zu einer Vermehrung der stickstoffhaltigen Auswurfstoffe führen muß. Nur diejenige Art des Protoplasmazerfalls, welche zur Abspaltung von Neutralfetten führt, dürfte nach unserer metabolischen Auffassung immer mit einer vermehrten Ausfuhr von stickstoffhaltigen Auswurfstoffen verbunden sein, weil wir uns die Tatsache, daß bei reichlicher Eiweißkost fast der gesamte Stickstoff binnen 24 Stunden wieder im Harn erscheint, kaum anders erklären können, als daß in einem solchen Falle der größte Teil des Nahrungseiweißes zur Bildung von Luxusprotoplasma in der Leber, den Muskeln oder im Fettgewebe verwendet wird und daß dann die Moleküle dieses überschüssig gebildeten Protoplasmas in der Weise zerfallen, daß sie ihre stickstoffreien Atomkomplexe als Fett (oder Glykogen), die stickstoffhaltigen dagegen als Harnstoff, Harnsäure usw. abspalten. Wenn sich also die giftige Wirkung des Alkohols auf die protoplasmatischen Gebilde in der Weise äußert, daß diese fettig degenerieren, d. h. daß ihre Protoplasmamoleküle unter Fettabspaltung zerfallen, dann müssen wir allerdings eine entsprechende Vermehrung der stickstoffhaltigen Harnbestandteile erwarten. Aber die pathologische Anatomie belehrt uns, daß nicht alle Gewebe, welche durch den Alkohol geschädigt sind, auch Zeichen der fettigen Degeneration darbieten müssen, sondern daß sie auch eine entzündliche Wucherung zeigen können; und einen häufigen Ausgang dieser Entzündung bildet bekanntlich die bindegewebige Entartung: die Sklerosierung, die Zirrhose. Aber sowohl die Bildung jugendlichen Gewebes im Anfangstadium der Entzündung als auch die spätere Entwicklung von Bindegewebsfibrillen in den entzündlichen Produkten müssen mit einer Retention von Stickstoff im Organismus einhergehen; und wenn daher bei einem alkoholisierten Versuchsobjekt die früher negativ gewesene Stickstoffbilanz nach und nach positiv wird, wenn also nicht aller Stickstoff der Nahrung in den Auswurfstoffen erscheint, so beweist dies noch keineswegs, daß die toxische Protoplasmazerstörung nun aufgehört hat, sondern es kann auch bedeuten, daß nunmehr an die Stelle des Protoplasmazerfalls mit Fettabspaltung eine entzündliche Zellenwucherung oder ein Zerfall des neugebildeten Protoplasmas unter Abspaltung von leimgebendem Gewebe getreten ist.

Hier sehe ich den Einwand voraus, daß es nicht erwiesen sei, daß solche Dosen, wie sie bei Stoffwechselversuchen angewendet zu werden pflegen, schon imstande sind, derartige Entzündungserscheinungen hervorzurufen. Diesen Einwand glaube ich aber nicht schlagender beantworten zu können als mit zwei Aussprüchen eines entschiedenen Partisans der Ersparungstheorie, nämlich aus dem Buche von Rosenfeld über den Einfluß des Alkohols auf den Organismus. Denn bei der Besprechung der großen Schwierigkeiten einer richtigen Stickstoffbilanz und namentlich einer genauen Bestimmung des Stickstoffgehaltes der Nahrung macht der Autor darauf aufmerksam, daß es sich dabei „um Minima des N-Stoffwechsels" handelt, und an einer anderen Stelle desselben Werkes heißt es: „Welche Mengen Alkohol schon Herz und Nieren angreifen, wissen wir nicht." Es handelt sich aber nicht bloß um Herz und Niere, sondern um das ganze Gefäßsystem, die Leber, das Pankreas, die Muskeln, das Gehirn, mit einem Wort offenbar um alle reichlich mit Protoplasma versehenen Gebilde des Tierkörpers; und wenn nun auch in allen diesen Organen und Geweben nur ganz minimale, vielleicht anatomisch schwer nachweisbare Veränderungen im Sinne der Entzündung und Sklerosierung hervorgerufen werden, so können sich diese sicherlich sehr leicht zu einer solchen Summe von zurückgehaltenem Stickstoff addieren, daß dieselbe bei den Stickstoffbilanzen, bei denen es sich um „Minima des N-Stoffwechsels" handelt, ganz erheblich zugunsten einer scheinbaren „Eiweißsparung" in die Wagschale fallen kann[1]).

Die angebliche Eiweißsparung durch den Alkohol ist aber auch in anderer Beziehung ein wahres Schmerzenskind für die Verteidiger seines Nährwertes. Während nämlich die Fettsparung durch Alkohol von den meisten Alkoholforschern — wie wir gesehen haben, mit Unrecht — als sicher erwiesen angesehen wird, stehen sich in bezug auf die Eiweißsparung zwei Parteien ziemlich schroff gegenüber, indem die einen aus den Stoffwechselversuchen die Unfähigkeit des Alkohols, Eiweiß zu ersparen, ableiten, während die anderen im Gegenteil eine solche Ersparung als vollkommen erwiesen ansehen. Zu der ersteren Auffassung hat sich Rosemann noch im Jahre 1899 bekannt, und zwar sowohl auf Grund von eigenen oder unter seiner Leitung angestellten Versuchen, als auch auf Grund eines eingehenden Studiums und einer scharfen Kritik aller früheren fremden Versuche. Damals faßte er die Resultate in folgenden Punkten zusammen.

1. In einer ausreichenden Nahrung, bei welcher Stickstoffgleichgewicht bestand, an Stelle von Kohlehydraten gesetzt, vermochte der Alkohol nicht, das Stickstoffgleichgewicht zu bewahren. Es trat Stickstoffverlust ein (Miura).

2. Zu einer ausreichenden Nahrung, bei welcher Stickstoffgleichgewicht bestand, hinzugelegt, vermochte der Alkohol nicht, Stickstoffansatz zu bewirken. Das Stickstoffgleichgewicht blieb bestehen (Schmidt).

3. Zu einer unzureichenden Nahrung, bei welcher ein Stickstoffverlust bestand, in reichlichem Maße hinzugelegt, vermochte der Alkohol nicht, den Stickstoffverlust zu beheben. Derselbe blieb in gleicher Weise bestehen (Schöneseiffen).

---

[1]) Strassmann (Pflügers Archiv Bd. 49, S. 319) hat bei Hunden nach mehrwöchentlicher Verabreichung von Alkoholdosen bei denen nur leichte Zeichen von Trunkenheit eingetreten sind, eine gar nicht unbedeutende Steigerung des relativen Gewichts gewisser Organe, und zwar vor allem der Leber, dann der Nieren und des Pankreas, im Vergleiche mit dem alkoholfreien Kontrolltier desselben Wurfes gefunden.

„So haben“ — schloß Rosemann damals — „diese Versuche bei durchwegs abweichender Anordnung das übereinstimmende Resultat gegeben, daß der Alkohol keine eiweißsparende Kraft besitzt.“[1])

Aber durch dieses Glaubensbekenntnis geriet Rosemann nicht nur in einen Zwiespalt mit seiner späteren gegenteiligen Überzeugung, sondern auch mit seiner Ansicht, daß der Alkohol zweifellos Fett zu ersparen im Stande sei. Da man nämlich weiß, daß nicht nur das Nahrungsfett, sondern auch das Körperfett die Eigenschaft besitzt, Eiweiß zu sparen oder — besser gesagt — den Stickstoffverlust bei ungenügender Nahrung abzuschwächen und den Stickstoffansatz bei reichlicher Nahrung zu befördern, so müßte man mit Bestimmtheit erwarten, daß eine Fettersparnis auch den Stickstoffverlust vermindern wird. Dort, wo wirklich Fett erspart wird, nämlich bei Zusatz von viel Zucker zu genügenden Eiweißrationen, findet immer auch eine Einschränkung der Stickstoffabgabe statt, und von unserem Standpunkte aus besitzen wir auch eine zureichende Erklärung für diese Tatsache, weil bei reichlicher Zuckerzufuhr ein großer Teil des Zuckerbedarfes der arbeitleistenden Organe — zur Restitution der beim Reizzerfall zerstörten stickstoffreien Komplexe ihrer Protoplasmamoleküle — direkt durch den aus dem Darm aufgenommenen Zucker gedeckt werden kann und daher eine Inanspruchnahme des Leberglykogens nur in den Nahrungspausen notwendig wird, während bei fehlender oder ungenügender Zufuhr von Nahrungszucker fort und fort Glykogen der Leber in Blutzucker umgesetzt werden muß. Das in Zucker verwandelte Leberglykogen wird aber immer wieder durch neues Glykogen, welches aus dem Protoplasma der Leberzellen abgespalten wird, ersetzt, und diese Abspaltung ist wieder nach unseren früheren Ausführungen mit einer reichlichen Abgabe von Harnstoff oder anderen stickstoffhaltigen Auswurfstoffen verbunden. Würde also der Alkohol wirklich Fett ersparen wie der Zucker — was er nach unseren früheren Auseinandersetzungen sicher nicht tut und auch nicht tun kann —, dann müßte das durch ihn ersparte Fett ebenfalls den Stickstoffverlust herabsetzen, weil auch das Körperfett zum Wiederersatz der stickstoffreien Atomgruppen in den arbeitleistenden Protoplasmen herangezogen werden kann. Diesen Widerspruch, daß Alkohol zwar Fett ersparen, dieses ersparte Fett aber nicht den Stickstoffbestand des Körpers schützen soll, hat Rosemann ganz vergeblich durch eine gezwungene Dialektik zu verdecken gesucht, welche selbst von seinen Gesinnungsgenossen punkto Nährwert des Alkohols für unannehmbar erklärt wurde[2]). Für unsere Auffassung der Sachlage aber besteht auch hier nicht der geringste Widerspruch, weil wir die Verminderung der Kohlensäureausscheidung nicht auf eine Ersparung von Körperfett, sondern auf eine verminderte Arbeitleistung als Folge der Betäubung der Nervenzentren beziehen und weil wir andererseits die vermehrte Ausscheidung von Stickstoff, aus welcher Rosemann in seiner ersten Periode die Unfähigkeit des Alkohols, Eiweiß zu ersparen, abgeleitet hat, ohne weiteres durch den toxischen Protoplasmazerfall erklären können. Daß bei diesem durch die Giftwirkung des Alkohols herbeigeführten Zerfall

[1]) Pflügers Archiv Bd. 77, S. 11 (Separatabdruck).

[2]) Vgl. Neumann, Archiv f. Hygiene Bd. 41, S. 112.

auch Fett abgespalten wird, ändert nicht das geringste an unserer Überzeugung, daß durch eine giftige Substanz kein Fett „erspart" werden kann. Denn diese Fettabspaltung erfolgt nicht, wie bei der Mästung, durch den Zerfall eines bei überreicher Nahrung gebildeten Luxusprotoplasmas, sondern sie erfolgt durch einen Zerfall von Protoplasmen, welche ohne die toxische Wirkung des Alkohols niemals verfettet und dadurch zur weiteren Arbeitleistung unfähig geworden wären.

Dabei ist es aber selbstverständlich nicht ausgeschlossen, daß ein reichlich genährter Körper bei Zugabe von Alkohol zu der Nahrung an Masse gewinnt, was wir ja bei den Gewohnheitstrinkern oft genug beobachten. Auch bei den früher zitierten Alkoholversuchen von Straßmann wurde Ähnliches gefunden, indem nämlich von den Hunden desselben Wurfes diejenigen zwei Tiere, welche neben reichlicher Nahrung auch größere Mengen Alkohol bekommen hatten, bei der nach siebenwöchentlicher Versuchsdauer vorgenommenen Obduktion neben der früher erwähnten Vergrößerung einzelner parenchymatöser Organe auch ein etwas größeres Körpergewicht als das Kontrolltier und überdies einen nachweisbar größeren Fettgehalt — 335 und 373,5 g Fett gegen 138 g des Kontrolltieres — dargeboten haben. Hier wirken offenbar drei Momente zusammen, um die Fettablagerung unter Alkohol zu befördern, nämlich erstens die reichliche Nahrung, welche die Bildung von Luxusprotoplasma und den Zerfall desselben unter Fettabspaltung gestattet; zweitens die durch die lähmende Wirkung des Alkohols auf die Zentralorgane bedingte Trägheit und verminderte Arbeitleistung; und drittens die toxische Wirkung des Alkohols auf das Protoplasma der fettbildenden Gewebe, welche den Zerfall dieser Protoplasmen unter Fettabspaltung befördert. Natürlich kann das abgelagerte Fett im Bedarfsfalle auch zur Arbeitleistung herangezogen werden und dies war offenbar bei dem Versuchstiere von Chauveau der Fall. Dasselbe war nämlich, wie wir wissen, auch in der Alkoholperiode zur Arbeit gezwungen worden, hatte dabei offenbar auch das Fett verbraucht, welches dem toxischen Protoplasmazerfall entstammte, und hatte daher am Schlusse des Versuches an Körpergewicht eingebüßt, wobei an diesem Verluste sicherlich nicht nur das Körperfett, sondern auch das Körpereiweiß, d. h. also — nach unserer Auffassung — das Protoplasma partizipierte. Die Versuchshunde von Straßmann hingegen, welche nicht zur Arbeit angehalten wurden, konnten Fett ansetzen, aber selbstverständlich nicht deshalb, weil der Alkohol zur Fettbildung verwendet wurde, und auch nicht aus dem Grunde, weil der Alkohol zur Arbeitleistung und zur Wärmebildung an Stelle von Körper- oder Nahrungsfett beigetragen hatte, sondern weil ihr auf Kosten der reichlichen Nahrung gebildetes Protoplasma infolge der Giftwirkung des Alkohols fettig degenerierte und weil das in den Organen abgelagerte Fett infolge der trägeren oder verminderten Innervation der Muskulatur nicht für die Rekonstruktion der arbeitleistenden kontraktilen Substanz verwendet werden konnte.

Nachdem wir also gezeigt haben, daß die verminderte Kohlensäureausscheidung und die vermehrte Stickstoffabgabe in der Alkoholperiode nach unserer Auffassung, welche eine „Fettsparung" durch Alkohol ausschließt, einander nicht widersprechen, sondern im Gegenteil vortrefflich miteinander übereinstimmen, erübrigt uns nur noch, die neu hinzugekommenen Versuche zu berücksichtigen, welche die Gesinnungsänderung von Rosemann in bezug auf die eiweißsparende Wirkung des Alkohols herbeigeführt haben. Es handelt sich alles in allem um vier neue Versuche, nämlich einen von Clopatt, einen von R. O. Neumann und zwei von Rosemann, welche alle das miteinander gemein haben, daß der Alkohol nicht bloß an einem oder an wenigen aufeinander folgenden Tagen gegeben wurde, sondern längere Zeit nacheinander, und zwar bei Clopatt durch 12 Tage, bei Neumann durch 18 Tage (aber nicht gleich in voller Dosis, sondern anfangs wenig und dann allmählich steigend) und bei Rosemann einmal durch 14 Tage und das zweite Mal durch 10 Tage; und ebenso finden wir in allen diesen Versuchen, daß die Stickstoffbilanz in den späteren Tagen der Alkoholperiode etwas günstiger wurde als in den ersteren. Entweder bestand anfangs ein mäßiger Stickstoffverlust und wurde derselbe später durch eine mäßige Stickstoffretention abgelöst (Clopatt); oder es herrschte anfangs ungefähr Gleichgewicht und es stellte sich dann eine mäßige Plusbilanz ein (Neumann); oder es bestand im Beginne eine mäßige Retention, welche in den späteren Tagen noch ein wenig gesteigert wurde (erster Versuch von Rosemann); oder es bestand während der ganzen Alkoholperiode ein Stickstoffverlust, welcher in der zweiten Hälfte dieser Periode etwas geringer wurde als in der ersten (zweiter Versuch von Rosemann). Diese Tatsachen wurden nun von den Experimentatoren in der Weise gedeutet, daß der Alkohol zwar durch seine Kalorien eiweißsparend wirkt wie Fett oder Zucker, daß aber diese sparende Wirkung anfangs durch die „eiweißschädigende“ aufgehoben wird. „Aber diese eiweißschädigende Wirkung des Alkohols“ — so schreibt der bekehrte Rosemann — „nimmt im weiteren Verlaufe ab und hört endlich ganz auf; alsdann kann die eiweißsparende Wirkung des verbrennenden Alkohols voll zur Wirkung gelangen. Offenbar gewöhnen sich die Körperzellen in einigen Tagen an den schädigenden Einfluß des Alkohols ..... Der Unterschied, welcher in der Wirkung des Alkohols und der Kohlehydrate und Fette zunächst bestand, ist dann völlig geschwunden“[1]).

Was uns an diesem Erklärungsversuch vor allem auffällt und überrascht, ist die Methode, mit einem Faktor, der in seinem eigentlichen Wesen gänzlich unbekannt ist, nämlich der Gewöhnung, wie mit einer genau bekannten mathematischen Größe zu operieren. Über die Gewöhnung an Alkohol wissen wir nichts anderes, als daß infolge derselben die stürmischen Erscheinungen der Berauschung entweder gar nicht mehr oder nur bei sehr großen Dosen hervortreten, daß also offenbar infolge der fortgesetzten Aufnahme der giftigen Substanz im Nervensystem nach und nach gewisse Veränderungen auftreten, welche dasselbe der Giftwirkung weniger zugänglich machen als zuvor. Möglicherweise handelt es sich auch hier um die Wirkung des toxischen Protoplasmazerfalls, etwa in der Weise, daß dabei gewisse reizfeste Spaltprodukte abgelagert werden, welche den Zutritt neuer Reize zum Nervenprotoplasma

[1]) Pflügers Archiv Bd. 86, S. 473.

erschweren. Daß aber die „Körperzellen“ überhaupt sich an die schädigende Wirkung des Alkohols gewöhnen und daß diese Gewöhnung schon „in einigen Tagen“ erfolgt, das ist nicht nur eine gänzlich unbewiesene, sondern sicherlich eine vollkommen irrige Annahme. Wäre sie wahr, dann wäre der Alkohol wirklich jener gemütliche Stoff, für den er von vielen zu ihrem Schaden gehalten wird; denn dann gäbe es keinen chronischen Alkoholismus, keine alkoholische Leber- und Nierenschrumpfung, keine Herzdegeneration, keine alkoholische Neuritis, kein Delirium tremens, und die ganze furchtbare Alkoholpathologie müßte in das Reich der Fabel verwiesen werden. Da dieselbe aber leider nur allzu wirklich ist, so wissen wir auch, daß die „Körperzellen“ sich nicht nur nicht in einigen Tagen, sondern überhaupt gar nicht an die schädigenden Wirkungen des Alkohols gewöhnen und daß diese Wirkungen sich im Gegenteil fort und fort summieren; und ebenso wissen wir auch, daß die obige Erklärung für die allmählich steigende Retention des mit der Nahrung eingenommenen Stickstoffs unmöglich den wahren Sachverhalt wiedergeben kann. Erinnern wir uns ferner an die regelmäßig eintretende Abnahme des Körpergewichts unter Alkohol bei dem Versuchstier von Chauveau, welches mit derselben Kalorienzahl in Form von zweifellos nährenden Substanzen nicht nur mehr Arbeit leistete, sondern auch regelmäßig an Körpergewicht gewann, so wissen wir, daß auch von diesem Gesichtspunkt betrachtet die früheren Sätze von Rosemann unannehmbar erscheinen, weil eine eiweißsparende Wirkung in dem Sinne, wie wir sie den zweifellosen Nahrungstoffen zuschreiben dürfen, mit der Arbeitsunfähigkeit und dem Körperschwunde in der Alkoholperiode unmöglich in Einklang gebracht werden können. Nur wenn man auch das eine Ersparung an Eiweiß nennen will, wenn die Leber und andere parenchymatöse Organe durch den Alkohol in einen chronischen Entzündungszustand mit Hyperämie und Zellwucherung geraten und daher jener Stickstoff, welcher in den Gewebsneubildungen und Blutansammlungen fixiert ist, in den Exkreten vorläufig nicht zum Vorschein kommt, dann könnte man allerdings von einer eiweißsparenden Wirkung des Alkohols sprechen, und diese Art Eiweißsparung wird sicherlich in den späteren Tagen der Alkoholperiode, wenn sich die schädlichen Wirkungen der fortgesetzten Alkoholdosen zu summieren beginnen, leichter zustande kommen können als im Beginne des Versuches[1]). Aber dann darf man diese eiweißsparende Wirkung nicht mit einer nährenden identifizieren. Am besten wäre es freilich, wenn man diese durchaus hypothetischen und dennoch stark präjudizierenden Begriffe der „Eiweißsparung“ und der „Fettsparung“ gänzlich vermeiden und sich auf die Mitteilung der konkreten Tatsachen beschränken würde. Diese Tatsachen an sich sind aber nicht derart, daß man dem Alkohol dieselbe Wirkung auf den Stoffwechsel zuschreiben kann wie den zweifellos nährenden stickstoffreien Substanzen.

---

[1]) So erklären sich auch am einfachsten die sonst unverständlichen Differenzen in den Versuchsresultaten puncto Stickstoffausscheidung. Überwiegt der toxische Protoplasmazerfall unter Fettabspaltung, dann wird die Stickstoffausscheidung vermehrt, während diese vermindert wird, wenn die entzündliche Gewebswucherung und die bindegewebige Entartung der Organe beginnt.

Zusammenfassung.

Die Resultate dieser Untersuchung lassen sich in folgenden Sätzen resumieren:

1. Die Annahme einer nährenden Wirkung des Alkohols geht von der Voraussetzung aus, daß ein Teil der Nahrung im Stoffwechsel direkt zersetzt oder verbrannt wird, ohne sich früher am Aufbau der protoplasmatischen Substanz zu beteiligen.

2. Da die logische Folgerung dieser Voraussetzung, daß Nahrungstoffe von gleichem Brennwert einander im Stoffwechsel vertreten können, durch verläßliche Versuche widerlegt ist, kann auch die Voraussetzung einer direkten Stoffzerlegung ohne protoplasmatische Zwischenstufe nicht mehr aufrecht gehalten werden.

3. Die nach dem Wegfall dieser Annahme einzig übrig bleibende Möglichkeit, daß alle Nahrungstoffe assimiliert, d. h. zum Aufbau der chemischen Einheiten des assimilierenden Protoplasmas verwendet werden, und daß alle Stoffwechselprodukte von dem Zerfall dieser chemischen Einheiten herrühren, entspricht am besten dem vorhandenen Tatsachenmaterial und steht mit keiner bekannten Tatsache in Widerspruch.

4. Aus dieser Auffassung von der Verwendung der Nahrungstoffe resultiert eine hochgradige Kompliziertheit der chemischen Struktur der Protoplasmamoleküle, welche eine entsprechend hochgradige Labilität derselben mit sich bringt.

5. Jeder Reiz und jedes chemisch wirkende Gift führt den Einsturz der labilen chemischen Einheiten des Protoplasmas herbei.

6. Da der Alkohol als reizend und giftig wirkende Substanz die Protoplasmamoleküle zerstört, kann er nicht gleichzeitig assimiliert und als Nahrungsmittel verwendet werden. Damit ist auch die allgemeine Frage, ob ein Stoff gleichzeitig nährend und giftig wirken könne, im negativen Sinne beantwortet.

7. Durch die toxische Einwirkung des Alkohols zerfällt das Protoplasma entweder unter Abspaltung von Fett und von stickstoffhaltigen Auswurfstoffen oder unter Abspaltung von leimgebendem Gewebe in Form von Bindegewebsfibrillen. In dem ersten Falle hat die Giftwirkung des Alkohols eine vermehrte Stickstoffausscheidung, in dem anderen aber eine Stickstoffretention zur Folge und diese letztere Wirkung kann auch durch die Bildung entzündlicher Produkte in den verschiedenen Organen und Geweben unterstützt werden.

8. Der Alkohol wirkt nach kurzem Erregungszustand lähmend auf die Innervationszentren der Muskulatur und diese produziert daher bei verringerter Arbeitleistung weniger Kohlensäure.

9. Das Minus an Kohlensäure und Stickstoff in der Alkoholperiode der Stoffwechselversuche bedeutet demnach keine Ersparung von Körperfett und Körpereiweiß, sondern ist eine indirekte Folge der Giftwirkung des Alkohols.

10. In voller Übereinstimmung mit dieser theoretischen Auffassung hat sich ergeben, daß der Ersatz eines Teiles der stickstoffreien Nahrung

durch eine Alkoholmenge von gleichem Brennwert gleichzeitig eine Verringerung der Arbeitsfähigkeit und eine Einbuße des Körperbestandes zur Folge hat.

11. Da durch diese entscheidende Tatsache die Wertlosigkeit des im Körper verbrennenden Alkohols als Nahrungstoff auf empirischem Wege dargetan ist, so ist damit auch umgekehrt erwiesen, daß die nährende Eigenschaft eines Stoffes nicht auf seiner Verbrennung im Organismus beruhen kann.

12. Die praktische Folgerung, die sich aus dieser theoretischen Deduktion und in völliger Übereinstimmung auch aus der empirisch gewonnenen Kenntnis ergibt, lautet kurz und bündig dahin, daß der Alkohol weder bei Gesunden noch bei Kranken zum Zwecke der Ernährung angewendet werden soll.

Anmerkung: Wir lassen hier einen in der „Internationalen Monatschrift zur Erforschung des Alkoholismus und Bekämpfung der Trinksitten" (1902, 9. Heft) veröffentlichten Brief folgen, der eine nicht unwesentliche Ergänzung der vorstehenden Arbeit nach der praktischen Richtung hin enthält:

Wien, den 26. August 1902. Sehr geehrter Herr Redakteur! In den einleitenden Worten, die Sie dem Auszuge aus meiner Abhandlung „Nahrung und Gift" in der letzten Nummer der Internationalen Monatschrift vorausschicken, sagen Sie, daß Sie der Frage nach dem Nährwert des Alkohols nur einen geringen praktischen Wert beilegen. Ich bin nun hierin andrer Meinung, und da ich sonst von Ihren Ausführungen über die Alkoholfrage in hohem Maße befriedigt bin, halte ich es für notwendig, meine in diesem Punkte von der Ihrigen abweichende Ansicht zu begründen.

Solange das falsche Dogma von der nährenden Wirkung des Alkohols nicht vollständig aus der theoretischen und praktischen Medizin ausgemerzt sein wird, ist, wie ich glaube, auf eine ausgiebige Mitarbeiterschaft der Ärzte bei der Bekämpfung des Alkoholübels nicht zu rechnen. Was aber eine solche, der wissenschaftlichen Überzeugung entspringende Mitarbeiterschaft bedeuten würde, das brauche ich wohl nicht des weiteren auszuführen. Die meisten Menschen schätzen ihre Gesundheit außerordentlich hoch und sind sogar — siehe Kurpfuscherei — bereit, die unsinnigsten Ratschläge zu befolgen, um sich dieses kostbare Gut zu erhalten oder es wiederzuerlangen. Um wieviel mehr Erfolg könnten die Ärzte mit einer rationellen und wissenschaftlich wohlbegründeten Warnung erzielen, wenn sie dieselbe mit dem nötigen Nachdruck und — was mir das Wichtigste scheint — unanimiter ergehen lassen würden. Aber eine solche Einstimmigkeit bleibt solange eine Utopie, als der angehende Arzt in den Hörsälen und in den Lehrbüchern den Alkohol als ein nährendes und stärkendes Mittel und als einen der wichtigsten Behelfe der „roborierenden Methode" preisen hört und als er in seiner Spitalpraxis beobachtet, welche Summen aus öffentlichen Geldern und aus wohltätigen Stiftungen für die Beschaffung alkoholischer Getränke verwendet werden, während man den armen Kranken so häufig wegen Knappheit der Mittel die wirklichen Nahrungstoffe nur in kärglicher Quantität und in zweifelhafter Qualität zukommen lassen kann. Alle die Anomalien werden aber erst dann aufhören, wenn die falsche Lehre von der nährenden Eigenschaft des Alkohols beseitigt und die richtige Wertschätzung dieser Substanz als eines Narkotikums mit eminent giftigen Qualitäten, ähnlich wie Chloroform, Äther, Opium, Morfin usw. zum Gemeingut des gesamten Ärztestandes und durch ihn der zivilisierten Menschheit geworden ist. Deshalb, glaube ich, hat die Frage nach dem Nährwert des Alkohols nicht nur eine theoretische, sondern eine mindestens ebenso große praktische Bedeutung, und deshalb würde ich es für ersprießlich halten, auch die letztere für den Leserkreis der Internationalen Monatschrift in ein helleres Licht zu setzen. — Natürlich überlasse ich es Ihnen, geehrter Herr Redakteur, hierfür die geeignete Form zu finden, und verbleibe mit vorzüglicher Hochachtung Ihr ergebener Professor Kassowitz.

Mäßigkeit und Abstinenz[1]).

Wie im politischen Leben die einander am nächsten stehenden Parteien sich gegenseitig oft am grimmigsten bekämpfen, so hat sich in den Reihen derjenigen, welche die Verminderung des Alkoholübels anstreben, eine auf den ersten Blick schwerverständliche Gegnerschaft herausgebildet, indem die einen den Alkoholismus durch das Beispiel der Mäßigkeit, die anderen aber durch ihre völlige Enthaltsamkeit bekämpfen wollen; und wie überall, wo zwei streiten, freut sich auch hier der dritte, und dieser dritte ist der Alkoholismus. Aber genau genommen ist diese Gegnerschaft doch nur eine einseitige. Denn die Enthaltsamen behaupten nur in aller Ruhe, daß die Mäßigkeit zwar für den einzelnen ganz vortrefflich sein möge, daß sie aber als Agitationsmittel gegen die Unmäßigkeit vollständig versagt habe. Dagegen erlebt man vonseite der Mäßigkeitsfreunde nicht selten Ausbrüche einer so ausgesprochenen Feindseligkeit gegenüber den Enthaltsamen, wie man sie sich allenfalls von den in ihrem Heiligsten verletzten Alkoholfreunden versehen würde, niemals aber von solchen, die demselben Ziele entgegenstreben und nur über den einzuschlagenden Weg anderer Meinung sind.

Ein typisches Beispiel für diese einseitige Gegnerschaft unter den Bekämpfern des Alkoholismus hat uns Professor Hueppe in seinen beiden Artikeln in Nr. 424 und 425 dieser Wochenschrift geliefert. Hueppe ist Professor der Hygiene, und als solchem sind ihm natürlich die enormen Schädigungen genau bekannt, welche sowohl die Einzelindividuen als auch die Volksgesundheit, der Volkswohlstand und die Volksmoral durch die immer mehr um sich greifenden Trinkgewohnheiten erleiden. Er verurteilt auch, wie sich von selbst versteht, den Mißbrauch des Alkohols, und er findet bei der Urteilsbegründung Akzente, wie sie schärfer meines Wissens noch niemals aus dem Munde eines Totalabstinenten vernommen worden sind. Auch für ihn ist die Alkoholfrage „eine der wichtigsten Fragen des öffentlichen Lebens"; er spricht von einem „volksverderbenden Alkoholmißbrauch"; er beklagt es, daß das schlechte Beispiel der besseren Kreise jede Bekämpfung des Alkoholmißbrauches in den Arbeiterkreisen unmöglich mache; den „Zwangsuff" an den Hochschulen nennt er eine der verderblichsten Erscheinungen die jemals irgendwo aufgekommen sind; er beklagt es, daß unter den Frauen der gebildeten Stände eine höchst bedauerliche Zunahme des Alkoholgebrauches festzustellen ist; die „betrunkene Lady" erscheint ihm als die traurigste unter den traurigen Erscheinungen der modernen Zeit; er weiß von Damen

[1]) Die Zeit, Wien, 3. u. 10. I. 1903.

zu erzählen, die mit Likör gefüllte Pralinés konsumieren und davon das Delirium bekommen; und in den Trinksitten in der Familie und in unserem Studentenleben erblickt er „eine furchtbare soziale und nationale Gefahr“ und einen Hauptgrund für die trostlosen Zustände, die man in Deutschland beobachtet.

Man sollte nun meinen, daß es für jemanden, der den Alkoholteufel mit so krassen Farben an die Wand malt, nichts Erwünschteres und Erfreulicheres geben könne, als wenn möglichst viele auf den Alkohol verzichten. Daß ein solcher Verzicht möglich und selbst unter schwierigen Verhältnissen leicht ausführbar ist, hat Hueppe an sich selbst erfahren, als er bei einem Manöver als junger Militärarzt mit einigen Leuten den Versuch gemacht hat, ganz ohne Alkohol auszukommen und dabei konstatieren konnte, daß sie bei weitem leistungsfähiger waren als die anderen. Von derselben Autorität hören wir aber auch, daß die giftigen Eigenschaften des Alkohols seine Verwendung als Nahrungsmittel ausschließen; daß der Alkohol aus der Nahrung des Kindes unter allen Umständen fortbleiben muß; daß man bei geistiger Arbeit keinen Alkohol gebrauchen kann, weil unter seinem Gebrauch alle geistigen Tätigkeiten langsamer verlaufen; daß körperliche Höchstleistungen nur ohne Alkohol erreichbar sind; daß man in der Kälte ohne Alkohol mehr leistet als mit demselben und daß daraus kein Grund für den Mißbrauch des Alkohols gesucht werden darf. Und nun erwartet wohl jeder logisch Denkende folgendes zu hören: wir tun also am besten, auf diesen gefährlichen und so leicht entbehrlichen Genuß zu verzichten, und wir erwarten von diesem Verzicht nicht nur Vorteile für uns selber, indem wir unserem Körper und unserem Geist ihre Leistungsfähigkeit erhalten, sondern auch Vorteile für die anderen, indem wir unseren Kindern und den weniger Gebildeten mit gutem Beispiel vorangehen.

Leider hat aber Professor Hueppe diese gewiß berechtigte Erwartung auf das gründlichste getäuscht. Er gibt sich zwar als einen entschiedenen Gegner des Alkohols und ist es auch ohne Zweifel, wie wir aus seinen früher zitierten Sätzen entnehmen müssen, aber er selbst verzichtet nicht auf den Alkohol und — was hier die Hauptsache ist — er gehört zu der Partei der Mäßigkeitsfreunde und dieser Partei waren die Enthaltsamen von jeher ein Greuel. Hueppe aber, als strammer Parteigänger, zeiht alle, die sich des von ihm so lebhaft bekämpften Giftes enthalten wollen, der Monomanie und Agitation, er wirft ihnen vor, daß sie der guten Sache durch den Fanatismus der Monomanie Schaden bringen, und schließlich greift er zu der verletzendsten aller Waffen, indem er sie in einer Reihe mit Vegetariern und „Wollonkeln“ dem Spott der Menge überliefert.

Ich beabsichtige nun im folgenden zu zeigen, daß der Vorwurf des Fanatismus, der hier gegen diejenigen erhoben wird, welche die Enthaltsamkeit als die zuverlässigste Waffe gegen den Alkoholismus empfehlen, in keiner Weise gerechtfertigt ist; und ich werde des weiteren aus dem Wortlaute der Hueppeschen Darlegungen den Beweis erbringen, daß der Fanatismus ausschließlich auf Seite derjenigen zu finden ist, welche, obwohl selbst Gegner und Tadler des Alkohols, dennoch die sich dieses Stoffes Enthaltenden bei jeder sich darbietenden Gelegenheit auf das bitterste bekämpfen.

Einen Fanatiker nenne ich denjenigen, der gegen Andersdenkende ungerecht ist, dessen logische Urteilskraft durch den Eifer des Kampfes getrübt ist und der zugleich skrupellos ist in der Auswahl der Waffen, mit denen er seine Glaubenslehre zur Herrschaft zu bringen bestrebt ist.

Ich kann nun auf Grund einer ziemlich genauen Kenntnis der bei uns erst seit einigen Jahren sich regenden Abstinenzbewegung mit aller Bestimmtheit behaupten, daß diese Kennzeichen weder bei den Führern der Bewegung, noch bei denjenigen, die sich ihr angeschlossen haben, irgendwie hervorgetreten sind. Die Anhänger der Alkoholabstinenz sind nicht nur tolerant gegen die Mäßigen, gegen die sie nichts anderes vorbringen, als daß sie den Kampf gegen den Alkoholismus mit unwirksamen Mitteln unternehmen wollen, sondern sie sind auch duldsam gegen die Unmäßigen, weil sie sie nicht für lasterhaft ansehen, sondern für tief beklagenswerte Opfer unglückseliger Sitten und Gewohnheiten. Sie wissen, daß niemand sich dem übermäßigen Alkoholgenuß mit der Absicht ergibt, ein unverbesserlicher und unheilbarer Trinker zu werden, sondern daß er zu trinken begonnen hat, weil alle anderen trinken, ohne zu wissen, daß die Gewohnheit sehr häufig in die Sucht übergeht, das heißt in den unwiderstehlichen Drang, das in den Alkoholpausen auftretende unerträgliche Entziehungsgefühl durch neue Libationen zu beseitigen. Auch Hueppe kennt natürlich diesen Weg von der Mäßigkeit zur Unmäßigkeit, denn er sagt ausdrücklich, daß einzelne Menschen so intolerant gegen Alkohol sind, daß auch die kleinsten Dosen ihnen gefährlich werden, und er erklärt auch zugleich kategorisch, daß solche Leute abstinent sein oder abstinent werden müssen, wenn sie nicht verkommen sollen. Da aber niemand von kleinsten Dosen stirbt und auch niemand infolge von kleinsten Dosen eine jener zahlreichen lebensgefährlichen Organerkrankungen acquirieren kann, denen die regelmäßigen Konsumenten mittlerer und großer Alkoholmengen so häufig zum Opfer fallen, so kann sich Hueppe unter der Intoleranz gewisser Menschen gegen kleinste Alkoholmengen nichts anderes gedacht haben, als daß bei diesen unglücklich Veranlagten schon die Gewöhnung an kleinste Dosen genügt, um sie alkoholsüchtig zu machen und jene Hemmungen in der Bewußtseins- und Willenssphäre zu beseitigen, welche dem dunkeln Drange nach größeren und immer größeren Gaben entgegentreten sollten. Nun ist aber weder der angehende mäßige Trinker selbst, noch irgend jemand anderer imstande, im voraus zu bestimmen, ob nicht auch er zu diesen durch den Alkohol besonders Gefährdeten gehört, und ebensowenig weiß man im voraus, ob er, einmal von der Alkoholsucht ergriffen, noch die Kraft aufbringen wird, nach Hueppes Vorschrift wieder abstinent zu werden; man weiß vielmehr, daß er, sich selbst überlassen, dies fast niemals zuwege bringt, und daß selbst seine Unterbringung in eine Heilanstalt nicht immer die definitive Rettung verbürgt. Deshalb geht das Streben derjenigen, denen die großen Gefahren der von Hueppe so treffend gekennzeichneten Intoleranz gegen kleinste Alkoholdosen gegenwärtig sind, dahin, daß sich so Wenige als möglich diesen Gefahren aussetzen; und da sie wohl wissen, daß das Abstinentbleiben inmitten der allgemeinen Trinksitten einen Grad von Geistesstärke voraussetzt, wie er im kritischen Alter der Angewöhnung nur ganz ausnahmsweise, wenn überhaupt jemals, vorhanden ist, so bleibt ihnen nichts anderes übrig als der Versuch, diese so tief eingewurzelten Gewohnheiten allmählich zu untergraben; und dies ist natürlich nur in der Weise möglich, daß zuerst einige und nach und nach immer mehr Menschen diese Gewohnheiten ablegen oder gar nicht annehmen, das heißt also abstinent werden oder von Haus aus abstinent bleiben. Natürlich müssen immer einzelne den Anfang machen, und sie tun dies in der Erwartung, daß ihr Beispiel Nachahmung finden wird. Wenn ich z. B. seit Jahren abstinent bin, so hat dies zur Folge, daß auch Frau und Kinder sich des Alkohols enthalten, und die letzteren werden wahrscheinlich diesem Prinzipe auch späterhin treu bleiben, weil sie die Beweggründe meines Verhaltens kennen und würdigen gelernt haben. Auch einige Freunde folgen bereits diesem Beispiel, obwohl ich niemals agitatorisch an sie herangetreten bin, sondern nur deshalb, weil sie zu meinem Urteil in diesen Dingen Vertrauen haben. Die aus diesen Familien Hervorwachsenden werden schon etwas zahlreichere Gesinnungsgenossen vorfinden und vielleicht auch wieder Nachahmer finden, jedenfalls aber werden sie nicht die Masse derjenigen vermehren helfen, welche durch das Beispiel ihres, wenn auch noch so mäßigen Trinkens das Abstinentbleiben der nicht trinken Wollenden erschweren und für schwächere Naturen geradezu unmöglich machen.

Daß diese Erwartung keine utopische ist, wissen wir bestimmt, weil uns die in diesem Punkte bereits vorgeschrittenen Länder den Beweis erbringen, daß auf diesem Wege ganz bedeutende Erfolge erzielt werden können. Wenn wir einmal so weit sein werden, daß ein Fremder das von Wien oder Berlin erzählen wird, was mir vor kurzem ein von einer Studienreise zurückgekehrter junger Arzt — selber nicht abstinent — von London berichtet hat, daß er in drei Familien, an die er empfohlen war, die aber zu einander in keiner Beziehung stehen, das Nachtmahl eingenommen hat, ohne ein alkoholisches Getränk zu Gesicht zu bekommen; oder wenn man einmal an reisenden Österreichern oder Deutschen das beobachten wird, was ich vor kurzem auf einer Italienreise gesehen habe, daß eine ganze lange Seite der Table d'hote von Engländern und Engländerinnen besetzt war, die alle den landesüblichen Vino nero verschmähten und ausschließlich Milch oder Wasser tranken, dann wird es auch bei uns nicht mehr vorkommen, was ich vor wenigen Tagen erlebt habe, daß drei junge, akademisch gebildete Leute, denen gegenüber ich anläßlich eines ärztlichen Besuches die Bemerkung fallen ließ, daß ich und meine Familie alkoholfrei leben, eine Minute lang mich buchstäblich mit offenem Munde anstarrten und auf meine Frage, ob sie denn noch nie von Abstinenz gehört hätten, zur Antwort gaben, daß sie zwar davon gehört, es aber niemals geglaubt hätten. Wir haben also jedenfalls noch einen weiten Weg zurückzulegen, um nur dahin zu kommen, wo die Engländer bereits angelangt sind, bei denen zwar noch immer von Mäßigen und Unmäßigen entsetzlich viel getrunken wird, wo aber doch bereits Millionen sich zur völligen Alkoholabstinenz bekennen. Damit aber auch bei uns in absehbarer Zeit etwas Ähnliches erreicht werde, müssen wenigstens einige den Anfang machen und sich vorläufig als Wundertiere anstaunen oder als Sonderlinge belächeln lassen. Um aber diejenigen, die einer guten Sache zuliebe zu diesem Opfer bereit sind, als Fanatiker und Monomanen zu verlästern, dazu muß man offenbar drei Charaktere in sich vereinigen: erstens den eines Professors der Gesundheitslehre; zweitens den eines Mitgliedes der Mäßigkeitspartei und drittens den eines deklarierten und eifervollen Gegners des Alkoholismus.

Wenn jemand das Kunststück aufführen will, in demselben Artikel zwei einander direkt widersprechende Thesen zu verteidigen, wenn er zu gleicher Zeit den Alkohol als die Quelle der jetzigen trostlosen Zustände und diejenigen, die ihn verschmähen, als Fexe und Monomanen hinstellen will, dann muß es ihm auch passieren, daß er zur Begründung seiner kontradiktorischen Lehrsätze Argumente herbeischafft, von denen die einen die anderen wieder aufheben. In der Tat konstatiert Hueppe, daß der Konsum der alkoholischen Getränke noch immer fortschreitet, daß bei den Frauen höherer und gebildeter Stände, welche früher Abstinenz und Mäßigkeit vertraten, eine höchst bedauerliche Zunahme des Alkoholgebrauches festzustellen ist, daß die Frauen jetzt nicht nur beim Essen regelmäßig ihr Bier oder ihren Wein trinken, sondern sich auch daran gewöhnt haben, nach den Mahlzeiten oder bei ihren „Kaffeeschlachten“ Likör oder Kognak zu trinken, und daß der Unfug jetzt schon soweit geht, daß die Mütter den Kindern in den Schulpausen Wein schicken, weil der gewohnte Alkohol nicht mehr entbehrt werden kann. Natürlich müßte man daraus folgern, daß die Mäßigkeitsbestrebungen fruchtlos geblieben sind, weil sie nicht nur keine Besserung herbeigeführt haben, sondern nicht einmal verhindern konnten, daß eine so bedeutende Verschlimmerung der Trinksitten eingerissen ist. Aber Hueppe erinnert sich noch rechtzeitig, daß diese seine Konstatierungen geradenwegs dahin führen müssen, den Frauen die Rückkehr zu ihrer früheren Abstinenz und ihren Männern die Unterstützung dieser Umkehr durch ihr eigenes Beispiel zu empfehlen; er erinnert sich aber auch, daß er ein Gegner der Abstinenz und der Abstinenten ist, denen er alle möglichen unangenehmen Eigenschaften und Motive unterschiebt, und er findet auch sogleich einen Ausweg aus dieser Zwickmühle, indem er mit einem Seufzer der Erleichterung ausruft: „Übrigens ist es im großen und ganzen von Jahrzehnt zu Jahrzehnt besser geworden.“ Und nun kann sich ein jeder von Hueppes Lesern aussuchen, was ihm am besten konveniert. Der Alkoholgegner: daß der Unfug des Trinkens auch schon Frauen und Kinder ergreift und daß unsere trostlosen Zustände von den Trinksitten in der Familie und im Studentenleben herrühren; der Mäßigkeitsfreund und Abstinentenschlächter: daß es von Jahrzehnt zu Jahrzehnt immer besser geworden ist.

Doch sehen wir weiter, auf welche Zickzackwege sich Professor Hueppe von den zwei Seelen, die in seiner Brust wohnen, verleiten läßt.

„Die Stellung der Frau zum Alkoholismus ist für die kommende Generation von entscheidender Bedeutung“. „Die Bedeutung der Frau liegt besonders darin, daß sie auf die Erziehung der kommenden Generationen entscheidenden Einfluß ausübt, und in dieser Erziehung scheint mir der Kernpunkt der ganzen Alkoholfrage zu liegen“.

Fürwahr zwei Sätze, die jedem Wohlmeinenden aus der Seele gesprochen sind. Natürlich kann man sich dabei nichts anderes denken, als daß die Frauen wieder so abstinent werden sollen, wie sie es nach Hueppe früher gewesen sind, und daß sie durch ihre Abstinenz ihre Kinder — die kommende Generation — bewegen werden, ihrem Beispiel zu folgen. Aber — da hätten am Ende die Abstinenten wieder recht, dann dürfte man sie ja nicht mit den Vegetariern und Wollonkeln vergleichen und ihnen Fanatismus und Monomanie vorwerfen. Also rasch wieder nach der anderen Seite gesteuert:

„Wenn auch selbst bei kleinen Mengen Alkohols das Überschreiten der Grenze Gefahren bringen kann, so wird gerade die Selbstbeherrschung, welche in der Mäßigkeit liegt, zur sittlichen Tat."

Auch sonst gibt Hueppe seinen Lesern nur zu oft Gelegenheit, dem wenig imponierenden Schauspiel eines Eiertanzes zwischen Pro und Kontra beizuwohnen. Er belehrt sie zum Beispiel in einem historischen Exkurse, daß die alten Germanen sich nur ausnahmsweise dem Alkoholgenusse hingeben konnten und sich wochen- und vielleicht monatelang mit Wasser begnügen mußten. „Erst später, als man den Haustrunk durch Destillation herstellen lernte, wurde es schlimmer, und die Tuberkulose würde auf dem Lande unter einer kräftigen Bevölkerung nicht so hausen, wenn nicht der Alkohol den Boden so vorbereitete." „Erst die dauernde und regelmäßige Zufuhr des Alkohols ist es, welche die Gefahren schafft." „An der Entartung der Germanen im Süden hat der stetige, regelmäßige Weingenuß sicher den größten Anteil."

Natürlich spricht dies alles mit beredten Worten für die Enthaltsamkeit und gegen den Nutzen des Mäßigkeitspredigens, weil bekanntlich das, was man jeweilig als Mäßigkeit bezeichnet, sich mit einer dauernden und regelmäßigen Einnahme von Alkohol in — sagen wir — unbestimmten Quantitäten sehr wohl verträgt. Aber auf das unfreiwillige Plaidoyer zugunsten der Enthaltsamkeit folgt auch sofort die vom Standpunkte des Mäßigkeitsfreundes dringend notwendige Remedur mit dem beschwichtigenden Satze: „Bis jetzt ist die Entartung der europäischen Menschheit durch den Alkohol nicht festzustellen."

Sehr interessant wäre es nun, von Hueppe einmal zu erfahren, wie er sich eigentlich die Feststellung der angeblich noch immer nicht festgestellten Folgen der Alkoholisierung weitester Volkskreise vorstellt. Einige darauf bezügliche Sätze seiner Ausführungen können uns vielleicht darüber Aufklärung verschaffen. Er schreibt:

„Ob es vielleicht möglich sein wird, bei strengster Abstinenz von Jugend auf derartige Reizmittel ganz zu entbehren, kann nur die Erfahrung lehren."

„Es bedarf noch sorgfältiger Erhebungen, ob etwa der regelmäßige Genuß kleiner Alkoholmengen sich bei der Vererbung geltend machen kann."

Hier bin ich einmal mit Professor Hueppe einer Meinung. Auch ich hielte es für wünschenswert, daß möglichst ausgedehnte vergleichende Untersuchungen zwischen alkoholfreien und dem Alkoholgenusse ergebenen Individuen und Gruppen angestellt werden, obwohl es an solchen Untersuchungen keineswegs gänzlich gefehlt hat und sie alle in auffälligem Maße zugunsten der Enthaltsamkeit ausgefallen sind. Ich erinnere nur an die englischen Versicherungsgesellschaften, welche eigene Abteilungen für abstinente Versicherte besitzen und in diesen, obwohl sie auch sonst die Trunksüchtigen zurückweisen und demnach nur sogenannte Mäßige aufnehmen, doch um so vieles günstigere Mortalitätsverhältnisse konstatieren konnten, daß sie den Enthaltsamen einen Prämienrabatt von 10—15% gewähren können. Ich will aber gerne zugeben, daß es gut wäre, wenn man solche Vergleiche auf noch breiterer Basis anstellen könnte. Wie können wir aber dahin kommen, solche Erhebungen zu pflegen, wie sollen wir z. B. den von Hueppe gewünschten Nachweis erbringen, daß man bei vollständiger Abstinenz von Jugend auf die Reizungen durch den Alkohol entbehren kann? Weiß Hueppe vielleicht einen anderen Weg als den, daß die vollständige Abstinenz in größere Kreise dringt und wir dadurch in die Lage kommen, Vergleiche zwischen abstinenten und alkoholisierten Volkskreisen anzustellen? Wenn aber kein anderer Weg zu den von Hueppe geforderten Erfahrungen und Erhebungen möglich ist, dann müssen wir doch erst größere Kreise der Bevölkerung für die Abstinenz gewinnen und dies kann doch wieder nur durch das Beispiel der Abstinenz und eventuell sogar durch die von Hueppe in Acht und Aberacht erklärte Agitation für die Enthaltsamkeit geschehen. Jedenfalls macht es uns Hueppe nicht besonders leicht, ihn auf dem von ihm gewünschten Wege von den Vorteilen der Abstinenz zu überzeugen. Sagen wir ihm, daß auch wir ohne Alkohol vortrefflich auskommen, und sprechen wir die Befürchtung aus, daß die fortschreitende Alkoholisierung der Bevölkerung, die auch er beklagt, zu einer Entartung der künftigen Generation führen müsse, dann herrscht er uns an, daß man dies alles erst beweisen müsse und daß mit „absprechenden Redewendungen" nichts bewiesen sei. Stimmen wir ihm aber bei und wollen wir durch die Verbreitung der Enthaltsamkeit das für die geforderte Beweisführung unumgänglich notwendige Vergleichsobjekt herbeischaffen, dann wird uns Fanatismus, Agitation und Monomanie an den Kopf geworfen.

Ihren Gipfelpunkt erreicht aber die Methode Hueppes, mit kontradiktorischen Widersprüchen zu operieren, in jenem Teile seiner Ausführungen, wo er sich bemüht, die Unentbehrlichkeit des Alkohols als geistiges Anregungsmittel darzutun. Auch hier findet sowohl der Gegner des Alkohols als auch der Freund desselben seine volle Rechnung. Der Alkoholgegner wird Hueppe beistimmen, wenn er sagt, daß auch die Wirkungen kleiner Mengen Alkohol, die man gewöhnlich als Reizmittel auffaßt, richtiger als Lähmungen aufzufassen seien, daß durch dieselben die bewußte Verstandestätigkeit zurück- und das Gefühlsleben in den Vordergrund gedrängt wird, daß dies bei größeren Dosen leicht zur Gefühlsduselei führen kann, wie sie die Trinkergesellschaft charakterisiert, daß man bei geistiger Arbeit keinen Alkohol gebrauchen dürfe, weil alle geistigen Tätigkeiten unter Alkohol langsamer verlaufen; und auch diejenigen, welche vermeinen, außerhalb der Arbeit ihren Geist durch Alkohol stimulieren zu müssen, kommen bei dem Alkoholgegner Hueppe ziemlich schlecht weg, indem er ebenso treffend wie boshaft bemerkt: „Wer, um geistreich zu sein, überhaupt erst Spiritus nötig hat, mit dessen Spiritus ist es nicht weit her."

Leider wird aber auch hier der Alkoholgegner von dem Alkoholfreunde mit gewohnter Pünktlichkeit abgelöst. Der letztere findet, daß die durch den Alkohol bewirkte Beseitigung der normalen Hemmungen und der aus ihnen sich ergebenden Unzufriedenheit nützlich sein könne, indem sie die verschiedenen Stände einander näher bringt; unsere Geistesarbeit sei in der Regel so einseitig, daß sie zu einem geisttötenden Fachsimpeln wird und uns von anderen isoliert, eine geringe Menge Alkohol dagegen könne diese Hemmungen beseitigen und bewirken, daß wir in Gesellschaft in nähere Berührung und geistreiche Unterhaltung kommen, während wir bei Abstinenz vielleicht mißtrauisch und verschlossen bleiben würden. Gerade geistig hervorragende Menschen könnten bei ihren oft starken Hemmungen nicht immer alle Register so spielen lassen, wie es die Forderungen der Gesellschaft mit sich bringen, und da schaffe oft erst der Alkohol die erwünschte Auslösung. Solange wir Kulturaufgaben vor uns hätten, würden wir häufig in der Lage sein, Reizmittel nötig zu haben, die uns vorübergehend über unangenehme Zustände oder Stimmungen hinwegbringen, und hier werde oft der Alkohol eine günstige Wirkung entfalten können usw.

Also derselbe Hygieniker, welcher es mit Recht beklagt, daß gerade das schlechte Beispiel der höheren Kreise jede Bekämpfung des Alkoholmißbrauches in den Arbeiterkreisen erschwert, findet es erfreulich und wünschenswert, daß die verschiedenen Stände durch den gemeinsamen Alkoholgenuß einander nähergebracht werden; derselbe Arzt, welcher genau weiß und es warnend verkündet, daß selbst bei kleinen Mengen Alkohol die Überschreitung der Grenzen Gefahren bringen kann, spricht es aus, daß die Zurückdrängung der Verstandestätigkeit durch den Alkohol sozial nützlich werden könne, indem er die aus den normalen Hemmungen sich ergebende Unzufriedenheit beseitigt; derselbe Schriftsteller, der nicht genug Tadelsworte dafür findet, daß jetzt auch schon Frauen und Kinder in die allgemeine Alkoholisierung einbezogen werden, hat für den pater familias keinen besseren Rat, als nach getaner Arbeit seine Hemmungen durch Alkohol zu beseitigen. Aber die „geistreiche Unterhaltung", welche nach Hueppe erst durch Alkohol in Fluß kommen kann, müßte nach seiner Vorschrift eine einseitige bleiben, weil der Alkoholgegner Hueppe es den Frauen und Kindern strenge verbietet, ihre Hemmungen und ihre Unzufriedenheit durch Alkohol zu beseitigen. Also: der Herr des Hauses und der männliche Teil seiner Tafelgäste beseitigen ihre Hemmungen durch Wein und Bier oder, wenn diese nicht ausreichen, durch einige Gläschen Kognak, sie vergesssen die „geisttötende" Berufsarbeit des Tages, werden offenherzig und mitteilsam und lassen in geistreicher Unterhaltung alle ihre Register in vollen Tönen erbrausen. Die Frauen dagegen und die „kommende Generation" leisten zu alledem nur passive Assistenz, sie trinken Wasser oder Limonade, ihr Geist bleibt unangeregt, ihre Register schweigen und sie verharren in Mißtrauen und Verschlossenheit, wie alle Abstinenten, in denen Hueppe offenbar den Inbegriff aller Jämmerlichkeit erblickt.

Aber reden wir wieder einmal ernsthaft, obwohl es wirklich schwer ist, gegenüber einer solchen Häufung von Widersprüchen nicht in den satirischen

Ton zu verfallen. Ich hoffe nicht, derart mißverstanden zu werden, als ob ich jemandem daraus einen „Vorwurf“ machen würde, wenn er zu seinem Vergnügen oder aus bloßer Gewohnheit sich einen wirklich sehr mäßigen Alkoholgenuß gestattet. Solange er auf dem bloßen Ich-Standpunkte verharrt, ist es vielleicht ziemlich irrelevant, ob er nur sehr wenig oder gar keinen Alkohol genießt, obwohl bisher noch bei allen, welche den Vergleich zu machen in der Lage waren, eine deutliche Hebung des Gesundheitsgefühles in der alkoholfreien Periode selbst gegenüber den mäßigsten Dosen hervorgetreten ist und obwohl ich selbst eine solche Besserung mit Bestimmtheit an mir beobachtet habe. Sowie aber jemand die Sache auch vom altruistischen Standpunkte betrachtet, sowie er anfängt, sich für die Alkoholfrage im allgemeinen zu interessieren, welche auch Hueppe als eine der wichtigsten Fragen des öffentlichen Lebens bezeichnet, und sowie er in sich den Drang fühlt, aktiv in diese Frage einzugreifen, und zwar, wie es sich von selbst versteht, im Sinne einer Besserung des Alkoholübels und einer Verminderung des Alkoholelends, dann wird auch schon der kategorische Imperativ deutlich vernehmbar und dieser lautet: werde vor allem selber enthaltsam, weil ein Vater, der seinen Kindern, ein Gatte, der seiner Frau, ein Lehrer, der seinen Schülern, ein Arzt, der seinen Patienten Enthaltsamkeit predigt und selber nicht nur nicht enthaltsam ist, sondern sogar dem Alkoholgenusse manches Gute und Schöne nachzusagen weiß, von vornherein darauf gefaßt sein muß, mit seinen Ratschlägen nicht ernst genommen zu werden. Aber zuerst die Schrecken des Alkoholismus ausmalen, dann die Freuden und Vorteile des Alkoholgenusses mit liebevollen Worten schildern und endlich noch Spott und Hohn auf diejenigen ausgießen, welche die eigene Enthaltsamkeit als eine unentbehrliche Vorbedingung einer jeden aktiven Betätigung an der Alkoholfrage ansehen, das ist ein so gründlich verkehrtes und widerspruchsvolles Beginnen, daß es nur durch den Fanatismus des Parteigängers verständlich gemacht werden kann.

Als einen Ausfluß dieses Parteifanatismus muß ich es auch ansehen, wenn Hueppe den Fürsprechern der Enthaltsamkeit vorwirft, daß sie ihren Standpunkt durch physiologisch unbegründete Behauptungen zu stützen suchen. Dieser Vorwurf ist speziell an meine Adresse gerichtet, weil ich sowohl auf der Karlsbader Naturforscherversammlung als auch bei anderen Gelegenheiten den Satz vertreten habe, daß ein Gift kein Nahrungsmittel sein kann und daß man daher auch dem Alkohol, der zu den narkotischen Giften gehört, keinen Nährwert zuschreiben dürfe. Hueppe will nun die Sache so darstellen, als ob ich diesen Satz quasi ad hoc, also zur Stütze des Abstinenzstandpunktes aufgestellt hätte, obwohl er sehr gut wissen könnte, daß ich zu demselben unabhängig von der Alkoholfrage im Verlaufe einer streng wissenschaftlichen physiologischen Untersuchung gelangt bin.

In einem weit angelegten Werke über „Allgemeine Biologie“, dessen beide ersten Bände als Resultat einer fünfzehnjährigen Arbeit 1899 erschienen und auch den Lesern dieser Wochenschrift durch eine anerkennende Besprechung bekannt geworden sind[1]), habe ich zu zeigen gesucht, daß die

[1]) Von Dr. Carl Oppenheimer in Nr. 246 u. 247 der „Zeit“, 1899.

allgemein verbreitete Anschauung, nach welcher der größte Teil der Nahrung im Tierkörper direkt verbrannt werde, um die Lebensarbeit zu verrichten, mit zahlreichen Beobachtungstatsachen in unlösbaren Widerspruch gerät, während ich dartun konnte, daß sich alle Tatsachen des Stoffwechsels und der Funktionslehre widerspruchslos miteinander in Einklang bringen lassen, wenn man annimmt, daß alle Nahrungstoffe zuerst zum Aufbau der lebenden Substanz (des Protoplasmas) verwendet werden und daß alle Ausscheidungsprodukte von dem durch die Lebensreize herbeigeführten Zerfall der lebenden Substanz herrühren. Um die Diskussion über dieses Grundproblem der Biologie zu erleichtern, habe ich jene Art des Stoffwechsels, welche auf dem Aufbau und dem Zerfall des Protoplasmas beruht, als „Metabolismus" bezeichnet und diesem metabolischen Stoffwechsel habe ich den „katabolischen" gegenübergestellt, bei welchem die Nahrungstoffe direkt verbrannt werden sollen, ohne früher zum Aufbau des Protoplasmas verwendet zu werden. Unter den vielen tatsächlichen Beweisen aber, aus denen ich deduziert habe, daß eine solche katabolische Stoffzersetzung, das heißt also eine direkte Verbrennung der wirklichen Nahrungstoffe zum Zwecke der Arbeitleistung nicht existiert, habe ich auch angeführt, daß eine ganze Reihe von Stoffen, welche zwar im Körper verbrennen, aber nicht zum Aufbau von Bestandteilen des Körpers verwendet werden können, trotz ihrer Verbrennung keinen Nährwert für den Organismus besitzen und daher auch nicht die Stelle von Nahrungstoffen vertreten können und unter diesen „wertlosen Brennstoffen" habe ich neben Glyzerin, Milchsäure, Essigsäure, Buttersäure und verschiedenen Pflanzensäuren auch den Alkohol genannt, ohne damals auch nur mit einem Worte die hygienische, soziale oder ökonomische Seite der Alkoholfrage zu berühren. Tatsächlich hatte ich mich bis dahin für die Alkoholfrage nicht näher interessiert. Ich habe mich zwar immer für meine Person der allergrößten Mäßigkeit im Alkoholgenusse befleißigt, weil mir die Selbstbeobachtung den nachteiligen Einfluß von etwas mehr als minimalen Dosen auf die geistige Leistungsfähigkeit gezeigt hatte; ich habe ferner als Arzt seit jeher mein Möglichstes getan, um die von mir Beratenen vor der Überschreitung der Grenze zu warnen; und endlich habe ich schon lange die Verwendung des Alkohols zum Zwecke der Ernährung oder Behandlung im Kindesalter aufgegeben, weil ich bei Kindern nach fortgesetztem Gebrauche selbst mäßiger Dosen schwerste Gesundheitschädigungen beobachtet hatte[1]). Aber den Schritt zur vollständigen Abstinenz hatte ich damals noch nicht getan, weil dazu der letzte Anstoß gefehlt hatte. Dieser erfolgte aber alsbald, weil meine Darlegungen über die Inkompatibilität von Giftwirkung und Nährwirkung bei den Alkoholgegnern großem Interesse begegnet waren, weil ich mich von ihnen gerne dazu bewegen ließ, meine Anschauungen auch vor einem größeren Publikum in Wort und Schrift zu vertreten[2]), und weil ich ihrer Vorstellung zustimmen mußte, daß ein persönliches Eingreifen in die Alkoholfrage diesen letzten Schritt von der äußersten Mäßigkeit zur völligen

[1]) Vgl. meine Monographie: „Über Alkoholismus im Kindesalter." Berlin 1902.

[2]) Vgl. meinen Aufsatz: „Ist Alkohol ein Nahrungstoff oder ein Gift?" in dieser Wochenschrift, 1900, Nr. 288.

Enthaltsamkeit wünschenswert erscheinen lasse. Dies ist die Geschichte meiner Bekehrung zur Alkoholabstinenz und der Leser möge daraus entnehmen, daß die zur weiteren Diskreditierung der Enthaltsamen aufgestellte Behauptung Hueppes, daß die eifrigsten Agitatoren für die Abstinenz früher der Unmäßigkeit gefröhnt haben, auf mich ebensowenig Anwendung findet wie die andere Beschuldigung, daß ich zur Stütze der Agitation gegen den Alkohol Gründe ins Feld führe, die einer strengen Prüfung nicht standhalten.

Aber auch in der Behandlung der rein wissenschaftlichen Frage, ob eine zweifellos giftige Substanz dennoch nährende Wirkungen entfalten könne, ist Hueppe seiner kontradiktorischen Methode nicht untreu geworden. Er stimmt nämlich zunächst meinem theoretischen Grundgedanken vollständig bei, und zwar mit folgenden nicht mißzuverstehenden Worten:

„Bei dieser ‚katabolischen' Auffassung müßte der tierische Organismus wie eine kalorische Maschine arbeiten, welche die durch die Oxydation der Verbrennungstoffe erzeugte Wärme unmittelbar in Kraft überführt ... Die tierische Maschine arbeitet nicht wie eine kalorische Maschine, sondern die bei dem Aufbau aufgestapelte Energie wird durch das Eingreifen des lebenden Protoplasmas ‚metabolisch' für den Kraftwechsel verwertbar."

In diesen Sätzen schließt sich also Hueppe vollständig meiner Auffassung des Stoffwechsels und der Kraftumwandlung im Körper an und er verwendet dabei sogar die von mir vorgeschlagenen gegensätzlichen Begriffe des „metabolischen" und des „katabolischen" Stoffwechsels, aber allerdings in der Weise, als ob der Ersatz der katabolischen Auffassung durch die exklusiv metabolische bereits früher vorgeschlagen und akzeptiert worden wäre und als ob ich mich nur ebenfalls dieser Auffassung angeschlossen hätte. „Auch Kassowitz", schreibt Hueppe, „hat diese Vorstellung, wie er es auch jetzt wieder ausführte."

Dieser von Hueppe versuchten Darstellung muß ich aber auf das bestimmteste entgegentreten und ihm gegenüber mein ganz unzweifelhaftes und bisher noch von niemandem angetastetes geistiges Eigentum mit aller Entschiedenheit verteidigen. Niemand hat vor mir die „katabolische" Zersetzung der Nahrungstoffe in Abrede gestellt, niemand vor mir den Versuch gemacht, den Stoffwechsel ausschließlich auf „metabolische" Vorgänge zurückzuführen, und niemand hat vor mir die Ausdrücke „Metabolismus" und „Katabolismus" in dem hier dargelegten Sinne verwendet. Hueppe hat also nicht das Recht zu sagen, daß „auch Kassowitz" diese Anschauung vertritt, wohl aber geht aus obigen Sätzen hervor, daß auch Hueppe sich meiner Auffassung des Stoffwechsels angeschlossen hat, und er hat auch in voller Übereinstimmung mit meinen Ausführungen erklärt: „Glyzerin ersetzt weder Fett, noch Zucker in isodynamen Mengen" (das heißt in Mengen, die bei der Verbrennung das gleiche Maß von Wärme erzeugen).

Konsequenterweise müßte nun Hueppe sagen: da das Glyzerin zweifellos im Körper verbrennt und dennoch nicht imstande ist, eine kalorisch äquivalente Menge von Fett und Zucker zu vertreten, so ist damit erwiesen, daß die bloße Verbrennung eines Stoffes im Organismus noch keine nährende Wirkung einschließt, und da auch der Alkohol im Körper direkt verbrannt wird, ohne sich an seinem Aufbau beteiligen zu können, so kann auch der

Alkohol keine nährende Wirkung entfalten und er kann dies umso weniger, als er durch seine giftigen Eigenschaften zerstörend auf die lebende Substanz einwirkt.

Sowie es sich aber um Alkohol handelt, ist Hueppe nur konsequent in der Inkonsequenz. Nachdem er nämlich noch ausdrücklich festgestellt hat, daß der Alkohol gar keine Sonderstellung einnimmt, behauptet er plötzlich, es sei durch Versuche eindeutig festgestellt, daß Alkohol in größeren Mengen seinem Kalorienwerte entsprechende Mengen von Fett ersetzen kann. Fett erspare aber Eiweiß, also erspare auch Alkohol Eiweiß. Und dann fügt er triumphierend hinzu: „So unbequem diese Tatsache den Abstinenten ist, der Arzt muß sich mit der Tatsache abfinden."

Ich werde nun sofort an den eigenen Worten Hueppes nachweisen, daß selbst in dem Falle, als der Alkohol wirklich Fett ersparen könnte — was er tatsächlich nicht kann — diese Fettersparung für die Abstinenzfrage ohne jede Bedeutung bliebe. Hueppe selbst schreibt nämlich wörtlich wie folgt:

„Zunächst läßt sich die Ersetzbarkeit von Fett durch Alkohol nur an so großen Mengen Alkohol sicher feststellen, daß dabei schwere Vergiftungen eintreten ... Ein solches Mittel kann wegen seiner Giftwirkung nicht regelmäßig in den zum Fettersatze erforderlichen Mengen genommen werden, wie wir dies von einem wirklichen Nahrungsmittel verlangen. Daraus ergibt sich unzweideutig, daß Alkohol in den Mengen, in denen er als Nahrungsmittel nach seinem kalorischen Effekt in Betracht kommen könnte, ein so schweres Gift ist, daß dies ihn als Nahrungsmittel wieder ausschließt."

Wenn also Hueppe, wie wir hören, selbst immer wieder und noch einmal wiederholt, daß von der Verwendung des Alkohols als Nahrungsmittel wegen seiner Giftigkeit keine Rede sein könne, welchen Sinn hat es dann zu sagen, daß die Konstatierung eines rein theoretischen Nährwertes des Alkohols für die Abstinenten eine unbequeme Tatsache sei, mit der der Arzt rechnen müsse? Der Arzt hat mit dieser Tatsache nur insofern zu rechnen, als er, übereinstimmend mit Hueppe, den Alkohol als Nahrungsmittel auf das strengste verbieten muß, und unbequem sind diese Tatsachen nicht für die Abstinenten, welche in diesem Falle immer genau dasselbe behauptet haben wie Hueppe, sondern nur für den Freund des Alkohols, welcher gezwungen ist zu konstatieren, daß man von dem angeblichen theoretischen Nährwerte des Alkohols in der Praxis keinen Gebrauch machen dürfe.

Aber auch der theoretische Nährwert des Alkohols ist bereits vollkommen abgetan und gehört zu den „physiologisch unbegründeten Behauptungen", seitdem Chauveau in einem durch Monate fortgesetzten Versuche nachgewiesen hat, daß derselbe Hund, welcher mit einer bestimmten Menge Fleisch und Zucker täglich 24 Kilometer in einer Lauftrommel zurücklegen konnte und trotz dieser respektabeln Arbeitleistung bedeutend an Gewicht zunahm, sofort außerstande war, diese Arbeit zu leisten und trotz der geringeren Kraftleistung an Gewicht abnahm, sobald man einen Teil des Zuckers durch Alkohol von gleichem Brennwerte ersetzte. Wenn Alkohol wirklich durch seine Verbrennung die Stelle von Nahrungszucker einnehmen und, so wie dieser, das Körperfett vor dem Verbrauche schützen könnte, dann hätte der Ersatz von Zucker durch Alkohol keine Änderung in der

Ökonomie des Stoffwechsels herbeiführen dürfen. Da aber infolge der betäubenden Wirkung des Alkohols eine geringere Arbeit geleistet wurde, so hätte das Tier noch mehr an Gewicht zunehmen müssen als früher, weil eine geringere Arbeit bei reichlicher Nahrung immer einen Fettansatz zur Folge hat. Da aber gerade das Gegenteil erfolgte, da trotz der geringeren Arbeit nicht nur keine Zunahme, sondern sogar eine Abnahme des Gewichtes konstatiert werden mußte — und zwar jedesmal, so oft auch der Versuch wiederholt wurde — so geht daraus zweierlei mit aller Bestimmtheit hervor: erstens, daß der Alkohol als Fettsparungsmittel den Zucker nicht vertreten kann, und zweitens, daß er durch seine giftige Wirkung die lebenden Teile des Körpers angreift und ihren Bestand vermindert.

Dieses schlagende Experiment von Chauveau war Herrn Professor Hueppe bei der Abfassung seines Alkoholartikels ganz genau bekannt, er wußte also, daß die fettsparende Wirkung des Alkohols durch diesen Versuch widerlegt ist; er wußte aber auch und sagte es selbst, daß diese fettsparende Wirkung, auch wenn sie bestünde, wegen der eminent giftigen Wirkung des Alkohols für die Ernährung ganz unbrauchbar wäre; und dennoch hat er es für gut befunden, diese fettsparende Wirkung gegen die Abstinenten ins Feld zu führen und nicht sich, sondern sie der Vorführung ungenügend begründeter Behauptungen zu beschuldigen. Auch diese Kampfesmethode ist nur durch den Fanatismus des Parteigegners zu erklären.

Eine ganz merkwürdige Probe von Parteifanatismus hat aber Hueppe abgelegt, als er die Abstinenten beschuldigte, sie hätten sich mit Unrecht auf die Abstinenz des berühmten Hygienikers Pettenkofer berufen. „Keiner dieser Herren war so ehrlich, zu sagen, daß Pettenkofer stets regelmäßig sein Bier trank, solange er in kräftigen Jahren diese Leistungen zuwege brachte, und daß er erst in den letzten Jahren hatte abstinent werden müssen, um als alter Mann seinen Diabetes in Schranken zu halten.“

Um die ganze Monstrosität dieses Vorwurfes zu ermessen, genügt es wohl zu konstatieren, daß Pettenkofer bis zu seinem Tode Mitglied desselben Vereins abstinenter Ärzte des deutschen Sprachgebietes war, dem auch ich anzugehören die Ehre habe. Professor Hueppe glaubt wohl selbst nicht, daß man Mitglied eines Abstinenzvereines werden muß, wenn man seinen Diabetes in Schranken halten will, und er muß es auch wissen, daß Pettenkofer nur aus dem Grunde diesem Vereine beigetreten ist, weil er damit seine volle Übereinstimmung mit den Bestrebungen des Vereins dokumentieren wollte. Wenn Hueppe also trotzdem den ehrwürdigen Schatten des großen Forschers heraufbeschwört, um ihm egoistische Beweggründe unterzuschieben, und wenn er diejenigen, die sich mit Recht auf Pettenkofers autoritative Zustimmung berufen, eines Mangels an Ehrlichkeit zu zeihen für gut findet, dann hat er nur von neuem bewiesen, daß der Vorwurf des Fanatismus ausschließlich auf diejenigen zurückfällt, welche keinerlei Mittel verschmähen. wenn sie sich daraus eine Herabsetzung Andersdenkender versprechen, Wer aber in diesem Falle jener Sache geschadet hat, welche Hueppe selbst als die „gute Sache“ bezeichnet hat, das möge mein geehrter Opponent bei sich selbst in aller Stille entscheiden.

Über Giftgewöhnung.

Nach einem am 9. September 1905 in der Jahresversammlung des Vereins abstinenter Ärzte des deutschen Sprachgebietes gehaltenen Vortrage.[1])

Die äußeren Umstände, unter denen ich mich anschicke, über Giftgewöhnung zu sprechen, lassen es leicht erraten, daß ich mich nicht bloß mit der Giftgewöhnung im allgemeinen, sondern besonders mit der allmählich erworbenen Toleranz gegen die toxische Wirkung des Alkohols beschäftigen werde. Bevor ich aber darauf eingehe, möchte ich mir Ihre Aufmerksamkeit für einige allgemeine Erörterungen erbitten.

Daß man sich durch langsam steigende Dosen eines Giftes an dieses so gewöhnen kann, daß man endlich sonst tödlich wirkende Mengen ohne sichtbaren Schaden zu sich nehmen darf, war schon den Alten bekannt. Auf der Schulbank hörten wir von König Mithridates, daß er sich aus Furcht vergiftet zu werden an verschiedene Gifte gewöhnte und daß er sich endlich nicht mehr vergiften konnte, als er seinem Leben ein Ende machen wollte. Wichtiger für uns ist aber, daß auch Galenus von einer alten Athenerin erzählte, welche in ähnlicher Weise eine Toleranz gegen große Mengen des Schierlinggiftes erlangt hatte; und zwar liegt das besondere Interesse dieser Mitteilung darin, daß der große Arzt an dieselbe auch schon eine Theorie der Giftgewöhnung knüpfte, indem er annahm, daß das Gift durch die Gewöhnung zu einem scheinbar natürlichen Bestandteile der Gewebe geworden sei. Wir werden später sehen, daß wir auch jetzt, trotz unserer so sehr erweiterten theoretischen und empirischen Kenntnisse, nicht viel Besseres an die Stelle dieser Intuition zu setzen haben.

Die Vermehrung unserer empirischen Kenntnisse über die Giftgewöhnung drückt sich indessen keineswegs in einer großen Zahl der nach dieser Richtung erprobten Gifte aus; denn wenn wir vom Arsenik absehen, für welches uns eigentlich nur wenig wissenschaftliche Beobachtungen zur Verfügung stehen, handelt es sich hauptsächlich um Opium und Morphin, dann um Nikotin und endlich um den Alkohol, wozu noch in neuerer Zeit die Immunisierungsversuche von Ehrlich gegen gewisse Pflanzengifte (Rizin, Abrin und Krotin) gekommen sind. Aber wenn auch die Zahl dieser Gifte nicht imponierend ist, so hat doch auf der anderen Seite die Gewöhnung an die Opiate, noch mehr aber die Gewöhnung an Alkohol und Nikotin eine solche Ausbreitung erlangt, daß wir sie nicht nur in zahlreichen Fällen an anderen zu beobachten in der

[1]) Wiener klin.-therap. Wochenschr. 1905, Nr. 45.

Lage sind, sondern in bezug auf die letztgenannten beiden Gifte fast alle auch über Erfahrungen am eigenen Leibe verfügen. Es kann also an der Tatsache der Giftgewöhnung nicht mehr gezweifelt werden und es fragt sich nur, wie wir uns den biologischen Vorgang dieser Gewöhnung vorzustellen haben.

Natürlich läge es am nächsten, an eine Bildung von Antitoxinen zu denken, da solche bei der Gewöhnung an die von Ehrlich erprobten Pflanzengifte sicherlich eine Rolle spielen. Aber obwohl in bezug auf Morphin und Alkohol vereinzelte positive Behauptungen vorliegen, so ist es doch jetzt schon nach zahlreichen Kontrollversuchen mit negativen Ergebnissen sicher, daß gegen diese beiden Gifte keine Antitoxine gebildet werden. Es müssen daher in diesen Fällen der durch die Gewöhnung herbeigeführten Toleranz ganz andere Momente zugrunde liegen und es frägt sich nun, ob wir Anhaltspunkte besitzen, welche uns gestatten, uns eine theoretische Vorstellung über den Mechanismus dieser Giftgewöhnung zu bilden.

Natürlich müssen wir, wenn wir wissen wollen, worauf die Giftgewöhnung beruht und wie sie zustande kommt, uns vor allem die Frage vorlegen, worin die Giftwirkung selbst besteht, wo sie angreift und was wir als ihre unmittelbare Folge in den lebenden Gebilden anzusehen haben. Diese Fragen lassen sich aber, wie ich glaube, mit ziemlicher Bestimmtheit beantworten. Denn der Angriffspunkt der Gifte kann unmöglich anderswo gesucht werden als in dem reizbaren lebenden Protoplasma und ihre Wirkung kann keine andere sein als eine mehr oder weniger ausgedehnte Zerstörung protoplasmatischer Teile. Die Moleküle des lebenden Protoplasmas denkt man sich ja ganz allgemein mit einer außerordentlichen chemischen Labilität ausgestattet, weil sie schon durch mechanische, thermische oder elektrische Einwirkungen von relativ mäßiger Stärke zum Zerfall gebracht werden, und es ist daher völlig undenkbar, daß dieselben Moleküle gerade auf die chemische Energie in einer ganz anderen Weise reagieren sollen. Alle diese Energiearten, mit Einschluß der chemischen Energie, haben ja, wenn sie in größerer Intensität zur Wirkung gelangen, ganz den gleichen Erfolg, nämlich eine Abtötung des Protoplasmas, und auch die durch die abgeschwächte Wirkung der Gifte in den protoplasmatischen Gebilden hervorgerufenen Reizprozesse unterscheiden sich in keinem wesentlichen Punkte von denjenigen, welche durch die abgeschwächten mechanischen, thermischen oder elektrischen Reize ausgelöst werden.

Wie haben wir uns aber die Zerstörung der Protoplasmamoleküle durch die chemische Energie der giftig wirkenden Stoffe zu denken? Doch kaum in einer anderen Weise, als daß die Giftmoleküle entweder in ihrer Gänze oder durch einzelne ihrer Atome oder Atomgruppen eine stärkere Anziehung auf gewisse Teile der hochkomplizierten und darum auch besonders zersetzlichen Moleküle des Protoplasmas ausüben und daß dann durch diese stärkere Affinität die „toxophile“ Gruppe aus dem Zusammenhang mit den übrigen Teilen der Protoplasmamoleküle losgerissen und so ein Zusammenbruch des ganzen labilen Molekulargebäudes herbeigeführt wird. Nur so ist die spezifische Giftwirkung zu verstehen, welche gewisse Gifte auf bestimmte Organismen oder auf bestimmte Protoplasmen, zum Beispiel auf gewisse

Teile des Zentralnervensystems, ausüben, während sich wieder andere Organismen oder andere Protoplasmen denselben Giften gegenüber resistent erweisen. Denn nur bei einer fehlenden Affinität der Protoplasmamoleküle zu den giftigen Verbindungen können wir begreifen, wie die so leicht zersetzlichen Moleküle von demselben Gift verschont bleiben, welches andere Protoplasmen mit der größten Promptheit zerstört.

In allen Fällen nun, wo die Giftfestigkeit nicht von Haus aus besteht, sondern erst durch die „Gewöhnung" erworben wird, bleibt uns nichts anderes übrig als anzunehmen, daß die in Frage kommenden Protoplasmamoleküle ihre frühere Anziehung zu den Giftmolekülen eingebüßt haben; und da auch die durch Gewöhnung erlangte Giftfestigkeit im großen und ganzen eine spezifische ist, so daß zum Beispiel weder die Gewöhnung an Alkohol gegen Nikotin, noch die Gewöhnung an Nikotin gegen Alkohol unempfindlich macht, so müssen wir darüber nachdenken, wie durch die wiederholte Zerstörung der Protoplasmamoleküle eine solche Veränderung in ihrer chemischen Struktur herbeigeführt werden kann, daß ihre Empfänglichkeit gerade gegen diese toxische Wirkung herabgesetzt wird.

Hier kommt uns nun eine Schlußfolgerung zu Hilfe, welche aus der Tatsache abgeleitet werden muß, daß eine vermehrte vitale Arbeit, zum Beispiel eine gesteigerte Muskelleistung, nicht mit einer entsprechenden Vermehrung der Stickstoffausscheidung und daher auch nicht mit einer entsprechenden Steigerung des Eiweißzerfalles einhergeht. Da nämlich jede vermehrte Arbeitleistung protoplasmatischer Gebilde nur auf einer häufigeren Wiederholung der Reizprozesse beruhen kann und da die Protoplasmareizung nach der früheren Auseinandersetzung schwerlich in etwas anderem bestehen kann als in einem Zerfall der labilen chemischen Einheiten des Protoplasmas, so müssen wir aus der genannten Tatsache notwendigerweise schließen, daß diese chemischen Einheiten bei ihrer Zersetzung eiweißartige Atomkomplexe abspalten, welche bei einem Aufbau neuer Moleküle wieder Verwendung finden. Denken wir uns nun, daß diejenigen Atomgruppen, welche die Giftmoleküle an sich reißen, einen eiweißartigen Charakter hätten, daß sie ferner infolge ihrer starken Affinität zu diesen Giftmolekülen nach dem Reizzerfalle mit ihnen vereinigt bleiben und daß sie nun in dieser neuen Verbindung zur Rekonstruktion der zerstörten Protoplasmamoleküle verwendet werden, dann wären die Giftmoleküle oder wenigstens Teile derselben zu integrierenden Bestandteilen der Protoplasmastruktur geworden; und da nun bekanntlich identisch gebaute chemische Gruppierungen sich gegenseitig nicht angreifen, so würden wir ganz gut verstehen, warum die in dieser Weise modifizierten Protoplasmen einen gewissen Grad von Giftfestigkeit erlangen, und zwar gerade gegenüber jenen giftig wirkenden Körpern, durch deren wiederholte Einwirkung sie eben jene Modifikation erfahren haben.[1])

Aber bekanntlich ist die Giftfestigkeit nicht die einzige Folge der Giftwirkung, sondern es gesellt sich, wenigstens bei den spezifischen Nervengiften, fast immer zu ihr auch noch die „Sucht", d. i. das Verlangen nach größeren

[1]) *Anm. d. Herausg.:* Näher ausgeführt ist diese Theorie der Giftfestigkeit in des Verfassers Schrift „Metabolismus und Immunität", Wien 1907.

und immer größeren Gaben des Giftes. Aber gerade diese unerwünschte Beigabe ist es, welche uns zu schaffen gibt, denn sie bildet, wenn man es genau nimmt, die eigentliche Ursache des Alkoholübels. Wenn mit der Gewöhnung an die Giftwirkung auch alle Folgen derselben beseitigt würden, dann hätten wir keinen Grund, gegen diese Gewöhnung anzukämpfen und uns zu diesem Kampfe miteinander zu verbünden. Aber die Medaille hat leider zwei Seiten. Die eine zeigt uns scheinbar ein freundliches Gesicht, denn sie enthält die Tatsache, daß der Rauschzustand, der bei dem nicht Gewöhnten schon nach relativ mäßigen Dosen entsteht, bei dem scheinbar giftfest Gewordenen nicht nur nach denselben, sondern auch nach viel größeren Quantitäten des Giftes ausbleibt; auf der Reversseite dagegen grinst uns eine häßliche Fratze entgegen, denn sie zeigt uns, daß nicht nur das Eintreten des unerwünschten Rausches immer mehr hinausgeschoben wird, sondern auch der Beginn jener initialen Lustgefühle, wegen deren man sich den narkotischen Genußmitteln hingibt. Diese Sensationen werden aber durch ihre häufige Wiederholung selbst zur Gewohnheit, ihr Ausbleiben ist mit Unlustgefühlen verbunden und die Beseitigung dieser Unlustgefühle kann eben infolge der geringer gewordenen Empfänglichkeit und Reizbarkeit der in Frage kommenden Nervenprotoplasmen nur durch die Einführung größerer und immer größerer Gaben des Giftes erkauft werden. Sowie aber diese Gaben eine gewisse Höhe überschreiten, kommen neben der spezifischen Reiz- oder Giftwirkung im Nervensystem, welche die subjektiv wahrnehmbaren Empfindungen herbeiführt, auch noch andere toxische Wirkungen zur Geltung, welche zunächst keine subjektiven Folgen mit sich führen. Diese Wirkungen betreffen eben nicht mehr die Nervenprotoplasmen, sondern andere Bestandteile des Organismus, also zunächst die Protoplasmen der Magen- und Darmepithelien, dann der Leber- und Nierenzellen, der Gefäßwände, der Muskelfasern und endlich auch die bindegewebigen Teile aller Organe mit Einschluß der Nervenscheiden und der Hirnhäute; und in allen diesen Gebilden äußert sich die Giftwirkung in deutlichen, zunächst nur mikroskopisch wahrnehmbaren, dann aber auch dem freien Auge und selbst der Palpation zugänglichen Veränderungen. Diese Veränderungen sind aber nicht vorübergehend wie die Reizprozesse in den Nervenprotoplasmen und werden auch nicht wie diese durch sofortige Rekonstruktion der zerfallenen Protoplasmamoleküle mehr oder weniger ausgeglichen, sondern sie bleiben bei fortgesetzter Einwirkung des Giftes bestehen, weil sie entweder auf einer fettigen Entartung der betroffenen protoplasmatischen Gebilde beruhen oder sich, namentlich in den bindegewebigen Teilen, als entzündliche Prozesse mit ihren bekannten Folgen charakterisieren. Deshalb kann auch hier von einer Gewöhnung an die Giftwirkung keine Rede sein, weil hier diejenigen Momente in Wegfall kommen, welche nach unserer früheren Auseinandersetzung die Gewöhnung oder die Giftfestigkeit herbeiführen, nämlich die Rekonstruktion der durch die Giftwirkung zerstörten Protoplasmamoleküle und die Aufnahme der toxisch wirkenden Atomgruppe in die neugebildeten Protoplasmamoleküle bei der Reassimilation der mit ihnen chemisch verbundenen Eiweißkomplexe. Es gewöhnen sich also weder die protoplasmatischen Zellgebilde der Leber, der Nieren und des Herzfleisches noch die bindegewebigen Anteile der dem Gift ausgesetzten Organe an die Giftwirkung, sondern die Wirkungen summieren sich fort und fort, und zwar in steigender Progression, entsprechend den immer größeren Mengen des Giftes, welche notwendig werden, um die erwünschten Empfindungen hervorzurufen; und endlich kommt jene traurige Musterkarte von pathologischen Erscheinungen zum Vorschein, welche das Material der Internisten, der Balneologen, der Okulisten, der Neurologen, der Psychiater und endlich der pathologischen Anatomen in so ausgiebigem Maße bereichern.

Damit wäre eigentlich meine Aufgabe erfüllt, soweit dies überhaupt in einem kurzen Vortrage denkbar ist. Aber bevor ich meine Ausführungen schließe, kann ich mir nicht versagen, die hier besprochenen Tatsachen auch mit Rücksicht auf die in der letzten Zeit wieder in Schwung kommende teleologische Auffassung der Lebensprozesse zu beleuchten. Es ist Ihnen vielleicht bekannt, daß neuerdings unter den Biologen immer mehr und mehr die Anschauung Platz greift, daß die Lebensvorgänge nicht bloß den Gesetzen der Kausalität unterworfen sind wie die Vorgänge in der leblosen Natur, sondern daß sie außerdem auch noch von dem Prinzipe der Nützlichkeit oder Zweckmäßigkeit beherrscht werden. Während man aber früher das teleologische Prinzip mit dem theologischen identifizierte, spricht man jetzt von „intelligenten Kräften", welche in dem lebenden Protoplasma neben den physikalischen und chemischen Kräften tätig sein und diese so beherrschen sollen, daß sie sich den Zwecken und Bedürfnissen der Organismen unterordnen. Die Anhänger dieser altehrwürdigen Lehre in etwas modernerer Fassung berufen sich nun mit besonderer Vorliebe auf die Tatsache der Immunität und der erworbenen Giftfestigkeit und es erscheint auch in der Tat auf den ersten Blick ganz besonders zweckmäßig, daß man sich an Gifte allmählich so gewöhnen kann, daß man selbst gegen größere Mengen derselben gefeit ist. Fassen wir aber unseren speziellen Fall, die Gewöhnung an Alkohol, etwas schärfer ins Auge, so können wir uns sagen, daß diesmal die „intelligenten Kräfte", wenn sie wirklich in unserem Protoplasma für unser Wohl beflissen sein sollten, keine besonderen Proben ihrer Intelligenz und noch weniger Beweise von Wohlwollen gegen den sie beherbergenden Organismus abgelegt haben. Denn in Wirklichkeit erweist sich hier die dem oberflächlich Denkenden so ungemein zweckmäßig erscheinende Giftfestigung als ein böses Danaergeschenk, welches das ganze furchtbare Alkoholübel, von welchem die Kulturmenschheit heimgesucht wurde, in seinem Schoße verborgen trägt. Wir aber, die wir uns die Bekämpfung dieses Übels zum Ziele gesetzt haben, wir müssen unsere vornehmste Aufgabe darin erblicken, es dahin zu bringen, daß die mehr als zweifelhafte Wohltat der Giftgewöhnung immer mehr und mehr durch das einzig zuverlässige Mittel der Giftenthaltung ersetzt werde.

Kann ein Gift die Stelle einer Nahrung vertreten?

Vortrag, gehalten am X. internationalen Kongreß gegen den Alkoholismus in Budapest 1905[1]).

Es ist noch nicht lange her, daß die physiologische Wissenschaft es für ausgemacht hielt, daß unsere Nahrung dazu dient, in unserem Körper wie in dem Feuerungsraum einer Kraftmaschine zu verbrennen und durch ihre Verbrennung Kraft und Energie zu liefern. Auf Grund dieser theoretischen Auffassung berechnete man den Wert einer Nahrung nach der Zahl der von ihr gelieferten Kalorien oder Wärmeeinheiten, und da nun der Alkohol bei seiner Verbrennung eine respektable Zahl von Kalorien zu liefern imstande ist, mußte man ihn auch für eine besonders wertvolle Nahrung halten und man hat diese theoretische Folgerung in die Praxis übertragen, ohne sich durch die notorisch giftigen Eigenschaften dieses vermeintlichen Nahrungstoffes abschrecken zu lassen.

Diese theoretische Anschauung, die zu so schwerwiegenden Konsequenzen geführt hat, ist aber heutzutage nicht mehr haltbar, seitdem sich gezeigt hat, daß eine ganze Reihe von Stoffen, die im menschlichen und tierischen Organismus geradeso wie der Alkohol zu Kohlensäure und Wasser verbrannt werden, trotzdem keinerlei Nährwert besitzen, und nicht befähigt sind wirkliche Nahrungstoffe, wie Fett oder Zucker, zu vertreten. Diese Stoffe sind: Glyzerin, Milchsäure, Buttersäure, Harnsäure, Essigsäure und andere organische Säuren. Bei diesen Stoffen sind alle Versuche, ihren auf Grund obiger Theorie als sicher vorausgesetzten Nährwert durch das Experiment zu beweisen, vollständig mißglückt. Trotzdem vermeidet man es aber bisher, in den Kontroversen über den Nährwert des Alkohols von dieser, wie ich meine völlig ausschlaggebenden Tatsache Notiz zu nehmen.

Ich halte diese Versuchsresultate deshalb für ausschlaggebend, weil sie beweisen, daß eine Substanz, wenn sie auch im lebenden Organismus verbrannt wird, darum doch noch keine nährenden Eigenschaften zu entwickeln braucht, daß sie vielmehr ganz andere Fähigkeiten besitzen muß, wenn sie den Namen einer Nahrung verdienen soll. Was das für Fähigkeiten sein müssen, das kann man aus einer andern sehr wichtigen Tatsache schließen, die ebenfalls mit der bis vor kurzem noch herrschenden Lehre nicht in Einklang zu bringen ist, nämlich daraus, daß eine ganze Reihe von unentbehrlichen Nahrungstoffen,

[1]) Verlag von F. Kilians Nachf., Budapest.

nämlich alle organischen Verbindungen oder Mineralsalze, die zum Leben notwendig sind, nicht den geringsten Brennwert besitzen, weil sie alle völlig gesättigte Verbindungen darstellen. Diese Stoffe können also nur deshalb unentbehrlich sein, weil sie zum Aufbau derjenigen Substanz notwendig sind, welche die Grundlage aller Lebensfunktionen bildet und diese Substanz ist das Protoplasma, also derjenige Bestandteil eines jeden lebenden Organismus, welcher durch die Lebensreize zerstört wird und immer wieder auf Kosten der Nahrung regeneriert werden muß. Wirkliche Nahrungstoffe können also nach dieser geänderten Auffassung nur solche Stoffe sein, welche sich am Aufbau oder der Rekonstruktion des reizbaren Protoplasmas beteiligen, niemals aber solche, welche vermöge ihrer chemischen Eigenschaften zerstörend auf das Protoplasma einwirken, also niemals eine giftige Substanz, welche das direkte Widerspiel eines Nahrungstoffes bildet. Denn die Nahrung erhält das Protoplasma, das Gift aber zerstört es.

Ist nun der Alkohol wirklich ein Gift? Jeder, der diese Frage als Mann der Wissenschaft und nicht von einem Parteistandpunkt aus beantworten will, muß darauf mit einem entschiedenen Ja! antworten. Man scheut sich freilich nur zu häufig, das Kind beim rechten Namen zu nennen und spricht von „Reizmittel" oder von „Genußmittel" und dgl. Wenn Sie aber ein Lehrbuch der Toxikologie oder Giftlehre zu Rate ziehen, dann finden Sie den Alkohol mit Äther, Chloroform, Chloralhydrat u. a. in der Reihe der narkotischen Gifte aus der Fettreihe und Sie lesen, daß man jeden Menschen, jedes Tier und selbst jede Pflanze mit jedem dieser Gifte, je nach der Dosis, zuerst betäuben, dann lähmen und endlich töten kann. Natürlich fällt es niemandem ein, Äther, Chloroform oder Chloralhydrat als Nahrungstoffe zu betrachten, obwohl es sicher ist, daß sie wie der Alkohol im Körper verbrennen. Nur der Alkohol allein soll eine Ausnahmestellung einnehmen, nur er soll die sonst inkompatiblen Eigenschaften eines Giftes und einer Nahrung in sich vereinigen.

Um diese paradoxe Lehre zu stützen, beruft man sich gewöhnlich auf die zahlreichen Stoffwechselversuche, in denen man einen Teil der Nahrung durch Alkohol zu ersetzen versucht hat, und in der Tat muß konstatiert werden, daß diese Versuche nicht mit solcher Entschiedenheit für die Wertlosigkeit des Alkohols als Nahrungstoff ausgesagt haben, wie die Versuche mit den früher besprochenen „wertlosen Brennstoffen", dem Glyzerin, der Milch- und Essigsäure usw.; vielmehr sind die Ergebnisse dieser Versuche so unsicher und schwankend, daß ein und derselbe Autor (Rosemann) vor wenigen Jahren als das Resultat eigner und fremder Versuche verkünden konnte, daß der Alkohol keine eiweißsparende Wirkung besitzt und wenige Jahre später wieder zu dem entgegengesetzten Resultate gelangt ist, zugleich aber doch zugeben mußte, daß die Alkoholzufuhr außerordentlich schädigend auf die Muskelarbeit einwirkt. In diesem Zugeständnisse liegt aber allein schon eine direkte Widerlegung der Lehre von der nährenden Wirkung des giftigen Alkohols, weil man sowohl durch wissenschaftliche Untersuchungen als auch durch die alltägliche Erfahrung darüber belehrt ist, daß jede wahre Nahrung, namentlich aber Zucker und Eiweiß, selbst in kleinen Mengen außerordentlich günstig auf die Muskelarbeit einwirkt. Daß man trotzdem immer wieder von neuem wenigstens den theoretischen Nährwert des Alkohols betont und daß man jede, wenn auch noch so geringfügige Schwankung der Stoffwechselbilanz, wenn sie für den Alkohol zu sprechen scheint, triumphierend verkündet, während man die übergroße Zahl von Resultaten, die entschieden gegen den Nährwert des giftigen Narkotikums ausgesagt haben, entweder ignoriert oder gewaltsam umzudeuten bestrebt ist, alle diese krampfhaften Bemühungen der Ehrenrettung sind nur verständlich, wenn man sich erinnert, daß der Satz von der nährenden Fähigkeit dieses giftigen Stoffes einerseits auf einer fast zum Dogma erhobenen wissenschaftlichen Lehre fundiert war, deren Sturz man nur unwillig eingestehen möchte, und daß auf der andern Seite derselbe Satz bisher immer als eine wissenschaftliche Legitimation für die so sehr verbreitete und immer noch erstarkende Sitte des Giftgenusses dienen mußte. So kam es, daß man selbst an der schlagenden Beweiskraft der Versuche von Chauveau zu mäkeln versucht hat, obwohl dieser Forscher gezeigt hatte, daß ein Hund, der mit einer bestimmten Menge von Eiweiß und Zucker genährt, nicht nur eine bedeutende tägliche Arbeit leisten konnte, sondern dabei auch noch an Körpergewicht zunahm, sofort an seiner Arbeitsfähigkeit einbüßte und an Körpergewicht verlor, wenn man einen Teil seines Nahrungszuckers durch eine Alkoholmenge von gleichem Kaloriengehalt ersetzte. Daß dieses Versuchsresultat so eklatant mit den Erfahrungen der Sportsleute jeglicher Kategorie übereinstimmt, welche wissen, daß ihnen eine sichere Niederlage im Wettkampfe mit alkoholfreien Gegnern droht, wenn sie nicht schon lange vor dem eintretenden Kampf auf den Alkoholgenuß völlig verzichten, hat nicht verhindern können, daß man immer wieder zu der alten Irrlehre von der nährenden und stärkenden Wirkung gerade dieses einen Narkotikums zurückzukehren versuchte. So kam es, daß man selbst die allerneuesten, mit allen Hilfsmitteln der wissenschaftlichen Technik unternommenen Versuche von Atwater und Benedict als entscheidend für die nährende Fähigkeit des Alkohols ausgeschrieen hat, ja der fanatisch alkoholfreundliche Duclaux empfahl sogar auf Grund dieser Versuche den Alkohol als Viehfutter, obwohl jene beiden Forscher tatsächlich nichts anderes bewiesen hatten, als was jedermann auch früher für selbstverständlich gehalten hat, daß nämlich der Alkohol, wenn er im Körper verbrennt, ebenso viele Wärmeeinheiten liefert wie bei seiner Verbrennung außerhalb des lebenden Körpers und dieselben eingestehen mußten, daß ihre Versuche den Beweis für die Umwandlung der potentiellen Energie des Alkohols in Muskelenergie nicht geliefert haben und daß ihre Experimente nicht entscheidend waren in bezug auf seine eiweißsparende Wirkung.

Wie kommt es nun aber, daß die Versuche mit Alkohol in vielen Fällen nicht so entschieden negativ ausgefallen sind wie die mit Glyzerin, Milchsäure und den andern organischen Säuren, deren Wertlosigkeit als Nahrung heute von niemand mehr angefochten wird? Das kommt ganz einfach daher, daß der Alkohol nicht nur für den lebenden Körper ein wertloser Brennstoff ist, wie die genannten Verbindungen, welche trotz ihrer Verbrennung keine wahre Nahrung ersetzen können, sondern daß er zugleich auch ein narkotisches Gift ist, welches als solches die vitale Leistungsfähigkeit des lebenden Organismus und speziell die Arbeitsfähigkeit seiner willkürlichen Muskeln in hohem Grade beeinträchtigt. Deshalb sind die Versuche von Chauveau so vollkommen eindeutig ausgefallen, weil er einerseits die Arbeitleistung des in einer Laufmaschine arbeitenden Hundes ziffermäßig feststellen konnte und weil auf der andern Seite durch die längere Versuchsdauer auch die schädigende Wirkung des Alkohols auf den Körperbestand in den Gewichtszahlen ihren Ausdruck finden konnte. Bei den Versuchen an Menschen aber, die sich immer nur über einige Tage erstrecken, konnte diese schädigende Wirkung nicht direkt hervortreten, aber sie mußte sich unbedingt in den Stoffwechselprodukten äußern, genau so wie man dies auch unter der Einwirkung des Morphiums und selbst des normalen Schlafes beobachten konnte, wo sich jedesmal ein recht bedeutender Ausfall in der Stoffzersetzung gegenüber dem nicht narkotisierten oder überhaupt gegenüber dem wachen Zustande nachweisen ließ. Hier — nämlich beim Morphin — denkt natürlich niemand daran, daß die kleine Morphindosis durch ihre Verbrennung Nahrungstoffe erspart habe, sondern jedermann hält es für selbstverständlich, daß diese „Ersparnis“ durch die Herabsetzung der Muskelspannung und der Muskelarbeit ähnlich wie im normalen Schlafe zustandegekommen ist. Daß aber gerade nur die narkotisierende Wirkung des Alkohols eine solche Herabsetzung nicht zustande bringen soll, dafür ist natürlich keinerlei vernünftiger Grund vorhanden, und wenn man diese Seite der Alkoholwirkung bisher vernachlässigt hat, so geschah dies — wenn auch unbewußt — doch sicherlich deshalb, weil man mit diesem Zugeständnis die „nährende“ Wirkung des Alkohols hätte preisgeben müssen. Wenn aber trotz aller dieser sicherlich triftigen Gegenbeweise dennoch jemand auch heute noch behaupten wollte, daß der Alkohol zugleich giftig und nährend wirken könne, indem er Zucker oder Eiweiß „erspart“, dann stünde er etwa auf der Höhe eines Fabriksleiters, der sich rühmen würde, er könne in seiner Fabrik die Hälfte der Kohle ersparen und der dies in der Weise zustande brächte, daß er die Maschinen nur mit halber Kraft arbeiten ließe.

Damit wäre also der jetzige Stand der wissenschaftlichen Forschung über den Wert des Alkohols als Nahrungs- und Kräftigungsmittel präzisiert, und es erübrigt also nur noch, daraus die Konsequenzen für die Strategie im Kampfe gegen den Alkoholismus und die Trinksitte zu ziehen. Hier kann ich wenigstens einem Teile unsrer Kampfgenossen den Vorwurf nicht ersparen, daß sie in diesem sehr wichtigen Punkte geneigt sind, mit den Freunden und Verteidigern des Alkohols zu paktieren, indem sie sich dagegen verwahren, daß sie den theoretischen Nährwert des Alkohols nicht anerkennen. Daher hört man auch auf dieser Seite nicht selten sagen: Gewiß, der Alkohol ist eine Nahrung, aber er ist eine schlechte, eine zu teure Nahrung und deshalb ist er zu vermeiden. Man tut dies zum Teile deshalb, weil man sich noch nicht von der falschen Lehre von dem Brennwerte der Nahrungstoffe losgesagt hat, aber sicher nicht selten auch aus dem Grunde, weil diejenigen, welche den Nährwert des Alkohols leugnen, von seinen freiwilligen und besoldeten Verteidigern des Fanatismus und des Mißbrauchs der Wissenschaft beschuldigt werden. Aber dem Vorwurfe des Fanatismus entgehen auch diejenigen nicht, die zu dieser Konzession an unsre Gegner bereit sind, weil diesen auch der schon als Fanatiker gilt, der sich entschlossen hat, auf die Alkoholnarkose jeder Form und jeglichen Grades zu verzichten, oder überhaupt in irgendeiner Weise ihrer eigenen lieb gewordenen Gewohnheit zu nahe tritt. Der Vorwurf des Mißbrauchs der Wissenschaft fällt also auf diejenigen zurück, welche die wissenschaftlich unhaltbar gewordene Lehre von dem Nährwert eines giftigen Narkotikums aufrechterhalten, um sie zu ihrer Agitation zugunsten eines Volksgiftes zu verwenden. Ich aber hege die feste Zuversicht, daß schließlich unsrer guten Sache der Sieg zufallen wird, denn auf ihrer Seite kämpft die Wissenschaft und die Wahrheit.

Ist Alkohol ein Gift?[1])

Von befreundeter Seite wurde mir der „Tag" vom 7. Oktober zugesandt und mir nahegelegt, mich über die Definition, welche Herr Sanitätsrat Wachenfeld in seinem Aufsatze über „Alkohol und Eisenbahnunglück" den Worten „Gift" und „giftig" gegeben hat, zu äußern. Zugleich wurde mir versichert, daß der „Tag" großen Wert darauf lege, daß eine Sache von mehreren Seiten beleuchtet werde, und daß ich daher auf eine freundliche Aufnahme meiner Zuschrift in diesem Blatte rechnen könne.

Der Herr Sanitätsrat sagt, daß die „Abstinenzler" — ich würde lieber sagen: die Abstinenten — fortwährend betonen, der Alkohol sei ein Gift. Da aber nach seiner Ansicht alles giftig sei, was den ganzen Organismus in seiner Funktion hemmt oder einzelne Organe dauernd oder vorübergehend unfähig macht, ihre Funktion zu erfüllen, und da auch anscheinend ganz harmlose Dinge solche schädliche Wirkungen zeigen, sobald sie im Übermaß genossen werden, so komme es immer nur auf das Quantum an, das dem Organismus einverleibt werde. Auch das schönste Quellenwasser sei ein Gift. Wer von den Herren „Abstinenzlern" das nicht glaubt, der möge nur einmal einige Liter davon auf einmal trinken.

Die hier gegebene Definition des Giftes scheint mir nun keine glückliche zu sein, weil auch ein den Hals zuschnürender Strick oder ein zu großer Bissen Fleisch, an dem jemand erstickt, den ganzen Organismus in seinen Funktionen hemmt und weil ein in den Augapfel eindringender Fremdkörper dieses Organ dauernd oder vorübergehend unfähig machen kann, seine Funktionen zu verrichten; und doch wird niemand daran denken, den Strick oder das Fleisch oder den fremden Körper als Gifte zu bezeichnen. Meiner Ansicht nach kann man nur einen solchen Körper als giftig bezeichnen, der vermöge seiner chemischen Beschaffenheit in einem Organismus entweder krankhafte Veränderungen oder auch den Tod herbeiführt. Nach dieser Definition ist aber der Alkohol ganz sicher ein Gift, und zwar rangiert er in einer Reihe mit Äther, Chloroform, Chloralhydrat, Trimethylamin und ähnlichen narkotischen Giften der Fettreihe, welche alle das miteinander gemein haben, daß sie eine besondere spezifische Wirkung in den Nervenelementen der Großhirnrinde entfalten, also in jenen Organen, an deren ungestörte Funktion der normale Ablauf unserer Seelenprozesse geknüpft ist. Ich halte es für vollkommen ausgeschlossen, daß der Herr Sanitätsrat die Richtigkeit dieser Sätze bestreiten wird, so wenig als die Tatsache, daß man mit Alkohol sowie mit den anderen eben genannten narkotischen Stoffen nicht nur den Tod eines Menschen,

[1]) Der Tag, 11. November 1905.

sondern auch den Tod eines jeden Organismus herbeiführen kann, weil diese Stoffe nicht nur auf die Nervenelemente, sondern auf jede Art von Protoplasma (lebender Substanz), sei es nun tierischer oder pflanzlicher Natur, durch ihre chemische Beschaffenheit giftig, d. h. zerstörend einwirken. Ist aber diese Definition zutreffend, dann ist es auch nicht möglich, das „schönste Quellwasser" und andere harmlose Dinge als giftig zu bezeichnen. Ich weiß zwar nicht, welche fürchterlichen Folgen der Herr Sanitätsrat von dem Trinken großer Wassermengen erwartet, wohl aber weiß ich, daß man ein Tier mit Quellwasser verbrühen oder im Quellwasser ertränken kann; aber in keinem dieser Fälle kann von einer Giftwirkung gesprochen werden, weil eine solche nur auf chemischem Wege zustande kommt.

Ist aber der Alkohol ein narkotisches Gift, welches, wie alle diese Gifte, je nach der Größe der Dosis die Sinnesfunktionen und alle anderen Nerven- und Seelentätigkeiten in größerem oder geringerem Maße beeinträchtigen kann, dann scheint mir denn doch, daß es denjenigen, die einen verantwortungsvollen Posten inne haben, bei dem auf eine ungetrübte Funktion der geistigen Tätigkeit nicht verzichtet werden kann, und in deren Hand das Leben und die gesunden Glieder von Hunderten ihrer Mitmenschen gelegt sind, nicht ohne weiteres überlassen werden sollte, ob und in welchem Maße sie sich dem Genusse dieses Narkotikums hingeben. Der Herr Sanitätsrat geht ja sogar so weit, zu verlangen, daß Anwärter auf solche Posten von einer ärztlichen Kommission auf ihre körperliche Beschaffenheit und auf ihre Fähigkeit zur Übernahme der Posten geprüft werden sollen. Glaubt er nun, daß diese Kommission, wenn sie konstatieren würde, daß der Bewerber Morphinist ist, ihn für diese Anstellung empfehlen würde? Dies würde sicherlich niemals geschehen und man würde sich auch nicht durch das Versprechen des Betreffenden, sich immer in den Schranken der „Mäßigkeit" zu halten, von dem ablehnenden Gutachten abhalten lassen, weil man weiß, daß es selbst bei den besten Vorsätzen nicht in seiner Macht steht, sein Versprechen zu halten. Verhält es sich aber beim Alkohol anders? Jedermann, namentlich aber der erfahrene Arzt, weiß nur zu wohl, daß auch der Alkohol von der Eigentümlichkeit aller Narkotika, die Widerstandskraft gegen das Verlangen nach größeren Dosen herabzusetzen, keineswegs eximiert ist. Gewiß, viele, die dem regelmäßigen Alkoholgenusse ergeben sind, wissen sich zu beherrschen und behalten ihre fünf Sinne beisammen. Kann aber die Kommission oder irgend jemand im voraus bestimmen, ob derjenige, über den sie urteilen soll, diese Selbstbeherrschung immer besitzen wird? Ich denke, wenn sie es mit ihrer Aufgabe ernst nimmt, könnte sie mit gutem Gewissen doch nur denjenigen empfehlen, welcher sich verpflichtet, sich keinerlei Narkose, also weder der Morphin- noch der Alkoholnarkose zu ergeben.

Natürlich weiß ich ganz wohl, daß diese Konsequenz, welche von den praktischen Nordamerikanern schon seit längerer Zeit gezogen wird, bei uns vorläufig noch nicht auf Verwirklichung rechnen kann. Daß es aber auch in Europa einmal dazu kommen wird, das ist meine felsenfeste Überzeugung. Nur werden noch viele kostbare Menschenleben als Blutzeugen für die logische Folgerichtigkeit dieses Postulats geopfert werden müssen.

Zur Klärung der Alkoholfrage[1]).

Vor kurzem erschien in dieser Zeitschrift[2]) ein interessanter Beitrag zur Alkoholfrage, zu welchem ich mir einige Bemerkungen erlauben möchte. Auch ich will mit einem Zitat beginnen, und zwar aus einem in zahlreichen Auflagen erschienenen „Grundriß der Arzneimittellehre" von Professor Schmiedeberg, einer der ersten und anerkanntesten Autoritäten seines Faches. Dort heißt es auf Seite 45:

„Der Alkohol ist ein Narkotikum, also ein Körper mit eminent ausgesprochenem die Nervenzellen paralysierendem (das heißt lähmendem) Charakter."

Diese streng wissenschaftliche, jede Parteistellung vermeidende Definition weiß also nichts von einer kräftigenden oder anregenden, sondern nur von einer schwächenden Fähigkeit des Alkohols im Bereiche des Nervensystems und sie sagt von ihm dasselbe wie von den anderen narkotischen Giften derselben Kategorie, von Äther, Chloroform, Chloralhydrat usw., bei denen wohl niemand daran denkt, sie als „notwendige und für den Großstädter unentbehrliche Genuß- oder Reizmittel" anzupreisen. Eine solche Anpreisung ist aber, wie ich glaube, gerade beim Alkohol umso weniger am Platze, als dieser Stoff in ungeheuren und immer noch steigenden Quantitäten verbraucht wird, und zwar nicht nur von Großstädtern und nicht nur von Leuten, die infolge ihrer hastigen und intensiven Arbeit den Hang nach Nervenreizmitteln besitzen, sondern, wie jedermann weiß, auch von Rentnern und von behäbigen Pfahlbürgern der Groß-, Mittel- und Kleinstädte und nicht zuletzt von unseren braven Landleuten, welche ihre Mußestunden und arbeitfreien Tage zur Einnahme ganz respektabler Mengen gegorener und gebrannter Flüssigkeiten verwenden.

Wenn dann ferner gesagt wurde, daß der Genuß alkoholischer Getränke besonders für Zarte und Geschwächte als ein gar nicht zu ersetzendes Anregungs- und Stärkungsmittel zu betrachten sei, so kann ich dagegen nur sagen, daß ich beim Durchschreiten des Münchner Hofbräuhauses und des Wiener Rathauskellers nicht viel Zarte und Geschwächte, wohl aber recht viel Rotwangige und Abgerundete, aber auch nicht viele Zeichen nervöser Hast, sondern im Gegenteile alle Anzeichen einer stark ausgebildeten Seßhaftigkeit wahrgenommen habe. Daß auch Zarte und Geschwächte nicht selten

---

[1]) Österr. Volks-Zeitung, 27. Oktober 1907.

[2]) In der „Gesundheitspflege", Beilage der Öst. Volks-Zeitung vom 7. Oktober.

Kräftigung und Stärkung bei den alkoholischen Flüssigkeiten suchen, ist mir als Arzt natürlich sehr wohl bekannt; aber ebensogut weiß ich, daß Kinder, denen man zur Stärkung ihres Appetits Rotwein oder Kraftbier oder Kognak verabreicht, ihre Eßlust allmählich ganz verlieren und sie erst dann wieder erlangen, wenn sie zur alkoholfreien Lebensweise zurückkehren. Ebenso bekannt ist mir aber, daß jene Mädchen oder Frauen, die zum Zwecke der Alkoholentwöhnung eine Anstalt aufsuchen müssen, nach übereinstimmender Aussage der an diesen Anstalten tätigen Ärzte ihre krankhafte Sucht ausnahmslos dadurch erworben haben, daß sie ihre — wirklichen oder vermeintlichen — Schwächezustände mit alkoholischen Mitteln bekämpfen wollten. Man denkt eben viel zu wenig an jene Eigenschaft des Alkohols, die er mit allen narkotischen Giften gemein hat und die ihn in einen direkten Gegensatz zu den nährenden Substanzen stellt, daß er nämlich nicht, wie diese, das Gefühl der Sättigung, sondern im Gegenteil das Verlangen nach immer größeren Quantitäten erzeugt. Nicht jeder ist aber stark genug, diese in der Natur des Stoffes selbst begründete Sucht zu bezwingen und wenn er nun gar von einer Autorität — wenn auch von einer solchen auf einem anderen Gebiet — vernimmt, daß die Grenzen des gut bekömmlichen Alkoholgenusses in Gestalt von gutem Wein und Bier „recht weit" gezogen werden können, so liegt die Gefahr nahe genug, daß er seinem durch das Narkotikum selbst erzeugten Triebe folgend jene recht weit gezogenen Grenzen überschreitet und jenen Folgen anheimfällt, welche in diesem Blatte als „schwere Entartung aller Organe und schließlich Delirium" so drastisch geschildert wurden. Von der „Freude am Leben", deren Erhöhung dem Alkohol nachgerühmt wird, werden dann freilich weder die direkt Betroffenen noch ihre Angehörigen viel zu berichten haben.

Alkohol im Kindesalter.

Vortrag, gehalten am I. österreichischen Alkoholgegnertag in Wien 1908[1]).

Die Beziehungen zwischen Alkohol und Kind unterscheiden sich in einigen wichtigen Punkten von denen zum Erwachsenen. Ein wesentlicher Unterschied besteht darin, daß keine Meinungsverschiedenheit bei den medizinischen Autoritäten darüber herrscht, daß der regelmäßige oder häufig wiederholte Alkoholgenuß, der von manchen Ärzten den Erwachsenen in mäßigen Mengen gestattet wird, bei Kindern gänzlich ausgeschlossen bleiben soll. Diese Übereinstimmung in der Verurteilung des Alkoholgenusses im Kindesalter trat deutlich zutage, als vor einigen Jahren Professor Fränkel in Halle eine Rundfrage an die Professoren der deutschen medizinischen Fakultäten richtete, ob dem Alkohol gegenüber Mäßigkeit oder völlige Enthaltsamkeit am Platze sei. Denn während von den Gefragten sich nur ein Teil für die völlige Abstinenz der Erwachsenen ausgesprochen hat, wurde nicht eine einzige Stimme vernehmbar, welche Kindern selbst einen mäßigen Genuß alkoholischer Getränke gestatten wollte, während alle, die diese Frage überhaupt berührten, sich in entschiedenen Worten gegen die Verabreichung von Alkohol an Kinder ausgesprochen haben. So wollte der Physiologe Langendorff in Rostock Kindern selbst kleine Mengen von Alkohol niemals erlauben; Heubner, Professor der Kinderheilkunde in Berlin, hält den Genuß alkoholischer Getränke im Kindesalter bis nach Vollendung der Pubertätsentwicklung für unstatthaft; der Internist Kraus in Berlin befürwortet gleichfalls das ärztliche Verbot des Alkohols für Kinder; nach Strümpell (Breslau) ist die totale Abstinenz der Kinder fast allgemein als notwendig anerkannt; nach Bäumler (Freiburg) sollen Kinder und heranwachsende junge Leute keine alkoholischen Getränke genießen; der Internist Martius (Rostock) erklärte den Alkohol für Kinder als Gift und meinte, daß kein Arzt heute Kindern Wein oder Bier zur Stärkung verabreichen wird, andernfalls sei er zu verurteilen; der Kliniker Curschmann in Leipzig billigt die absolute Fernhaltung des Alkohols selbst bei kranken Kindern; der Psychiater Cramer in Göttingen will Kindern den Alkohol strenge verbieten; der Nervenarzt Binswanger (Jena)

---

[1]) Verlag von Fr. Deuticke in Wien u. Leipzig 1909, S. 8 u. 199.

Anmerk. d. Herausg.: Dieser Vortrag und die folgende Diskussionsrede sind nur nach dem Stenogramm wiedergegeben. Es wurde von jeder Ausfeilung abgesehen, um den Eindruck der Frische und Unmittelbarkeit des gesprochenen Wortes nicht zu zerstören. — Eine ausführliche Publikation des Verfassers über denselben Gegenstand mit reichem kasuistischen Material ist im Jahre 1902 bei Karger in Berlin erschienen.

will dieses Verbot auch auf die Zeit der Pubertätsentwicklung ausdehen; und während der Hygieniker Fränkel die Altersgrenze an das 14. Lebensjahr setzen und unter dieser Grenze den Alkohol absolut verbieten will, dehnen die Hygieniker Loeffler und Rubner dieses Verbot auf alle jugendlichen und noch im Wachstum befindlichen Individuen aus.

Ich könnte noch andre anführen. Sie sehen also, die Autoritäten sind in dieser Beziehung einig und sprechen sich mit großer Entschiedenheit gegen den Alkohol im Kindesalter aus.

Warum wird nun gerade das Kind als besonders gefährdet durch den Alkohol betrachtet? Das hat seine guten Gründe. Erstens einmal ist der kindliche Organismus in ganz unvergleichlich höherem Grade gegen die Giftwirkungen des Alkohols empfindlich. Wir Kinderärzte haben in dieser Beziehung Gelegenheit, die merkwürdigsten Erfahrungen zu machen. Ich habe selbst vor mehreren Jahren eine kleine Schrift über Alkoholismus im Kindesalter veröffentlicht und dort eine ganze Reihe eigener und fremder Beobachtungen mitgeteilt, aus denen hervorgeht, daß bei Kindern selbst Dosen, welche man bei Erwachsenen wirklich für ganz gleichgiltig halten möchte — ein Glas Wein bei einer Mahlzeit, ein halbes Glas Bier und etwas Wein oder ein paar Löffelchen Kognak in der Milch, allerdings regelmäßig verabreicht — ganz merkwürdige, geradezu fürchterliche Folgen hervorrufen. Ich will nur kurz erwähnen, daß ich selbst zum allerersten male darauf aufmerksam gemacht wurde, als mich ein Kollege zu einem masernkranken Mädchen von 8 Jahren mitten in der Nacht zu einer Beratung herbeirief und sich mit den ihm ganz unerklärlichen Erscheinungen bei diesem Kinde entschuldigte. Um kurz zu sein, das Kind hatte in dem hohen Fieber von 40 Grad — es entwickelte sich auch eine Lungenentzündung — die allerdeutlichsten Erscheinungen von Delirium tremens, die unmöglich zu mißdeuten waren. Das Kind sah Mäuse, Hühner, sang und sprach in mehreren Sprachen, sprang aus dem Bette, kurz benahm sich wie ein Mensch im Delirium. Die Erkundigungen nach den Gewohnheiten des Kindes ergaben ganz einfach, daß es seit Jahren auf den Wunsch des Vaters, der selbst dem Alkohol reichlich zusprach, bei jeder Mahlzeit Wein, Bier und im Fasching auch Punsch bekommen hatte. Von berauschenden Dosen war dabei keine Rede, sondern das Kind hatte nur die Gewohnheiten, die leider noch außerordentlich verbreitet sind.

Einen anderen Fall sah ich bei der großen Influenzaepidemie. Ein elfjähriger Knabe eines Gastwirtes, der seine ganze freie Zeit beim Schank gestanden und häufig auch „Gespritzten" getrunken hatte, zeigte ebenfalls das Bild des Deliriums und starb am nächsten Tage.

Sehr häufig ist die alkoholische Leberschwellung. Wir bekommen in unsrem Ambulatorium mehrmals im Jahre Kinder zu sehen, welche einen vergrößerten Bauch haben. Bei näherer Untersuchung fühlt man die Leber handbreit über den Rippenbogen hervorragen und Erkundigungen ergeben in allen Fällen Wein-, Bier- oder Kognakgenuß immer in Dosen, welche man absolut nicht als übertrieben betrachten würde.

Überaus häufig sind die Störungen des Appetits. Sehr oft erscheinen in der Sprechstunde Mütter, die sich beklagen, daß ihr Kind nichts essen wolle.

Das Kind zeigt ein gutes Aussehen, hat kein Fieber und keine andre Affektion, die den Zustand erklären könnte und ich gewöhnte mich allmählich, durch einige Tatsachen belehrt, die Leute zu fragen: Bekommt das Kind Wein oder Bier? Sehr häufig wurde mir diese Frage bejaht und auf meine Anordnung, dem Kinde künftighin nur alkoholfreie Getränke und nur gewöhnliche Kost zu geben, verschwanden diese Erscheinungen. Diese Beobachtungen haben sich so häufig wiederholt, daß ich mit Bestimmtheit sagen kann, daß der Alkohol in geringen Dosen diesen störenden Einfluß auf das Kind ausgeübt hat.

Dazu kommt noch, abgesehen von diesen Störungen, daß bei dem Kinde eigentlich gar keine rechte Veranlassung ist, ihm ein alkoholisches Getränk zu geben. Von den erwachsenen Menschen bekommen wir sehr häufig, wenn wir mit ihnen über dieses Thema sprechen und die schädlichen Wirkungen des Alkohols hervorheben, zu hören: „Ja, lieber Herr Doktor, ich bin eben schon daran gewöhnt, es würde mir große Schwierigkeiten verursachen, mich davon zu entwöhnen, ich glaube, daß mir diese mäßige Dosis nicht sehr viel schadet. Wir trinken alle" usw. Beim Kind entfällt dieser Umstand. Das Kind ist von Haus aus nicht an den Alkohol gewöhnt, es muß einmal anfangen und muß oft förmlich dazu genötigt werden, diese schlecht schmeckenden Getränke zu sich zu nehmen, so wie dies beim Rauchen fast immer der Fall ist. Leider kommen aber manchmal noch andre Motive hinzu und das ist die Hauptsache, von der ich heute sprechen werde.

Trotz aller dieser entschiedenen Erklärungen der ärztlichen Autoritäten und trotz dieser Erfahrungen ist leider tatsächlich der Alkoholgenuß im Kindesalter noch immer außerordentlich verbreitet. Darüber herrscht nicht der geringste Zweifel. Jeder, der seine Augen offen hat, und sich für diese Dinge interessiert, muß das konstatieren. Gehen Sie in die öffentlichen Wirtschaften, in die Restaurants und Biergärten im Sommer und Sie sehen, daß dort das Kind mit den Eltern trinkt, ob es nun älter oder jünger oder ganz jung ist. Ich habe in dieser Beziehung die interessantesten Beobachtungen gemacht. Auf einem Ausflug, den ich mit meinen Kindern nach Heiligenkreuz unternahm, sahen wir ein junges hübsches Bauernehepaar mit einem prächtigen etwa ein Jahr alten Knaben und als das bestellte Bier kam, setzte dieser als erster das große Bierkrügel mit solcher Geschicklichkeit an seinen Mund und machte so kräftige Schlucke, daß man sofort schließen mußte, daß das bereits ein gut eingeübter Reflex war. Auf meine Frage an die Eltern, warum sie dem Kinde Bier geben, sagten sie: „Ach, er trinkt es sehr gerne, er ist ein starker Kerl, warum soll er nicht auch ein Bier trinken?" Die Leute wissen es einfach nicht, daß sie etwas Unrechtes tun und man sagt es ihnen nicht. Diejenigen, welche die Aufgabe hätten, die Leute zu belehren, entziehen sich dieser Aufgabe leider meistens. Ich glaube nicht zu irren, wenn ich sage, daß von zehn Eltern, die ihren Kindern Bier oder Wein zu trinken geben, neun sofort aufhören würden, wenn ihnen jemand deutlich sagen würde: Das wird von den Ärzten und Professoren als schädlich angesehen, das dürft ihr nicht tun. Leider geschieht das gewöhnlich nicht. Die Ärzte sind in dieser Beziehung ein wenig, ich möchte sagen, indifferent. Wenn ich ganz deutlich sprechen würde, müßte ich sagen, die meisten von ihnen sind selbst den mäßigen

Alkoholdosen sehr zugeneigt und sie haben daher keine Veranlassung, dasjenige, was ihnen sehr angenehm ist und worauf sie sich täglich freuen, plötzlich als etwas Schädliches, Feindliches und Unpassendes zu deklarieren; und trotzdem wäre es nach meiner Ansicht Pflicht der Ärzte, in dieser Richtung immer ganz deutlich und unzweideutig zu sprechen.

Eine sehr bedenkliche Sache in dieser Beziehung ist nun die Verordnung von Alcoholicis an die Kinder. Ich will hier ganz die Verordnung bei schweren akuten Krankheiten außer acht lassen, darüber sind noch die Ansichten verschieden. Ich will nur sagen, daß ich in meiner doch ziemlich ausgebreiteten Praxis, sowohl in der Familien- als auch in der öffentlichen Praxis, in unsrer Ambulanz, bei der Armenordination usw. schon lange auf die Verordnung von Alcoholicis in akuten Krankheiten absolut verzichte und ich bin ganz sicher, daß ich in dieser Beziehung niemals etwas verfehlt habe. Wir besitzen Reizmittel anderer Art, Medikamente, welche momentan die Herzkraft anregen und alles das viel besser und sicherer hervorrufen, als der Alkohol, von dem man das, wie ich glaube, eigentlich nicht mit Berechtigung erwarten darf. Der große Unterschied zwischen der Verordnung anregender Medikamente und der Verordnung von Alkohol liegt eben darin, daß die Leute, welche sehen, daß ihr Kind mit Alkohol eine Lungenentzündung oder eine Bronchitis überstanden hat, nun darauf schwören, daß ihr Kind durch den Alkohol gerettet wurde, was sicher ganz falsch ist. Es gibt alkoholfreie Krankenhäuser, in denen auch die Erwachsenen keinen Alkohol bekommen und die eine ganz auffallend geringe Mortalität aufweisen. Man kann also jedenfalls mit Bestimmtheit sagen, daß man niemandem schadet, wenn selbst bei schweren akuten Krankheiten die Verabreichung von Alkohol unterbleibt. Aber davon will ich gar nicht sprechen, sondern von der Verordnung des Alkohols als Kräftigungsmittel, als Roborans, um Blut zu bereiten.

Meine Herren und Damen, man kann nicht gut etwas Widersinnigeres aussprechen als die Idee, daß man durch die Verabreichung von Alkohol jemandem Blut verschaffen kann. Das ist eine, ich möchte sagen, so triviale, unwissenschaftliche Denkweise, daß ich staunen muß, wie lange sie sich noch erhält. Der Alkohol, eine narkotische Substanz, welche die größte Verwandtschaft mit Äther, Chloroform und allen ähnlichen Betäubungsmitteln hat, soll Blut bereiten? Das ist unsinnig, und noch komischer klingt es, wenn man Rotwein zur Blutbereitung verordnet. Weil der Wein rot ist und das Blut rot ist, soll der Rotwein rotes Blut bereiten. Es ist kindisch, so etwas zu sagen und trotzdem ist diese Ansicht ungeheuer verbreitet.

Viel wichtiger ist aber die Erscheinung, daß noch in manchen öffentlichen Anstalten, in Kinderspitälern, aber ganz besonders in Kinderheimen, in Seehospizen und in Ferienheimen auf öffentliche Kosten und auf Kosten der Wohltäter, welche Geld dafür zur Verfügung stellen, damit die Kinder die Ferien angenehm verbringen und sich erholen, die Kinder zu Alkoholikern herangezogen werden. Das ist keine Übertreibung. Kinder, welche niemals Alkohol bekommen haben, teils weil die Eltern zu arm oder teils auch weil sie zu vernünftig waren, werden in diesen Anstalten an den regelmäßigen Genuß des Alkohols gewöhnt. Warum? Der Alkohol soll sie kräftigen. Wir wissen aber heute durch die tägliche Erfahrung, daß der Alkohol nie kräftigt, sondern immer nur schwächt. Die Sportsleute wissen ganz genau, wenn sie z. B. radfahren, wettschwimmen, oder wettrudern, daß, wenn sie nicht von Haus aus abstinent sind, sie mindestens zwei Monate vor dem Wettkampf nicht einen Tropfen Alkohol zu sich nehmen dürfen, sonst werden sie sicher geschlagen; und das soll ein Kräftigungsmittel sein? Ich meine, es ist das so widersinnig, daß man es geradezu nicht versteht. Die wissenschaftlichen Versuche mit Froschmuskeln, neuerdings mit dem überlebenden Herzen usw. zeigen mit größter Deutlichkeit, daß die kleinste Menge Alkohol die Muskelkraft schwächt und herabsetzt, während die Herzkraft sofort in die Höhe geht, wenn man die kleinste Menge Zucker der Flüssigkeit zusetzt.

Nur althergebrachte Gewohnheiten erklären es, daß man an jener Irrlehre immer noch festhält. Was aber das Kindesalter anbelangt, so glaube ich, daß es nach den uns bekannten Tatsachen nicht mehr gerechtfertigt ist, Kindern gewohnheitsgemäß Alkohol zu geben, insbesondere in öffentlichen Anstalten, welche gewissermaßen nicht nur als Erholungs-, sondern auch als Belehrungsstätten dienen sollen. Die Aufsichtsorgane in diesen Anstalten sollten doch belehrt werden, wie die Kinder hygienisch erzogen werden. Man darf die Kinder dort nicht unhygienische Maßregeln lehren und sie nicht an unhygienische Stoffe gewöhnen.

Daher wäre es sehr am Platze, wenn der I. österreichische Alkoholgegnertag eine Resolution fassen würde, in der er ganz einfach erklärt, daß der regelmäßige Genuß von Alkohol im Kindesalter, respektive die Verabreichung von Alkohol als Kräftigungsmittel an Kinder dem jetzigen Stande der Wissenschaft nicht mehr entspricht. (Lebhafter Beifall.)

(Aus der Diskussion über „Alkohol und Jugend" am I. österreich. Alkoholgegnertag.)

Prof. Kassowitz: Es wurde von Herrn Hofrat Huemer gesagt, daß die Mittelschullehrer der Sache günstig gesinnt sind, daß sie alles mögliche tun, daß sie belehren usw. Ich möchte dagegen einige Erfahrungen anführen, die mich persönlich betreffen. Ich wurde vor mehreren Jahren von dem Direktor des Erzherzog Rainer-Gymnasiums aufgefordert, einen Vortrag über den Alkohol für die Schüler des Obergymnasiums zu halten. Ich habe die ganze Frage auseinandergesetzt und an den begeistert glühenden Augen der Kinder und an der Dankrede, die mir von einem der jungen Leute am Schlusse gehalten wurde, konnte ich sehen, daß meine Worte auf fruchtbaren Boden gefallen sind. Ein Jahr später wurde mir wieder nahegelegt, in einem andern Gymnasium Wiens zu sprechen. Ich habe mich sofort dazu bereit erklärt, aber da ich nicht vom Gymnasium selbst, sondern auf Umwegen aufgefordert wurde, gewünscht, daß mich die Schule direkt einlade. Nach mehreren Wochen wurde mir mitgeteilt, daß in der Lehrerkonferenz beschlossen wurde, davon Abstand zu nehmen. (Rufe: Hört!) Ich habe nie mehr eine ähnliche Aufforderung bekommen.

Bei den Schulausflügen an den Mittelschulen wird furchtbar getrunken. Meine zwei Söhne, damals Gymnasiasten in einem der vornehmeren Gymnasien der innern Stadt, waren bei einer solchen Gelegenheit genötigt, ihren betrunkenen Kollegen Samariterdienste zu leisten und sie nach Hause zu befördern. Unter den Augen der Lehrer haben sich die Kinder besinnungslos betrunken. Ich kann also nicht finden, daß die Mittelschullehrer der Antialkoholbewegung günstig gegenüber stehen.

Durch die Schülerabstinenzvereine könnte man großartige Erfolge erzielen. Es gibt solche in vielen andern Ländern und ich kann es nicht begreifen, wie man sie bei uns ablehnen kann.

Ich möchte Ihnen zum Schluß noch etwas mitteilen, was Sie gewiß alle im höchsten Grade interessieren wird. Vielleicht wird die Mitteilung dieser Begebenheit ein wenig das Gewissen der Bevölkerung aufrütteln.

Ein k. k. Bezirksarzt hat mir und zwei andern Mitgliedern dieser Versammlung Briefe geschickt, in denen er mitteilt, er habe seinen Sohn, einen Gymnasiasten, in einem Schülerheim einer größeren Provinzstadt untergebracht, welches sicherlich von der Behörde konzessioniert und überwacht wird. Es wird doch bei uns alles überwacht. (Heiterkeit.) In dieser Anstalt wurde unter den Augen des Direktors ganz furchtbar gesoffen. Es ist den Schülern dort gestattet, die Wirtshäuser zu jeder beliebigen Tages- und Nachtzeit zu besuchen. In einem Briefe, den der arme Mann von seinem Sohne, der seitdem zugrunde gegangen ist, erhalten hat und den er mir zur Verfügung stellte, heißt es:

„Neulich hatten wir einen fürchterlichen Krawall. In der Nacht kam der Fritz, der Fritsche und der Kosak nach Hause, natürlich total besoffen. Um derlei unliebsamen Auftritten ein Ende zu machen — denn Vorhergesagtes war nichts Neues und kam bereits mehrmals vor — sperrte der Direktor unter Aufsicht eines Präfekten die drei in ein Zimmer des ersten Stockwerkes. Nun stieg das saubere Kleeblatt an der Fassade des Hauses von einem Fenster zum andern, bis es eines offen fand, wodurch die drei in ein unversperrtes Zimmer gelangten. Sie gingen einfach davon und zogen bis spät in der Nacht herum. Von einem Neubau rissen sie die Tafel mit dem Namen des Baumeisters herab und schleppten sie nach Hause. Hier angekommen, schlugen sie einen fürchterlichen Lärm. Der Direktor, der hinauskam, wurde beschimpft: Was, ein solcher Esel will Direktor sein? und ähnliche schöne Ehrentitel mehr."

Was dann weiter geschah, weiß ich nicht genau. Aber der Junge, der das schreibt, ist ebenfalls einmal ausgeblieben. Als er nicht nach Hause kam, hat man ihn natürlich in allen Wirtshäusern gesucht. Er wurde betrunken gefunden und ging in die Mur. (Bewegung.)

Es besteht ein Gesetz, wonach die Kinder kein Wirtshaus besuchen dürfen. Hier ist wieder ein Beispiel, daß das Gesetz nicht beobachtet wird. Wo ist in diesem Falle die Behörde? Der arme Mann schreibt mir, er habe irgend etwas unternehmen wollen, aber die Gesetze gäben ihm keine Handhabe. Die Handhabe würde darin bestehen, daß es unmöglich sein muß, daß ein Direktor ein Präfekt usw. ruhig zusehen, wie Kinder sich in Wirtshäusern betrinken. Warum sehen sie ruhig zu? Weil sie selbst nicht abstinent sind. (Zustimmung.)

Alle unsre Reden, Bitten und Beschwörungen können nichts nützen, wenn der Professor bei den Ausflügen vor den Augen der Kinder Bier trinkt und ihnen dann am nächsten Tag erzählt, der Alkohol ist schädlich, man darf nicht so viel trinken usw.

Wir Abstinente stehen noch immer als Leute da, denen ein Radel im Kopfe fehlerhaft geworden ist. Man sagt: Professor Kassowitz ist ein ganz gescheiter Mensch, aber er hat einen Span, er ist abstinent. (Heiterkeit.) Das sollte aufhören. Hier müßten vierzig Kollegen sitzen, Professoren, Doktoren und Dozenten, und hören, was in der Alkoholfrage gesprochen wird. Sie wollen aber nichts mit den „Abstinenzlern" zu tun haben. Wir sind nicht „Abstinente", das würde nur heißen, daß wir nichts trinken; nein, wir sind „Abstinenzler", das heißt: Narren. (Stürmischer Beifall.)

Wenn schlechtes Wasser in irgendeinem Orte ist, so ist das kein Grund, die Kinder mit Alkohol zu füttern. Es ist absolut ausgeschlossen, das Wasser einfach durch Bier und Wein zu ersetzen. Man kann für das schlechte Wasser Ersatz in gekochtem Wasser, in Tee usw. schaffen. Man soll nur nicht die Kinder, noch dazu auf öffentliche Kosten, vergiften und zu Alkoholikern erziehen.

Ein wichtiger Faktor[1]).

Wer sein Interesse der verwahrlosten Jugend des Großstadtproletariates zuwendet, darf die verhängnisvolle Bedeutung des Alkoholismus für das zu bekämpfende Übel nicht übersehen. Der Arbeiter, der nach vielfachen Erhebungen durchschnittlich ein Sechstel, nicht selten aber eine viel größere Quote seines kärglichen Einkommens für alkoholische Getränke verwendet, die ihn weder nähren noch stärken, sondern nur seine Gesundheit beeinträchtigen, schädigt damit nicht nur sich selbst, sondern auch seine Familie und vor allem seine Kinder, die häufig infolge der Keimvergiftung schon minderwertig zur Welt kommen, dann aber notwendigerweise in der Ernährung und Körperpflege verkürzt werden, in den jämmerlichen Wohnungen der Rachitis und Skrofulose anheimfallen, um endlich, wenn sie flügge geworden sind, in mangelhafter Bekleidung, der Straße und ihrem demoralisierenden Einflusse ausgeliefert zu werden.

Der Vater, der seine wenigen freien Stunden in der Kneipe verlebt, kann seine Kinder weder geistig noch moralisch vorwärts bringen; ist er aber ein ausgemachter Trinker, dann brutalisiert er seine Umgebung und legt durch sein Beispiel den Keim zur Verrohung seiner Nachkommen, die überdies oft genug schon in frühester Jugend der chronischen Alkoholvergiftung und ihrer entsittlichenden Wirkung anheimfallen. Daß aber auch viele Kindermißhandlungen von alkoholisierten Eltern und Pflegeeltern verübt werden, ist eine allgemein bekannte und eigentlich selbstverständliche Tatsache.

Nach alledem kann es keinem Zweifel unterliegen, daß man einen großen Teil des Kinderelends beseitigen könnte, wenn es möglich wäre, die arbeitenden Klassen von der Alkoholvergiftung zu befreien oder, noch besser, die heranwachsende Generation schon von vornherein davor zu bewahren. Das ist aber so lange vollkommen ausgeschlossen, als auch die Wohlhabenden der Gewohnheit des Alkoholgenusses treu bleiben zu müssen glauben. Schon die Ermahnung zur Mäßigkeit, geschweige denn gar zur völligen Enthaltung muß unwirksam bleiben, wenn der Ermahnende nicht sich selbst als ein Beispiel für die Möglichkeit und leichte Durchführbarkeit eines alkoholfreien Lebens anführen kann; während auf der anderen Seite jeder einzelne dadurch allein, daß er sich offen und bei jeder Gelegenheit des Alkohols in jeder Form enthält, eine bedeutende Werbekraft auf seine Umgebung, auf Verwandte und Freunde, auf Gleichgestellte und Untergebene ausübt. Noch wirksamer ist das Beispiel

[1]) Mitteilungen des „Reichsverein für Kinderschutz" 1910, Nr. 9.

ganzer Familien oder größerer Vereinigungen. Das ist nicht nur theoretisch konstruiert, sondern wird überall und immer wieder durch die Beobachtung und die Erfahrung bestätigt.

Wer also gegen die Verwahrlosung der großstädtischen Jugend nicht nur mit Palliativmitteln vorgehen, sondern das Übel an seiner Wurzel fassen und bekämpfen will, darf an dem hier erörterten Faktor nicht achtlos vorübergehen und sollte das Seinige dazu beitragen, damit das, was in vorgeschritteneren Ländern bereits verwirklicht oder der Verwirklichung nahe ist, nämlich eine werktätige Beteiligung aller Gebildeten an dem Kampfe gegen den Alkohol endlich auch bei uns für die Allgemeinheit sichtbar in die Erscheinung trete.

Namentlich die für die Leiden ihrer Mitmenschen warm empfindenden Frauen sollten sich das Beispiel ihrer Schwestern in Nordamerika vor Augen halten, die in einem Bund abstinenter Frauen mit mehr als einer halben Million Mitglieder wenigstens den Alkoholgenuß in der Familie schon gründlich beseitigt und durch fortwährende Petitionen bei den Vertretungskörpern den obligatorischen Unterricht über die Gefahren des Alkohols in allen Volksschulen der Vereinigten Staaten durchgesetzt haben. Auch bei uns sollten die Frauen Ähnliches zu erreichen suchen; sie könnten dadurch mithelfen, eine ergiebige Quelle des Kinderelends zu beseitigen.

Die akademische Trinksitte[1]).

Wenn das Wort Anachronismus nicht schon vorhanden wäre, müßte es für die mit einem besondern Ritual verbundene Aufnahme großer Alkoholmengen durch die akademischen Bürger und ihre nicht akademischen Nachahmer geschaffen werden. Die Entstehung dieser sonderbaren Gebräuche reicht in frühere Jahrhunderte zurück — aus dem Jahre 1685 ist ein „Saufkomment" für Studenten erhalten —, also in eine Zeit, in der die vergiftende Wirkung des Alkohols noch unbekannt war. Damals wußte man noch nichts von der Alkoholleber und der Schrumpfniere der Trinker; Alkoholneuritis und Alkoholpsychosen waren ebenso unbekannt wie die Degeneration des Herzmuskels und die Verkalkung der Arterienwände als Folgen des chronischen Alkoholismus; und damals war auch noch nicht durch wissenschaftliche Untersuchungen festgestellt worden, daß dieses narkotische Gift schon die Keime der kommenden Generation schädigt und Idiotie, Epilepsie, Nervenschwäche und andere Degenerationserscheinungen bei den Nachkommen derjenigen hervorruft, die dauernd unter seinem Einflusse gestanden sind. Damals wußte man nur, daß der Wein „des Menschen Herz erfreut", daß Geselligkeit und Frohsinn durch gemeinsamen Biergenuß gefördert werden, und von der „Aqua vitae" glaubte man, daß sie die Lebensgeister weckt und die gesunkenen Kräfte wieder aufrichtet. Die akute Alkoholvergiftung aber, deren Symptome nicht leicht zu übersehen waren, betrachtete man als eine unschuldige und rasch vorübergehende Nebenwirkung der gerühmten und erwünschten Euphorie, die man dem Genusse dieses Wundermittels verdankt. „Wer niemals einen Rausch gehabt, der war kein braver Mann"; und derjenige erwarb sich Lob und Preis seiner Zechgenossen, der in der Zeiteinheit die größten Mengen des freudespendenden Stoffes bewältigen konnte. Es entstand das Lied, das noch heute — als Anachronismus — gesungen wird: „Wer am meisten trinken kann, ist König" . . .

Jetzt aber wissen wir, daß im Wein acht bis zehn, im Bier vier bis fünf, im Branntwein dreißig bis fünfzig Prozent jenes eminent giftigen Stoffes enthalten sind, den die Chemiker als Äthylalkohol (C_2H_6O) bezeichnen; wir haben erfahren, daß dieses narkotische Gift jedes lebende Protoplasma, sei es nun tierischer oder pflanzlicher Natur, nach einem rasch vorübergehenden Erregungstadium zuerst lähmt, d. h. seine Lebenstätigkeit herabsetzt und bei fortgesetzter Einwirkung in ihm jedes Leben für immer vernichtet. Wir wissen auch, daß der Alkohol die Muskelkraft nicht erhöht, sondern nach einer kurzen, quasi aufpeitschenden Erregung dauernd herabsetzt, so daß er alle höheren Sportleistungen unmöglich macht und, selbst mehrere Tage vor einem entscheidenden Wettkampfe in mäßigen Mengen genossen, eine sichere Niederlage gegenüber einem alkolhofreien Gegner verbürgt. Es haben ferner exakte wissenschaftliche Versuche ergeben, daß schon mittlere Alkoholmengen

[1]) Aus dem Almanach „Vom Studium und vom Studenten". Berlin (Cassierer) 1910.

noch nach 24 bis 36 Stunden alle geistigen Fähigkeiten und Fertigkeiten, wie Auswendiglernen, Kopfrechnen, Unterscheidung von Farben, Schriftsetzen, Zielen usw. herabsetzen und beeinträchtigen. Vielfache Enqueten und Nachforschungen haben dann sichergestellt, daß die meisten gonorrhoischen und syphilitischen Infektionen bei jungen Leuten, speziell bei Studenten, unter der Alkoholwirkung zustande kommen, die alle Hemmungen und Bedenken beseitigt, die den nicht Narkotisierten zur Zurückhaltung mahnen. Und nun darf man fragen, ob es nicht ein Anachronismus genannt werden muß, wenn Jünger der Wissenschaft ihren Stolz darein setzen, sich unter feierlichen Gesten systematisch zu betäuben und zu vergiften, ihre Körperkräfte herabzusetzen, ihre geistigen Fähigkeiten zu vermindern und ihre Nachkommenschaft schon im Keime zu verderben und zu verkümmern. Denn nicht nur die im Rausche gezeugten Kinder sind minderwertig, was zwar allgemein geglaubt, aber nicht streng wissenschaftlich bewiesen ist, sondern die chronische, sich immer wieder erneuernde Vergiftung verdirbt schon im vorhinein die Keimzellen, die erst späterhin zur Verwendung gelangen.

Was aber der unbefangenen Beobachtung und Beurteilung am wunderlichsten erscheint, das ist die enge Verquickung der feierlichen Alkoholnarkose mit dem Nationalstolz und dem Deutschtum. Auch andere Völker stehen noch vielfach unter dem Banne des Alkoholaberglaubens und der von Jugend auf gepflegten und gehätschelten Alkoholgewöhnung. Aber weder der Absinth trinkende Franzose, noch der sich mit Wutki berauschende Russe oder der seinen Chianti schlürfende Italiener denken daran, daß sie damit die Liebe zu ihrem Vaterlande und die Begeisterung für ihr Volkstum zum Ausdruck bringen. Nur der Deutsche ist sonderbarerweise dahin gelangt, deutsche Kraft und deutsche Männlichkeit in der Bewältigung von Flüssigkeitsmengen zu betätigen, die nicht nur durch ihren Giftgehalt verderblich wirken, sondern auch durch ihr Volumen in einem schreienden Mißverhältnisse zu der Aufnahmsfähigkeit der dabei beteiligten Körperhöhlen stehen, so daß diese sich des ihnen aufgezwungenen Überschusses in wenig ästhetischer Weise entledigen müssen. Während die Vorfahren im Turnier den Gegner durch Muskel- und Stoßkraft aus dem Sattel zu heben suchten, ist jetzt derjenige Sieger in der Biermensur, der durch fortgesetzte Übung seine Schlundmuskeln und seine Speiseröhre zu rascher Bewältigung des vorgeschriebenen Quantums trainiert hat. Diese Trainierung geschieht aber nicht mit Wasser oder einer andern indifferenten Flüssigkeit, sondern mit demselben Biere, das in jedem Liter ungefähr ein Weinglas absoluten Spiritus enthält, also eine große Dosis eines gefährlichen und heimtückischen Giftes, das alle Organe und alle physischen Funktionen des menschlichen Körpers, von den niedersten bis zu den höchsten, unheilbar schädigt und verdirbt. Und während die akademische Jugend, die Blüte und die Hoffnung der Nation, diese Schädigung und Verderbnis in systematischer Weise betreibt, ist sie dabei noch in dem unbegreiflichen Wahne befangen, daß sie damit die Ehre und den Ruhm ihres Volkstums erhöht. Glaubt sie wirklich, daß die deutsche Nation dabei gewinnt, wenn das Verhältnis der Militäruntauglichen unter den Universitätshörern (wie z. B. in Kiel ziffermäßig nachgewiesen wurde) den Durchschnitt bei den übrigen Militärpflichtigen bedeutend übertrifft? Und wie steht es mit dem geistigen Wettkampf der Nationen, wenn große amerikanische Universitäten und Kollegien völlig alkoholfrei gehalten werden, während die deutschen Mitstreiter Abend für Abend „in die Kanne steigen" und am nächsten Morgen ein zärtliches Verhältnis mit dem Frühschoppen eingehen? Jüngstens hat ein berühmter deutscher Gelehrter — Professor Lamprecht — die Befürchtung ausgesprochen, daß die deutschen Universitäten über kurz oder lang von den amerikanischen in den Schatten gestellt sein werden, weil diese durch die Liberalität der Regierenden und der Mäzene über enorme Mittel verfügen. Ich sehe aber viel mehr Grund zu einer solchen Prophezeiung in der rapid fortschreitenden Befreiung Amerikas vom Alkohol — die halbe Bevölkerung der Vereinigten Staaten steht schon jetzt entweder unter staatlichem oder kommunalem Alkoholverbot — und dem Gegenstücke hierzu in Deutschland, dessen Alkoholverbrauch noch immer im Steigen begriffen ist. Und wenn wir fragen, wie es kommt, daß zwei kulturell hochstehende Nationen gerade in diesem Punkte entgegengesetzte Wege gehen, so liegt die Erklärung dafür zum großen Teile in der hüben und drüben direkt gegensätzlichen Bewertung des Alkohols von seiten der akademischen Jugend. Dort sehen die Jünger der Wissenschaft ihr Ideal nicht in der gepriesenen Mäßigkeit im Alkoholgenusse, sondern in der völligen Befreiung von der Alkoholnarkose; hier aber wird bei einem großen Teil der akademischen Jugend nicht einmal die Mäßigkeit, sondern gerade die Unmäßigkeit gepriesen und bewundert. Dort wirkt der alkoholfrei lebende Student vorbildlich für die andern Volksgenossen und später kann er seinen Einfluß und seine Beredsamkeit dazu verwenden, um als Bundespräsident, als Volksvertreter, als Arzt und als Prediger bei den Abstimmungen über Zulassung oder Beseitigung der alkoholischen Getränke den Anhängern des Verbotes zum Siege zu verhelfen. Hier aber ist vorläufig noch der unmäßige Alkoholgenuß bei den studentischen Gelagen mit einer leuchtenden Gloriole umgeben, die nicht nur die anderen Volksschichten blendet und zur Nachahmung reizt, sondern auch bewirkt, daß gerade diejenigen, die für jeden kulturellen Fortschritt vorbildlich sein sollten: die an den Universitäten herangebildeten Ärzte, Professoren, Verwaltungsbeamten und Staatsmänner den Bestrebungen zur Befreiung des Volkes von dieser Geißel entweder direkt feindlich oder doch kühl bis ans Herz hinan gegenüberstehen.

Und doch muß auch hier einmal eine Wendung zum Bessern eintreten und für den aufmerksamen Beobachter sind die Anzeichen einer solchen schon deutlich bemerkbar. Akademische Abstinenzvereine mit einer stattlichen Anzahl von Mitgliedern wären vor zwanzig Jahren ebenso undenkbar erschienen, wie der Beschluß „trinkender" Studentenverbindungen, auch „nichttrinkende" Kommilitonen in ihre Mitte aufzunehmen. Auch die große und allgemeine Entrüstung, die die in jüngster Zeit unter Alkoholwirkung verübten Schandtaten eines hochfeudalen Korps bei allen rechtlich Denkenden und ästhetisch Fühlenden hervorgerufen haben, wird das ihrige dazu beitragen, um diese Wendung zu beschleunigen. Schließlich muß ja auch dieser Anachronismus verschwinden, wie so manche Unbegreiflichkeiten geschwunden sind, die einstens für verehrungswürdig und sakrosankt gegolten haben.

Tatsachen und Theorien[1]).

Schon bevor Wlassak in der Julinummer dieser Monatsschrift die willkommene Anregung dazu gegeben hat, die strittige Frage über den Nährwert des Alkohols in diesem wissenschaftlichen Organ zu diskutieren, hatte ich die bestimmte Absicht, auf den Hamburger Vortrag von Gruber, in dem er vor Alkoholgegnern der ganzen Welt die nährende Fähigkeit des von uns allen bekämpften Giftes verkündet hatte, an dieser Stelle zu reagieren; und ich habe die Ausführung dieser Absicht nur bis zu dem Zeitpunkte verschoben, wo mir der Wortlaut des Vortrages bekannt geworden sein wird. Nun kommt aber der Artikel von Wlassak meinem Wunsche, mich vor dem Leserkreise dieser Zeitschrift über diese spinöse Frage auszusprechen, entgegen und ich will daher, unter Vorbehalt einer späteren Ergänzung, schon jetzt einige Punkte besprechen, die mir einer Aufklärung und Richtigstellung in hohem Maße bedürftig zu sein scheinen.

Wlassak stellt sich mit aller Entschiedenheit auf die Seite Grubers und der anderen Forscher, welche dem Alkohol trotz seiner giftigen Eigenschaften und neben seinen schädigenden Wirkungen auch nährende Fähigkeiten zuschreiben, und verwirft daher meine Auffassung, welche diesem Gifte, wie allen andern, die Fähigkeit abspricht, in irgendeinem Ausmaße an die Stelle jener Stoffe zu treten, deren nährende Eigenschaft für den tierischen und menschlichen Organismus von niemandem angezweifelt wird. Die Argumentation, die ihn zu diesem Resultate geführt hat — denn nur um eine solche handelt es sich, da er ebensowenig wie Gruber und ich über eigene einschlägige Versuche verfügt — bewegt sich ungefähr in folgenden Richtlinien:

1. Mein Zweifel an der nährenden Wirkung des giftigen Alkohols beruhe auf einer bloßen Hypothese. Der echte Naturforscher aber wisse, daß die Wirkungen des Alkohols durch die Erfahrung zu erweisen und nicht aus einem Begriff zu deduzieren seien.

2. Die experimentellen Untersuchungen hätten — eine nach der andern — gezeigt, daß der Alkohol ein Nährstoff sei, daß er gleich Fett und Zucker Eiweiß spare und auch als Quelle der Muskelkraft dienen könne.

3. Ich hätte auf Grund meiner Theorie die Versuchsergebnisse anders zu deuten und unbequeme Tatsachen mehr oder weniger geschickt zu leugnen versucht.

---

[1]) Internationale Monatschrift z. Erforschung d. Alkoholismus u. Bekämpfung d. Trinksitten 1911, Heft 10.

4. Man müsse sich in dieser Frage an die Seite der Autoritäten stellen, die den Nährwert des Alkohols bejahen, und als solche könne man nur wirklich sachverständige Männer ansehen, die, wenn sie auch keine Alkoholversuche gemacht haben, doch wenigstens die experimentellen Methoden genau kennen.

5. Die Nährwertfrage soll aus der Argumentation und Agitation der Alkoholgegner ausscheiden und es mögen durch einen deutschen Abstinententag offizielle Leitsätze für unsere Bewegung aufgestellt werden.

Ich will nun gleich vorausschicken, daß ich jedem einzelnen dieser Punkte auf das schärfste opponieren muß.

Wenn Wlassak meint, daß meine Auffassung auf einer bloßen Hypothese beruht, während die gegenteilige, die von den Autoritäten gelehrt wird, sich auf Tatsachen stützt, so kann ich darauf nur antworten, daß er die Situation auf das gründlichste verkennt. Die Wahrheit ist die, daß die Lehre von dem Nährwert des Alkohols niemals das Licht der Welt erblickt hätte, wenn man sich nicht aus rein theoretischen Gründen dem Glauben hingegeben hätte, daß die Nahrungstoffe im lebenden Organismus wie das Heizmaterial in der toten Maschine direkt verbrennen und daß daher eine Nahrung immer genau soviel wert sein müsse, als sie bei ihrer Verbrennung Wärmeeinheiten liefert. Als J. R. Mayer diesen Vergleich anstellte, befand sich die Stoffwechsellehre noch in ihren ersten Anfängen, und es schmälert unsere Bewunderung für diesen Pfadfinder der Naturerkenntnis nicht im geringsten, wenn wir jetzt auf Grund eines seitdem enorm angewachsenen Tatsachenmaterials sagen müssen, daß er in diesem Punkte geirrt habe. Konnte er doch damals noch glauben, daß die Nahrungstoffe innerhalb des Lumens der Blutgefäße verbrennen, wie Holz, Kohle oder Weingeist im Feuerungsraum einer Maschine, und es lag für ihn also der Gedanke nahe, dem im Körper verbrennenden Weingeist dieselbe Rolle zuzuschreiben wie in einem mit Spiritus geheizten Motor. Heutzutage wissen wir aber, daß auch ein völlig entbluteter Frosch durch geraume Zeit Bewegungen ausführt und dabei Kohlensäure und Wärme produziert, obwohl jetzt von einer Verbrennung innerhalb der Gefäße nicht mehr die Rede sein kann; wir wissen, daß die grünen Pflanzen leben, Kohlensäure ausatmen und gelegentlich auch mechanische Arbeit leisten, obwohl sie sich ausschließlich von Stoffen ohne den geringsten Brennwert nähren; wir wissen, daß die Tiere ebenfalls gewisse Mineralsalze in bestimmten Quantitäten nicht entbehren können und daß dieser Teil ihrer Nahrung ihnen keine einzige Wärmeeinheit zuführt; wir wissen ferner, daß weder Zucker, noch Fett noch Eiweiß bei der Temperatur der Warmblüter, geschweige denn bei der der sogenannten Kaltblüter angezündet werden können; daß eine vermehrte Sauerstoffzufuhr den vitalen Verbrennungsprozeß nicht anfacht, was doch unbedingt der Fall sein müßte, wenn Zucker, Fett und Eiweiß durch direkte Verbindung mit dem Sauerstoff verbrennen würden; und endlich wissen wir, daß der Brand auch nicht durch vermehrte Zufuhr der Nahrung angefacht wird, wie beim Aufschütten frischer Kohle im Feuerungsraum eines Dampfmotors, sondern daß sich die Höhe der Verbrennung ganz ausschließlich nach der Zahl und Stärke der einwirkenden Reize richtet. Bleiben diese aus, dann bilden sich auf Kosten der Nahrung brennbare Reservestoffe

(Fett oder Glykogen), die sich auch im Muskel, also mitten in der mit Fett und Zucker zu heizenden Maschine ablagern und vorläufig unverbrannt bleiben, obwohl in jedem kleinsten Teilchen dieses Organs fort und fort Verbrennungsprozesse ablaufen. Wir sehen also schon jetzt, daß die Grundhypothese, von der die Lehre von der Nährkraft des Alkohols ihren Ausgang genommen hat, überall auf die größten Schwierigkeiten stößt und mit einer ganzen Reihe von Tatsachen in Widerspruch gerät, also unmöglich richtig sein kann.

Eine andere Probe auf das Exempel, die ebenfalls zu ungunsten der Lehre von der Verwendung der Nahrungstoffe zum Heizen der Lebensmaschine ausgefallen ist, bildet das angebliche „Gesetz" der Isodynamie, welches behauptet, daß die Nahrungstoffe einander nach ihrem Gehalte an Wärmeeinheiten vertreten können. Hundert Kalorien von Eiweiß seien also für den Organismus gleichwertig mit hundert Kalorien von Fett und diese sollen wieder ebensoviele Kalorien von Zucker ersetzen können. Aber auch dieses angebliche Gesetz wird durch eine ganze Reihe zweifelloser und unwiderleglicher Tatsachen umgestoßen.

Vor allem ist es nicht wahr, daß es dem Organismus gleichgiltig ist, in welcher Form er die notwendige Menge von Nahrungskalorien bezieht, weil auch das ganz ausgewachsene Tier eine bestimmte und zwar ziemlich bedeutende Menge von Eiweiß beziehen muß, die weder durch Zucker noch durch Fett ersetzt werden kann. Nur unter einer Bedingung kann der tierische Organismus mit einer bedeutend kleinern Eiweißration auskommen, wenn man ihm daneben Zucker in so großen Mengen zuführt, daß die Gesamtzahl der Kalorien auf das Zweiundeinhalbfache der gewöhnlichen ansteigt. Wo bleibt da das „Gesetz" der Isodynamie? Und wo bleibt es, wenn man in einem solchen Falle den Zucker durch die isodyname Menge von Fett ersetzen wollte? Auch da wird dem angeblichen Gesetz ein Schnippchen geschlagen, weil selbst die größte Menge von Fett neben der reduzierten Eiweißmenge den Verlust des Körpers an Stickstoff (oder Eiweiß) nicht zu verhindern vermöchte, während die großen Mengen Zucker dies tatsächlich imstande sind.

Damit sind aber die Mißerfolge der Lehre von der Gleichwertigkeit der Nahrungskalorien noch keineswegs beendet. Es gibt nämlich außer dem Eiweiß noch eine andere Art von stickstoffhaltigen Nahrungstoffen, nämlich die Leimsubstanzen, die man durch Kochen von Bindegewebe, Knorpel oder Knochen gewinnt. Sie können aber trotz ihres Stickstoffgehaltes das Eiweiß nicht ersetzen, sondern nur neben Eiweiß statt Zucker oder Fett gegeben werden. Nun hat aber der große Stoffwechselforscher Carl von Voit, der zusammen mit Pettenkofer die Methoden der Stickstoffwechseluntersuchungen geschaffen hat, einmal sehen wollen, in welchen Mengen diese Leimsubstanzen für Fett eintreten können. Das „Gesetz" der Isodynamie hätte natürlich verlangt, daß man von Leim (mit nur 5493 Kalorien) nahezu doppelt so viel verfüttern müßte als von Fett (mit 9683). In Wirklichkeit hat sich aber gezeigt, daß 200 Gramm Leim neben Fleisch trotz ihres viel geringeren Kaloriengehaltes für die Erhaltung des Körpers noch mehr leisteten als 200 Gramm Fett mit nahezu doppelt so vielen Kalorien, indem damit nicht nur das Gleichgewicht erhalten, sondern sogar noch etwas Eiweiß im Körper angesetzt wurde. Und nun hat sich etwas ereignet, was die These von Wlassak, daß man sich nur an die Autoritäten und „wirklich Sachverständigen" halten müsse, in eigentümlicher Weise illustriert. Seitdem Rubner das „Gesetz der Isodynamie" aufgestellt hat, haben weder er noch seine Anhänger auch nur ein Sterbenswörtchen über das Verhältnis zwischen Leim und Fett verlauten lassen. Ich habe zum erstenmal im Jahre 1899 (im ersten Bande meiner Allgemeinen Biologie S. 50) und später in jeder meiner Publikationen über den Nährwert des Alkohols auf das befremdliche Verschweigen einer so wichtigen Tatsache hingewiesen, ohne daß es mir bisher gelungen wäre, von irgend einer Seite darüber Aufklärung zu erlangen. Vielleicht wird Professor v. Gruber, der ebenso wie Rubner zu den Voit-Schülern gehört, in der hier zu erwartenden Diskussion sich zu einer Äußerung hierüber entschließen. Aber schon jetzt möchte ich an den von mir hochgeschätzten Anreger dieser Diskussion die Frage richten, ob er auch in diesem Falle gewillt ist, sich an die Seite der Autoritäten zu stellen, die eine für ihre Theorie so gefährliche Tatsache mit so großer Beharrlichkeit übersehen, oder vielleicht einmal ausnahmsweise an die Seite des nicht wirklich Sachverständigen, der, soviel mir bekannt ist, als der erste und bisher einzige auf die ausschlaggebende Bedeutung dieser Versuchsergebnisse hingewiesen hat.

Es soll aber an dieser Stelle nicht verschwiegen werden, daß ich mich auch erkühnt habe, an der Methodik einer so anerkannten Autorität in Stoffwechselsachen, wie Rubner, scharfe Kritik zu üben, und zwar gerade an jenen Versuchen, durch die er sein Gesetz der Isodynamie bewiesen zu haben vermeint.

Man möchte glauben, daß die Prüfung, ob Nahrungstoffe einander nach ihrem Brennwerte vertreten, am einfachsten so vorzunehmen wäre, daß man zuerst das Versuchsobjekt mit einer bestimmten Nahrungskombination ins Gleichgewicht bringt und dann einzelne Teile der Nahrung mit andern Nahrungstoffen vertauscht. Ein solcher Versuch wurde z. B. von Noorden und Kayser mit Fett und Kohlehydraten angestellt und ist zu ungunsten der Isodynamie ausgefallen, indem sich gezeigt hat, daß ein Körper, der mit Eiweiß und einer gewissen Menge von Kohlehydraten ins Gleichgewicht gebracht war, in diesem nicht erhalten werden konnte, wenn man die Kohlehydrate durch Fett mit der gleichen Zahl von Kalorien ersetzte. In ähnlicher Weise hat auch Chauveau versucht, Zucker durch eine isodyname Menge von Alkohol zu ersetzen; nur ist er so vorgegangen, daß er zunächst einen Hund durch längere Zeit mit einer bestimmten Menge von Fleisch und Zucker Tag für Tag eine bedeutende Arbeit (in einer Lauftrommel) verrichten ließ; und als sich gezeigt hatte, daß dabei nicht nur der Körperbestand erhalten, sondern sogar eine mäßige Zunahme erzielt werden konnte, ersetzte er den dritten Teil des Zuckers durch eine Alkoholmenge von gleichem Brennwert, so daß die Gesamtnahrung in beiden Versuchsreihen die gleiche Anzahl von Kalorien enthielt. Dabei zeigte sich aber, daß das Tier in der Alkoholperiode viel weniger arbeitsfähig war, indem es trotz fortwährenden Antreibens statt der früheren 24 im Durchschnitt nur 18,6 Kilometer bewältigen konnte, und daß es dabei trotz der geringeren Arbeitleistung bedeutend an Gewicht abnahm; womit also bewiesen war, daß der giftige Alkohol den nährenden Zucker nicht nur nicht nach seinem Brennwerte, sondern überhaupt nicht vertreten konnte[1]).

Rubner aber ist bei seinen Versuchen in folgender Weise vorgegangen: Er ließ das Tier zuerst hungern und fütterte es dann mit einem gewissen Quantum des zu prüfenden Nahrungstoffes. In beiden Fällen wurden der ausgeschiedene Stickstoff und die Kohlensäure bestimmt und daraus berechnet, wieviel das hungernde Tier von seinem eigenen Fett abgegeben hatte, und wieviel von diesem berechneten Körperfette durch die bestimmte Menge von Eiweiß, Rohrzucker, Traubenzucker oder Stärke erspart wurde; wobei sich ergeben sollte, daß die so gewonnenen Ziffern mit den Kalorien übereinstimmen, die durch Verbrennung dieser Stoffe außerhalb des Körpers gewonnen werden. Dabei mußte natürlich vorausgesetzt werden, daß der Verbrauch von Körperbestandteilen im Hunger konstant bleibt. Das ist aber nach den eigenen Ziffern von Rubner keineswegs der Fall, da sich Differenzen wie zwischen 430 und 469 Kalorien, und ein andermal wieder zwischen 38 und 31, 50 und 42 oder 79 und 53 Kalorien per Kilo Körpergewicht an den verschiedenen Tagen der Hungerperiode ergeben haben. Dadurch wird also die ganze überaus gekünstelte Versuchsanordnung gleich von vornherein illusorisch.

Was aber die Bestimmung der Zu- oder Abnahme des Körperfettes aus den Ausscheidungen anlangt, so hat der berühmte Physiologe Pflüger ausdrücklich betont, daß kein einziger der dabei in Frage kommenden Werte direkt gefunden, sondern jeder von ihnen durch Schätzung, Durchschnittsrechnungen, Multiplikationen kleiner Proben mit großen Zahlen, Korrekturen der mannigfaltigsten Art usw. berechnet wird; und doch wollte Rubner auf diesem Wege eine bis auf die Einheiten stimmende Gleichheit der Verbrennungswerte im lebenden Körper und im Verbrennungsofen herausbringen. Wie das der Experimentator trotz der in Wirklichkeit gar nicht stimmenden Ziffern dennoch erreicht hat, wie er aus drei stark voneinander abweichenden Zahlen (z. B. 245, 209, 225 oder 270, 248, 220) das Mittel zog, wie er von solchen drei Ziffern, wenn die Differenz gar zu groß war, auch noch die am stärksten abweichende unter wenig einleuchtenden Vorwänden oder auch ohne solche beseitigte, wie er in dem einen Falle wegen geringer Temperaturdifferenzen in dem Versuchsraume Korrekturen an zu stark differierenden Ziffern vornahm und diese Korrekturen ein andermal, wenn die Ziffern etwas besser stimmten, bei viel größeren Temperaturunterschieden unterließ, wie einzelne Berechnungen, die noch weniger gestimmt hätten, überhaupt nicht vorgenommen wurden, das möge man in der ausführlichen Kritik dieser Versuche nachlesen, die ich vor zwölf Jahren im ersten Bande meiner Biologie (S. 375ff.) nach einer sorgfältigen Kontrolle durch einen „wirklich Sachverständigen" veröffentlicht habe. Diese Einwände sind bisher weder von Rubner noch

[1]) Die ausführliche Schilderung dieser Versuche und die genauen Ziffern sind im 12. Jahrgang dieser Zeitschrift (1902, S. 239ff.) nachzusehen. (Gesamm. Abhandl. S. 414.)

von einem andern Forscher auf diesem Gebiet widerlegt worden und können wohl als vollkommen korrekt angesehen werden. Und nun bitte ich den Physiologen Wlassak, diese Einwände entweder allein oder ebenfalls unter Zuziehung eines Sachverständigen genau zu prüfen und mir zu sagen, ob er auch dann noch bereit sein wird, sich unentwegt an die Seite der Autorität zu stellen.

Aus alledem geht aber das eine klar hervor, daß die Hypothese der direkten Verbrennung der Nahrungstoffe zum Behufe der Energielieferung und alle aus dieser Hypothese abgeleiteten Schlüsse nicht nur nicht bewiesen sind, sondern daß sie im Gegenteil an einer ganzen Reihe widersprechender Tatsachen scheitern.

Ich nenne die Annahme einer direkten (katabolischen) Verbrennung der Nahrungstoffe, ohne ihre vorherige Aufnahme in den Bestand der lebenden Substanz, eine Hypothese, weil bisher niemand auch nur versucht hat, zu beweisen, daß jemals im Organismus Zucker oder Fett als solche zu Kohlensäure und Wasser verbrennen oder Eiweiß sich direkt in Harnstoff oder Harnsäure verwandelt. Wohl aber kennen wir einen Modus der Stoffumwandlung, der nicht im geringsten hypothetisch, sondern ganz sicher in jedem Organismus wirksam ist, nämlich die Verwendung von Nahrungstoffen zum Aufbau der lebenden Substanz und dann wieder den Zerfall des Protoplasmas unter Abgabe von Zersetzungsprodukten. Wenn ein halbverhungertes Tier durch reichliche Nahrung auf den ursprünglichen Körperbestand gebracht wird, dann wissen wir bestimmt, daß neues Protoplasma auf Kosten der Nahrung gebildet wird; und wenn umgekehrt der Körper im Hungerzustande schwindet, dann wissen wir ebenso sicher, daß die ausgeatmete Kohlensäure und die stickstoffhaltigen Ausscheidungen wenigstens zum Teile aus schwindendem Protoplasma herrühren müssen. Es werden also auf diesem Wege sicherlich Nahrungstoffe in Auswurfstoffe durch Vermittlung von Aufbau und Zerfall des Protoplasmas verwandelt, und man sollte doch glauben, daß man den Versuch, diesen gar nicht hypothetischen Modus der Stoffzersetzung zu verallgemeinern und auf den gesamten Stoffwechsel anzuwenden, unternehmen dürfte, ohne sich dem Vorwurf auszusetzen, „alles mögliche unwissenschaftliche Zeug" vorgebracht zu haben. Bevor er diese stilistische Wendung gebraucht hat, hätte der Physiologe Wlassak doch bedenken müssen, daß diese „metabolische" Vorstellung der Stoffumwandlung schon vor mir von Autoritäten wie Claude Bernard, Beale, Forster, Hoppe-Seyler, Wundt, Herrmann, Hering und Pflüger, neuerdings auch von Ehrlich und Verworn vertreten wurde, und daß mein ganzes Verbrechen eigentlich darin besteht, daß ich in den vier Bänden meiner Biologie versucht habe, dieses so nahe liegende Prinzip konsequent durchzuführen, ohne, wie dies leider so oft geschehen ist, bei irgendeiner Gelegenheit wieder in die allerdings sehr bequeme, aber völlig unfruchtbare und eigentlich ganz unmögliche Vorstellung einer direkten Verbrennung der Nahrungstoffe zurückzufallen.

Die Vorteile, die die metabolische Auffassung des Stoffwechsels gewährt, springen nach allen Richtungen so sehr in die Augen, daß man eigentlich nur schwer versteht, warum noch die meisten sich diese Vorteile durch starres

Festhalten an der katabolischen Hypothese, man möchte fast sagen, mutwillig verscherzen. Dafür nur einige Beispiele:

Die Unentbehrlichkeit der mineralischen Nahrungstoffe auch für den ausgewachsenen Tierkörper bleibt vom Standpunkte der Lehre von der direkten Verbrennung der Nahrung ein Rätsel. Hören wir hierüber den um unsere Bewegung so hochverdienten Physiologen Bunge:

> „Die Bedeutung der anorganischen Salze ist eine ganz andere als die der organischen Nahrungstoffe. Die letztern dienen nur als Kraftquelle; es werden chemische Spannkräfte mit ihnen in unsere Gewebe eingeführt, welche das unsern Sinnen erkennbare Leben ausmachen ...... Ganz anders die anorganischen Salze. Diese sind bereits gesättigte Sauerstoffverbindungen oder Chloride, die gleichfalls keine Verwandtschaft zum Sauerstoff besitzen. Es können durch ihren Zerfall und ihre Oxydation keine Kräfte im Körper frei werden. . . A priori läßt sich also die Notwendigkeit einer beständigen Zufuhr erheblicher Salzmengen für den ausgewachsenen Körper nicht deduzieren . . . Diese Frage erscheint also vorläufig unlösbar."

Nimmt man aber an, daß nicht nur Eiweiß, sondern alle Nahrungstoffe, organische und anorganische, zum Aufbau der lebenden Substanz verwendet werden, und daß diese in einem fortwährenden Zerfall und Wiederaufbau oder — um mit Hering zu sprechen — in einer ununterbrochenen Dissimilation und Assimilation begriffen ist, dann wird die Unentbehrlichkeit der Kali-, Kalk-, Natron-, Magnesium- und Eisensalze sofort verständlich, weil der nicht zum sofortigen Wiederaufbau der Protoplasmamoleküle verwendete Überschuß dieser Salze fortwährend aus dem Körper ausgeschieden wird und daher immer wieder neu zugeführt werden muß.

Natürlich involviert die Vorstellung, daß das Protoplasma nicht aus Eiweiß allein, sondern auch aus der stickstoffreien organischen Nahrung (Fett oder Zucker) nebst den mineralischen Nahrungsbestandteilen gebildet wird, zugleich eine außerordentlich komplizierte chemische Struktur und eine entsprechend hohe Zersetzlichkeit der chemischen Einheiten des Protoplasmas. Während also Eiweiß, Zucker und Fett nur bei sehr hohen Temperaturen verbrennen, genügen zur Spaltung sehr komplizierter chemischer Strukturen bekanntlich schon ganz geringe mechanische, chemische, elektrische oder thermische Energien; und so sehen wir auch, daß ganz geringe Reize derselben Natur genügen, um die Zersetzungen und Oxydationen im lebenden Körper in die Höhe zu treiben. Eine vermehrte Zufuhr von Sauerstoff oder von Baustoffen der zersetzlichen Protoplasmamoleküle kann aber bei gleichbleibender Stärke der Reize unter solchen Umständen an den Zersetzungen und Verbrennungen begreiflicherweise nichts ändern.

Aus der fast unübersehbaren Fülle von verifizierenden Tatsachen will ich nur noch die früher besprochenen Vertretungsverhältnisse zwischen Fett- und Leimsubstanzen herausgreifen. Für die katabolische Vorstellung bleibt die Erfahrung, daß der kalorienärmere Leim als Nahrung wertvoller ist als das kalorienreichere Fett, unter allen Umständen eine Moles indigesta, die auch durch hartnäckiges Totschweigen nicht im geringsten verdaulicher wird.

Daß aber eine stickstoffhaltige Substanz wie der Leim sich am Aufbau gewisser stickstoffhaltiger Komplexe des Protoplasmas beteiligen kann, die sonst aus Eiweiß gebildet werden müssen, und daß dadurch Eiweiß erspart werden kann, während das stickstoffreie Fett eine solche Funktion natürlich nicht zu übernehmen vermag, das müßte jeder einsehen, der nicht, in starrem Autoritätsglauben, auf selbständiges Denken verzichtet.

So wie die metabolische Auffassung in diesem Falle die Widersprüche beseitigt und zugleich aufklärend wirkt, so hat sie sich in hundert anderen Fällen bewährt, und ich kann wohl sagen, daß es kaum eine dunkle Stelle in dem verwickelten Getriebe der Lebensmaschine gibt, in die sie nicht hineinleuchtet und dabei mitunter eine überraschende Helligkeit erzielt. Wlassak nennt diese Auffassung eine kunstvoll aufgebaute Hypothese, die man bewundern und von der man vielleicht hoffen mag, daß sie sich als Arbeitshypothese bewährt. Leider kann ich die Reziprozität nicht so weit treiben, daß ich der katabolischen Hypothese diese Komplimente zurückgebe; denn diese ist nicht nur nicht kunstvoll aufgebaut, sondern sie ist im höchsten Maße trivial und steht für mich etwa auf der Höhe der Hypothese des Naturmenschen, daß in der Lokomotive ein Pferd verborgen sein müsse; nur daß umgekehrt jene wissenschaftliche Hypothese in jedem Pferd eine Art Lokomotive verborgen glaubt. Als Arbeitshypothese aber hat die katabolische Lehre Schiffbruch gelitten, da sie nirgends Aufklärung verschafft, sondern überall nur Verwirrung angerichtet hat.

Ein geradezu abschreckendes Beispiel hierfür bildet die Anwendung der thermodynamischen Hypothese auf die Muskelmaschine. Diese soll aus Eiweiß konstruiert sein und für gewöhnlich mit Zucker oder Fett geheizt werden. Fehlen aber diese beiden Brennstoffe, wie in dem Pflüger'schen Experiment, wo ein Hund Monate hindurch mit fettfreiem Fleisch gefüttert wurde und dabei fortwährend schwere Arbeit leistete, dann kann die Maschine auch mit Eiweiß geheizt werden, also mit derselben Materie, aus der sie selbst bestehen soll. Bei vollständigem Nahrungsmangel kommt sie aber noch immer nicht in Verlegenheit, denn dann heizt sie sich mit ihren eigenen Bestandteilen, die allmählich immer weniger werden, bis der Spaß nicht mehr weiter geht. Sie soll aber auch mit Alkohol geheizt werden können, der ja als vorzüglicher Brennstoff bekannt ist und überdies den Vorteil besitzen soll, daß er keine Verdauungsarbeit verlangt. Wenn man also Alkohol in der Muskelmaschine verbrennt, die selber aus Brennmaterial bestehen soll, dann wird nicht etwa die brennbare Maschine mit verbrannt, sondern diese wird im Gegenteil durch das Verbrennen des Alkohols in ihrem Innern vor dem Verbrennen geschützt. Und dann gibt es Leute, welche behaupten, daß jetzt keine Wunder mehr vorkommen.

Daneben fällt es vielleicht nicht so sehr ins Gewicht, daß weder die Anatomie noch die feinste Histologie des Muskels irgend etwas ausfindig gemacht hat, was auch nur im Entferntesten an die Einrichtungen einer Wärmekraftmaschine erinnern würde, und daß der Muskelmaschine auch das Wärmegefälle fehlt, das die Physiker für die Umwandlung von Wärme in mechanische Arbeit für unentbehrlich halten. Hingegen wissen wir jetzt, daß jede Muskelfaser — ob glatt oder quergestreift — aus zwei Bestandteilen, den Fibrillen und dem Sarkoplasma, zusammengesetzt ist, die räumlich so angeordnet sind, daß Zerfall, Entquellung und Volumabnahme des einen Bestandteils (der Fibrillen) kombiniert mit Aufbau, Quellung und Vergrößerung des andern das Kürzer- und Dickerwerden des Muskels, also die sogenannte Kontraktion, und umgekehrt der Zerfall im Sarkoplasma mit gleichzeitigem Auswachsen der Fibrillen das Länger- und Schlankerwerden des Muskels nach dem Aufhören der Kontraktion bei unverändertem Volumen desselben herbeiführen müßte. Die aus der Gestaltveränderung des Muskels resultierende Arbeitleistung würde dann natürlich nicht auf einer Umwandlung von Wärme in mechanische Arbeit beruhen, sondern auf der Quellung des neugebildeten und auf Entquellung des zerfallenden Protoplasmas, und die Nahrung würde nicht als solche verbrannt, sondern immer zunächst zum Wiederaufbau der durch Muskel- oder Nervenreize zerstörten Protoplasmateilchen verwendet werden. Eine giftige Substanz aber, wie der Alkohol, die jedes lebende Protoplasma angreift und bei diesem Angriffe selber verbrennt, könnte natürlich niemals zum Wiederaufbau der zerstörten Teilchen verwendet werden und daher auch niemals eine Quelle der Muskelkraft abgeben.

Von der außerordentlichen heuristischen Potenz dieser metabolischen Auffassung der Muskelfunktionen kann sich jeder überzeugen, der sich entschließen will, die betreffenden Kapitel im dritten Bande meiner Allgemeinen Biologie durchzusehen. Eine ganze Reihe von Tatsachen, die bei der katabolischen Auffassung einander völlig fremd gegenüberstehen, sind in verständliche Beziehung zueinander gebracht und namentlich die elektrischen Erscheinungen des ruhenden und des arbeitenden Muskels, für welche die Heiztheorie keinerlei Schlüssel besitzt, erscheinen in einer neuen, der Befriedigung des Kausalitätstriebes ungemein förderlichen Beleuchtung.

Es wären also nur noch jene experimentellen Untersuchungen zu besprechen, von denen Wlassak behauptet, daß sie — eine nach der andern — bewiesen haben sollen, daß der Alkohol ein Nährstoff ist, daß er, wie Fett und Zucker, Eiweiß sparen und als Quelle der Muskelkraft dienen kann.

Beginnen wir gleich mit der letzten Behauptung, so erkläre ich ihr gegenüber mit aller Bestimmtheit, daß niemand auch nur den Schatten eines Beweises dafür erbringen konnte, daß Alkohol jemals als Quelle der Muskelkraft gedient hat.

Entscheidend, und zwar im entgegengesetzten Sinne, ist für mich der durch viele Wochen fortgesetzte Versuch von Chauveau, der mit vollkommener Eindeutigkeit ergeben hat, daß die mit Fleisch und Zucker geleistete Arbeit sofort und andauernd nicht geleistet werden konnte, wenn ein Teil des Zuckers durch die kalorisch gleichwertige Menge von Alkohol ersetzt wurde. An dieser Tatsache läßt sich nicht deuteln und sie ist auch durch noch so konsequentes Verschweigen nicht aus der Welt zu schaffen. Herrn Kollegen Wlassak aber ersuche ich ausdrücklich, uns hier zu sagen, wie er dieses unanfechtbare Versuchsergebnis mit seiner Behauptung in Einklang bringen will. Ich bitte ihn auch, sich über die Versuche von Backman am überlebenden Kaninchenherzen zu äußern[1]), welche gezeigt haben, daß die geringste Alkoholmenge in der Durchspülungsflüssigkeit die Hubhöhen regelmäßig herabsetzte, während ganz kleine Mengen von Traubenzucker immer wieder eine fördernde Wirkung auf die Hubkraft des Herzmuskels ausübten. Selbst ein so warmer Verteidiger der nährenden Kraft des Alkohols, wie es Rosemann nach seiner alsbald zu besprechenden Sinnesänderung geworden ist, mußte zugeben, daß der Alkohol „außerordentlich ungünstig auf die Muskelarbeit einwirkt"[2]); und die amerikanischen Forscher Atwater und Benedikt, die so häufig als Kronzeugen für den Alkohol geführt werden, haben die Annahme, daß der Alkohol zur Energielieferung für die Muskelarbeit herangezogen werden könne, ausdrücklich für eine Hypothese erklärt, die auch in ihren Experimenten nicht bewiesen werden konnte[3]). So steht es in Wahrheit mit den wissenschaftlichen Beweisen für den Alkohol als Quelle der Muskelkraft. Und doch tritt der negative Ausfall derselben meines Erachtens in den Hintergrund gegenüber der jetzt allgemein anerkannten Tatsache, daß bei sportlichen Wettkämpfen aller Art nicht nur am Tage der Entscheidung, sondern während der ganzen Zeit des Training jedes Minimum von Alkohol vermieden werden muß, wenn man sich nicht einer sichern Niederlage aussetzen will. Da die narkotische Wirkung des vor Wochen in geringen Mengen genossenen Giftes unmöglich noch am Tage des Wettkampfes andauern kann, so ist damit wieder der vollgültige Beweis dafür erbracht, daß die angebliche Quelle der Muskelkraft in Wirklichkeit außerordentlich ungünstig auf die Muskelkraft selber einwirken muß.

Bliebe also nur noch die angebliche eiweißsparende Wirkung des Alkohols. Diese soll durch Stoffwechselversuche bewiesen sein, bei denen auf der einen Seite der Stickstoffgehalt der Nahrung und auf der andern der der Ausscheidungen (im Harn und Kot) möglichst genau bestimmt wird; und dann werden die Stickstoffbilanzen der Alkoholtage mit denen der alkoholfreien verglichen. Hören wir nun hierüber die bereits zitierten amerikanischen Forscher Atwater und Benedict.

„Im Verlauf unsrer Experimente hat sich gezeigt, daß es äußerst schwierig ist, eine gleichmäßige Stickstoffausscheidung im Harn an den aufeinanderfolgenden Tagen zu erzielen, selbst bei ganz gleichen Bedingungen bezüglich Ruhe oder Arbeit" (S. 268).

„Die unerklärten Variationen sind viel größer als diejenigen, welche durch Zugabe von Alkohol zur Nahrung herbeigeführt werden können. Das ist einer jener Umstände, welche uns davor warnen, dem Alkohol irgendeine bestimmte oder gleichmäßige Wirkung auf den Stickstoffwechsel zuzuschreiben" (daselbst).

„Die tägliche Stickstoffausscheidung ist ein viel weniger verläßlicher Maßstab für die Wirkungen von Diät, Gift, Arznei oder Muskelarbeit, als gemeinhin angenommen wird" (S. 394).

„Wir können nicht scharf genug betonen, wie gefährlich es ist, aus

[1]) Skandinavisches Archiv für Physiologie, 18. Bd., S. 323.
[2]) Pflügers Archiv Bd. 94, S. 569.
[3]) Memoirs of the National academy of sciences, VIII, S. 284.

den Ziffern der Stickstoffbilanzen Schlüsse zu ziehen auf die eiweißsparende Wirkung von Alkohol, Stärke, Zucker oder Fett" (S. 278).

So urteilen „wirklich Sachverständige" über die Beweiskraft jener experimentellen Untersuchungen, von denen Wlassak behauptet, daß sie eine nach der andern zugunsten des Alkohols ausgesagt haben. Aber ganz abgesehen davon ist die von Wlassak beliebte Wendung („eine nach der andern") ganz und gar nicht zutreffend. Die Wahrheit ist vielmehr die, daß Rosemann, ebenfalls ein wirklich Sachverständiger, noch im Jahre 1899 auf Grund seiner eigenen Versuche und nach einer kritischen Prüfung sämtlicher bis dahin bekanntgewordenen Experimente zu dem Ergebnisse gekommen ist, „daß der Alkohol nur ein Reiz- oder Genußmittel ist und daß ihm niemals die Rolle eines echten Nahrungsmittels zukommen kann[1])". Es haben also nach dem Urteil dieses Sachverständigen alle früheren Versuche — einer nach dem andern — das gerade Gegenteil von dem gelehrt, was Wlassak von ihnen behauptet. Daß derselbe Sachverständige zwei Jahre später, nachdem einige wenige neue Versuche hinzugekommen waren, in das andere Lager überging und nun auf einmal behauptete, daß der Alkohol bei seiner Verbrennung im Körper wie eine Nahrung wirke, beweist nur, wie sehr Atwater und Benedict und auch andere Sachverständige im Rechte sind, wenn sie davor warnen, aus den ganz unzuverlässigen und mit allen möglichen Fehlerquellen behafteten Stickstoffbilanzen voreilige Schlüsse nach der einen oder andern Richtung zu ziehen. Das eine muß aber noch einmal bestimmt ausgesprochen werden, daß alles Gerede von Eiweißersparnis auf Grund der „Minima des N-Stoffwechsels", um die es sich nach dem Ausspruch eines andern Sachverständigen (Rosenfeld) bei diesen Versuchen handelt, jeden Wert verloren hat, seitdem Chauveau's Versuche in ganz unzweideutiger Weise gezeigt haben, daß der Ersatz von Zucker durch Alkohol nicht nur ein starkes Minus an Arbeitleistung, sondern auch eine Abnahme des Körperbestandes zur Folge hat. Daß auch ein wirklich Sachverständiger über die Unvereinbarkeit von Eiweiß- und Fettsparung mit konstanter Abnahme des Körpers genau so denkt wie der nicht wirklich Sachverständige, das hat uns der — allerdings ganz mißglückte — Versuch von Rosemann gezeigt, die ihm jetzt sehr unbequeme Gewichtsabnahme des alkoholisierten Hundes trotz verminderter Arbeit gewaltsam umzudeuten. Nachdem er nämlich ausdrücklich die tadellose Technik der Chauveau'schen Versuche anerkannt hatte, behauptete er, das stark betrunkene Tier habe überflüssige und unzweckmäßige Bewegungen (in der Lauftrommel!) gemacht, und durch dieses Plus von Arbeit sei die Gewichtsabnahme trotz verringerter Leistung zu erklären. Die völlige Unhaltbarkeit dieses gezwungenen Umdeutungsversuches geht aber mit absoluter Bestimmtheit aus der bedeutend geringern Abgabe von Kohlensäure in der Alkoholperiode hervor, welche per Stunde 44,82 ccm gegen 55,25 in der alkoholfreien Periode betragen hat. Da nicht nur jeder Sachverständige, sondern auch jeder Prüfungskandidat zu wissen verpflichtet ist, daß die ausgeatmete Kohlensäure einen absolut

[1]) Pflügers Archiv Bd. 17.

verläßlichen Index für die Muskelarbeit abgibt, so ist damit sicher bewiesen, daß das Tier nicht mehr, sondern bedeutend weniger Arbeit geleistet hat; und der Alkohol hat also auch hier nicht nur nicht sparend, sondern im Gegenteil nur schädigend auf den Körperbestand eingewirkt.

Dabei ist mir nur das eine nicht verständlich, warum die Kritiker Chauveau's seine Versuche nicht entweder genau nach seinen Angaben oder mit den ihnen notwendig erscheinenden Modifikationen wiederholt haben, da ihnen doch, als Vorständen großer Laboratorien, alle dazu notwendigen Behelfe fortwährend zu Gebote stehen. Meine Meinung geht nämlich dahin, daß nur auf dem von Chauveau vorgezeichneten Wege und nicht durch die Ausrechnung der „Minima des N-Stoffwechsels", die einmal so und ein andermal anders ausfallen, endlich einmal volle Klarheit in diese Frage gebracht werden kann. Nur wenn es jemandem gelänge, einen Menschen oder ein Tier mit Alkohol statt mit Fett oder Zucker auf die Dauer arbeitsfähig zu erhalten und dabei seinen Körper vor dem Schwunde zu bewahren, erst dann müßte man sich mit dem Paradoxon befreunden, daß der giftige und protoplasmafeindliche Alkohol die Rolle eines Nahrungstoffes übernehmen könne. Einstweilen muß man aber konstatieren, daß das wissenschaftliche Experiment, soweit es nicht von vornherein mit unvermeidlichen Fehlerquellen behaftet ist, in voller Übereinstimmung mit der hundertfältigen Erfahrung der Wettkämpfer gegen die nährende und kraftspendende Wirkung des Alkohols ausgesagt hat. —

Und nun noch einige Worte über das Verhältnis dieser wissenschaftlichen Kontroversen zu der Taktik der Antialkoholbewegung.

Als ich zuerst meine theoretische Ansicht, daß der giftige Alkohol nicht nährend wirken könne, weil die Nahrungstoffe nicht als Brennmaterial, sondern immer zunächst als Baumaterial verwendet werden, vertrat, war ich selbst noch nicht Abstinent und bin der ganzen Bewegung noch ziemlich fremd gegenübergestanden. Als ich dann, einer Aufforderung des Wiener Vereins gegen Trunksucht folgend, diese meine Anschauung in einem populären Vortrage über Nahrung und Gift verteidigte, stellten mir unmittelbar nach demselben zwei hochverdiente Wiener Alkoholgegner vor, daß jemand, der die Schädlichkeit des Alkohols in so überzeugender Weise dargetan habe, auch den mäßigen Genuß des schädlichen Stoffes aufgeben sollte. Ich machte zunächst die üblichen Einwendungen, trat aber schon am nächsten Tage dem Verein abstinenter Ärzte bei und habe seitdem mit großem Eifer, mündlich und schriftlich, für die völlige Alkoholenthaltung agitiert. Die beiden Alkoholgegner, die mich für die Abstinenzbewegung gewonnen haben, waren die Doktoren Fröhlich und — Wlassak. Wenn mir damals jemand vorhergesagt hätte, daß einer der beiden Versucher, die damals mit so gutem Erfolg an mich herangetreten sind, mir zehn Jahre später einen Vorwurf daraus machen werde, daß ich meine wissenschaftliche Überzeugung von der Unvereinbarkeit der beiden Gegensätze — Nahrung und Gift — im Kampfe gegen den Alkoholismus verwende und durch mein Beispiel auch andere zu derselben Strategik verleite, hätte ich ihm wahrscheinlich geantwortet, er möge mich mit solchen lächerlichen Prophezeiungen verschonen. Ich konnte aber auf einen solchen Vorwurf um so weniger gefaßt sein, als ich später in dem internationalen Aufrufe der abstinenten Ärzte, der mit 800 Unterschriften englischer, deutscher, schweizerischer und österreichischer Ärzte versehen war, auch den Satz aufgenommen sah, man solle einsehen, daß der Alkohol ein Gift ist und denselben nicht länger den Nahrungstoffen zuzählen. Dieser Aufruf war, wie ich von kompetenter Seite vernehme, von Bunge verfaßt — und trägt auch die Unterschrift Wlassaks. Es scheint also, daß auch die „kritischen Köpfe“ bei der Abgabe ihrer Unterschrift nicht der Meinung waren, daß die Frage, ob der Alkohol als Nahrung anzusehen sei oder nicht, für unser Endziel absolut gleichgiltig sei, und daß auch nicht alle „Intellektuellen“ sich deshalb von der Bewegung fernhalten, weil diese den von mir scharf betonten Gegensatz zwischen Nahrung und Gift für die Agitation auszunützen versucht. Was aber den jetzigen Vorschlag von Wlassak betrifft, daß sich ein deutscher Abstinententag als eine Art Konzil konstituieren und offizielle Leitsätze für unsere Bewegung aufstellen solle, so halte ich ihn nicht nur für wenig glücklich, sondern direkt für unausführbar. Kann man sich vorstellen, daß sich amerikanische, englische, skandinavische oder auch deutsche Alkoholgegner von einer deutschen oder einer anderssprachigen Versammlung durch Majoritätsbeschluß vorschreiben lassen, was sie fürderhin im Kampfe gegen den Alkohol zu tun oder zu lassen haben werden? Ich für mein Teil kann schon jetzt vorhersagen, daß mich niemand davon abhalten wird, meine wissenschaftliche Überzeugung in dieser oder in irgendeiner andern Frage bei jeder mir passend erscheinenden Gelegenheit mit aller Entschiedenheit zu vertreten.

Die Kalorien des Alkohols[1]).

Der Vielgeschmähte ist also kein Nährstoff, seine Ehre ist nicht zu retten.
Max Gruber.[2])

Es kann nicht oft genug gesagt und nicht stark genug betont werden, daß die Frage nach dem Nährwerte des Alkohols auf das engste verknüpft ist mit der Frage nach der Bestimmung und dem Schicksal der Nahrung im lebenden Organismus. Nur diejenigen, die an der stark anfechtbaren Vorstellung festhalten, daß die Nahrung der Pflanzen und der Tiere dazu dient, ihre Lebensmaschine in derselben Weise zu heizen, wie die durch Erhitzung von Dampf oder Gas betriebenen Motoren mit Holz, Kohle, Petroleum oder Benzin geheizt werden, können auch glauben, daß der Alkohol trotz seiner giftigen Eigenschaften und obwohl er, im Gegensatz zu den zweifellosen Nahrungstoffen, ohne Rücksicht auf den momentanen Energiebedarf immer in der kürzesten Zeit zu Kohlensäure und Wasser verbrannt wird, dennoch ebenso nährend wirken soll wie Zucker oder Fett, deren Verbrennungsprodukte immer nur in dem Maße in den Ausscheidungen erscheinen, als der Organismus und seine Teile durch die Lebensreize zur Tätigkeit angeregt werden. Schon dieser eine radikale Unterschied bildet eine nicht zu überbrückende Kluft zwischen den Stoffen, die im Körper nur verbrennen, und denen, die auch zur Bildung von Bestandteilen des Organismus verwendet werden können.

Leider hat Professor von Gruber, als er es unternahm, den Guttemplern in Hamburg die nährenden Eigenschaften des ,,Vielgeschmähten" zu beweisen, es nicht nur unterlassen, diesen fundamentalen Unterschied zwischen dem Schicksal des in den lebenden Organismus eingeführten Giftes und dem der stickstoffreien organischen Nahrungstoffe hervorzuheben, sondern er hat es auch vermieden, auf die zahlreichen und schwerwiegenden Bedenken zu reagieren, die gegen die direkte Verbrennung der Nahrungstoffe zum bloßen Zwecke der Maschinenheizung erhoben worden sind. Auch er ist ja der Ansicht, daß man, wenn man die Rolle verstehen will, die der Alkohol in unserer Ernährung spielt, sich zuerst überhaupt über Stoffwechsel und Ernährung klar zu werden suchen muß. Aber eine solche Klarheit gewinnt man nicht durch die Aufstellung von dogmatischen Lehrsätzen, sondern nur durch ein genaues Abwägen aller in Betracht kommenden Möglichkeiten; und man wird

[1]) Internat. Monatschrift z. Erforschung d. Alkoholismus u. Bekämpfung d. Trinksitten 1912.

[2]) Münchener Neueste Nachrichten, 19. Mai 1903.

sich nur dann für eine derselben entscheiden dürfen, wenn man alle Einwände, die gegen sie erhoben werden können, berücksichtigt und widerlegt hat. Diesem kategorischen Imperativ, der nicht nur für jede wissenschaftliche Forschung, sondern selbst für die bloße Erörterung einer wissenschaftlichen Frage Geltung haben muß, hat aber Gruber in unserem Falle keine Folge geleistet. Er weiß natürlich ganz wohl, daß nur ein Teil der Physiologen die Rolle der Nahrungsstoffe so auffaßt, daß sie im Körper als solche verbrennen und ihm ihre Verbrennungswärme zur Verfügung stellen, daß aber andere und darunter Autoritäten ersten Ranges[1]), nur solche Subtanzen als Nahrungstoffe ansehen, die sich am Aufbau des Körpers beteiligen können. Aber in seinen Ausführungen, mit denen er den Nährwert des Alkohols verteidigen wollte, hat er diese von der seinigen fundamental abweichende Auffassung auch nicht mit einer Silbe erwähnt. Er verkündet ganz ruhig in seinen Leitsätzen: „Die bei der Verbrennung des Alkohols frei werdende Wärmemenge kommt dem ruhen den Körper voll zugute, d. h. der Körper heizt sich dann mit dem Alkohol und erspart dafür andre Heizstoffe (Zucker, Fett) in kalorisch gleichwertigen, ‚isodynamen' Mengen."[2]) In dem Hamburger Vortrage aber lesen wir: „Nicht die lebendige Substanz selbst wird zum Leben verbraucht.... Obwohl Eiweiß, Fett und Kohlehydrate in ihrem chemischen Bau voneinander in hohem Maße abweichen, leisten sie im Körper dasselbe. Es kann also nicht der chemische Bau dieser Substanzen entscheidend dafür sein, daß sie Nährstoffe sind.... Es verhält sich dabei ganz ähnlich wie beim Dampfkessel, den man heizen muß, um die Dampfmaschine in Gang zu erhalten.... Bekanntlich kann man einen Ofen oder einen Dampfkessel mit verschiedenen Brennmaterialien heizen. So sind auch Eiweiß, Fett und Kohlehydrate nicht die einzigen Nährstoffe für den Körper.... z. B. sind ohne Zweifel die Pflanzensäuren, die Zitronensäure, Weinsteinsäure bzw. ihre Salze Nahrungstoffe" usw.

Aus diesen und vielen anderen Äußerungen von Gruber geht also hervor, daß er die Auffassung der Nahrung als Heizmaterial für die Lebensmaschine nicht als eine der beiden theoretischen Möglichkeiten hinstellt, der von gewichtigen Autoritäten eine andere fundamental verschiedene entgegengesetzt wird; sondern er stellt die Sache so dar, als ob die Frage: Brennmaterial oder Baumaterial? gar nicht existierte oder von vornherein in seinem Sinn entschieden wäre; und er glaubt sich damit der sonst selbstverständlichen Verpflichtung enthoben, die Beweise für seine Deutung vorzuführen und die Einwände, die gegen sie erhoben worden sind, zu entkräften. Ja er geht sogar so weit, aus seiner dogmatischen Lehrmeinung Schlüsse abzuleiten, die wieder keines weiteren Beweises bedürftig sein sollen. Weil nämlich Zitronen- und Weinsteinsäure im Körper verbrennen, sind sie für Gruber „ohne Zweifel" Nahrungstoffe, obwohl weder er noch irgend jemand es unternommen hat, die Zweifel, die andre dagegen erhoben haben, durch den physiologischen Versuch zu widerlegen. Er gestattet keinen Zweifel an der Richtigkeit seines Vordersatzes, daß die Nahrung zur Heizung der Lebensmaschine dient, und

---

[1]) Vgl. meinen Aufsatz „Tatsachen und Theorien". Intern. Monatsschr., Okt. 1911, S. 351. (Gesamm. Abhandl. S. 475).

[2]) Vierteljahrschrift „Die Alkoholfrage" VII, S. 324.

deshalb ist auch für ihn der Nachsatz keines weiteren Beweises bedürftig, daß alles, was im Körper verbrennt, ihm auch als Nahrung dienen muß.

Andre sind aber hierüber ganz andrer Ansicht. Zwei Jahre, nachdem ich im ersten Bande meiner Allgemeinen Biologie die zahlreichen Bedenken gegen die direkte Verbrennung der Nahrungstoffe und die ebenso zahlreichen und gewichtigen Argumente für ihre Zersetzung durch Vermittlung von Aufbau und Zerfall des Protoplasmas vorgeführt hatte, äußerte sich hierüber der berühmte Straßburger Chemiker Hofmeister in einem Vortrage auf der Hamburger Naturforscherversammlung (1901) mit folgenden Worten:

„Es wäre verhältnismäßig leicht, die chemischen und energetischen Umsetzungen im einzelnen zu verfolgen, wenn sie sich etwa wie beim Verbrennen der Kohle in einer Dampfmaschine vollzögen. Das ist aber im Organismus nicht der Fall. Während bei den Dampfmaschinen bloß die aus chemischer Energie gebildete Wärme in Tätigkeit tritt, so daß es ganz gleichgiltig ist, auf Kosten welchen Brennmaterials sie entsteht, ist für die tierische Maschine die stoffliche Natur des Nährmaterials von größter Bedeutung, denn es dient ihr nicht nur als Wärmequelle, sondern als Baumaterial."

Während also nach Gruber nicht der chemische Bau der Nahrungstoffe für ihre nährende Wirkung entscheidend sein soll, weil sie sich angeblich nach ihrer Verbrennungswärme vertreten[1]), erklärt die anerkannt erste Autorität auf dem Gebiete der physiologischen Chemie, daß gerade die stoffliche Natur für die tierische Maschine von der größten Bedeutung ist und daß der tierische Stoffwechsel nicht mit dem Verbrennen der Kohle in der Dampfmaschine verglichen werden darf.

Zwei Jahre später ließ sich ein andrer genauer Kenner des normalen und pathologischen Stoffwechsels, Professor Weintraud in Wiesbaden, in folgender Weise über diese Frage vernehmen:

„Es kann nicht genug davor gewarnt werden, unter der Herrschaft der auf den Brennwert der einzelnen Nahrungstoffe gegründeten Lehre das Quantitative ausschließlich oder auch nur weiterhin in demselben Umfange zu betonen, wie es gerade in den letzten Jahren seitens der Stoffwechselpathologen der Fall war. . . . Mit Kalorien allein kann man den Kranken nicht ernähren. . . . Jedenfalls leitet die in der modernen Stoffwechselpathologie immer häufiger werdende Auffassung, als ob die Kalorienträger der eingeführten Nahrung einfach zerfallen, ohne Bestandteile des Organismus geworden zu sein, von der Bearbeitung der großen Probleme vom Leben ab. . . . Das ist aber der Fall, wenn die Anschauung Platz greift, als sei der Organismus eine Maschine, in der die Nahrungstoffe nicht viel anders als wie in einem Ofen verbrennen, um dadurch zur Quelle für Wärmebildung und Arbeit zu werden. . . . Ich erinnere nur an die viel diskutierte und immer noch nicht erledigte Frage, ob der Alkohol ein Nahrungsmittel und ein Eiweißsparer ist, der Alkohol, der als Energieträger doch die Kohlehydrate, die anerkannten Eiweißsparer, um ein beträchtliches übertrifft. Wie kann diese Frage so lange strittig bleiben, wenn der Alkohol, dynamischen Gesetzen folgend, einfach im Körper verbrennt und seinen Energiewert dabei dem

[1]) Bericht des internationalen Guttemplertages in Hamburg, S. 215.

Organismus zur Verfügung stellt? Und warum tritt in den zahlreichen darüber angestellten Stoffwechselversuchen die eiweißsparende Wirkung des Alkohols so inkonstant hervor, daß die Versuchsergebnisse ganz widersprechend sind und diese oder jene Deutung zulassen? Weil ohne Zweifel der Vorgang ein ganz andrer ist und der resorbierte Alkohol nicht ganz einfach in der Zirkulation in Kohlensäure und Wasser zerfällt, dabei eine bestimmte Wärmemenge liefernd; sondern weil er vielmehr an das Protoplasma der Zellen, wo alle Zersetzungen stattfinden, herantritt und dort den Abbau des Protoplasmas modifiziert. ... Aus denselben Gründen wirken Kohlehydrate und Fette nicht isodynam hinsichtlich der Eiweißsparung, wie es doch sein müßte, wenn der von ihnen repräsentierte Wärmevorrat in der Zirkulation frei würde. ... Die Tatsache, daß der Leim und (wie Mann letzthin gezeigt hat) auch das Elastin, trotzdem sie als Kalorienträger hinter dem Fette zurücktreten, dieses hinsichtlich der Eiweißsparung weit übertreffen, stellt es außer Zweifel, daß das stickstoffhaltige Nahrungsmolekül der Körperzelle außer den Kalorien noch etwas anderes zuführt, das, unabhängig von der Kalorienzufuhr, den Stoffumsatz beeinflußt."[1])

Wie man sieht, wird die große und entscheidende Bedeutung des Stoffwechselversuches von Voit mit der abwechselnden Zugabe von Fett und von Leim zu einer gleichen Fleischration, auf die ich zum erstenmale die Aufmerksamkeit der Physiologen gelenkt habe, auch von Weintraud voll gewürdigt, und auch er findet für das mit der üblichen Kalorienbewertung der Nahrung absolut nicht verträgliche Resultat keine andre Erklärung, als daß eben der stickstoffhaltige Leim beim Aufbau der stickstoffhaltigen Protoplasmamoleküle mehr leisten kann als das stickstoffreie Fett. Wie verhält sich aber Gruber gegenüber dieser wichtigen, von seinem Lehrer Voit gefundenen Tatsache? Obwohl er es für notwendig gehalten hat, ausdrücklich davor zu warnen, „daß wir Wahrheiten, die uns unbequem sind, zu vertuschen suchen", hat er nicht nur in seinem Hamburger Vortrage über diese ihm natürlich recht unbequemen Tatsachen das tiefste Stillschweigen bewahrt, sondern er hat auch meiner ausdrücklichen Bitte, sich im Laufe dieser Diskussion über die Leimversuche zu äußern, keine Folge gegeben. Wenigstens hat er in dem zweiten Abdrucke seiner Rede, der mehrere Monate nach dieser Aufforderung erschienen ist, in keiner Weise darauf reagiert[2]). Auch die von Weintraud erwähnten Versuche von Mann, welche gezeigt haben, daß auch das stickstoffhaltige Elastin trotz seines geringen Kaloriengehaltes dem besonders kalorienreichen Fett überlegen ist, haben bei Gruber keine Beachtung gefunden, obwohl sie in einer von ihm selbst herausgegebenen Zeitschrift veröffentlicht wurden[3]). Ich kann also daraus keine andern Schlüsse ziehen, als daß es ihm nicht möglich ist, diese Tatsachen im Sinne seiner theoretischen Auffassung des Stoffwechsels zu deuten. Aber durch das bloße Verschweigen werden sie nicht aus der Welt geschafft.

[1]) Deutsche Klinik am Ende des 20. Jahrh., Bd. 3, S. 367ff.

[2]) Die einzige Änderung finde ich in dem Titel, der jetzt nicht mehr lautet: „Der theoretische Nährwert des Alkohols", sondern rundweg: „Über den Nährwert des Alkohols". (Die Alkoholfrage VIII, S. 1.)

[3]) Archiv f. Hygiene, Bd. 36.

Dieselbe von ihm selbst mit vollem Recht mißbilligte Methode hat Gruber gegenüber der unleugbaren Tatsache befolgt, daß auch Kohlehydrate und Fette einander in bezug auf die eiweißsparende Wirkung keineswegs nach ihrem Kaloriengehalte vertreten. Natürlich weiß Gruber ebenso wie ich und wie Weintraud, daß in den Versuchen von Noorden und Kayser ein Körper, der mit einer gewissen Menge von Kohlehydraten im Stickstoffgleichgewicht geblieben war, in demselben nicht erhalten werden konnte, wenn man statt der Kohlehydrate Fette mit dem gleichen Kaloriengehalt verfütterte; es ist ihm wahrscheinlich auch nicht unbekannt geblieben, daß Chauveau in der Nahrung eines schwer arbeitenden Hundes ohne Störung des Stickstoffgleichgewichtes eine gewisse Fettmenge durch eine Zuckermenge ersetzen konnte, deren Brennwert nur Dreiviertel derjenigen des Fettes betrug; und ganz sicher kennt er die Versuche von Hirschfeld, Kumagawa, Klemperer u. a., die übereinstimmend gezeigt haben, daß man zwar die gewöhnliche Menge von Nahrungseiweiß (17—19 Prozent der Gesamtkalorien) bis auf 5 Prozent reduzieren kann, daß man aber, um trotzdem das Stickstoffgleichgewicht zu erhalten, nicht etwa nur die entsprechende Menge von Zuckerkalorien hinzufügen muß, sondern zwei und einhalbmal soviel, als der Ausfall der Eiweißkalorien beträgt; während man bei dieser geringen Eiweißmenge selbst mit noch so vielen Fettkalorien das Stickstoffgleichgewicht überhaupt nicht herstellen kann. Wenn also Gruber trotz alledem in seinem Vortrage behaupten wollte, daß Eiweiß, Fett und Kohlehydrate, obwohl sie in ihrem chemischen Bau voneinander in hohem Maße abweichen, doch im lebenden Körper dasselbe leisten und daß man, wenn man den Körperbestand erhalten will, Fett durch Kohlehydrat oder Eiweiß, oder umgekehrt Kohlehydrat oder Eiweiß durch Fett „genau in demselben Verhältnis" ersetzen kann als sie Kalorien enthalten, so hat er eben seinen Zuhörern die seinen Aussprüchen direkt widersprechenden Tatsachen verschwiegen; hat aber dabei zugleich die Warnung des Altmeisters der Physiologie nicht beachtet, welcher meinte, die Vorgänge im Organismus seien viel zu kompliziert, als daß sie sich in die starre Zwangsjacke einiger Zahlen (Kalorien) einzwängen ließen[1]).

Nicht minder kraß ist aber der Widerspruch, wenn Gruber in der Einleitung zu seinem Vortrage sagt, daß wir unablässig dafür sorgen müssen, keinen Schritt vom Pfade der Wissenschaftlichkeit abzuweichen, und daß wir vor allem niemals Wahrheiten, die uns unbequem sind, vertuschen dürfen; und wenn er dann in demselben Vortrage die ganze große Versuchsreihe von Chauveau über den Ersatz von Zucker durch Alkohol auch nicht mit einem Worte erwähnt. Diese Versuche sind, wie von allen Seiten ausdrücklich zugegeben wurde, nach einer tadellosen Methodik ausgeführt; aber sie haben in den Augen Grubers den kleinen Makel, daß ihre Resultate seiner theoretischen Ansicht über den Nährwert des Alkohols direkt widersprechen. Nach Grubers Leitsätzen vermag der Körper den Alkohol als Energiequelle für die willkürliche Arbeit zu verwenden wie Zucker, Fett und Eiweiß; er vermag die Muskelmaschine mit Hilfe der Verbrennung von Alkohol zu treiben, er kann also die potentielle Energie des Alkohols in mechanische Arbeit umsetzen.

[1]) Pflüger im 52. Bande des Archivs f. d. gesamte Physiologie, S. 71.

Chauveau hat aber in seinen durch Monate fortgesetzten Versuchen gefunden, daß ein Hund, der mit einer gewissen Menge von Fleisch und Zucker während längerer Zeit durch Laufen in einer Trommel eine bedeutende Muskelarbeit geleistet und dabei noch an Körpergewicht zugenommen hatte, diese Arbeit nicht mehr verrichten konnte und trotz geringerer Arbeit an Gewicht abgenommen hat, wenn man ihm ein Drittel der früheren Zuckergabe durch eine isodyname, d. h. eine gleiche Menge von Kalorien enthaltende Alkoholmenge ersetzte. Wenn es wahr wäre, was Gruber behauptet, daß der Körper seine Muskelmaschine nicht nur mit Zucker oder Fett, sondern auch mit Alkohol betreiben kann, dann hätte der Ersatz eines Teiles des Nahrungszuckers durch Alkohol von gleichem Brennwerte weder eine Änderung in der Muskelleistung noch eine Änderung in dem Körperbestande des Versuchstieres herbeiführen dürfen. Wenn aber der Alkohol nicht bloß als Heizstoff für die Muskelmaschine, sondern auch als betäubendes Mittel gewirkt und dadurch die Arbeitsfähigkeit des Tieres vermindert hat, dann hätte das weniger arbeitende Tier bei derselben Zahl von Kalorien noch mehr an Gewicht zunehmen müssen als bei der stärkeren Arbeit. Da es aber in den Alkoholperioden nicht nur weniger arbeitete, sondern auch — trotz der geringeren Arbeitleistung — an Gewicht einbüßte, so ist damit bewiesen, daß der Alkohol keine der beiden Hauptfunktionen einer jeden Nahrung übernehmen kann, welche darin bestehen, daß der Körper mit ihrer Hilfe arbeitsfähig bleibt und zugleich imstande ist, trotz der geleisteten Arbeit seinen Bestand zu erhalten oder sogar zu erhöhen.

Warum hat aber Gruber seinen Zuhörern in Hamburg diese entscheidenden Versuche verschwiegen? Warum hat er nicht von den Versuchen von Frey am Ergographen gesprochen, die in demselben Berichte des Guttemplertages (S. 25 des Anhangs) graphisch dargestellt sind und in geradezu drastischer Weise „die Schwächung der Muskelkraft infolge der Alkoholaufnahme" demonstrieren? Warum hat er nicht die Versuche von Backmann am überlebenden Kaninchenherzen erwähnt, welche die direkt gegensätzliche Wirkung von Traubenzucker und Alkohol auf die Hubhöhen des Herzmuskels dargetan haben, indem sich gezeigt hat, daß selbst die geringste Menge von Alkohol in der das Herz durchströmenden Flüssigkeit die Hubhöhen herabsetzt, während diese durch Traubenzucker schon nach ganz kurzer Zeit in deutlich sichtbarer Weise gesteigert werden? Das sind doch Tatsachen, die in einem Vortrage über den theoretischen Nährwert des Alkohols und über seine Verwendbarkeit für die Muskelarbeit unbedingt hätten erwähnt werden müssen und deren Verschweigen wohl nicht anders gedeutet werden kann, als daß der Vortragende das Gefühl hatte, daß das, was er zu beweisen sich vorgenommen hatte, mit ihnen nicht in Einklang zu bringen sei.

In einem Vortrage, der den Alkoholgegnern die Verwendbarkeit des Alkohols für die Muskelarbeit beweisen sollte — denselben Alkoholgegnern, die sich immer auf die Erfahrungen der Sportsleute über die Notwendigkeit einer mehrmonatlichen Alkoholabstinenz vor einem entscheidenden Wettkampfe berufen — hätte man auch eine Andeutung darüber erwartet, wie man sich die Umwandlung der Verbrennungswärme des Alkohols in die Muskelarbeit vorzustellen hätte. Das physiologische Experiment hat gelehrt, daß das Volumen des Muskels bei seiner Verkürzung und Verdickung vollkommen gleich bleibt. Auf der andern Seite kennen wir aber keinen andern Modus der Umwandlung von Wärme in mechanische Arbeit, als daß ein durch Wärme ausdehnbarer Körper, in der Regel Dampf oder Gas, sein Volumen durch die auf ihn einströmende Wärme vergrößert. Diese Art der Umwandlung von Wärme in mechanische Arbeit, die überdies nach Ostwald ohne Temperaturunterschied nicht denkbar ist, bleibt also für den Muskel, der sein Volumen bei der Arbeit nicht verändert und in seinem Innern kein Wärmegefälle besitzt, von vornherein ausgeschlossen; während eine Gestaltveränderung ohne Änderung des Volumens durch alternierenden Zerfall und Aufbau (verbunden mit Entquellung und Quellung) der beiden histologisch nachweisbaren Bestandteile einer jeden Muskelfaser ohne weiteres verständlich ist. Von alledem ist aber in dem Vortrage von Gruber auch nicht die entfernteste Andeutung zu finden, obwohl es ganz ausgeschlossen ist, daß ihm die Tatsachen und ihre Unvereinbarkeit mit den von ihm verteidigten Thesen unbekannt gewesen sein konnten.

Wenn wir also sehen, daß die Verwendung des Alkohols für die Muskelarbeit schon aus theoretischen Gründen in hohem Grade unwahrscheinlich ist, daß aber in voller Übereinstimmung mit den theoretischen Erwägungen auch die Erfahrungen der Wettkämpfer und das physiologische Experiment (Chauveaus Hund, Versuche am Ergographen, am überlebenden Herzen usw.) gegen eine solche Verwendbarkeit sprechen, dann ist damit auch der von Gruber in Hamburg verteidigten These, „daß der ruhende Körper die Energie des Alkohols in seinem Wärmehaushalt voll ausnützen könne“ schon von vornherein jede reale Grundlage entzogen. Denn wir wissen jetzt schon ganz bestimmt, daß wir in unserem Körper keine besondern Heizapparate für die bloße Erzeugung von Wärme besitzen, sondern daß Wärme immer nur als Nebenprodukt der verschiedenen vitalen Funktionen gebildet wird und daß unter den Lebensvorgängen, die alle ohne Ausnahme mit Wärmebildung einhergehen, der physiologischen Arbeit der Muskeln weitaus der erste Rang eingeräumt werden muß. Die Fähigkeit der Wärmeregulierung, d. i. die Fähigkeit des Warmblüters, seine Temperatur unter den verschiedensten Bedingungen und in den verschiedensten Milieus doch immer ungefähr auf gleicher Höhe zu halten, beruht einerseits darauf, daß er mit Hilfe eines genau funktionierenden Nervenapparates seine Muskelarbeit je nach Bedarf durch erhöhte Spannung, durch Zittern und durch willkürliche Bewegungen verstärken und dann wieder durch denselben Nervenmechanismus seine Hautgefäße erweitern oder verengern und dadurch den Abfluß der Wärme nach außen entweder erleichtern oder erschweren kann. Bei allen diesen Regulierungsmechanismen sind aber die Muskelapparate in hervorragendem Maße beteiligt, und von diesen wissen wir, daß in ihnen die Verbrennungen nicht aufs Geratewohl, sondern immer genau in dem Maße vor sich gehen, als sie durch Nerveneinfluß zur Tätigkeit angeregt werden. Die Verbrennung des Alkohols ist aber den nervösen Einflüssen vollständig entzogen, sie erfolgt, wie allgemein und auch von Gruber ausdrücklich zugegeben wird, immer sehr bald nach seiner Einführung in den Organismus und unabhängig davon, ob die Muskeln durch ihre Nervenbahnen zur Tätigkeit angeregt werden oder nicht; und es ist daher ganz undenkbar, daß die Kalorien des auf alle Fälle rasch verbrennenden Alkohols für die Kalorien von Zucker oder Fett eintreten, von denen wir wissen, daß ihre Verbrennungsprodukte immer genau in dem Ausmaße zum Vorschein kommen, als die Arbeitsorgane des Körpers zur Tätigkeit angeregt werden; und noch weniger ist es denkbar, daß diese Vertretung, wie Gruber in seinem fünften Leitsatze behauptet, im ruhenden Körper in kalorisch gleichwertigen (isodynamen) Mengen erfolgt, wo wir doch wissen, daß nicht einmal Fett und Zucker, also zwei ganz zweifellose Nahrungstoffe, einander in kalorisch gleichwertigen Mengen ersetzen.

Worauf stützt sich aber dieser Leitsatz von Gruber, dessen Unhaltbarkeit allein schon durch die vom Nerveneinflusse unabhängige Verbrennung des Alkohols dargetan ist? Einfach darauf, daß in verschiedenen Stoffwechselversuchen das in der alkoholfreien Vorperiode mit einer gewissen Nahrung erzielte Gleichgewicht des Stoffwechsels ungefähr erhalten geblieben ist, wenn ein Teil der Nahrung (Zucker oder Fett) durch eine isodyname Menge von Alkohol ersetzt worden war. Eine wirkliche Übereinstimmung ist nicht einmal bei Atwater und Benedict zu finden, auf die sich Gruber in Hamburg berufen hat, denn sie sagen ja selbst, daß die „Fettsparung", d. h. die verminderte Ausscheidung der Kohlensäure, in einem ihrer Fälle zugunsten des Alkohols, in anderen aber in der entgegengesetzten Richtung ausgefallen sei. So z. B. berichten sie, daß in einem Versuche an zwei alkoholfreien Tagen 26,9 und 24,4 Gramm Fett angesetzt wurden, an dem darauffolgenden Alkoholtage dagegen 14,3 Gramm verloren gegangen sind. Andere Experimentatoren haben noch viel größere Schwankungen beobachtet, und zwar nicht nur beim Vergleiche von alkoholfreien und Alkoholtagen, sondern auch schon an den Normaltagen allein. Einer derselben (Geppert) hat sich hierüber in folgender Weise geäußert:

„Es kann dieses Schwanken nicht überraschen, wenn man bedenkt, wie verschiedene Erregungszustände der glatten Muskulatur, der Drüsen usw. auf den Sauerstoffumsatz wirken, wie ferner der wechselnde, aber doch stets vorhandene Tonus der Körpermuskulatur die Oxydationen beeinflussen muß, Funktionen, die von der Reizung peripherer Nerven, der Erregbarkeit des Zentralnervensystems usw. abhängen und gänzlich unsrer Wirkung entzogen sind."

Auch Atwater und Benedict sagen ausdrücklich, daß sich die Differenzen in der Muskeltätigkeit der Versuchsobjekte nicht leicht vermeiden lassen und daß diese Unterschiede ihren Stoff- und Kraftwechsel notwendigerweise beeinflussen müssen; und ebenso betont Durig, daß schon ganz geringe Einflüsse die Arbeitleistung und den Verbrauch zu beeinflussen vermögen. Wenn aber eine völlige Gleichheit der Muskeltätigkeit schon ohne Alkohol nicht zu erreichen ist, wie soll man dann erst die Tage, an denen kleinere oder größere Dosen eines narkotischen Giftes auf das Nervensystem einwirken, mit solchen vergleichen, bei denen keine solche betäubende Wirkung stattgefunden hat? Gruber selbst verwies in seinem Vortrage auf die Versuche von Kraepelin und seinen Schülern, welche gezeigt haben, „daß der Alkohol als narkotisches Gift schon in kleinen Mengen auf das Gehirn betäubend wirkt", und er spricht auch von „dem durch den Alkohol betäubten Gehirn" in den Versuchen von Durig, der aber nicht, wie die Versuchspersonen der Amerikaner an den Versuchstagen 72 Gramm, sondern nur 40 Gramm einige Stunden vor der Steigarbeit zu sich genommen hat. Wenn sich dann aber gezeigt hat, daß die Männer in der Respirationskammer mit 72 Gramm des betäubenden Giftes nach Abrechnung der Alkoholkalorien und der vom verbrannten Alkohol herrührenden Kohlensäure nicht soviel Kalorien verbraucht und nicht soviel Kohlensäure ausgeatmet haben wie an den alkoholfreien Tagen, dann erklärt Gruber das nicht durch die betäubende Wirkung der 72 Gramm des narkotischen Giftes, welches unbedingt sowohl die sichtbare Tätigkeit der Muskeln, als auch ihre unsichtbare Spannung und damit auch die damit parallel gehende Kalorienbildung und Kohlensäureausscheidung herabgemindert haben muß; sondern er sieht nun mit einem Male in dem Alkohol nicht das „narkotische Gift", sondern einzig und allein den „Kalorienträger" und er schließt jetzt aus der verminderten Kalorienabgabe und Kohlensäureausscheidung schlankweg, „daß der Alkohol in den aufgenommenen mäßigen Mengen (72 Gramm!) als Nahrungstoff genau in der Art von Fett und Kohlehydrat funktioniert hat."[1])

Daß die vermeintliche Fettsparung durch den Alkohol ebenfalls nur durch seine betäubende Wirkung und nicht durch die Verwendung seiner Kalorien zum Betriebe der Muskelmaschine an Stelle des Fettes zustande kommt, darüber geben uns auch wieder die von Gruber leider konsequent ignorierten Versuche von Chauveau die beste Auskunft. Der Hund, der mit Fleisch und Zucker täglich 24 Kilometer in der Lauftrommel zurückgelegt hatte, brachte es, wenn man einen Teil des Zuckers durch eine kalorisch gleichwertige Alkoholmenge ersetzt hatte, trotz alles Antreibens nur auf durchschnittlich 18,6 Kilometer per Tag, und dabei sank seine Kohlensäureausscheidung entsprechend der geringeren Muskeltätigkeit von 55 auf 44 Kubikzentimeter herab. Hat nun das Tier an den Alkoholtagen dadurch Fett erspart, daß die Kalorien des verbrannten Alkohols an die Stelle derjenigen des Nahrungszuckers oder des Körperfettes getreten sind? Nein! Es hat nur weniger Kohlensäure ausgeschieden, weil die Muskeln infolge der narkotischen Wirkung des Alkohols weniger Arbeit geleistet haben. Der Alkohol hat also genau so gewirkt wie andre Narkotika, z. B. Morphin oder Chloralhydrat, welche die Kohlensäureausscheidung um 27—40 Prozent herabdrücken können, und zwar bei Anwendung von so kleinen Dosen, daß die winzige Zahl ihrer Kalorien gar nicht mitzählen kann.[2]) Übrigens hat das Tier in jeder Alkoholperiode an Gewicht erheblich abgenommen, was sicher nicht geschehen wäre, wenn sein Körperfett durch die Kalorien des verbrennenden Alkohols geschont worden wäre.

[1]) Dieser Satz samt der Hervorhebung durch den Druck findet sich auf S. 18 des Anhanges zu dem Gruberschen Vortrage in dem Berichte des Hamburger Guttemplertages.

[2]) Die genauen Daten hierüber und über die anderen hier in Frage kommenden Versuche finden sich nebst den Literaturangaben im 3. Bande meiner Allgemeinen Biologie („Stoff- und Kraftwechsel des Tierorganismus"). Vgl. auch meinen Berliner Vortrag: „Der theoretische Nährwert des Alkohols" 1908 (Verlag von Julius Springer).

Ganz unvereinbar mit der beträchtlichen Gewichtsabnahme während jeder Alkoholperiode ist auch die Behauptung von Gruber, daß der Alkohol ebenso wie Zucker und Fett die Ausscheidung von Stickstoff zu vermindern, also „Eiweiß zu sparen" vermöge. Wenn wir von Chauveau hören, daß der 20 Kilogramm schwere Hund bei fortdauernder Laufarbeit am Ende einer alkoholfreien Woche um 0,400 Kilogramm zugenommen, dagegen am Ende der darauffolgenden Alkoholwoche um nicht weniger als 0,800 Kilogramm abgenommen hat, was also eine Differenz von 1,200 Kilogramm zu ungunsten des Alkohols bedeutet, dann werden wir niemals glauben können, daß eine Substanz, die bei gleicher Kalorienzufuhr und bei geringerer Arbeit eine so bedeutende Abnahme des Körpergewichtes verschuldet, trotzdem eine Ersparung eines der wichtigsten Körperbestandteile herbeiführen soll. Worauf beruht aber die Lehre der Eiweißsparung durch Alkohol? Einzig und allein auf den vielbesprochenen Stoffwechselversuchen, welche so widersprechende Resultate ergeben haben, daß ein und derselbe Experimentator das eine Mal auf Grund dieser Stickstoffbilanzen den Nährwert des Alkohols auf das entschiedenste bestritt und zwei Jahre später, wieder auf Grund solcher Versuche, den Alkohol für ebenso nährend erklärte wie Zucker oder Fett. Dabei handelt es sich, wie man sich aus der von Gruber reproduzierten Zusammenstellung der bisherigen Versuche (auf S. 19 des Anhangs) überzeugen kann, um so geringe Differenzen nach oben oder nach unten, daß es nur erstaunlich ist, wie man sich entschließen konnte, aus solchen „Minima des Stickstoffwechsels" überhaupt Schlüsse zu ziehen, und noch dazu Schlüsse von so weittragender Bedeutung, wie sie ja doch der Erhebung eines der gefährlichsten Volksgifte auf den Rang eines Nahrungstoffes unter allen Umständen zukommt. Am wenigsten möchte man aber ein so überstürztes Urteil von einem Forscher erwarten, der sich auf Grund eigener Versuche genötigt sah, vor voreiligen Schlüssen aus den Stickstoffbilanzen, und zwar speziell punkto Alkohol, zu warnen. Gruber hat nämlich vor nicht langer Zeit über einen sehr interessanten Stoffwechselversuch bei einer Hündin berichtet, die er zuerst mit einer gewissen Menge von Fleisch und Fett und dann an einem Tage mit derselben Nahrung und der Zugabe von 20 Gramm Kochsalz gefüttert hatte. Dabei hat sich die überraschende Tatsache ergeben, daß die alle zwei Stunden gemessene Stickstoffausscheidung an dem Kochsalztage in den ersten sechs Sunden nach der Fütterung ganz erheblich geringer war als an den Normaltagen ohne Kochsalz und sich daher ähnlich verhielt, als ob zu der normalen Nahrung noch Fett oder Zucker hinzugefügt worden wäre. Der größeren Anschaulichkeit halber will ich aus der Tabelle von Gruber jenen Teil, der uns hier interessiert, reproduzieren:

Normaltag 500 g Fleisch, 50 g Speck und 350 g Wasser um 7 Uhr früh		Kochsalztag Dieselbe Nahrung nebst 20 g Kochsalz um 7 Uhr früh	
Stunden	Stickstoff im Harn	Stunden	Stickstoff im Harn
7—9 Uhr	1,49 g	7—9 Uhr	1,18 g
9—11 Uhr	2,77 g	9—11 Uhr	2,16 g
11—1 Uhr	2,97 g	11—1 Uhr	2,15 g

Während also ohne Kochsalz in den ersten sechs Stunden zusammen 7,32 Gramm Stickstoff ausgeschieden wurden, betrug die Ausscheidung an dem Kochsalztage nur 5,49, was ein Minus von nicht weniger als 25 Prozent bedeutet. Diese „Eiweißsparung" wurde aber nicht durch die Zugabe einer kalorienreichen Nahrung erzielt, sondern durch eine unverbrennbare Substanz, die dem Organismus keine chemische Energie und daher auch keine Kalorien zuführt; und Gruber hat diese wichtige Erfahrung damals auch ganz richtig eingeschätzt, indem er wörtlich sagte:

„Soweit diese Erwägungen richtig sind, wäre dem Umstande, ob ein Stoff (z. B. Alkohol) imstande ist, ‚Eiweiß zu sparen', d. h. einen vorübergehenden Eiweißansatz herbeizuführen oder nicht, für die Beurteilung dieses Stoffes als Nährstoff keine so große Bedeutung beizulegen, als gegenwärtig ziemlich allgemein geschieht."[1])

Diese seine eigene Warnung hat aber Gruber in Hamburg nicht beachtet. Er hat die geringen und ganz inkonstanten Differenzen in der Stickstoffausscheidung, die andere unter dem Einfluß des giftigen und narkotisch wirkenden Alkohols gefunden haben, für genügend angesehen, um aus ihnen die „eiweißsparende", d. h. also nährende Wirkung des Giftes, zu deduzieren, und er hat die einzige Gelegenheit, sich in dieser Kontroverse nicht auf fremde, sondern auf eigene Arbeiten zu berufen, nicht benützt, um nur ja nicht den Widerspruch aufzudecken, der zwischen seiner jetzigen doktrinären Anschauung und der von ihm früher selbst gefundenen empirischen Tatsache besteht.

Auch seine eifrigen Bemühungen, den Alkohol von dem Odium eines Protoplasmagiftes zu befreien, sind nur aus seiner doktrinären Voreingenommenheit zugunsten des Nährwertes der Alkoholkalorien zu erklären. Während er einmal aus den Ziffern von Atwater und Benedict herauslesen will, „daß die aufgenommene Alkoholmenge keine Steigerung des Eiweißzerfalls herbeigeführt hat[2]), gibt er anderwärts (S. 220 des Vortrages) wohl zu, daß diese Beobachter bei einem Teile ihrer Versuche eine Steigerung der Stickstoffausscheidung unter der Wirkung des Alkohols beobachtet haben; er hält es aber für sicher, daß diese Steigerungen nicht als Beweis für die Tötung und Zerstörung des Protoplasmas gedeutet werden dürfen, sondern er will sie „auf eine Veränderung in den osmotischen Verhältnissen in den Zellen und Geweben" zurückführen. Dann aber heißt es wieder (S. 221): „Der Alkohol ist zwar kein eiweißzersetzendes, aber ein narkotisches Gift, das schon in sehr kleinen Dosen auf das Gehirn betäubend und lähmend einwirkt."

Wir wollen nun sehen, ob die von Gruber versuchte Unterscheidung zwischen einem lähmenden Gift und einem Protoplasmagift durchführbar ist. Zuvor müssen wir uns aber überzeugen, wie es sich mit der Stickstoffausscheidung unter dem Einflusse von Alkohol in der Wirklichkeit verhält.

Darüber werden uns die folgenden Ziffern von Rosemann am besten Aufschluß geben. Dieser Forscher fand nämlich, als er — so wie Gruber in

[1]) Zeitschrift f. Biologie, Bd. 42.

[2]) Anhang S. 18. Das Wort „keine" ist von Gruber unterstrichen. In seiner Tabelle S. 17 findet man aber Zahlen wie minus 3,5 ohne und minus 6,8 mit Alkohol.

seinem Kochsalzversuche — die Stickstoffausscheidung in zweistündigen Intervallen bestimmte, daß vor der Alkoholaufnahme (3—5 Uhr) 0,53 Gramm Stickstoff ausgeschieden wurden; nach 50 Gramm Alkohol (5—7 Uhr) erfolgte sofort ein Anstieg auf 0,82; dann aber wieder (7—9 Uhr) ein Abfall auf 0,51, also auf die frühere Höhe. An einem andern Tage betrug die Stickstoffausscheidung vor der Alkoholaufnahme (11—1 Uhr) 0,74 Gramm; nach 50 Gramm Alkohol stieg sie (1—3 Uhr) auf 0,90; in den nächsten zwei Stunden (3—5 Uhr) fiel sie wieder auf 0,72; nach abermals 50 Gramm Alkohol (5—7 Uhr) wieder ein Anstieg auf 0,92 und in den nächsten zwei Stunden wieder ein Abfall auf 0,82 Gramm[1]). Dieser lehrreiche Versuch zeigt uns also, daß jedesmal in den zwei Stunden nach der Einführung des Alkohols, also gerade in der Zeit, in der nach allgemeiner Annahme die Verbrennung des eingenommenen Alkohols vor sich geht, immer auch eine ansehnliche Vermehrung der Stickstoffausscheidung erfolgt und daß diese, nachdem der Alkohol ganz oder nahezu verbrannt ist, ebenso regelmäßig wieder auf das frühere Maß zurückgeht. Da nun bei einer so regelmäßigen Wiederkehr derselben Erscheinung ein Zufall ausgeschlossen ist und da andererseits das Mehr des ausgeschiedenen Stickstoffes nicht von dem im Blute oder in den Säften zirkulierenden Eiweiß herrühren kann, (weil Eiweiß als solches vom Alkohol nicht zersetzt wird) sondern nur von lebendem Protoplasma, über dessen hochgradige chemische Labilität nicht der geringste Zweifel bestehen kann, so geht daraus zweierlei mit logischer Notwendigkeit hervor:

1. daß der Alkohol mit Zucker und Fett nicht die Fähigkeit teilt, die Stickstoffausscheidung zu vermindern, sondern daß er diese im Gegenteil jedesmal und unmittelbar vermehrt; und

2. daß die jedesmal nach der Alkoholeinnahme beobachtete Vermehrung der Stickstoffausscheidung nur durch einen abnorm gesteigerten Protoplasmazerfall erklärt werden kann, daß also der Alkohol schon aus diesem einen Grunde als ein Protoplasmagift angesehen werden muß.

Ohne eine giftige Einwirkung auf das lebende Protoplasma sind auch die Schädigungen nicht zu verstehen, die der Alkohol bei fortgesetzter Einführung in den Organismus in fast allen seinen Organen herbeiführt. Alle lebenden Gewebe sind aus reizfesten (metaplasmatischen) und reizbaren (protoplasmatischen) Teilen zusammengesetzt. Die reizfesten Bestandteile (Fett, Glykogen, Bindegewebs- und Knorpelleim, Elastin usw.) sind gegen den Alkohol chemisch indifferent, folglich können nur die protoplasmatischen Anteile die Angriffspunkte für die reizende und degenerierende Wirkung des Alkohols und anderer Gifte bilden. Wenn wir sehen, daß bei der Verfettung, der Verkalkung und der bindegewebigen Entartung lebenswichtiger Organe unter dem Einflusse des Alkohols und andrer Gifte die lebenden und arbeitleistenden Protoplasmen mehr und mehr durch reizfeste und inaktive Substanzen verdrängt werden, dann können wir nicht daran zweifeln, daß die labilen Protoplasmamoleküle (durch die chemische Affinität der Gifte zu ihren „toxophilen" Atomkomplexen oder Seitenketten) zerlegt worden und daß nun die toten Spaltprodukte an ihre Stelle getreten sind. Eine entzündliche Leberschwellung

[1]) Pflügers Archiv Bd. 86, S. 407.

oder eine Verfettung des Leberparenchyms kann ebensowenig durch eine bloße „Veränderung in den osmotischen Verhältnissen in den Zellen und Geweben“ herbeigeführt werden, als wenn ähnliche krankhafte Zustände bei der Phosphorvergiftung entstehen. In beiden Fällen und bei jeder andern auf chemischem Wege herbeigeführten pathologischen Veränderung kann es sich nur um eine Zerstörung lebender Teile durch ein Protoplasmagift handeln.

Auch die Wirkung der Nervengifte kann im Prinzip keine andere sein, als die der Gifte überhaupt. Mit der von Meyer und Overton entdeckten Löslichkeit des Alkohols und andrer verwandter Narkotika in den fettähnlichen (lipoiden) Bestandteilen des Nervenmarks kann die in kleinen Dosen erregende, in größeren betäubende und lähmende und in noch größeren Mengen tödliche Wirkung dieser Substanzen nicht erklärt werden. Die bessere Löslichkeit dieser narkotisch wirkenden Stoffe in den Hüllen, die die reizleitenden Protoplasmabahnen umgeben, erleichtert natürlich ihren Angriff auf die von ihnen umschlossenen protoplasmatischen Teile der Nerven; aber ihre eigentliche spezifische Wirkung können sie doch nur in den protoplasmatischen Teilen entwickeln, wie ja auch eine Reizfortpflanzung in den Nervenbahnen nur durch einen von Querschnitt zu Querschnitt sich fortsetzenden Reizzerfall verstanden werden kann. Auch die Delirien und Psychosen der Alkoholiker, ihre Hirnhaut- und Nervenentzündungen können nicht auf bloßen Veränderungen in den osmotischen Verhältnissen der Zellmembranen oder Nervenmäntel beruhen, sondern verlangen unbedingt eine Vergiftung von lebenden und reizbaren, d. h. also von protoplasmatischen Teilen. Der Alkohol ist also kein bloßes Betäubungsmittel, sondern er ist ein Protoplasmagift. —

Und nun noch einige Worte über die praktische Bedeutung dieser theoretischen Kontroverse. Um diese richtig einzuschätzen, genügt es, wenn wir uns den Eindruck besehen, den die Hamburger Rede Grubers bei den Alkoholinteressenten und dann wieder bei den Alkoholgegnern hervorgerufen hat. Einem Berichte von Gruber selbst (Alkoholfrage VII, S. 36) ist zu entnehmen, daß die deutschen Bierbrauer zunächst in ihrem eigenen Organ, dann aber auch in vielen deutschen Zeitungen „bis zu den kleinsten herab“ Notizen mit den Überschriften „Nährwert des Alkohols“, „Ehrenrettung des Alkohols“, „Flüssiges Brot“ usw. erscheinen ließen, in denen unter Berufung auf den Vortrag eines der ersten Führer der Abstinenzbewegung ausgeführt wurde, daß der Alkohol für den menschlichen Organismus einen größeren Nährwert habe als Zucker und Eiweiß und um ein Geringes weniger als Fett; daß der Organismus die durch Alkohol erzeugte Energie vollständig verwerte; daß der Alkohol nicht nur ein Genußmittel sei, und daß der ihm gemachte Vorwurf, er sei ein Protoplasmagift, nicht mehr aufrecht erhalten werden könne. Gruber hat nun diese ihm zugeschriebenen Sätze als Fälschungen erklärt, die von ihren Urhebern „in der ersten Begeisterung über seine Zugeständnisse“ vielleicht selbst nicht bemerkt worden waren, und hat an die Zeitungen geharnischte Erklärungen und Berichtigungen versandt. Wie wenig aber damit erreicht wurde, konnte man vor kurzem aus dem in der Wiener Urania gehaltenen Vortrage eines Professors der Brauakademie ersehen, der nach den

Zeitungsberichten „mit erhobener Stimme“ von den bekannten Gruberschen Thesen über den Nährwert des Alkohols und von seiner Widerlegung der Protoplasmagiftigkeit dieses Stoffes gesprochen hat; und man kann es schließlich einem aus irgendwelchem Grunde begeisterten Verehrer des Alkohols nicht verübeln, wenn er sich mehr an die lobenden als an die tadelnden oder warnenden Sätze der Gruberschen Rede halten will. Und in die erste Kategorie gehört es sicherlich, wenn Gruber erklärt, daß die Zufuhr dieses leicht resorbierbaren konzentrierten Wärmespenders tatsächlich für schwer arbeitende Menschen mit großem Kalorienbedarf bei voluminöser, wenig schmackhafter, ausgiebige Verdauungsarbeit erfordernder Kost eine Erleichterung der Ernährung bedeutet (S. 221 des Berichtes). Nach einem solchen Lobspruche kann man sich jedenfalls nicht zu viel davon versprechen, wenn Gruber gelegentlich zugibt, daß auch der (wirklich nährende) Traubenzucker leicht resorbierbar sei und keine Verdauungsarbeit fordere — welche Eigenschaft übrigens der Alkohol mit den meisten andern Giften teilt —; wenn er weiter sagt, daß er eine kostspielige und unwirtschaftliche Energiequelle sei, und wenn er denselben Alkohol, dem er früher eine Erleichterung der Ernährung für den schwer arbeitenden Menschen nachgerühmt hat, bald darauf (S. 223) als eine schlechte Energiequelle für die willkürliche Muskelarbeit bezeichnet. Der Freund und Protektor des Alkohols hält sich doch lieber an die ihm besonders zusagende, wenn auch irrige Lehre, daß nicht der chemische Bau den Nährwert eines Stoffes bestimme, sondern nur sein Gehalt an Kalorien, und deduziert daraus „die volkswirtschaftliche Bedeutung des Bieres, das durch seinen Kaloriengehalt dem Menschen einen bestimmten Teil seiner Wärmekalorien (!) ersetzt, die er nicht durch die viel teurere Eiweißkost aufzubringen hat“[1]). Ich glaube also, daß ich nicht zu schwarz sehe, wenn ich den Schaden, den der Kampf gegen den Alkohol durch die neuerliche Proklamierung seines Nährwertes erlitten hat, als einen unberechenbaren und nur schwer reparablen ansehe.

Was aber die Alkoholgegner betrifft, so befinden sie sich der Rede von Gruber gegenüber in einer schwierigen und zwiespältigen Lage. Es wurde auch von seinen Anhängern zugegeben, daß der Vortrag in diesen Kreisen Befremden erregt hat, und es wurden Stimmen laut, welche die Veranstaltung gerade dieses Vortrages auf einem Guttemplertage für einen taktischen Fehler erklärten. Andere wieder verglichen Gruber mit einem berühmten und gefürchteten Staatsanwalt, der im Beginne seiner Anklage eine reine Verteidigungsrede hält, um damit dem wirklichen Verteidiger seine Argumente vorwegzunehmen und dann darauf seine unerbittliche Anklage aufzubauen. Dann hört man aber auch nach dem Vortrage die Klage über den in breiten Volksschichten herrschenden, „von der Wissenschaft längst widerlegten“ Glauben an den Nährwert des Alkohols[2]); und manche wissen sich nicht anders zu helfen, als daß sie beantragen, man möge die Nährwertfrage aus der Argu-

[1]) So zu lesen in einem Aufsatze von Cukor in der Allgem. Med. Ztg., in der das „Triumph-Doppel-Malzbier“ einer bestimmten Brauerei zu Mastkuren für nervenschwache Frauen dringend empfohlen wird.

[2]) Schöll in der Zeitungskorrespondenz „Die Alkoholfrage“ vom 15. Februar 1912.

mentation und Agitation der Alkoholgegner gänzlich ausscheiden. Damit würde aber denjenigen der Mund geschlossen, die es für notwendig halten, den durch Grubers Rede ganz offensichtlich angerichteten Schaden durch eine Widerlegung seiner schwach fundierten und einander widersprechenden Lehrsätze wieder gut zu machen. Zum Glück ist aber diese Absicht schon dadurch vereitelt, daß von derselben Seite, von der diese Parole ausgegeben wurde, auch die neuerliche Diskussion über die Nährwertfrage angeregt wurde, die ich im Gegensatze zu Wlassak geradezu als eine Lebensfrage der modernen Antialkoholbewegung ansehen muß. Denn das religiöse Moment, das in der ältern englischen und amerikanischen Bewegung eine so große und erfolgreiche Rolle gespielt hat, tritt jetzt nicht nur bei den Gebildeten, sondern auch in weitern Kreisen der Bevölkerung immer mehr zurück hinter der wissenschaftlichen Begründung der „Gefährlichkeit des Alkohols für das Einzelindividuum und die Rasse“ (Wlassak), und ich stimme darin mit Gruber vollkommen überein, wenn er sagt, daß der Kampf gegen den Alkoholismus nur im engsten Anschlusse an die Wissenschaft erfolgreich weitergeführt werden kann. Aber die Gefährlichkeit des Alkohols für das Einzelindividuum und die Rasse kann nicht darin liegen, daß die Alkoholkalorien kostspieliger sind als die Zuckerkalorien und daß die volle Ausnützung ihres angeblichen Nährwertes durch die narkotische Nebenwirkung etwas beeinträchtigt wird; sondern sie liegt in der giftigen Wirkung des Narkotikums auf alle Protoplasmen des Einzelindividuums und in der „Keimverderbnis“, welche, da das Keimplasma nichts andres sein kann als eine besondere Art von Protoplasma, wieder nicht durch einen unökonomischen Nährstoff, sondern nur durch ein Protoplasmagift herbeigeführt werden kann. Deshalb muß die Diskussion über die physiologischen Wirkungen des Alkohols, über die Begriffe von Nahrung und Gift, über die Frage, ob man Menschen oder Tiere mit Kalorien allein nähren kann, ob der Alkohol, wie die zweifellosen Nährstoffe, imstande ist, sowohl die Arbeitsfähigkeit als auch den Körperbestand zu erhalten, oder ob er im Gegenteil, wie ich behaupte, sowohl die Arbeitsfähigkeit als auch den Körperbestand durch seine Giftwirkung schädigt, — das alles muß fort und fort ohne Leidenschaft und ohne Voreingenommenheit in streng wissenschaftlicher Form erörtert werden, und zwar nicht nur durch scholastische Auslegung älterer Experimente, sondern durch Anstellung von neuen und sinngemäß variierten Versuchen. Speziell an Professor Gruber, dem es doch sicherlich nur um die Erforschung der Wahrheit zu tun ist, richte ich auch hier wieder den Appell, er möge, da ihm als Vorstand eines Universitätslaboratoriums alle notwendigen Behelfe zu Gebote stehen, die Arbeitsversuche von Chauveau an Tieren oder an Menschen wieder aufnehmen, vielleicht mit der Modifikation, daß die Kohlehydrate nicht durch Alkohol allein, sondern auch durch andre Stoffe ersetzt würden, die zwar, wie der Alkohol, im Körper verbrennen, die aber nach der bisherigen Annahme ebensowenig wie dieser Zucker oder Fett ersetzen können. Es könnte ja eine Art „Kraftelixier“ aus Alkohol, Milchsäure, Glyzerin, Essigsäure, Harnsäure, Zitronen- und Weinsteinsäure zusammengemischt werden, das dem Körper ohne stärkere narkotische Wirkung eine erkleckliche Menge von Kalorien mitbringen würde; und es müßte sich bald herausstellen, ob man wirklich einen Menschen oder ein Tier mit bloßen Kalorien nähren und leistungsfähig erhalten kann, oder ob die im Recht sind, welche nur jenen Stoffen einen Nährwert zuschreiben, die sich am Aufbau und am Wiederaufbau der Körperbestandteile beteiligen können. Auch müßte er meiner Meinung nach die Stundenkurve der Stickstoffausscheidung, wie er sie früher nach der Zugabe von Kochsalz konstruiert hat, nach dem Beispiel von Rosemann auch für den Alkohol bei den verschiedensten Dosierungen verzeichnen, um zu sehen, ob seine damaligen Bedenken gegen die Eiweißsparung durch Alkohol nicht mehr Berechtigung hatten als seine jetzigen Lehrsätze über den Nährwert des narkotischen Giftes. Ich für meinen Teil hege die feste Zuversicht, daß er dann wieder zu seiner alten Devise zurückkehren und — diesmal unter rückhaltloser Zustimmung aller Alkoholgegner — verkünden wird:

Der Vielgeschmähte ist kein Nährstoff; seine Ehre ist nicht zu retten.

Aussprüche zur Alkoholfrage.[1])

Therapeutische Verwendung. — Stellungnahme der Ärzte.

Wir können nicht mehr daran denken, das „Toxin des Hefepilzes“ unsern fiebernden oder an einer konsumierenden Krankheit leidenden Patienten als Nahrung oder als Schutz- und Sparmittel zu verabreichen, denn es hieße geradezu den Bock zum Gärtner bestellen, wenn man, um den Schwund der lebenden Substanz zu verhüten, einen Stoff in den Organismus einführen wollte, welcher selbst das lebende Protoplasma angreift und zerstört.

Wirkt Alkohol nährend oder toxisch? S. 15.

* * *

In den Berichten der Heilstätten für Alkoholkranke findet sich häufig die Angabe, daß ein großer Prozentsatz namentlich der weiblichen Insassen ihre Trunksucht auf eine ärztliche Anordnung alkoholischer Getränke zum Behufe der Stärkung zurückführen. Eine andere, nicht weniger bedauerliche Folge der häufigen Alkoholverordnungen der Ärzte äußert sich darin, daß nach jedem öffentlichen Vortrage, in welchem man versucht, das Publikum über das wahre Wesen des Alkohols aufzuklären, mit erstaunlicher Pünktlichkeit aus der Hörerschaft an den Vortragenden die Frage gerichtet wird, wie es denn komme, daß die Ärzte so häufig Wein oder Bier oder Kognak verordnen. Man kann sich in solchen Fällen nur auf die Weise aus der Verlegenheit helfen, daß man auseinandersetzt, wie auch die ärztliche Wissenschaft in stetem Fortschritte begriffen sei und daß z. B. auch der Aderlaß, der früher bei vielen Krankheiten für unerläßlich gehalten wurde, jetzt kaum mehr zur Verwendung kommt. Aber nicht alle sind bereit, sich auf diese Weise beruhigen zu lassen und ich wiederhole wohl nur Allbekanntes, wenn ich sage, daß die in erschreckender Weise an Zahl zunehmenden Anhänger der sogenannten

[1]) *Anm. d. Herausg.*: Die charakteristischen Ansichten und Aperçus zur Alkoholfrage, die wir hier folgen lassen, sind zum Teil aus Agitationschriften, Vorträgen, sowie auch aus wissenschaftlichen Arbeiten entnommen, deren vollständiger Abdruck nicht mehr möglich war, zum Teil sind es nur auf Grund mündlicher Tradition wiedergegebene Aussprüche, die K. gerne in seinen Vorträgen und Reden gebrauchte. Natürlich wurden in erster Linie solche gewählt, die nicht in jeder beliebigen Antialkohol-Broschüre zu finden sind, sondern gerade die markante Sonderstellung, die K. in dieser Frage eingenommen hat, illustrieren.

Naturheilkunde neben den tollsten und widersinnigsten Beschuldigungen gegen die „gelernten“ Ärzte ihnen auch regelmäßig die „Vergiftung“ des Volkes mit alkoholhaltigen Getränken und Medikamenten zum Vorwurfe machen. Der Arzt und der Alkohol, S. 19.

* * *

Solange man, der herrschenden Lehre folgend, den Alkohol wegen seiner Verbrennung im Organismus für ein Nähr- und Sparmittel halten mußte, konnte man es allenfalls entschuldigen, wenn man schwächlichen Leuten, Fiebernden und Rekonvaleszenten alkoholische Getränke zur Erhaltung und Kräftigung ihres Körpers anriet. Jetzt aber, seitdem wir wissen, daß die in allen gebräuchlichen Spirituosen in ziemlich erheblicher Quantität enthaltene narkotisch giftige Substanz unsern lebenswichtigen Organen niemals stärkend und erhaltend, sondern immer nur feindlich und schädigend entgegentritt, werden wir uns wohl hüten müssen, einen geschwächten Organismus durch die Zufuhr dieses Stoffes noch mehr zu schwächen ... Auch dieser Irrtum der Wissenschaft wird also nicht durch den Fanatismus wissensfeindlicher Elemente, sondern durch die fortschreitende Wissenschaft in höchsteigener Person korrigiert werden. Vortrag in Karlsbad 1902.

* * *

Ich habe niemals begreifen können, daß man den Alkohol gerade als Herzstimulans mit solchem Enthusiasmus verwendet, obwohl wir aus tausendfältiger Erfahrung wissen, welche deletäre Wirkung er gerade auf den Herzmuskel ausübt. Daß er nebstdem auch in der Leber, den Nieren, den Blutgefäßwänden, im Nervensystem und sicher auch in allen andern mit reizbarem Protoplasma ausgestatteten Organen schwere Schädigungen hervorrufen kann, denen fort und fort zahllose Menschen in der kläglichsten Weise zum Opfer fallen, das kann doch gewiß nicht dafür sprechen, daß man von den vielen Reizmitteln und den zahllosen Antipyreticis, die uns zu Gebote stehen, gerade dem Alkohol den Vorzug geben soll. Ich selbst habe seit mehr als zehn Jahren meinen Kranken keinen Alkohol mehr verordnet und kann nur versichern, daß sie dabei vortrefflich gefahren sind. Da ich früher dem allgemeinen Usus gefolgt bin, kann ich Vergleiche anstellen, und diese sprechen unbedingt zugunsten der alkoholfreien Behandlung.

Wirkt Alkohol nährend oder toxisch? S. 15.

* * *

Der therapeutischen Verwendung des Alkohols kann ich aus den angeführten Gründen nur ein baldiges Ende herbeiwünschen. Dieser Wunsch wird aber erst dann in Erfüllung gehen, wenn alle denkenden Ärzte von der Wahrheit des Satzes durchdrungen sein werden, daß kein Stoff imstande ist, die Doppelrolle eines Nahrungstoffes und eines Giftes zu übernehmen und daß auch dem Alkohol niemals nährende, sondern immer nur toxische Eigenschaften zukommen können. Wirkt Alkohol nährend oder toxisch? S. 16.

Alkohol und Kind.

Wer da will, daß seine Kinder geistig und körperlich gesund und leistungsfähig bleiben, der gebe ihnen keine geistigen Getränke und suche es so einzurichten, daß diese so lange als möglich von ihnen ferngehalten werden.

Flugblatt: Gebt den Kindern keinen Alkohol.

* * *

Wenn es ein Verbrechen ist, Kindern täglich ein bestimmtes Maß von Alkohol zu geben, dann wird dieses Verbrechen fast unvermeidlich, wenn die Eltern dieses für die Kinder von allen Sachverständigen verpönte narkotische Gift sich selbst nicht versagen wollen. Alkoholfreundliche Eltern und alkoholfreie Kinder, das ist ein Verhältnis, das auf die Dauer nicht aufrecht zu halten ist; schließlich wird sich doch immer ein Teil dem andern anpassen müssen. Wie soll man es einem heranwachsenden Kinde begreiflich machen, daß es das, was seine Eltern und seine älteren Geschwister vor seinen Augen regelmäßig zu sich nehmen, nicht bekommen darf, weil es ihm und gerade nur ihm schädlich und nachteilig wäre. Das wird selbst der geschicktesten Dialektik nicht gelingen. — Was ist also zu tun? Die Antwort darauf wird jeder logisch denkende Vater und jede liebende Mutter schon selber finden. Und wenn wir[1]) als professionelle Schützer der kindlichen Gesundheit die Alkoholfreiheit des Kindes verteidigen wollen, dann bleibt uns nichts andres übrig, als daß wir auch die Alkoholfreiheit der Eltern anstreben. Das können wir aber nur tun, indem wir die langsam aber sicher fortschreitende Abstinenzbewegung in jeder nur möglichen Weise, vor allem aber durch das persönliche Beispiel unterstützen.

Praktische Kinderheilkunde, 10. Vorlesung und „Alkohol im Kindesalter,“ Deutsche Elternzeitung 1913.

Die Abstinenzbewegung, ihre Förderer und Gegner.

Wie viele Laien wissen es oder denken daran, daß man jedes Tier und jede Pflanze durch Alkohol töten kann; wie viele wissen überhaupt, daß sie von derselben Substanz, mit der sie als Knaben die gefangenen Käfer getötet haben, Tag für Tag große Quantitäten in ihrem Wein, Bier oder Kognak zu sich nehmen? Ich glaube nicht zu weit zu gehen, wenn ich behaupte, daß die Giftwirkung des Alkohols, welche für jeden Kundigen eine unbestrittene Wahrheit bildet, der großen Mehrheit derjenigen, welche denselben gewohnheitsmäßig zu sich nehmen, entweder völlig unbekannt ist oder ihnen wenigstens für gewöhnlich nicht zum Bewußtsein kommt. Vortrag in Kiel 1902.

* * *

Werfen wir nun einen Rückblick auf das, was für und gegen den Nährwert des Alkohols in Frage kommen kann, so . . . gelangen wir zu dem Resultat, daß er als Protoplasmagift und als spezifisches Nervengift keine nährende, sondern nur schädigende Wirkungen im tierischen und im menschlichen

[1]) Nämlich die Kinderärzte (*d. H.*).

Organismus entfaltet. Dieses Resultat ist aber nicht nur von großer theoretischer, sondern auch von eminenter praktischer Bedeutung. Denn je länger ich mich selbst werktätig der Bekämpfung des Alkoholismus widme, desto mehr komme ich zu der Überzeugung, daß die Entscheidung über den schließlichen Erfolg unserer Bestrebungen bei den Lehrern und bei den Ärzten gelegen ist. Es muß dahin kommen, daß jedes Kind in der Schule lernen wird, daß der Alkohol ein Gift ist, vor dem man sich zu hüten hat; und ebenso müssen die zukünftigen Ärzte . . . unter Vorführung wissenschaftlichen Beweismaterials an allen medizinischen Schulen unterrichtet werden. Erst dann, wenn die in dieser Weise Belehrten daraus die einzig richtige Konsequenz ziehen werden, daß der Arzt diesen gefährlichen Stoff niemals empfehlen soll, sondern immer nur vor ihm warnen muß, wird unser Kampf gegen diesen furchtbaren Feind des Menschengeschlechtes von einem vollen Sieg gekrönt sein.

Der theoretische Nährwert des Alkohols, S. 57.

* * *

Wenn ein naturwissenschaftlich Gebildeter nicht weiß, daß Alkohol ein narkotisches Gift ist, wie Äther, Chloroform, Chloral und verwandte Verbindungen, dann stellt er sich damit selbst ein wissenschaftliches Armutszeugnis aus. Weiß er es aber und läßt sich dadurch doch nicht abhalten, alkoholhaltige Getränke als „berechtigte Nahrungs- und Genußmittel" zu regelmäßigem Gebrauch zu empfehlen, dann ladet er damit eine schwere Verantwortung auf sich, die ein gewissenhafter Mann schmerzlich empfinden müßte.

Gutachten über das Buch von Cluss, „Wein und Bier als berechtigte Nahrungs- und Genußmittel". — Mäßigkeitsblätter Nr. 7/8 1907.

* * *

Der deutsche Verein gegen den Mißbrauch geistiger Getränke beklagte sich unmittelbar nach dem Antialkoholkongreß in Bremen darüber, daß im Anschluß an diesen Kongreß nur ein einziges Mitglied seinem Bremer Bezirksverein beigetreten sei, obwohl fast die gesamte Tagespresse ihre Sympathien der von dem genannten Verein vertretenen gemäßigten Richtung zugewendet hat. Dann wird gesagt: „Das muß anders werden, wenn nicht in Deutschland gleichwie in Nordamerika, England und Skandinavien, die Mäßigkeitsbewegung von der Enthaltsamkeitsbewegung überrannt werden soll." Der Verein gegen den Mißbrauch geistiger Getränke scheint sich also weniger über die Zunahme des Alkoholismus zu kränken als über die Zunahme der sich des Alkohols Enthaltenden — hoffentlich aus dem Grunde, weil je mehr Enthaltsame es gibt, desto mehr von dem getrunkenen Alkohol auf den Kopf eines „Mäßigen" abfällt.

Der Arzt und der Alkohol, S. 43.

* * *

Vor 20 Jahren schrieb der berühmte Physiologe Adolf Fick an seinen Kollegen v. Bunge in Basel: „Die Enthaltsamkeitsbewegung in Nordamerika ist das wichtigste, was in diesem Augenblick in der Welt vorgeht." Aber obwohl diese Bewegung seitdem außerordentliche Fortschritte gemacht und sich nicht nur in der nordamerikanischen Union und in Kanada, sondern auch in Neuseeland, Finnland, Norwegen und Island zu einer kräftigen und erfolgreichen Aktion für das gänzliche Verbot gesteigert hat, und obwohl bemerkenswerte Ansätze dazu sich auch schon in einigen mitteleuropäischen Ländern fühlbar machen, ist die fast allgemeine Unkenntnis dieser bedeutungsvollen Vorgänge bei uns und auf dem übrigen europäischen Kontinente noch wenig erschüttert, und zwar aus dem einfachen Grunde, weil unsere Zeitungen, die uns fortwährend „über alles und noch einiges andere" auf dem Laufenden erhalten, von dieser gewaltigen Bewegung fast niemals Notiz nehmen, förmlich als ob sie alles, was sich darauf bezieht, auf einen geheimen Index gesetzt hätten. Dabei ist sicherlich nicht allein die Rücksicht auf die Alkoholinserenten maßgebend; denn wenn man bedenkt, daß dort, wo die Enthaltsamkeitsbewegung sich noch in den ersten Anfängen befindet, auch alle an der Herstellung einer Zeitung Beteiligten in einem mehr oder weniger zärtlichen Verhältnis zu einem oder auch zu mehreren der alkoholhaltigen „Genußmittel" stehen, so muß man es vom psychologischen und allgemein menschlichen Standpunkte begreiflich finden, daß sie am liebsten über alles hinweggehen, was ihren zärtlichen Gefühlen in so wenig rücksichtsvoller Weise begegnet. Und so haben wir zwar vor kurzem in spaltenlangen Kabeltelegrammen jedes Detail der häßlichen Prügelei zwischen den beiden amerikanischen Faustkämpfern zu lesen bekommen; man hat uns aber verschwiegen, daß in den allerletzten Jahren wieder eine ganze Reihe von nordamerikanischen Bundesstaaten das absolute Verbot der Bereitung und des Verkaufes alkoholhaltiger Getränke gesetzlich beschlossen hat.

Die Bewegung gegen den Alkohol. Österr. Rundschau 1911.

* * *

Eine Bewegung, die in solcher Weise motiviert ist, kann nur ein unverbesserlicher Pessimist für aussichtslos erklären und nur ein unverbesserlicher Alkoholiker kann sie verdächtigen und bekämpfen. Ich aber, Optimist, wie ich nun einmal bin, ich denke mir wenigstens den Arzt der Zukunft — abstinent.

Der Arzt und der Alkohol, S. 55.

Abstinenz und Lebensgenuß.

Unverständlich ist es, wenn in den Antworten auf die Fränkelsche Umfrage die Enthaltung von Alkohol, zu der sich in Deutschland viele Tausende und in den angloamerikanischen Ländern Millionen bekennen, einmal als „Kasteiung" bezeichnet wird und wenn ein Gelehrter vom Range Prof. ....'s sich zu folgendem Ausspruch hinreißen läßt: „Jeder also, der ängstlich auf alle Lebensgenüsse verzichten will, nur um die Tage seines späten Greisenalters etwas zu verlängern, bleibt am besten ganz enthaltsam" .... Hier bin ich nun in der angenehmen Lage, auf Grund eigener Erfahrung und Selbstbeobachtung anderer Ansicht zu sein. Ich habe seit vielen Jahren keinen Alkohol genossen und habe doch nicht auf jede Lebensfreude verzichtet. Ich freue mich mit meiner Frau und meinen Kindern, ich freue mich mit den Schönheiten der Natur, mit den Bergen und dem Meere, mit Sonnenaufgang und Sonnenuntergang; ich freue mich mit meiner Gesundheit und mit meiner Fähigkeit, als Sechziger an einem Tage hundert Kilometer zu Rad oder vierzig Kilometer per pedes zurückzulegen; ich freue mich mit meiner geistigen Arbeit, mit der Lösung eines schwierigen Problems, ich freue mich mit den Fortschritten der Wissenschaft, mit dem endlichen Siege einer lange angefochtenen Wahrheit und nicht am wenigsten freue ich mich mit meiner Abstinenz. — Ich bin aber nicht nur abstinent aus wissenschaftlichen Gründen und um meinen Kindern, meinen Freunden und meinen Patienten ein Beispiel zu geben, sondern ich schäme mich gar nicht, es einzugestehen, daß ich es auch bin, um mich möglichst lange arbeitsfähig und genußfähig zu erhalten. Denn die Frage steht ja gar nicht so, ob man sein Greisenalter um wenige Jahre verlängern will oder nicht, weil eine Verkürzung des Lebens durch den Alkohol, wenn sie einmal zugegeben wird, fast immer auch eine lange Kette von Beschwerden und Leiden der schmerzlichsten Art — man denke nur an Asthma cordiale u. dgl. — in sich schließt. Und am Ende ist man die Verlängerung seines Lebens seiner Familie und seinem Pflichtenkreise, wie groß oder klein er auch sein mag, schuldig, wenn die Möglichkeit dazu vorhanden ist und wenn als Gegenwert nichts anderes verlangt wird, als der Verzicht auf einen so leicht zu entbehrenden Genuß. Der Arzt und der Alkohol, S. 47.

Alkohol ein Nähr- und Sparmittel.

Durch die künstliche Herabsetzung der Verbrennungen in dem durch Alkohol narkotisierten Organismus wird nun allerdings Fett und anderes Körpermaterial „gespart“, aber diese Ersparung hat einen ganz anderen Sinn als derjenige, welcher von den Autoren angenommen wird. — Ein Gleichnis wird den Unterschied am besten verständlich machen. Nehmen wir an, ein leichtsinniger Jüngling aus reichem Hause verschwende jede Nacht im Kartenspiel und in anderen kostspieligen Vergnügungen eine größere Summe, sagen wir: durchschnittlich 500 Gulden. Die desperaten Eltern verfallen nun auf die Idee, ihrem Sohne am Abend eine Dosis Chloralhydrat beizubringen, durch die er in einen tiefen Schlaf verfällt. Er bleibt also zu Hause und jedesmal, wenn das Kunststück gelingt, werden 500 Gulden „erspart“. Sind aber deshalb fünf oder zehn Gramm Chloralhydrat „isodynam“ mit 500 Gulden? An diesen Abenden kommt ja von dieser Seite weder den Spielkameraden, noch dem Champagnerlieferanten, noch den lustigen Dämchen etwas zugute und das Geld wird deshalb erspart, weil seine Verausgabung durch die narkotische Wirkung des Schlaftrunkes unmöglich gemacht wird. So verhält es sich auch in unserem Falle mit dem Alkohol. Dieser hat nicht die Funktionen des Fettes oder Eiweißes übernommen, sondern er hat Fett und Eiweiß „erspart“, weil sie infolge seiner narkotischen Wirkung weniger in Anspruch genommen wurden. Dasselbe könnte man mit einer — natürlich viel geringeren — Dosis Morfin oder Chloralhydrat erzielen und dann würde niemand darauf verfallen, daß Morfin oder Chloralhydrat vitale Arbeit an Stelle von Eiweiß oder Fett geleistet haben.

Der Nährwert des Alkohols, II. Fortschritte der Medizin 1903, S. 921.

* * *

Die angebliche Ersparung anderer Nahrungstoffe durch den Alkohol hat ungefähr das gleiche zu bedeuten, wie wenn ein Fabrikant behaupten wollte, er hätte ein Mittel gefunden, um in seinem Betrieb die Hälfte an Brennmaterial zu ersparen, dies aber dadurch bewerkstelligen würde, daß er einfach die Maschinen nur mit halber Kraft arbeiten läßt oder die Hälfte der Maschinen stillelegt. So wird durch die narkotische Wirkung des Alkohols die Gesamtaktivität des Organismus herabgesetzt und diese verringerte Arbeitleistung äußert sich dann in der durch die Respirationsversuche festgestellten angeblichen „Ersparung“ von Zucker und Fett.

* * *

Hätte Chauveau bei seinem Hund, wie die andern Experimentatoren, auch nur den Gaswechsel und nicht zugleich die Arbeitleistungen und die Veränderungen des Körpergewichts kontrolliert, so hätte man am Ende ebenfalls aus der Verminderung der Kohlensäureausscheidung in der Alkoholperiode auf eine nährende und sparende Wirkung des Alkohols geschlossen, während wir jetzt wissen, daß tatsächlich das Gegenteil einer solchen Sparung, nämlich eine Verminderung des Körperbestandes und sicher auch der Fettreserve stattgefunden hat.

Der Nährwert des Alkohols, I. Fortschritte der Medizin 1903, S. 111.

* * *

Wenn nach der Annahme der katabolischen Stoffwechselhypothese jeder Stoff, der im lebenden Organismus der Oxydation anheimfällt, auch Energie geliefert haben muß, die für die vitalen Leistungen verwertet werden kann, dann könnte man mit demselben Rechte behaupten, daß die Passagiere, die im Salon eines Ozeandampfers Zigaretten rauchen, dadurch zum Betrieb der Maschine beitragen und für die Fortbewegung des Kolosses ihren Anteil an Arbeit leisten. — Denn bei Anwendung jener feinen Apparate, wie sie Atwater und Benedict bei ihren Experimenten benützt haben, d. h. wenn man das ganze Schiff in eine Respirationskammer einsperren könnte, müßten natürlich auch die Kalorien der verpafften Zigaretten registriert werden und sie müßten nach jener Methode zweifellos als vollwertiger Beitrag zu der im Betrieb verbrauchten Energie mitgezählt werden; denn alles, was verbrannt wird, hat ja Energie geliefert.

* * *

Wenn ein Gift wie Alkohol zugleich nährend wirken soll, weil es bei seiner Verbrennung Energie liefert, dann könnte man auch versuchen, einen Ofen oder eine Dampfmaschine mit Schießpulver oder Dynamit zu heizen. Energie würde dabei wohl geliefert, aber der Ofen selbst würde in Trümmer gehen. Ebenso wird durch jedes chemisch wirkende Gift, wie Alkohol, die lebende Substanz, welche dasjenige ist, was im Organismus eigentlich jede Art von Arbeit leistet, in ihrem Bestande angegriffen und zerstört. Was aber die Lebensmaschine zerstört, das kann doch wohl keine normale und wertvolle Energiequelle für sie sein und von einem wirklichen Nahrungstoff müssen wir auch noch verlangen, daß er imstande sei, die durch Leistung von Arbeit und durch die fortwährend einwirkenden Reize zerstörten Protoplasmamoleküle wieder aufzubauen und zu ersetzen, wodurch allein die Lebensmaschine arbeits- und leistungsfähig erhalten bleiben kann.

* * *

Wenn gesagt wird, der Alkohol sei zwar eine Nahrung, aber vergleichsweise für die von ihm gelieferten Kalorien eine viel zu teure Nahrung und deshalb zu verwerfen, so wäre er von diesem Gesichtspunkt aus einfach in eine Kategorie zu stellen mit Kaviar, Austern, Schnepfen, Fasanen und Krammetsvögeln, und wer nun gerade in der Lage ist und daran Gefallen findet, sich seine Nahrung teuer zu verschaffen, bei dem könnte dann gegen den Alkoholgenuß wohl kaum etwas eingewendet werden. Aber auch der Arbeitsmann, die Kleinbürgerfamilie wird sich an Sonn- und Feiertagen, nachdem man die ganze Woche über gespart, einmal einen Leckerbissen, eine teure Nahrung gestatten dürfen. Wenn einer nun sagt, daß er nicht nur an „Backhendln" und „Guglhupf" sondern auch an süffigem Bier, an gutem Wein Gefallen finde, so wird ihm der Ernährungsphysiologe vom Standpunkte der Kalorientheorie auch kein plausibles Argument gegen diese Art von „Luxuskonsumption" vorzubringen wissen. — Aber es gibt noch andere Fälle, wo man einer „teuren Nahrung" mit Absicht vor andern den Vorzug geben kann. In der Kranken- und Rekonvaleszentenernährung wird man vor teuren Preisen nicht zurückschrecken, wenn es gilt, dem Patienten irgendein wertvolles „Kräftigungsmittel" zu verschaffen und es ist dann noch sehr die Frage, ob wir im Rechte sind, wenn wir die Alkoholdiät aus den Spitälern zu verdrängen trachten und die armen Frauen und Mädchen davor warnen, sich durch die Reklame für „stärkende Weine" ihre sauer verdienten Kreuzer aus der Tasche locken zu lassen. — Wie man sieht, steht also die Begründung der Alkoholabstinenz durch diese Art von Wissenschaft auf sehr schwachen Füßen. Sobald wir uns aber entschließen, den unsicheren Boden der Kalorientheorie zu verlassen und uns nur an die nackten Tatsachen halten, welche alle in übereinstimmender Weise aussagen, daß der Alkohol dem Organismus keinerlei Nutzen gewähren kann, daß ihm also auch jede Art von Nährwert rundweg abzusprechen ist, dann ist unsere Position als Alkoholgegner wesentlich gestärkt und der unerträgliche Widerspruch zwischen der Laboratoriumswissenschaft und der tausendfältigen Erfahrung des praktischen Lebens, der das Urteil der Ärzte und Laien immer wieder schwankend machte, ist dann erst endgiltig beseitigt.[1])

* * *

Von den Verteidigern der nährenden Wirkung des Alkohols wird immer gesagt, daß sie auf die Theorien gar nicht eingehen und sich ausschließlich an die Tatsachen halten wollen. Ich halte aber diesen Standpunkt für gänzlich

[1]) *Anm. d. Herausg.:* Andrerseits kann nicht nachdrücklich genug auf die Unrichtigkeit des zuerst von Prof. Hueppe und dann noch öfter erhobenen Vorwurfs hingewiesen werden, als ob die sich aus Kassowitz's theoretischer Auffassung des Lebensprozesses ergebende Konsequenz, daß der giftige Alkohol vermöge seiner protoplasmazerstörenden Eigenschaft nicht nährend wirken könne, eine „maßlose Übertreibung" und eine „nur zu Agitationszwecken aufgestellte Behauptung" wäre (s. Der Arzt und der Alkohol, S. 14). Demgegenüber wolle man nochmals die „Geschichte seiner Bekehrung zur Alkoholabstinenz" und vor allem die seiner ganz unabhängig davon und viel früher entstandenen wissenschaftlichen Alkoholgegnerschaft in dem Aufsatze „Mäßigkeit und Abstinenz" (S. 439 u. f. dieses Werkes) und in dem Flugblatt „Wie ich Abstinent wurde" nachlesen, aus denen unzweideutig hervorgeht, daß hier einmal ein ausgesprochener Fall von „Primat der theoretischen über die praktische Vernunft" vorliegt.

verfehlt und zwar aus verschiedenen Gründen. Vor allem wird von den Vertretern der gegnerischen Anschauung mit ungleichem Maße gemessen, weil sie die theoretischen Gründe nur insolange abwehren, als sie gegen den Nährwert des Alkohols aussagen; während ja im Grunde genommen die Annahme eines solchen Nährwertes nichts anderes ist als eine theoretische Deduktion aus einem theoretisch gewonnenen Obersatz. Niemand würde daran denken, einer giftigen Substanz Nährwert zuzuschreiben, wenn er nicht von vornherein überzeugt wäre, daß eine im Körper verbrennende Substanz in jedem Falle nährend sein müsse, weil ja die Nahrung — oder wenigstens ein großer Teil derselben — verbrannt werde, um dem Organismus Wärme und Arbeitsenergie zu verschaffen. Mit dieser theoretischen Annahme geht man dann an die empirischen Tatsachen heran und ist von vornherein überzeugt, daß sie dieser vorgefaßten Meinung entsprechen müssen. Wenn ich also zeige, daß diese vorgefaßte Meinung nicht mehr haltbar ist, weil ihr eine ganze Reihe von Tatsachen widerspricht, so ist dies keineswegs eine bloße theoretische Auseinandersetzung, die man mit Stillschweigen übergehen kann, sondern es greift dies alles direkt an die Wurzel der ganzen Frage, weil die Lehre von der nährenden Wirkung des Alkohols vollkommen in der Luft schwebt, wenn ihre theoretische Grundlage, nämlich die Lehre von der direkten Verbrennung der Nahrungsstoffe ohne Dazwischentreten von Aufbau und Zerfall des Protoplasmas, durch die Vorführung direkt widersprechender Tatsachen beseitigt ist.

Der theoretische Nährwert des Alkohols, S. 27.

* * *

Definition von Nahrungstoff: Wenn Sie auch die Diskussion über den Nährwert des Alkohols ihn Ihrer Zeitschrift als abgeschlossen erklärt haben, werden Sie mir vielleicht doch gestatten, zu bemerken, daß der anonyme Einsender, den Sie auf S. 1 des Januar-Heftes zitieren, der Wissenschaft Unrecht tut, wenn er sagt, daß sie bis jetzt nicht imstande sei, eine genaue Erklärung für den Begriff „Nahrungstoff" zu geben. Eine solche Definition ist wohl möglich und sie würde lauten:

„Für jeden Organismus sind jene Stoffe als Nahrungstoffe zu betrachten, die zum Aufbau seiner normalen Bestandteile verwendet werden können."

Zuschrift an die Redaktion der Internationalen Monatschrift, Nr. 2, 1913.

* * *

Sie sehen also, meine Herren, daß die geänderte Auffassung des Lebensprozesses, die ich heute zu skizzieren versucht habe, nicht nur theoretisch bedeutsam wäre, sondern auch tief in das praktische Leben eingreifen würde. Denn welche Bedeutung es hätte, wenn es einmal nicht nur den Forschern, sondern allen denkenden Menschen ausgemacht erschiene, daß der Alkohol niemals nährend, sondern immer nur giftig wirken kann, das brauche ich wohl nicht weiter auszuführen. Und wenn ich dazu beigetragen hätte, den Sturz des Dogmas von der nährenden und stärkenden Eigenschaft des Alkohols herbeizuführen, das ich für einen der verhängnisvollsten Irrtümer der Wissenschaft ansehen muß, dann würde ich darin allein einen genügenden Lohn für meine Bemühungen erblicken. Die Einheit der Lebenserscheinungen, S. 38.

VI.

Populäre Aufsätze vermischten Inhalts.

Eine jede unnütze Kraftäußerung, eine jede Kraftverschwendung in der Agrikultur, in der Industrie und der Wissenschaft, sowie im Staate charakterisiert die Roheit oder den Mangel an Kultur. Liebig, Organische Chemie.

Vollständiges Verzeichnis der Arbeiten.

(Schluß.)

Populäre Artikel, Vorträge, Vorlesungen.

Bezüglich der im Druck erschienenen populären und wissenschaftlichen Vorträge s. die Verzeichnisse der anderen Abteilungen.

Verschiedene populäre Artikel und Vorträge.

1. Gedanken über die „Naturheilkunde". Gesundheitslehrer, Warnsdorf 1900.
2. Die Kinderspitäler. Interview d. Neuen Freien Presse aus Anlaß des Heimschen Prozesses. 1. April 1900.
3. Der „aristokratische" Zucker. Zuschrift an d. Neue Freie Presse 1. VII. 1908.
4. Über physische und psychische Erziehung. Vortrag im Allg. österr. Frauenverein, Wien 16. II. 1901. Neues Wiener Tagbl. 19. II. 1901.
5. Physiologie des Kindes. 10 Vorlesungen bei den Lehrerfortbildungskursen in Linz 1908.
6. Über Gesundheitsfragen. Vortrag im Volksbildungshaus Wien V. 1909.
7. Gesundheitslehre des Kindesalters. 3 volkstümliche Universitätsvorträge in Pitten, Nied.-Öst. 1910.

Akademische Vorlesungen und Vorträge in wissenschaftlichen Gesellschaften.

1. Kinderkrankheiten.
2. Biologische Probleme. 14 Vorlesungen als Publikum im Wintersemester 1909, dasselbe 1910.
3. Die physiologischen Grundlagen des Bewußtseins. Vortrag und Diskussion in der Psychologischen Gesellschaft in Wien 1908.
4. Anorganische und organische Assimilation. (Anläßlich einer Diskussion in der Philosophischen Gesellschaft, 10. III. 1909.)
5. Über das Schmerzproblem. Vortrag in der Psychologischen Gesellschaft in Wien 1910.

Gedanken über die „Naturheilkunde“[1]).

Es ist bedauerlich, daß den Ärzten Feinde erstanden sind, welche den Boxern in China und ihrem Kampfe gegen europäische Kultur vergleichbar sind.

Trotzdem kann man gewisse Verdienste nicht leugnen, welche sich einzelne Gegner der wissenschaftlichen Heilkunde z. B. um die Bekämpfung des Alkoholismus erworben haben. Obwohl die furchtbaren Folgen der Trunksucht gerade den Ärzten am besten bekannt sind, überlassen sie die Bekämpfung dieses Übels leider zumeist den Laien, während sie selbst durch wissenschaftlich nicht immer zu rechtfertigende Empfehlung alkoholischer Getränke den Feinden der wissenschaftlichen Heilkunde eine starke Waffe in die Hand drücken.

Auch meine Stellung gegenüber dem Heilserum wird von einigen Feinden der wissenschaftlichen Medizin für ihre Zwecke ausgebeutet. Weil ich über die Wirkung dieses Mittels anderer Ansicht bin als die meisten anderen Ärzte und diese meine Ansicht wiederholt in streng wissenschaftlicher Form begründet habe, deshalb haben unsere Gegner nicht das Recht, sich auf mich zu berufen, wenn sie das Publikum bezüglich der Impfung, des Chinins, Quecksilbers, der Antisepsis usw. irreführen wollen.

Um jedes Mißverständnis über meine Haltung von vornherein zu verhindern, erkläre ich, daß mich solche Bestrebungen, wie jeden denkenden Menschen, mit Abscheu und Entrüstung erfüllen. Ein solches Gebahren ist wahnsinnig und verbrecherisch.

Wenn ich meine wissenschaftliche Überzeugung in streng wissenschaftlicher Weise begründe, wie dies in meinen Serum- und Alkoholaufsätzen und -vorträgen geschehen ist, so kann ich nicht hindern, daß die medizinischen Boxer Kapital daraus schlagen. Man kann mir hieraus keinen Vorwurf machen, weil ich dokumentiere, daß mir die wissenschaftliche Wahrheit über alles geht.

Ein Fabrikant hat Technik, Chemie, Maschinenkunde studiert. Auf seinen Reisen besichtigte er genau zahlreiche Konkurrenzunternehmungen. Er kauft

---

1) „Gesundheitslehrer“ 1900, Nr. 6. *Anmerkung der Redaktion:* Vor kurzem ist in einer Zeitschrift der „Naturheiler“ ein Abdruck des Vortrages von Prof. Kassowitz: „Ist der Alkohol ein Nahrungstoff oder ein Gift?“ erschienen. Dies gab dem Verfasser Anlaß, sich uns gegenüber in einem längeren Schreiben über sein Verhältnis zur Naturheilkunde zu äußern. Wir entnehmen diesem Schreiben mit Erlaubnis des Verfassers einige besonders markante Stellen.

sich nun zahlreiche Bücher, aus der bestehenden Fachliteratur, abonniert Fachzeitschriften usw.

Nun kommt jemand, der gar nichts von Chemie, Technik, Maschinenkunde gelernt hat, zu ihm. Jener hat vielleicht bloß gelegentlich ein Buch oder eine Zeitung darüber angesehen. Auf einmal erklärt er feierlich und laut: „Alle Fabrikanten des Faches sind samt und sonders Dummköpfe und Schwindler; sie verstehen von der Fabrikation gar nichts. Nur ich, der unstudierte Kopf, verstehe es ganz genau. Alles, was die Fabrikanten bis jetzt getan haben, ist Unsinn vom Anfang bis zum Ende.“

Was soll man zu solch einem sonderbaren Heiligen sagen?

Gesetzt den Fall, es käme etwas Neues hinzu! Es könnte sich ja ereignen, daß ein Fachmann in der Färbetechnik oder Maschinenkunde auftritt und den anderen Fachleuten sagt: „Eine bislang für notwendig oder vorteilhaft gehaltene Einrichtung ist überflüssig.“

Nun kommt der Unstudierte noch einmal daher und ruft:

„Seht ihr, ich habe euch schon lange gesagt, daß ihr alle zusammen nichts versteht. Aber, was ich schon seit Jahren sage, das wissen die Studierten erst jetzt. So wird es mit der ganzen Färbetechnik und Maschinenkunde gehen. Alles, was die gelernten Chemiker und Techniker in ihren Laboratorien und Büchern ausgeheckt haben, ist Unsinn und Schwindel. Nur das, was ich sage und schreibe, ist richtig; fort mit den Büchern und Laboratorien! Wir wissen alles ganz von selbst, einfach durch höhere Eingebung. Die Studierten können nichts Besseres tun, als nach und nach darauf kommen, daß sie gar nichts und wir alles verstehen.“

Was soll man auf solche Reden antworten?

Die Kenntnis des gesunden und kranken Körpers ist aber tausendmal schwerer zu erlangen, als die einer Maschine oder einer Fabrik. Ich beschäftige mich seit 42 Jahren unermüdlich mit dem Studium des gesunden und kranken Menschen. Und doch! Ich würde mich nicht getrauen, über eine Spezialfrage, die ich nicht genau studiert habe, ein Urteil abzugeben. Und schon gar nicht würde ich es wagen, z. B. eine Staroperation vorzunehmen, bei einer schwierigen Geburt Hilfe zu leisten oder eine komplizierte Operation vorzunehmen, obwohl auch ich Geburtshilfe, Augenheilkunde, Chirurgie studiert und in diesen Gegenständen eine strenge Prüfung abgelegt habe.

Warum?

Ich habe mich eben einem Spezialfache zugewandt. In den andern Fächern konnte ich mit den Neuerungen nicht Schritt halten.

Und die Unstudierten wollen alles verstehen! Alles kennen sie aus dem ff; sie wissen ganz genau, daß die Operateure, Augenärzte, Geburtshelfer lauter Unsinn begehen. Sie sprechen vom chirurgischen Gestank u. dgl. Damit meinen sie wahrscheinlich die antiseptische Wundbehandlung, welche zur Folge hatte, daß man heutzutage selbst die schwierigsten lebensrettenden Operationen vornehmen kann, ohne den Operierten der Gefahr des Wundfiebers auszusetzen. Daran sind früher 50—75% der Operierten gestorben.

Wenn jemand das Unglück hätte, sich durch einen Unfall das Bein zu zerschmettern, würde er sich nicht bei der notwendigen Amputation den „chirurgischen Gestank" gefallen lassen? Wer das nicht täte, könnte seine Unfolgsamkeit unter Umständen mit dem Leben bezahlen.

Was soll's mit dem Schimpfen auf den „Kälbereiter", die Impflymphe? Seien wir doch froh, daß wir durch sie von der Blatternseuche verschont bleiben! Bis zur Einführung der Impfung erkrankte fast jeder Mensch einmal im Leben an den Blattern. Er starb dann entweder oder wurde durch Narben entstellt, erblindete usw. In Deutschland sind die Blattern seit der Einführung der obligatorischen Impfung vollständig ausgestorben. In den Nachbarländern, wo die Impfung unvollkommen durchgeführt wird, sind die Blattern immer noch epidemisch. Das sind feste Tatsachen.

Wer das nicht weiß und Impfgegner ist, der urteilt wie der Blinde von der Farbe. Weiß er es aber und ist Impfgegner, dann denkt er unmöglich logisch. Man soll überhaupt nicht über etwas sprechen, was man nicht versteht. Das gilt ganz besonders von der medizinischen Wissenschaft. Und doch glaubt da ein jeder hineinreden zu dürfen!

Der „aristokratische“ Zucker.[1])

„Sehr geehrte Redaktion! Von einer kurzen Reise zurückgekehrt, lese ich jetzt erst in Ihrem Parlamentsberichte vom 25. Juni, daß der Herr Abgeordnete Dr. Gold sich gegen eine Herabsetzung der Zuckersteuer mit der überraschenden Begründung ausgesprochen hat, daß der „aristokratische“ Zucker kein Nahrungsmittel, sondern nur ein Genußmittel sei. Diese Behauptung sollte, wie ich glaube, nicht unwidersprochen bleiben. Unsere normale Nahrung setzt sich bekanntlich aus drei Gruppen von Nahrungstoffen zusammen: aus den Eiweißstoffen, den Kohlehydraten und den Fetten. Die wichtigsten Repräsentanten der zweiten Gruppe sind Mehl (oder Stärke) und Zucker. Von rechtswegen könnte man aber den Zucker auch als den einzigen Vertreter dieser Gruppe bezeichnen, weil die Stärke von unserem Organismus erst dann verwertet werden kann, wenn sie von den Verdauungssäften in Zucker verwandelt worden ist. Konsequenterweise müßte man also, wenn man den Zucker nicht als Nahrungstoff gelten lassen will, auch Mehl und Brot aus der Reihe der Nahrungstoffe streichen. Daß der Zucker, abgesehen von seinem bedeutenden Nährwert, auch noch süß schmeckt und sich daher bei Jung und Alt, bei Reich und Arm, einer großen Beliebtheit erfreut, ist doch kein Grund, ihn als bloßes Genußmittel zu bezeichnen und ihn etwa auf gleiche Stufe mit Saccharin zu setzen, das nur süß schmeckt und keinerlei Nährwert besitzt. Nach alledem ist es aber auch klar, daß die progressive Herabminderung der Zuckersteuer, mit der uns andere Staaten schon weit vorangegangen sind, vom sozialhygienischen Standpunkt und im Interesse der Volksernährung auf das wärmste begrüßt werden müßte. Ich wäre der geehrten Redaktion dankbar, wenn diese Bemerkungen in Ihrem geschätzten Blatte Aufnahme fänden. Hochachtungsvoll Prof. Max Kassowitz.

---

[1]) Neue Freie Presse, 1. Juli 1908.

Die Kinderspitäler[1]).

Die Angelegenheit, über die Sie mich befragen, ist ziemlich heikler Natur. Sie begreifen daher, daß ich zögere, Ihrem Ansinnen nachzukommen. Wenn ich dies trotzdem tue, so leitet mich der Wunsch, in den weiten Kreisen, welche durch diesen Prozeß in große Aufregung versetzt wurden, aufklärend zu wirken. Ein großer Teil dieser Erregung beruht nämlich meiner Ansicht nach sicher auf irrtümlichen Anschauungen des großen Publikums über die bei kranken Kindern notwendigen oder unvermeidlichen ärztlichen Manipulationen. So hat, wie es scheint, das Wort „Mundsperre" oder „Mundkeil" großes Entsetzen hervorgerufen. Wenn aber ein Kind, bei welchem die Inspektion der Mundhöhle und des Rachens oder gar ein ärztlicher Eingriff in diesen Körperhöhlen notwendig erscheint, die Kiefer hartnäckig schließt, so müßte man, da niemand imstande ist, durch undurchsichtige Gebilde hindurchzusehen, einfach auf Diagnose und Behandlung verzichten oder man muß sich entschließen, die notwendige Gewalt anzuwenden. Geht es nicht mit der gewöhnlichen löffelstielähnlichen Spatel, so müssen zu diesem Zwecke konstruierte Instrumente angewendet werden, welche aber gar nichts mit einem Folterwerkzeuge gemeinsam haben. Diese Instrumente wendet der humanste Arzt an und ich selbst habe sie zahllosemale in Gebrauch gezogen.

Ebenso ist die Beschwerde über das Öffnen der Fenster in den Krankenzimmern sicher nicht gerechtfertigt. Die Laien und namentlich die weniger Gebildeten glauben, ein Kranker oder gar ein krankes Kind müsse in einem hochtemperierten heißen Zimmer gehalten werden und haben eine ganz ungerechtfertigte Angst vor dem Eindringen kühlerer und zugleich reiner Luft in das Krankenzimmer. Wir Ärzte wissen aber, daß eine der wichtigsten hygienischen Bedingungen die Reinheit der Luft in dem Krankenzimmer ist, und daß sich alle Kranken, besonders aber die fiebernden, in einem kühlen Raume (ca. 14° Réaumur) am wohlsten befinden. Das Öffnen der Fenster im Krankenzimmer hat sicher noch niemals einem Kranken geschadet. Da das Lüften in der kalten Jahreszeit sicher nur kurze Zeit dauert, so halte ich es für ausgeschlossen, daß das Kind in seinem warmen Bettchen, mit seiner

[1]) Neue Freie Presse, 1. April 1900. — *Anmerkung der Redaktion:* Um das Urteil eines kompetenten und allgemein anerkannten Fachmannes über jene Zustände in den Wiener Kinderspitälern zu erhalten, die in dem Schwurgerichtsprozeß gegen den Schriftsetzer Stellbogen bekannt geworden sind, haben wir uns an den Professor der Kinderheilkunde Dr. M. K. gewendet, der einem unserer Mitarbeiter folgende Mitteilungen machte.

Decke bedeckt, friert. Natürlich kann alles dies nur geschehen, wenn das Wartepersonal in ausreichender Zahl in den Zimmern anwesend ist, um die Kinder zu überwachen.

Man hat es ferner, wie es scheint, im Publikum entsetzlich gefunden, daß ein Kind ausnahmsweise und für ganz kurze Zeit in dem Bette eines anderen, mit derselben Krankheit behafteten Kindes untergebracht wurde. Noch fürchterlicher findet man es aber, wenn eine arme Mutter mit ihrem kranken Kinde von einem Spital zum andern wandert und überall infolge Platzmangels abgewiesen wird. Sind aber die Spitäler oder die für die betreffende Infektionskrankheit bestimmten Krankenzimmer komplett belegt, dann gibt es nur zweierlei: entweder das kranke Kind wegschicken oder es notdürftig unterbringen. Aus dem einen oder dem andern den Ärzten oder dem Wartepersonal einen Vorwurf zu machen, ist einfach unlogisch. Wenn jemand einen Vorwurf verdient, so ist es die Allgemeinheit, welche es dahin kommen läßt, daß für die Bedürfnisse der armen kranken Kinder nur in ganz unvollständiger Weise vorgesorgt ist. Entstehen daraus Übelstände, so hat es keinen Sinn, die daran Unschuldigen zu verlästern, sondern es erwächst für die Gesamtheit (Staat, Gemeinde usw.) die Pflicht, durch Erbauung neuer Krankenhäuser und durch Erweiterung der bereits bestehenden dieser Misere abzuhelfen.

Dasselbe gilt ungefähr auch von jenen Kalamitäten, welche durch die ungenügende Zahl des Wartepersonals und der Ärzte bedingt sind. Diese ungenügende Zahl rührt einfach daher, daß alle unsere Kinderspitäler nicht etwa vom Staate oder der Gemeinde erhalten werden, sondern daß dieselben der privaten Wohltätigkeit ihre Entstehung verdanken und abgesehen von einer mäßigen Subvention, welche das einzige Universitätskinderspital vom Staate empfängt, auch zum großen Teile wieder nur durch die Privatwohltätigkeit erhalten werden. In allen diesen Spitälern sind infolge der unzureichenden Geldmittel die Vorstände gar nicht und die Subalternärzte sehr kärglich bezahlt. Würde man mehr Wärterinnen und mehr Ärzte anstellen und ihnen einen ausreichenden Gehalt gewähren, dann würden wahrscheinlich alle oder fast alle Übelstände und Ärgernisse entfallen, welche in diesem Prozesse bekannt geworden sind und das Publikum in Aufregung versetzen. Es würde zunächst die enorme Überbürdung des ärztlichen und Wartepersonals aufhören. Was das letztere anbelangt, wäre man durch gute Dotierung der Stellen in der Lage, eine strenge Auswahl zu treffen und in jedem Spitale einen Stab von Musterwärterinnen aus dem Laienstande zu gewinnen. Ich will damit keineswegs den geistlichen Wärterinnen nahe treten. Ich habe unter denselben bei der Privatpflege geradezu glänzende Beispiele von Pflichttreue und Hingebung gesehen. Auch in den Spitälern dürften im allgemeinen die Mitglieder der religiösen Orden, die sich der Krankenpflege widmen, vor schlecht bezahlten Laienwärterinnen den Vorzug verdienen, weil die schlechte Bezahlung erstens ein minderwertiges Material zur Folge hat und notwendigerweise auch die Trinkgelderwirtschaft begünstigt. Andererseits ist es begreiflich und kann nicht einmal getadelt werden, daß eine Nonne in einem Spitale nebst der humanen Seite ihres Berufes auch die religiöse Seite desselben zur Geltung bringt. Es muß auch notwendigerweise die absolut unentbehrliche

Unterordnung des Wartepersonals unter die ärztliche Kontrolle Schaden leiden, wenn dem Arzte kein direktes Disziplinarrecht über die geistliche Wärterin zusteht und er dasselbe nur indirekt durch die Oberin ausüben kann. Aus diesen Gründen würde ich es vorziehen, wenn die Wartung durch ausgewählte weltliche Pflegerinnen besorgt würde. Um aber ein erstklassiges Wartepersonal aus dem Laienstande zu gewinnen, dazu gehört Geld und wieder Geld.

Das gleiche kann man auch von den ärztlichen Angestellten des Spitals sagen. Da der Direktor unbesoldet ist, kann er natürlich nicht verpflichtet werden, im Spitale zu wohnen. Er macht nur die Krankenvisite. Die Anstalt bleibt also den größten Teil des Tages den Sekundarärzten anvertraut. Da der Gehalt der letzteren ein sehr kärglicher ist, kann man zu diesen Stellen nur ganz junge, eben dem Studium entwachsene Ärzte gewinnen. Obwohl sie nun diese ihre Pflicht, soweit es ihre zu geringe Zahl und die daraus folgende ungeheure Überbürdung gestatten, sicher in den meisten Fällen vollständig erfüllen, so ist es doch andererseits nicht ganz unmöglich, daß ein vor kurzer Zeit Promovierter, der vielleicht noch vor einigen Monaten als lustiger und bierfreundlicher Bruder Studio den Ernst des Lebens noch nicht ins Auge zu fassen gewohnt war, im Verkehre mit den Kranken und ihren Angehörigen nicht immer den richtigen Ton zu finden versteht. Würden ausreichende Geldmittel zur Verfügung stehen, dann müßte unbedingt außer dem leitenden Direktor in jedem Spitale ein älterer und erfahrener Arzt seßhaft sein, welcher einerseits das Wartepersonal fortwährend zu beaufsichtigen in der Lage wäre, andererseits den jüngeren Ärzten durch sein Beispiel als Arzt und Mensch voranleuchten müßte.

Woher aber das viele Geld nehmen? Diese Frage zu beantworten, ist natürlich nicht meine Sache. Wenn ich aber gesehen habe, daß man es möglich gemacht hat, jene ungeheure Summe von Kapital und Arbeitskraft aufzubringen, welche notwendig war, um an die Stelle bereits bestehender und gut funktionierender Gasanstalten eine neue aufzurichten und neben den die Riesenstadt durchziehenden, schon vorhandenen Gasleitungen ein zweites, neues Röhrennetz zu legen, dann glaube ich, müßte es unbedingt möglich gemacht werden, jene unvergleichlich geringeren Summen flüssig zu machen, welche notwendig wären, damit die kranken Kinder der armen Bevölkerung in ausreichender und völlig tadelfreier Weise versorgt werden könnten.

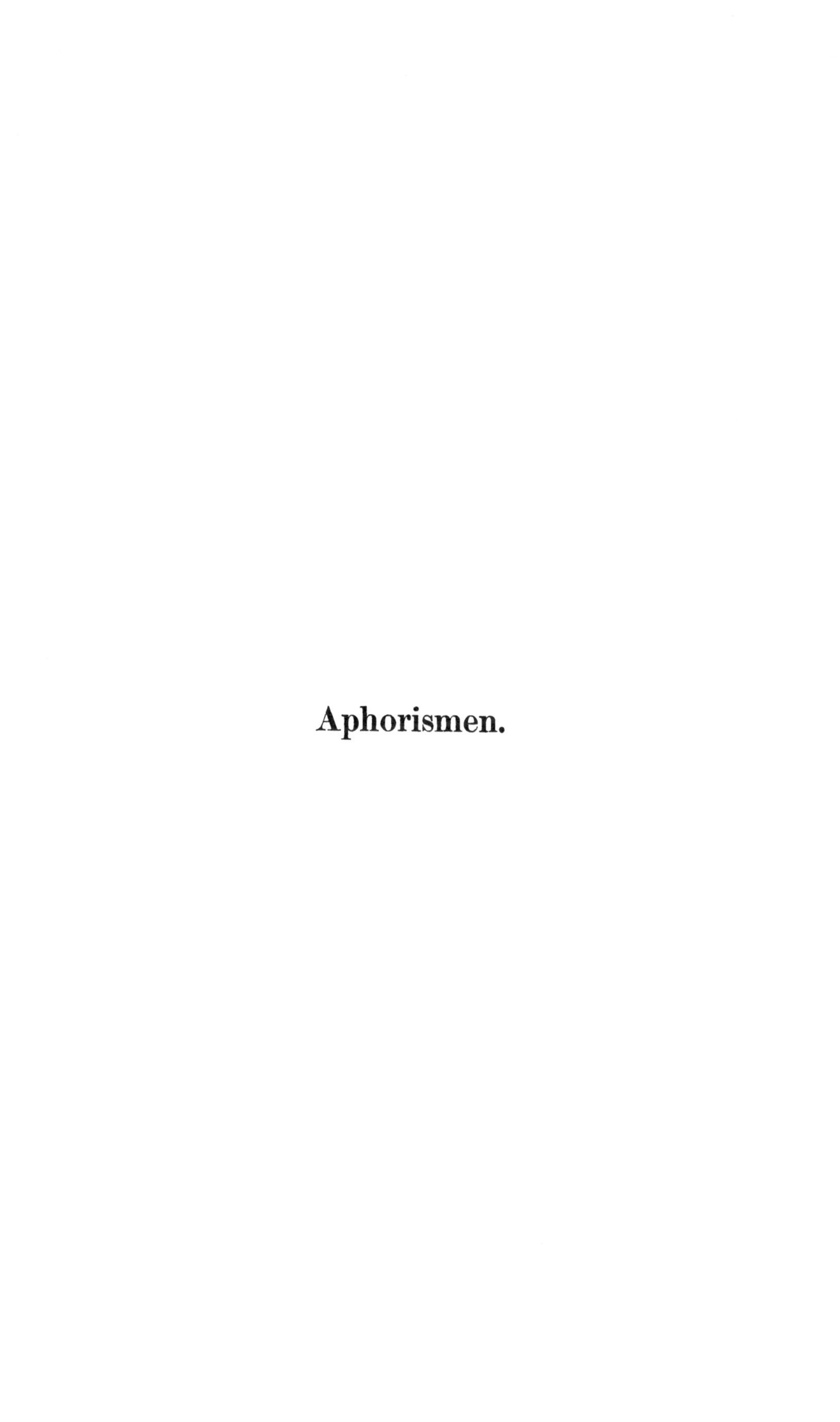

Aphorismen.

Aphorismen.[1])

Aufbau und Zerfall gehören zusammen wie Einatmen und Ausatmen, Systole und Diastole.

* * *

Unendlichkeit: Wenn wir zu wählen haben zwischen schwer Verständlichem und vollkommen Absurdem, so wird die Wahl wohl nicht lange schwanken. So z. B. fällt es uns schwer, uns mit der Unendlichkeit in Raum und Zeit, im Großen und im Kleinen vertraut zu machen. Es ist aber für uns, die wir in einer materiellen Welt leben, unmöglich, uns das Nichts oder die Grenze zwischen Nichts und Etwas vorzustellen. Wir sind also unbedingt an die Vorstellung der Unendlichkeit gebunden.

* * *

Die organische Welt ist nichts andres als eine besonders komplizierte Gleichgewichtsstörung.

* * *

Absurde Prämissen. Nur eine solche Deduktion ist tadelnswert, welche, von einer willkürlichen oder absurden Prämisse ausgehend, der Welt ihre Gesetze vorschreiben will. Wenn jemand z. B. einen leeren Raum oder eine durch den leeren Raum hindurch aktiv anziehende Kraft oder eine absolute

---

1) *Anmerkung der Herausgeberin:* Seit seiner Jugend hatte Prof. Kassowitz eine Sammlung von Aphorismen und bedeutsamen Aussprüchen angelegt, welche zumeist von wissenschaftlicher Methodik handeln, sowie auch von den Schicksalen wissenschaftlicher Theorien und deren Vertreter. Aus diesem Faszikel, in dem sowohl eigene als fremde Gedanken in bunter Mischung aufgezeichnet sind, wurden zunächst jene Dicta ausgewählt, bei welchen teils ausdrücklich bemerkt ist, teils mit ziemlicher Wahrscheinlichkeit angenommen werden konnte, daß sie von ihm selber herrühren, und in vorliegender kleiner Sammlung vereinigt. Aus den Aussprüchen der andern Autoren wurden die Motti zu diesem Buch und dessen einzelnen Abschnitten entnommen. Wenn K. der Behandlung philosophisch-erkenntnistheoretischer Fragen selber im allgemeinen ausgewichen ist, so hat er doch aus den Schriften andrer, namentlich aus solchen bedeutender Dichter und Naturforscher, vieles darauf Bezügliche zusammengetragen, was ihm kongenial war, und wir haben daher in dieser Ährenlese gewissermaßen sein philosophisches Glaubensbekenntnis vor uns. Wir möchten daher nicht unterlassen, aus ihr noch diejenigen Aussprüche anzuführen, die uns für die Ansichten unsres Autors besonders charakteristisch erscheinen und von denen wir überzeugt sind, daß sie in dieser Zusammenstellung, in der sie gleichsam ein Spiegelbild seines Wesens geben, vielem Interesse begegnen werden.

Eine Anzahl bemerkenswerter Maximen handelt von der Methode der wissenschaftlichen Forschung. Wir führen zunächst diejenigen an, die sich mit der Bedeutung der

Ruhe der Materie oder die Existenz von immateriellen Dingen (also von substanzlosen Substanzen) u. dgl. von vornherein statuiert und dann daraus Schlüsse zieht, so wird er unsre Kenntnis nicht nur nicht fördern, sondern heillose Verwirrung anrichten und, wenn er mit Talent oder Autorität ausgestattet ist, den Fortschritt der Erkenntnis auf Jahrhunderte hinaus hemmen. Eine Prämisse muß daher entweder direkt empirisch begründet sein oder sich auf natürliche und allgemein verständliche Analogien mit empirischen Beobachtungen (also auf wohlberechtigte Induktionen) stützen.

* * *

Ding an sich. Daß wir das Ding an sich niemals erforschen werden, liegt nicht so sehr an der Unvollkommenheit unsrer Sinne, da wir ja selbst zu solchen Resultaten mit überaus großer Wahrscheinlichkeit gelangen, die weit außer dem Bereich unsrer Sinne sind; es liegt auch nicht allein in der unvollkommenen Beschaffenheit unsres Gesamtnervensystems oder unsrer sogenannten psychischen Anlagen, sondern dieses Unvermögen hat seine ausreichende Begründung in der Unendlichkeit der Welt. Es bleibt z. B., um die Sache ganz anschaulich zu machen, ganz außerhalb des Bereiches der Möglichkeit, daß wir jemals die wahre Bahn eines Himmelskörpers bestimmen, weil wir dieselbe nur mit denjenigen Teilen des Weltalls vergleichen können, die noch im Bereiche unsrer unvollkommnen Sinneswahrnehmung liegen. Da aber unsre Himmelskörper zweifelsohne einer unendlichen Zahl von ineinandergeschachtelten Systemen immer höherer und höherer Ordnung angehören und sich an den Bewegungen eines jeden dieser Systeme notwendigerweise beteiligen, so resultiert daraus eine Kurve von absolut unausdenkbarer Form. Genau dasselbe gilt aber auch von jedem kleinsten Massenteilchen, das wir noch in den Bereich unsres Denkens ziehen wollen. Da aber alles, was wir wahrnehmen oder denken, sich in letzter Analyse immer auf Bewegung irgendeines abgegrenzten Systems von Massenteilchen bezieht, so ist die Erforschung der absoluten Wahrheit ein Ding der Unmöglichkeit.

* * *

Hypothese in der Wissenschaft, einem Problem, das K. besonders nahe ging, beschäftigen. Die Notwendigkeit der gedanklichen Durchdringung des Stoffes und des Vorhandenseins leitender Ideen bei der Forschung wird von dem großen Physiologen Claude Bernard mit folgenden Worten hervorgehoben: „Si l'on ne sait pas ce qu'on cherche, on ne comprend pas ce que l'on trouve.“ Hierher gehören auch zwei schöne Aussprüche der Mathematikerin Sophie Germain: „Vermutungen und Meinungen müssen in der Wissenschaft ihre Stelle haben. Wollte man diese Zweige, die auf dem Baume der Erkenntnis entstehen, abschneiden, man würde die Zukunft der Früchte berauben, welche viele dieser Zweige tragen können.“ — „Der Weise würde auf alle diese Fragen vielleicht mit einem bedächtigen ‚Ich weiß nicht‘ antworten; aber der leidenschaftliche Mensch, verzehrt durch das Verlangen nach Erkenntnis, gereizt durch die Schranken, welche die Natur ihm entgegenstellt, wird sich mit dieser Antwort nicht zufrieden geben. Er wird seine Einbildungskraft spielen lassen, er wird raten, er wird das, was er nicht sehen kann, nach dem beurteilen, was er gesehen hat, und indem er für seine unruhevolle Tätigkeit einen Plan entwirft, wird er wenigstens wissen, wie und wo er zu suchen hat. Hätten die Menschen immer auf die bedächtige Vernunft gehört, sie wären niemals ihrer Zeit vorausgeeilt. Das Leben der Individuen und selbst der Völker wäre zu kurz gewesen für

Die Vorstellungen des Raumes und der Zeit sind nur möglich durch die Erkenntnis der Verschiedenheit der Formen der Substanz.

* * *

Goethe sagt: Kein Lebendiges ist Eins, immer ist's ein Vieles. — Man könnte das Gesetz aber weiter fassen: Auch kein Totes ist Eins.

* * *

Es muß bei jeder Gelegenheit gesagt werden, daß viele von den in der offiziellen Wissenschaft rezipierten Annahmen uneingestandenermaßen auf Verallgemeinerungen und Deduktionen beruhen — wobei sogar oft die einen oder die anderen oder beide fehlerhaft sind und der Verifikation nicht standhalten.

* * *

Bewußtsein. Nach der berühmten Ignorabimus-Lehre Dubois-Reymonds, daß keine Anordnung und Bewegung der Materie das Bewußtsein auch in seiner einfachsten Form je wird erklären können, wäre es z. B. ganz wohl denkbar, daß die Darmbewegungen, solange sie nicht zu unsrem Bewußtsein kommen, auf mechanische Vorgänge zurückgeführt werden könnten; sowie wir aber einmal einen Kolikschmerz verspüren, ist etwas absolut Neues hinzugekommen, was wir nicht nur nicht verstehen, sondern nicht einmal erforschen dürfen, wenn wir uns nicht von vornherein lächerlich machen wollen. Diese Konsequenz mag vielleicht unangenehm sein, sie ist aber streng logisch.

* * *

Automatische Ganglienzellen. Die Annahme spontan tätiger Wesen, deren Handlungen aus dem Rahmen einer allgemeinen Gesetzmäßigkeit heraustreten, hat in der modernen Wissenschaft keinen Platz mehr. Nur in den Ganglienzellen lassen wir solche spontan tätige Wesen auch jetzt noch hausen und ihr Unwesen treiben.

* * *

---

einen so langsamen Fortschritt." Als berechtigt betrachtete er mit dem Pharmakologen Prof. Harnack jene Hypothese, „welche den Tatsachen soweit entspricht, daß sie als Maxime der Forschung die bereits gemachten Erfahrungen im Zusammenhang einfach darstellen, bekannte Gesetze miteinander verbinden und neue Gesetze und Tatsachen entdecken lehrt". Sofern sie uns hierzu befähigt, trägt sie „die Kennzeichen einer wahren Hypothese". Und mit dem Physiologen Stricker empfiehlt er, „unter mehreren Hypothesen, die über eine Sache vorliegen, stets diejenige zu bevorzugen, welche die wenigsten unerwiesenen Voraussetzungen verlangt." — Für die Berechtigung der Hypothese überhaupt und den Wert solcher Denkgebilde gegenüber der bloßen Tatsachenforschung kann er sich, was vielleicht überraschen wird, sogar auf Ernst Mach berufen, der einmal in seinen Populär-wissenschaftlichen Vorlesungen sagt: „Zu große Nachgiebigkeit gegen jede neue Tatsache läßt keine feste Denkgewohnheit aufkommen"; noch entschiedener zugunsten der Hypothese spricht wohl folgender Satz von Mach: „Hypothesen werden erst dann nachteilig und dem Fortschritte gefährlich, sobald man ihnen mehr traut als den Tatsachen selbst und ihren Inhalt für realer hält als diese, sobald man, dieselben starr festhaltend, die erworbenen Gedanken gegen die noch zu erwerbenden überschätzt." Es ist nicht zu verwundern, wenn Kassowitz bei diesen und den folgenden Aussprüchen gerade die Hypothesen seiner Gegner im Auge hatte, z. B. die katabolische Hypothese

An die Stelle der teleologischen Auffassung hat überall die ätiologische zu treten.

* * *

Ich kann ein rein philosophisches Werk, inklusive Kant, ebensowenig verarbeiten als ein theologisches.

* * *

Die Chemie muß einmal in eine Mechanik der Atome umgestaltet werden.

* * *

Sowie sich jede auch noch so komplizierte mathematische Operation in letzter Linie auf Addition und Subtraktion zurückführen läßt, ebenso besteht jede, auch die scheinbar verwickeltste Lebenserscheinung in nichts andrem als in Aufbau und Zerfall (Vermehrung oder Verminderung) von Protoplasmateilchen.

* * *

Man kann nicht nur leben ohne Gott, sondern auch denken ohne Kant.

* * *

Die Lebenserscheinungen sind „Funktionen" des Stoffwechsels.

* * *

Linnés bekannte Charakterisierung der drei Naturreiche müßte nach dem heutigen Stand unsrer Naturerkenntnis durch folgende neue ersetzt werden:

Lapides aut crescunt aut decrescunt; protoplasma plantarum et animalium, donec vivit, simul crescit et decrescit.

* * *

---

der direkten Verbrennung der Nahrungstoffe oder manche Rachitistheorien mit der immer als etwas Selbstverständliches wiederkehrenden Annahme des Kalkhungers usw., alle jene eigentlich gefährlichen Hypothesen, die sich unbemerkt einzuschleichen und als Tatsachen auszugeben wissen. In diesem Sinn sagt auch Goethe: „Es ist eine schlimme Sache, die doch manchem Beobachter begegnet, mit einer Anschauung sogleich eine Folgerung zu verknüpfen und beide für gleichgeltend zu achten" — und Huxley: „Gerade diejenigen Forscher, welche sich am ängstlichsten vor jeder Theorie fürchten und jeden Versuch einer Verallgemeinerung bei andern verketzern, sind am leichtesten dabei, irgendeine triviale und absolut unmotivierte Theorie auf Grund einer Autorität als gegeben zu betrachten und lustig drauflos zu induzieren und zu deduzieren." — Was die Hypothese eigentlich bezweckt und welche erkenntnistheoretische Bedeutung ihr zukommt, darüber wäre es möglich, die Ansicht unseres Autors zu rekonstruieren, wenn man etwa jenem Ausspruch Al. v. Humboldts als Fingerzeig folgt, den wir diesem Buch als Motto vorangestellt haben und der auch in seinen Aufzeichnungen als besonders hervorgehoben und bevorzugt erscheint, — wo merkwürdigerweise von „Ideen" die Rede ist, die „unter der Decke der Erscheinungen verhüllt" sind und „über die Grenze der Sinnenwelt hinaus" weisen. Aus diesen Worten aber einen etwa bestehenden Gegensatz zwischen Hypothese und Erfahrung herauszudeuten, entspräche gewiß nicht der Ansicht von Kassowitz, denn er notiert auch folgenden Satz des Philosophen Carneri: „Unsre Hypothesen haben nicht den Zweck, Übermenschliches zu erklären, sondern nur, den

Ich habe noch niemals eine Schrift über die Kantsche Philosophie gelesen, in welcher nicht behauptet worden wäre, die andern hätten Kant nicht verstanden.

* * *

Für manche brennende Streitfrage in der Medizin könnte man Zolas berühmten Ausspruch variieren: „Die Wahrheit ist unterwegs; keine Autorität wird imstande sein, ihren endlichen Triumph zu verhindern.“

* * *

Empirie ist die Nahrung, Theorie die Lebensluft der naturwissenschaftlichen Forschung.

* * *

Fleiß: Als Kaiser Franz Joseph den Maler Wereschtschagin beim Besuch seiner Ausstellung fragte, wie er denn so viele Bilder habe malen können, antwortete er ihm: Das ist ganz einfach. Ich rauche nicht, trinke nicht, besuche keine Gesellschaften; ich male nur.

* * *

Während ich jeden Menschen solange für anständig halte, als ich nicht den Beweis für das Gegenteil in Händen habe, halte ich jede wissenschaftliche Behauptung solange für falsch, als man mir nicht ihre Richtigkeit unwiderleglich dargetan hat. Meine Skepsis ist um so hartnäckiger, wenn der betreffende Satz ohne genügende Beweise von einer großen Autorität ausgesprochen oder wenn er gar mit dem Worte „bekanntlich“ eingeleitet wird.

* * *

Aufgehen in der Natur. Ein Ausspruch des Präsidenten Mac Kinley auf seinem Totenbett: „Machet die Fenster auf, die Bäume sind so schön.“

* * *

Zusammenhang unserer Erfahrung herzustellen.“ Hierher gehört auch folgendes Zitat, dessen Urheber leider aus den Aufzeichnungen nicht ersichtlich ist: „Der Versuch eines denkenden und geistreichen Kopfes, das zusammenhanglose empirische Material einer Wissenschaft durch einen leitenden Gedanken hypothetisch zu einem Ganzen zusammenzufassen, ist eine größere wissenschaftliche Tat, wirkt fruchtbarer ein auf die Weiterentwicklung unsres Wissens, als das — an sich notwendige — Zusammentragen einzelner Fakten von beschränktem, wenn auch noch so exaktem Standpunkte aus.“

Damit im Zusammenhang steht die große Bedeutung, die Kassowitz der Generalisation, der Vereinheitlichung, der Erklärung zugeschrieben hat. Eben dieses Vereinheitlichen und Zusammenfassen der Phänomene, das Erklären derselben durch Unterordnung unter wenige beherrschende Prinzipien, wie z. B. seine Grundidee vom Aufbau und Zerfall der lebenden Substanz, erschien ihm als eine der wichtigsten Aufgaben der Wissenschaft und als unerläßlich für ein tieferes Eindringen in das Verständnis der physischen Vorgänge. Seine tiefe Überzeugung von der Einheitlichkeit der Natur findet sich aufs treffendste illustriert durch folgende Aussprüche der Sammlung: „Das Geheimnis der Natur liegt in der Einfachheit der Ursachen und der Mannigfaltigkeit der Wirkungen“ (Bichat), „Das Erstaunen rührt oft daher, daß man in der Natur ebensoviele besondre Akte sucht, als man Phänomene zählt, während in

Im sozialistischen Staate, wo es keine Verleger gibt, sondern von irgendeinem Kollegium entschieden wird, ob ein Manuskript gedruckt werden soll oder nicht, wäre meine Biologie wohl immer ein Manuskript geblieben.

* * *

Der Strafkodex für die wissenschaftliche Ketzerei hat sich auch den milderen Sitten der neuen Zeit akkomodiert. Die Ketzer werden nicht mehr gefoltert und verbrannt, sondern totgeschwiegen. — Es gilt daher auch heute — in zeitgemäßerer Fassung — der Ausspruch Giordano Brunos: Totschweigen heißt nicht widerlegen!

---

ihr vielleicht aus einem einzigen Akte alles bewirkt wird" (Diderot), wobei auch das alte Dictum „Simplex sigillum veri" in diesem Zusammenhange nicht fehlen darf. — Der „Sinn für Identität", d. i. nach Bain „die geniale Fähigkeit, das Gleichartige unter den fremdartigsten Verhüllungen herauszuerkennen", war ihm gewiß in hohem Maße eigen, und so trifft auch auf ihn das zu, was über den Naturforscher Oken gesagt wurde: „Es war seinem Genius zuwider, irgend eine empirische Kenntnis in seinem Geiste beziehungslos, unsystematisch aufzubewahren." Sein Vordringen von der Erkenntnis eines Spezialproblems zu einer Gesamttheorie der Lebenserscheinungen fand er widergespiegelt in einem Ausspruch Friedr. Alb. Langes: „Wer ein einziges Fach mit Sicherheit beherrscht und hier bis in alle Tiefen der Probleme blickt, hat einen geschärften Blick gewonnen für alle verwandten Felder. Er wird sich überall leicht orientieren und so auch schnell bis zu einer Gesamtansicht vordringen." — Es drängte ihn zu jener „umgreifenden Behandlung einer Wissenschaft", von der Goethe spricht; als Aufgabe des Naturforschers erschien ihm, „die gewonnenen Bruchstücke zum Ganzen zu gestalten" und jene „Synthese, durch die allein es möglich ist, zu den wichtigsten allgemeinen Naturgesetzen zu gelangen" (Haeckel). Er reproduziert in extenso die methodologischen Ausführungen von Huxley (in dessen Gesammelten Reden und Abhandlungen), die ganz im Geiste von Stuart Mill gehalten sind, welcher gesagt hatte: „Deduktion heißt das große wissenschaftliche Werk unsrer und der künftigen Zeiten. Die spezifische Erfahrung hat die Schlüsse derselben nur noch zu bestätigen oder zu beschränken." Auch der große Biologe Huxley verbreitet sich über die hohe Bedeutung jener wissenschaftlichen Methode und über das notwendige Ineinandergreifen von Induktion und Deduktion, von denen jede ohne die andre „vollkommen wertlos" sei, die aber als notwendigen Abschlusses immer auch der „Verifikation" bedürfen, was so häufig übersehen wird. „Die größte Gefahr der Induktion und Deduktion liegt in der Vernachlässigung der Verifikation" (Huxley) oder vielmehr besonders in der Ignorierung der sich bei dem Versuche der Verifikation ergebenden Widersprüche (Kassowitz). Den Wert seiner biologischen Generalisation erblickte K. auch darin, daß sie einer offenbar vorhandenen Sehnsucht seiner Zeit entgegenkam, „der Sehnsucht nach einer solchen Wissenschaft, die das ungeheure exakte Material wieder umschaffen soll zu einer wirklich brauchbaren Idee vom Weltganzen, die uns in gewissem Sinne von der Last befreien soll, die mit der Größe jener staunenswerten Entwicklung der Forschung doch unabänderlich zugleich über uns gekommen ist" (Bölsche). — Was erwartete er nun von einer Generalisation, worin liegt ihre aufhellende Wirkung, was ist das eigentliche Wesen der Erklärung, die gleichsam unter die Oberfläche der primitiven sinnlichen Erfahrung vordringen soll? Eine Antwort darauf finden wir in dem Satz von A. Herzen: „Die wissenschaftliche Erklärung soll nicht das Wesen der Dinge enthüllen, sondern nur den Ursprung einer verwickelten Erscheinung auf einfachere zurückführen" und in dem verwandten Ausspruch von Carneri: „Der höchste Zweck, den das Denken sich setzen kann, ist das Begreifen der uns umgebenden Welt. Darunter verstehen wir nicht die sog.

Lösung des Welträtsels, sondern Erklärungen, welche die Dinge auf einfache Grundsätze zurückführen und in einen uns verständlichen Zusammenhang bringen". Besonders lehrreich für die Beantwortung dieser Frage sind aber die Ausführungen von Prof. Harnack, die in unsrer Aphorismensammlung zu finden sind: „Erklären oder begreifen besteht in nichts andrem, als in der Unterordnung eines Phänomens oder der Elemente, in die es zerlegt werden kann, unter andre anschauliche Vorgänge, die uns bereits geläufig geworden sind. Wie weit wir auf diesem Wege der Vereinfachung gelangen werden, wie wenig oder wieviele elementare Vorgänge, die wir nicht mehr zergliedern können, nachbleiben, läßt sich weder von vornherein bestimmen, noch bildet ihre Zahl ein Postulat unsres Denkens." Der Hauptton ist hier auf „anschauliche Vorgänge" zu legen, weil Kassowitz nur in anschaulichen, plastischen Vorstellungen, die er zwischen die durch primitive Beobachtung gegebenen Phänomene einschaltete und an ihre Stelle setzte, wirkliche Erklärungen jener Phänomene zu erblicken vermochte. Eine der Grundmaximen seines Forschens und Denkens finden wir in den Worten, die einmal Leibniz formuliert hat: „Omnia in corporibus mechanice explicari posse."

Damit im Zusammenhang steht seine entschiedene Gegnerschaft gegen jede Art von Vitalismus, denn „eine Erklärung, die in letzter Linie auf ein inneres Agens zurückführt, ist für die Wissenschaft keine Erklärung" (Carneri). Jener Naturphilosophie, welche „Abstraktionen, Eigenschaften, Kräfte und Verhältnisse als etwas Wirkliches ansieht" (Lotze in Wagners Handwörterbuch der Physiologie, Bd. I, S. XXI) und bei der ‚die Vernunft zur Ruhe gebracht' wird auf dem Polster dunkler Qualitäten" (Kant), war seine Denkweise durchaus entgegengesetzt. Daß wir in der Zweckmäßigkeit „ein Wunder anstaunen, das wir selber geschaffen, das erst unser reflektierender Verstand in die Welt gebracht hat", diese subjektive Lösung des alten Problems durch Kant fand seine uneingeschränkte Zustimmung. Hingegen war dessen Lehre, die mit jener Lösung doch anscheinend in Widerspruch steht, nämlich von der Notwendigkeit der teleologischen Betrachtungsweise und der Unmöglichkeit mechanischer Erklärung der Leistungen und Gestaltung der Organismen sehr danach angetan, seinen Respekt vor dem großen Weisen von Königsberg zu vermindern. Er konnte die Aufgabe der Biologie nur darin erblicken, in den Traditionen jener Epoche weiterzuarbeiten, von der Al. Rollett gesagt hatte: „Die Grenzpfähle vitalistischer Dogmen, welche die belebte Natur von dem machtvollen Ganzen begreiflichen Geschehens abmarken sollen, wurden mutig umgehauen." — In diesen und allen andern naturwissenschaftlich-philosophischen Grenzfragen war er von unbeschränkter Zuversicht in die Leistungsfähigkeit unseres Erkenntnisvermögens erfüllt. Das Bestehen irgendwelcher immanenter Schranken dieses Vermögens auch bezüglich der in der berühmten Ignorabimus-Schrift Dubois-Reymonds aufgeworfenen Frage der mechanischen Erklärbarkeit des Bewußtseins wollte er nicht anerkennen. Jenen pessimistischen Behauptungen stellte er einen treffenden Ausspruch Herbert Spencers entgegen: „Der Verstand kann seine eigene Unzulänglichkeit gar nicht beweisen, weil er eben, indem er dies tun will, seine eigene Zulänglichkeit voraussetzen muß" — und den eines andern großen Naturforschers, Virchow: „Das Wissen hat keine andre Grenze als: das Nichtwissen." Der eigentlich philosophischen Behandlung dieser Fragen war er innerlich abgeneigt; vollständig ausgewichen ist er ihr aber, genau genommen, doch nicht. Das Kapitel der Allgemeinen Biologie (IV. Bd., Skepsis und Realität), in dem er sich mit der Erkenntnistheorie auseinandersetzt, enthält gewiß bemerkenswerte Ansichten, die, unabhängig von jeder Schule, aus seinem naturwissenschaftlichen Denken und den ihm eigentümlichen psycho-physiologischen Theorien vollkommen originell hervorwachsen. Seine neue Auffassung der psychophysischen Relation und die daraus folgende neue Beziehung zwischen den psychischen Vorgängen und dem von ihnen zu erfassenden Realen der Außenwelt wäre vielleicht ihrerseits ein lohnendes Objekt für künftige erkenntnistheoretische Untersuchungen. Immerhin konnte er sich persönlich des Eindrucks nicht erwehren, daß ein sehr großer Teil der philosophischen Literatur dem Tatsächlichen zu sehr abgewandt sei, um nicht den Vorwurf müßiger Spekulation zu verdienen. Offenbar im Hinblick darauf zitiert er das Bonmot eines witzigen Franzosen: „Rien ne fait autant l'illusion de la profondeur que le vide" und so darf denn auch das bekannte Scherzwort in seinen Aufzeichnungen nicht fehlen, „die Philosophie sei der systematische Mißbrauch einer eigens zu diesem Zweck erfundenen Terminologie". Nicht uninteressant ist es aber, daß es ihm auch gelingt, sich auf einen angeseheneren Gewährsmann für seine geringe Einschätzung der philosophischen Bemühungen zu berufen, sogar auf einen der Fürsten im Reiche der Philosophie selber, nämlich auf Berkeley, welcher einmal gesagt hat: „Upon the whole, I am inclined to think that the greater part, if not all, of those difficulties which have hitherto amazed philosophers and blocked up the way to knowledge, are entirely owing to ourselves — that we have first raised a dust and then complain we cannot see."

Aber auch den sogenannten exakten Wissenschaften stand Kassowitz außerordentlich kritisch gegenüber und vermöge der unabhängigen Stellung, die er sich allen anerkannten Schulen und Lehrmeinungen gegenüber zu wahren wußte, fehlte ihm jener blinde Respekt vor jeder Art von exakten und experimentellen Untersuchung, der vielfach bei andern das kritische Urteil trübt. Auch hierin konnte er sich auf glänzende Sterne am Himmel der physiologischen Wissenschaft berufen. Johannes Müller war es, der einmal gesagt hat: „Entweder experimentiert man aufs Geratewohl und fängt hinterher zu betrachten an, oder zum Wohl einer vorgefaßten Meinung wird so lange experimentiert, bis die Erfahrung, wie man sich auszudrücken pflegt, mit der Theorie zusammenstimmt", und in neuerer Zeit Eduard Pflüger: „Es ist eine allgemein auffallende Tatsache, wie wenig man in der medizinischen, ja sogar auch in der physiologischen Literatur die Bedeutung des Zufalls begreift, so daß Untersuchungen als wissenschaftlich wertvoll veröffentlicht und anerkannt werden, obwohl sie nur das Ergebnis des Zufalls sind und keinen Wert besitzen." — Besonders häufig und in den verschiedensten Variationen begegnen wir solchen Aussprüchen, die sich gegen die verhängnisvolle Rolle der vorgefaßten Meinungen, des Aberglaubens in der Wissenschaft wenden. „Ohne Zweifel kann eine falsche wissenschaftliche Ansicht wie ein Aberglaube eine recht weite Verbreitung finden", sagt Darwin und Goethe (in der „Morphologie"): „Immerfort wiederholte Phrasen verknöchern sich zuletzt zur Überzeugung und verstumpfen völlig die Organe der Anschauung" und ein andermal noch schärfer (in einem Brief an Merck): „Einem Gelehrten von Profession traue ich zu, daß er seine fünf Sinne verleugnet." Auch der alte Van Swieten muß als Zeuge auftreten oder vielmehr als Ankläger: „Die Ärzte, welche sich auf diese neuen Entdeckungen etwas einbildeten und verschiedene noch unbewiesene Sätze anzunehmen geneigt waren, machten aus wenigen besonderen allgemeine Regeln in der Arzneikunst und ließen dasjenige, so bey denen Krankheiten mit ihrem angenommenen Satz nicht wohl übereinstimmte, entweder ganz aus der Acht oder verdeckten es mit Gewalt so lange, bis es damit übereinzustimmen schien". Ebenso der Philosophie- und Literarhistoriker Lewes, wenn er von der „merkwürdigen Dienstbeflissenheit des Geistes in Gegenwart einmal sich festgesetzter Meinungen" spricht und von der „Schwierigkeit, welche selbst ausgezeichnete Männer fühlen, offen vorliegende Tatsachen zu sehen, wenn ihre Augen durch vorgefaßte Meinungen verschleiert sind". Sehr ähnlich wie das des alten lautet auch das Urteil eines modernen Arztes, des pathologischen Anatomen Prof. Grawitz, das in der Sammlung überschrieben ist „Dogma in der Medizin": „Das Dogma ist stärker, als es der Optimismus der Ärzte sich vorstellt, der gerne auf Medizin und Pathologie die stolze Bezeichnung einer exakten Naturwissenschaft anwendet und über den Autoritätsglauben andrer Wissenschaften lächelt." Eine interessante psychologische Beobachtung, die Sophie Germain mit den Worten formuliert: „Wo es sich höchstens darum handeln kann, Wahrscheinlichkeiten abzuwägen, hören wir Ausdrücke wie: es ist evident, es ist absurd..." fand Kassowitz oft in seinen eigenen Erfahrungen bestätigt und nahm oft Gelegenheit, jene „bekanntlich", „erwiesenermaßen" usw. in ihrer Gefährlichkeit zu entlarven. Und wieder ist es das Thema des wissenschaftlichen Aberglaubens, das jene bedeutende Denkerin in ihren wissenschaftsgeschichtlichen Betrachtungen berührt, wenn sie sagt: „Wir sind noch immer geneigt, einem Faktum, das unsrer bisherigen Theorie widerspricht, zweifelnden Unglauben entgegenzusetzen." Daß „die Wissenschaft einen Selbstmord begeht, sobald sie sich einem Glauben in die Arme wirft" (Huxley) ist zweifellos richtig, und doch ist dies ein keineswegs seltenes Ereignis, und immer muß sie dann nach längerem oder kürzerem Todesschlaf erst wieder zu neuem Leben erstehen, nachdem es ihr endlich mit Mühe gelungen ist, die lähmenden Fesseln der übermächtigen Theorien abzuwerfen. — Wie schwer andrerseits neue Theorien sich oft durchsetzen, so wertvoll sie sich auch später erweisen mögen, dafür gibt es ja Beispiele genug. Mit einer gewissen bitteren Genugtuung wird aus einem Aufsatze über Van t'Hoff (von Walden in der Naturwissensch. Rundschau 1900 Nr. 12) die Tatsache registriert, „daß dessen Theorie von der Lagerung der Atome im Raume bei den meisten der tonangebenden zeitgenössischen Chemiker auf Jahre hinaus keine oder nur eine gehässige Beurteilung fand". „Gleichgiltigkeit, ja noch mehr gehässige Verunglimpfung waren die Antwort, welche Van t'Hoff durch namhafte Zeitgenossen zuteil wurde." Ebenso notiert er aus einem Buche von Mach eine interessante Zusammenstellung über die Verlegerschwierigkeiten, denen nicht nur Jul. Rob. Mayer, dessen Arbeit über das Energieprinzip von dem ersten physikalischen Journale Deutschlands zurückgewiesen wurde, sondern auch Helmholtz und Joule mit ihren ersten einschlägigen Arbeiten begegneten, und schließlich eine Bemerkung des Botanikers Sachs über „die törichten Einwände, denen die jetzt unbestreitbare Tatsache der Kohlensäureassimilation, wie jede andre große Entdeckung, von seiten unfähiger Köpfe ausgesetzt gewesen ist".

Daß eine neue Richtung in der Wissenschaft noch ungleich schwerer zur Geltung zu bringen ist, wenn sie nicht von einem auf dem betreffenden Gebiete anerkannten Fachmann, sondern von einem Outsider in Vorschlag gebracht wird, das ist ja auch eine bekannte und oft konstatierte Tatsache in der Geschichte der Wissenschaften, wobei dann das spätere Urteil der Geschichte oft zugunsten des einstigen unbefugten Neuerers ausfällt. Es ist nicht zu verwundern, daß Kassowitz alle darauf bezüglichen Äußerungen, die ihm begegneten, sorgfältig sammelt und registriert, wie etwa den Satz: „Bekanntlich haben die Nichtzünftler oft viel größere Gedanken als die Zünftler" (Eisner), dann vieles, was in diesem Zusammenhange von und über Schopenhauer geschrieben wurde, oder folgenden Ausspruch des Philosophen Dühring: „Eine höhere Art von Autodidaktentum scheint die regelmäßige Vorbedingung der Leistungen ersten Ranges zu sein"; oder gar eine fast allzu aufrührerisch klingende Äußerung des Wiener Historikers der Medizin Prof. Neuburger, „wie zuweilen ein geistvoller, spekulativ veranlagter Theoretiker aus dem roh empirischen Material Schlüsse zu ziehen vermag, welche den Kern der Sache erfassen und tiefer ins Wesen dringen als die lendenlahmen Folgerungen der geaichten Vertreter wissenschaftlicher Exaktheit". — Aber auch das ist eine in der Geschichte der Wissenschaft keineswegs seltene Tatsache, daß der Weg, auf dem neue Theorien endlich doch durchdringen, geradezu über das Plagiat führt. Ein kleines Gedicht von Wilhelm Weigand drückt dies in launiger Weise aus: „Wenn Werke sich zeigen — Erst tödliches Schweigen — Dann hämisches Kritteln — Mit üblichen Mitteln — Dann Naserümpfen — Und weidlich Schimpfen — Endlich darf nicht fehlen — Heimlich bestehlen." Hierher gehört auch eine interessante Klassifikation der Plagiate von Oppert (in der Zukunft 1904): „Ein Plagiat erster Klasse begeht, wer einfach die Entdeckungen andrer weiterverbreitet, ohne den Urheber zu nennen; in die zweite Klasse gehört, wer den Autor nur nennt, wenn er ihn im Irrtum glaubt; die dritte ist denen eingeräumt, die sich der ganzen Sache bemächtigen, die sie niemals selbst gefunden hätten, und nun das gerade Gegenteil von den Errungenschaften des andern zu beweisen suchen." Hierzu bemerkt Kassowitz, daß alle drei Arten von Plagiaten gegen ihn selbst schon begangen worden seien. Von Darwins Abstammungslehre hatte einst Lyell prophezeit, daß man sie zuerst ablehnen würde, weil sie gegen ein Dogma streitet, bis es dann endlich von ihr heißen würde: das haben wir schon lange gewußt. — Mag sein, daß hierin eine historische Notwendigkeit gelegen ist, denn „nicht zu allen Zeiten und an allen Orten ist die Menschheit gleich bereit, Altes aufzugeben und Neues dafür anzunehmen" (H. Spencer). Sogar das Auftauchen eigener Ideen bei andern, die es unterlassen, sich hierfür als Schuldner des ersten Autors zu bekennen, kann man als Symptom dafür auffassen, daß die Ideen „in der Luft liegen" und sich wahrscheinlich einmal durchsetzen werden.

Durch solche Überlegungen wird freilich das Schmerzliche jener Erfahrungen doch kaum gemildert, auch nicht das Gefühl des Alleinseins, des Nichtverstandenwerdens, das ja so vielen, die auf wissenschaftlichem Gebiete etwas Originelles hervorgebracht haben, nicht erspart geblieben ist. Auch von Helmholtz berichtet sein Biograph (Königsberger), er habe sich oft darüber beklagt, „dem Urheber eines neuen Gedankens werde es meist viel schwerer, herauszufinden, warum die andern ihn nicht verstehen, als ihm die Entdeckung einer bisher unbekannten Wahrheit gewesen sei.“ Die Worte Goethes: „Es ist die größte Qual, nicht verstanden zu werden“ . . . „es treibt zum Wahnsinn, den Irrtum immer wiederholen zu hören, aus dem man sich mit Not gerettet und peinlicher kann uns nichts begegnen“ geben Zeugnis von einer außerordentlichen Steigerung dieses Gefühls, das jemand sehr treffend als „die Verzweiflung des Neuerers“ bezeichnet hat. Diesem Gefühl in teils ergreifenden, teils auch recht boshaften Epigrammen und Aperçus immer wieder Ausdruck zu geben — mit Worten, die von ähnlichen bitteren Erfahrungen bei andern zeugten — war ihm Bedürfnis, vielleicht sogar eine Art von tröstlicher Befriedigung. Die Reihe dieser Trutzverslein und -sprüche mag Adolf Pichler eröffnen mit seinem beißenden Distichon: „Wenn du behauptest frech: ‚Ich bin ein Meister‘ — sie glauben's; — bringst du ein Meisterwerk, grinsen sie zweifelnd es an.“ Und einige unbekannte Autoren mögen die Reihe fortsetzen: „Wenn man etwas klar erkannt hat — mangelt andern die Erkenntnis — doch wenn man sich ganz verrannt hat — findet man gewiß Verständnis.“ „Dem Morgenrot einer neuen Idee geht es wie dem Morgenrot überhaupt — die meisten Menschen findet es schlafend.“ „Wenn jemand einen Fund macht, der den bisherigen Standpunkt der Wissenschaft verrückt, so hält die Wissenschaft ihn so lange für verrückt, bis es ihr gelungen ist, ihm nachzurücken; dann ist das Gleichgewicht wieder hergestellt.“ — Wie wenig der Beifall der Menge für den wahren Wert einer Sache bedeutet, wird mit den Worten des Physiologen Magendie ausgeführt: „Was liegt ihm an der Aufnahme seiner Arbeiten? Weiß er nicht, daß die Wahrheit keine Begeisterung erweckt und daß das plötzliche Beistimmen der Menge fast immer dem Irrtum zufällt?“ und mit denen Bismarcks: „Die Popularität einer Sache macht mich viel eher zweifelhaft und nötigt mich, mein Gewissen noch einmal zu fragen: Ist sie auch wirklich vernünftig? Denn ich habe zu oft gefunden, daß man auf Akklamation stößt, wenn man auf unrichtigem Wege ist.“ Auch Goethe hat hier wieder einen treffenden Ausspruch: „Ein unzulängliches Wahre wirkt eine Zeitlang fort; statt völliger Aufklärung aber tritt auf einmal ein blendendes Falsche herein; das genügt der Welt und so sind Jahrhunderte betört“ — und schließlich noch das Distichon: „Was die Epoche besitzt, verkünden hundert Talente — Aber der Genius bringt ahnend hervor, was ihr fehlt.“ Das Gefühl der Vereinsamung ist andrerseits auch wieder geeignet, den Stolz auf den Wert der eigenen Leistung zu heben; es zwingt dazu, sich ganz auf sich selbst zu stellen und von dem Urteil der andern unabhängig zu machen. Aus dieser Stimmung heraus sind dann Aufzeichnungen zu verstehen wie die des Satzes von Moebius: „Der Träger des Genies ist ein Fremdling unter den Menschen“ und des folgenden von Feuerbach: „Es ist ehrenvoll, von der Dummheit gehaßt zu werden“; auch die des ungarischen Sprichwortes: „Sprich die Wahrheit und man wird dich mit der Hacke erschlagen.“ — Schließlich gelangt man dazu, diese Dinge als etwas Unabänderliches hinzunehmen, das anfängliche Unterliegen neuer Wahrheiten und die hartnäckige Persistenz längst widerlegter Irrtümer als eine Art Naturnotwendigkeit zu betrachten. Der Irrtum ist dann einfach „eine objektiv unwahre, aber überzeugende Assoziation von solcher Stärke, daß sie einer jeden andern Assoziation widersteht, durch die sie vernichtet werden sollte“ (Heveroch), „Denkgewohnheiten sind manchmal stärker als Gründe“ (Wundt) und „Wahrheiten bedürfen hundert Jahre, um begriffen, und wieder hundert Jahre, um geübt zu werden“, wie Jean Paul gesagt hat, in merkwürdiger Übereinstimmung mit Al. v. Humboldt, der meint: „In Deutschland gehören zwei Jahrhunderte dazu, um eine Dummheit abzuschaffen: eines um sie einzusehen und das zweite, um sie zu beseitigen.“

Hieraus ergeben sich dann auch gewisse allgemeine Gesetze und Regeln über und für die wissenschaftliche Polemik: „Die Wahrheit muß immer wieder beteuert werden, die Lüge wird von selber geglaubt.“ „Wenn mancher sich nicht verpflichtet fühlte, das Unwahre zu wiederholen, weil er's einmal gesagt hat, so wären es ganz andre Leute geworden“ (Goethe). „Rien n'est plus subtil que l'argumentation d'une théorie qui succombe“ (Pasteur). „Gegner glauben uns zu widerlegen, wenn sie ihre Meinung wiederholen und auf die unsre nicht achten“ (Goethe). Ob das Polemisieren unter solchen Umständen von irgendwelchem Werte sei, kann wohl überhaupt in Frage gezogen werden. So heißt es auch in Goethes

Morphologie: „Wie man bei fortdauerndem Widerspruch die Lust verlor, von einer so klaren und deutlichen Sache immerfort tauben Ohren zu predigen.“ Justus von Liebig widmet in seiner Schrift über die Gärung dieser Frage einige hochinteressante Betrachtungen: „Ich bin immer der Meinung gewesen, daß man Tatsachen, von deren Richtigkeit man überzeugt ist, verteidigen müsse, daß man aber seine Auslegung oder Erklärung derselben, wenn sie sich über die Berichtigung von Mißverständnissen hinaus erstreckt, durch Eingehen in einen Streit nicht aufrechterhalten dürfe. Bis dahin, wo noch Hoffnung ist, daß ein andrer die Ansicht vertritt, die man für richtig hält, kann man schon Zuschauer bleiben ... Aber es gibt für jeden, dem es Ernst um die Wissenschaft ist, eine Grenze, wo es ihm als Pflicht erscheint, für das persönlich wieder einzutreten, was er für wahr hält, und diese Grenze ist erreicht, wenn der Irrtum den Sieg davongetragen hat und kaum ein Zweifel noch laut wird, daß er die Wahrheit sei.“ Aber hier eröffnet sich durch die gleichsam naturhistorische Betrachtungsweise des Kampfes der Ideen auch wieder ein erfreulicherer Ausblick, denn „zu allen Zeiten ist eine unverständige Opposition das unwillkürliche, keineswegs aber das wenigst wirksame Mittel gewesen, Wahrheiten auf einer möglichst sicheren Basis zutage und Wert zur Geltung zu bringen“ (Beale).

Für die Gegenwart freilich bleibt nichts als Resignation, jene Stimmung des einsamen Denkers, die auch wieder in Goethes Morphologie so schön und ergreifend zum Ausdruck gebracht ist: „Die Jahre, die erst brachten, fangen an zu nehmen; man begnügt sich in seinem Maße mit dem Erworbenen und ergötzt sich daran um so mehr im Stillen, als von andern eine aufrichtige, reine belebende Teilnahme selten ist.“ Aber das Alleinsein hat sogar auch seine guten Seiten. So kann er mit Ibsen sagen: „Ich lebe für mich, ohne Freunde. Freunde sind ein kostspieliger Luxus, sie legen Verpflichtungen auf im Reden und Schweigen, wie die Parteien in der Politik... Nur wer allein steht, durch keine Rücksichten gebunden auf die, die mit ihm marschieren wollen in Reih' und Glied, wird das Ziel erreichen.“ — Und noch eines können ihm auch die bittersten Erfahrungen nicht rauben: es ist die Freude am Werk und die innere Gewißheit, daß sein Blick tief und tiefer eindringen durfte in die Werkstatt der schaffenden Natur. „Felix, qui potuit rerum cognoscere causas“ ruft er mit dem alten Lucrez und abermals aus Goethes Morphologie zitiert er die schönen Verse: „... Hier stehe nun still und wende die Blicke — Rückwärts, prüfe, vergleiche und nimm vom Munde der Muse — Daß du schauest, nicht schwärmst, die liebliche volle Gewißheit.“ Die Freude, die gerade die wissenschaftliche Generalisation gewährt, d. h. eine zusammenfassende Idee, die eine Einheit in der Mannigfaltigkeit der Erscheinungen herstellt, spiegelt sich in folgenden Worten des Dichter-Denkers: „Dem Verständigen, auf das Besondre Merkenden, genau Beobachtenden, Auseinandertrennenden ist gewissermaßen das zur Lust, was aus einer Idee kommt und auf sie zurückführt“ und schließlich sogar eine Art bewundernder Ehrfurcht vor der eigenen geistigen Schöpfertat, die in ihrem plötzlichen Emportauchen aus dem Unbewußten immer etwas Rätselhaftes, fast Mystisches behält: „Ein dergleichen Aperçu, ein solches Gewahrwerden, Auffassen, Vorstellen, Begriff, Idee, wie man es nennen mag, behält immerfort, man gebärde sich, wie man wolle, eine esoterische Eigenschaft; im Ganzen läßt sich's aussprechen, aber nicht beweisen; im Einzelnen läßt sich's wohl vorzeigen, doch bringt man es nicht rund und fertig.“ (Goethe, Morphologie.) Die gleiche Beobachtung hat wohl auch der Mathematiker Gauss an sich gemacht, wenn er sagt: „Die Lösung habe ich; nun muß ich noch sehen, wie ich dazu komme.“ Auch die Sätze aus Goethes Morphologie, die Kassowitz im Vorwort zum I. Bande der Biologie zitiert (Wer an sich erfahren, was ein reichhaltiger Gedanke...), geben ein anschauliches Bild von jener „leidenschaftlichen Bewegung“, jenem sich „begeistert Fühlen“, das ihn bei der Arbeit begleitete, wie auch der dort zitierte Ausspruch von Harvey über die Scheu vor der Publizität, die ihn sein Hauptwerk so lange geheim halten ließ, darauf hindeutet, daß ihm selbst an der friedlichen Musenstille mehr gelegen war als am Verfechten und Durchsetzen seiner Meinungen. Unabhängig von jeder äußeren Zustimmung ist ja doch jenes aus der eigenen Schöpfung entspringende „Gefühl der Befriedigung, zu den äußersten Vorposten zu gehören, welche die Menschheit in ihrem beständigen Vormarsch gegen das Unbekannte hinausstellt“ (Nordau). Die vollkommene Unabhängigkeit und Unverletzlichkeit des wahren Philosophen mußte er wohl errungen haben, da er das Wesen der wissenschaftlichen Betätigung nach den Worten Lujo Brentanos auffaßte: „Die wissenschaftliche Forschung kennt nur ein Ziel: die Erkenntnis der Wirklichkeit. Kein Heiligtum darf ihr heiliger sein als die Erforschung der Wahrheit. In alles muß sie eindringen, vor keiner Prüfung oder Zergliederung darf sie zurückschrecken . . . und rückhaltslos hat sie auszusprechen, was die Prüfung ergeben, ohne Rücksicht auf Vorteil oder Nachteil, ohne Gier nach Lob und ohne Furcht vor Tadel.“ Und ebenso wie Fichte konnte auch er wohl von sich sagen: „Ich bin dazu berufen, der Wahrheit Zeugnis zu geben; an meinem Leben und an meinen Schicksalen liegt nichts; an den Wirkungen meines Lebens liegt unendlich viel. Ich bin ein Priester der Wahrheit; ich bin in ihrem Solde, ich habe mich verbindlich gemacht, alles für sie zu tun, zu wagen und zu leiden. Wenn ich um ihretwillen verfolgt und gehaßt werde, wenn ich in ihrem Dienst versterben sollte — was tat ich denn Sonderliches, was tat ich denn weiter als das, was ich schlechthin tun mußte?“

In einer Würdigung der Werke und der Persönlichkeit von Kassowitz, die kürzlich erschienen ist, wird darauf hingewiesen, wie merkwürdig es sei, „daß dieser Mann, der immer glaubte, die goldene Wahrheit gefunden zu haben, fast mit allen seinen Publikationen auf Widerspruch stieß, und zwar auf Widerspruch, der nicht immer ausschließlich der Sache galt.“ Gewiß liegt hierin das Unbegreifliche, aber auch das Tragische und, von einem weltgeschichtlichen Standpunkt betrachtet: sogar das Typische seines Schicksals. Wir möchten nicht unterlassen, auf dieses Problem von einer ganz andern Seite einiges Licht fallen zu lassen, indem wir zum Schluß einen Passus aus der geistreichen Abhandlung eines Wiener Literarhistorikers über die Philosophie der Hebbelschen Dramen (Neue Freie Presse vom 14. Dez. 1913) zitieren: „Die Tragödie behandelt den notwendigen und durch die Einrichtung der Welt gegebenen Konflikt des einzelnen mit der Gesellschaft. Gewisse Anschauungen haben sich langsam herausgebildet und sind für eine gewisse Zeit berechtigt und unentbehrlich; aber damit die Menschheit sich weiter entwickle, müssen sie andern Anschauungen weichen. Der einzelne, der mit seinen Anschauungen denen der Zeit entgegentritt, kämpft daher für die Zukunft der Menschheit. Er erliegt; aber die von ihm vertretene Idee siegt. Die Tragödie, die solche Konflikte darstellt, kennt keine tragische Schuld; die bloße Existenz des großen Individuums ist tragisch. Diese Tragödie ist in Übergangszeiten zu Hause, wo solche Konflikte sich am häufigsten finden. Und diese Tragödie sucht das Erhebende in dem endgiltigen Siege der Anschauung, für die der Held als Opfer fällt.“